金匮方临证指要

张丽艳　曲道炜　卢福恭　主编

辽宁科学技术出版社

·沈阳·

图书在版编目（CIP）数据

金匮方临证指要 / 张丽艳，曲道炜，卢福恭主编 .—沈阳：辽宁科学技术出版社，2023.5

ISBN 978-7-5591-3022-8

Ⅰ . ① 金… Ⅱ . ① 张 … ② 曲… ③ 卢… Ⅲ . ①《金匮要略方论》—研究 Ⅳ . ① R222.39

中国国家版本馆 CIP 数据核字（2023）第 089926 号

出版发行：辽宁科学技术出版社
（地址：沈阳市和平区十一纬路 25 号 邮编：110003）
印 刷 者：辽宁鼎籍数码科技有限公司
经 销 者：各地新华书店
幅面尺寸：185mm×260mm
印 张：32
字 数：750 千字
出版时间：2023 年 5 月第 1 版
印刷时间：2023 年 5 月第 1 次印刷
责任编辑：丁 一
封面设计：刘冰宇
版式设计：袁 舒
责任校对：赵淑新 刘 庶

书 号：ISBN 978-7-5591-3022-8
定 价：128.00 元

联系电话：024-23284363 15998252182
E-mail：191811768@qq.com

编委会

主　编	张丽艳	曲道炜	卢福恭	
副主编	薛　玲	李思佳	马艳红	赵廉栋
	王诗画	韩诗雨	张彬彬	范继东
编　委	张曙光	李记泉	王子薇	刘　君
	王丽敏	郭书言	于世坤	张　博
	王艺锦	金　虹	宋　颢	张嘉禾

主编简介

第一主编：张丽艳，女，48岁，医学博士，主治中医师，辽宁中医药大学教授，硕士研究生导师。擅以金匮方辨治各类疑难杂病及妇科病，有20年临床经验。2013年毕业于辽宁中医药大学方剂学专业，获医学博士学位。任中华中医药学会仲景学说分会委员，辽宁省中医药学会仲景学说分会副主任委员，从事经方理论及临床研究。长期从事中医经典的教学、临床工作，对金匮方的临床应用有深入的理解。目前主持辽宁省科技厅课题1项，参与国家中管局课题2项。已发表学术论文20余篇。主编著作2部，副主编著作1部，编委著作1部，参加编写教材1部。

第二主编：曲道炜，男，45岁，医学博士，主治中医师。2005年毕业于辽宁中医药大学，现为该校金匮教研室副教授。擅以仲景经方辨治各类疑难杂病及亚健康调理等，尤其擅长诊治妇科、风湿免疫科疾病，患者多有口碑。任教17年，于仲景学术有较为独特见解。现已2次参编全国统编教材《金匮要略》，著作2部。

第三主编：卢福恭，男，39岁。毕业于北京中医药大学，任职于辽宁中医药大学杏林学院，副教授。辽宁省中药学会委员，辽宁省仲景学说专业委员会委员。工作以来一直致力于教学及临床工作。临证擅以仲景经方辨治各类疑难杂病。近5年来，主持辽宁省教育厅课题1项，参与省市级教学改革与科研课题7项。发表论文10余篇。

前　言

　　《金匮方临证指要》成书主旨为全面解读中医经典医书《金匮要略方论》之方证。本书是融合前人学说、汲取众家精要、结合著者长期教学和行医心得而成，着重从方证原文、方证释义、方药解析、方证归纳、类证类方、验案解析、医家选注、临床应用等多方面对金匮方进行深入解读剖析，可作为金匮方临证应用的参考指南，亦为学习、研究中医学的重要指导书籍。书中医案的选取，编者颇费一番心思，多由原方治原病开始，到变方治变病而终，力求由浅入深，从简单到复杂，方便读者掌握。而医案中之按语部分和临床应用由具有数十年临床经验的专家编写，为本书精髓。

　　《金匮要略方论》是汉代医家张仲景所著《伤寒杂病论》中的杂病部分，后独立成书，为中医四大经典之一。该书既为中医理论家的治学根底，又是中医临床医家之活水源头，为我国现存最早的一部诊治杂病专书，在理论和临床实践上均具有较高学术价值。因而该书被古今医家赞誉为方书之祖、医方之经、杂病治疗之典范。《金匮要略方论》成书年代久远，其文字古奥、医理幽深，研习困难，难以深刻理解和灵活运用。尤其经方临床应用，一直是中医临床的难点和热点问题。为探求经旨，深研要义，弘扬中医，响应国家"传承精华，守正创新"之号召，发扬中医学术，实现读经典、做临床之目标，著者集合众力、历时经年编成此书。

　　本书以宋代林亿等校注整理、明代赵开美校刻的《仲景全书·金匮要略方论》为编写蓝本，以原著中的方剂为纲，根据内容需要从方剂原文、释义、方药解析、方证归纳、类证类方、验案解析、医家选注、临床应用等多方面对每个方剂进行详细的诠释。原著中药物以斤、两、斗、升、合等为计量单位，考虑到中药剂量换算尚存在标准不统一的问题，故未加换算，予以保留。医案中所用药物均以克为计量单位，与现代临床一致。编写过程中查阅大量文献资料，力求内容规范、准确，书后附有主要参考书目。本书编者张丽艳、曲道炜、薛玲、李思佳、范继东、李记泉为辽宁中医药大学教师，卢福恭、马艳红、赵廉栋、王诗画、韩诗雨、张曙光为辽宁中医药大学杏林学院教师，张彬彬为中国人民解放军第79集团军医院药剂科主管药师，刘君为辽宁省中医药研究院临床药理室研究员，王丽敏为辽宁中医药大学附属医院医生，郭书言、于世坤、王子薇、张博、王艺锦、金虹、宋颢、张嘉禾为辽宁中医药大学学生，分别从事中医教学、科研、医疗工作，在编写时，提纲挈领、突出重点、注释难点，力求做到内容精确、条理清晰。

　　本书第一章痉湿暍病脉证治方、第五章血痹虚劳病脉证并治方由曲道炜编写，第四章中风历节病脉证并治方由张丽艳、范继东编写，第六章肺痿肺痈咳嗽上气病脉证治方、第九章腹满寒疝宿食病脉证治方由卢福恭编写，第二十章妇人产后病脉证治方、第二十一章妇人杂病脉证并治方由薛玲编写，第二章百合狐惑阴阳毒病脉证治方、第十二章消渴小便不利淋病脉证并治方由李思佳编写，第十章五脏风寒积聚病脉证并治方、第十一章痰饮咳嗽病脉证并治方由马艳红编写，第三章疟病脉证并治方、第十六章呕吐哕下利病脉证治方由赵廉栋编写，第十七章疮痈肠痈浸淫病脉证治方由张彬彬编写，第十四章黄疸病脉证并治方、第十九章妇人妊娠病脉证并治方由王诗画编写，第八章胸痹心痛短气病脉证并治方、第十五章惊悸吐衄下血胸满瘀血病脉证治方由韩诗雨编写，第七章奔豚气病脉证治方由张彬彬、曲道炜编写，第十三章水气病脉证并治方由范继东编写，第十八章趺蹶手指臂肿转筋阴狐疝蛔虫病脉证治方由范继东、张曙光、李记泉、刘君、王丽敏、郭书言、于世坤、王子薇、张博、王艺锦、金虹、宋颢、张嘉禾编写。

祖国中医科学源远流长，为中华传统文化之瑰宝，编者才疏学浅、错漏难免，但期抛砖引玉、明辨要略，为弘扬中医尽绵薄之力。

编者

2023年5月

目　录

栝蒌桂枝汤

（痉湿喝病脉证治第二　11条）

【方证原文】太阳病，其证备，身体强，几几然，脉反沉迟，此为痉，栝蒌桂枝汤主之。（11）

栝蒌桂枝汤方：

栝蒌根二两　桂枝三两　芍药三两　甘草二两　生姜三两　大枣十二枚

上六味，以水九升，煮取三升，分温三服，取微汗。汗不出，食顷，啜热粥发之。

【方证释义】本条原文论述痉病柔痉的证治。原文中太阳病，指具备太阳病的表现，但具体属太阳伤寒还是太阳中风，还需要从方测证，因主治方剂以桂枝汤为底，故此太阳病当属太阳中风。其证备，即包括太阳中风证当见到的发热、汗出、恶风等症状。身体强指身体肌肉紧张，不自然。几几然指身体强直，不能俯仰转侧自如，如同小鸟羽毛未盛，伸颈欲飞而不能飞的样子。这正是痉的表现，由于太阳中风，营阴外泄，津液不足，筋脉失于充养而致拘急，转侧不利。脉象沉迟无力，是津液损伤、脉道充盈不利的表现；"反"字提示津伤较重，不同于一般太阳中风证的脉浮缓。故仲景说"此为痉"，也就是典型的柔痉。主治方剂为栝蒌桂枝汤，用以解肌祛风，生津缓急。

【方药解析】栝蒌桂枝汤，也就是桂枝汤原方加栝蒌根二两（一说三两）。方中以桂枝汤原方原剂量，调和营卫，解肌祛风，以疗太阳中风之本；重用栝蒌根，即天花粉，清热生津止渴，舒缓筋脉以治标。纵观《伤寒论》与《金匮要略》中，仲景用栝蒌根多达十处，无一例外，患者均有明显口渴或津伤之象，可见仲景生津颇为依赖该药。方中桂枝汤与栝蒌根同用，标本同调，共奏调和营卫、解肌祛风、生津舒缓筋脉之功。其煎煮与服用方法大致与《伤寒论》桂枝汤证煎服法类似，简而言之，即啜粥使出微汗。微汗让桂枝汤偏于走表，以充分发挥其解肌调营卫之功效。再次强调，掌握正确服药方法，并根据药后的反应采取相应的措施，也是方剂取得药效的一个重要方面。

【方证归纳】

主症：发热、汗出、恶风等太阳中风表虚见症；身体强、几几然、脉反沉迟等筋脉失养见症。

病机：太阳中风，营阴外泄，筋脉失养。

治法：解肌祛风，生津缓急。

方剂：栝蒌桂枝汤。

方义：桂枝汤解肌祛风，调和营卫；栝蒌根，清热生津，舒缓筋脉。

【类证类方】

类证：栝蒌桂枝汤证与《伤寒论》第14条桂枝加葛根汤证极为相似，均属柔痉范畴，组方也均以桂枝汤原方为底加味而成。两证差异主要体现在轻重缓急。桂枝加葛根汤证原文曰"太阳病""反汗出恶风"，此与栝蒌桂枝汤证之"太阳病，其证备"基本病理基础是一致的，均有太阳中风的前提。但桂枝加葛根汤证中强调"项背强几几"，而栝蒌桂枝汤证强调"身体强，几几然"，身体的范围显然要大于项背，而且"脉反沉迟"，也远非桂枝加葛根汤证一般太阳中风的浮缓脉可比。因此栝蒌桂枝汤证的柔痉应比桂枝加葛根汤证要严重得多。这一点在两方的方名上也可见一斑，桂枝加葛根汤证是以太阳中风证为主的，故命名是桂枝汤加葛根；而栝蒌桂枝汤证痉的表现更突出，故组成虽是桂枝汤加栝蒌根，方名却把栝蒌根放在桂枝汤前。另外两方组成上主要的差别也体现在两个根类药物上，即葛根和栝蒌根的功效差异。葛根甘、辛，凉，归脾、胃经，功效为解肌退热，升阳透疹，生津止渴；栝蒌根甘、微苦，微寒，归肺、胃经，功效清热生津，清肺润燥，解毒消痈。虽然根类药物多具有生津液的作用，但葛根与栝蒌根相比，更多地体现在其升举和升提作用上，其性辛行升散，临床多用于阳气或津液升举、运行、透散不利所致的麻疹、上半身尤其是项背部的病症、脏器脱垂，以及津液输布不利的微循环障碍等。但栝蒌根则偏苦寒降泄、甘寒生津，临床多用于肺热津伤、火毒壅聚的病症。总体而言，栝蒌桂枝汤证是邪气仍在太阳，津伤严重，典型的柔痉；而桂枝加葛根汤证是太阳中风，兼有项背转侧不利的柔痉轻证。

类方：栝蒌桂枝汤和葛根汤均治疗痉病，均以桂枝汤为基础方，二者鉴别如下表（表1-1）。

表1-1　栝蒌桂枝汤与葛根汤鉴别表

方名	药物用量								功用		症状	病机
	栝蒌根	葛根	麻黄	桂枝	芍药	甘草	生姜	大枣	共同点	不同点		
栝蒌桂枝汤	二两			三两	三两	二两	三两	十二枚	解表祛邪	生津止痉为主调和营卫	太阳病，发热汗出，而不恶寒，身体强，几几然，脉反沉迟	感受风邪，邪阻经脉，又汗出津伤，筋脉失养
葛根汤		四两	三两	二两	二两	二两	三两	十二枚		升津舒脉为主发汗解肌	太阳病，发热无汗，反恶寒，无汗而小便反少，气上冲胸，口噤不得语，脉紧弦。项背强	寒邪束表，营卫三焦之气郁闭，邪阻阳明经脉

【验案解析】

案例一：陈某某，男，56岁。患肌肉萎缩，反应在后背与项下肌肉明显塌陷不起，汗出口渴，肩背作痛，两臂拘急，手臂只能贴紧两胁，不能张开，亦不能抬起，若强行手臂外展活动，则筋骨疼痛难忍，切其脉弦细如丝，视其舌质红如草莓，几无舌苔。脉细，舌红无苔，口渴为阴伤津少之象，肩背作痛，肌肉萎缩，筋脉拘急不利，为太阳经脉感受风邪、日久不解、风阳化热伤及阴血所致。刘渡舟疏方：桂枝15克，白芍15克，生姜10克，炙甘草12克，大枣12枚，栝蒌根30克。服此方7剂，病见显效。项下、后背宽松许多，口渴良已，两臂已能前后摇动。效不更方，又服7剂，则病迅然而愈。（陈明，刘燕华，李芳.刘渡舟临证验案精选[M].北京：学苑出版社，1996：141-142.）

按语：本案虽无明显太阳表证之恶风、发热，但病位在项背，属太阳之位；其肩背作痛，只能紧贴两胁，不得外展，与原文"几几"所言之如短羽之鸟伸颈欲飞而不能一般无二，辨太阳痉病无疑。而汗出，口渴，脉细，舌红无苔，俱为柔痉津伤之象，故刘渡舟以栝蒌桂枝汤原方治之。此案方中栝蒌根用量较大，远大于桂枝、白芍，是刘老深刻领悟仲景治疗柔痉的真谛，重用天花粉，取其润燥而解渴，生津而缓急，既解津液之约，又制桂枝之温。此为辨证精准，用药精当之典范。

案例二：潘某某，女，53岁，退休教师。于1981年12月23日初诊。既往病史：患者曾患席汉综合征10余年。主诉及现病史：最近几天受风项背部强痛，曾用发汗治疗，汗出过多，痉痛不减，无有恶寒发热现象，其脉细弱，苔少质红。辨证认为风邪侵犯太阳经脉，汗不得法，邪仍不去，复伤津液，故予以栝蒌桂枝汤加葛根：栝蒌根12克，桂枝6克，白芍10克，葛根15克，生姜10克，大枣4枚（擘），甘草6克。水煎服，2剂而愈。（王占玺.张仲景药法研究[M].北京：科学技术文献出版社，1984：649.）

按语：患者主诉为项背部强痛，又与外感有关，当辨为痉病。但发汗后汗出过多，但痉痛却不减，说明汗不得法，虽无恶寒发热，但邪仍留太阳。而患者既往患席汉综合征十余年，此病为现代疾病，多因产后失血或休克导致垂体前叶功能衰退，激素分泌减少。中医辨证多归属于"产后血晕""闭经""虚劳"范畴。本案病患脉细弱，苔少质红，显系阴津亏少之象，故以栝蒌桂枝汤加葛根解肌舒筋、缓急止痛，2剂而效。此为柔痉两方合用，可见两证病机本同，唯轻重之异耳。

案例三：秦某某，女，20岁。1948年秋，因产后七八日，头晕眼花，不能坐起。临证时忽见患者手指抽掣，相继呵欠，张大其口，越张越大，竟至口角裂破流血，急令人以手按合，亦竟不止。复现面色淡白，目瞪流涎，冷汗时出，神识昏迷，脉弦缓无力。辨证：新产亡血伤阴，汗多伤阳；复受外感，风入经俞而发痉，势有阴竭阳脱之象。治法：回阳固脱，祛风镇痉。方药：急煎高丽参15克，半小时后稍有好转，续用栝蒌桂枝汤加味。高丽参9克，炙黄芪30克，桂枝6克，杭白芍9克，附片4.5克，栝蒌根12克，炙甘草9克，生姜9克，大枣5枚。2剂水煎服。服1剂后，汗出渐少；2剂服完，抽搐亦缓解，唯感眩晕疲乏，乃表固阳回，阴血仍亏。拟以养血镇痉，气血并补之剂。方药：栝蒌桂枝汤合四物汤加减。炙黄芪30克，当归9克，桂枝4.5克，杭白芍9克，栝蒌根9克，生地15克，川白芍4.5克，钩藤9克，炙甘草6克，高丽参9克。连服2剂后，眩晕减轻，精神日趋恢复。（甘肃省中医院.席梁丞治验录[M].兰州：甘肃人民出版社，1979：20.）

按语： 本案实属产后痉病，亦为柔痉之变化。《金匮要略·产后病》篇把产后痉病列为产后三大病之首，古时较为常见。新产之妇，往往亡血多汗、伤津脱阳，较为凶险，不像今日可以补液、输血。此时若感寒受风，则易发痉病。此案患者产后肢挛口张不能自已，伴阳虚血脱之象，形势危急，故席老先以独参汤固脱救急，正所谓"有形之血不能速生，无形之气所当急固"。而后以栝蒌桂枝汤合参附汤、四物汤以舒缓筋脉，温阳养血。

【医家选注】

清·尤怡："太阳证备者，赵氏谓'太阳之脉，自足上行，循背至头项，此其所过之部而为之状者皆是其证'是也。几几，背强连颈之貌。沉本痉之脉，迟非内寒，乃津液少而营卫之行不利也。伤寒项背强几几，汗出恶风者，脉必浮数，为邪风盛于表；此证身体强几几然，脉反沉迟者，为风淫于外而津伤于内。故用桂枝则同，而一加葛根以助其散，一加栝蒌根兼滋其内，则不同也。"（《金匮要略心典》）

清·高学山："太阳病，其症备者，如头项强痛而恶风发热之谓，非指上文之痉症备也。身体强三句，始入痉病。身体指后发际，及夹脊而言。几几，惊禽伸颈之象，伤寒之阳明病亦以此为状。但阳明之经脉在前，人迎以下邪盛，故颈项支于前而几几然；太阳之经脉在后，风池以下邪盛，故颈项强于后而几几然也。见如此太阳症，脉若见浮，则脉症相对，而为太阳中风正病。乃反见沉迟，沉为在里，迟为无阳，里无阳气，则不能领津液以上滋。而此太阳诸症，为干热可知，故曰为痉。主栝蒌桂枝汤者，以桂枝本汤，能解营分之热邪，使不至热枯阳液，一也；且太阳之阳热，从汗涣散，使在下之阴津吸起，二也。栝蒌蔓生，性走经络而气清滋润，且根善上行，是从里阴而引其精汁于太阳之经脉者也，以之治有汗之柔痉，宜矣。"（《高注金匮要略》）

【临床应用】

辨证要点： 汗出，恶风，发热，身体强，转侧或伸展不利，舌红少苔，脉沉迟或沉细。

本方适用于邪在太阳而有津液耗伤的筋脉拘挛、腰腿疼痛、风湿痹证、癫痫、小儿惊风等病症。若有项背转侧不利之候，可合入葛根，有助于提高疗效。

葛根汤

（痉湿暍病脉证治第二　12条）

【方证原文】 太阳病，无汗而小便反少，气上冲胸，口噤不得语，欲作刚痉，葛根汤主之。（12）

葛根汤方：

葛根四两　麻黄三两（去节）　桂枝三两（去皮）　芍药二两　甘草二两（炙）　生姜三两　大枣十二枚

上七味，㕮咀，以水七升，先煮麻黄、葛根，减二升，去沫，内诸药，煮取三升，去滓，温服一升，覆取微似汗，不须啜粥，余如桂枝汤法将息及禁忌。

【方证释义】本条原文论述痉病欲作刚痉的证治。欲作刚痉指刚痉即将要发作，也就是刚痉将成未成或刚痉早期的病证。此时当及时治疗，防止病势进一步发展。太阳病无汗即太阳伤寒，风寒表实，这是刚痉的病理基础。原文中"反"字揭示了本证的内在病机，汗与小便本是水液代谢的两条重要途径，若体内津液运行输布正常，那么汗多往往小便相应会少，而汗少往往小便相应增多。本条原文中无汗、小便又少，明显是津液输布出现问题，这也是进而出现刚痉的原因。因风寒束表，邪气与卫气相持，既不能向外透达，又不能向下通行，故逆而上冲，而致无汗，小便短少，气逆上冲之候。因太阳受邪，营卫郁滞，筋脉一时失养，拘急不舒，故口噤不开，而表现刚痉欲作之势。除此以外，还可见到太阳伤寒之发热、恶风寒、脉浮紧，以及《伤寒论》31条葛根汤证之"项背强几几"等基本症状。治疗用葛根汤温散开表，通经达隧。

【方药解析】葛根汤组成是桂枝汤加麻黄三两、葛根四两。本方以葛根为方名，显然葛根是方中的主药，且重用四两，葛根性升散，能解肌退热，更能升津舒筋，专门针对津液升举不利、运行失常的病证，与刚痉正合。桂枝汤与麻黄相伍辛温发散，开泄太阳表邪，以复营卫之和。刚痉以太阳伤寒为主要病机，但组方却以治太阳中风之桂枝汤加麻黄，仲景用意十分明确，既要解太阳表邪，又要舒缓筋脉而不伤津液，达到营卫调和的目的。这正是医圣用药高明的地方。煎煮方法：先煮麻黄、葛根，去沫，以防心烦；内诸药，煮取三升，去滓，温服一升，覆取微似汗，以散邪气；麻葛同煮，无须啜粥，恐过汗伤津。

【方证归纳】

主症：太阳伤寒，无汗，恶风；小便反少，气上冲胸；项背强几几，口噤不得语，欲作刚痉。

病机：太阳伤寒，营卫郁滞，筋脉失养。

治法：祛风散寒，通经达隧。

方剂：葛根汤。

方义：葛根解肌舒筋；麻黄、桂枝汤祛风散寒解表。

【类证类方】

类证：

（1）葛根汤证的刚痉与栝蒌桂枝汤证的柔痉均为痉病，均有津液不足、筋脉失养的直接病机。但它们的病理基础不同：柔痉是基于太阳中风，营阴外泄，进而筋脉失养而成痉，属真正的津液不足；而葛根汤证属于外感之邪侵袭太阳之表，郁闭营卫气机，经隧不畅，津液充养不及，并非真正的津液不足，是相对的筋脉失养。所以刚痉治法以通和散为主，重用葛根，兼以祛风散寒；而柔痉治法以养和柔为主，重用栝蒌根，配合调和营卫。桂枝加葛根汤证上条已述，亦属柔痉，但相对偏表偏轻，不似栝蒌桂枝汤证偏里偏重，比较典型，桂枝加葛根汤证算是介乎葛根汤证和栝蒌桂枝汤证的中间，但偏于柔痉（表1-2）。

表1-2 柔痉、刚痉鉴别表

证名	柔痉	刚痉
症状	太阳病,其证备,身体强,几几然,脉反沉迟。(项背强几几,汗出恶风)	太阳病,无汗而小便反少,气上冲胸,口噤不得语。(项背强几几)
鉴别要点	中风表虚证(有汗)+身体强,几几然(项背强)	伤寒表实证(无汗)+气上冲胸,口噤不得语(项背强)
病因病机	感受风邪,邪阻经脉,又汗出津伤,筋脉失养	寒邪束表,营卫三焦之气郁闭,邪阻经脉
治则	解肌祛邪、生津止痉	发汗解肌、升津舒脉
方剂	栝蒌桂枝汤、桂枝加葛根汤	葛根汤
条文	二篇5条、《伤寒论》14条	6条

（2）葛根汤在《伤寒论》第32条还用于治疗"太阳与阳明合病"之自下利,与葛根芩连汤证的下利发热,喘而汗出有别:葛根汤证属太阳表邪内迫阳明,太阳表证为主,无里热;而葛根芩连汤证属邪已传里,里热气逆,重在清里。

类方:葛根汤与桂枝加葛根汤的药物组成只差一味麻黄,葛根都用四两,但细看两方剂量还是大有文章的。葛根汤中麻黄三两,用量较重,体现刚痉需要开表通经的治法。虽然方中也有桂枝汤的组成,但桂枝、芍药用量较桂枝汤减轻,而麻黄、桂枝配伍的用量与麻黄汤中一致,可见方中是用麻黄汤来解除太阳表邪的意思,又加上芍药、甘草缓急舒筋,生姜、大枣调和营卫。而桂枝加葛根汤的药量是桂枝、芍药各三两,显然是以桂枝汤的解肌祛风为主,体现柔痉需要柔筋调和的治法。

【验案解析】

案例一：封姓缝匠,病恶寒,遍身无汗,循背脊之筋骨疼痛不能转侧,脉浮紧。余诊之曰:此外邪袭于皮毛,故恶寒无汗,况脉浮紧,证属麻黄,而项背强痛,因邪气已侵及背输经络,比之麻黄证更进一层。宜治以葛根汤。葛根五钱,麻黄三钱,桂枝二钱,白芍三钱,甘草二钱,生姜四片,红枣四枚。方意系借葛根之升提,达水液至皮肤,更佐麻黄之力,推运至毛孔之外。两解肌表,虽与桂枝二麻黄一汤同意,而用却不同。服后顷刻,觉背内微热,再服,背汗遂出,次及周身,安睡一宵,病遂告差。（曹颖甫.经方实验录[M].上海:上海科学技术出版社,1974:14.）

按语：此案是典型的刚痉,表现正如《伤寒论》第31条所言之"太阳病,项背强几几,无汗恶风",为风寒束表、营卫郁滞、经隧不畅所致,故曹颖甫先生以标准的葛根汤治之。曹老强调,葛根汤证较麻黄汤证已更进一步,故重用葛根升提津液,更借麻黄之力,两解肌表力尤胜。此案抓住原文之"项背强几几,无汗"之辨证要点,一击中的。

案例二：刘某某,女,45岁。1986年10月6日就诊。口噤不语20余天,某医院诊为咀嚼肌痉挛证,用西药治疗5天,症情依旧,即来笔者院就诊。诊见:右颞颌关节僵硬,疼痛,不能咬嚼食物,张口约0.5厘米,舌淡、苔薄白,脉紧。处以葛根、芍药各60克,甘草30克,桂枝12克,麻黄4克,生姜10克,大枣10克。水煎温服。同时用药渣热敷患处（每日3

次，每次约30分钟）。5剂后，口噤不语减轻，颞颌关节僵硬、疼痛明显缓解，张口约1.7厘米，守方继服4剂，即张口自如，诸症消失。随访至今未发。（杨德明. 葛根汤治咀嚼肌痉挛症[J]. 湖北中医杂志，1989（02）：17.）

按语：此例病案辨证过程较为简略，主症仅为口噤不语、张口疼痛，西医诊断为咀嚼肌痉挛，当中医属痉病的范畴。其余表现虽并未详细记述，但从病程已历20余天，舌淡脉紧看，表证虽已不显，但寒客经隧，筋脉不利无疑。故医者遵仲景之"口噤不得语，欲作刚痉"，以葛根汤口服兼药渣热敷，治之而效。本案虽是葛根汤原方，但药量变化较大。病在局部，重在舒缓筋脉，故重用葛根、芍药、甘草，是借葛根之升津舒筋，芍药、甘草之缓急止痛之功；因表证不显，故麻黄用量颇轻。笔者曾以此方治颞下颌关节炎，重用葛根、芍药各50克，覆杯未及半小时，疼痛及张口活动受限即明显减轻，神效。

【医家选注】

清·魏荔彤："太阳病无汗则必反恶寒，如首条所言矣。小便不利，湿邪与风寒相搏，正气之化不行矣。气又上冲胸，是亦湿邪上逆，如水气之上逆也。是必其人素有积湿，故与外邪相召也。口噤不得语，则欲作刚痉之势已成，客不急以驱风除湿之中，而兼以散寒为治乎。葛根主之，所以为不易之良法也。"（《金匮要略方论本义》）

清·李彣："（葛根汤）此即桂枝汤加麻黄、葛根也。《经》云：桂枝本为解肌，不更发汗。今因刚痉无汗，故加麻、葛，即桂枝麻黄各半汤之例。或曰《经》云：发汗太多，因致痉。今既成痉，又用葛根汤发汗，何也？曰：既见太阳表证，刚痉无汗，安得不小发其汗乎？况麻、葛、桂枝虽能行阳发表，而内有芍药以养阴和荣，甘草、姜、枣皆行津液和荣卫之品，又取微似汗，不令多汗，则于发散之中仍寓润养之意，于汗多成痉之戒何拘？先煮麻黄、葛根去沫者，去其浮越剽悍之性，亦不欲其过于发汗也。"（《金匮要略广注》）

清·唐宗海："风寒中太阳经，背项痛发痉者，皆以此汤为主，盖麻桂为太阳发表之通剂，加葛根则能理太阳筋脉之邪。"（《金匮要略浅注补正》）

【临床应用】

辨证要点：恶寒发热，无汗，小便少，气上冲胸，项背强几几，口噤不得语等。

本方适用于筋脉不利、经隧不畅的痉病兼有太阳伤寒的病证治疗，尤其适用于肩周炎、颈椎病等病的治疗。此外葛根汤还常用于风寒感冒、痹证、麻疹初起等表现发热无汗，头身疼痛，项强转侧不利等，常可根据病情酌加防风、羌活、威灵仙等药物。

大承气汤
（痉湿暍病脉证治第二 13条）

【方证原文】痉为病，胸满口噤，卧不着席，脚挛急，必龂齿，可与大承气汤。（13）

大承气汤方：

大黄四两（酒洗） 厚朴半斤（炙，去皮） 枳实五枚（炙） 芒硝三合上四味，以水一斗，先煮二物，取五升；去滓，内大黄，煮取二升；去滓，内芒硝，更上火微一二沸，分温再服，得下止服。

【方证释义】本条论述痉病兼阳明里实的证治。痉为病，是痉病已成，为太阳痉病发展之渐。卧不着席指手足向后伸仰，卧时腰背不能着席，即角弓反张；脚挛急指小腿拘挛；龄齿指上下牙齿相磨切磋有声。手足阳明之经交于头面，入上下齿中，经脉循行上至头，下至足，阳明里热消烁津液，筋脉失养，则可见口噤不语、卧不着席、脚挛急、龄齿等筋脉拘挛之候，胸满为阳明里实、腑气不通、肺气不降之症。可考虑用大承气汤通腑泄热。阳明里实痉病病势危急，变化迅速，应当机立断，当以承气类主治之，但阳明里实痞满燥实俱见时方可用大承气汤，故曰"可与"。

【方药解析】大承气汤中大黄酒洗以荡涤积滞、活血通经；芒硝软坚泻下；枳实开痞散结；厚朴行气除满。此为釜底抽薪之法，急下存阴，以防阴液耗竭。煎煮需要注意：此四味药，先煮枳实、厚朴，后下大黄，冲服芒硝，以充分发挥泄热通腑的功效。因大承气汤力量峻猛，方后仲景强调"得下止服"。

【方证归纳】

主症：胸满，口噤，龄齿，脚挛急，卧不着席；腹满，腹痛，大便秘结。

病机：阳明腑实，耗伤津液。

治法：通腑泄热，急下存阴。

方剂：大承气汤。

【类证类方】

类证：栝蒌桂枝汤证、葛根汤证、大承气汤证三证同属痉病，前两者属太阳痉病，主症筋脉拘挛伴有太阳伤寒或中风，相对较轻，治以生津缓急，疏散表邪；后者属阳明里实痉病，主症筋脉拘挛伴有阳明腑实，相对较重，治以通腑泄热，急下存阴。

类方：三承气汤均属承气类，均治疗阳明腑实证，主症均可见到大便秘结、潮热、谵语等表现，组方均以大黄为主，用量均为四两。其中大承气汤证是阳明腑实重证，痞满燥实俱见方可应用；小承气汤证为腑实轻证，病位偏在大肠，主症以便秘、腹满不痛为主；调胃承气汤亦属里实轻证，病位偏在胃，主症以便秘、蒸蒸发热为主。

【验案解析】

案例一：李某某，1962年2月22日初诊。素体强壮多痰，2天前，晨起感冒，头痛发热，头痛如劈不能俛，角弓反张，两足痉挛，苔白滑，脉弦迟，瞳神驰纵，项强颈直。确系风邪挟湿，侵犯项背督脉经隧，亟以葛根汤先解其项背之邪。葛根12克（先煎），麻黄（先煎）、生姜各10克，桂枝、白芍、炙甘草各6克，红枣6枚。2剂。服后，周身得汗，头痛减轻，项强痊。再进大承气汤（枳实、厚朴、大黄、元明粉各10克），以涤荡内蕴痰浊，服一剂得下三次，足挛得展，背痛诸症亦解。（张志民，周庚生. 葛根汤三方用法初探[J]. 湖北中医杂志，1981（05）：24-25.）

按语：本案起于太阳痉病之葛根汤证，终于阳明痉病之大承气汤证，治疗亦先表而后里。联系仲景葛根汤证之"欲作刚痉"，至大承气汤证之"痉为病"，显然两个方证是病程进展之先后。本案医者治疗真洞若观火。

案例二：李某某，女，7岁。患流行性乙型脑炎，其证高热汗出，口噤龂齿，项背反张，手脚痉挛，大便7日未解，曾经灌肠，排出粪便不多，指纹青紫，脉沉弦数。此阳明燥热，腑实不通，当急下存阴，再议其他。用大承气汤：枳实3克，厚朴3克，大黄6克，玄明粉6克。水煎如法，鼻饲一剂，大便得通，高热稍退，后用羚羊钩藤汤加减而愈。（谭日强.金匮要略浅述[M].北京：人民卫生出版社，2006：30.）

按语：本案与原文描述几无二致，故以大承气汤原方治之立效。

案例三：祝某，男，33岁，1999年8月14日初诊。患者为某林场工人，高热神昏同时伴有抽搐4天，经某医院诊断为森林性脑炎。给予西医常规抗炎、抗病毒、解痉及对症支持疗法均无明显效果，病情日益加重，体温一度上升至41.2℃，家属无奈，请中医会诊。患者神志不清，躁动不宁，用约束带控制，狂叫不已，手足抽搐，颈项强直，面垢目赤，舌质红绛，苔深黄而燥，大便秘结，已4日未行，脉沉数而有力。然患者体温虽高，诊脉时触患者手足厥冷，此为阳气为邪热之邪郁结于里，不能达于四末，热深厥亦深也。中医诊断为暑温，辨证为暑厥，阳明腑实，邪热与瘀血互结。处方：桃仁、大黄、芒硝各50克，甘草20克，生石膏200克。水煎鼻饲，每日1剂，4小时1次。患者服药2剂后，大便已通，泻下大量棕黑色粪块以及深褐色污水，体温降至38.7℃，狂叫躁动消失，手足转温，神志逐渐有所清醒。病势已有明确转机，病情向愈，故停用虎狼之药。此时邪热虽减而邪热瘀血尚存，瘀热阻滞日久，阴津亏乏。故治以通腑泄热，养阴生津。药用：大黄25克，桃仁、厚朴各15克，玄参、生地各25克，甘草15克。连续鼻饲3剂后，体温正常，神志清醒，又以清热解毒、活血化瘀之剂调理月余，患者痊愈出院，随访1年，状态良好。（孙元莹，吴深涛，姜德友.张琪运用经方治疗高热经验介绍[J].辽宁中医杂志，2006（02）：142-144.）

按语：此例属典型的阳明里实痉病，因感受暑邪而来，暑热浊邪致腑气不通，浊热上攻，神昏抽搐。患者病情危急，必须投以大剂峻剂，迎头痛击方有取效之可能，一般清热解毒之剂则难以速效。故以大承气汤变化，力挽狂澜。张老根据大量临床实践总结，此类患者往往经ICU治疗后，舌象并不典型，应以腹部症状为主，凡是腹部胀满拒按者，均可投峻下之剂，以急下存阴。

【医家选注】

清·徐彬："前用葛根汤，正防其寒邪内入，转而为阳明也。若不早图，至项背强直，外攻不已，内入而胸满，太阳之邪仍不解，气闭而口噤，角弓反张而卧不着席。于是邪入内必热，阳热内攻而脚挛急。盖太阳之邪并于阳明，阳明脉起于脚而络于齿也。故直攻其胃，而以硝黄枳朴清其热，下其气，使太阳阳明之邪，一并由中土而散。此下其热，非下其食也。"（《金匮要略论注》）

【临床应用】

辨证要点：胸满，口噤龂齿，脚挛急，卧不着席；腹满，腹痛，大便秘结。

大承气汤适用于阳明腑实为病理基础的急腹症（肠梗阻、急性胃炎）及各种发热性疾病，以及伴有筋脉拘挛症状之破伤风、狂躁症等病的治疗。

麻黄加术汤
（痉湿暍病脉证治第二　20条）

【方证原文】湿家身烦疼，可与麻黄加术汤发其汗为宜，慎不可以火攻之。（20）

麻黄加术汤方：

麻黄三两（去节）　桂枝二两（去皮）　甘草一两（炙）　杏仁七十个（去皮尖）　白术四两

上五味，以水九升，先煮麻黄，减二升，去上沫，内诸药，煮取二升半，去滓，温服八合，覆取微似汗。

【方证释义】本条论述湿病寒湿在表的证治。湿家为久患湿邪之人，因湿邪留恋，日久往往困脾而兼里湿；身烦疼为身痛困重而心烦不舒，此并非热扰心神，乃由寒湿困表，闭阻气血，营卫不和，壅遏气机所致，是表湿的征象。由"湿家身烦疼"五字大致可推断内外皆湿，而以寒湿困表为主的病机。因此还应伴见发热、恶寒、无汗等症状。治疗之时需散寒祛湿解表为主，同时兼顾里湿。"可与"即提示麻黄加术汤作为主治方剂，并非针对"湿家"慢性缓解期的治疗，而是偏于寒湿在表"身烦疼"的治疗，属寒湿痹证的急性期。此时断不可以火热熏灼之法治之，若急于治疗，而灼艾以灸之，断葱以熨之，或炽炭以熏之，必然大汗淋漓，风去湿存，病必不除。况火劫发汗，与湿相合，更有发黄吐血衄血之变。所以用麻黄加术汤辛温散寒，微汗除湿。

【方药解析】麻黄加术汤的组成是麻黄汤原方加白术四两。方中麻黄汤辛温开表，散寒祛湿；白术重用健脾顾内以益汗源，使微汗而祛湿。方中麻黄与白术的配伍非常关键，麻黄得术，虽发汗而不致过汗，术得麻黄，能并行表里之湿，是前文"微微似欲出汗"的具体应用。此五味药，先煮麻黄去上沫，去其峻烈之性，覆取微似汗，使阳气周流全身，缓缓蒸发，营卫畅通，则寒湿病邪由汗外解而不伤正气。

【方证归纳】

主症：湿家病久，感寒复发身烦疼，伴发热、恶寒、无汗。

病机：寒湿痹着肌表，经络受阻。

治法：辛温散寒，微汗除湿。

方剂：麻黄加术汤。

方义：麻黄汤辛温发汗，散寒祛湿；白术健脾除湿。

【类证类方】

类方：麻黄加术汤源于《伤寒论》麻黄汤，方中的麻黄、桂枝、杏仁、甘草组成与剂量均与麻黄汤原方相同，主治病证两方也有相似之处。麻黄加术汤主治"湿家身烦疼"，麻黄汤主治太阳伤寒"身疼腰痛，骨节疼痛，恶风"，两者皆可用于寒湿痹证的治疗。麻黄加术汤方中多了白术四两，体现湿家可能兼有里湿的病机特点，同时麻黄、白术的经典配伍也体现出湿病治疗微汗法的应用。

【验案解析】

案例一：黄君，年三十余，住本乡，伤湿兼寒。素因体肥多湿，现因受寒而发，医药杂投无效，改延予诊。其症手脚迟重，遍身酸痛，口中淡，不欲食，懒言语，终日危坐。诊脉右缓左紧，舌苔白腻，此《金匮要略》所谓湿家身烦疼，可予麻黄加术汤也。遵经方以表达之，使寒湿悉从汗而解。处方：带节麻黄八分，川桂七分，光杏仁钱半，炙甘草五分，杜苍术一钱。连投2剂，诸症悉平而愈。（何廉臣.重印全国名医验案类编[M].上海：上海科学技术出版社，1959：148.）

按语：本案病患素体伤湿体肥，属典型湿家体质。受寒后身疼困重，左脉略紧，为寒湿困表之象，与原文"湿家身烦疼"描述一致，以麻黄加术汤原方治之而效。难怪陈修园称此方为"方外之神方，法中之良法"。何老方中用带节麻黄以防峻汗，苍术代白术以加强祛湿之力。

案例二：王某某，男，农民。因在田间劳动，忽着风寒侵袭，数日后即周身关节烦痛，并呈游走性，尤以下肢疼痛为甚，局部指压凹陷不起，疼痛拒按，肌体沉重，举步艰难。大便正常，小便短赤，脉大而数。曾有医生给服过五皮饮加减之类无效。脉证相参，诊为湿滞肌表留于肌肉，风湿相搏，投以麻黄加术汤，嘱勿大汗。服2剂后，疼痛稍减轻。但水肿消退。上方加羌活、苍术各15克，继服2剂后疼痛大减，以后调养数日痊愈。（赵明锐.经方发挥[M].北京：人民卫生出版社，1982：140.）

按语：本案为农民田间劳作而致风寒湿合痹，关节烦痛为主症，伴下肢水肿，显为湿邪为主之湿痹。此属痹证而非水肿，故前医以五皮饮行水消肿而罔效。观其脉症，虽有热象，但分析为风寒湿闭表所致，故赵明锐先生初以麻黄加术汤微汗解表、祛湿行水，再加羌活、苍术祛风除湿，效果显著。因仲景时代白术与苍术不分，因此临床应用时，本方可根据需要酌情选用白术亦或苍术，选白术偏于健脾顾内，选苍术偏于祛湿。

案例三：姜某某，男，20岁，1977年11月10日以荨麻疹就诊。2年前患者睡湿炕而得此病。每年冬、春季受风寒或接触冷水即发。疹从四肢起后渐漫延到周身，时起时消。起时瘙痒难忍并伴肤痛，夜不得眠。来诊见全身有散在痒疹，舌苔白腻，脉浮而紧。此系风寒湿邪郁于肌肤不得透发而致，当用疏风散寒祛湿之法。拟麻黄加术汤3剂。患者服药后周身出微汗，痒疹消失，病愈。1年后追访未再发。（刘柏.麻黄加术汤治疗荨麻疹[J].山东中医学院学报，1980（03）：66.）

按语：此例患者痒疹由睡湿炕而来，病虽已历两年，亦属湿家外湿留恋；受寒或接触冷水即发，发时瘙痒兼有肤痛，是寒湿郁闭肌表，不得宣发所致，舌脉、病机与麻黄加术汤证皆相符。仲景麻黄加术汤原文"湿家身烦疼"，本案病患表现可归纳为湿家身烦痒，异病同治，故与麻黄加术汤一汗而解两年之病痛。

【医家选注】

清·魏荔彤："湿家身烦疼，外感寒湿也。其内有湿，不必论其何因，惟以先治其表之寒湿为急也。仲景所以云可用麻黄加术汤，发其汗为宜也。麻黄散太阳表湿，杏仁降泄逆气，甘术燥补中土，更以取微汗，为治表之金针，此固以之治表邪也，而内因之湿为寒为热，俱兼理而无妨碍矣。故治湿病之里，以利小水为第一义；而治湿病之表，以取微汗为第一义也。"（《金匮要略方论本义》）

清·陈修园："此为湿之属表无汗者，出一至当不易之方也。喻氏谓：麻黄得术，虽发汗而不至多汗；术得麻黄，行里湿而并可行表湿。止此一味加入所谓方外之神方，法中之良法也。"（《金匮要略浅注》）

明·赵良仁："此为气湿之邪，盖邪者，湿与寒合，故令人身疼。大法：表实成热，则可发汗。无热，是阳气尚微，汗之恐虚其表。今是证虽不云发热，而烦已生，烦由热也，所以服药不敢大发其汗，且湿亦非暴汗可散，故用麻黄汤治寒，加术去湿，使其微汗尔。然湿邪在表者，惟可汗之，不可火攻，火攻则增其热，必有发痉之变，所以戒人慎之。"（《金匮玉函经二注》）

【临床应用】

辨证要点： 感受湿邪病史，身烦疼，伴发热、恶寒、无汗、身重等太阳伤寒在表症状。

麻黄加术汤多用于风寒湿杂至且以寒湿偏胜肌表的痹证。临床上可根据痹证风寒湿偏胜不同进行灵活化裁。如湿重则以苍术易白术，酌加茯苓；风邪偏胜加防风；寒邪偏胜加细辛。现代临床常用本方治疗各种关节炎、荨麻疹等。

麻黄杏仁薏苡甘草汤
（痉湿暍病脉证治第二　21条）

【方证原文】 病者一身尽疼，发热，日晡所剧者，名风湿。此病伤于汗出当风，或久伤取冷所致也，可与麻黄杏仁薏苡甘草汤。（21）

麻黄杏仁薏苡甘草汤方：

麻黄（去节）半两（汤泡）　甘草一两（炙）　薏苡仁半两　杏仁十个（去皮尖，炒）

上锉麻豆大，每服四钱匕，水盏半，煮八分，去滓，温服。有微汗，避风。

【方证释义】 本条论述湿病风湿在表的成因和证治。病者感受湿邪，湿凝肌表，血脉阻滞不畅，故有身痛；"尽"为疼痛范围，与风邪善行游走、病位广泛的特点相符，故仲景曰"名风湿"。日晡时分为申时（下午三点到五点），日晡所发热即午后或傍晚发潮热，此为风湿渐次化热的征象。因风为阳邪，与湿相合，易于化热。日晡时分既是阳明燥土经气旺盛之时，又为地中蒸气上腾之时，太阴湿土亦旺，故风湿化热表现为午后发热加重。究其原因，或因汗出腠理疏松，招致风湿；或因乘凉取冷，久伤湿邪，风湿相合，内外相引而成。此证非单纯的风湿在表之表证，亦非湿热困阻中焦之里证，属两证兼有的过渡之证，用麻黄杏仁薏苡甘草汤解表祛湿，宣化湿热以治之。

【方药解析】麻黄杏仁薏苡甘草汤药仅四味，且用量极轻。方中麻黄半两，经汤泡后去其剽悍峻散之性，而取其轻宣透表之效；炙甘草护中扶正，使微发其汗；杏仁宣畅肺气；薏苡仁渗利中焦，缓急止痛。《神农本草经》载薏苡仁"主筋急拘挛，不可屈伸，风湿痹，下气"，现代药理薏苡仁主要成分为薏苡仁油、薏苡仁酯、脂肪油、氨基酸等，其中薏苡仁油能有效阻止或降低横纹肌的挛缩作用。此方可看作麻黄汤去桂枝加薏苡仁，变辛温发散之重剂，为辛凉清宣之轻剂；亦可看作麻杏石甘汤去石膏加薏苡仁，变宣肺泄热之方为宣表渗湿之法。而此方中体现的宣上、渗下、和中之法亦为后世三仁汤的确立做了铺垫。煎煮方法：方中四味药物锉为麻豆大再煎煮，有后世中药煮散的影子。方后强调，有微汗当避风，是微汗使营卫畅通，阳气宣发，则风湿随汗排出体外，给邪出路；避风，为避免复感风邪之义。

【方证归纳】

主症：一身尽疼，发热，日晡所剧。

病机：风湿侵袭肌表，且有化热之势。

治法：解表祛湿，轻清宣化。

方剂：麻黄杏仁薏苡甘草汤。

方义：麻黄、甘草微发其汗。杏仁、薏苡仁利气祛湿。

【类证类方】

类证：麻黄杏仁薏苡甘草汤证与麻黄加术汤证均治疗湿邪在表的病证，主症均有发热、身体疼痛的表现，治法均有解表散邪、除湿止痛之功。但两证的区别之处在于：麻黄加术汤证病机偏寒湿在表，主症身体痛重，病位较为固定，伴见无汗、恶寒、脉浮紧等，治法辛温散寒，微汗祛湿，属辛温重剂；而麻黄杏仁薏苡甘草汤证病机偏风湿在表兼化热之象，主症身痛病位广泛而游走，发热日晡所剧，治法解表祛湿，轻清宣化，属辛凉轻剂（表1-3）。

表1-3 麻黄加术汤证、麻黄杏仁薏苡甘草汤证鉴别表

证名	麻黄加术汤证	麻黄杏仁薏苡甘草汤证
症状	湿家身烦疼	一身尽疼，发热，日晡所剧
疼痛特征	身疼重着而烦扰不宁	身痛发热而日晡增剧
病位	肌肉	肌腠
病因病机	寒湿在表	风湿在表，渐次化热
治则	辛温发散	辛凉轻宣
药物	麻黄三两 桂枝二两 甘草一两 杏仁七十个 白术四两	麻黄半两 甘草一两 薏苡仁半两 杏仁十个
条文	二篇20条	21条

类方：

（1）麻黄杏仁薏苡甘草汤与麻杏石甘汤组成均有麻黄、杏仁、甘草，虽然组成上仅差一味药物，但功效主治相差很多。麻杏石甘汤中麻黄用量四两，石膏用量八两，能发汗宣肺、泄热平喘，主治肺热喘咳；而麻黄杏仁薏苡甘草汤轻用麻黄，配合薏苡仁以宣肺利湿、缓急止痛，主治风湿痹证。

（2）麻黄杏仁薏苡甘草汤与麻黄加术汤组成均有麻黄、杏仁、甘草，但麻黄加术汤中用桂枝，麻黄杏仁薏苡甘草汤中用薏苡仁。麻黄加术汤主治风湿表实证，麻黄杏仁薏苡甘草汤主治风湿在表兼化热之象。另外，两方的药量与用法也大不相同。麻黄加术汤中麻黄生用三两，为峻汗开表之用，配桂枝二两、杏仁七十个，煎煮汤剂，方后覆取微似汗，是典型的发汗重剂；而麻黄杏仁薏苡甘草汤中麻黄汤泡轻用半两，是宣上透表之用，配薏苡仁半两，杏仁十个，煮散应用，服后要求微汗避风，是辛凉轻剂（表1-4）。

表1-4 麻黄加术汤与麻黄杏仁薏苡甘草汤鉴别

方名	药物用量						功用		症状	病机
	麻黄	杏仁	甘草	桂枝	白术	薏苡仁	共同点	不同点		
麻黄加术汤	三两	七十个	一两	二两	四两		微发其汗	辛温散寒祛湿	发热，恶寒，无汗，身烦疼	寒湿着于肌肉
麻黄杏仁薏苡甘草汤	半两	十个	一两			半两		辛凉轻宣利湿	一身尽疼，发热，日晡所剧	风湿郁于肌腠

【验案解析】

案例一：陈左。发热恶寒，一身尽烦疼，脉浮紧者，此为风湿，麻黄加术汤主之。麻黄三钱，桂枝二钱，杏仁二钱，炙甘草一钱，白术三钱。服前汤已诸恙均瘥，惟日晡尚剧，当小其制。麻黄一钱，杏仁二钱，薏苡仁二钱，炙甘草一钱。（王慎轩.曹颖甫先生医案[M].苏州国医书社，1925：2.）

原按：寒湿在表，服麻黄加术汤后，"诸恙均瘥"，惟"日晡尚剧"，所以改用麻黄杏仁薏苡甘草汤。这里有两个含义，一是风湿未能尽除，故"小其制"以清除余波。另一原因是：因为日晡属阳明，病有化燥的倾向，所以不用桂枝之温化，而用杏仁、薏苡仁的清化。用药周到，所以见效甚速。（南京中医学院金匮教研组.金匮要略语译[M].南京：江苏人民出版社，1963：65.）

按语：本案主症发热恶寒，显为外感，一身尽烦疼，既有风湿特点又有寒湿特点，是风寒湿杂至，脉浮紧，当以外感寒湿为主，故曹颖甫先生以麻黄加术汤先散寒除湿，然药后主症已除，余波未尽，仅见日晡所轻微发作，属风湿残留化热，故以麻黄杏仁薏苡甘草汤善后而愈。临证之时所见未必完全与书上所载一致，辨证之时需分清主次，抓住辨证要点，灵活处之。

案例二：李某，男，36岁。1975年因汗出风吹，以致汗郁皮下成湿，湿郁化热。今发热已10余日不解，每日下午热势增重，全身痛重，伴有咽痛而红肿，咳嗽痰白而黏稠，无汗，自用辛凉解表药，更增恶寒，舌苔白腻，脉濡缓略浮，遂议为风湿性感冒病，因风湿郁闭，湿阻气机，气机不畅而出现各症，劝其试服麻黄杏仁薏苡甘草汤。麻黄10克，杏仁10克，薏苡仁30克，甘草7克；更加秦艽10克，白豆蔻7克。仅服1剂，果然热退身安，咽已不痛，咳嗽亦舒，劝其更服2剂，以巩固疗效。（诸葛连祥.《金匮要略》论外湿的临床意义[J].云南中医学院学报，1978（03）：12-17.）

按语： 本案患者汗出风吹后发热、咽痛，全身痛而重，脉濡缓而浮，苔白腻，汗出不畅，属外感风湿，诸症日晡所时分加剧为化热之征，与原文描述基本吻合，故用麻黄杏仁薏苡甘草汤作基础方，加秦艽、白豆蔻以加强祛风除湿功效。

案例三： 农人汤某某，40岁。夙患风湿关节病，每届严冬辄发，今冬重伤风寒，复发尤剧。症见发热恶寒，无汗咳嗽，下肢沉重疼痛，腓肌不时抽掣，日晡增剧，卧床不能起，舌苔白厚而燥，《黄帝内经》所谓"风寒湿杂至合而为痹"之证。但自病情观察，则以风湿之成分居多，且内郁既久，渐有化热趋向，而不应以严冬视为寒重也。法当解表宣肺、清热利湿、舒筋活络，以遏止转化之势。窃思《金匮要略》之麻黄加术汤原为寒湿表实证而设，旨在辛燥发散，颇与本证风湿而兼热者不合，又不若用麻黄杏仁薏苡甘草汤为对证。再加苍术、黄柏、忍冬藤、木通以清热燥湿疏络则比较清和，且效力大而更全面矣。上方服3剂，汗出热清痛减。再于原方去麻黄加牛膝、丹参、络石藤之属，并加重其剂量，专力祛湿通络。日服2剂，3日痛全止，能起床行动，食增神旺。继进行血益气药，1个月遂得平复。（赵守真.治验回忆录[M].北京：人民卫生出版社，1962：18.）

按语： 本案乍看发热恶寒，无汗身重疼痛，似乎风寒闭表，但久患风湿痹证，必有邪郁，尤其诸症于日晡时分增剧，则明确是郁久渐有化热之象，舌苔白厚而燥亦是明证。故不用麻黄加术汤，而以麻黄杏仁薏苡甘草汤为底方，疏风透表兼利湿热，合清热燥湿的二妙散加减而愈。然此患毕竟是风寒湿合而为痹，关节炎缓解后平素还是应当注意固护阳气，以绝湿源。痹证以湿为本，或兼风或夹寒或化热，湿为阴邪，温阳化湿是持久之计，治本之法。

案例四： 张某，男，28岁，工人。1990年6月12日诊。患者1周前汗出淋雨，遂周身出现风团。痒甚，午后加剧。前医予抗组胺药治疗乏效。诊见周身红色风团，瘙痒难忍。察舌质淡红，苔黄腻，脉濡数，皮肤划痕征（+），诊为荨麻疹。证属汗出当风，风湿为患。治宜清宣利湿，祛风止痒。方用麻黄杏仁薏苡甘草汤加减：麻黄15克，杏仁10克，薏苡仁15克，甘草15克，当归10克，地肤子15克。3剂，每日1剂，水煎服。服药后风团明显减少，瘙痒减轻。守方续进3剂而获全功。（李晓辉，傅伟.经方验案举隅[J].河南中医，1994（02）：76.）

按语： 此例为麻黄杏仁薏苡甘草汤治疗变证。汗出淋雨，属风湿郁于肌表不得透散而致，只不过原文"一身尽疼"，此患为一身尽痒，风湿化热则见午后瘙痒加重，舌红、苔黄腻，脉濡数，俱是风湿兼湿热之象。病机与原文同，主症与原文类似，异病同治，故以麻黄杏仁薏苡甘草汤加味治疗。加当归是治风先治血之义，加地肤子是加强燥湿止痒之功。笔者曾多次以麻黄杏仁薏苡甘草汤合《伤寒论》麻黄连翘赤小豆汤治疗荨麻疹、湿疹等皮肤病，疗效显著。

【医家选注】

清·程林："一身尽疼发热，风湿在表也，日晡，申时也，阳明旺于申西戌，土恶湿，今为风湿所干，当其旺时，邪正相搏，则反剧也。汗亦湿类，或汗出当风而成风湿者，或劳伤汗出，而入冷水者，皆成风湿病也。"（《金匮要略直解》）

清·尤怡："此亦散寒除湿之法，日晡所剧，不必泥定肺与阳明。但以湿无来去，而风有休作，故曰此名风湿。然虽风湿，而寒湿亦在其中，观下文云汗出当风，或久伤取冷，意可知矣。盖痉病非风不成，湿痹无寒不作，故以麻黄散寒，薏苡除湿，杏仁利气，助通泄之用，甘草补中，予胜湿之权也。"（《金匮要略心典》）

清·丹波元简：（煎服法）"盖后人所改定，外台脚气门所载，却是原方。"（《金匮玉函要略辑义》）

清·吴谦："……湿家一身尽痛，风湿亦一身尽痛，然湿家痛，则重着不能转侧，风湿痛，则轻掣不可屈伸，此痛之有别者也。湿家发热，蚤暮不分微甚，风湿之热，日晡所必剧，盖以湿无来去，而风有休作，故名风湿……"（《医宗金鉴·订正仲景全书金匮要略注》）

【临床应用】

辨证要点：一身尽疼，痛处广泛，痛位游走；发热，日晡所剧。

麻黄杏仁薏苡甘草汤具有宣肺透表、化湿通络的作用，临床常用于治疗风湿在表、郁而化热的风湿性关节炎、皮肤病、风水等。临床经验，麻黄杏仁薏苡甘草汤用于治疗银屑病、扁平疣等皮肤病时，薏苡仁往往需要重用。

防己黄芪汤
（痉湿暍病脉证治第二　22条）

【方证原文】风湿，脉浮，身重，汗出，恶风者，防己黄芪汤主之。（22）

防己黄芪汤方：

防己一两　甘草半两（炒）　白术七钱半　黄芪一两一分（去芦）

上锉麻豆大，每抄五钱匕，生姜四片，大枣一枚，水盏半，煎八分，去滓，温服，良久再服。喘者，加麻黄半两；胃中不和者，加芍药三分；气上冲者，加桂枝三分；下有陈寒者，加细辛三分。服后当如虫行皮中，从腰下如冰，后坐被上，又以一被绕腰以下，温令微汗，差。

【方证释义】本条论述湿病风湿兼有卫气虚的证治。条文首句"风湿"两字即交代患者主诉，代指前文之"一身尽疼"，因感受风湿而营卫运行不和。脉浮，身重，汗出，恶风为兼症。脉浮为感受风湿外邪所致；身体困重乏力为气虚又兼湿邪所困；自汗出为表虚腠理疏松，卫气不固；恶风为卫外虚弱，防御失职。因此形成风湿兼卫表气虚证。因此方用防己黄芪汤祛风化湿，益卫固表。

【方药解析】方中防己祛风、除湿、利水；黄芪益卫实表而托汗畅行；白术健脾祛湿，配黄芪增强固表益气之功，配防己加强祛湿行水之功；甘草补中气以胜湿，姜枣调和营卫，调和脾胃。全方共奏祛风行水不伤正气，益卫实表不留病邪的功效。方中防己、黄芪、白术的配伍已有后世玉屏风散的意思。煎煮上与前条麻黄杏仁薏苡甘草汤证相似，也是煮散的方法，因此药量总体偏轻。方后仲圣强调随症加减：若咳喘，可加麻黄以宣肺平喘；若胃中不和，可酌加芍药以缓急止痛；若兼气逆上冲，则宜加桂枝以平降逆气；若下焦久有陈寒痼冷，则可少加细辛直入少阴，温经散寒。重视随症加减是仲景重要的学术思想之一，此处具有重要的临床价值，也反映了仲景的用药规律。本条服药后的反应记载也十分详细："如虫行皮中"，是服药后患者皮肤出现痒如有虫爬一样的感觉，实际上就是打开腠理，营卫调和，风湿即将从汗而解的表现；"从腰下如冰"，指下半身会有凉感，是水湿渗泄，欲从小便而走的征兆。药后反应体现了防己黄芪汤是通过发汗和利小便两条途径发挥作用的。但从方剂的组成看，该方微发其汗的力量不是太够，因此仲景又通过药后的调摄以加强药效。"后坐被上，又以一被绕腰以下"，这实际上就是温覆以取汗的意思。"令微汗"是目的，"瘥"是结果，也就是强调要想达到病愈最佳的治疗效果，必须要借助药后调摄使小便通利、微汗出。在此又可以看出，重视患者服药后的反应和护理，是张仲景治疗疾病又一重要思想。

【方证归纳】

主症：风湿一身尽疼，脉浮，身重，汗出，恶风。

病机：风湿在表，卫气不足。

治法：祛风除湿，益卫固表。

方剂：防己黄芪汤。

方义：防己祛风行水，祛湿下行；黄芪益气固表，行水消肿；白术健脾祛湿，配黄芪增强固表益气之功，配防己加强祛湿行水之功；甘草、生姜、大枣调和营卫，补中，调药。

【类证类方】

类证：

（1）防己黄芪汤证与麻黄加术汤证、麻黄杏仁薏苡甘草汤证均治疗湿病风寒湿邪在表：其中麻黄加术汤证偏寒湿在表表实证，主用麻黄、白术的药对配伍；麻黄杏仁薏苡甘草汤证偏风湿在表化热证，主用麻黄、杏仁、薏苡仁的配伍；防己黄芪汤证偏风湿在表表虚证，主用防己、黄芪、白术的配伍。因此，外湿致病，既有表实、表虚的病理基础，又有无汗、有汗的差异。

（2）防己黄芪汤证与《伤寒论》太阳中风桂枝汤证均有汗出恶风的主症，又同属表虚之证：桂枝汤证属风家表虚，仅有风邪，故发热，以桂枝、芍药解肌祛风调营卫；而防己黄芪汤证为湿家表虚，是风邪挟湿，故有身重，以防己、黄芪、白术祛风除湿益卫气。

（3）《水气病》篇第23条："风水，脉浮，身重，汗出，恶风者，防己黄芪汤主之。"与本条仅是主症"风湿"与"风水"一字之差，是病不同但脉证病机相同，异病同治。

类方：防己黄芪汤与防己茯苓汤方中均有防己、黄芪、甘草组成：前者配白术、生姜、大枣，以益卫实表治疗风湿在表兼卫气虚；后者则配茯苓、桂枝以从表里分消水湿治疗皮水。（详见《水气病》篇）

【验案解析】

案例一： 王某，女，45岁。患急性风湿病2月余，肘膝关节肿痛，用青霉素、维生素B$_1$、阿司匹林等药，关节肿痛减轻，但汗出不止，身重恶风，舌苔白滑，脉象浮缓，此卫阳不固，汗出太多，风邪虽去，湿气仍在之故。治宜益卫固表，除湿蠲痹，用防己黄芪汤：防己12克，白术10克，黄芪15克，甘草3克，生姜3片，大枣1枚，加防风10克、桂枝6克、酒白芍10克。服5剂，汗出恶风遂止，关节肿痛亦有好转。（谭日强. 金匮要略浅述[M]. 北京：人民卫生出版社，2006：39.）

按语： 本案痹证迁延月余，经西医对症治疗后，痛虽减轻，但湿邪未除，且正气已伤。身重恶风，汗出不止，是肺脾气虚、卫外不固；舌苔白滑，脉象浮中带缓，是湿邪残留未竟，营卫不和。以防己黄芪汤、桂枝汤、玉屏风散合治之，既祛风除湿、益卫固表，又调和营卫。三方本就相似，三证互有关联，临床见症又常有互见，故合用而效。

案例二： 张某某，男，35岁，农民，1978年4月8日诊治。患者近期多次冒雨劳动，以致发热、关节酸痛，经服阿司匹林、抗生素治疗，热退，余症依然。面色萎黄，头重神疲，倦怠嗜卧，骨节酸楚，重滞难移，肘、膝关节尤甚，汗出恶风，胃纳欠佳，舌苔白腻，脉濡涩。检查：肘、膝关节肿胀活动受限；血沉34毫米/小时；抗"O"测定1250单位。诊断为风湿性关节炎。此属表虚挟湿之着痹，治以防己黄芪汤加减：黄芪、白术、宣木瓜各10克，汉防己15克，薏苡仁、徐长卿、茯苓各20克，滑石30克，通草5克，水煎服。服5剂后，诸症均减，连服1个月后，血沉、抗"O"均已正常。（沈敏南. 防己黄芪汤的临床运用[J]. 吉林中医药，1981（02）：18-20.）

按语： 本案患者冒雨劳作，有感受外湿的过程，虽经西药治疗后，湿邪残留而正气损伤。神疲倦怠，面色萎黄，胃纳不振，为肺脾气虚表虚；身体重滞，关节疼痛为湿邪困阻肌表之征；汗出恶风为气虚卫外不固所致；脉濡涩，苔白腻，俱为湿邪留滞之候。与原文病机相符，因此用防己黄芪汤为底方，加薏苡仁、宣木瓜以利湿通痹止痛，加茯苓、滑石、通草以利湿醒脾，加徐长卿祛风止痛，解毒利湿。因湿性重浊，来缓而去亦迟，故调治1个月，疾病方愈。

另据本案笔者经验，防己黄芪汤证属本虚标实，若病患苔白腻为多，提示外感邪气为主要矛盾，可将甘草减去不用，防己用量大于黄芪；若病患苔薄净为多，提示内伤正虚为主要矛盾，用甘草更能发挥其补中益气之功，黄芪用量宜大于防己。

案例三： 朱某某，女，52岁，农民，1982年3月7日诊治。患荨麻疹3年有余，遍身泛发风团样皮疹，色红瘙痒，且以肢末为甚，每多夜间发作，并以春季为重。身易汗出，饮食少思，服银花、连翘等药无效。近2个月来症状严重，肢端瘙痒不断，至皮破淌水才休，失眠，肢沉，便溏，舌淡红、苔白腻，脉浮滑。忆起防己黄芪汤下有"服后当如虫行皮下"之语，此卫气振奋，风湿欲解之验，投之或许有效。故拟防己黄芪汤加味方：汉防己60克，黄芪60克，炒白术15克，茯苓皮15克，生姜皮6克，甘草6克，白鲜皮12克，车前子（包）12克，陈皮10克，大枣10枚；3剂。果效，汗出已瘥，疹止痒减，续用5剂，痒除汗止而痊愈，追访未有复辙。（阮士军.防己黄芪汤的临症运用[J].北京中医，1985（04）：35-36.）

按语： 此例荨麻疹亦属湿病，遍身烦痒属风湿郁于肌表不解，可按湿病辨治。患者有汗出，饮食不振，身重便溏，苔腻脉滑表现，当与脾虚湿盛有关；四肢末端属表，瘙痒破溃淌水，脉浮皆湿盛于表的症状；服金银花、连翘无效，说明单纯辛凉解表，药不对证，需要祛风透表，利湿健脾，故以防己黄芪汤作底，加茯苓皮、生姜皮、陈皮、白鲜皮，是以皮行皮，散除表湿，加车前子既能利湿又有抗过敏作用，是笔者经验用药。用防己黄芪汤治疗荨麻疹应抓住风湿郁于肌表，气虚卫外不固的病机特点。

案例四： 孙某某，女，24岁，学生，1982年8月3日诊治。身患狐臭，内心痛苦不堪。两腋下潮湿粘手，黄染衣服，臊气甚浓，经来加重，四季如此，尤以夏季为甚。口淡，食谷不香，肢懒身倦，便溏，月经后期，色淡。素体肥胖，嗜喜厚味。时值炎夏，用"西施兰"无效。舌淡苔白浊，脉浮滑。治宜回表阳，祛风湿，用防己黄芪汤加减：汉防己30克，生黄芪30克，炒白术15克，生苍术15克，茯苓皮20克，泽泻20克，车前子（包）、车前草各12克，生甘草6克；3剂。腋窝汗出已少，气味稍淡。二诊上方加滑石（包）20克，6剂，气味已十去六七，再用8剂。服药3剂时值经来，味复浓，8剂完气味同前。四诊增汉防己、生黄芪各60克，加川芎、丝瓜络各10克，并嘱保持腋下清洁，6剂后症状若失。继服15剂，腋下汗止，臊气已无。后用归芍异功汤调治月余而收功。1984年暑假随访，未见复发。（阮士军.防己黄芪汤的临症运用[J].北京中医，1985（04）：35-36.）

按语： 此例主诉狐臭为汗出异常，亦与湿郁肌表、腠理不畅有关。一般狐臭多湿热，但此患者形体肥胖，腋下潮湿，口淡身倦，便溏懒言，舌淡苔白浊厚，一派脾虚湿盛之象，又有汗出黄染、臊气异常的表象，故以防己黄芪汤作底，加茯苓皮、泽泻、车前草、车前子利湿渗浊，丝瓜络与川芎为通络去滞的经验用药。此案中二诊汉防己与生黄芪用量颇大，为防己黄芪汤治疗湿病的变化应用。

防己黄芪汤治疗水肿病例另见《水气病》篇。

【医家选注】

清·尤怡："风湿在表，法当从汗而解，乃汗不待发而自发，表尚未解而已虚，汗解之法不可守矣。故不用麻黄出之肌肤之表，而用防己驱之里。服后如虫行皮中，乃从腰下如冰，皆湿下行之征也。然非芪、术、甘草，焉能使卫阳复振，而驱湿下行哉？"（《金匮要略心典》）

清·徐彬："此言风湿，中有脾气不能运。湿不为汗衰者，又不得泥微发汗之例。谓上条之一身尽疼，邪虽遍体，正气犹能自用，且发热则势犹外出也。假若身重，则肌肉之气湿主之，虽脉浮汗出恶风，似邪犹在表。然湿不为汗解，而身重如故，则湿搏风，而风热盛不受搏，反搏肌肉之正气。明是脾胃素虚，正不胜邪，外风内湿，两不相下，故以术甘健脾强胃为主，加芪以壮卫气，而以一味防己，逐周身之风湿。谓身疼发热之湿，邪尚在筋膝，此则正气为湿所痹，故彼用薏苡炙草清内，以佐麻杏所不逮，此反用芪术甘为主，协力防己，以搜外之风湿。盖湿既令身重，则虽脉浮汗出恶风，不可以表散也。然姜多而枣少，宜散之意，在其中矣。"（《金匮要略论注》）

清·吴谦："脉浮者，风也，身重，湿也，寒湿则脉沉，风湿则脉浮。若浮而汗不出恶风者，为实邪，可与麻黄杏仁薏苡甘草汤汗之；浮而汗出恶风者，为虚邪，故以防己、白术以去湿，黄芪、甘草以固表，生姜、大枣以和营卫也。"（《医宗金鉴·订正仲景全书金匮要略注》）

【临床应用】

辨证要点：风湿身疼痛，汗出，恶风，身重，脉浮。

防己黄芪汤临床应用十分广泛，可用于风湿在表兼脾虚湿盛的水肿、痹证、咳喘、臌胀、肥胖、狐臭、皮肤病及骨折愈合后肿胀等的治疗。也有用本方加减治疗风湿性心脏病、慢性肾炎、慢性活动性肝炎、肝纤维化等属表虚湿盛者。

桂枝附子汤
（痉湿暍病脉证治第二　23条）

【方证原文】伤寒八九日，风湿相搏，身体疼烦，不能自转侧，不呕不渴，脉浮虚而涩者，桂枝附子汤主之；若大便坚，小便自利者，去桂加白术汤主之。（23）

桂枝附子汤方：

桂枝四两（去皮）　生姜三两（切）　附子三枚（炮去皮，破八片）　甘草二两（炙）　大枣十二枚（擘）

上五味，以水六升，煮取二升，去滓，分温三服。

【方证释义】本条论述湿病风湿在表兼阳虚的证治。本条即《伤寒论》第174条：伤寒八九日，是已过太阳病七日之期，但风寒湿仍不解，而见身体疼烦，转侧不利，脉浮虚而涩，其原因在于风湿相搏，留恋太阳，阻滞经脉，而阳气虚弱，鼓动无力，故缠绵难愈。"不呕不渴"说明风湿病邪并未传里而犯阳明、少阳，因此证属风寒湿邪痹着肌表，而阳气不足，故先用桂枝附子汤助阳解表，祛风除湿。从二诊提到大便坚、小便自利两症看，一诊桂枝附子汤证还当有小便不利，大便溏泄的表现，这是阳虚湿盛困阻中焦的表现。

【方药解析】桂枝附子汤组成为桂枝汤去芍药加附子，桂枝重用至四两以祛风解肌，附子重用三枚以振奋阳气，祛湿止痛，桂枝、附子药对配伍为本方的核心，重在助阳祛风，间接亦能通阳除湿；合生姜、大枣、甘草以调和营卫。从方测证，桂枝附子汤偏于风湿兼阳虚而以风邪为主。桂枝汤去掉芍药，因芍药酸收不利湿邪祛除，故去之。

【方证归纳】

主症：伤寒八九日，身体疼烦，转侧不利，不呕不渴，脉浮虚而涩，伴见小便不利，大便反快。

病机：风湿留恋在表，阳气不振。

治法：祛风除湿，温经助阳。

方剂：桂枝附子汤。

方义：桂枝重用祛风为主，附子温经助阳，两药相合，振奋阳气兼以散湿；生姜、大枣、炙甘草调和营卫。

【类证类方】

类证：三附子汤证区别。（见后甘草附子汤）

类方：（1）桂枝附子汤与《伤寒论》桂枝加附子汤区别：两方方名差一"加"字，组成相差一味芍药，但主药剂量不同。桂枝附子汤中桂枝四两、附子三枚，重在助阳解表、祛风散湿，主治"身体疼烦，不能自转侧，不呕不渴，脉浮虚而涩"的风湿兼阳虚证；桂枝加附子汤中桂枝三两、附子一枚、芍药三两，重在解肌和营、助阳固汗，主治"太阳病发汗，遂漏不止，其人恶风，小便难，四肢微急，难以屈伸"之太阳病兼阳虚漏汗证。

（2）桂枝附子汤与《伤寒论》桂枝去芍药加附子汤区别：桂枝附子汤组成为桂枝汤去芍药加附子，与桂枝去芍药加附子汤组成完全一样，但主药剂量不同，决定主治病证有异。桂枝去芍药加附子汤由桂枝去芍药汤加味而来，《伤寒论》第21条中，主治"太阳病，下之后，脉促，胸满者"，属太阳病误治，表邪未罢而心阳损伤，故以桂枝去芍药汤解肌祛风，温通心阳；紧接着第22条，"若微恶寒"，心阳虚较甚，加附子一枚以振奋少阴心阳，即桂枝去芍药加附子汤。

（3）桂枝附子汤与桂枝芍药知母汤的区别：两方组成均有桂枝、附子、甘草、生姜，均主治风湿痹证，但桂枝芍药知母汤证病情更为复杂。桂枝芍药知母汤见于《历节病》篇，主治风湿历节病，属寒热虚实错杂证，亦可以是桂枝附子汤证进一步发展的结果。（见《历节病》篇桂枝芍药知母汤）

【验案解析】

案例一：梁某某，男，成年。素易外感，1975年8月，忽觉恶风，微汗出，周身筋肉酸痛沉重，卧而难以转侧，四肢关节屈伸不利，无头痛项强、口渴呕吐等症；二便调，口淡，舌淡苔白，脉浮虚，体温38.5℃。前医以三仁汤加减治疗未效而转诊。此证为阳虚之体感受风寒湿，为痹证之初。正如《伤寒论》所说："风湿相搏，身体疼烦，不能自转侧，不呕不渴，脉浮虚而涩者，桂枝附子汤主之。"故投以桂枝10克，熟附子12克，生姜3片，大枣6枚，炙甘草6克。服3剂，诸症消失而愈。

原按：风寒湿邪侵体表，卫阳与之抗争，必见发热，一般多因此而不敢用桂枝、附子。家属因顾虑病情加重，在煎药时减熟附子一半，不料病者服药后诸症减轻，体温已减。余下两剂，即放心使用，药完病愈。由此可见，发热并不是不能使用桂枝、附子。只要谨守病机，求其根本是关键，如有阳虚脉证而用之，即能达到效果。（梁柳文. 痹证[J]. 新中医，1981（02）：32.）

按语：本案患者平素体弱易感，现忽见痹证初起，恐为正虚招致风湿。发热，周身酸重，难以转侧，关节不利为风湿留困肌表；恶风，微汗出，为阳虚肌表不固；口淡，舌淡苔白，脉浮虚显示阳气不足之象。此与桂枝附子汤原文甚符，故以原方治之而效。家属以为发热对附子应用颇有顾虑，但药证相符则效如桴鼓。本案前医以三仁汤治疗无效是药不对证，笔者以为若以防己黄芪汤应对，或可有一定疗效。事实上，防己黄芪汤证是偏风湿兼气虚，而桂枝附子汤证是风湿兼阳虚，气虚之渐便为阳虚。两条文前后相邻，仲景用意防己黄芪汤证严重者可发展为桂枝附子汤证。

案例二：黄某某，女，24岁，干部。下肢关节疼痛已年余，曾经中西医治疗，效果不显，现病情仍重，关节疼痛，尤以右膝关节为甚，伸屈痛剧，行走困难，遇阴雨天则疼痛难忍。胃纳尚好，大便时结时烂，面色㿠白，苔白润滑。脉弦紧，重按无力。诊为寒湿痹证。处方：桂枝尖八钱、炮附子八钱、生姜六钱、炙甘草四钱、大枣四枚；3剂。复诊，服药后痛减半，精神、食欲转佳。处方：桂枝尖一两，炮附子一两，生姜八钱，炙甘草六钱，大枣六枚。连服10剂，疼痛完全消失。

原按：患者病历1年，疼痛缠绵不愈，查共服药存方，全是通络祛风除湿之药，不明寒湿须温之理。根据患者脉象弦紧、重按无力，肌肤白嫩，是体虚腠理疏松，卫阳不固，寒湿乘虚而入，流注关节，闭塞隧道，以致气血凝滞而为痛痹，故用桂枝附子汤取效。（毛海云. 程祖培医案[J]. 广东医学（祖国医学版），1964（06）：40.）

按语：此例痛痹为阳虚寒湿盛于表，而里湿不甚显著，患者表现胃纳尚可，大便时溏，此与桂枝附子汤证病机正相符，重用桂枝、附子辛散温通，行痹止痛。程老治验疗痹需用桂枝，因其味辛性温而善行，能带诸药走四肢，温通经脉，驱散风寒湿气而起协同作用。

案例三：王某，男，46岁。患慢性风湿性关节炎。因感受寒湿复发，四肢关节冷痛，时过农历端阳节，仍穿冬季衣服而不觉热，前医曾给服五积散、阿司匹林等药，汗出不止，恶寒日甚，脉象沉细而涩。此汗受亡阳，心液亦伤，急宜强心温阳，兼顾心液，用桂枝附子汤：桂枝10克，附片15克，炙甘草10克，生姜3片，大枣5枚；加党参30克，白芍12克。服5剂，汗出已止，关节痛减。后用原方加黄芪、当归5剂，以益气血。（谭日强. 金匮要略浅述[M]. 北京：人民卫生出版社. 2006：40.）

按语：此案病患寒湿痹证日久，阳气已伤，时至春夏相交，仍畏寒如冬，经前医误治后漏汗不止，此为风湿兼阳虚证与阳虚漏汗证相合，故以桂枝附子汤、桂枝加附子汤加党参治之，缓解后以益气养血善后。

【医家选注】

清·尤怡："伤寒至八九日之久，而身疼不除，至不能转侧，知不独寒淫为患，乃风与湿相合而成疾也，不呕不渴，里无热也，脉浮虚而涩，风湿外持，而卫阳不振也，故于桂枝汤去芍药之酸寒，加附子之辛温，以振阳气而敌阴邪。"（《伤寒贯珠集》）

清·徐彬："此言风湿有在伤寒后，而兼阴分虚寒者，即当顾其本元，而分别行阳燥湿之法。谓伤寒八九日，正邪解之时，乃因风湿相搏，身体疼烦，不能自转侧，不言热，不言汗，则表邪欲解而热微。使呕且渴，则里有热矣，今不呕渴则脉浮风也，浮而虚涩，寒湿在内而外阳不行也。故以桂枝汤去芍加附以开寒痹，并行通体之风湿，然桂枝所以行营卫而走表者。"（《金匮要略论注》）

黄树曾："首冠伤寒，则其初必有恶寒体痛呕逆之症，九日少阳主气之期，宜从少阳之枢而外出矣。乃因汗出当风，而成风湿相搏，风胜则烦，湿胜则身体疼而不能转侧，唯其仅浸淫于躯壳，湿止流入关节，而未犯高颠脏腑之界，上无邪而内无热，故不呕不渴，脉浮虚而涩也。然脉虚（浮而无力曰虚）涩（迟而不流利曰涩），究属阳虚有寒而非湿热，故用桂枝附子汤，以桂附能温经助阳、固护表里、止痛除湿，佐以生姜甘草大枣者，姜能散寒去表邪，草枣保脾胃存津液也。"（《金匮要略释义》）

【临床应用】

辨证要点：伤寒八九日，身体疼烦，不能自转侧，脉浮虚而涩，不呕不渴；可见小便不利，大便反快。

桂枝附子汤常用于风寒湿留恋肌表，兼有阳气虚弱而偏风寒的风湿痹证、心动过缓、低血压、雷诺综合征等多种疾病。

白术附子汤
（痉湿暍病脉证治第二　23条）

【方证原文】伤寒八九日，风湿相搏，身体疼烦，不能自转侧，不呕不渴，脉浮虚而涩者，桂枝附子汤主之；若大便坚，小便自利者，去桂加白术汤主之。（23）

白术附子汤方：

白术二两　附子一枚半（炮，去皮）　甘草一两（炙）　生姜一两半（切）　大枣六枚

上五味，以水三升，煮取一升，去滓，分温三服。一服觉身痹，半日许再服，三服都尽，其人如冒状，勿怪，即是术、附并走皮中逐水气，未得除故耳。

【方证释义】本条论述湿病风湿在表兼阳虚的证治。此承上方，经一诊桂枝附子汤治疗之后，"大便坚，小便自利"是阳气振奋，里气已调和，在表之风邪已驱除殆尽，而湿邪仍有残留，身体尚疼，转侧未利，此为风湿在表以湿为主，兼阳气尚弱之轻证。故用白术附子汤（《伤寒论》名去桂加白术汤）温经助阳，除湿止痛。

【方药解析】白术附子汤组成为桂枝附子汤去桂枝加白术，剂量为桂枝附子汤的一半（《伤寒论》中剂量不减半）。药味的加减和剂量的变化体现了经一诊治疗后，病情已有所缓解，但仍有风祛湿存的情况。方中以白术、附子的药对配伍为主，重在振奋阳气以驱除残存的湿邪；生姜、大枣、甘草以调和营卫，引药达表。此处白术并非专治里湿，亦可顾表，《神农本草经》中"白术风寒湿痹"，《名医别录》中"逐皮间风水结肿"，方后注也提到

"术、附并走皮中逐水气"，足以说明白术附子汤为助阳逐湿、微发其汗之剂，着重从肌肉筋脉祛湿外出的。剂量减半是湿性黏滞，难以骤除，减量缓图之意。需要注意的是方后注中提到"身痹""如冒状"的药后反应，指服完白术附子汤后患者会有暂时性的肢体麻木、头晕眼花，这是正常的排病反应，不必恐慌，此时需要坚持服药，才会收到好的疗效。临床上患者在服用含有附子、乌头等药物的方剂时，也经常会出现口唇发麻、头晕目眩等临床表现，这是药物取效的标志，也就是所谓的"眩瞑反应"，古人早有"药弗瞑眩，厥疾难瘳"的说法，此时需要守方继续服药。此处方后的描述，足见仲景对于药后反应的重视。

【方证归纳】

主症：服桂枝附子汤后，病情减轻，但身体尚疼，转侧不利；大便坚，小便自利。

病机：风湿在表，阳气不振，风祛湿存。

治法：温经助阳，除湿止痛。

方剂：白术附子汤。

方义：白术、附子振奋阳气以散湿邪，药量减半以求缓图；生姜、大枣、甘草调和营卫，并引药达表，共奏温经助阳、微汗除湿的功效。

【类证类方】

类证：

（1）三附子汤证区别。（见后甘草附子汤）

（2）《金匮·湿病》白术附子汤证与《伤寒论》白术附子汤证区别：两者原文基本相同，但《伤寒论》第173条"大便硬，小便自利"，且白术四两，其余剂量未减半。因此后世伤寒注家多认为白术附子汤证是脾阳不足不能为胃行津液而见大便硬，阳虚是偏里；而金匮注家多认为白术附子汤证是脾阳不虚而大便成形，阳虚是偏表，病证也轻于桂枝附子汤证。

类方：白术附子汤与真武汤均有白术、附子、生姜的配伍，均可治疗阳虚水湿不化的病证。白术附子汤方中加入炙甘草、大枣，旨在调和营卫、助阳解表祛湿，治疗风湿兼阳虚的痹证；真武汤方中加入茯苓、芍药，旨在利水渗湿，治疗阳虚水停证。

【验案解析】

案例一：韩某某，男，37岁。自诉患关节炎有数年之久，右手腕关节囊肿起如蚕豆大，周身酸楚疼痛，尤以两膝关节为甚，已不能蹲立，走路很困难，每逢天气变化，则身痛转剧。视其舌淡嫩而胖，苔白滑，脉弦而迟，问其大便则称干燥难解。辨为寒湿着外而脾虚不运之证，为疏：附子15克，白术15克，生姜10克，炙甘草6克，大枣12枚。服药后，周身如虫行皮中状，两腿膝关节出黏凉之汗甚多，而大便由难变易。转方用：干姜10克，白术15克，茯苓12克，炙甘草6克。服至3剂而下肢不痛，行路便利。又用上方3剂而身痛亦止。后以丸药调理，逐渐平安。（刘渡舟.新编伤寒论类方[M].太原：山西人民出版社，1984：33.）

按语：患者素有风寒湿痹，每逢变天则加重，若疼痛剧烈偏寒湿外感时可考虑麻黄加术汤，现非急性发作之时，且舌脉均显脾阳虚湿盛之象。唯大便不溏反燥，需仔细辨别，临床上脾失健运，津液不能还于胃中而大便反硬，也可见到，况且白术附子汤原文也提到"大便坚"，所以刘老以白术附子汤祛湿健脾气行津液，中间又以肾着汤，即理中汤变化，以巩固中焦而取效。药后皮肤痒如虫行，膝关节出黏汗，大便由难变易，是药已对证，阳气逐湿外出之反应。

案例二：黄某，男，35岁。其人素有内湿，大便溏软，又因春插下水，感受寒湿，发热恶寒、一身尽痛无汗，小便不利，大便反快，舌苔白滑，脉浮而濡。此内湿招致外湿，内外合邪为病。用麻黄加术汤，服2剂，寒热已除，身痛亦止，唯食欲未复，大便仍溏，拟温阳化湿、健脾扶正，用白术附子汤：白术12克、附片6克、甘草3克、生姜3片、大枣3枚，加茯苓10克，嘱服3剂以善其后。（谭日强.金匮要略浅述[M].北京：人民卫生出版社，2006：40-41.）

按语：本案为内湿招致外湿，外湿为主先以麻黄加术汤散寒祛湿，微汗解表。2剂后在表之风寒散除而里湿困脾仍在，故以白术附子汤加茯苓温阳健脾化湿以善后。笔者经验，现今此类患者颇多，且湿邪留滞非短期可除，往往需要再以丸药（如附子理中之类）巩固疗效，并绝生湿之源。

案例三：患者黄某某，男，62岁。患习惯性便秘已多年，平时四五日大便一次，稍吃辛辣刺激性食物，则大便结如羊屎。但虽便秘，腹部常无所苦，故未坚持治疗。近因连日阴雨，气候寒冷，3日前因劳动不慎跌入水中，第2日开始恶寒发热、全身酸痛，经自服紫苏姜酒后，恶寒已差，但全身酸痛未减，特别腰以下肌肉骨节疼痛难忍，以致坐卧不安，因而来诊。诊得舌苔白厚而润，舌质淡红，脉弦缓，因询及二便情况，获知患有习惯性便秘，现已3日未通大便，小便稍黄，因而联想到《伤寒论》桂枝附子去桂枝加白术汤证与此相似，不妨一试，遂处方：白术60克，附子10克，炙甘草6克，生姜10克，红枣5枚；1剂。次日复诊，恶寒已罢，身痛减轻，大便通，量多，再1剂，痊愈。（刘珉.重用白术治疗便秘三十四例疗效观察[J].福建中医药，1981（01）：36-37.）

按语：此例为素患便秘复感寒湿痹证。习惯性便秘多因肠燥津亏或阳明积热，但此例患者大便四五日不解，而腹无所苦，苔厚而润，脉弦而缓，此乃脾虚湿困，无力为胃行津所致，最适合用大剂量白术健脾益气，通便润下，这也是临床常重用生白术治疗便秘的道理。此类患者由于长期便秘，多兼有轻微郁热，故可见舌质稍红，小便微黄。患者近日又外感寒湿，周身疼痛，颇与白术附子汤之风湿在表兼阳气不运类似，故仅用2剂而效。此案与案例一也提示我们，白术附子汤证之"大便坚"，既可以理解为大便成形，也可以理解为大便坚涩。大便成形是里湿已不显，此时白术、附子配伍可走表，以助阳微汗除湿；大便坚涩是脾虚不布津液，此时白术、附子配伍偏走里，助脾阳以复为胃行其津液的功能。

【医家选注】

清·朱光被："若大便坚，小便自利，而见身重烦疼之证，是病又不系风邪，而只是皮中之水寒湿气为患，故即去桂加白术，专温通三焦，令水湿即在皮中而散。如冒状者，正气鼓动，水气亦随而动，正邪相搏，未得胜之象，所谓与术附并走也。"（《金匮要略正

义》）

清·高学山："若大便坚硬，又为寒燥津液，如水冻冰之象。平脉所谓阴结者是也。小便自利，为肺与小肠气微而不能提守之应，桂枝行津泄气，故去之。白术苦温，能滋脾胃肌肉之阳液，以消客湿，故加之。冒者，躯壳浮虚散大之貌，减诸药于前方之半者，前方注意在汗，犹之以风雨解潮湿，利于疏爽，故大其制，此方注意在湿，犹之以旭日解寒湿，义取熏蒸，故半其制耳。"（《高注金匮要略》）

清·章楠："……然小便利，大便硬者，何以去桂枝之通经络，而反加白术之燥土耶，盖经络外通营卫，内通脏腑，湿闭经络则腑气不宣，故小便必不利也。今小便利，而体痛不能转侧者，寒湿伤肌肉不在经络也。肌肉属脾，由脾阳不能温肌肉而输津液，寒湿得以留之，良以脾主为胃行津液者也，津液不输，则肠胃枯燥而大便硬，是阳虚而气不能化液，即所谓阴结也。故以术合附子大补脾阳以温肌肉，肌肉温而湿化矣。去桂枝，则津液不随辛散而外走，即内归肠胃而大便自润也，药改一味，其妙理有如此者……"（《伤寒论本旨》）

【临床应用】

辨证要点：伤寒八九日，表湿未尽，身体尚疼，转侧不利，大便成形或大便坚涩。

白术附子汤常用于治疗风湿留恋肌表兼阳气不足，而偏湿盛的痹证治疗，也可用于脾胃阳虚的腹胀、便秘的治疗。

甘草附子汤
（痉湿暍病脉证治第二　24条）

【方证原文】风湿相搏，骨节疼烦，掣痛不得屈伸，近之则痛剧，汗出短气，小便不利，恶风不欲去衣，或身微肿者，甘草附子汤主之。（24）

甘草附子汤方：

甘草二两（炙）　附子二枚（炮，去皮）　白术二两　桂枝四两（去皮）

上四味，以水六升，煮取三升，去滓，温服一升，日三服。初服得微汗则解，能食，汗出复烦者，服五合，恐一升多者，服六七合为妙。

【方证释义】本条论述湿病风湿俱盛兼表里阳虚重证的证治。风湿留恋日久，搏结于骨节，这是湿病中唯一一个对骨节疼痛的描述，也是湿病中病位最深的方证，已深达骨节。掣痛即疼痛有牵拉放散之义，疼痛剧烈且不得触碰，说明风寒湿邪痹阻严重，由肌腠深入经络关节，经脉不利，阳气痹阻，气血运行不畅。阳气衰微，不能温固肌表，而见自汗出，恶风，甚至不能去衣，这已不仅是卫气虚，而是更严重的表阳虚症状。而在里的阳气不足，则可表现为水液代谢失职，致水停气化受阻，则见小便不利、身有微肿、气短等表现。甘草附子汤证是湿病诸症迁延发展的严重阶段，属风湿两盛，表里阳气俱不足。治用甘草附子汤温经助阳，祛风化湿。

【方药解析】甘草附子汤由炙甘草、附子、桂枝、白术四味药物组成，方中以甘草为君，缓急，缓和药性，健脾补中；桂枝祛风解表，通行经脉；白术健脾祛湿，以助汗源；附子振奋阳气，散寒止痛。甘草附子汤是以甘草、附子配伍为主，敛药缓急，兼以健脾扶正，并取桂枝附子汤、白术附子汤两方中的主要配伍桂枝、附子和白术、附子以振奋阳气，祛风除湿。取两方之精华足见甘草附子汤证风湿俱盛，方名不用桂枝白术附子汤，而提到甘草、附子配伍，亦有深意。因风湿邪重而阳气不足，骤用猛药难以速愈，故用甘草为君，缓和药性，以缓慢除湿。方后注重强调当温服取微汗，则病可缓缓解除，若汗出复烦者，是药力急劲，需缓图，可酌情减量服用。仲圣是在反复告诫，邪盛正虚的痹证治疗，更要温经助阳，缓图微汗，切不可求快而犯峻汗之戒。

【方证归纳】

主症：风湿相搏，骨节疼烦，掣痛不得屈伸，近之则痛剧；伴见汗出、恶风不欲去衣的表阳虚症状，短气，小便不利，或身微肿的里阳虚症状。

病机：风湿俱盛，表里阳气俱虚。

治法：温经助阳，祛风化湿。

方剂：甘草附子汤。

方义：甘草缓急，缓和药性；健脾补中；附子、桂枝振奋表阳而祛风湿；白术、附子温里阳逐里湿。

【类证类方】

类证：麻黄加术汤证、麻黄杏仁薏苡甘草汤证、防己黄芪汤证与三附子汤证的区别：这六个方证是仲景湿病治疗的主要方证。应该说仲景湿病的叙证是按照由轻到重，由浅到深，由实到虚的顺序进行的。麻黄加术汤证是寒湿表实证，以微汗为主要治法；麻黄杏仁薏苡甘草汤证是风湿表实化热证，以发表兼宣化为主要治法；防己黄芪汤证是风湿兼表气虚证，以利小便、益卫气解表为主要治法，兼顾益气扶正；三附子汤证是风湿兼阳虚证，祛风除湿发表的同时均用附子以助阳温经。总体而言，湿病的治疗，外湿应微汗，里湿可以利小便，但均应照顾阳气，气虚者需健脾益气，阳虚者需温经助阳，这是湿病治疗的规律。

类方：桂枝附子汤证、白术附子汤证、甘草附子汤证三证都是风湿兼阳虚的病证，三方中又都用到附子温经助阳止痛，但三方证各有特点。桂枝附子汤证和白术附子汤证相对较轻，风湿病邪不重，邪气轻浅，主症以身痛为主，阳气虚也偏于肌表，里阳虚可有可无，其中桂枝附子汤用治风湿兼阳虚而风重于湿者，病情相对重些，故用桂枝四两而无白术，而白术附子汤用治风湿兼阳虚湿重于风者，病情相对较轻，故用白术二两而去桂枝，且其余药量减半；甘草附子汤证用于湿病风湿俱重表里阳气皆虚的重证，因风与湿并重，故取前两方之长，桂枝、白术、附子并用，且君甘草缓其药力，兼和其里。由此可见治疗风湿病，应根据风与湿的孰轻孰重以及体内表里阳气虚弱的程度具体对待（表1-5）。

表1-5　桂枝附子汤与白术附子汤、甘草附子汤鉴别

方名	药物用量						功用		症状	病机
	桂枝	生姜	附子	甘草	大枣	白术	共同点	不同点		
桂枝附子汤	四两	三两	三枚	二两	十二枚		祛风除湿温经止痛	速祛风湿	身体疼烦，不能自转侧，不呕不渴，脉浮虚而涩	表阳不足，风湿痹表，留于肌肉，风重于湿
白术附子汤		一两半	一枚半	一两	六枚	二两		健脾燥湿	上证减轻的基础上（身体尚疼，转侧未便）若大便坚，小便自利	表阳不足，风湿痹表，留于肌肉，湿重于风
甘草附子汤	四两		二枚	二两		二两		缓祛风湿	骨节疼烦，掣痛不得屈伸，近之则痛剧，汗出短气，小便不利，恶风不欲去衣，或身微肿	表里阳虚，风湿两盛，着于关节

【验案解析】

案例一：高某某，得风湿病，遍身骨节疼痛，手不可触，近之则痛甚，微汗自出，小水不利。时当初夏，自汉返舟求治，见其身面手足俱有微肿，且天气颇热，尚重裘不脱，脉象颇大，而气不相续。其戚友满座，问是何症？予曰：此风湿为病。渠曰：凡驱风利湿之药，服之多矣，不惟无益，而反增重。答曰：夫风本外邪，当从表治，但尊体表虚，何敢发汗？又湿本内邪，须从里治，而尊体里虚，岂敢利水乎？当遵仲景法处甘草附子汤，一剂如神，服至3剂，诸款悉愈。可见古人之法，用之得当，灵应若此，学者可不求诸古哉。（清·谢映庐.谢映庐医案[M].上海：上海科学技术出版社，2010：10.）

按语：本案描述与原文几无二致，假若未学经典，岂能四味药物，1剂而效，3剂而愈，其效若神？

案例二：刘某，女，41岁。因患感冒，冷烧后，诱起周身疼痛之症。初起消化迟钝，脘满关节掣痛，屈伸不利。痛剧时，彻夜不能入寐，脉象弦细无力，舌苔白腻。前医按一般风湿痛的治法与独活寄生汤，连服3剂，毫不见效。延余诊视，见脉证之现象，都属于太阳寒湿之证，因以甘草附子汤与之：甘草10克，炮附子12克，炒白术12克，桂枝尖10克。连服2剂，胃满轻减，而疼痛稍安，夜能入寐。后于此方加宣络止痛之品：松节15克，五加皮10克，威灵仙12克，薏苡仁15克。连服5剂，关节疼痛大见轻减，胃不满，而食欲增加，关节灵活，下地缓步，亦不甚觉痛苦。后以此方，连服20余剂，逐渐恢复。（邢锡波.伤寒论临床实验录[M].天津：天津科学技术出版社，1984：167-168.）

　　按语： 本案痹证前医初诊以独活寄生汤治疗无效，说明药不对证，独活寄生汤主治证为风湿日久，累积精血，肝肾不足。该患由外感后引发周身痛，且里证初起即显，脘满纳呆为脾失健运，夜间疼痛加剧也为阴寒凝聚之象，舌苔白腻为阳虚湿困的表现，故先以甘草附子汤原方温经助阳以化湿，再加宣络止痛之品而很快见效。关节症状的改善与湿邪困阻中焦脾胃的症状密切相关。可见风寒湿痹治疗应时刻关注阳气，不论外湿还是内湿，保护阳气是根本，因湿为阴邪，化湿必靠阳气温运推动。

　　案例三： 杨姓，女，22岁。患风湿性关节痛数年，中药常服祛风除湿，散寒宣痹，活血祛痰诸药无效。西药先服去风湿止痛药，后服激素治之，疼痛始终不能解。近1个月来，周身关节疼痛加剧，手足屈伸不利，汗出恶风，动则短气，头眩心悸，食少便溏，小便不利，下肢足跗水肿。病邪由表传里，由心脾及肾，形成表里阳虚，心脾肾诸不足症。病情复杂，治极棘手，欲祛其风湿，则阳更虚，欲补其心脾肾，则风湿更甚。治当表里兼顾，虚实同治。方选甘草附子汤加味，久服可缓解其症状。药用：附子12克，桂枝10克、白术10克、甘草5克、黄芪10克、防己6克。上方加减服20剂，外证关节疼痛渐轻，手足屈伸自如，饮食增多，大便已实，小便自利，跗肿消退。药已对症，病已衰退，遂宗原方加活血通络之品，再服20剂，诸症渐次消减，病情缓解，嘱常服原方调治，防病反复。（张谷才.从《金匮》方来谈痹证的治疗[J].辽宁中医杂志，1980，9：18）

　　按语： 此例病患痹证迁延日久，形成痹留骨节，湿伤阳气，表里俱虚，心脾肾俱受累的复杂情况，但总体不离风湿羁留困表，表里阳气不足温运失职的病机根本，甘草附子汤恰好能温运阳气，兼顾表里。再合入防己黄芪汤以加强固表益气之力，故能取效。但毕竟湿病日久，难以速愈，前后治疗总要月余以上。且常须温经助阳，以防反复。

　　案例四： 杨某某，男，42岁。患关节炎已3年，最近加剧，骨节烦疼，手不可近，并伴有心慌气短、胸中发憋，每到夜晚则尤重。切其脉缓弱无力，视其舌胖而嫩。辨为心肾阳虚，寒湿留于关节之证。为疏：附子15克，白术15克，桂枝10克，炙甘草6克，茯苓皮10克，薏苡仁10克。服3剂而痛减其半，心慌等症亦佳。转方用桂枝去芍药加附子汤，又服3剂，则病减其七。乃书丸药方而治其顽痹获愈。（刘渡舟.新编伤寒论类方[M].太原：山西人民出版社，1984：108.）

　　按语： 本案除骨节疼烦，手不可近的外湿症状外，内湿症状主要表现在心阳不振之心悸气短、胸满，夜间加重，舌脉亦为阳虚湿盛之象。甘草附子汤正具有温阳散寒、祛风除湿之功，特别适用于心脾肾阳气内虚，而寒湿邪气外痹关节；或卒受寒湿，外伤筋骨，日久致阳虚者；也可以用于治疗风湿性心脏病。刘渡舟老认为本证实为风寒湿三邪伤于心脾肾三脏，正虚而邪恋。本方中，附子配白术，有术附汤之义，用以扶阳气而驱寒湿，故能治身体痛、骨节痛；桂枝配甘草，即桂枝甘草汤之义，用以振奋心阳，而治短气与小便不利。

　　【医家选注】

　　清·沈明宗："此阳虚邪盛之证也。风湿伤于营卫，流于关节经络之间，邪正相搏，骨节疼烦掣痛，阴血凝滞，阳虚不能煦，故不得屈伸，近之则痛剧也。卫阳虚而汗出，里气不足则短气而小便不利，表阳虚而恶风不欲去衣，阳气伤滞，故身微肿。然表里阴阳正虚邪实，故用甘术附子助阳健脾除湿，固护而防汗脱，桂枝宣行营卫，兼去其风，乃补中有发，不驱邪而风湿自除。盖风湿证须识无热自汗，便是阳气大虚，当先固阳为主。"（《金匮要略编注》）

清·尤怡："此亦湿胜阳微之证，其治亦不出助阳散湿之法，云得微汗则解者，非正发汗也，阳复而阴自解耳。夫风湿在表，本当发汗而解，麻黄加术汤，麻黄杏仁薏苡甘草汤其正法也；而汗出表虚者，不宜重发其汗，则有防己黄芪实表行湿之法，而白术附子则又补阳以为行者也；表虚无热者，不可遽发其阳，则有桂枝附子温经散湿之法，而甘草附子则兼补中以为散也。即此数方，而仲景审病之微，用法之变，盖可见矣。"（《金匮要略心典》）

清·周扬俊："此条方是风行于皮毛关节之间，湿流于腠理筋骨之际，阻遏正气，不令宣通，遂致痛不可近，不得屈伸，此其征也。汗出短气，恶风不欲去衣，邪风袭入而中，卫之正气俱虚也。小便不利，身微肿者，中外为湿所持，而膀胱之化不行也。安得不以甘、术和中，桂、附去邪耶？然此症较前条更重，且里已受伤，曷为反减去附子耶？前条风湿尚在外，在外者利其速去，此条风湿半入里，入里者妙在缓攻。仲景正恐附子多则性猛且急，骨节之窍未必骤开，风湿之邪岂能托出？徒使汗大出而邪不尽尔。君甘草者，欲其缓也，和中之力短，恋药之用长也。此仲景所以前条用附子三枚者，分三服，此条只二枚者，初服五合，恐一升为多，宜服六七合，全是不欲尽剂之意。学者于仲景书有未解，即于本文中求之，自得矣。"（《金匮玉函经二注》）

【临床应用】

辨证要点：风湿相搏，骨节疼烦，掣痛不得屈伸，近之则痛剧；伴见汗出、恶风不欲去衣的表阳虚症状，短气，小便不利，或身微肿的里阳虚症状。

甘草附子汤用于风湿留恋骨节筋脉，兼有表里阳气虚衰的湿病、痹证，也可用于脾肾阳虚的慢性肾炎、心肾阳虚的风湿性心脏病等。

白虎加人参汤
（痉湿暍病脉证治第二　26条）

【方证原文】太阳中热者，暍是也。汗出恶寒，身热而渴，白虎加人参汤主之。（26）

白虎加人参汤方：

知母六两　石膏一斤（碎）　甘草二两　粳米六合　人参三两

上五味，以水一斗，煮米熟汤成，去滓，温服一升，日三服。

【方证释义】本条论述暍病暑邪挟热伤津的证治。暍病本是感受暑邪，暑为阳邪，火热之性，故第一句仲景便强调暑热伤及太阳肌表，为暍病所常见。暑邪其性升散，易耗气伤津，侵犯人体可出现热盛气津两伤的症状，如汗出身热、口渴，并见心烦、溺赤、口舌干燥、倦怠少气、脉虚等症。恶寒并非太阳表证恶寒，亦非少阴里阳虚，而是因为暑热炽盛、汗出过多、腠理疏松所致，而且是先汗出后恶寒，这与《伤寒论》第169条所言之"口燥渴，心烦，背微恶寒"机制相同。暍病暑热伤津耗气证，与《伤寒论》阳明病热盛气津两伤证虽成因不同，但病机一致，故可异病同治。治用白虎加人参汤清暑益气生津。

【方药解析】白虎加人参汤为白虎汤加入人参组成。方中石膏辛甘大寒，既外透暑热之邪，又清内蕴之热；知母苦寒而润，滋内耗之阴；人参甘寒，生津益气；甘草、粳米甘缓补中以和胃气。需要注意的是，汉代的人参非今日之人参，药性寒凉，现代应用多以西洋参或沙参、玄参代替。

【方证归纳】

主症：感受暑热，汗出恶寒，身热而渴，伴见心烦溲赤、倦怠少气、脉虚等。

病机：伤暑热盛，气津两伤。

治法：清热益气生津。

方剂：白虎加人参汤。

方义：白虎汤清热存津，人参益气生津。

【类证类方】

类证：白虎加人参汤与白虎汤的区别：两证的基本证候相同，均为阳明经热盛证，但不同的是，白虎汤证为纯实证，而白虎加人参汤证为热盛兼虚证；另外白虎汤本身亦有补气存津的作用，但以清热为主，白虎加人参汤则清热与生津益气并重。

【验案解析】

案例一：林某某，女，38岁。夏月午后睡，昏不知人，身热肢厥，汗多，气粗如喘，不声不语，牙关微紧，舌苔黄燥，脉象洪大而芤。证属暑厥，此为火热之邪燔灼阳明，故见身热炽盛；暑热内蒸，迫津外泄，则多汗而见气粗如喘；热郁气机则见四肢厥冷；热上扰神明则神昏；脉洪大而芤为正不胜邪之象。治以清暑泄热，益气生津，投白虎加人参汤：朝鲜白参、知母、粳米各15克，生石膏30克，甘草9克，服1剂后，脉静汗止，手足转温，神识清爽，频呼口渴，且欲冷饮。再投1剂而愈。

原按：本案乃夏月中暑，津伤气耗而发病。《素问·生气通天论》云："阳气者，烦劳则张，精绝，辟积于夏，使人煎厥。"又云："因于暑，汗，烦则喘喝。"其四肢厥冷，乃因阳气闭郁于内，不达四肢所致。故以白虎加人参汤清暑热，益气津。待暑清热泄，气津两复，则厥疾乃瘥。（陈明，张印生.伤寒名医验案精选[M].北京：学苑出版社.1998：278.）

按语：本案为典型的暑热暍病，与原文对照类似，与白虎加人参汤原方而愈。

案例二：陈某某，男，2岁，1962年7月27日初诊。母代诉：1个月来常发热，口渴小便清长，大便时溏，食欲睡眠欠佳。诊为小儿夏季热。先以人参白虎汤以清暑益气：西洋参四分，知母一钱五分，石膏二钱，甘草六分，粳米三钱，水煎分二次服。一剂热降，后再以增液汤加减以益胃生津，复诊而愈。（胡增达.一例小儿夏季热的证治[J].福建中医药，1965（04）：26.）

原按：因暑热外蒸，元气内耗，气不化津，阴液亦损，故发热不退；胃阴不足则胃火偏盛，故见烦渴引饮；肺属金主化气，夏日炎火灼金，化气不足，故小便多而清长。本病的发热，不是实邪，故不宜用苦寒清热，又不是中虚，更不宜用甘温除热。正确治法应清滋肺胃，益气养阴，故宗"热淫于内，治以甘寒"之法，先用人参白虎汤加减以清暑益气，继用增液汤加减以益胃生津。

按语： 小儿夏季热为儿童夏季常见疾病之一，与夏季气候有关，属暍病范畴。辨证为暑热伤及气阴，故以白虎加人参汤为基础治疗而效。

【医家选注】

清·尤怡："中热亦即中暑，暍即暑之气也。恶寒者，热气入则皮肤缓，腠理开，开则洒然寒，与伤寒恶寒者不同。发热汗出而渴，表里热炽，胃阴待涸，求救于水，故与白虎加人参以清热生阴，为中暑而无湿者之法也。"（《金匮要略心典》）

清·黄元御："暑热而感风寒，其名曰暍。内热熏蒸，是以汗出。表邪束闭，是以恶寒。暑伤肺气，津液枯燥，是以身热而渴。白虎加人参汤，白虎清金而补土，人参益气而生津也。"（《金匮悬解》）

【临床应用】

辨证要点： 感受暑热，汗出恶寒，身热而渴，伴见心烦溲赤、倦怠少气、脉虚等。

白虎加人参汤治疗伤暑热盛津伤，临床可酌情加入沙参、麦门冬、鲜荷叶等药物。现代常用该方治疗中暑、糖尿病、甲状腺功能亢进等，属于阳明有热兼津气不足者，效果很好。

一物瓜蒂汤
（痉湿暍病脉证治第二　27条）

【方证原文】 太阳中暍，身热疼重而脉微弱，此以夏月伤冷水，水行皮中所致也，一物瓜蒂汤主之。（27）

一物瓜蒂汤方：瓜蒂二十个。

上剉，以水一升，煮取五合，去滓，顿服。

【方证释义】 本条论述暍病伤暑湿盛的证治，即所谓阴暑的证治。夏令地中水气随阳上蒸，是为暑。暑者，湿热相搏之动气也。暑邪致病，或从热化而表现为汗出口渴，或从湿化而表现为身重而疼。从阳化者，如白虎加人参汤证，为暑热证，即阳暑；从阴化者，如本条，为暑湿证。暑湿伤阳，故脉象可见微弱。病因多由夏月受热，复伤冷水，水气停留于肌表，因而阻遏肌腠之邪热不能向外排泄，引起身热疼重。此时当以一物瓜蒂汤散皮肤水气，水去则热无所依，而暑自解。

【方药解析】 一物瓜蒂汤中仅瓜蒂一味药物，瓜蒂苦泄，能发表汗，汗出热泄，病自当愈。药量大且顿服，则药力集中，取效迅速。瓜蒂临床一般多用于催吐，本条《伤寒论》《金匮玉函经》《千金翼方》中均未载此方，而《肘后方》《千金方》等书，瓜蒂又多用搐鼻治黄疸病。因此有医家认为是错简，也有医家认为本条是湿病第19条"纳药鼻中"的错简。事实上《神农本草经》载"瓜蒂主大水头身四肢浮肿，下水……"，与本条暑湿胜于表之身疼重一致。

【方证归纳】

主症：夏月伤冷水，身热疼重，脉象微弱。

病机：暑湿困表。

治法：清热解暑，行水散湿。

方剂：一物瓜蒂汤。

方义：瓜蒂苦泄发表，出一身水湿。

【类证类方】

类证：一物瓜蒂汤证"身热疼重"与伤寒、湿病中身重烦疼区别：本条为暑湿中暍的主症，而与伤寒、湿家有所不同，伤寒为身疼腰痛，骨节疼痛；湿家多一身尽痛或关节疼痛，四肢沉重等；而本条的疼重，是病在肌表，痛势不甚，很少关节痛。最主要的是本条暑邪致病为主，这是由于致病因素的不同，所以在疼痛上也就有所区别。

类方：一物瓜蒂汤与《伤寒论》瓜蒂散证区别：两方均以瓜蒂为主药，一物瓜蒂汤证为外感暑湿，湿遏暑伏之阴暑证，以瓜蒂一味宣散暑湿；而瓜蒂散证为痰食壅堵胸膈之宿食在上证，以瓜蒂涌吐痰食。二者虽同用瓜蒂，但功效不同。另外也有医家认为，一味瓜蒂汤重用瓜蒂是借涌吐以发汗，临床可资参考。

【验案解析】

案例：仲师于《金匮要略》出一物瓜蒂汤，历来注家，不知其效用。予治疗新北门永兴隆板箱店顾五郎亲试之。时甲子六月也，予甫临病者卧榻，病者默默不语，身重不能自转侧，诊其脉则微弱，证情略同太阳中暍，独多一呕吐，考其病因，始则饮高粱酒大醉，醉后口渴，继以开水浸香瓜五六枚，猝然晕倒。因念酒性外发，遏以凉水浸瓜，凉气内薄，湿乃并入肌腠。此与伤冷水，水行皮中正复相似。予乃使店友向市中取香瓜蒂四十余枚，煎汤进之，入口不吐。须臾尽一瓯，再索再进，病者即沉沉睡，遍身微汗。逾醒而诸恙悉愈矣。

（曹颖甫.曹氏伤寒金匮发微合刊[M].上海：上海科学技术出版社，1990：261-262.）

按语：本案如仲圣原文所述，属夏日贪凉食冷，暑湿遏伏肌表，故身重脉弱，神情默默，但多呕吐一症。细思夏月饮食不慎，多有呕吐表现，恐与食入于口、遏阻中焦气机有关。曹颖甫先生用一物瓜蒂汤，既可解暑湿遏伏，又能涌吐凉食，通降气机。但结果却是，服1剂后呕止不吐，再服1剂微汗出诸症除。此涌吐之物却起到止吐效果，邪未从吐解而从汗解。曹先生此案可解仲景一物瓜蒂汤证。

【医家选注】

清·程林："脉虚身热，得之伤暑，此证先中于热，再伤冷水，水气留于膝理皮肤之中，则身热疼重也。与瓜蒂汤以散水气。"（《金匮要略直解》）

清·尤怡："暑之中人也，阴虚而多火者，暑即寓于火之中，为汗出而烦渴；阳虚而多湿者，暑即伏于湿之内，为身热而疼重，故暑病恒以为病，而治湿即所以治暑。瓜蒂苦

寒，能吐能下，去身面四肢水气，水去而暑无所依，将不治而自解矣。此治中暑兼湿者之法也。"（《金匮要略心典》）

清·吴谦："太阳中暍之症，身热而倦者，暑也。身热疼重者，湿也。脉微弱者，暑伤气也。以此证脉揆之，乃因夏月中暑之人，暴贪风凉，过饮冷水，水气虽输行于皮中，不得汗泄所致也。此时即以香薷饮、大顺散汗之，可立愈矣。若稍缓水气既不得外泄，势必内攻于中，而作喘肿胀矣。喘则以葶苈大枣汤，肿胀则以一物瓜蒂汤下之可也。"（《医宗金鉴·订正仲景全书金匮要略注》）

【临床应用】

辨证要点：夏月贪凉或伤冷水，身热疼重，脉象微弱，或兼呕吐。

一物瓜蒂汤可用于治疗暑湿遏伏肌表或兼阻遏胃气的阴暑证，但现在临床应用不多，多用香薷饮代替。

[曲道炜]

第二章　百合狐惑阴阳毒病脉证治方

百合地黄汤
（百合狐惑阴阳毒病脉证治第三　5条）

【方证原文】百合病不经吐、下、发汗，病形如初者，百合地黄汤主之。（5）

百合地黄汤方：

百合七枚（擘）　生地黄汁一升

上以水洗百合，渍一宿，当白沫出，去其水，更以泉水二升，煎取一升，去滓，内地黄汁，煎取一升五合，分温再服。中病，勿更服。大便当如漆。

【方证释义】本条论述百合病的正治法。病形如初，即病状仍与当初相同，表示疾病发病已经过一段时间后，但脉症、病机没有变化，仍属心肺阴虚内热，百脉受病。本篇中第2条、3条、4条分别论述百合病经汗、下、吐后的救治，至本条论述百合病的正确治法。即百合病未经吐、下、发汗等误治，其临床表现如病初，即原文第1条所言时，用百合地黄汤为主方治疗。实际上因为百合病症状百出，临床很难做到未经过误治，仲景这里着重强调的是"病形如初"这四个字，只要符合百合病心肺阴虚内热的基本病机，就可以用百合地黄汤作为主方治疗。

【方药解析】百合地黄汤方能益阴清热，养心润肺，为仲景治疗百合病的基础方。方中百合甘苦微寒，滋心肺之阴而宁心润肺，清气分之热；生地黄甘寒生津，凉血清热，泄血分之热。百合与地黄皆取鲜品，百合用至七枚，鲜地黄捣汁液至一升，药虽仅用两味，但量大，效宏而力专。正如同陈灵石所说："皆取阴柔之品，以化阳刚，为泄热救阴法也。"并以泉水煎药以下热气，利小便，增强其清热安神之效。因药性寒凉，药后强调取效，中病即止，故中病，勿更服。也有人认为药后有效，仍须守方。由于服大量鲜地黄汁，故药后反应常可见大便色黑如漆，为正常反应，可告知患者勿慌，停药后便会消失。

【方证归纳】

主症：百合病发病后经过一段时间，其临床表现如病初（仍见精神恍惚等神志、语言、行动、饮食、感觉表现，及口苦、小便赤、脉微数等阴虚内热征象）。

病机：心肺阴虚内热，百脉受病。

治法：养心润肺，益阴清热。

方剂：百合地黄汤。

方义：百合甘寒，清气分之热；地黄汁甘润，泄血分之热；泉水下热气，利小便。

【类证类方】

百合地黄汤证为百合病正治方证，基础方，百合病中其余诸方证也多基于百合地黄汤证：如百合病误汗之百合知母汤证，误下之百合滑石代赭汤证、误吐之百合鸡子汤证。这几个汤证均用百合7枚，作为治疗百合病的主药，并以泉水煎药，百合知母汤配知母以润燥除烦，治疗汗后津伤烦躁口渴；百合滑石代赭汤配滑石以清热利小便，配代赭石以降逆和胃，主治下后伤津伤胃，小便涩、呕哕等；百合鸡子汤配鸡子黄以和胃养阴安神，主治误吐后胃中虚烦不和。

【验案解析】

案例一：内翰孟端士尊堂太夫人，因端士职任兰台，久疏定省，兼闻稍有违和，虚火不时上升，自汗不止，心神恍惚。欲食不能食，欲卧不能卧，口苦，小便难，溺则洒淅头晕。自去岁迄今，历更诸医，每用一药，辄增一病……直至仲春，邀石顽诊之。其脉微数，而左尺与左寸倍于他部，气口按之，似有似无。诊后，疑述从前所患，并用药转剧之由……石顽曰：此本平时思虑伤脾，脾阴受困、而厥阳之火尽归于心，扰其百脉致病，病名百合。此证唯仲景《金匮要略》言之甚详，本文原云"诸药不能治"，所以每服一药，辄增一病，唯百合地黄汤为之专药，奈病久，中气亏乏殆尽，复经药误而成坏病，姑先用生脉散加百合、茯神、龙齿以安其神，稍兼萸、连以折其势，数剂稍安。即令勿药，以养胃气，但令日用鲜百合煮汤服之，交秋天气下降，火气渐伏，可保无虞。迨后仲秋，端士请假归省，欣然勿药而康。（张璐.张氏医通[M].上海：上海科学技术出版社，1963：273-274.）

按语：本案老妇身居庙堂，家境殷实，但因儿子履职不在身边，兼闻听身体有恙，思虑过度，而成阴虚阳亢，虚火扰心之证，症状表现与《金匮要略·百合病》篇原文所述相符，唯病历多医诊治，症情有愈发复杂之象，可见原文之"诸药不能治"是治不得法。石顽老人透过现象看本质，直接抓住百合病病机，以百合地黄汤为基础方治疗，并随症变化，以鲜百合煮汤善后，是深谙仲景之义。原文所谓"不经吐、下、发汗"，亦当灵活看待，只要不违百合病心肺阴虚内热病机根本，即可以百合地黄汤主治。

案例二：患者，男，50岁。欲卧不能卧，欲行不能行，一个月来时寒战，时发烧，时昏睡，时惊叫，时而能食，进而汤水不能下咽，大便硬，尿如血水，涓滴作痛。经县医院检查，诊断为结核性脑膜炎及慢性肾盂肾炎。此证颇与百合病相似，用百合地黄汤治疗，日服1剂。10天后病情好转，再用栝蒌牡蛎散加减出入，服药30余剂后，诸症消失，至今6个月，一切情况良好。（贺德震.百合病治验[J].中医杂志，1965（11）：21.）

按语：本案患者西医诊断结核性脑膜炎及慢性肾盂肾炎，病情深重，但按中医辨证，与百合病类似，病机也有相符，故用百合地黄汤主治，并加栝蒌牡蛎散加减善后而愈，甚是神奇。

案例三：张某某，女，34岁。自述1977年患重感冒，高烧之后，经常头昏头痛，神志恍惚，失眠少寐，甚至彻夜不眠，苦恼万状，身软乏力，不欲饮食，或食之无味，常口苦尿黄，舌淡红，苔薄白，脉略弦数。系热病之后，余热未尽，心肺阴伤，百脉悉煽。治宜清除余热，滋养心肺。百合30克，生地6克，知母9克，滑石9克，夜交藤30克，牡蛎30克。连服5

剂，稍有好转，守方15剂，热去津还，百脉调和，半年之后偶遇，据云亦未复发。（王琦，盛增秀.经方应用[M].银川：宁夏人民出版社，1981：418.）

按语：此例属外感后余热留扰心肺，致百脉不和，故重用百合，以百合地黄汤、百合知母汤、百合滑石散三方相合。

案例四：杨某某，女，54岁。头目眩胀，夜寐不宁，常感面部火升烘热，汗泄，一日数发，日久以为苦，口干不欲饮，便干，舌质赤，苔少，脉细数，阴虚火扰。拟用百合地黄汤合甘麦大枣汤：百合15克，生地黄15克，知母9克，甘草6克，生小麦30克，大枣5枚，桑叶10克。连服6剂，诸症悉除。（王琦，盛增秀.经方应用[M].银川：宁夏人民出版社，1981：418.）

按语：此例女患，为50岁上下，多为经断前后诸症。治法可参百合病，但经断早期多需配合补肾，经断日久则可合入甘麦大枣、酸枣仁汤等。本案以百合地黄汤滋阴降火，甘麦大枣汤缓急平肝。

案例五：名老中医赵锡武年青行医时，常治14~18岁女肺结核患者，每多令煮百合口服。用法：将百合3~5枚大者，洗净水煮，沸后变文火炖之，百合带汤顿服，每日或隔日一服，常有良效。（李文瑞.金匮要略汤证论治[M].北京：中国科学技术出版社，1995：62.）

按语：百合本为润肺之良药，肺阴虚燥咳亦可应用，而地黄亦可入肾补肾精，故百合、地黄药对在肺肾阴虚咳嗽也常用，如百合固金汤。另外赵老对脏躁病或妇女情志不遂诸症，常根据病情，将百合病诸药味混合制方，重用百合并随症化裁用之。但须守方连续服用10~20剂。

【医家选注】

清·周扬俊："若不经发汗、吐、下，未有所治之失，病情如初者，但佐之生地黄汁，补血凉血，凉则热毒清，补则新血生，蕴积者行，而自大便出如黑漆矣。"（《金匮玉函经二注》）

清·尤怡："百合色白入肺，而清气中之热；地黄色黑入肾，而除血中之热。气血既治，百脉俱清，虽有邪气，亦必自下。服后大便如漆，则热除之验也。"（《金匮要略心典》）

清·吴谦："百合一病不经吐、下、发汗，病形如初者，是谓其病迁延日久，而不增减，形证如首章之初也。以百合地黄汤通其百脉，凉其百脉。中病勿更服，恐过服生地黄大便常如漆也。"（《医宗金鉴·订正仲景全书金匮要略注》）

【临床应用】

辨证要点：精神恍惚等神志、语言、行动、饮食、感觉异常表现，口苦，小便赤，脉微数等阴虚内热征象。原文虽讲"不经吐、下、发汗"，但即使误治，只要病形如初，与心肺阴虚内热相符，亦可用百合地黄汤，即所谓"有是证，用是药"。

百合地黄汤临床常用于治疗各种自主神经功能失调及神经官能症，亦可用作各种热性病后期善后调理等属阴虚内热者。由于现代百合、生地入药往往少用鲜品，故多合入酸枣仁汤、甘麦大枣汤、小柴胡汤、六味地黄丸等。本方与酸枣仁汤合用，可治癔症；与甘麦大枣汤、生龙骨、生牡蛎、琥珀、磁石等合用，可治疗更年期综合征、自主神经功能紊乱；加麦门冬、沙参、贝母、甘草等，可治肺燥或肺热咳嗽；加太子参、滑石、牡蛎、夜交藤、炒枣仁等，可用于热病后的调理。

百合知母汤
（百合狐惑阴阳毒病脉证治第三　2条）

【方证原文】百合病发汗后者，百合知母汤主之。（2）

百合知母汤方：

百合七枚（擘）　知母三两（切）

上先以水洗百合，渍一宿，当白沫出，去其水，更以泉水二升，煎取一升，去滓；另以泉水二升煎知母，取一升，去滓，后合和，煎取一升五合，分温再服。

【方证释义】本条论述百合病误汗后的治法。百合病可有如寒无寒，如热无热等类似太阳病的表现，医生若据此误作太阳表寒而用汗法误治后，则阴液更伤，肺阴愈发不足，心肺阴虚内热必然加重。除百合病的主要症状外，燥热尤甚又见心烦口渴等症。此时以百合知母汤宁心润肺，清热养阴，除烦止渴。

【方药解析】方中保留百合七枚以润肺清心，益气安神，作为治疗百合病的主药；配知母，苦甘而润，以养阴清热，除烦润燥止渴；并以泉水煎药增强其除热之效。

【方证归纳】

主症：百合病误作表实证而用汗法，燥热尤甚，心烦口渴。

病机：误汗后，心肺阴虚内热加重。

治法：除烦清热，养阴润燥。

方剂：百合知母汤。

方义：百合为主润肺清心，益气安神；知母养阴清热，除烦润燥；泉水煎药清其内热。

【类证类方】

类证：

（1）与百合地黄汤证、滑石代赭汤证、百合鸡子汤证鉴别：见上百合地黄汤证。

（2）与栝蒌牡蛎散证鉴别：本证为百合病误汗的救治，因误汗伤津更重，而见燥热心烦之象；而栝蒌牡蛎散证为百合病日久，迁延失治，而成口渴之证，是仲景治疗口渴的常用之方，也是仲景治疗口渴的专用药对。临床若百合病见口渴之象时，常将两方合用，疗效更好。

【验案解析】

案例一：吴某某，女44岁，自述5个月前因吵架而情志受挫折，胸闷乳胀，周身瘫软乏力，欲行无力，终日烦扰，口干而渴，思食难进，欲言懒语，如寒无寒，似热而无热。西医诊为神经官能症，服用镇静安眠药未效，后请中医诊治，服百合地黄汤10余剂，病情有所缓解。近日又感风寒，发热39℃，心中烦热，一医给服解热发汗药后，口干苦，渴甚。化验血糖、尿糖均正常。患者头晕目眩，默默无言，时觉有热，小溲深赤，舌红少苔，脉浮数。诊为百合病，治拟清热润燥，生津止渴，方用栝蒌牡蛎散合百合知母汤治之，并嘱怡情养性。经先后用本方加减治疗两个半月，渴止神安，一如常人。（秦书礼，冯军.《金匮要略》清法临证运用举隅[J]. 江苏中医杂志，1987（02）：8-9.）

　　按语： 本案初诊以百合地黄汤治之，已见疗效。但偶感风寒后，服解热发汗药后口干苦、口渴甚，显然为发汗不得法，为误汗伤津，属百合病误汗，又见舌红少苔、烦热，显为阴虚之热，津伤已甚，故以百合知母汤合栝蒌牡蛎散治之。

　　案例二： 曾某某，男性，56岁，农民。患者神志恍惚多年，中西治疗不效。症见心慌不宁，劳动中情绪不定，欲动不能动，欲行不能行，心神涣散，情绪低落，烦躁易怒，寝寐不安，不耐劳力，遂整日钓鱼养病。唯口苦口渴，小便黄，舌质红赤少苔，脉弦略数。同时，遍身疮疹，甚似杨梅疮毒。问其故，乃偶遇打鱼人，吸其烟具后，遂遍身生疮，顽固不愈。据证审因，乃心肺阴伤，里热偏盛，为百合病之典型者。方用：百合，生地黄，知母，滑石等味。服10剂后，诸症略减，唯疮疹如故。于原方加金银花以解疮毒。但1剂未已，翻胃呕吐，腹泻如水，再次来诊。审其所由，恐系银花伤其胃气，非百合病所宜，故再投原方，吐利即止，守方20多剂，疮疹隐没而愈，诸症若失，恢复劳力，从事生产。（王琦，盛增秀.《经方应用》[M]. 宁夏人民出版社，1981：417.）

　　按语： 本案辨证显然为百合病无疑，口渴口苦，舌红少苔等俱为虚热之象，尤其经烟火熏灼之后，虚热更甚，遍身疮疹，为百合病虚热内盛，故以百合地黄汤、百合知母汤、百合滑石散三方为主治之而效。服药中加金银花致吐泻，似是百合病原文"诸药不能治，服药则剧吐利"的明证。亦有可能吐利系疮毒外达之象。

　　【医家选注】

　　清·周扬俊："日华子谓百合安心定胆，益志养五脏，为能补阳也；治产后血眩晕，能去血中热也；除痞满，利大小便，为能导涤血之淤塞也。而是证用之为主，益可见瘀积者矣。若汗之而失者，是涸其上焦津液。而上焦阳也，阳宜体轻之药，故用知母佐以救之，知母泻火，生津液，润心肺。"（《金匮玉函经二注》）

　　【临床应用】

　　辨证要点： 百合病误汗后，燥热增重，阴虚更甚，心烦、口渴症突出。

　　百合知母汤临床常用于心肺阴虚之失眠、干咳、精神失常等病证的治疗。临床治疗情志疾病多与百合地黄汤、百合滑石散、栝蒌牡蛎散等方合用。

滑石代赭汤
（百合狐惑阴阳毒病脉证治第三　3条）

　　【方证原文】 百合病下之后者，滑石代赭汤主之。（3）

　　滑石代赭汤方：

百合七枚（擘） 滑石三两（碎，绵裹） 代赭石如弹丸大一枚（碎，绵裹）

上先以水洗百合，渍一宿，当白沫出，去其水，更以泉水二升，煎取一升，去滓；另以泉水二升煎滑石、代赭，取一升，去滓，后合和重煎，取一升五合，分温服。

【方证释义】本条论述百合病误用攻下法后的治法。百合病本为虚热在里，不能使用下法。但其临床见症百出，尤其意欲食复不能食，饮食或有美时，或有不用闻食臭时，若问诊不详细，常会误作里热实证而用攻下法，苦寒误下后必致阴液更伤，内热加重，苦寒败胃，胃气上逆。因此主症除百合病典型症状外，又见小便短赤而涩、呕吐、呃逆等，此时当用滑石代赭汤以宁心润肺，养阴清热，利尿降逆。

【方药解析】方中以百合七枚为主药，用泉水煎煮以增强其清润心肺的作用，滑石取清热利尿之功，代赭石则善重镇降逆和胃。如此，则心肺得以清润，胃气得以和降，小便清，大便调，呕恶除。

【方证归纳】

主症：百合病误作里热实证而用攻下法，见小便短赤而涩、呕吐呃逆。

病机：百合病误下后阴液损伤，胃气上逆。

治法：养阴清热，利尿降逆。

方剂：滑石代赭汤。

方义：百合重用为主药；滑石清热利尿；代赭石重镇降逆，和胃；泉水下热气，清润心肺，通利小便。

【类证类方】

类证：

（1）与百合地黄汤证、百合知母汤证、百合鸡子汤证鉴别：见上百合地黄汤证。

（2）与百合滑石散证的鉴别：两证均为百合病见证，均用到百合、滑石，主症中均有津伤小便短涩不利，但本证为百合病误下后的救治法，兼有明显的胃气上逆之象，为汤剂；而百合滑石散证是百合病迁延变发热的变证，具有显著的发热征象，且属散剂。临证可根据滑石、代赭石的功效特点随症加味应用，不必拘泥原文救治和变治之别、汤剂和散剂的差异。

【验案解析】

案例一：魏龙骧医案：用百合滑石代赭汤治疗溺后眩厥，疏方两剂，药仅三味，皆能获效，已成袖中之秘。溺后眩厥，详细说是平常人小便排空后，当站起或抬头时，突然感到头部眩晕，一片空白，身体失去控制，猛然栽倒，随即清醒，爬起后一如常人。这种症状如果偶尔发生，也许患者不太在意，但数日内连续发生，则会引起恐惧和留意，也担心栽倒后头部碰伤酿成大祸。这样的"阴阳气不相顺接"的一时性眩厥，其病机是阴虚阳燥、动静乖违的"百合病"病机。因此，仲景叙述了百合病有"每溺时头痛"；"若溺时头不痛，淅然者"和"若溺快然，但头眩者"等较轻浅的症状……在治疗上用主药百合，润燥安神，用滑石利尿泄热，通下窍之阳以复阴气，用代赭石镇敛上逆、下潜浮动之气，以助百合完成滋阴镇逆通神之功，打乱了病态的气血逆乱，也就恢复了分之为百脉、合之为一宗的原有生理性的经络循环协调作用，眩厥即可停止发作而向愈。

原按：用"百合滑石代赭汤"治溺后眩厥，是魏老熟谙仲景著作而逢源于临证实践的又一个创造！魏老对眩晕一证，曾有小结，谓为："一曰肝风上扰，二曰气血亏虚，三曰肾虚不足，四曰痰浊中阻。"这其中的因于"气血亏虚"的一方面，也有因不甚亏虚而气血失调的清降滋润法，真可谓规矩之内而法又多多矣！（李俊龙.中国百年百名中医临床家丛书·魏龙骧[M].北京：中国中医药出版社，2001：71.）

按语：百合病第一条中云"若溺时头痛者，六十日愈；头不痛，淅然者四十日愈；若溺快然，但头眩者，二十日愈"，魏老总结头痛、小便后淅然、头眩皆为阴虚之人，水阴下夺，虚阳上浮，故以百合、滑石、代赭石三味滋阴、利下窍、镇浮阳，是对百合滑石代赭汤的深刻理解。

案例二：李某，女，来诊时步履艰难，必以他人背负，自述胸痛、胸闷、心悸、气短、头晕，乃按胸痹治之。投以栝蒌薤白半夏汤之类，久治不效。细审之，该患者每于发病时除上述症状外，尚喜悲、欲哭、嗳气、善太息，便于前方中加百合、地黄、旋覆花、代赭石之类治之，药后其症渐消。（中医研究院西苑医院. 赵锡武医疗经验[M]. 北京：人民卫生出版社，1980；74）

按语：患者主诉看似胸痹，实则发生在百合病之上，可见临证之时必须详细诊察，并分清先后缓急。

【医家选注】

清·徐彬："其在下后者，下多伤阴，阴虚火逆，故以百合同滑石之走窍、代赭石之镇逆者以通阳气，加之泉水以泻阴火，而阴气自调也。"（《金匮要略论注》）

清·高学山："百合病下之后者，犹言因下后而成百合病也，下后则脾与肝肾之津液大伤，而下焦神气有懒散不完之象，故见首条种种等症也。"（《高注金匮要略》）

清·魏念庭："下之后，不用知母，而以滑石代赭石汤主之者，以重坠之品，随下药之势，使邪气自下泄也。用代赭石之涩，涩大便也，用滑石之滑，利小便也。"（《金匮要略方论本义》）

【临床应用】

辨证要点：百合病误作里热实证而用攻下法，见小便短赤而涩、呕吐、呃逆或头目昏眩。

滑石代赭汤可用于治疗泌尿系疾病如肾盂肾炎、尿道炎，亦可用于治疗慢性萎缩性胃炎、慢性胆囊炎、支气管扩张、支气管哮喘、梅尼埃病等见有小便短涩不利、呕恶、眩晕等表现者。

百合鸡子汤

（百合狐惑阴阳毒病脉证治第三　4条）

【方证原文】百合病吐之后者，百合鸡子汤主之。（4）

百合鸡子汤方：

百合七枚（擘） 鸡子黄一枚

上先以水洗百合，渍一宿，当白沫出，去其水，更以泉水二升，煎取一升，去滓，内鸡子黄，搅匀，煎五分，温服。

【方证释义】本条论述百合病误用吐法后的治法。百合病为虚热在里，不能使用吐法。若把"饮食或有美时，或有不用闻食臭"误作痰涎壅滞证而用吐法，误吐后阴液损伤，燥热加重，且脾胃受损。除百合病典型症状外，又见虚烦不眠、胃中不和等症。用百合鸡子汤养阴清热，和胃润燥安中。

【方药解析】方中仍以百合七枚为主药，用泉水煎煮以增强其清润心肺的作用，鸡子黄性味甘平，入心肾经，滋阴养血，和胃安神。

【方证归纳】

主症：百合病误用吐法，见虚烦不寐，胃中不和等症。

病机：百合病误吐伤胃，燥热增重。

治法：养阴清热，润燥和胃。

方剂：百合鸡子汤。

方义：百合重用为主药；鸡子黄安神和胃润燥；泉水下热气，清润心肺，通利小便。

【类证类方】

类证：

（1）与百合地黄汤证、百合知母汤证、滑石代赭汤证鉴别：见上百合地黄汤证。

（2）与《伤寒论》黄连阿胶汤证的鉴别：两证均有发热、心烦、失眠等情志见症，均属阴虚内热证，均用到鸡子黄入药，但本证为百合病误吐伤胃后的救治法，有明显的胃气不和、虚烦嘈杂表现；而黄连阿胶汤证是少阴热化、心肾不交之证，属心火亢盛、肾水不济，以心烦不寐、舌红无苔为主症。

【验案解析】

案例：患者王某某，男，44岁。因肝炎后肝硬化合并克鲍综合征，第二次出现腹水已9个月，于1970年9月4日入院。入院后经综合治疗，腹水消退……1971年1月21日患者性格改变，一反平日谨慎寡言而为多言，渐渐啼哭不宁，不能辨认手指数目，精神错乱。考虑肝性脑病。用谷氨酸钠，达12天之久，并用清营开窍、清热镇静之方，患者症状无改变，清晨好转，午后狂乱，用安定剂常不效，需耳尖放血，始能平静入眠，而精神错乱如故。考虑其舌红脉虚、神魂颠倒，乃从百合病论治。从1971年2月1日起加用百合鸡子黄汤。百合30克、鸡子黄1枚，每日1剂，煎服。1971年2月2日患者意识有明显进步，1971年2月3日患者神志完全恢复正常，继用百合鸡子黄汤2剂后改服百合地黄汤（百合30克、生地15克），患者病情保持稳定。1971年3月21日出院时，精神良好，如常人行动，腹水征（-），肝功能化验基本正常。1972年6月与患者联系，保持良好。（陈明.金匮名医验案精选[M].北京：学苑出版社，2000：28.）

按语：本案患者肝性脑病，舌红脉虚，神志错乱，故从百合病治疗。《日华子本草》载鸡子黄能"安心，定胆，益志，养五脏"，有安神和胃之功。故加用百合鸡子汤而迅速收效。

【医家选注】

清·徐彬："吐伤元气，而阴精不上奉，故百合病在吐后者，须以鸡子黄之养阴者，同泉水以滋元阴，协百合以行肺气，则血气调而阴阳自平。"（《金匮要略论注》）

清·尤怡："本草鸡子安五脏，治热疾，吐后藏气伤而病不去，用之不特安内，亦且攘外也。"（《金匮要略心典》）

清·陈元犀："吐后伤中者，病在阴也，阴伤，故用鸡子黄养心胃之阴，百合滋肺气，下润其燥。胃为肺母，胃安则肺气和而令行，此亦用阴和阳，无犯攻阳之戒。"（《金匮方歌括》）

【临床应用】

辨证要点：百合病误用吐法，见虚烦不寐、胃中不和等症。

百合病误吐不能食者，可以本方加玉竹、石斛、桑白皮、粳米；惊悸不宁者，加龙骨、牡蛎、炒枣仁、柏子仁等；手足蠕动，肢体震颤者，加龟甲、阿胶等。对急性热病余热未尽，或久病之后阴精不足、肺胃阴虚者，可用本方合生脉散。也有将本方用于心脏神经官能症、心动过速、自主神经紊乱、高热性疾病脱水等见于本方证者。

百合洗方

（百合狐惑阴阳毒病脉证治第三　6条）

【方证原文】百合病一月不解，变成渴者，百合洗方主之。（6）

百合洗方：

以百合一升，以水一斗，渍之一宿，以洗身。洗已，食煮饼，勿以盐豉也。

【方证释义】本条论述百合病变口渴的证治。百合病未经误治，但迁延日久失治，内热加重，百合病症基础上又见口渴症尤为突出。此时以百合地黄汤内服配百合洗方外用，以内外合治，清热养阴，滋燥止渴。

【方药解析】百合洗方中以百合浸汤外洗，通过皮毛与肺相合的关系，"洗其外，所以通其内"，配合百合地黄汤，共奏清热生津补液之功。方后注强调宜食煮饼等清淡之品，因小麦粉能益气生津，除热止渴；切勿摄入盐豉等温燥伤津致渴之物。煮饼，《伤寒总病论》谓"切面条，汤煮，水淘过，热汤渍食之"，此处所谓煮饼系指淡面条之类。盐豉指南方腌制的酱豆咸菜等。此处充分体现首篇提出的近其所喜，远其所恶，适其所得的疾病饮食调护原则。

【方证归纳】

主症：百合病证基础上又见口渴，虚热较甚。

病机：百合病日久失治，内热加重。

治法：内外合治。

方剂：内服百合地黄汤，外用百合洗方。

方义：百合浸汤，洗外以通内。

【医家选注】

清·张璐："其一月不解，百脉壅塞，津液不化而成渴者，故用百合洗之，则一身之脉皆得通畅，而津液行，渴自止。勿食盐豉者，以味咸而凝血也。"（《张氏医通》）

清·徐彬："渴有阳渴，有阴渴。若百合病一月不解而变成渴，其为阴虚火炽无疑矣。阴虚而邪气蔓延，阳不随之而病乎？故以百合洗其皮毛，使皮毛阳分得其平，而通气于阴，即是肺朝百脉，输精皮毛，使毛脉合精，行气于腑之理。食煮饼，假麦气，以养心液也；勿食盐豉，恐伤阴血也。"（《金匮要略论注》）

【临床应用】

辨证要点：百合病证基础上又见口渴较甚。

百合洗方常可作为百合病外治之方，配合百合地黄汤应用，非独用于百合变口渴之证。

栝蒌牡蛎散
（百合狐惑阴阳毒病脉证治第三 7条）

【方证原文】百合病渴不差者，栝蒌牡蛎散主之。（7）

栝蒌牡蛎散方：

栝蒌根 牡蛎（熬）等分

上为细末，饮服方寸匕，日三服。

【方证释义】本条承前第6条，继续论述百合病口渴的证治。差即"瘥"，不差即未愈。百合病口渴，先用百合洗方治疗后，口渴仍不瘥，是因为药不胜病，此时当加用栝蒌牡蛎散治疗，内服外洗并用，以清热生津，潜镇止渴。

【方药解析】方中栝蒌根即天花粉，性寒善清肺胃之热以生津止渴；牡蛎为海中咸寒之品，性镇潜引热以下行，使热不上炎，津生而热降。如此，则津液得生，虚热得清，口渴自解。栝蒌根为仲景治口渴第一要药，常作为口渴的随症加味，而栝蒌根、牡蛎的配伍则为仲景治疗口渴的标准药对，出现在多首方剂中，如柴胡桂枝干姜汤、牡蛎泽泻散等。

【方证归纳】

主症：百合病口渴内服外洗，口渴不解。

病机：百合病日久内热加重，药不胜病。

治法：内外合治。

方剂：栝蒌牡蛎散。

方义：栝蒌根生津清热；牡蛎咸寒，咸入肾，导热下行，寒能清热。

【类证类方】

类证：

（1）与百合洗方证相较：两条原文均为百合病变口渴，百合洗方证是口渴尚轻，外洗以通里气；而栝蒌牡蛎散证是口渴严重，百合洗方已无效，是仲景治疗口渴的终极方证，也是最倚重的药对。

（2）与百合知母汤证鉴别：见百合知母汤。

类方：

（1）栝蒌牡蛎散与柴胡桂枝干姜汤、牡蛎泽泻散中均有栝蒌根、牡蛎的配伍：栝蒌牡蛎散为生津止渴基本药对，主治症以口渴为主，故百合病变渴作为主方应用；但牡蛎咸寒，还能行水软坚散结，故在柴胡桂枝干姜汤和牡蛎泽泻散中尚有散水开结之功，柴胡桂枝干姜汤主治少阳病兼水饮微结证，牡蛎泽泻散主治大病差后，水停腰以下之症，两症均为水饮兼渴，牡蛎、栝蒌根药对并非方中主药。

（2）治百合病诸方鉴别（表2-1）：

表2-1　治百合病诸方鉴别表

方名	药物用量								功用	症状	病机
	百合	生地黄	知母	鸡子黄	滑石	代赭石	栝蒌根	牡蛎			
									养阴清热	欲食复不能食，常默默，欲卧不能卧，欲行不能行，如寒无寒，如热无热，口苦，小便赤，脉微数（主症）	百脉一宗，悉致其病
百合地黄汤	七枚	一升							养心润肺 凉血清热		心肺阴虚内热，百脉失和
百合知母汤	七枚		三两						养阴润燥 除烦清热	心烦，口燥	百合病汗后，津液损伤，虚热加重
滑石代赭汤	七枚				三两	一枚			滋养肺胃 安脏宁心	呕吐，呃逆，小便短赤涩少	百合病下后，津液耗伤，内热加重；苦寒攻下之品伤其胃气
百合鸡子汤	七枚			一枚					养阴清热 和胃降逆	虚烦不眠，胃中不和等症	百合病吐后，肺胃失和，气阴更虚
百合洗方	一升								滋阴润燥	口渴	百合病日久不愈，邪热聚肺，热灼津伤
栝蒌牡蛎散							等分		养阴清热 生津止渴	口渴	
百合滑石散	一两				三两				滋阴润肺 清热利尿	发热	百合病日久不愈，内热壅盛，外达肌肤

（症状列右侧标注：主症基础上）

【验案解析】

案例一：王某，女，13岁，学生。1960年4月15日在看解剖尸体时受惊吓，随后因要大便跌倒在厕所内，经扶起抬到医院治疗。据代诉查无病，到家后颈项不能竖起，头向左右转动，不能说话，问其痛苦，亦不知答。曾用镇静剂2日无效，转来中医诊治。脉浮数，舌赤无苔，无其他病状，当即从"百合病"处理。百合7枚，知母4.5克。服药1剂后，颈项已能竖起十分之七，问她痛苦亦稍知道一些，左右转动也减少，但仍不能说话。再服1剂，颈项已能竖起，不向左右转动，自称口干燥大渴。改用栝蒌牡蛎散，服1剂痊愈。（吴才纶.百合病治验[J].江西中医药，1960（12）：14.）

按语： 本案病源起于惊吓，症情恍惚不定，神识不清，颈项不起，言语不能，脉浮数，舌红无苔，故按百合病心肺阴虚内热论治。此案高明之处在于谨遵百合知母汤原方，用药重用百合7枚，见显效后方言口干燥大渴，显为津伤已甚，故改投栝蒌牡蛎散，一击中的，1剂而愈。

案例二： 陈某某，男，50岁。已患病多日，面黄颧红微浮，口出一股臭气，欲卧不能卧，欲行不能行。1个月来，时寒战时发烧，时昏睡时惊叫；能食时如常人一样，不思食时则汤水不下咽；大便颇硬，三五日一行，小便色如血水，涓滴作痛，送医院检查：患者体温上午37.8℃，下午39℃。从每日如此不变的况来看，系属阴虚之证。给予复脉汤3剂后，潮热始退，大便变软，但仍昼日了了，夜则谵语，甚则通夜不眠，此乃肾中真阴亏于下，心阳浮于上，相火炽烈，龙雷不潜。本例证候颇与百合病相似，该篇所载诸方，唯百合鸡子黄汤比较合适。遂处方：百合120克，水煎去滓，加鸡子黄1枚搅匀炖沸顿服。药滓于次晨加水再煎取汁，加鸡子黄1枚，服如前法，日服1剂。10天后狂叫已息，夜间能安卧4~5小时。醒后也不惊叫，脉息上午已平，下午微数，体温下午37.6℃，小便仍短赤，舌由光剥已布白苔，但渴甚。此热甚津伤，宜用栝蒌牡蛎散，以栝蒌苦寒生津止渴，牡蛎咸寒引热下行。遂于原方（上次方）内加天花粉12克、牡蛎18克，连服3剂渴止，诸症皆有好转，唯小便尚黄涩，下肢微水肿。原方再加滑石24克，服2剂后，尿量增多，黄色转浅。再改原方为：百合24克，生地18克，玄参12克、牡蛎18克，龟甲18克，鳖甲15克，鸡子黄1枚。以此方作常服剂，又服8剂，诸症基本消失，不渴不烦，饮食一天能进三餐稀粥，小便清长，大便2日1次，根据病家要求，带药回家。出院后询访10余次，一切情况良好。（贺德镇.百合病治验[J].中医杂志，1965（11）：21.）

按语： 此例初期如百合病诸症，重用百合，加入鸡子黄1枚以安神和胃。待症情稍缓，渴甚时，则加用栝蒌牡蛎散；小便涩，再加滑石。此案后期用方，正如赵锡武老之经验，凡百合病者，可根据病情，将百合病诸药合于一方，以百合为主治之，是对仲景百合病诸法的融会贯通。

【医家选注】

清·徐彬："渴不差，是虽百合汤洗而无益矣。明是内之阴气未复，阴气未复由于阳亢也。故以栝蒌根消胸中之热，牡蛎清下焦之热，与上平阳以救阴同法，但此从其内治耳，故不用百合而作散。"（《金匮要略论注》）

清·尤怡："病变成渴，与百合洗方而不差者，热盛而津伤也。栝蒌根苦寒，生津止

渴，牡蛎咸寒，引热下行，不使上烁也。"（《金匮要略心典》）

【临床应用】

辨证要点：百合病口渴不解，热盛伤津，渴喜冷饮。

栝蒌牡蛎散常作为单方治疗口渴，亦可合入百合病诸方中。或以此方加味治疗糖尿病、甲状腺功能亢进、肺炎、胃炎等病证，还可用于治疗面黄颧红微浮、口臭、午后发热、昏睡惊叫等病症。

百合滑石散

（百合狐惑阴阳毒病脉证治第三　8条）

【方证原文】百合病变发热者，百合滑石散主之。（8）

百合滑石散方：

百合一两（炙）　滑石三两

上为散，饮服方寸匕，日三服。当微利者，止服，热则除。

【方证释义】本条论述百合病迁延发热为主症的证治。百合病日久不愈，热盛于里，外达肌表，百合病诸多主症，见发热尤为显著，据《千金要方·卷十》和《外台秘要·卷二》载，还应伴有"小便赤涩，脐下坚急"的症状，治宜百合滑石散，以养阴润肺，清热利水。

【方药解析】方中百合润肺清热，以清水之上源；滑石清里热而利小便，使热从小便而解。此方为散，取其"散之"之义，欲其速也。方后云"当微利者，止服"，一是强调主症当有小便短涩不利，二是强调药后小便微利即可，不可过用伤阴，过犹不及。

【类证类方】

类方：与滑石代赭汤证的鉴别，见滑石代赭汤。

【医家选注】

清·陈元犀："百合病原无偏发热之证，变发热者，内热充满，淫于肌肤，非如热之比。主经百合滑石散者，百合清金泻火降气，从高源以导之；滑石退表里之热利小便。二味合为散者，取散以散之之义，散调络脉于周身，引内外之热气，悉从小便出矣。"（《金匮方歌括》）

清·吴谦："百合病，如寒无寒，如热无热，本不发热，今变发热者，其内热可知也，故以百合滑石散主之，使其微利，热从小便而除矣。"（《医宗金鉴·订正仲景全书金匮要略注》）

【临床应用】

辨证要点：百合病基本症状兼见发热，小便短涩不利。

热病后期，见复发热者，若见小便不利，可于本方上加玄参、麦门冬、地骨皮、白薇等。也可用于治疗中暑、肾炎、膀胱炎、支气管扩张等见本方证者。

甘草泻心汤

（百合狐惑阴阳毒病脉证治第三 10条）

【方证原文】狐惑之为病，状如伤寒，默默欲眠，目不得闭，卧起不安，蚀于喉为惑，蚀于阴为狐，不欲饮食，恶闻食臭，其面目乍赤、乍黑、乍白。蚀于上部则声喝，甘草泻心汤主之。（10）

甘草泻心汤方：

甘草四两　黄芩　人参　干姜各三两　黄连一两　大枣十二枚　半夏半升

上七味，水一斗，煮取六升，去滓，再煎，温服一升，日三服。

【方证释义】本条论述狐惑病的临床表现及内治的证治。狐惑病为湿热酿生毒邪，腐蚀机体所致，因其皮损如虫蚀样改变，也称湿热虫毒为患。湿热毒邪上扰下注，蚀烂皮肤，而成狐惑之病，此为本病的特殊症状。仲景言"蚀于喉为惑，蚀于阴为狐"，强调上下同见方为狐惑之病，与今日白塞综合征口、眼、生殖器三联征之描述类似。声喝（yè）指说话声音嘶哑。湿热上扰于喉，蚀烂声门，则"蚀于上部则声喝"。湿热内壅，还可见一般的证候：湿热发作，则见身热不扬，或低热、潮热等表现，似伤寒之恶寒发热；热扰心神，则见目不得闭，卧起不安；湿蒙清窍，清阳不升，则见默默欲眠；湿热内壅，困阻中焦，则见不欲饮食，恶闻食臭。邪正相争，病色现于面部，则见面目乍赤、乍黑、乍白。湿热虫毒起于中焦，又困阻中焦，上扰下注，蚀烂皮肤，故治从中焦，用甘草泻心汤以清热解毒，和中燥湿。

【方药解析】方中生甘草为主药，以清热解毒，和中燥湿；干姜、半夏辛燥发散以祛湿，黄芩、黄连苦寒降泄以清热燥湿；人参、大枣和胃补中以护正。全方辛开苦降，寒温并用，邪正兼顾。常用去滓再煎法，以利诸药协调，为和解之法。

【方证归纳】

主症：特殊症状：蚀于喉为惑，蚀于阴为狐，蚀于上部则声喝。一般症状：状如伤寒，默默欲眠，目不得闭，卧起不安，不欲饮食恶闻食臭，面目乍赤、乍黑、乍白。

病机：湿热虫毒为患，上扰下注，蚀烂皮肤。

治法：清热解毒，和中燥湿。

方剂：甘草泻心汤。

方义：甘草清热燥湿，解毒和中；半夏、干姜辛温发散以散湿邪；黄芩、黄连苦寒清热以燥湿邪，四药相合，辛开苦泻，调补中焦；人参、大枣，和中护胃，以绝生湿之源。

【类证类方】

类证：此方证与《伤寒论》甘草泻心汤证区别：两方组成及药量完全相同（《伤寒论》甘草泻心汤原文无人参，但一般认为应有人参），略有不同之处在于《伤寒论》中甘草泻心汤甘草后有"炙"字。但汉代炙甘草与现在应用的蜜炙甘草不同，大概等同于现在的生甘草，故两方证属典型的异病同治。《伤寒论》中甘草泻心汤主治寒热错杂痞证，见"下利日数十行，谷不化，腹中雷鸣"，重用甘草以补中益气；《金匮要略》中甘草泻心汤主治狐惑病湿热毒邪上扰下注。重用甘草以清热解毒和中两病不同而用同方，是病机基本一致，病位均以中焦为主，均有中焦升降失常而见上、中、下三部的证候。寒热错杂痞见胃气上逆的呕，脾气下陷的利，寒热错杂于中的痞；而狐惑病见湿热上逆的惑病，湿热下注的狐病，湿热中阻的不欲饮食，恶闻食臭，故均用到甘草泻心汤主治。

类方：《伤寒论》中有五泻心汤：大黄黄连泻心汤、附子泻心汤、半夏泻心汤、生姜泻心汤、甘草泻心汤。其中前两方为治疗热痞的方剂，大黄黄连泻心汤治疗热壅气滞的"心下痞，按之濡"，附子泻心汤是在此热痞基础上见到"而复恶寒汗出"的阳虚表现。后面的三泻心汤均治疗寒热错杂痞证，其中半夏泻心汤为基本方，突出胃气上逆的呕；生姜泻心汤强调"腹中雷鸣下利"，减干姜用量而重用生姜以散水；甘草泻心汤则以"下利日数十行"为症，重用甘草以补中益气。

【验案解析】

案例一：郭某，女，36岁。口腔及外阴溃疡半年，在某医院确诊为口、眼、生殖器综合征，曾用激素治疗，效果不好，据其脉症，诊为狐惑病，采用甘草泻心汤加味。方用：生甘草30克，党参18克，生姜6克，半夏12克，黄连6克，黄芩9克，生地30克，大枣7枚；水煎服12剂。另用生甘草12克、苦参12克，4剂煎水外洗阴部。复诊时口腔溃疡及外阴溃疡已基本愈合。仍按前方再服1剂，外洗方4剂，患者未再复诊。（中国中医研究院西苑医院.赵锡武医疗经验[M].北京：人民卫生出版社，1980：99.）

按语：本案为白塞综合征按中医狐惑病内外治法治疗的典型病案，足以验证1800多年前仲圣的伟大。

案例二：俞某某，女，30岁。初诊1977年2月14日。幼年就有口腔溃疡，1976年又发生阴道溃疡，但未加注意。1972年开始，两小腿发现结节性红斑，大如旧时铜币，并且经常要发寒热……诊为白塞综合征。服用泼尼松3年（来诊时已停服），又用过丙种球蛋白，用后红斑消退，溃疡未愈。1975年摘除扁桃体以后，寒热不再经常发作，但其他诸症还是经常发作。刻诊：精神萎靡，髋、膝关节疼痛，左下齿龈有溃疡一处，大如绿豆，其余未做检查。脉弦细，舌苔淡润。此《金匮要略》所谓狐惑病也。现在情况尚属稳定。用甘草泻心汤加减以治其本，似属相宜。处方：生、炙甘草各3钱，党参、生黄芪各3钱，炒黄芩3钱，金银花藤1两，连翘3钱，细辛1钱，黄柏1.5钱，当归2钱，炒白芍3钱，生姜1片，大枣3枚。复诊（4月20日）：服上药7剂后口腔溃疡转好，精神振作，自忘其病。本月初因劳累，口腔溃疡又复发一次，要求厂医照抄原方服用，又转好。最近左边大腿曾出现红斑一处，大如黄豆，自行消退，腰脐略有酸痛，无溃疡可见，脉细，舌淡润。再以原方出入。去金银花藤，加金银花3钱、川续断3钱、怀牛膝3钱；14剂；迄今尚未复发。（吴越人.谈狐惑病[J].上海中医药杂志，1982（7）：25.）

按语：本案为西医白塞综合征，此病病因不明，临床往往只是对症治疗，疗效有限。中医以狐惑病为理论基础，治从湿热，以甘草泻心汤为基础方，加入金银花、连翘、黄柏等清热解毒之品，是对湿热毒邪致病的充分发挥。

案例三： 张某某，女，34岁。患口糜五六年，曾用过多种中西药治疗，都是暂时有所减轻，未能根除。其口疮严重时则大便干燥，口疮好转后，则大便转正常。后服甘草泻心汤治疗，口疮有好转。其后连服30余剂，口疮终于痊愈，数年来未复发。（赵明锐.经方发挥[M].北京：人民卫生出版社，1982：123.）

按语： 口糜口疮，多为湿热蕴结心脾，因舌为心之苗，脾开窍于口。反复发作的口糜，多由湿热上熏于口舌，虽未必见到仲景狐惑病所言的"蚀于喉为惑，蚀于阴为狐"上下同见之症，但只要病机契合，也可借鉴狐惑的治法。况本案湿热亦下迫于大肠，故发作时口腔糜烂与大便失常同见，故属狐惑病的变治，甘草泻心汤当然有效。需要注意的是类似本案的病症，症状缓解后，需坚持服药一段时间，待中气健运，湿热根除，病方痊愈，否则仍易复发。笔者认为，此类病症早期及发作期宜重用生甘草，配清热解毒之品，后期及缓解期须重用炙甘草，注重健脾和中。

案例四： 吕某某，男，25岁，1980年4月19日就诊。7天前因扁桃体炎服长效磺胺后，出现口腔及咽部不适，口唇和阴茎肿痒，继则溃烂，渗出黄水和脓性分泌物，服土霉素、扑尔敏、维生素B_2无效。患者痛苦病容，不欲饮食，自觉时有冷烧，查体温37.2℃，舌右侧及颊黏膜有4处溃疡，溃疡面大小为0.3~1厘米，咽后壁有数处小溃疡。上下唇肿胀溃烂，张口困难，龟头大面积溃疡并有脓性分泌物，脉滑，舌苔黄腻。诊断为药物过敏，类似狐惑，按上法治疗5天痊愈。（张和曾.甘草泻心汤治疗药物过敏12例[J].河南中医，1983（2）：41.）

按语： 本例病案属个案，比较特殊，为西药磺胺过敏，属中医药毒。药毒亦属毒邪致病，且症状表现见口腔溃疡、前阴肿溃、时有寒热，舌脉提示湿热之候。虽为药毒致病，但证候、病机皆与狐惑病一致，故按狐惑治之立效。在20世纪80年代，北京市中医院常以甘草泻心汤加减治疗性病，疗效很好。本案与上案均提示，临证若见皮肤黏膜溃破，不问原因，只要辨证属湿热者，皆可借鉴《金匮要略》狐惑病的治法，以甘草泻心汤加减治之。

案例五： 刘某，男，36岁。4年前因伤食引起腹泻，治后获愈，但遇进食物稍多或略进油腻即复发，发时脘胀闷，肠鸣辘辘，大便稀溏，夹有不消化物或黏液，每日2~3次，并有心悸、失眠、眩晕，脉沉细，舌苔白而微腻，腹中平软，脐周轻度压痛，经治无效。予甘草泻心汤加白术、川厚朴、茯苓、秫米、焦三仙，服3剂，大便成形，纳增，睡眠较佳，尚有肠鸣、心悸，原方去川厚朴加桂枝，续服6剂，大便正常，以参苓白术丸、归脾丸善后，随访两年余未再发作。（张常春.甘草泻心汤治疗慢性泄泻21例[J].浙江中医药杂志，1979，8：279.）

按语： 甘草泻心汤在《伤寒论》中主治消化道疾病，主治以脾胃升降失常所致的呕吐、下利、脘痞为主的病证。《金匮要略·呕吐哕下利病篇》中有"呕而肠鸣，心下痞者，半夏泻心汤主之"的条文，在此仅举一案作代表。仲景三泻心汤的辛开苦降甘调之法为后世的李东垣《脾胃论》升清降浊理论及温病学派湿热病的治法有很重要的启发作用。

【医家选注】

清·徐彬："狐惑虫也，虫非狐惑而因病以名之，欲人因病思弋也。大抵皆湿热病所为之病……毒盛在上，侵蚀于喉为惑，谓热淫故惑乱之气感之生惑也；毒偏在下，侵蚀于阴为狐，谓柔害而幽隐如狐性之阴也。蚀者若有食之而不见其形，如日月之蚀也。湿热既盛，阴火伤胃，不思饮食，恶闻食臭矣。面者阳明之标，目者厥阴之标，内有毒气去来，故乍赤乍黑乍白，变现不一，然上部毒盛则伤在气而声喝，药用甘草泻心汤，谓病虽由湿热者，使中气健运，气自不能逆而在上，热何能聚而在喉，故以参甘姜枣壮其中气为主，芩连清热为臣，而以半夏降逆为佐也。"（《金匮要略论注》）

清·唐容川："狐惑二字对举，狐字着实，惑字托空，文法先不合矣。虫蚀咽喉，何惑之有？盖是蜮字之误耳。蜮字篆文似惑，传写滋误。"（《金匮要略浅注补正》）

清·尤怡："狐惑，虫病，即巢氏所谓𧏾病也。默默欲眠，目不得闭，卧起不安，躁扰之象，有似伤寒少阴热证，而实为𧏾之乱其心也。不欲饮食，恶闻食臭，有似伤寒阳明实证，而实为虫之扰其胃也。其面目乍赤、乍黑、乍白者，虫之上下聚散无时，故其色变更不一，甚者脉亦大小无定也。盖虽虫病，而能使人惑乱而狐疑，故名曰狐惑。"（《金匮要略心典》）

清·吴谦："狐惑，牙疳、下疳等疮之古名也。近时惟以疳呼之，下疳即狐也，蚀烂肛阴。牙疳，即惑也，蚀咽腐龈，脱牙穿腮破唇，每因伤寒后余毒与湿之𧏾为害也。"（《医宗金鉴·订正仲景全书金匮要略注》）

【临床应用】

辨证要点： 咽喉及前后二阴溃烂伴湿热内蕴之候。

狐惑病虽本于湿热，但病有新久不同，人有体质差异，临证应根据不同情况，随症施治。病属湿热内蕴者，用甘草泻心汤化裁治疗。方中甘草用量宜重。若前阴溃疡加地肤子，肛门蚀烂加炒槐角，眼部损害加密蒙花、决明子，口腔溃疡可外用冰硼散、锡类散等。若肝经湿热明显，症见口苦、溲赤、心中懊侬、失眠者，可加龙胆草、黄柏、车前子、赤小豆等；若脾气虚衰，形瘦发热，神疲肢倦者，可合用补中益气汤以益气健脾、升清降浊。

本方除治狐惑外，现代临床还常用于胃、十二指肠溃疡及慢性胃肠炎等属寒热错杂者。中焦痞满重者，可加枳实、厚朴；心下痞满，呕吐下利明显者，重用炙甘草、半夏、生姜；治萎缩性胃炎，可酌加白芍、乌梅、百合、乌药。此外，本方加减尚可治复发性口疮、神经衰弱、产后下利以及西药磺胺类、解热止痛类药物过敏导致的咽喉、龟头糜烂等。

苦参汤、雄黄熏方
（百合狐惑阴阳毒病脉证治第三　11、12条）

【方证原文】 蚀于下部则咽干，苦参汤洗之。（11）

苦参汤方：

苦参一升

以水一斗，煎取七升，去滓，熏洗，日三服。

蚀于肛者，雄黄熏之。（12）

雄黄熏方：

雄黄

上一味为末，筒瓦二枚合之，烧，向肛熏之。

【方证释义】 本条论述狐惑病前后阴蚀烂的外治法。湿热毒邪，循经下注，蚀烂前后二阴，湿热上蒸，则可见口燥咽干。此时在内服甘草泻心汤基础上，需外治以解毒燥湿杀虫。其中前阴蚀烂重用苦参煎汤熏洗，后阴蚀烂以雄黄烟熏。

【方药解析】 苦参性味苦寒，善解毒燥湿，杀虫止痒，为外科、皮肤科所常用；雄黄古时常用雄黄趋避蛇虫，有燥湿杀虫、祛风截疟之功。

【方证归纳】

主症：狐惑病前后二阴蚀烂。

病机：湿热毒邪，循经下注。

治法：燥湿杀虫解毒。

方剂：前阴蚀烂用苦参汤外洗（或漱口）；后阴蚀烂用雄黄烟熏。

方义：苦参、雄黄皆为解毒、燥湿、杀虫之剂，可作熏洗之用。

【验案解析】

案例一： 焦某，女，41岁。1962年6月初诊。患者于20年前因在狱中居处潮湿得病，发冷发烧，关节疼痛，目赤，视物不清，皮肤起有大小不等之硬斑、口腔、前阴、肛门均见溃疡。20年来，时轻时重，缠绵不愈。近来月经先期，色紫有块，有黄白带，五心烦热，失眠，咽干、声嘎，手（足）指（趾）硬斑，日久已呈角化。肛门周围及直肠溃疡严重，不能正坐，口腔黏膜及舌面也有溃疡，满舌白如粉霜，大便干结。小溲短黄，脉滑数。诊断为狐惑病，即予治惑丸、甘草泻心汤加减内服，苦参煎水熏洗前阴，并以雄黄粉熏肛。肛门熏后，见有蕈状物突出肛外，奇痒难忍。用苦参汤洗涤后，渐即收回。服药期间，大便排出恶臭黏液多量，阴道也有多量带状浊液排出，病情日有起色，四肢角化硬斑亦渐消失。治疗4个月后，诸症消失，经停约观察1年余，未见复发。（王子和.狐惑病的治疗经验介绍[J].中医杂志，1963，11：10.）

按语： 本案为典型狐惑病，见有口腔、前后二阴及皮肤损伤等特征表现，辨证也与湿热毒邪相符，王子和老中医以甘草泻心汤为基础方，合入验方治惑丸，并配合外用苦参汤熏洗前阴，并以雄黄粉熏肛，每获良效。《医统正脉》本附庞安时《伤寒总病论》治狐惑之"苦参汤"：苦参半斤，槐白皮、狼牙根各四两，剉，以水五升，煎三升半，洗之。王老治惑丸（槐实、苦参、芦荟、干漆、广木香、桃仁、青葙子、明雄黄、广犀角），可能是参考此方。另外王老经验：用雄黄熏肛时，可将艾叶一团撒雄黄粉于上，待其燃着后，用铁筒将火罩住，令患者蹲坐其上，对准肛门溃疡处熏之。熏前须洗净肛门，熏后亦需保持肛门清洁，每日熏3次。

案例二：倪某某，男性，38岁。患阴囊湿疹1个月余，于1971年11月23日前来就诊。患者1个月前，自觉阴囊发痒，抓破则流黄水，继则龟头及肛门周围均见湿疹，尤以阴囊为甚，曾外用肤轻松和中药洗剂，虽见好转，但时好时犯，后龟头发生溃烂，患者瘙痒难忍，舌淡苔白，脉沉缓稍滑，乃湿热下注，遂投苦参30克，水煎外洗，并以龙胆泻肝汤化裁内服，外洗6次而愈。（王占玺.张仲景药法研究[M].北京：科学技术文献出版社，1984：559.）

按语：本案非狐惑之病，但前阴诸症，多与肝有关，肝经循行环阴器，肝经湿热下注，常表现阴囊湿疹、瘙痒、溃破，故以苦参汤外洗，加服龙胆泻肝汤而愈。

案例三：梁某，女，35岁。患白带下注3年之久，近1年来加重，并发外阴瘙痒难忍。经妇科检查，诊断为"滴虫性阴道炎"。经用甲硝唑等治疗2个疗程，效果不明显。后用苦参汤熏，每晚熏1小时，兼服清热利湿之中药，2周后，带净痒止。又经妇科数次检查，阴道未见滴虫，而且炎症也愈。（赵明锐.经方发挥[M].北京：人民卫生出版社，1982：9.）

按语：苦参清热解毒，燥湿杀虫之功，常用于妇科阴痒病证中，本案滴虫性阴道炎正适合。近年市面可见各种剂型的苦参制剂，如苦参凝胶、苦参阴道泡腾片、苦参栓剂等，均为苦参汤外用的具体体现。

【医家选注】

清·黄元御："《金匮》苦参汤，治狐惑蚀于下部者，以肝主筋，前阴者宗筋之聚，土湿木陷，郁而为热，化生虫䘌，蚀于前阴，苦参清热而去湿，疗疮而杀虫也。"（《长沙药解》）

清·徐彬："下部毒盛，所伤在血而咽干，喉属阳，咽属阴也，药用苦参熏洗，以去风清热而杀虫也。"（《金匮要略论注》）

清·陈元犀："蚀于喉为惑，蚀于阴为狐，狐惑病及感风木湿热之气而生，寒极而化也。苦参苦寒，气清属阳，洗之以通阳道。雄黄苦寒，气蚀属阴，熏之以通浊道。但雄黄禀纯阳之色，取其阳能胜阴之义也。熏、洗二法，按阴阳分配前后二阴，此又别其阴中之阴阳也。二味俱苦寒而燥者，苦以泻火，寒以退热，燥以除湿，湿热退而虫不生矣。"（《金匮方歌括》）

清·高学山："雄黄气重，能排邪而引正，加之火烧烟熏，又能驱秽燥湿故也。二条俱承首节诸症，及面目之或赤黑或白而言。"（《高注金匮要略》）

【临床应用】

辨证要点：狐惑病前后二阴蚀烂。

苦参汤和雄黄熏方分别是虫毒腐蚀前阴、后阴的外治方，临床应用需要配合内服甘草泻心汤，内外合治，相得益彰。狐惑病虽有内外治之分，但总以内治为主。苦参汤除治疗狐惑病外，现代还常用于湿疹、疥疮或会阴肛门瘙痒、肿痛及白塞综合征属湿热者，外洗或漱口均宜。治赤白带下、阴道滴虫之阴部瘙痒，可加黄柏、龙胆草、蛇床子；治周身风痒、疥疮顽癣，可加地黄、赤芍、白鲜皮等。

赤豆当归散

（百合狐惑阴阳毒病脉证治第三　13条）

【方证原文】病者脉数，无热，微烦，默默但欲卧，汗出，初得之三四日，目赤如鸠眼；七八日，目四眦黑。若能食者，脓已成也，赤豆当归散主之。（13）

赤豆当归散方：

赤小豆三升（浸令芽出，曝干）　当归三两

上二味，杵为散，浆水服方寸匕，日三服。

【方证释义】本条论述狐惑病酿脓的证治。狐惑病湿热毒邪扰心，可见脉数、烦躁、汗出等热象。湿热熏蒸日久，正气渐伤，故见神情默默，但欲躺卧，发热也不似前条明显。湿热循肝经上扰于目，则眼周症状初起时如鸠鸟之眼遍眼红赤，湿热入血分腐败气血，则渐见内外眼角颜色渐黑。三四日，七八日为约略时间，指眼周症状出现的早晚。色黑为血分瘀滞，渐酿成脓的表现。而成脓的标志就是能食，即食欲由不欲饮食，恶闻食臭到食欲基本恢复正常。这是由于湿热深入血分，局限于成脓部位周围，困阻脾胃气分反而减轻的缘故。烦躁的症状也不似初起的"目不得闭，卧起不安"，变为微烦。此时狐惑病脓已成，当用赤豆当归散清热利湿，行血解毒排脓。

【方药解析】方中赤小豆善能渗湿清热，解毒排脓；浸令芽出，曝干，是借芽之升发加强祛湿排脓之力。当归甘温养血，苦温行血，能养血扶正，祛瘀生新，使补而不滞；浆水，又名酸浆，《本草纲目》记载"炊粟米熟，投冷水中，浸五六日，味酸，生白花，色类浆"，有调中止呕之功，浆水煎药能增强清热解毒作用。

【方证归纳】

主症：脉数，汗出；无热，微烦，默默但欲卧。三四日，目赤如鸠眼；七八日，目四眦黑。能食（食欲恢复）为成脓标志。

病机：狐惑日久，湿热毒邪深入血分，与瘀血相搏结，肉腐成脓。

治法：清热利湿，行血解毒。

方剂：赤豆当归散。

方义：赤小豆清热利湿，使湿热从小便而走，解毒排脓；当归甘温补血，苦温行血，祛瘀生新；浆水清热利湿，和中解毒。

【类证类方】

类证：与甘草泻心汤证、苦参汤证、雄黄熏方证区别：赤豆当归散证为狐惑病成脓以后的方证，甘草泻心汤证为狐惑病内治的方证，苦参汤证为狐惑病前阴溃破的方证，雄黄烟熏证是后阴溃破的证治。狐惑病一般后期出现酿脓的症状，而赤豆当归散临床常需与甘草泻心汤、苦参汤、雄黄熏方配合应用。

类方：赤豆当归散在《惊悸吐衄下血胸满瘀血病脉证治第十六》还治疗湿热便血，病机亦属湿热波及血分，属异病同治。但因病位在下，故后世医家认为狐惑病酿脓的部位不限于眼周，亦可出现肛周脓肿。

【验案解析】

案例一：李某，女，32岁。1960年即患白塞综合征，经积极治疗，明显溃疡已愈。诊见：外阴湿疹，瘙痒溢水，双眼干涩，全身发小脓疮，双下肢红斑累累，抓破流脂，形体瘦弱，面白无华，纳差口苦，小便灼热短黄，大便干结难下，每次经血量多，经潮时诸症减清，经净后病又如故，舌红，苔黄厚腻，脉细缓。辨此为狐惑病，此虚中夹实，治当凉血解毒，清利湿热，调补气血。疏方：赤小豆25克，当归10克，苦参12克，金银花12克，知母12克，薏苡仁25克，车前子10克（包），地榆炭18克，熟地炭18克，怀山药15克，党参12克，黄芩炭10克。每日1剂，水煎服。4剂后，月经尚未干净，阴部溃疡如故，但湿痒消失；下肢红斑隐退，脓疮亦有愈合之势，食纳稍增，仍溲黄便结，舌苔黄，根部稍腻，为防经后病情加重，守服原方4剂，药后月经已净，外阴湿痒未发，脓疮已愈，阴部溃疡亦将愈合，唯黄白带下增多，此乃湿热蕴毒已现外出之机，仍守原方去知母，加萆薢12克，连服10剂后，诸症消失，经妇科检查证实："阴部溃疡已全部愈合。"出院后仍予上方5剂，以巩固疗效，随访年余，未见复发。（王足明.白塞氏综合验案二则[J].广西中医药，1982（4）：5.）

按语：本案前已诊为白塞综合征，属狐惑病无疑，现诊见症外阴湿疹，全身遍发小脓疮，且伴月经异常，是湿热入血分的表现，舌红、苔黄腻亦是典型湿热舌象。湿热蕴结，蒸腐气血，泛滥周身则为脓疮，流注阴部则生溃烂，湿疹瘙痒等，热毒迫血则经多，经行诸症减是湿热随经而泄，病久损伤气血，故脉细缓而形神俱不足也。因此以赤豆当归散合清热解毒之品，泄血中之湿热。有学者主张将本病分四型内外合治。脾胃虚寒，湿热内蕴，以甘草泻心汤主之；温毒上犯，方用普济消毒饮；湿热内蕴，方用龙胆泻肝汤合导赤散；热盛血瘀者，方用赤小豆当归散合茵陈蒿汤加味。外治：苦参50克，水煎洗前阴部；雄黄15克熏或少许涂肛门（已破烂者，不可外涂），可资参考。

案例二：患者毛某某，男，50岁，昌化人。气滞血瘀，肝络失疏，右胁下胀痛，按之更甚，难以转侧，身热口渴，不时索饮，烦躁不宁，近日来胃纳反而转佳，恐脓已成矣。脉象滑数，舌苔薄黄。拟予化瘀排脓。赤小豆30克（包），酒炒归尾9克，酒炒赤芍6克，桃仁4.5克（杵），制大黄4.5克，五灵脂9克（包），半枝莲12克，蒲公英15克，金银花9克，净乳香4.5克，净没药4.5克，另吞小金丹1粒。二诊：肝痈已成化脓之候，身热未退，胁部痛势依然，仍难转侧。继宗前法。赤小豆30克（包），酒炒归尾9克，酒炒赤芍6克，桃仁4.5克（杵），制大黄4.5克，蒲公英15克，炒蒲黄9克，金银花9克，五灵脂12克（包），败酱草15克，半枝莲15克，净乳香4.5克，净没药4.5克，另吞小金丹1粒。三诊：两进化瘀排脓之剂，便下黑秽甚多，热势顿减，胁部胀疼渐缓，且能转侧安卧。脓去积瘀未净，原法继进。前方去五灵脂，加粉丹皮4.5克续服。（浙江卫生厅名中医医案整理小组.叶熙春医案[M].北京：人民卫生出版社，1986：109—110.）

按语：本案肝痈虽非狐惑病，但脉证为一派湿热蕴积之象，尤其是"近日来胃纳反而转佳"，与仲景原文"若能食者，脓已成也"正合。此属肝经气血瘀滞，因肝胃关系密切，肝热及胃，胃气不清，则不欲饮食；若肝中热毒已化成脓，胃中浊热随并于肝，胃气无扰，则能食矣。故宗仲圣赤小豆当归散之法予以加味，以清肝凉血，化瘀排脓，待便下黑秽之物，则脓血尽去，内痛可消。

案例三：周某某，女，50岁。患者周身风疹瘙痒已四月余，时好时发。诊时见，周身风疹，瘙痒难受，活动则剧痒，虽寒冬腊月而喜用凉水淋浴，过后又瘙痒不止，饮食、大便均正常，小便色赤，舌红苔薄而黄，脉浮有力。此属风热瘾疹，拟清热解毒，凉血散血之法，用"赤小豆当归散"加味：赤小豆30克，当归15克，连翘15克，土茯苓、忍冬藤、生地各20克。3剂后，症状大有好转，风疹基本消失。再进3剂，嘱其禁酒及辛香燥热之品，至今已2个月余未复发。（医民华.赤小豆当归散加味治愈瘾疹一例[J].江西中医药，1984（3）：55.）

按语：赤豆当归散证病机根本为湿热深入血分，血分瘀滞成脓为其主要表现之一，但亦可见其他症状。此案痒疹是风湿外受，但寒冬腊月亦喜冷水浴显为热象，为湿热郁于肌表，舌脉均为湿热表现。治风先治血，故以利湿清热、解毒凉血为法。方剂实为赤豆当归散与麻黄连轺赤小豆汤合方。

【医家选注】

清·尤怡："脉数微烦，默默但欲卧，热盛于里也；无热汗出，病不在表也；三四日目赤如鸠眼者，肝脏血中之热，随经上注于目也。经热如此，脏热可知，其为蓄热不去，将成痈肿无疑。至七八日目四眦黑，赤色极而变黑，则痈尤甚矣。夫肝与胃，互为胜负者也。肝方有热，势必以其热侵及于胃，而肝既成痈，胃即以其热并之于肝，故曰若能食者，知脓已成也。且脓成则毒化，毒化则不特胃和而肝亦和矣。赤小豆、当归，乃排脓血除湿热之良剂也。再按此一条，注家有目为狐惑病者，有目为阴阳毒者，要之亦是湿热蕴毒之病，其不腐而为虫者，则积而为痈，不发于身面者，则发于肠脏，亦病机自然之势也。仲景意谓与狐惑阴阳毒，同源而异流者，故特论列于此欤。"（《金匮要略心典》）

清·吴谦："李彣曰：经云：脉数不止，而热不解，则生恶疮，今脓成何处？大率在喉与阴肛，盖积热生虫，亦积热成脓，是亦恶疮之类也。"（《医宗金鉴·订正仲景全书金匮要略注》）

【临床应用】

辨证要点：狐惑病后期，湿热虫毒腐败气血成脓，以目赤如鸠眼、目四眦黑，食欲恢复为辨证要点。

赤小豆当归散不仅对眼部痈肿脓成病变有效，而且对肛门及其附近的痈肿病变或伴有便血者，也有较好的疗效，但宜与甘草泻心汤配合应用。此外，临床常用本方内服兼外洗治疗渗出性皮肤病，如湿疹、接触性皮炎、生漆过敏、脓疱疮、暑疖等。

升麻鳖甲汤

（百合狐惑阴阳毒病脉证治第三　14、15条）

【方证原文】阳毒之为病，面赤斑斑如锦文，咽喉痛，唾脓血。五日可治，七日不可治，升麻鳖甲汤主之。（14）

阴毒之为病，面目青，身痛如被杖，咽喉痛。五日可治，七日不可治，升麻鳖甲汤去雄黄、蜀椒主之。（15）

升麻鳖甲汤方：

升麻二两　当归一两　蜀椒（炒去汗）一两　甘草二两　鳖甲手指大一片（炙）　雄黄半两（研）

上六味，以水四升，煮取一升，顿服之，老小再服取汗。

【方证释义】以上两条论述阴阳毒的证治及预后。锦文，丝织品上的彩色花纹或条纹，此指患者的脸部有赤色的斑块，如同锦文一样。阴毒、阳毒是一病两证，阴阳不以寒热划分，而是以斑疹的隐伏划分。阴阳毒为感染疫毒所致，疫毒侵入血分，血分热盛者为阳毒，现于面部则见面赤斑斑如锦文，灼伤咽喉，则咽喉痛，热盛肉腐则成脓，故吐脓血，治用升麻鳖甲汤。疫毒侵入血分，血脉瘀阻者为阴毒，现于面部，则面色青，经脉阻塞，血流不畅，身痛如受杖刑，火热疫毒壅结咽喉，则咽喉痛。治用升麻鳖甲汤去雄黄、蜀椒。五日可治，七日不可治，是约略之词，强调对此病早期治疗具有重大意义。治宜清热解毒，活血散瘀。阳毒用升麻鳖甲汤，阴毒用升麻鳖甲汤去雄黄、蜀椒。

【方药解析】升麻鳖甲汤方中升麻、雄黄均为解毒、避秽之品，用于治疗邪毒疫疠。升麻《神农本草经》记载能"解百毒，辟瘟疾"，配甘草清热解毒，并散咽喉之邪毒；鳖甲、当归滋阴行血消斑，雄黄、蜀椒解毒，以阳从阳，欲其速散，有"火郁发之"之义。治阴毒主方仍用升麻鳖甲汤解毒散瘀，去雄黄、蜀椒以防损其阳气。顿服，以求药力迅速，峻猛，直达病所。与阳毒相比较，阴毒因病证隐晦，不易外达，更为深重凶险。

【方证归纳】

主症：阳毒：面赤斑斑如锦文，咽喉痛，唾脓血；阴毒：面目青，身痛如被杖，咽喉痛。

病机：感染疫毒，侵入血分。血分热盛者为阳毒，血脉瘀阻者为阴毒。

治法：清热解毒，活血散瘀。

方剂：阳毒：升麻鳖甲汤；阴毒：升麻鳖甲汤去雄黄、蜀椒。

方义：升麻、甘草清热解毒；当归、鳖甲滋阴消斑；蜀椒、雄黄解毒，以阳从阳，欲其速散。

【类证类方】阳毒证和阴毒证鉴别如下表（表2-2）：

表2-2　阳毒、阴毒鉴别表

证名	阳毒	阴毒
症状	阳毒之为病，面赤斑斑如锦纹，咽喉痛，唾脓血	阴毒之为病，面目青，身痛如被杖，咽喉痛
鉴别要点	面赤斑斑如锦纹	面目青，身痛如被杖
病情	偏轻，属表实证	偏重，属里虚证
病势	正气未衰，有驱邪外出之势	正气衰弱，邪有内陷之势
病因病机	疫毒侵入血分，血分热盛	疫毒侵入营血，血行瘀阻
治则	解毒活血、透斑疏邪	
方剂	升麻鳖甲汤	上方去雄黄、蜀椒
条文	三篇13条	14条

【验案解析】

案例一： 次女赛男，患猩红热，初起恶寒发热，头痛，咽痛，下颌淋巴已肿大，舌苔薄白，脉象浮数。服银翘散2剂，恶寒已罢，仍发热咽痛。服普济消毒饮去升麻、柴胡3剂，另用冰硼散吹喉，咽痛减轻，热仍不退，颈面出现红色斑疹，唯口唇四周苍白，舌绛无苔。印象为猩红热。为了避免传染给其他孩子，急送长沙传染病院，经化验检查，白细胞计数增高，中性粒细胞增高，符合猩红热诊断。一面肌注青霉素，一面用升麻鳖甲汤：升麻3克，鳖甲10克，当归3克，去雄黄、蜀椒加金银花10克、连翘10克、牛蒡子10克、生地12克、丹皮10克、赤芍6克、桔梗3克、甘草3克。服3剂，红疹遍及四肢，压之可暂褪色，继用原方去升麻、当归、桔梗，加玄参、麦门冬、大青叶。3剂，皮疹消退，体温正常，痊愈出院。（谭日强.金匮要略浅述[M].北京：人民卫生出版社，1981.）

按语： 本案符合原文阳毒表现，以升麻鳖甲汤加清热解毒、凉血活血之品治之而效。但用法去雄黄、蜀椒，与原文不同，《脉经》《千金要方》《外台秘要》《小品方》记载阳毒用升麻汤（即升麻鳖甲汤无鳖甲，有桂心），阴毒用甘草汤（即升麻鳖甲汤无雄黄）临床应用需结合经验与实际情况，便宜用之。

案例二： 一患者颜面发斑，前额、两颧特为明显，略显蝶型，其色鲜红，西医诊断为红斑狼疮。诊其舌红少苔，切其六脉滑数有力，问诊其患处奇痒难忍，有烧灼感，肢体疼痛，时发寒热，乃断为《金匮要略》之"阳毒发斑"。治宜解毒透斑，用升麻鳖甲汤全方加金银花一味，5剂而病减，后去蜀椒、雄黄，加生地、玄参10余剂而愈。阴阳毒皆当解毒活血，阳毒轻浅，利于达散，故用雄黄、蜀椒辛散之力，以引诸药透邪外出。观方后有云服"取汗"，就可见本方透解的功效了。（陈明.金匮名医验案精选[M].北京：学苑出版社，2000：43.）

按语： 本案红斑狼疮，依据"面赤斑斑如锦文"，按阳毒辨治。仲景阴阳毒病虽谓疫毒致病，如案例一有传染性，但临证时抓住血分热盛、面赤斑斑即可，案中斑疹色鲜明亮、身热痛痒、舌红少苔、脉滑而数，与阳毒证符。故用升麻鳖甲汤加双花以增强解毒之力。

案例三：俞某某，女，27岁，水泥厂工人。1959年5月16日初诊。半年来，每月经来甚多，两大腿经常发生紫色斑块，数日渐自消失。旋又反复性陆续发生，鼻孔亦经常出血，口唇黏膜溃烂，时轻时剧，经用抗坏血酸及核黄素，并红枣七八斤（每日半斤），仍未好转。6月6日，转我科医治，在两大腿内侧紫色斑块如鸡蛋大数个，手臂上有指头大紫斑数处，压之不褪色，不痛不痒，但在发斑处感觉肌肉麻木，小便时尿道有灼热感，大便秘结，不时头痛鼻衄。诊断为血热内蕴，而风寒郁闭于经络，仿《金匮要略》升麻鳖甲汤加味：升麻一钱，鳖甲三钱，当归二钱，生地三钱，紫草三钱，甘草一钱，赤芍一钱五分，丹皮二分。出入加减，外解风寒，内清血热，以疏通经络，先后计诊6次，共服药10剂，紫斑逐渐消失，而诸症亦相继痊愈。（牟允方.升麻鳖甲汤治愈紫斑病2例[J].浙江中医杂志，1959（10）：41.）

按语：紫斑病证当属西医血小板减少性紫癜，总体病机不外虚寒和实热两类，本案显然为实热内蕴，按阳毒辨治，用升麻鳖甲汤加减而愈。

【医家选注】

清·王子接："升麻入阳明、太阴二经，升清逐秽，辟百邪，解百毒，统治温厉阴阳二病。如阳毒为病，面赤斑斑如锦纹；阴毒为病，面青身如被杖；咽喉痛，毋论阴阳二毒，皆已入营矣。但升麻仅走二经气分，故必佐以当归通络中之血，甘草解络中之毒，微加鳖甲守护营神，俾椒、黄猛烈之品，攻毒透表，不乱其神明，阴毒去椒、黄者，太阴主内，不能透表，恐反助厉毒也。"（《绛雪园古方选注》）

清·尤怡："毒者，邪气蕴结不解之谓，阳毒非必极热，阴毒非必极寒，邪在阳者为阳毒，邪在阴者为阴毒也。而此所谓阴阳者，亦非脏腑气血之谓，但以面赤斑斑如锦纹，咽喉痛，唾脓血，其邪著而在表者谓之阳；面目青，身痛如被杖，咽喉痛，不唾脓血，其邪隐而在表之里者谓之阴耳。故皆得用辛温升散之品，以发其蕴蓄不解之邪，而亦并用甘润咸寒之味，以安其邪气经扰之阴。五日邪气尚浅，发之犹易，故可治；七日邪气已深，发之则难，故不可治。其蜀椒、雄黄二物，阳毒用之者，以阳从阳欲其速散也；阴毒去之者，恐阴邪不可劫，而阴气反受损也。"（《金匮要略心典》）

【临床应用】

辨证要点：无论是阳毒，还是阴毒，都有咽喉疼痛和面色改变的症状。不同的是阳毒症状比较明显，阴毒症状比较隐晦。

本方除治疗阴阳毒病外，现代临床还常用于猩红热、红斑狼疮、紫癜等属热毒血瘀者。其热较重者，加犀角（用水牛角代）、生地黄、大青叶、金银花等；血瘀较重者，加丹皮、赤芍、丹参；吐血衄血者，加白茅根、生地黄等。

［李思佳］

第三章 疟病脉证并治方

鳖甲煎丸

（疟病脉证并治第四 2条）

【方证原文】病疟，以月一日发，当以十五日愈，设不差，当月尽解；如其不差，当云何？师曰：此结为癥瘕，名曰疟母，急治之，宜鳖甲煎丸。（2）

鳖甲煎丸方：

鳖甲十二分（炙） 乌扇三分（烧） 黄芩三分 柴胡六分 鼠妇三分（熬） 干姜三分 大黄三分 芍药五分 桂枝三分 葶苈一分（熬） 石韦三分（去毛） 厚朴三分 牡丹五分（去心） 瞿麦二分 紫葳三分 半夏一分 人参一分 蟅虫五分（熬） 阿胶三分（炙） 蜂窠四分（熬） 赤硝十二分 蜣螂六分（熬） 桃仁二分

上二十三味，为末，取锻灶下灰一斗，清酒一斛五斗，浸灰，候酒尽一半，着鳖甲于中，煮令泛烂如胶漆，绞取汁，内诸药，煎为丸，如梧子大，空心服七丸，日三服。

【方证释义】本条论述疟母的形成及其证治。疟母为疟病迁延日久，反复发作，正气渐衰，疟邪假血依痰，结成痞块，居于胁下而形成痞块的一种病证。疟病，以月计之，一日而发，当以十五日愈，古人以五日为一候，三候为一气，一气为十五日，人受气于天，息息相通，节气变更，人身之气亦随之变化。时至而气旺，则不受邪而自愈。假设不瘥，应当在第二个节气自愈。如在月底还没有痊愈，说明正气渐虚，邪气亢盛，疟病日久不愈，反复发作，乃至正气渐虚，疟邪假血依痰，结成痞块，居于胁下，形成疟母。疟母不消，则疟病难以痊愈，故曰"急治之"。疟母当以鳖甲煎丸消瘀散癥，扶正祛邪。

【方药解析】鳖甲煎丸为寒热并用，攻补兼施，行气化瘀，除痰消癥的方剂。方中以鳖甲为主药，鳖甲软坚散结消癥，合锻灶灰浸酒以祛瘀消积为主药。大黄、赤硝、桃仁、蜣螂、蟅虫、鼠妇、蜂窠、牡丹皮、紫葳（凌霄花）祛瘀凉血。乌扇（射干）、葶苈子、石韦、瞿麦利水道，清湿热。柴胡、黄芩、桂枝、干姜、半夏、厚朴理气机，调寒热。人参、阿胶、芍药补气养血。诸药相合成为治疗疟母的主方。共二十三味药研成粉末，取锻灶下灰一斗，清酒一斛五斗，浸灰，候酒尽一半，着鳖甲于中，煮令泛烂如胶漆，取其通阳而软坚，入血又养阴之意。如梧子大，空腹服七丸，日三服。此即《素问·至真要大论》中"坚者削之，客者除之，结者散之，留者攻之"之义。此方为仲景经方中药味最多的方剂，取丸者缓也之义，常用于慢性肿瘤、结节性疾病的治疗。

【方证归纳】

主症：疟病癥瘕痞块，居于胁下，寒热往来。以月一日发，当十五日愈（节气更，正气旺，邪得去）；设不差，当月尽解（气再更，邪可除）；仍不愈，结为疟母（反复发作，乃至正气渐虚）。

病机：疟邪日久不愈，假血依痰，结成痞块，居于胁下。

治法：消瘀散癥，扶正祛邪。

方剂：鳖甲煎丸。

方义：鳖甲软坚散结消癥，为主药；煅灶灰祛瘀消积；大黄、赤硝、桃仁、蜣螂、䗪虫、鼠妇、蜂窠、牡丹皮、紫葳祛瘀解毒消癥；射干、葶苈子祛痰利肺；石韦、瞿麦利水道，清湿热；柴胡、黄芩、桂枝、干姜、半夏、厚朴理气机，调寒热；人参、阿胶、芍药补气养血扶正。共奏寒热并用，攻补兼施，行气化瘀，除痰消癥之功。

【验案解析】

案例一：郭某某，女，52岁。脾肿大四五年，五年前曾患定期发寒热，经县医院诊断为疟疾，运用各种抗疟疗法治疗症状缓解，但遗留经常发低热。半年后，经医生检查，发现脾脏肿大2~3厘米，给予各种对症疗法，效果不佳，脾脏继续肿大。近一年来逐渐消瘦，贫血，不规则发热，腹胀如釜，胀痛绵绵，午后更甚。饮食不振，消化迟滞，胸满气促，脾大至肋下10厘米，肝未触及，下肢水肿，脉数而弱，舌胖有齿印。据此脉证属《金匮要略》所载之疟母，试以鳖甲煎丸治之。鳖甲120克，黄芩30克，柴胡60克，地虱30克，干姜30克，大黄30克，芍药45克，桂枝30克，葶苈子15克，厚朴30克，丹皮45克，瞿麦15克，凌霄花30克，半夏15克，人参15克、䗪虫60克，阿胶30克，蜂窠（炙）45克，芒硝90克，蜣螂60克，桃仁15克，射干20克。以上诸药，蜜制为丸，每丸重10克，日服2丸。服完1剂后，各种症状有不同程度的好转，下肢水肿消失。此后又服1剂，诸症悉平，脾脏继续缩小，至肋下有6厘米，各种自觉症状均消失，故不足为患，遂停药，自行调养。（赵明锐.经方发挥[M].太原：山西人民出版社，1982：153-154.）

按语：本案为典型的疟母，以鳖甲煎丸治之而效。病程既久，正气已虚，不耐攻伐，以丸剂缓而治之，是深谙仲景之法。

案例二：张某，男，34岁。两年来患三日疟，反复发作。今夏，病发至秋，病尚未愈。形体消瘦，面色萎黄，肢体无力，脘闷腹胀，饮食不佳，脾肿大，肋下4厘米。疟来先恶寒怕冷，随即发热，体温38℃上下，两小时后汗出热退。脉象稍弦，舌苔薄白。邪在少阳留恋不解，痰湿内蕴，气滞血瘀，结于右肋。治当先截其疟，后治其痞。方拟鳖甲汤加减：鳖甲15克，柴胡、黄芩、半夏各10克，常山、槟榔、草果各6克，生姜3片，大枣2枚，于疟发前服药。服药3剂，疟发停止。随后用鳖甲煎丸，以治其癥结，每日服鳖甲煎丸30克，分3次服。连服2个月，疟未发作，脾肿大缩小为肋下2厘米。再服鳖甲煎丸1个月，疟发根本控制，脾肿大缩小为1厘米。形体渐壮，饮食增加，病已痊愈。嘱常服鳖甲煎丸，以消馀癥，防其再发。（张谷才.从《金匮》方来谈淤血的证治[J].辽宁中医杂志，1980（07）：1-3.）

按语：本案疟病已历两年，正气渐虚，而寒热仍不时发作，故先用达原饮合小柴胡汤加鳖甲化裁，以祛疟邪，和解少阳。待邪去少阳枢机通利，再予鳖甲煎丸软坚消癥，治之得法，果获奇效。

案例三：张某，以早期肝硬化来诊。患者面色黧黑，左右两胁肝脾痛如锥刺，日轻夜重，小便色黄，大便尚可，唯饮食不馨，食后每见腹中夯胀为甚。切其脉弦而责责，舌质紫暗，苔则白润。余辨此证为肝脾血络瘀滞。肝不疏泄，脾不运化，而气血凝滞，则三焦为之不利。疏方：柴胡12克，黄芩6克，半夏10克，生姜10克，党参6克，炙甘草6克，大枣7枚，桂枝10克，赤芍10克，鳖甲30克，生牡蛎30克，红花10克，茜草10克，蟅虫10克，蜣螂10克，射干10克，紫葳10克，石韦12克，瞿麦12克。患者问余服药见效的时间，余曰：服此方15剂为1个疗程，而汝之病症已入血分，大约在服60剂后（为4个疗程），可望病减而肝脾之痛得瘳。患者按所属服药，两月后，面色变白，精神有增，肝脾之痛消失，而且胃开能食，腹胀不发，体力转佳。再三向余道谢！（陈明.金匮名医验案精选[M].北京：学苑出版社，2000：52）

按语：本案为刘渡舟老的验案，虽非疟母，但参鳖甲煎丸制方之法，攻补兼施，调气和血，疏肝理脾，软坚散结，治之应验，足见该方治疗肝脾癥结之效。鳖甲煎丸还可用于子宫肌瘤、卵巢囊肿等多种肿瘤结节类疾病的治疗。

【医家选注】

清·尤怡："天气十五日一更，人之气亦十五日一更，气更则邪当解也。否则十五日天人之气再更，而邪自不能留矣。设不愈，其邪必假血依痰，结为癥瘕，僻处胁下，将成负固不服之势，故宜急治。鳖甲煎丸行气逐血之药颇多，而不嫌其峻；一日三服，不嫌急，所谓乘其来集而击之也。"（《金匮要略心典》）

民国·陆渊雷："按疟母，即西医脾藏肿大，患急性热性病者，脾藏往往肿大，疟病尤甚，发热则肿，按之坚而痛，热退则肿消。疟母者，病久而脾肿不消也。"（《金匮要略今释》）

【临床应用】

辨证要点：疟病日久，癥瘕痞块，居于胁下，寒热往来。

鳖甲煎丸除了用于疟母的治疗，还用于慢性肝炎、血吸虫病、黑热病所致的肝脾肿大及其瘀血证，肿瘤属于正虚邪实者也为本方的适应证。但总体而言，本方偏驱邪，长期服用，需配合补益剂应用。

白虎加桂枝汤
（疟病脉证并治第四 4条）

【方证原文】温疟者，其脉如平，身无寒但热，骨节疼烦，时呕，白虎加桂枝汤主之。（4）

白虎加桂枝汤方：

知母六两　甘草二两（炙）　石膏一斤　粳米二合　桂枝（去皮）三两

上剉，每五钱，水一盏半，煎至八分，去滓，温服，汗出愈。

【方证释义】本条论述温疟的证治。《素问·疟论》云：先热后寒为温疟，故温疟并非无寒但热，只是里热炽盛，表有寒邪，热多寒少的一种疟病。其脉如平指如疟病一般脉象，即弦数之脉，此身无寒但热应理解为无大寒或微恶寒，是里热盛而兼表证，故骨节疼烦，里热犯胃见时呕吐。治用白虎加桂枝汤清里之邪热，解表之寒邪。

【方证归纳】

主症：其脉如平（疟脉象弦数），身无（大）寒但热，骨节疼烦，时呕吐。

病机：里热炽盛，表有寒邪。

治法：内清里热，外解表邪。

方剂：白虎加桂枝汤。

方义：白虎汤清解里热，桂枝解表散寒。

【验案解析】

案例一：谭某某，男，31岁。患温疟，发作时微恶寒，继发高烧，头痛面赤，身疼，呕吐，持续约8小时之久，然后大汗出高烧始退，口渴喜冷饮，小便短赤，舌红无苔，脉弦大而数，前医曾用清脾饮未效。此阳气独盛，阴气偏虚，宜抑阳扶阴，清热抗疟；用白虎桂枝汤：生石膏15克，知母10克，粳米10克，甘草5克，桂枝5克，加栝蒌15克，生牡蛎30克。服3剂病势减轻，但仍发作，后用清中驱疟饮（首乌、党参、柴胡、黄芩、天花粉、知母、贝母、醋炒常山、甘草）连服5剂，其疟遂止。（谭日强.金匮要略浅述[M].北京：人民卫生出版社，1981：70.）

按语：本案温疟如原文所述，热多而寒少，兼头痛身疼，以白虎加桂枝汤加味治之，热势减退后再以和解截疟之方而收功。笔者窃以为白虎汤用量略轻，石膏用量若加倍效果可能更佳。

案例二：郝某某，男，41岁，工人。初诊：1988年5月11日，主诉：右上肢红肿热痛10余天。现病史：10天前，右上肢肘、肩关节处突然疼痛，继而红肿，活动受限，痛不可触，时有恶寒，发热，咽痛。舌质红，苔黄腻，脉滑数。辨证：风湿热痹。治则：清利湿热，祛风通络。方药：白虎加桂枝汤加减。石膏20克，知母6克，甘草3克，桂枝4克，加薏苡仁30克、桑枝15克、蒲公英15克、丹皮3克、地龙12克、僵虫6克、泽膝9克、香附9克。3剂，水煎内服，药渣煎洗局部。二诊：红肿热疼减，恶寒发热好转，活动仍不利。舌质、苔、脉较前有好转趋势。药已中病，守方又进6剂，病告痊愈。（刘安英.风湿热痹治验[J].中原医刊，1990（02）：37.）

按语：此例为急性风湿热痹，辨治清晰，方以白虎桂枝汤加味。白虎加桂枝汤原文治疗温疟，后世却时常用来治疗风湿热痹，以白虎汤石膏、知母寒凉清热，加桂枝走经脉关节疏风散湿。但常需配伍其他祛风除湿药物。本案中患者以上肢痛为主，故加桑枝以散肩臂之风，加地龙、僵虫以搜风通络，加薏苡仁缓急止痛，加丹皮以清热行血。

案例三：陈某，男性，43岁，海员。1998年3月16日初诊。主诉：左第1跖关节红肿热痛1天。患者缘于发病前1天在船上聚餐饮酒，过食海鲜厚味，醉酒入睡，至夜半突感右足疼痛而惊醒，翌日来院就诊时右足不能着地，右跗趾关节处红肿热痛，伴全身发热，患者原有痛风性关节炎病史，1年前曾有过类似发作。诊见右第1跗趾关节红肿热痛，扪之皮肤灼热，触痛明显，伴见面红目赤，口中秽臭，身热，舌红苔黄，脉弦数。实验室检查，血白细胞13.0×10^9/升，血尿酸0.66毫摩尔/升，血沉25毫米/小时。诊断：急性痛风性关节炎。中医诊断：热痹。为风湿热合邪、流注关节。治拟清热解毒，祛风除湿，处以白虎加桂枝汤加减：生石膏50克，知母10克，桂枝10克，赤芍10克，丹皮10克，虎杖30克，忍冬藤30克，苍术10克，丹参20克，防风10克，生地黄15克，生甘草8克。服药2剂后，身热消退，局部红肿热痛明显减轻，足能走路。5剂后诸症消失，复查血尿酸、血常规、血沉均已正常。（张文明，陈孔亮.白虎加桂枝汤治疗急性痛风性关节炎34例[J].时珍国医国药，2001（07）：670.）

按语： 痛风性关节炎本为嘌呤代谢障碍，与饮食密切相关，导致尿酸盐沉积，发病时表现为急性关节红肿热痛，可按照中医热痹辨证施治。近年来随着生活水平的不断提高，痛风性关节炎的发病率越来越高。以白虎加桂枝汤作为基础方进行治疗，已有不少临床报道。中医讲究辨证论治，痛风急性发作时的关节红肿热痛局部症状，伴见发热寒战、心烦口渴、尿赤舌红等里热征象，与白虎加桂枝汤正合。本案中合入丹皮、赤芍、丹参、地黄以行血养血，虎杖以利湿清热，为降血尿酸特效药，防风、忍冬藤清热祛湿止痛。

【医家选注】

清·陈修园："温疟者……其脉如平，但此病当凭证不凭脉。《难经》云温病之脉行在诸经，不知何经之病，即此意也。"（《金匮要略浅注》）

清·魏荔彤："温疟者，热积于内，阳盛阴伏，无寒但热之证也。然其人不纯是内发之热，惟其外感之风寒郁于表分，故内生热而发外，所以骨疼烦时呕，见外寒内热之因，不同于外无覆冒，从内自生之焰为猛烈实甚也，所以其脉如平，此温疟之邪浅也。"（《金匮要略方论本义》）

【临床应用】

辨证要点： 温疟，其脉如平（疟脉象弦数），身无（大）寒但热，骨节疼烦，时呕吐。

本方可用于温疟，现代临床还常用于急性风湿性关节炎、痛风性关节炎属风湿热痹者，还可用于外感热病，邪热入里兼表邪未解，热多寒少，及风疹瘙痒、咳喘等皮肤科、呼吸科疾病属里热盛兼表寒郁闭者。

蜀漆散
（疟病脉证并治第四　5条）

【方证原文】 疟多寒者，名曰牝疟，蜀漆散主之。（5）

蜀漆散方：

蜀漆（烧去腥）　云母（烧二日夜）　龙骨等分

上三味，杵为散，未发前，以浆水服半钱。温疟加蜀漆半分，临发时，服一钱匕。

【方证释义】 本条论述牝疟的证治。牝疟是以寒为主的一种疟病。素体阳虚，痰饮阻滞，四肢阳气不温，故寒多热少，发作有时。治以蜀漆散通阳祛痰截疟。

【方药解析】 方中重用蜀漆祛痰截疟，为主药，蜀漆为常山的幼苗，是治疗疟疾的专药；配云母升发阳气以扶正；龙骨收敛浮阳，镇逆安神，且能制约蜀漆涌吐太过；浆水和中止呕。服药时间一般应在疟病未发前1~2小时服药，即"临发前服"。过早或过迟都会影响药物截疟的效果。使用蜀漆或常山治疟，致吐的副作用大，可用酒煎或姜汁炒熟后使用。

【方证归纳】

主症：疟病寒多热少，名曰牝疟。

病机：感受疟邪，阳虚痰阻。

治法：祛痰通阳截疟。

方剂：蜀漆散。

方义：蜀漆截疟祛痰；云母、龙骨助阳扶正，镇逆安神，浆水和中调药。

【验案解析】

案例：阳虚，阴亦伤损。疟转间日，虚邪渐入阴分，最多延入三日阴疟。从前频厥，专治厥阴肝脏而效。自遗泄至今，阴不自复。鄙见早服金匮肾气丸四五钱，淡盐汤送，午前进镇阳提邪方法，两路收拾阴阳，仍有泄邪功能，使托邪养正，两无妨碍。人参、生龙骨、生牡蛎、炒黄蜀漆、川桂枝、淡熟附子、炙甘草、南枣、生姜。（秦伯未.清代名医医案精华·薛生白医案[M].上海：上海科学技术出版社，1981：107.）

按语： 蜀漆为仲景治疗疟疾的专药。张仲景治疟用常山说明当时已观察到该药对疟病的特殊作用，是一种针对病因的疗法。但中医治疟，并非仅重一味，还是从整体出发，辨证论治这才是关键。

【医家选注】

清·张璐："……邪气伏藏于肾，故多寒而少热，则为牝疟。以邪气伏结，则阳气不行于外，故外寒。积聚津液以成痰，是以多寒……方用蜀漆和浆水吐之以发越阳气；龙骨以固敛阴津；云母从至下而举其阳，取山川云雾开霁之意。盖云母即阳起石之根，性温而升，最能祛湿运痰，稍加蜀漆则可以治太阴之湿疟……"（《张氏医通》）

清·喻昌："蜀漆，常山苗也。常山善吐，何以不用常山而用蜀漆。取苗性之轻扬者，入重阳之界，引拔其邪，合之龙骨，镇心宁神……云母安脏补虚。"（《医门法律》）

【临床应用】

辨证要点： 牝疟，寒多热少。

使用蜀漆或常山治疟，致吐的副作用大，可用酒煎或姜汁炒熟后使用；或适当配伍半夏、陈皮等和胃治呕之品。

牡蛎汤

（疟病脉证并治第四　附方）

【方证原文】牡蛎汤：治牝疟。

牡蛎四两（熬）　麻黄四两（去节）　甘草二两　蜀漆三两

上四味，以水二升，先煮蜀漆、麻黄，去上沫，得六升，内诸药，煮取二升，温服一升，若吐，则勿更服。

【方证释义】本条补充牝疟的治疗。《外台秘要》第五卷疟门，引仲景《伤寒论》云："疟，多寒者，名牝疟，牡蛎汤主之。"其方组成中用炙甘草三两，蜀漆三两，下注明，若无用常山代之，先洗蜀漆三遍去腥等字，其余相同。本方是仿蜀漆散原意，更改一些药味，变散为汤，实是蜀漆散的发挥应用。

【方药解析】本方以蜀漆配牡蛎，善能治疟，因蜀漆祛痰截疟，牡蛎能软坚散结，除血滞；加麻黄能开发阴邪之固闭；甘草和中，调和诸药，因此对表寒较重的牝疟，尤为适合。

【方证归纳】

主症：牝疟寒多热少，表寒偏重。

病机：感受疟邪，外寒不解。

治法：祛痰截疟解表。

方剂：牡蛎汤。

方义：蜀漆截疟祛痰；牡蛎软坚散结；麻黄开表发越阴邪，甘草调和诸药。

【类证类方】

牡蛎汤与蜀漆散的区别：两方均为牝疟主方，均用到蜀漆，专用截疟。牡蛎汤方是据《外台秘要》补入，故放入附方中，方中用麻黄，当是表寒偏重，对牝疟多寒，表证明显无汗发热者较适宜；而蜀漆散则偏于痰饮重而表邪稍轻者。

【医家选注】

明·赵良仁："牡蛎者，能软坚消结，除滞血，今更佐之蜀漆，以理心下所结之邪，而甘草佐麻黄，非独散寒，且可发越阳气而通于外，阳通结去，其病即瘥。"（《金匮玉函经二注》）

清·尤怡："此系宋孙奇所附，盖亦蜀漆散之意，而外攻之力较猛矣。"（《金匮要略心典》）

【临床应用】

辨证要点：牝疟表寒偏重，寒多热少。

柴胡去半夏加栝蒌根汤
（疟病脉证并治第四　附方）

【方证原文】柴胡去半夏加栝蒌根汤：治疟病发渴者，亦治劳疟。

柴胡八两　人参　黄芩　甘草各三两　栝蒌根四两　生姜二两　大枣十二枚

【方证释义】本条论述疟病口渴及劳疟的证治。劳疟，即久疟不愈，反复发作致气血虚弱。伤寒邪在少阳半表半里证可见往来寒热，疟病邪气亦在半表半里，亦见往来寒热，故皆可用小柴胡汤治疗。疟病出现口渴，是少阳郁热伤津所致，故去半夏之温燥，加栝蒌根之甘寒，以生津清热止渴。而劳疟是正虚邪实之证，系气阴两虚的疟病，本方和解少阳，驱邪扶正，气阴兼顾，故亦能治劳疟。

【方药解析】本方用柴胡、黄芩和解少阳，清半表半里之热；生姜、大枣调营卫；人参、甘草扶正托邪；口渴是里热伤津所致，故去半夏之温燥之性，加栝蒌根清热生津止渴。煎药法是将药先煮去滓，然后再煮，意同少阳病小柴胡汤。

【方证归纳】

主症：疟病发渴，劳疟。

病机：邪郁少阳，伤津耗气。

治法：和解少阳，生津益气。

方剂：柴胡去半夏加栝蒌根汤。

方义：小柴胡汤去半夏和解少阳，驱邪扶正；栝蒌根生津清热。

【医家选注】

明·赵良仁："《内经》谓渴者刺足少阳。此证胃土被木火之伤，则津液涸而燥渴，故用柴胡黄芩去木火；人参甘草补胃，栝蒌生津益燥，姜枣发越营卫。若劳疟由木火盛，营卫衰，津液竭者，亦治以此。"（《金匮玉函经二注》）

清·喻昌："而所以致阳明津竭者，全本少阳之邪。"（《医门法律》）

【临床应用】

辨证要点：疟病寒热往来，口渴明显，或疟病日久，气阴不足。

柴胡桂姜汤
（疟病脉证并治第四　附方）

【方证原文】柴胡桂姜汤：治疟寒多微有热，或但寒不热。服一剂如神。

柴胡半斤　桂枝三两（去皮）　干姜二两　栝蒌根四两　黄芩三两　牡蛎三两（熬）甘草二两（炙）

上七味，以水一斗二升，煮取六升，去滓，再煎取三升，温服一升，日三服。初服微烦，覆服汗出便愈。

【方证释义】本条论述疟发少阳兼寒湿的证治。此寒多或但寒不热，是阳虚多寒之象。本证虽与牝疟多寒不尽相同，而"无阳"则是相同的。微热则是寒热往来之意，因阳虚而寒多，故不用小柴胡汤，而以柴胡桂姜汤温阳散寒，和解表里。

【方药解析】此即《伤寒论》柴胡桂枝干姜汤。方中柴胡、黄芩和解少阳；桂枝、干姜温阳散寒；牡蛎软坚散结；栝蒌根清热止渴；甘草调和诸药，初服微烦是邪正相争汗未出之象，复服汗出是正气胜邪之征，故曰便愈。

【方证归纳】

主症：疟病寒多微有热，或但寒不热。

病机：疟发少阳兼阳虚寒湿。

治法：和解少阳，温阳祛湿。

方剂：柴胡桂姜汤。

方义：柴胡、黄芩和解少阳；桂枝、干姜温阳散寒；牡蛎软坚散结；栝蒌根清热止渴；甘草调和诸药。

【验案解析】

案例：罗某某，女69岁，全身发凉，继之寒战发热，数日一发，已3月余。曾多次查血象及骨髓涂片均未发现疟原虫，经西药治疗无效。中医诊断：牝疟。方选柴胡桂姜汤加味：柴胡12克，桂枝10克。干姜6克，黄芩10克，天花粉12克，牡蛎24克，甘草10克，党参10克，白芍12克，青蒿10克。1日1剂，服9剂后虽发作2次，但较前减轻，血象已趋正常。改用柴胡桂姜汤合四逆汤化裁，再服17剂诸症消失，终以温肾健脾及食疗善后。（丁春年.牝疟验案[J].江苏中医杂志，1982（6）：47.）

按语：此类虽未查到疟原虫，但按中医辨证为疟病少阳枢机不利，以柴胡桂姜汤加味而愈。

【医家选注】

清·周扬俊："牝疟邪客心下，此风寒湿痹于肌表……用柴胡为君，发其郁伏之阳；佐以桂枝、干姜散其表之痹；栝蒌根、牡蛎为臣，除留热，消瘀血；佐以黄芩助柴胡治半表半里；甘草以和诸药，调阴阳。得汗则痹邪散，血热行而病瘳耳！"（《金匮玉函经二注》）

清·张璐："而此邪伏少阳营血之分，夫邪气入营，既无外出之势，而营中之邪，亦不出与阳争，所以多寒少热或但寒无热也。小柴胡汤本阴阳两停之方，可随疟之进退，加桂枝、干姜则进而从阳，若加栝蒌、石膏则退而从阴，可类推矣！"（《张氏医通》）

【临床应用】

辨证要点：疟病寒多微有热，或但寒不热。

［赵廉栋］

侯氏黑散

（中风历节病脉证并治第五）

【方证原文】侯氏黑散：治大风四肢烦重，心中恶寒不足者。（《外台》治风癫）

菊花四十分　白术十分　细辛三分　茯苓三分　牡蛎三分　桔梗八分　防风十分　人参三分　矾石三分　黄芩五分　当归三分　干姜三分　川芎三分　桂枝三分

上十四味，杵为散，酒服方寸匕，日一服，初服二十日，温酒调服，禁一切鱼肉大蒜，常宜冷食，六十日止，即药积在腹中不下也。热食即下矣，冷食自能助药力。

【方证释义】本方论述中风正虚风邪入络的证治。风邪趁虚入中经络，病情较重，变化迅速，故曰"大风"。风痰相合，郁而化热，痹阻经脉，而见四肢苦烦重滞。里阳虚，气血亏少，阳气不运，则心中恶寒不足。由于患者下虚上盛，又常见面红、眩晕、昏迷等表现。用侯氏黑散清肝健脾，祛风化痰。

【方药解析】方中重用菊花是其特点，菊花、牡蛎、黄芩清肝潜阳；桔梗涤痰通络，矾石排除痰垢，以治眩晕昏迷；人参、茯苓、当归、川芎、白术、干姜健脾温阳，补气养血，活血通络；防风、桂枝、细辛散风寒之邪、温通阳气，治四肢烦重、半身不遂等症。此方散剂入药是为了长期服用方便；用酒送服以利血脉；禁忌鱼肉等物是防其滋腻助邪；服药宜冷食，是使药物积于腹中缓慢发挥作用，以助药力。

【方证归纳】

主症：中风四肢烦重，心中恶寒不足。兼见面红、眩晕、昏迷、半身不遂等症。

病机：风邪入中，正虚邪实。

治法：清肝健脾，祛风化痰。

方剂：侯氏黑散。

方义：菊花、牡蛎、黄芩清肝潜阳；桔梗涤痰通络；矾石排除痰垢；人参、茯苓、当归、川芎、白术、干姜温补脾胃，补气养血，活血通络；防风、桂枝、细辛散风寒之邪，温通阳气。

【验案解析】

案例一：赵某，男，54岁。1978年8月24日诊。患者平时嗜酒，患高血压已久，近半年来感手足乏重，两腿尤甚。自觉心窝部发冷。曾服中西药未能见效。诊脉弱虚数，苔白。血压160/120毫米汞柱。乃予侯氏黑散：杭菊花120克，炒白术30克，防风30克，桔梗15克，黄芩15克，北细辛3克，干姜9克，党参9克，茯苓9克，当归9克，川芎5克，牡蛎15克，矾石3

克，桂枝9克。各药研细末和匀，每日2次，每次服3克，以温淡黄酒或温开水吞服，先服半个月。1个月以后来复诊，谓：心窝头冷已很少见，手脚亦有力，能步行来城，血压正常，要求再配一料续服。（何任.《金匮》摭记（三）[J].上海中医药杂志，1984（8）：18.）

按语：此案患者高血压可归入中风病，表现手足乏重，心窝部发冷，与侯氏黑散"四肢烦重，心中恶寒不足"的原文描述甚合。辨证亦属气血不足、脾虚肝阳上亢，故以侯氏黑散原方即效。

案例二：崔某，女，65岁，1985年3月10日初诊。素有"高血压"病史，常头晕目眩，轻时眼前黑花缭乱，重则天旋地转如坐舟车，服降压药，症状可减轻一时，后服清热活血、平肝潜阳、化痰息风之中药，亦不见好转。血压（21.3~25.3）/（13.3~14.7）千帕，手足麻木，肩背沉重疼痛，双下肢怕冷，两目干涩，舌胖苔白，脉弦滑。诊为"眩晕"，乃风湿侵袭经络、肝阳上亢所致，方用侯氏黑散：当归12克，细辛3克，茯苓12克，桂枝12克，川芎12克，人参12克，干姜12克，牡蛎12克，白菊花160克，白术40克，防风40克，桔梗24克，黄芩24克，黑矾10克（冲）。加水2000毫升，煎至800毫升，分3次服，再以本方剂量之比例，研极细末，每次3克，每日3次，黄酒送服。服药3剂后，每日腹泻3次，呈黑稀便，头晕、肩背疼痛明显减轻，血压20/13.3千帕。又服5剂，头晕、肩背沉痛消失，两下肢无发冷感，测血压20/12千帕。为巩固疗效，将上药按比例制成极细末，每服6克，日服3次，连服1个月，测血压20/12千帕。嘱患者每月服用10日，然后停服20日，1年后血压一直维持在20~21.3/10.7~12千帕。（毕明义.侯氏黑散新用[J]. 山东中医杂志，1989（5）：29.）

按语：仲景方不传之秘在量，侯氏黑散中菊花用量远远大于其他诸药，应用之时应遵原方用量，方能事半而功倍。本案侯氏黑散改汤剂后，药力较大，服后腹泻黑稀便，显然是给邪气出路，即《黄帝内经》所谓"魄门亦为五脏使"之义。

案例三：丁某，男，58岁。患者有腔隙性脑梗死、高血压病史3年余。入院时，右手写字颤抖，且头晕涨痛，心慌气短，疲乏易困，畏寒肢冷，足冷至股，足汗不出，指头麻木，双下肢水肿，按之没指，舌体右斜，舌淡胖边有齿痕，舌尖红，苔薄黄腻，脉细弦。查体：血压19/12千帕，右手指精细动作不灵敏，余无异常发现。实验室检查：血白细胞总数低于正常，血脂增高。辨证：肝阳上亢，脾虚湿盛，痰瘀内阻。治法：平肝潜阳，息风化痰，温阳化湿，活血通络。《金匮要略》侯氏黑散主之：菊花40克，白术、防风各10克，桔梗8克，黄芩5克，细辛、茯苓、生牡蛎粉、红参（另炖兑入）、明矾、当归、干姜、川芎、桂枝各3克。每日1剂，以水加少量黄酒煎2次服。晚服头剂头煎后，夜寐甚佳，晨起即感头晕涨痛、心慌气短等症减轻，精神转佳，脉转弦而有力。5剂后，头晕涨痛、心慌气短等症除，右手写字已不颤抖，手指精细动作灵敏，精神爽，舌苔转为薄白。又进10剂，下肢水肿消退，脚汗絷絷，余症皆失。又5剂巩固疗效。（周志龙.侯氏黑散治愈腔隙性脑梗塞[J].四川中医，1992（4）：21.）

按语：侯氏黑散虽后世多认为是孙奇等整理《金匮要略》时所附，但其方治针对仲景中风理论的正虚邪中的病机，重用菊花以平肝清热，又注重舒肝理脾、益气养血，可广泛应用于心脑血管疾病虚实夹杂的病证中，疗效颇佳。

【医家选注】

清·尤怡："此方亦孙奇等所附，而去风除热，补虚下痰之法具备，以为中风之病，莫不由是数者所致云尔，学者得其意，毋泥其迹也。"（《金匮要略心典》）

民国·曹颖甫："侯氏黑散……惟矾石一味不甚了然。近人张锡纯始发明为皂矾，按皂矾色黑，能染黑布，主通燥粪而清内藏蕴湿。张三丰伐木丸用以治黄雍，俾内藏蕴湿从大便而解者正为此也；然则方之所以名黑散者，实以皂矾色黑名之。"（《金匮要略发微》）

【临床应用】

辨证要点：中风四肢烦重，心中恶寒不足。兼见面红、眩晕、昏迷、半身不遂等症。

侯氏黑散不论散剂或是汤剂，均可应用于脑出血、脑栓塞、高血压、脑缺血、高脂血症等属中下焦气血不足、肝阳化热偏亢于上者。

风引汤
（中风历节病脉证并治第五）

【方证原文】风引汤：除热瘫痫。

大黄　干姜　龙骨各四两　桂枝三两　甘草　牡蛎各二两　寒水石　滑石　赤石脂　白石脂　紫石英　石膏各六两

上十二味，杵，粗筛，以韦囊盛之，取三指撮，井花水三升，煮三沸，温服一升。治大人风引，少小惊痫瘛疭，日数十发，医所不疗，除热方。巢氏云：脚气宜风引汤。

【方证释义】本条论述阳热内盛，风邪内动的证治。方名"风引"说明其主治风阳内动产生的抽搐，除热言其治法，热瘫痫概括本方主治病证。由于风热内侵或盛怒不止，阳热亢甚，上逆于头，故面红、目赤。热盛炼液成痰，阻闭清窍，故惊风、癫痫、神志昏迷。气血不行于四肢，故瘫痪不能运动。热伤阴血，不能滋养筋脉，故抽搐。风引汤功效清热息风，重镇降逆。

【方药解析】方中大黄泄热于下；滑石、石膏、寒水石、紫石英、赤石脂、白石脂清热潜阳下行；龙骨、牡蛎镇惊安神，固敛肝肾；桂枝温通血脉；干姜、甘草温暖脾胃，和中益气，且制诸石之寒。

【方证归纳】

主症：惊风、癫痫、神昏等火热风动诸症。

病机：阳热内盛，风邪内动。

治法：清热息风，重镇降逆。

方剂：风引汤。

方义：大黄苦寒降泄；滑石、石膏、寒水石、紫石英、赤石脂、白石脂清热重镇；龙骨、牡蛎镇惊安神；桂枝温通血脉；干姜、甘草温脾和中。

【验案解析】

案例一： 陈某，男，59岁。初诊：水亏木旺，头晕复发，曾经昏仆，不省人事，苏醒后头额两侧涨痛，右侧肢体瘘废，大便干燥，小溲黄赤，面部潮红，脉弦细而数，舌苔薄黄。血压：24/16千帕。头为诸阳之会，唯风可到，外风引动内风，急以风引汤平肝息风：石膏30克（先煎），寒水石30克（先煎），滑石15克（包），生牡蛎30克（先煎），石决明15克（先煎），生龙骨30克（先煎），大黄4.5克，生甘草4.5克，川牛膝9克，川杜仲9克；7剂。二诊：药后血压下降，肢体活动灵活。原方加桂枝4.5克，7剂。药已中鹄，诸症次第减退，健康在望。（颜乾珍，屠执中.颜德馨教授用经方治疗急难重症举案[J].国医论坛，1992（03）：22-23.）

按语： 本案为颜德馨老的验案。颜老运用风引汤加减治疗中风，效果显著。本案辨证为肝热风动，故初诊去桂枝、干姜、紫石英、赤石脂，以内风动摇当避辛温固涩，加入牛膝、石决明则增强潜阳息风作用。二诊添桂枝疏通经络，目的利于肢体活动之复原。颜老说："中脏得回，邪滞经络，麻木不仁，昏冒流涎，肢废不能动，舌暗不能言，此等痼疾，治风养血，不堪保久，良非善策。宜祛瘀通络。方中大黄、桂枝同用，内外合辙，是治风之大手法，仲景早开其端绪矣。"

案例二： 匡显祥医案：方某某，男，12岁。突然双目上视，旋即仆地，不省人事。口流涎沫，手足抽搐，醒后如常人。每日发1~2次，反复发作历时三载余，曾服中西药罔效。近来加剧，每日发作2~3次，每次2~3分钟方醒，伴头晕、口苦、目赤、胸胁烦闷、大便干结、溲赤、寐中梦多或惊叫，两颧部有时泛赤色（发作前自觉灼热）。舌边尖红，脉沉弦。《证治准绳》记述刘宗厚论痫谓：痫者，因其有痰有热，客于心胃之间，常闻大惊而作，若热盛，虽不闻惊亦发作。本证日趋加重，属肝火益炽，肝阳亢盛，引动肝风为患，症虽急，病难速已。痰热蕴结，痰火迷心，治宜除热祛风，豁痰开窍。处方：生大黄30克，干姜30克，生龙骨、生牡蛎各24克，桂枝15克，寒水石、赤白石脂、紫石英、生石膏各45克，生甘草15克，芦根40克，枳实15克。共研粗末，每次60克煎服。连服20天，症状明显减轻（每半月发作一次，发作时间也缩短）。守方加石菖蒲20克、川贝母10克，调治月余未见发作。嘱坚持服药3个月，并间以六君子汤送服，以助脾运化。随访1年余未发。（陈明.金匮名医验案精选[M].北京：学苑出版社，2000：70.）

按语： 癫痫多为痰热，内经云"诸风掉眩，皆属于肝"，本案发作频繁时以风引汤平肝息风，豁痰开窍；缓解后以六君子汤运脾化湿。

案例三： 黄某某，男，4岁。因结核性脑膜炎后遗症，见语言不清，步态不稳，斜颈等。诊为痿证，属肝肾阴虚，予滋水涵木、化痰息风之品，症状好转。复诊时见患者斜颈：头向左偏15度，不能自动纠正。检查，颈无明显抵抗，余无异常，遂用滑石、寒水石、赤石脂、紫石英、生龙骨、生牡蛎各10克，桂枝1克，制大黄、甘草各3克，干姜2克。服13剂而愈。（楼黄芳.风引汤治疗斜颈[J].浙江中医杂志，1985（9）：419.）

按语： 本案结核性脑膜炎病后斜颈，属原文治"热瘫痫"，正对病证。但之后需要滋养肝肾，生津益气以巩固疗效。

【医家选注】

清·徐彬："风邪内并则火热内生，五脏亢甚迸归入心。故以桂甘龙牡通阳安心肾以为君。然厥阴风木与少阳相火同居，火发心风生，风生必挟木势侮其脾土，故脾气不行，聚液成痰，流注四末，因成瘫痪。故用大黄荡涤风火湿热之邪为臣，随用干姜之止而不行者，以补之为反佐，又取滑石、石膏清金以伐其木，赤、白石脂厚土以除其湿，寒水石以助肾水之阴，紫石英以补心神之虚为使，故大人小儿风引惊痫皆主之。"（《金匮要略论注》）

清·尤怡："此下热清热之剂。孙奇以为中风多从热起，故特附子于此欤？中有姜、桂、石、脂、龙、蛎者，盖以涩驭泄，以热监寒也，然亦猛剂，用者审之。"（《金匮要略心典》）

【临床应用】

辨证要点：惊风、癫痫、神昏等火热风动诸症。

风引汤临床可用于急性脑血管意外、癫痫、破伤风、流行性脑炎、乙型脑炎等导致的神昏、惊痫、抽搐半身不遂等症属风热内动病证。

防己地黄汤

（中风历节病脉证并治第五）

【方证原文】防己地黄汤：治病如狂状，妄行，独语不休，无寒热，其脉浮。

防己一钱　桂枝三钱　防风三钱　甘草二钱

上四味，以酒一杯，浸之一宿，绞取汁，生地黄二斤，㕮咀，蒸之如斗米饭久，以铜器盛其汁，更绞地黄汁，和，分再服。

【方证释义】本条论述阴虚血热受风癫狂的证治。妄行即行为反常，独语不休指独自一个人胡言乱语。由于心肝阴血亏损，不能滋潜风阳，形成肝风上扰、心火炽盛之证。风热上扰，神识错乱，故病如狂状，行为反常。又因风火相炽、心神昏乱，故独语不休。身无恶寒发热、脉浮，是阳气外盛之象。当以防己地黄汤，滋阴降火，养血息风，透表通络。

【方药解析】方中以大量生地黄用以补阴血，益五脏，并凉血息风，滋阴降火；桂枝、防风、防己透表疏风，通络去滞；甘草助生地黄泻火，益气阴而兼调诸药。《千金要方·风眩门》云："治言语狂错，眼目霍霍，或言见鬼，精神昏乱。防己、甘草各二两，桂心、防风各三两、生地黄五斤（别切，勿合药渍。疾小轻，用二斤）。右五味，㕮咀，以水一升，渍之一宿，绞汁，著一面；取其滓，著竹箅上，以地黄著药滓上，于三斗米下蒸之；以铜器承取汁，饭熟，以向前药汁合绞取之，分再服回"与此方相似。至于此方是否为仲景方，尚未可知，但从本方主治证来看，既云无寒热而脉浮，可知不是外感，是血虚挟有风热。

【方证归纳】

主症：病如狂状，妄行，独语不休，无寒热，其脉浮。

病机：阴虚血热风动。

治法：滋阴清热，养血息风。

方剂：防己地黄汤。

方义：生地黄重用为主药，滋阴清热，凉血息风；桂枝、防风、防己透表疏风，通络去滞；甘草泄热和中，调和诸药。

【类证类方】

类证：防己地黄汤证与百合地黄汤证区别：两证均有显著的情志症状，均有精神恍惚的表现，均属阴虚内热证，均重用生地黄，区别在于：前者除阴虚之外，还可见内热生风所致的狂躁，妄行，独语不休，而后者以心肺阴虚内热的精神恍惚为主；前者配合桂枝、防己、防风等风药，功兼散风除湿，还可治疗痹证；后者配百合，能润肺滋肾，还可治疗肺肾燥咳。此二证给我辈的启示就是，治疗阴虚内热的精神异常需要使用大剂量的鲜地黄或生地黄，能凉血清心安神。

【验案解析】

案例一：宋某某，女，25岁。1979年3月5日入所。患者发病于1971年5月，少眠，多动，语无伦次，狂躁异常。诊为精神分裂症青春型，经多方治疗，时轻时重，迄未痊愈。近年来，狂象虽减，但痴痴癫癫，秽浊不知，随地便溺。问之多不答，答亦多非所问。胡行乱走，间或妄笑，独语不休。且喜时搔头部，剃光之头皮被抓得血迹斑斑。诊查：患者身肢拘强，面容消瘦惨白，双颊微红，脉洪大无力，舌质红，干而少津。综观脉证，显属狂久火盛伤阴，阴血不足，风邪入侵，扰及神明。处以防己地黄汤。服10剂，独语妄笑略减，夜能稍眠，胡乱游走，呼之能止。又服20剂，疾瘳约半。又服20剂，神情、言行皆恢复正常，已参加工作。

案例二：张某，男，38岁。1975年4月8日诊。上年6月，正劳动时突然发病。双目直视，重复咀嚼，微作哼哼之声，且盲目走动。片刻醒转，于病中之况一无所忆。以后发作渐频，且持续时间渐长，发作后，如醉如痴，独语喃喃，外出走动约二里许方醒转。来诊时，发作已11天，昼夜游荡，妄行不休，虽然数剂化痰息风类中药亦无效。诊其脉浮数无力，舌质红略干、无苔，体温37.2℃，"无寒热"。知系心肝血虚，虚而生热，加之风邪内扰，心神失持而致。治以养血清热，祛风散邪；处以防己地黄汤5剂。4月14日二诊：神志清，妄行止，夜里睡眠甚酣，晨起唯困乏而已。再以上方5剂巩固之。出所时，嘱常服磁朱丸（磁石、朱砂、神曲）佐服少量苯妥英钠片等。随访迄今，未再复发。（丁德正.用防己地黄汤治疗精神病的验案与体会[J]. 河南中医，1984（05）：31-32.）

按语：上两案均与防己地黄汤原文描述相仿，案例一患者如狂，妄语多动，案例二患者妄行不知，喃喃自语，辨证均见阴血亏虚、神失所养，故以防己地黄汤治之。防己地黄汤中地黄用量独重，据丁氏经验，干地黄用量以150克为妥，多则易心烦，少则难收滋阴养血之效，并可改蒸为浓煎之法。

案例三：陈某某，女，41岁。诸关节酸痛1年余，屈伸不利，经常咽痛，舌苔薄，脉濡。血沉95毫米/小时。给予祛风胜湿清热的防己地黄汤加味治疗：木防己15克，羌活30

克，桂枝9克，生地15克，生甘草9克，蒲公英30克，防风9克，西河柳30克。共治疗18天。关节酸痛消失，咽痛亦除。复查血沉至5毫米/小时。（刘蔼韵.防己地黄汤加减治疗急性风湿性关节炎50例[J].新中医，1981，2：36.）

按语：防己地黄汤中因配有桂枝、防风、防己等祛风胜湿药物，配伍生地则有"治风先治血"之义，故常可治疗风湿痹证，风湿性心脏病等风湿类疾病。但需要注意的是，原文中本证是阴虚内热证，故重用地黄，治疗痹证时，需要辨别阴血亏虚与风寒湿邪的孰轻孰重，并根据病情适当调整地黄与风药的药量比重。

【医家选注】

清·尤怡："狂走谵语，身热脉大者，属阳明也。此无寒热，其脉浮者，乃血虚生热，邪并于阳而然。桂枝防风、防己甘草，酒浸取汁，用是轻清，归之于阳，以散其邪，用生地黄之甘寒，熟蒸使归于阴，以养血除热。盖生则散表，熟则补衰，此煎煮法，亦表里法也。"（《金匮要略心典》）

清·沈明宗："盖热风邪入于心，风火相搏，神识躁乱不宁，故如狂状妄行。而心主语，风火炽盛于心，独语不休，经谓心同焦绝善怒吓是也。同邪入内，表无寒热，但脉浮。此少阴时令感冒风火入心，是为同热病之剂。非治中风之方，乃编书者误入，何能得其狂状妄行？读者详之。因心血虚，火盛风邪，故用生地凉血养血为君，乃取血足风灭之意，甘草和营卫，防风、防己驱风而使外出。"（《金匮要略编注》）

清·徐彬："此亦风之并入于心者。风升必气涌，气涌必滞涩，滞涩则留湿，湿留壅火，邪聚于心，故二防、桂、甘去其邪，而以生地最多，清心火凉血热，谓如狂状，妄行独语不休，皆心火炽盛之证也。况无寒热，则知病不在表，不在表而脉浮，其为火盛血虚无凝耳。后人地黄饮子、犀角地黄汤等，实祖于此。"（《金匮要略论注》）

【临床应用】

辨证要点：阴虚热盛风动之病如狂状，妄行，独语不休，无寒热，其脉浮。

防己地黄汤可用于治疗癫证、狂证、痉证、精神病等神志类疾病，风湿性关节炎、风湿性心肌炎、剥脱性皮炎以及肾病等杂病，属阴虚血少、夹风生热者。

头风摩散
（中风历节病脉证并治第五）

【方证原文】头风摩散方：

大附子一枚（炮） 盐等分

上二味为散，沐了，以方寸匕，已摩疢上，令药力行。

【方证释义】本条论述头风的外治法。头风即风邪上攻于头面所致的头痛、头晕、头重，多具有发作性特点。本证由于气血虚弱，脉络涩滞，风寒之邪袭于头面，经络引急，凝涩不通，故见偏头作痛，或兼口眼㖞斜等症。故用头风摩散外治。

【方药解析】头风摩散方中附子辛热力雄，既温经散寒，又祛风止痛；盐性咸寒，渗透络脉，引邪外出。本方外用，需先用温水沐洗患处，再用散药涂抹患处，并稍加按摩，以助药力。

【方证归纳】

主症：头痛无时，每遇风寒则痛甚，常兼口眼㖞斜等症。

病机：气血虚弱，脉络涩滞。

治法：散风止痛。

方剂：头风摩散。

方义：附子温经散寒，祛风止痛；盐渗透络脉，引邪外出。

【验案解析】

案例一：周某，女，48岁。1991年7月10日就诊。述于1984年7月，一日于田间锄草，暴雨突来，发如水洗，衣裳尽湿，到家即觉头部沉重疼痛，尔后便寒战发热，乡医予服九味羌活丸、扑热息痛片，寒热得除，然头痛未愈，且动则额汗自出，遇风其痛益甚，再治不应。经某医院做脑血流图等检查，除见轻度脑供血不足外，未见明显异常，诊为"血管性头痛"，用麦角胺、氟灭酸等对症治疗，始则似觉小效，后则依然如故。随又广服祛风活血，温阳益气之方；针刺百会、风池、太阳等穴，反觉头痛有增无减，无奈靠服去痛片维持。刻诊：其人首裹重巾，面色萎黄，额部汗出如流珠，脉之阳浮而阴弱，舌质略淡而苔薄白稍滑，唯饮食尚可，二便调和。四诊合参，伏思病因，以为盛夏淋雨与新沐中风有相同之处；论其见证则是《素问》与仲景所言之首（头）风无疑。令其先服桂枝汤3剂，以和其营卫，后授以头摩散加川芎方，指明穴位，嘱其以法而行，果一次痛减过半，二次去其所裹，三次其病如失。观察至今，时已年余，未见复发。

原按：笔者据《素问·风论》中"首风"之论，以头风摩散扩充之，药用制附片30克、食盐10克、川芎24克，共研为细末，令患者用温水濯发毕，于避风处，视证选百会、风府、太阳、印堂等穴，顺势依次敷此末于穴上，后以拇指指腹先轻后重以按摩之，5~7分钟许，以助药力促血行；隔日1次，酌配内服之方，以治顽固性头痛，甚效，一般用此末3~6次，痛已而不复发。（王照恒.头风摩散治顽固性头痛[J].四川中医，1993（10）：28.）

按语：此案为典型头风，于原文甚符。

案例二：王某某，男，56岁，工人。中风后偏瘫两年余，经治疗后肢体功能部分恢复，但左枕侧头皮经常麻木，时有疼痛，曾在原补气活血通络方的基础上加减调方数次罔效，改为头风摩散外用：附子30克，青盐30克，共研极细末。嘱剪短头发，先用热水浴头或毛巾热敷局部，然后置药于手心在患部反复搓摩；5分钟后，局部肌肤有热辣疼痛感，继续搓摩少顷，辣痛消失，仅感局部发热，甚适，共用3次，头皮麻木疼痛一直未再发作。

案例三：胡某某，男，53岁，干部。患左侧肢体麻木疼痛，活动不利半年，住院治疗2个月后诸痛及麻木大部分消失，唯左肩胛部、左肘外上方及左股外侧各有约掌大一块肌肤顽麻不堪，遇冷加重，继用前方治疗近1个月，顽麻依然如故，乃配合头风摩散外用：炮附子30克，青盐30克，白芥子15克，共研细末。局部分别热敷后以药末反复搓摩，每次约半小时，共用7次，顽麻消失，肌肤感觉正常，痊愈出院。（侯恒太.头风摩散外用治肌肤顽麻疼痛[J].河南中医，1988，8（02）：20.）

按语：案例二与案例三虽非头风，但头麻与肢体顽麻亦属风邪残留。侯氏认为头风摩散药简效宏，可补内服药之未逮，对于改善局部血液循环和对末梢感受器的调节上，疗效显著。但应用时应注意：①药前必须热敷或沐浴，使毛孔开张，易于药物渗透；②可酌加通经走窜之品，如细辛、白芥子等；③药末需研细，否则会搓摩损伤皮肤。

【医家选注】

清·张璐："头风摩散治中风㖞僻不遂，专取附子以散经络之引急，食盐治上盛之浮热。《千金》借此治头面一切久伏之毒风也。"（《张氏医通》）

【临床应用】

辨证要点：头痛无时，每遇风寒则痛甚，常兼口眼㖞斜等症。

头风摩散外用可用于风寒外中之头痛、偏头痛、肌肤顽麻或疼痛、皮神经炎等。

桂枝芍药知母汤
（中风历节病脉证并治第五　8条）

【方证原文】诸肢节疼痛，身体魁羸，脚肿如脱，头眩短气，温温欲吐，桂枝芍药知母汤主之。（8）

桂枝芍药知母汤方：

桂枝四两　芍药三两　甘草二两　麻黄二两　生姜五两　白术五两　知母四两　防风四两　附子二枚（炮）

上九味，以水七升，煮取二升，温服七合，日三服。

【方证释义】本方论述风湿历节的证治。"疼痛"是历节病最主要的临床主症，仲景首先在条文第一句就突出本证核心症状；"诸肢节"即具有明显的风湿流注关节的特点，风性游走，说明疼痛递历周身关节，病位广泛。"魁羸"为关节"魁"而身体"羸"，关节"魁"因风湿深在骨节，气血不利而肿大疼痛；身体"羸"因病久耗伤肝肾精血或肝肾先天不足。也有的版本写作"魁瘰""尩羸""魁羸"等。此症与类风湿关节炎临床见症极为类似，国医大师焦树德教授据此而把类风湿关节炎命名为"尩痹"。但陆渊雷先生认为，尩羸乃短小瘦劣之义，非历节主症，魁者大也，状关节之肿大也，当从"魁羸"。也有学者主张"魁羸"为叠韵连绵词，本义为树木根节处粗大盘结，借以形容全身各个关节处肿大变形，"呈现疙疙瘩瘩的样子"，此说亦与类风湿关节炎或痛风性关节炎临床表现相符。"脚肿如脱"形容小腿肿胀麻木之状，如同与身体脱离，因湿性下趋所致。亦有解释为膝关节肿胀突出的样子，这与鹤膝风的描述相似。"脱"字，吴仕骥引《广韵·十三末》"脱，肉去骨"之说，将此句解释为小腿及膝踝关节肿甚，"如肉去骨，状若肉团"。但也有解释为

"蜕"，即"新脱皮之虫貌"，形容"脚肿较甚，皮肤显得薄嫩光亮之状"。诸家之言，虽有不同，各有道理，与临床皆符。"头眩短气，温温欲吐"为风湿之邪上犯，湿浊中阻。"温温"，亦写作"愠愠"或"蕴蕴"，有郁结烦闷不舒之义。痹证以湿邪为主，湿为阴邪，日久必累及阳气，而致清阳不升，故见头眩气短；中阳既伤，湿困于里，气机阻逆，则常有郁闷不解、泛恶欲呕等候。笔者发现今日临床常见慢性痹证（如类风湿关节炎等）患者，因长期服用非甾体抗炎药（NSAIDs）、抗风湿药物及免疫抑制药物，造成胃黏膜损伤，其胃脘部的症状表现及舌苔变化竟与仲景原文的描述分毫不差。风湿合邪致病，从寒化则碍阳生湿为其常，从热化则伤阴化热为其变。因此，桂枝芍药知母汤证病机可以概括为：风湿病邪流注关节，阳虚生湿，病深日久，肝肾精血不足，伤阴化热。属表里同病，虚实夹杂，寒热相兼的慢性复杂痹证。用桂枝芍药知母汤祛风除湿，温经助阳，养阴清热。

【方药解析】桂枝芍药知母汤从方名即可看出其祛风除湿、温通阳气、清热止痛的功效。方中桂枝与附子通阳宣痹，温经散寒。桂枝配麻黄、防风、生姜祛风而温散表湿。白术、附子助阳除湿。知母、芍药益阴清热。甘草和胃调中。诸药相伍，表里兼顾，且有温散而不伤阴，养阴而不碍阳之妙。该方中几乎能够看到仲景治疗痹证的大部分方剂的影子，也是湿病中麻黄加术汤证、甘草附子汤证的延续，可以说是仲景痹证辨治思想的集中体现。桂枝芍药知母汤是兼顾表里、虚实、寒热，气血，是难得的平调之剂。

【方证归纳】

主症：诸肢节疼痛，身体魁羸，脚肿如脱，头眩短气，温温欲吐。

病机：风湿流注关节，痹阻阳气，日久化热伤阴。

治法：祛风除湿，温经助阳，养阴清热。

方剂：桂枝芍药知母汤。

方义：桂枝、附子通阳宣痹，温经散寒；桂枝、麻黄、防风、生姜祛风而温散表湿；白术、附子助阳除湿。芍药、知母滋阴清热；甘草缓急补中。诸药相伍，表里兼顾，且有温散而不伤阴，养阴而不碍阳之妙。

【类证类方】

类证：桂枝芍药知母汤证是寒热错杂、表里互见、虚实夹杂的痹证，故与仲景痹证中诸多方证类似，如麻黄汤证的骨节疼痛，麻黄加术汤证的身体烦疼，桂枝汤证的虚实夹杂，甘草附子汤证的骨节疼烦掣痛，白虎桂枝汤证的骨节疼痛，附子汤证的身体痛、手足寒、骨节痛等。桂枝芍药知母汤证为上述各方证发展之渐。

【验案解析】

案例一：任某，男，54岁。六七年来，两膝关节疼痛，初起轻微，逐渐加重，伸屈不便，虽扶杖行走，也是颠跛蹒跚，遇冷则甚。盛夏也需穿棉裤，继发两踝关节疼痛，局部不红肿，两腿脚冰凉，脉迟缓，舌淡苔白。曾服乌头汤5剂，症状毫无改善，改服桂枝芍药知母汤。桂枝30克，白芍10克，甘草10克，知母10克，防风10克，麻黄30克，淡附子30克，白术15克。上药为末。半个月内分次服完。服药疼痛大减，下肢松动轻健，行走已不需扶杖，两腿脚冷也较前减轻，并能挑两半桶水，唯屈伸时仍有中度疼痛。原方再服3周后，上述症状消失，至今未发，照常参加劳动。（赵明锐.经方发挥[M].北京：人民卫生出版社，1982：79.）

按语：本案痹证日久，正气渐虚，表现为寒痹，病位以膝关节为主，虽先用乌头汤未效，详情未述，必是药量不够，须知经方不传之秘在量。改用桂芍知母汤治疗，则重用方中的附子、桂枝、麻黄各30克，以散寒祛风，通阳止痛，故疗效显著。且桂芍知母汤方邪正兼顾，既可养阴血，又能助阳气，适于久痹正虚的治疗。临证之时，完全可以以该方为基础，通过调整寒热、表里、虚实各方向的药物剂量，稍作加减即可应对各种类型的痹证。

案例二：周奠章，年二旬。因远行汗出，跌入水中，风湿遂袭筋骨而不觉。其证始则两足酸麻，继而足膝肿大，屈伸不能，兼之两手战掉，时而遗精，体亦羸瘦，疗治3年罔效，几成废人。诊脉左沉弱，右浮濡，脉证合参，此鹤膝风症也。由其汗出入水，汗为水所阻，聚而成湿，湿成则善流关节。关节者，骨之所凑，筋之所束，又招外风，入伤筋骨，风湿相搏，故脚膝肿大而成为鹤膝风。前医见病者手战遗精，误认为虚，徒用温补，势濒于危。岂知手战者，系风湿入于肝，肝主筋，而筋不为我用。遗精者，系风湿入于肾，肾藏精，而精不为我摄。溯其致病之由，要皆风湿之厉也。设非驱风祛湿，其病终无已时。择用桂芍知母汤：桂枝12克，生白芍9克，知母12克，白术12克，附子（先煎）12克，麻黄6克，防风12克，炙甘草6克，生姜15克。间服芍药甘草汤：生白芍18克，炙甘草9克；以补阴柔筋，外用麻黄、松节、芥子各30克，研匀，用酒和调，布包患处。服前方半日许，间服次方1剂，其脚稍伸，仍照前法再服，半月其脚能立，又服1个月，渐渐能行，后守服半月，手不战，精不遗，而足行走如常，今已20余年矣。（何廉臣.重印全国名医验案类编[M].上海：上海科学技术出版社，1981.）

按语：本案患者年龄尚轻，但痹证日久，已现邪实正虚之象。其形体消瘦，遗精战掉之候为风湿痹久，内伤肝肾所致，此为表里互见、虚实夹杂之证。前医不解表而用温里之法，是违背仲圣表里治疗的原则。本案医者易氏曰：手战者，系风湿入于肝，肝主筋，而筋不为我用；遗精者，系风湿入于肾，肾藏精，而精不为我摄。溯其致病之由，要皆风湿之厉也，可谓一语中的。其治用桂枝芍药知母汤原方，干净利落而无拖泥带水之嫌，临床值得效法。另外本案以芍药甘草汤次用，麻黄、松节、白芥子外用，亦是亮点。桂枝芍药知母汤方中重用芍药、甘草缓急止痛作用也不能忽视，现代临床常用白芍提取物如帕夫林作为辅助治疗。而很多医生也常告诉患者，煎煮中药的药渣也可用于外敷患处。

案例三：刘某，男，38岁，于1974年10月18日诊治。两手关节对称性肿胀、强直、疼痛已4年余。多处求治，均确诊为类风湿关节炎，久治无效，疼痛日渐加重，屈伸不利，不能工作，住我院治疗，初投燥湿祛风之剂无效，后改用清热化湿之品合并西药激素类药物，病情时轻时重。停用激素病情如故，处方几经变化，病情仍无转机。10月18日查房，症见面色青黑，痛苦病容，舌质淡，苔白腻，四肢关节强直，肿胀疼痛，两手尤甚，得热痛减，遇寒加重，天阴疼痛更剧，脉沉细。此为风寒湿之邪流注经络，治当温阳散寒，祛风除湿，阅仲景《金匮·中风历节》篇中说"诸肢节疼痛，身体魁羸，脚肿如脱，头眩短气，温温欲吐，桂枝芍药知母汤主之"，试投此方，以观动静。方用：桂枝、白芍、知母各18克，防风、苍术、黄柏、炮附子各5克，麻黄、甘草各9克，白术、生姜各12克，薏苡仁、黄芪各30克。上方服4剂后，疼痛减轻，病有转机，守前方继服38剂，疼痛消失，关节屈伸自如，肿胀消除，临床治愈出院。5年来随访未复发。（唐祖宣，许保华，黄永奇，等.桂枝芍药知母汤的临床运用[J].云南中医杂志，1984（05）：45-47.）

按语： 本案为风寒湿流注筋脉关节，为典型的类风湿关节炎表现，与原文"身体尪羸"描述相符，病情时轻时重，不得不用激素，正为中医发挥优势之时。用桂芍知母汤加味治疗，桂芍知母汤温阳散寒，祛风除湿；加苍术、黄柏取二妙散之义；加强祛湿之力，薏苡仁以祛湿缓急止痛；尤其黄芪重用，既能助桂枝温阳化气，又能配附子温阳固表。寒重于湿，应加大桂枝附子用量，共奏温阳散寒、祛风除湿之功。

案例四： 蔡某，女，27岁。因新冠疫情线上诊病。2021年11月2日初诊。主诉：手指脚掌小关节及膝肿胀疼痛、晨僵2个月。现病史：因新入职工作环境不适应，入秋以来关节不适，逐渐出现关节疼痛晨僵，上次月经期间加重至今。风湿四项：抗环瓜氨酸肽抗体（CCP）62RU/mL，C反应蛋白（CRP）15.3mg/L。伴颈椎不适，食欲一般，大便尚成形，偶尔便干，手脚易凉，饮水不多，月经量少。舌淡苔腻微黄而干。辨为历节病。风湿流注，脾虚夹湿，阴血不足。以桂枝芍药知母汤加减。处方：桂枝15克，防风5克，白术25克，炙甘草12克，制附子10克，白芍20克，防己15克，生地20克，川芎15克，当归尾15克，鸡血藤30克，清风藤15克，枳壳15克，生麦芽20克，葛根30克；6剂。二诊：疼痛和晨僵有明显好转，关节仍有不适。疲倦感较明显。仍宗前方，稍作调整。服桂枝芍药知母汤加减至春节前后，病情明显好转，嘱服金匮肾气丸以善后。（笔者治验）

按语： 此案小关节对称性肿大变形，与风湿历节"身体尪羸"描述颇符，月经期症状加重，说明与阴血不足关系密切，加之舌淡苔腻、微黄，手足易冷，辨为风湿流注，脾虚夹湿，阴血不足，与桂芍知母汤加味，祛风除湿，助阳通痹，养血祛风。根据笔者临床经验，类风湿关节炎中药治疗需坚持服药至少3个月，故本案患者病情缓解后，以肾气丸善后以巩固疗效。

【医家选注】

清·尤怡："诸肢节疼痛，即历节也。身体尪羸，脚肿如脱，形气不足，而湿热下甚也。头眩短气，温温欲吐，湿热且从下而上冲矣，与脚气冲心之候颇同。桂枝、麻黄、防风，散湿于表；芍药、知母、甘草，除热于中，白术、附子，驱湿于下；而用生姜最多，以止呕降逆，为湿热外伤肢节，而复上冲心胃之治法也。"（《金匮要略心典》）

清·陈修园："此言肝肾俱虚，虚极而营卫三焦亦因之而俱病也。徐彬云：桂枝行阳，知、芍养阴，方中药品颇多，独擎此三味以名方者，以此证阴阳俱痹也。又云：欲制其寒，则上之郁热已甚；欲治其热，则下之肝肾已痹。故桂芍知附，寒热辛苦并用而各当也。"（《金匮要略浅注》）

清·吴谦："历节之证，诸肢节疼痛也。身体尪羸，即上条身体羸瘦，甚言其瘦之甚也。脚肿如脱，即上条独足肿大，甚言其肿之甚也。头眩短气，阳气虚也。温温欲吐，寒邪盛也。而不用乌头汤者，因无黄汗之湿胜也。用桂枝芍药知母汤者，以壮阳气、散寒湿为急也。故方中桂枝、芍药倍于麻黄、防风；大加白术、附子，其意专在温行阳气，次在散寒湿也。多用生姜，因其欲吐；更佐知母、甘草者，以其剂过辛热，监制之也。"（《医宗金鉴·订正仲景全书金匮要略注》）

【临床应用】

辨证要点： 诸肢节疼痛，身体魁羸，脚肿如脱，伴见头眩短气，温温欲吐。

桂枝芍药知母汤可用于感受风湿，化热伤阴的痹证。其症见发热恶寒、遍身关节疼痛、肿大变形，或伴有灼热，或全身表现为虚寒之象而局部有热者。临床常配伍防风、秦艽、络石藤、木瓜、透骨草用于祛风除湿；常配伍白花蛇、乌梢蛇、蜈蚣、土鳖虫等搜风通络；配伍汉防己、薏苡仁、茯苓等祛湿消肿；配伍川乌、炮附子、细辛助阳散寒；配伍土茯苓、山慈菇、白花蛇舌草、雷公藤等免疫调节药用于类风湿等的治疗。

乌头汤
（中风历节病脉证并治第五　10条）

【方证原文】 病历节，不可屈伸，疼痛，乌头汤主之。（10）

乌头汤方：治脚气疼痛，不可屈伸。

麻黄　芍药　黄芪各三两　甘草三两（炙）　川乌五枚（㕮咀，以蜜二升，煎取一升，即出乌头）

上五味，㕮咀四味，以水三升，煮取一升，去滓，内蜜煎中，更煎之，服七合。不知，尽服之。

【方证释义】 本条论述寒湿历节病的证治。寒性收引凝滞，故寒湿痹阻关节，可致气血运行阻滞而关节疼痛剧烈，屈伸活动不利，甚至不能屈伸严重变形。治当散寒逐湿，宣痹止痛，方用乌头汤。

【方药解析】 方中乌头重用五枚，散寒逐湿，宣痹止痛，与白蜜同煎，取蜜之甘缓以解乌头之毒，并增强止痛效果，延长止痛时间，此为《腹满寒疝宿食病篇》之大乌头煎法；麻黄宣散透表，以祛寒湿；黄芪益气助阳，固卫实表，助麻黄、乌头温经止痛，亦制约麻黄过散之性；芍药宣痹行血，配甘草以缓急止痛。诸药相伍，使寒湿去而阳气宣通，关节疼痛解除而屈伸自如。方中乌头、麻黄的药对配伍精妙；乌头走里，峻逐寒湿；麻黄走表，外散寒湿。两者相合，表里兼顾，逐寒散湿，为治疗寒湿痹关节的关键药对。因乌头大毒，虽经白蜜缓毒后，仍应注意药后反应，故方后言"不知，尽服之"。

【方证归纳】

主症：历节疼痛剧烈，不可屈伸，痛位固定。兼见局部喜温恶寒，舌苔白腻，脉弦紧。

病机：寒湿痹阻关节筋脉，气血运行不畅。

治法：散寒逐湿，宣痹止痛。

方剂：乌头汤。

方义：乌头散寒逐湿，宣痹止痛；麻黄辛温发汗，祛风宣痹；黄芪益气固表，利血行痹，助乌、麻温经止痛；芍药、甘草缓急止痛；白蜜甘缓解毒。

【类证类方】

类证：乌头汤证与桂枝芍药知母汤证的区别：桂枝芍药知母汤证属风湿历节，渐次化热，主症以关节肿痛变形，痛处游走，兼有关节发热为主，故治疗重在祛风除湿，行痹清热，为寒热、表里、虚实平调之剂，常用于治疗寒热错杂的痹证；而乌头汤证属寒湿历节，主症以关节疼痛剧烈，不可屈伸，得温则减，遇寒加剧为主，故治疗专于温经祛寒、除湿止痛，用于治疗寒湿重证痹证（表4-1）。

表4-1 桂枝芍药知母汤证、乌头汤证鉴别表

证名	桂枝芍药知母汤证	乌头汤证
症状	诸肢节疼痛，身体魁羸，脚肿如脱，头眩短气，温温欲吐	病历节，不可屈伸，疼痛
疼痛特征	诸关节肿大疼痛，痛处广泛、游走可冷痛，也可热痛	关节剧痛不可屈伸，痛处固定，冷痛
病因病机	风湿痹阻关节，渐次化热伤阴	寒湿痹阻关节
治则	祛风除湿，行痹清热	温经散寒，除湿解痛
方剂	桂枝芍药知母汤	乌头汤
条文	五篇8条	10条

【验案解析】

案例一：王某，女，27岁，工人，于1990年2月3日初诊。其母代述：女儿去年8月5日生一子，因天气炎热，未避冷热，月余后，周身关节疼痛，痛如锥刺，上肢痛而不能屈伸，遇冷加重，又感周身透风冒凉气，多次服消炎痛、炎痛喜康等西药，均无明显的效果。舌苔薄白、脉紧缓。脉症合参，乃为风湿性关节炎。拟以辛温散寒，祛湿行痹为法。选用乌头汤治之。处方：麻黄9克，炙黄芪15克，炙甘草6克，芍药9克，制川乌9克（先煎2小时）。取药3剂后，下肢关节痛减轻，上肢痛未减，舌脉无变化，照上方加桂枝6克，以引药上行，又取药3剂。3日后来诊，述上肢疼痛减半，下肢痛已愈，透风冒凉气的感觉亦大有好转，继服上方5剂，其母来院告知痊愈。2年后家访未复发。（徐乃斌.乌头汤治疗风湿性关节炎二则[J].实用中医药杂志，1992（04）：31.）

按语：本案痹证源自产后调养不善，风寒侵袭，见周身节痛，痛如锥刺，可见风寒之重，以乌头汤散寒宣痹，加桂枝祛风解肌，故病证迅然而愈。但产后风还是需要注意扶正，应温阳养血祛风以善后。

案例二：李某某，男，32岁。1984年11月7日初诊。主诉半月前曾露宿野外。3天前突然畏寒高烧，周身关节疼痛，遇寒则剧，复被则减，两膝关节肿胀，屈伸不便。舌淡，苔白厚

而腻，脉象浮紧。体温40.5℃。化验：白细胞1.2万/立方毫米，中性粒细胞73%，血沉48毫米/小时。关节肿而不红。诊为烦劳伤阳，阳气伤于内，寒湿袭于外，拟乌头汤加独活、蕲蛇。处方：制川乌16克，麻黄6克，独活12克，蕲蛇10克，炙黄芪12克，杭白芍12克，甘草12克，蜂蜜90克。先将前7味药加冷水1000毫升浸透，文火煎20分钟，纳蜂蜜再煎10分钟，倒药汁30毫升，候温，一饮而尽，然后覆被取汗。药后半小时，自觉心胸烦热，犹未得汗。嘱其再喝稀粥1小碗，遂致周身汗出溱溱，持续约20分钟，自觉恙情大减。11月8日，热退痛除，步履如常。嘱出院后以红参10克、三七10克、蕲蛇10克，米酒2市斤浸泡，文火煎1小时，每饭前喝1小杯。追访至今，未见复发。（陈寿永.乌头汤临床运用举隅[J].河南中医，1988，8（04）：23-24.）

按语：本案为痛痹典型，感受寒湿，关节肿痛不红，遇寒为甚，脉象浮紧，寒湿侵袭之象，宜用乌头汤为底，加独活、蕲蛇，是增祛风除湿、通络搜风止痛之功。本案特殊之处在于，患者高热，此为外感所致，正是寒湿闭表、卫阳郁闭所致。若非关节剧痛，不可屈伸，完全可以"湿家身烦疼"之麻黄加术汤主治。乌头汤证原文虽未提有表证，但从方中麻黄用量三两看，与麻黄汤中用量相同，完全可以兼有表寒之证。临证之时要抓住主要症状，注意举一反三，灵活应用。另此案中的煎服方法，亦有临床借鉴意义。

案例三：吴某某，男，25岁。1983年9月2日就诊。患者于1个月前，夜卧湿地，遂觉左侧肋下及胸背引痛，当时未加重视。昨晚起，肋痛加剧，又增寒热。深吸气或咳嗽时痛不可忍。诊为肋间神经痛。中医辨证属寒湿侵犯肝络，投以乌头汤加春柴胡：制川乌12克，麻黄6克，赤、白芍各12克，甘草24克，生黄芪12克，春柴胡3克，蜂蜜30克，加冷水泡透后煎半小时，温服。再喝一小杯白酒，复被而卧。约1小时周身汗出，自觉痛减大半。2小时后饮二汁，热退痛除，仅留少许不适，继以养血舒肝之品调理2周而愈。追访至今，亦未复发。（陈寿永.乌头汤临床运用举隅[J].河南中医，1988，8（04）：23-24.）

按语：本案为寒湿侵袭肝络，故以乌头汤加柴胡、芍药，取赤、白芍各半以疏通肝络、养血活血。

案例四：梁某，男，15岁。得脚气症，四肢瘫痪，医辈文集，纷无定见，丞备与来迎。患者面色青白，气逆上喘，腿部胫骨疼痛，麻木不仁，脉细小而浮，重按无力。此乃白虎历节重症，金匮以乌头汤主治，余用其方重加麻黄15克，群医哗然。麻黄发汗夫难不知，未加杏仁，汗源不启，小青龙在治喘所以去麻加杏者，恐麻杏合用发汗动喘耳。今本方君乌头以降麻黄，不用先煎，何至发汗，倘有不虞，余负全责。梁君知余成竹在胸，不复疑惧，果尽1剂，麻木疼痛立减，略能舒动。因照前方连服10余帖，麻木疼痛全失，已能举步而行，唯尚觉脚筋微痛，关节屈伸不利，改用芍药甘草汤，以荣阴养血，方中白芍、甘草均用60克，连服8帖，应手奏效。（程祖培.乌头汤治愈脚气重证[J].广东中医，1962（1）：37.）

按语：脚气证不同于今日西医之脚气病，张景岳说："脚气……其肿痛麻顽即经之所谓痹也，其纵缓不收即经之所谓痿也，其甚而上冲即经之所谓厥逆也。"此案脚气表现四肢迟缓瘫痪，顽麻疼痛俱见之候，乌头汤证正文后明言亦"治脚气疼痛，不可屈伸"。此案即是明证。先以乌头汤逐寒散湿，再以芍药甘草汤养血柔筋以收全功。

案例五：易某，男，31岁。1985年6月4日初诊。阳痿4年余，面色晦滞，头昏，眠多，疲乏，腰膝酸软，畏寒自汗，频繁滑精，舌质淡胖，边有齿痕，苔白根部厚腻，津润，脉沉迟。追问病史乃知，少时屡犯手淫，遂致阳强不倒，故常在起床时用铁器、凉水等促其痿软。1981年结婚，婚后不到3个月即阳痿不起。更医多人屡治不效。此乃寒湿之邪浸淫宗筋，深入下焦肝肾，宗筋拘急之证。处方：麻黄12克，黄芪60克，白芍12克，甘草6克，制川乌、熟附片（与生姜60克，先煎两小时，后入诸药）各30克，蜈蚣（不去头足，研末分吞）3条。3剂。服上药后，滑精，自汗止。腰膝酸软似有好转。余症同上述。效不更方，仍予原方3剂。药后病情明显好转，再7剂则病愈。随访至1986年3月，未再复发。（宋建华，邓秀平.乌头汤临床析义[J].辽宁中医杂志，1987（06）：10-11.）

按语：此案为乌头汤扩展应用。虽证属阳痿，见腰膝酸软、遗精滑泄等象，但大实有羸状。阳痿一证，临床虽多责之于肾亏，但肝经不畅，宗筋受阻者亦有不少。本案病患少时在阳强不倒之时，以寒凉之物冰伏，致使寒湿入侵，经脉受阻，阳气不得宣通而痿，显为实证。《灵枢·经筋》曰："足厥阴之筋，其病……阴器不用。伤于内则不起，伤于寒则阴缩入。"似此寒湿浸淫宗筋，深入下焦肝肾，胶结不解之证，非麻、附、乌、姜不能去。因此以乌头汤治之，重用乌麻宣行散寒之力，黄芪益气以助阳，加蜈蚣走窜通经，转入肝经，药味不多，但效宏而力专，取效迅速。

案例六：王某某，女，45岁，1992年7月21日就诊，患者左侧面颊神经阵发性抽动样疼痛，间歇性发作2年余，曾在市级医院神经内科诊断为三叉神经痛，经用西药卡马西平等药，疼痛可暂时缓解，停药后如故，面颊局部遇温则痛减，舌质淡苔白、脉沉细，投乌头汤方：麻黄15克，白芍15克，黄芪25克，甘草5克，制川乌20克（川乌先煎沸半至1小时以减少其副作用和毒性。每日1剂，7剂后疼痛明显减轻，再服7剂疼痛消失，1年后随访未复发。（刘国昌.乌头汤治疗三叉神经痛24例[J].中医药学报，1995（06）：31.）

按语：本案乌头汤主治三叉神经痛，辨证亦属寒湿。临床常用乌头汤加味治疗疼痛类疾病，如三叉神经痛、牙痛、痛经等疼痛类疾病，因方中乌头有明显止痛作用，芍药甘草汤亦有缓急止痛之效，即便热证亦可适当配伍寒凉药物。更有甚者，还有用乌头汤加味治疗癌症疼痛的临床报道，大大丰富了乌头汤的临床应用范围。

【医家选注】

明·赵良仁："此汤概治历节不可屈伸疼痛，于方下又复言治脚气疼痛，必仲景书历节条下有主而无药，见脚气中方名同而有药，集书者遂两出之，且二病皆因风寒伤于筋，麻黄开玄府，通腠理，散寒邪，解气痹；芍药以理血痹；甘草通经脉而和药；黄芪益卫气，气壮则邪退；乌头善走，入肝筋逐风寒；蜜煎以缓其性，使之留连筋骨，以利其屈伸；且蜜之润，又可益血养筋，并治乌头燥热之毒也。"（《金匮玉函经二注》）

清·尤怡："此治寒湿历节之正法也。寒湿之邪，非麻黄、乌头不能去，而病在筋节，又非如皮毛之邪，可一汗而散者，故以黄芪之补，白芍之收，甘草之缓，牵制二物，俾得深

入而去留邪。"（《金匮要略心典》）

清·徐彬："历节病即行痹之属也，乃湿以下受挟风流注，故或足肿而必发热，且更不可屈伸而疼痛，故以甘药和阴，麻黄、黄芪通肌肉之阳气，而借川乌之速发，以行其痹着。"（《金匮要略论注》）

【临床应用】

辨证要点：关节疼痛剧烈，不可屈伸，遇冷加重，得温则减。

乌头汤可用于治疗风湿性关节炎、类风湿关节炎、肩关节周围炎、三叉神经痛、腰椎骨质增生症等疼痛剧烈，属寒湿痹阻者。临证时若疼痛以肩肘关节为主者，可选加羌活、威灵仙、姜黄、川芎祛风通络止痛；疼痛以膝踝等下肢关节为主者，选加独活、牛膝、防己、萆薢通经活络，祛风止痛；疼痛以腰背关节为主者，加杜仲、桑寄生、续断、淫羊藿、巴戟天壮腰强肾；如果见到关节肿大，舌苔薄黄，有化热之象者，应该寒热并用，配合桂枝芍药知母汤加减运用。另外，乌头为峻猛有毒之品，需炮制后使用，且煎煮时间宜长，或与蜂蜜同煎，以减其毒性。

矾石汤
（中风历节病脉证并治第五）

【方证原文】矾石汤：治脚气冲心。

矾石汤方：

矾石二两

上一味，以浆水一斗五升，煎三五沸，浸脚良。

【方证释义】本条论脚气冲心的外治法。脚气病由湿浊下注，导致脚腿肿胀痛重，或软弱无力、麻木不仁，严重时又可发展为脚气冲心，出现心悸、喘急、胸中胀闷、呕吐等症。此病乃心阳不振，脾肾两虚所致。脾虚水湿不运，肾虚气化失常，以致湿浊内盛，并乘心阳之虚上冲于心。治用矾石汤外洗，以燥湿降浊，清热解毒。

【方药解析】矾石即明矾，味酸涩而性燥，浆水性寒，两味相伍，有收湿解毒之功。

【方证归纳】

主症：脚气冲心，腿脚顽麻肿痛，兼见心悸、气急、胸闷、呕吐等症。

病机：水湿上冲于心。

治法：燥湿降浊，清热解毒。

方剂：矾石汤（外用）。

方义：矾石、浆水收湿解毒。

【验案解析】

案例一：张某某，女，50岁。四川省万县市（现重庆市万州区）某医院职工家属。初诊时间：1988年3月。自述右足跟反复疼痛1年。患者于1年前出现脚跟疼痛，经X摄片证实"右跟骨轻度骨质增生"。曾先后服用泼尼松、扑炎痛、地西泮片及痛点注射地塞米松等，症状虽有缓解，但停药后常复发。1年来因长期接受激素治疗而导致水钠潴留和抵抗力下降，不得已又停用激素。其足跟痛再次复发，为避免激素治疗的副作用而求治于中医。刻诊：右足跟疼痛，站立和步行时疼痛加剧。在右足跟骨内侧有一压痛点，压痛明显。面色萎黄，颜面水肿，头昏眼干。舌质淡，苔薄白，脉弦。此肝肾不足，又为风寒湿所伤之证。治以调补肝肾，祛风除湿，散寒止痛。药用：羌活15克，川芎15克，杜仲15克，独活10克，防己10克，防风10克，细辛6克，骨碎补10克，淫羊藿15克。水煎去滓温服，每日1剂。另以明矾100克加入前述取汁后的药渣中，再加米泔水2000毫升，煮沸15分钟后，去滓留汁，趁热熏、洗、揉、搓。洗毕后，药汁留用，第2次再煎洗如前法，每日2次。经以上措施治疗1个月，疼痛逐渐消失，腰膝酸软好转。又治1个月，诸症全消，活动如常，追访半年，未见复发。（李寿彭.中医药疗法治疗足跟痛症38例[J].成都中医学院学报，1993（04）：26-27.）

按语： 足跟痛是骨科常见病证，可按痹证脚气治疗。本案内服外用相合，内服方补肝肾、强筋骨，祛风散寒除湿，外用矾石汤与内服药渣浸足，共奏散寒除湿、通络止痛之功。原文用浆水，本案用米泔水，临床可代而用之。

案例二： 刘某，女，34岁。1983年8月25日诊。多年来为脚气所苦，经治不愈。冬春减轻，夏秋增剧，甚时脚肿如脱，趾缝溃烂流水，难以动作。今岁入秋，阴雨偏多，其疾大作，除前述症外，又见痒痛难耐，心中烦乱，起卧不安，饮食减半，恶心欲吐，小溲短赤，带多色黄。某医院诊为脚气感染，肌注青霉素、口服维生素B_1、外涂脚气膏，2周无效。诊见脉沉细而滑数；舌质偏红，苔黄略腻。辨为湿毒郁滞、日久化热，循经上冲，正仲景所谓脚气冲心之候也。处方：白矾（研细）40克，浆水3000克，空煮数沸，投矾于内，搅化，倾入盆中，乘热浸脚半时许，尔后仰卧一时许。每日1剂，浸1次，3日后痛止肿消痒除，溃烂愈合，诸症悉平，嘱服龙胆泻肝丸2周，以清残湿余毒。观察至今已6年，病未复发。（王恒照.矾石汤治脚气冲心[J].四川中医，1990（02）：46.）

按语： 本案属现代医学所说的脚气，与古代脚气不同。但从中医角度看，现代脚气亦属湿浊或湿热下注所致，这与古代脚气病的病机有类似之处，而本案患者的脚气感染属重症脚气，其舌脉及临床表现竟与脚气冲心甚相合，故用矾石汤外洗而效。窃以为本案之脚气可算中医脚气病的特例，辨治可参。

案例三： 患者男，72岁。患原发性高血压10多年，并有糖尿病，常头晕涨感，血压26.7/16千帕，用矾石汤方浸脚后，血压170/90毫米汞柱。患者自觉比含服心痛定舒服。处方组成：明（白）矾末30克、黏米粉15克，合为一包量。用法：用上药一包，放于较大盆中，倒入一大壶（7~9升）热开水，50~90℃拌溶后，患者坐于靠背椅上，双足在热气上熏涌泉穴，适温后双足放入水中浸泡。热水最好加浸至丰隆穴。患者宜全身放松，缓慢呼吸，10~15分钟水不温后，用干毛巾抹净双足即可。（杨嘉.改良矾石汤外治高血压[J].实用医学杂志，1998，14（02）：142.）

按语： 脚气冲心病机为湿热上冲，以此为据治疗湿热型高血压，可算对该方证的拓展应用。

【医家选注】

清·尤怡："脚气之病，湿伤于下而气冲于上，矾石味酸涩性燥，能祛水收湿解毒。毒解湿收，上冲自止。"（《金匮要略心典》）

清·沈明宗："然脚气因风湿、寒湿、湿热所致。经云：伤于湿者，下先受之，阴病者，下行极而上，因上中二焦之气先虚，脾湿下流，相招外邪，互蒸成热，上冲于心，即地气加天之谓也。故用矾石味酸性温，煎汤淋洗，善能收湿澄浊，清热解毒，然湿从下受，当使下渗而去，则不冲心矣。"（《金匮要略编注》）

【临床应用】

辨证要点：脚气冲心，腿脚顽麻肿痛，兼见心悸、气急、胸闷、呕吐等症。

矾石汤为脚气冲心的外治方剂，不论哪种成因，只要以湿邪上冲于心，出现心悸、呕吐、气喘的脚气病，都可以考虑用矾石汤治疗。

《古今录验》续命汤
（中风历节病脉证并治第五　附方）

【方证原文】《古今录验》续命汤：治中风痱，身体不能自收持，口不能言，冒昧不知痛处，或拘急不得转侧。姚云：与大续命同，兼治妇人产后出血者，及老人小儿。

麻黄　桂枝　当归　人参　石膏　干姜　甘草各三两　川芎一两　杏仁四十枚

上九味，以水一斗，煮取四升，温服一升，当小汗，薄覆脊，凭几坐，汗出则愈；不汗，更服。无所禁，勿当风。并治但伏不得卧，咳逆上气，面目浮肿。

【方证释义】本条论述外邪所致中风偏枯的证治。痱，废也。《灵枢·热病》云："痱之为病也，身无痛者，四肢不收，智乱不甚，其言微知，可治；甚则不能言，不可治也。"本条所论中风痱，即指中风偏枯之证，与《灵枢》所论相同。冒昧：昏昧没有知觉。本证因气血亏虚，风寒入中脏腑，窒塞清窍，神失清灵，心无所主，故口不能言语，神识昏蒙而不知痛处。风寒痹阻筋脉，气血运行不畅，故身体收持不利，拘急而不得转侧。以《古今录验》续命汤益气养血，祛风散寒。

【方药解析】《古今录验》为书名，已亡佚。《外台秘要》转载，并言明为仲景方。方中诸药合用，使风寒外散，痰化热清，营卫通畅，气血畅旺，而风痱痊愈。

【方证归纳】

主症：中风偏枯，身体不能自收持，口不能言，冒昧不知痛处，或拘急不得转侧。

病机：气血亏虚，风寒阻络，气血不畅。

治法：益气养血，祛风散邪。

方剂：《古今录验》续命汤。

方义：人参、甘草、干姜益气温阳健脾；当归、川芎养血活血通经；麻黄、桂枝祛风散寒行痹；石膏、杏仁清热宣肺化痰。

【验案解析】

案例一： 王某某，男性，69岁。1961年9月10日初诊。当晨5时许起床时，突然发现说话不流利，语言涩滞，右侧肢体运动不灵，随急抬来我院门诊。观其舌质稍红，苔薄黄，脉象左细右弦滑。血压170/100毫米汞柱。患者体质尚好，左侧鼻唇沟变浅，且向右稍偏，鼓腮试验正常。心肺无明显阳性体征。右手握力减弱，右膝腱反射稍亢进，右足巴宾斯基征（±）。遂诊为"左大脑中动脉血栓形成"，拟《古今录验》续命汤加味：麻黄、桂枝各6克，当归12克，党参20克，生石膏40克，干姜3克，甘草6克，川芎10克，杏仁10克，蜈蚣5条，僵蚕（分冲）6克，钩藤30克，白蒺藜30克。上方服12剂后，右上下肢失灵明显好转，且已能自行走路及右手持物较前大为有力。又服10剂，诸症状消失而愈。10月17日门诊复查，患者一般情况尚好，行动自如，只有些便秘，改用补阳还五汤数剂为之善后。（王占玺.张仲景药法研究[M].北京：科学技术文献出版社，1984：462.）

按语： 本案中风偏枯偏热，故以续命汤加蜈蚣、僵蚕通络搜风，钩藤、蒺藜平肝清热。王氏经验，中风偏枯常夹热象，可去干姜加地龙，若痰热较重，可加栝蒌、石菖蒲、丝瓜络等。

案例二： 来氏治一男性患者，患类风湿关节炎5年，症见四肢骨节红肿灼热，疼痛难忍，手如鸡爪，不能伸张，身热恶寒。经西医诊断为类风湿关节炎活动期。血沉90毫米/小时，抗"O"增高。曾用过多种抗生素、激素等治疗未能控制。因而转求中医诊治。除见上述症状外，并见身重强直，转侧艰难，口干烦渴大便秘结，舌质红，苔薄白，脉沉数。认为属寒湿凝滞，气血瘀阻，郁而化火，致寒感错杂之证。治宜蠲痹祛风，养血通络。选用《古今录验》续命汤加味：麻黄、桂枝、杏仁、干姜、当归、甘草各9克，党参15克，生石膏30克，川芎6克，蜈蚣2条，全蝎3克。2剂后热退，连续服至7剂，手指已能伸开如常人，红肿消退，行动自若，血沉、抗"O"均已正常，再予小剂量独活寄生汤缓服以巩固之。（尚炽昌.仲景方药研究精鉴[M].北京：人民卫生出版社，1991：1023.）

按语： 续命汤证本属气血不足、寒热互见的风病，痹证亦可选用。

【医家选注】

清·尤怡："痱者，废也，精神不持，筋骨不用，非特邪气之扰，亦真气之衰也，麻黄桂枝所以散邪，人参当归所以养正，石膏合杏仁助散邪之力，甘草合干姜为复气之需，乃攻补兼施之法也。"（《金匮要略心典》）

清·徐彬："痱者，痹之别名也，因营卫素虚，风入而痹之，故外之营卫痹，而身体不能自收持，或拘急不得转侧，内之营卫痹，而口不能言，冒昧不知痛处。因从外感来，故以麻黄汤行其营卫；干姜、石膏调其寒热；而加芎归草以养其虚。必得小汗者，使邪仍从表出也。若但伏不得卧，咳逆上气，而目浮肿，此风入而痹其胸膈之气，使肺气不得通行，独逆而上攻面目，故亦主之。"（《金匮要略论注》）

【临床应用】

辨证要点：中风偏枯，身体不能自收持，口不能言，冒昧不知痛处，或拘急不得转侧。

本方主要用治气血两虚兼风寒或兼化热的中风偏枯证，若阴虚阳亢者不宜用。还可用于治疗风湿性关节炎、类风湿关节炎、慢性支气管炎等属虚实夹杂，寒热互见者。

《千金》三黄汤
（中风历节病脉证并治第五　附方）

【方证原文】《千金》三黄汤：治中风手足拘急，百节疼痛，烦热心乱，恶寒，经日不欲饮食。

麻黄五分　独活四分　细辛二分　黄芪二分　黄芩三分

上五味，以水六升，煮取二升，分温三服，一服小汗，二服大汗。心热加大黄二分，腹满加枳实一枚，气逆加人参三分，悸加牡蛎三分，渴加栝蒌根三分，先有寒加附子一枚。

【方证释义】本条论述卫气虚弱，感受风邪的中风证治。卫气不足，风寒外中，伤及卫阳则恶寒；营卫郁滞，气血不通，痹组经脉，则浑身肢节疼痛；风阳化热，扰及心神，则烦热心乱。热伤脾胃，运化失职，故不思饮食。治当祛风散寒，益气固表，兼以清热，方用《千金》三黄汤。

【方药解析】本方所谓三黄即麻黄、黄芩、黄芪，为主药。方中麻黄、独活、细辛祛风散寒除湿，通经直达百节；黄芪益气实卫固表；黄芩清热降火。方后指出："一服小汗，二服大汗"，说明服本方后应有汗出，使风邪得以外达。加减：若胃肠实热积滞，加大黄通腑泄热；腹满加枳实行气除满；胃虚气逆加人参补中益胃；心悸加牡蛎重镇安神；口渴加栝蒌根生津止渴；旧有寒者加附子温阳散寒。

【方证归纳】

主症：中风手足拘急，百节疼痛，烦热心乱，恶寒，经日不欲饮食。

病机：风寒外中，卫外不固，兼有郁热。

治法：祛风散寒，益卫固表，兼清里热。

方剂：《千金》三黄汤。

方义：麻黄、独活、细辛祛风散寒除湿，黄芪益气实卫固表，黄芩清热降火。

【验案解析】

案例：许某某，男，52岁，工人。患脑血管意外已有半年之久。左侧半身不全瘫，手足时时拘挛，并在夜间疼痛较重，经治不愈。于1977年6月12日就诊。血压150/90毫米汞柱，心电图正常，心肺（-），左手尚能自举活动，走路蹒跚，自觉诸肢节疼痛，尤以患侧为重，其脉浮大，舌质淡暗，舌苔薄白。乃风中经络，湿留肢节，试投《千金》三黄汤加味：麻黄9克，独活12克，黄芪30克，细辛5克，黄芩9克，秦艽15克，木瓜15克，当归15克，赤芍12克，甘草10克。服3剂，疼痛减轻，手足挛急亦有好转，但上肢进展较慢，又以上方加桂枝、威灵仙、姜黄、羌活，取蠲痹汤之义，连服6剂，疼痛已基本消失。后又以《千金》三黄汤合补阳还五汤，共服30余剂，基本恢复正常。随访至1年后，因精神不佳、劳累过度而前症有些复发。（王占玺.张仲景药法研究[M].北京：科学技术文献出版社，1984：462.）

按语： 王氏认为，本方乃《古今录验》续命汤之变方，续命汤偏治中风实证偏熟者，以风痱失语为主症；而本方则适用于中风之轻症，以肢节疼烦、手足拘急为主。本案以三黄汤加疏风通络，养血祛风之品而奏效。

【医家选注】

清·魏念庭："亦为中风正治，而少变通者也。以独活代桂枝，为风入之深者设也。以细辛代干姜，为邪入于经者设也；以黄芪补虚以息风也；以黄芩代石膏清热，为湿郁于下热甚于上者设也：心热加大黄，以泄热也；腹满加枳实，以开郁行气也；气逆加人参，以补中益胃也：悸加牡蛎，防水邪也；渴加栝蒌根，以肃肺生津除热也。大约为虚而有热者言治也，先有寒即素有寒也，素有寒则无热可知，纵有热亦内真寒外假热而已。云加附子，则方中之黄芩亦应斟酌矣，此仅为虚而有寒者言治也。"（《金匮要略方论本义》）

清·陈元犀："此附治风中太少，通护阴阳，驱邪之方也。足太阴属脾，主四肢，手足拘急，恶寒。经日不欲饮食者，脾不运也。手少阴属心，主神，心病则神昏，故心乱而发烦热也。足少阴属肾，主筋骨，病则百节疼痛也。方用麻黄、黄芪入太阴宣阳发表，净脾中之邪，以黄芩清其心热以止烦，又用细辛、独活入肾穿筋骨，以散肾邪，此主治之大意也。"（《金匮方歌括》）

【临床应用】

辨证要点： 中风手足拘急，百节疼痛，烦热心乱，恶寒，经日不欲饮食。

本方适用于中风轻症，或偏瘫患者兼肌肉肢节疼痛者，以及风痹热痹等皆可斟酌加减用之。

《近效方》术附汤
（中风历节病脉证并治第五 附方）

【方证原文】《近效方》术附汤：治风虚头重眩，苦极，不知食味，暖肌补中，益精气。

白术二两　附子一枚半（炮，去皮）　甘草一两（炙）

上三味，锉，每五钱匕，姜五片，枣一枚。水盏半，煎七分，去滓，温服。

【方证释义】本条论述阳虚夹风寒头眩的证治。风虚指阳虚畏寒恶风。病由脾肾阳虚，失于温煦，故见畏风寒。阳不化湿，清阳不升，浊阴上攻加之外有风邪，清窍不利，故见头重而眩晕，痛苦难忍。湿困中焦则见饮食乏味。治宜温肾健脾，助阳除湿。用术附汤。

【方药解析】方中附子温肾助阳；白术、甘草健脾除湿，补中益气；生姜、大枣，温胃散寒，调和营卫。

【方证归纳】

主症：畏寒恶风，头眩头重，痛苦至极，饮食乏味。

病机：脾肾阳虚兼风湿。

治法：温肾健脾，助阳除湿。

方剂：《近效方》术附汤。

方义：附子温肾助阳；白术、甘草健脾除湿，补中益气。生姜、大枣，温胃散寒，调和营卫。

【类证类方】

类证：

（1）本证眩晕与《伤寒论》真武汤证颇为类似，组成也均有附子、白术、生姜，但真武汤证"阵阵欲擗地"伴明显的水饮表现，故方中有茯苓利水，是温阳化饮行水之剂，术附汤证头眩是阳虚湿盛，清阳不升，以温阳化湿为主。

（2）本证与《痰饮病》篇泽泻汤证亦有相似之处，均为头眩重证，均有白术以健脾止眩。但术附汤证突出"不知食味"的脾阳虚不运之候，配附子以温阳；而泽泻汤证强调"苦冒眩"，重用泽泻以利水、降逆、止眩。

类方：本方与《痉湿暍病》篇白术附子汤组成相同，用量也基本一致，不同的是姜、枣用量略有差异，但主要差异在于主治病证。湿病中白术附子汤主治风湿在表、湿邪残留未罢的痹证，是振奋阳气以祛湿；而《近效方》术附汤主治脾肾阳虚兼风湿之头眩，是温肾健脾以化湿。两方基本功效类似，但临证主诉不同。

【验案解析】

案例一： 吴某某，女，43岁。自述眩晕已17年，经常发作。发作时，唯静卧而已，稍动则如坐舟中，甚则失去知觉，一日邀余诊治，失慎撞其枕，即感天旋地转，如飘空中，双目紧闭而不敢睁，神志恍惚不清，让其静卧片刻，眩晕稍定，神志逐渐清醒。望其形体虚胖，经常恶寒，脉沉微，舌白而淡。从其脉来看，证属脾肾阳虚所致，采用《近效方》术附汤：附子15克，白术9克，炙甘草6克，嘱其先服1剂。观其疗效。复诊时，眩晕大减，脉舌俱见起色，继与原方3剂，眩晕基本消失。为了巩固疗效，以八味丸调理，观察半年，未见复发。（吴茂荣.运用《近效方》术附汤治疗阳虚眩晕的体会[J].陕西中医，1981，2：39.）

按语： 本案为《近效方》术附汤典型应用，与原文描述无二致，故效如桴鼓。

案例二： 兰某某，女，34岁。1984年4月6日初诊。眩晕3日，视物则感天旋地转，卧床不能行动畏寒。刻诊：恶心呕吐，饮食不进，口干欲饮，水入即吐，心悸，小便短少，四肢发冷，面色苍白，双目紧闭，不敢睁开，舌质淡白，脉沉微。处方：附片20克，白术15克，炙甘草5克，炮生姜15克，大枣10枚，泽泻15克。1剂已，眩晕减半；3剂诸症消失，续以香砂六君子汤加减，巩固疗效。（李国华.术附汤治疗阳虚眩晕[J]. 四川中医，1986（9）：33）

按语： 此案眩晕症，即采用术附汤与泽泻汤的合方。

【医家选注】

清·徐彬："肾气空虚，风邪乘之，漫无出路，风挟肾中浊阴之气，厥逆上攻，致头中眩苦之极，兼以胃气亦虚，不知食味，以非轻扬风剂可愈，故用附子暖其水脏，白术甘草暖其土脏，水土一暖，犹之冬月井水，水中既暖，阳和之气可以主复，而浊阴之气不驱自下矣。"（《金匮要略论注》）

清·喻昌："《内经》谓中风大法有四：一曰偏枯，半身不遂；二曰风痱，于身无痛，四肢不收；三曰风懿，奄忽不知人；四曰风痹，诸痹类风状。后世祖其说而无其治，《金匮》有古今录验三方，可类推之。经谓内夺而厥则为瘖，仲景见成方中有治外感。风邪兼治内伤不足者，有合经意，取其三方，以示法程，一则曰'《古今录验》续命汤'，再则曰'《千金》三黄汤'，三则曰'《近效方》白术附子汤。'前一方治营卫素虚而风入者；中一方治寒热内炽而风入者；后一方治风已入脏，脾肾两虚，兼诸痹类风状者。学者当会仲景意，而于浅深寒热之间以三隅反矣。"（《医门法律》）

【临床应用】

辨证要点：畏寒恶风，头眩头重，痛苦至极，饮食乏味。

本方适用于梅尼埃病，以及其他病证如自汗、带下、痰喘、不孕等伴眩晕，属脾肾阳虚者，临床常与真武汤、泽泻汤、苓桂术甘汤等合方应用。

崔氏八味丸
（中风历节病脉证并治第五 附方）

【方证原文】崔氏八味丸：治脚气上入，少腹不仁。

干地黄八两　山茱萸四两　薯蓣四两　泽泻　茯苓　牡丹皮各三两　桂枝一两　附子一两（炮）

上八味，末之，炼蜜和丸，梧子大。酒下十五丸，日再服。

【方证释义】本条论述肾阳气虚脚气入腹的证治。足少阴肾之脉，起于足而上入于腹，属肾而络膀胱。肾阳气虚，气化不利，则水湿内停，湿浊下注，成为脚气，症见足踝肿大、疼痛麻木。少腹为肾脉所经之处，水湿聚集，循经上逆，故少腹不仁，拘急不适。病标虽为水湿不化，但本实为肾阳虚气化无权所致。因此除脚气表现外，仍可见到畏寒肢冷、小便不利、腰部酸疼沉重、神倦体乏、口咸不渴、不孕不育、齿摇发脱等一系列肾阳虚见症。治当温肾助阳，化气行水，主方用崔氏八味丸。

【方药解析】崔氏八味丸即后文之八味肾气丸。此方为宋代林亿等人在整理《金匮要略》时，从唐·崔知悌（或误作"崔行功"）所撰《崔氏（纂要）方》中转载而来的。考《金匮·历节病》篇正文虽着力论述肝脾肾不足的内在病机，但从具体的方治看，桂枝芍药知母汤和乌头汤两方却并非为专为温肾补肝健脾所设，而附方中的肾气丸恰好补正文之不足。因此崔氏八味丸极有可能为仲景原文所脱，此虽随托崔氏之名，实为仲景之方。林亿等人是以仲景之方补仲景原文之不足。方中桂枝、附子温肾助阳，以复气化之职；干地黄滋肾填精，以益化气之源；山茱萸补肾养肝，以化精血；山药健脾补中，以助元气；茯苓、泽泻淡渗利湿以降浊；牡丹皮行血消瘀舒肝。本方滋肾阴，也能温肾阳，取阴中求阳之法。

【方证归纳】

主症：足踝肿大，疼痛麻木，少腹不仁，拘急不适。伴见畏寒肢冷、小便不利、腰部酸疼沉重、神倦体乏、口咸不渴、不孕不育、齿摇发脱等一系列肾阳虚见症。

病机：肾阳气虚，寒湿下注。

治法：温肾助阳，化气利湿。

方剂：崔氏八味丸（肾气丸）。

方义：干地黄滋肾填精，山茱萸补肾养肝，山药健脾益肾填精，茯苓、泽泻淡渗利湿，牡丹皮行血消瘀，桂枝、附子温肾助阳，以复气化之职。

【验案解析】

案例一：陈某，女，32岁，1987年3月2日诊。患风湿性关节炎8年余，受寒即发，反复不已。2个月前因受凉再度发病，肢体关节疼痛，日渐加重，下肢尤剧，行动不便，遇寒益甚。查抗"O"：1250单位，血沉：40毫升/小时，黏蛋白：4.7毫克%。诊见患者面色苍白少华，两膝关节寒凉如冰，难以屈伸，舌质暗滞，苔薄白，脉沉紧。寒为阴邪，日久必损阳气，阳气式微，阴霾弥漫，气血为之痹阻。治宜温阳通络，散寒止痛。药用肾气丸，每次6克，每日2次；三七伤药片，每次4片，每日2次。服药1月，患者面色略转红润，自觉周身发热，关节畏寒疼痛见轻，嘱继续服上药2月，关节疼痛全消，活动自如，复查抗"O"、血沉、黏蛋白均正常，当年夏季外出旅游，虽疲劳或受凉，也未发病。（颜乾麟. 肾气丸新用举隅[J]. 国医论坛，1989（05）：25.）

按语：崔氏八味丸主治之脚气，实际上就是痹证，后世有学者主张可命名为脚气痹。本案以肾气丸为主，温阳化气，蒸化寒湿，并配三七片以活血，亦是血水同治之义。但肾气丸主治的痹证当是寒湿为主，有阳虚气化不利征象者为宜。

案例二：孙某，男，29岁，干部。1980年1月诊。行走时足跟疼痛如针刺已有月余，近日加重。查局部无异常，舌脉正常。伴尿量多。秦伯未先生曾讲过："足跟疼痛……虽系小病，治宜峻补。"于是嘱患者口服金匮肾气丸（市售）每日3服，每服1丸。服完1盒（10丸），疼痛即明显减轻，服完20丸后，足痛消失，后未再发作。（艾发源. 金匮肾气丸运用二例[J]. 四川中医，1986（05）：17.）

按语：足跟痛补肾者，以足少阴肾经"循内踝之后，别入跟中之故"。很多老年人有足跟痛的症状，每与天癸竭，肾气渐弱有关，此例属中医肾气虚脚气之证，故以肾气丸证治之而效。

案例三：护士李某婆婆，女，50岁。2019年11月5日初诊。主诉：腰酸不适2年余，每逢受凉或受风加重，痛时腰骶部冷痛，今年入秋以来疼痛频繁。肩背偶有不适，食欲可，易疲乏。近日心慌气短自汗出，服丹参片有缓解，睡眠一般，平素喜温食温水，脉右关弦数滑而尺脉弱，左沉细寸略弦。舌质淡尖红，苔腻有齿痕。此患者年届五十，肾气不足，腰骶怕凉腰酸，遇风寒加重，为肾阳不足，招致风湿侵袭。心慌、气短、自汗为气阴不足，痰湿内生，胸阳不展；舌脉提示上焦痰热困阻，下焦肾阳不足，水湿停留。辨为历节病、心悸。肾阳虚衰，风湿流注，气阴不足，兼痰热痹阻胸阳。以桂枝芍药知母汤、小陷胸汤合肾气丸加减。处方：桂枝15克，防风20克，白术20克，炙甘草10克，附子5克，白芍10克，黄芪30克，党参15克，麦门冬15克，半夏15克，五味子10克，栝蒌20克，薤白20克，黄连10克，羌活10克，寄生20克；6剂。并嘱口服金匮肾气丸。二诊：患者服药后觉腰骶部凉感减弱，疼痛仍觉存在，但减轻不少；胸闷症状改善显著。自诉服药后大便略溏，偶尔有痰。效不更方，但患者脾胃素弱，不耐寒凉滋腻，考虑热为标证，本为阳虚痰阻，郁而化热，故前方稍作变化。黄芪30克，防风15克，桂枝15克，白术15克，干姜10克，炙甘草15克，茯苓15克，附子10克，白芍15克，知母15克，丹参20克，独活15克，寄生20克，白蒺藜15克；6剂。患者服罢又自购6剂，并以金匮肾气丸善后。次年3月，患者特嘱儿媳告知，肾气丸持续服用近2个月，病情基本稳定，冬天腰痛、心悸等症状几无。之后病情虽偶有反复，但时常以金匮肾气丸坚持服用，竟未再进展而求医，患者甚慰。（笔者治验）

按语： 笔者的经验：在痹证发作期，以桂枝芍药知母汤为主，可稍加补肝肾之品，或宗仲景之法合入肾气汤（丸改汤）；在缓解期或善后调养以今之金匮肾气丸为主，以巩固疗效。但需注意的是，目前的中成药金匮肾气丸大多温燥，久服易助热伤津，阴伤夹热或湿热痹证患者当忌用。

【医家选注】

清·尤怡："肾之脉起于足而入于腹，肾气不治，湿寒之气，随经上入，聚于少腹，为之不仁，是非驱湿散寒之剂所可治者，须以肾气丸补肾中之气，以为生阳化湿之用也。"（《金匮要略心典》）

【临床应用】

辨证要点： 足踝肿大，疼痛麻木，少腹不仁，拘急不适。伴见畏寒肢冷、小便不利、腰部酸疼沉重、神倦体乏、口咸不渴、不孕不育、齿摇发脱等一系列肾阳气虚见证。

本方适用于肾阴阳两虚而偏阳虚的脚气患者，及痹证日久缓解期治疗。

《千金方》越婢加术汤
（中风历节病脉证并治第五 附方）

【方证原文】《千金方》越婢加术汤：治肉极，热则身体津脱，腠理开，汗大泄，厉风气，下焦脚弱。

麻黄六两 石膏半斤 生姜三两 甘草二两 白术四两 大枣十五枚

上六味，以水六升，先煮麻黄，去上沫，内诸药，煮取三升，分温三服。恶风加附子一枚，炮。

【方证释义】本条论述肉极的证治。肉极指肌肉极度消瘦。厉风气为古代证候名，风邪疠气侵袭，化热伤津，日久皮肤腐溃，是为疠风，有认为可能为近代的麻风病。风湿外侵，渐次化热，迫津外出。津伤液脱，日久消灼肌肉，见形体消瘦，下肢软弱无力。腠理开，汗大泄，风邪戾气，乘虚客于营血，营卫壅滞，日久肌肤腐溃，而成疠风气。治当疏风清热，除湿健脾，调和营卫，用《千金方》越婢加术汤。

【方药解析】本方与《水气病》篇越婢加术汤同。方中麻黄宣散风湿，石膏清内郁之热，白术健脾除肌肤之湿，生姜、大枣、甘草调和营卫。诸药合用，使风祛热清湿除，营卫畅达。

【方证归纳】

主症：疠风气，形体消瘦，汗大出，恶风，两脚软弱，脉浮数。

病机：疠风邪气侵袭，热盛津脱。

治法：清热除湿，调和营卫。

方剂：《千金方》越婢加术汤。

方义：麻黄宣散风湿，石膏清内郁之热，白术健脾除肌肤之湿，生姜、大枣、甘草调和营卫。

【医家选注】

清·徐彬："此治肉极变热之方也。谓风胜则热胜，以致肉极热而汗多，将必津脱，津脱则表愈虚，则腠理不能复固，汗泄不已，将必大泄，风入营为疠。《内经》云：疠者有荣气热腑。今风入营为热，即是疠风气矣。盖风盛气浮，下焦本虚，至厥阴独行而浊阴不降，无以养阴而愈虚，则下焦脚弱，故以麻黄通痹气，石膏清气之热，姜枣以和营卫；甘草、白术以理脾象之正气。汗多而用麻黄，赖白术之扶正，石膏之养阴以制之，故曰越婢加术汤，所谓用人之勇去其暴也。汗大泄而加恶风，即防其亡阳，故加附子。"（《金匮要略论注》）

【临床应用】

辨证要点：疠风气，形体消瘦，汗大出，恶风，两脚软弱，脉浮数。

本方应用参照《水气病》篇越婢加术汤。本条应用应属古时麻风病发作，现代已绝迹。

[张丽艳　范继东]

第五章 血痹虚劳病脉证并治方

黄芪桂枝五物汤
（血痹虚劳病脉证并治第六 2条）

【方证原文】 血痹阴阳俱微，寸口关上微，尺中小紧，外证身体不仁，如风痹状，黄芪桂枝五物汤主之。（2）

黄芪桂枝五物汤方：

黄芪三两　芍药三两　桂枝三两　生姜六两　大枣十二枚

上五味，以水六升，煮取二升，温服七合，日三服一方有人参。

【方证释义】 本条论述血痹重证的证治。血痹，《素问·五脏生成篇》云："卧出而风吹之，血凝于肤者为痹。"前条已经言明，血痹的主要成因是正气不足，招致风邪，而基本病机是阳气不足，血行涩滞。本条进一步阐明血痹的重证。阴阳俱微指素体营卫气血不足；寸口关上微，尺中小紧，是阳气不足、阴血涩滞的表现，即阳不足而阴为痹。主症以局部肌肤麻木不仁为特征，若受邪较重，可兼有酸痛感，即"如风痹状"。此时亦属血痹重证，针刺治疗已难以胜任，故用黄芪桂枝五物汤益气助阳，通阳行痹。此即《灵枢·邪气脏腑病形》篇所说"阴阳形气俱不足，勿取以针，而调以甘药"之意。

【方药解析】 黄芪桂枝五物汤，系桂枝汤去甘草，倍生姜，加黄芪组成。方名即能体现黄芪与桂枝在方中的地位，重用黄芪益气助阳以推动血行，重用桂枝以通阳行血祛风。因气血阴阳俱虚，故以桂枝汤为底方，调和营卫、解肌祛风，去甘草是因防其甘缓不利血行，倍生姜是助桂枝解肌通阳行痹。五药相合，温、补、通、调并用，共奏益气通阳、和营行痹之效。

【方证归纳】

主症：身体麻木不仁，如风痹状（酸痛），寸口关上微，尺中小紧。

病机：阴阳俱微（营卫气血不足，外感风邪），阳气痹阻，血行涩滞。

治法：益气助阳，和营祛风。

方剂：黄芪桂枝五物汤。

方义：黄芪甘温益气助阳，桂枝通阳活血祛风，芍药和营理血，生姜、大枣调和营卫。

【类证类方】

类证：

（1）本证与前条均为血痹病证：前条"脉自微涩在寸口，关上小紧，宜针引阳气"，是血痹轻证，从脉象看，正虚不重，感邪较浅，所以用针刺的方法，通阳活血行痹足矣；而本证脉见"寸口关上微，尺中小紧"，说明虚的程度较重，感受外邪亦较深，仅用针刺已不足以解决，需要内服黄芪桂枝五物汤，以益气助阳，行血通痹。

（2）血痹与风痹有别：痹者闭也，虽然均有痹阻不畅之义，但血痹以麻木为主症，风痹以疼痛为主症，血痹病机以虚为主，兼感风邪，风痹以风湿邪实为主，可兼有正虚。

类方：黄芪桂枝五物汤与黄芪建中汤组成相似，见下文黄芪建中汤中。

【验案解析】

案例一：郭某某，女性，33岁，北京某厂干部。于1973年6月间，因难产使用产钳，女婴虽取下无恙，但出血达1800毫升之多，当时昏迷，在血流不止的情况下，产院用冰袋敷镇止血，6个小时，血始止住。极端贫血，血红素3分升，需要输血，一时不易找到同血型的供血者，只输了400毫升，以后自觉周身麻痹不遂，医治未效，在弥月内于6月28日即勉强支持来求诊治。患者脉现虚弱小紧、面色㿠白，舌质淡，是产后重型血虚现象，中医诊为"血痹"，以黄芪桂枝五物汤补卫和营以治之。处方：生黄芪30克，桂枝尖9克，白芍9克，大枣4枚（擘），生姜18克。水煎温服。7月2日二诊：上方服3剂，脉虚小紧象渐去，汗出，周身麻痹已去，唯余左胁及手仍麻，恐出汗多伤津，用玉屏风散加白芍、大枣作汤剂，以和阳养阴。处方：生黄芪24克，白术30克，防风9克，杭白芍9克，大枣4枚（擘）。水煎温服。7月13日三诊：服上方10剂，汗出止，胁痛愈，右脉有力，左偏小，食指与小指作麻兼微痛，左臂亦痛，是心血仍虚而运行稍滞，用三痹汤治之。本方养血补气之药多于祛风散邪，宜于气虚血少而有麻痹之证者。处方：生黄芪18克，川续断6克，大独活6克，大秦艽6克，防风6克，辽细辛3克，川当归9克，川芎6克，熟地黄9克，酒炒白芍9克，桂枝9克，云茯苓9克，杜仲炭9克，川牛膝9克，台党参9克，炙甘草6克。水煎温服。7月26日四诊：服上方10剂，周身觉有力，食指痛愈。唯左脉仍弱，血虚宜补，予人参养荣丸。8月1日五诊：左右脉渐趋平衡而仍弱，小指与无名指作痛。按小指内侧，是手少阴心经脉所终，无名指是手少阳三焦经脉所起，三焦与心包络相表里。从经脉寻求，很明显是心经虚弱，气血难以充周经脉所致，投予生脉散作汤用，以养心气。处方：党参9克，麦门冬9克，五味子9克。水煎服。9月3日六诊：上方服2周，小指与无名指疼痛消失，所患产后病症已基本痊愈，唯脉仍现虚象，嘱常服人参养荣丸以善后。（中国中医研究院.岳美中医案集[M].北京：人民卫生出版社，2005：92-94.）

按语：本案患者产后大出血，阴血骤虚，阳气必脱，虽有输血，但杯水车薪。以冰袋止血，是寒凝经脉。患者主症周身麻痹不仁，与血痹原文"外证身体不仁，如风痹状"一致，病机相合，是阳虚血少，无以推动血行，故有不仁之症。面色苍白为血不容面，舌淡为阳微之征，脉象虚弱中有小紧之象为寒凝所致。故岳老以此断为血痹，用黄芪桂枝五物汤起手，再以玉屏风散重用黄芪加减，取得良效，最后以人参养荣丸善后。辨证思路清晰，用药精当，疗效显著，不愧大家风范。

案例二：付某某，71岁，男，退休工人。1975年9月15日往诊。平素左上肢麻木时发，但不痛。昨夜睡眠肩外露，晨起左上肢麻木明显加重，持物无力且颤动。纳尚佳，大便时干结，苔薄质淡红，脉沉（左弱）。年老体衰，气血不足，正气虚弱，营卫不和，今复感外邪，气血运行不畅，故麻木加重。证属气血不足之血痹，方用黄芪桂枝五物汤加味，以益气温经，和营通痹：生黄芪15克，桂枝10克，白芍10克，生姜15克，红枣5枚，火麻仁10克，木瓜10克，丝瓜络15克。5剂，水煎服，每日1剂。10日后，再诊，左上肢麻木已解，持物仍乏力（较前已轻），已不颤动。上方6倍量制蜜丸，每重9克，且2次，每次1丸，长期服用，以巩固疗效。3年后因外感咳嗽来诊，询问前证未再发，现左上肢不麻不木，持物正常。投以止嗽散而咳愈。（李文瑞.金匮要略汤证论治[M].北京：中国科学技术出版社，1995：149.）

按语：本案血痹病以黄芪桂枝五物汤加丝瓜络、木瓜以祛湿通络，再以该方汤改丸剂善后，是活用经方的典范。

案例三：陈某，26岁，银行职员。1996年7月6日初诊。患者于3个月前足月顺产，母婴平安。婴儿母乳喂养。患者产假后上班发现难以适应原来的工作环境。夏日上班虽着秋装，但仍感肢体麻木不仁，肘关节疼痛，点钞时手指不灵活。初疑空调寒冷所致，但下班后自觉症状依然，且梳洗时脱发日增。刻诊症见：面色苍白，额汗津津，口唇及爪甲淡白无华，形寒肢冷，少气乏力，手指屈伸不利。舌淡白。脉沉细弱。诊为血痹。治宜益气养血，温经通脉。方用黄芪桂枝五物汤加味。处方：生黄芪30克，当归、桂枝、白芍各10克，生姜3片，大枣5枚。水煎服。药进2剂，肢体麻木改善，肘关节疼痛减轻。方药对症，照方重用黄芪至60克，加黄精10克、何首乌20克。连进20剂，脱发改善，诸症悉除。（梁天贤.黄芪桂枝五物汤治哺乳期血痹100例疗效观[J].新中医，1999，31（4）：19.）

按语：本案与案一有类似之处，均为产后血痹，因生产中阴血骤虚，阳气暴脱，易于出现"阴阳俱微"的表现，只要抓住手足麻木不仁的主症即可，重用黄芪，补气以行血，再随证加减，往往应手而效。

案例四：王某，女，35岁，农民。1984年11月19日初诊。患雷诺病已4年余。初起于冬季野外作业受凉，双手皮肤变色，先苍白，而后潮红、青紫。自感双手胀麻、疼痛不适。以后每至冬季，双手遇冷即发病。素日畏寒肢冷，易患冻疮。曾服谷维素、复合维生素B等药无效。检查：双手凉、皮肤粗糙、皲裂、颜色青紫，舌质紫暗，脉沉细。证属卫阳虚衰，营卫不和，寒邪外袭，凝滞血脉，经脉不利，肌肤失养。治宜助阳散寒，温经通脉。处以黄芪18克，桂枝12克，赤芍12克，川芎9克，细辛3克，丹参30克，桃仁12克，生麻黄9克，片姜黄9克。水煎服，每日1剂。11月25日二诊：服前方6剂，症状略减，仍感双手胀麻疼痛不适，遇冷变色，舌脉同前。上方加附子12克，改桂枝为18克，以加强助阳温经散寒之力。12月14日三诊：又服前方18剂，双手感觉温暖，遇冷后仅有轻度变色，麻痛减轻，嘱继服前方1个月，以巩固疗效。1985年2月7日四诊：服上方36剂，症状基本消失，仅遇冷后双手轻度麻胀，手部皮肤较前红润、细腻、温暖。（张洪斌.黄芪桂枝五物汤治疗神经系统疾病的体会[J].山东中医杂志，1986（01）：14-15.）

按语：本案雷诺病起于阳气虚衰，寒凝经脉，血脉痹阻，故以黄芪桂枝五物汤合当归四逆汤治之。

　　案例五：邓某，女，53岁，退休工人。1984年12月4日初诊。患糖尿病4年余。经中西医治疗，症状基本消除，血糖含量正常。近1年来，双下肢疼痛难忍，并呈发作性刺痛，间有麻木感，疼痛发作与体位、姿势无关，天冷时症状加重，自感双足发凉，素日乏力，倦怠，少气懒言，舌质淡胖，脉沉弦细。证属气虚阳衰，不能鼓动气血，经脉滞涩，血行不利。治宜益气活血，温阳通脉。处以黄芪36克，桂枝15克，白芍15克，细辛3克，桃仁12克，红花12克，丹参30克，附子12克，牛膝12克，鸡血藤30克，甘草6克。水煎服，每日1剂。12月10日复诊：服药6剂，下肢感觉温暖，疼痛减轻，双腿微微汗出，舌脉同前。前方改白芍为30克，再进6剂。药后家人来述，诸症消失，嘱其继续治疗糖尿病。（张洪斌.黄芪桂枝五物汤治疗神经系统疾病的体会[J].山东中医杂志，1986（01）：14-15.）

　　按语：黄芪桂枝五物汤用于治疗血管、血脉、末梢神经疾病时常与当归四逆汤合用。糖尿病并发症中末梢血管、神经病变时常出现感觉异常、感觉迟钝、感觉麻凉等类似血痹的表现，黄芪桂枝五物汤可作为基本方剂治疗。本案作者的经验，临床应用本方，要在把握其主要脉证基础上，注意灵活化裁：凡因气血亏虚者，当重用黄芪，加当归、丹参、鸡血藤；若气虚血滞，当重用黄芪，白芍易赤芍，加川芎、桃仁、红花，如病例二；若阳虚寒凝，血脉滞涩者，当重用桂枝，加细辛、麻黄、附子；若肢体疼痛拘急明显者，则重用白芍，合以甘草。在病位方面，上肢症状重者，加片姜黄，下肢症状重者，加川牛膝。

　　案例六：黄某某，女，85岁。1975年4月8日初诊。家人于1975年4月3日清晨发现患者意识模糊，失语，右侧上下肢活动不灵、虽经治疗，但病情未见好转，2天后右侧半身不遂。县医院诊断为脑血栓形成。当时体检：体温36℃，心率63次/分，心律整，无杂音。肺呼吸音粗、有少许干啰音。血压205/108毫米汞柱。无脑膜刺激征，神清，失语，右上肢瘫痪，肌力0度。右下肢可移动，但不能抬举。嘴歪向左侧，右口角流涎。伸舌无力，舌偏左侧。舌质淡红，苔中白腻，脉缓大。诊为气血虚衰，瘀阻脉络，风痰阻于廉泉。治宜益气养血，去瘀通络，祛风除痰。方用黄芪桂枝五物汤加味，重用黄芪至一两，再加豨莶草一两，菖蒲二钱、远志钱半、胆星二钱。每天1剂。针廉泉、患侧地仓透颊车，曲池透少海，外关透内关，阳陵泉透阴陵泉，三阴交透绝骨、足三里。采用强刺激，不留针，每天1次。用上法治疗5天，右手已能屈曲，并能抬举至平肩高。扶杖能行走10余步。5天大便二次。舌较灵活，腻苔已退，脉仍缓大。血压降至170/95毫米汞柱。20余剂后能扶杖走一里多路自来门诊。语言不利，但言之基本可听懂。患者自述右目视物模糊，右手指麻痛。复查脉舌正常，血压150/87毫米汞柱。遂去豨莶草、远志、石菖蒲、胆南星。始终以本方为主，曾加鸡血藤、党参、怀山药、桑寄生等，共服40余剂，配合针刺，基本痊愈。除语言欠清楚外，无明显不适，生活基本能自理。至今已年余。（罗康.黄芪桂枝五物汤加味治疗脑血管意外后遗症[J].赤脚医生杂志，1977（07）：21-22.）

　　按语：按照仲景原文，血痹的主症是身体不仁，病机与正虚风邪入中有关，而中风"邪在于络，肌肤不仁"，病机也与正虚邪中有关，所以后世很多医家将血痹归入中风，用黄芪桂枝五物汤治疗中风后遗症。著名的补阳还五汤，重用黄芪补气行血的治法，就是源自黄芪桂枝五物汤。本案笔者经验：本方疗效较补阳还五汤为佳。中风偏枯，不论新久（以越早使用效果越好），黄芪桂枝五物汤皆可加减使用，配合针刺效果更好。服用时，如有肢体麻木减轻，而疼痛增剧者，是脉络将通之佳兆，切不可认为无效而更方。

案例七：沈某，女，35岁。产后半个月，先觉上肢麻木，后觉下肢麻木，有时酸楚。现有症状：上下肢常觉麻木不仁、酸楚、恶风怕冷，时已初夏，棉衣着而不能脱，多汗，面无华色，精神疲倦，头眩心慌，舌淡苔白，脉象虚大。病属气血亏虚，风寒痹阻证；治宜益气养血，祛风散寒，调和营卫；方用黄芪桂枝五物汤加减。黄芪12克，芍药10克，桂枝10克，生姜3片，大枣3枚，当归10克，川芎5克。10剂，水煎服。服药10剂后，肢体麻木、酸楚诸症乃除，说明风寒得祛，气血和调，遂告痊愈。（张谷才.从《金匮》方来谈痹证的治疗[J].辽宁中医杂志，1980（9）：20.）

按语：本案亦属产后受风之列，主症似麻似痛，可从血痹辨证，亦可从痹证辨证。黄芪桂枝五物汤证虽为血痹，但痹证亦可应用，常用于气血亏虚，风寒留恋者，或痹证缓解期，益气养血、和营祛风之用。

案例八：李某，女，35岁，孕4产2，人流2次。患者自去年流产后，每逢经行及经后小腹疼痛，经量少、色暗，有时有小血块，伴有小腹轻度发凉，面色苍白无华，唇淡，舌质淡、舌边轻度紫暗，脉细无力。证为气血亏虚，冲任不足，胞宫失养兼瘀血阻滞胞络之痛经。治以调补气血，滋养冲任，兼以活血祛瘀，通畅胞络。方用黄芪桂枝五物汤加味：黄芪15克，桂枝、赤芍、生姜、大枣、当归各10克。上方每次经净后连服5剂。平时注意调节饮食，加强营养，连续治疗3个周期，痛经消失。（金志春，张敦兰.黄芪桂枝五物汤治愈产后痉证痛经案[J].陕西中医，1991（12）：552.）

按语：本案痛经患者，多次孕产及人流后，气血大伤，而出现痛经之候，总体属气虚血滞，与血痹病机相符，故以黄芪桂枝五物汤治疗，白芍易赤芍加强祛瘀之力。黄芪桂枝五物汤时常用于妇人月经病的辨治中，因女子以血为本，以气为用，各种气虚血瘀所致的病证皆可考虑黄芪桂枝五物汤。对于瘀血类疾病需要破血逐瘀，又有破气伤正之虞的病证，也可以考虑合入黄芪桂枝五物汤。

【医家选注】

清·尤怡："阴阳俱微，该人迎，趺阳，太溪而言。寸口关上微，尺中小紧，即阳不足而阴为痹之象。不仁者，肌体顽痹，痛痒不觉，如风痹状，而实非风也。黄芪桂枝五物汤和营之滞，助卫之行，亦针引阳气之意；以脉阴阳俱微，故不可针而可药，经谓阴阳形气俱不足者，勿刺以针而调以甘药也。"（《金匮要略心典》）

清·魏荔彤："黄芪桂枝五物汤在风痹可治，在血痹亦可治也。以黄芪为主固表补中，佐以大枣，以桂枝助卫升阳，佐以生姜，以芍药入荣理血，共成厥美，五物而荣卫兼理，且表里荣卫胃阳亦兼理矣。推之中风于皮肤肌肉者，亦兼理矣，固不必求他法也。"（《金匮要略方论本义》）

清·周扬俊："第二条是由上条既痹之后、未能针引以愈，遂令寸口脉微者；今则阴阳俱微，且寸关俱微矣，且尺中小紧矣。夫小紧既见于尺，则邪之入也愈深，而愈不得出何也？正虚之处，便是客邪之处也。《脉经》内外谓之阴阳，上下亦谓之阴阳，今尺中小紧，则微属内外也明矣。若言证以不仁概之，盖身为我身，则体为我体，而或为疼痛，或为麻木，每与我相阻，其为不仁甚矣，故以风痹象之而非真风痹也。经曰：风寒湿三者合而成痹，然何以单言风痹也？邪有兼中，人之受之者必有所偏，如多于风者，则其痛流行不常，淫于四末。盖血以养筋，血不通行，则筋节为之阻塞，且血藏于肝，肝为肾子，肾既受邪，则血无不壅滞，于是以黄芪固卫，芍药养荣，桂枝调和荣卫，托实表里，驱邪外出，佐以生姜宣胃，大枣益脾，岂非至当不易者乎。"（《金匮玉函经二注》）

【临床应用】

辨证要点： 血痹，身体麻木不仁，如风痹状（酸痛），寸口关上微，尺中小紧。

本方具有振奋阳气、温通血脉、调畅营卫、解肌祛风的作用，常用于血痹、产后身痛，现代临床还用于小儿麻痹症、雷诺病、肩关节周围炎、风湿性关节炎、周围神经损伤、腓肠肌麻痹、低钙性抽搐、肢端血管功能障碍、重症肌无力、硬皮病等四肢疾患属营卫不和，血行滞涩者。血痹病舌质紫暗、脉沉细涩者，可加当归、川芎、红花、鸡血藤；产后身痛可重用黄芪、桂枝；下肢痛加杜仲、牛膝、木瓜；上肢痛加防风、秦艽、羌活；腰痛重加补骨脂、川续断、狗脊、肉桂等。

桂枝加龙骨牡蛎汤
（血痹虚劳病脉证并治第六　8条）

【方证原文】 夫失精家少腹弦急，阴头寒，目眩，发落，脉极虚芤迟，为清谷，亡血，失精。脉得诸芤动微紧，男子失精，女子梦交，桂枝加龙骨牡蛎汤主之。（8）

桂枝加龙骨牡蛎汤方：

桂枝　芍药　生姜各三两　甘草二两　大枣十二枚　龙骨　牡蛎各三两

上七味，以水七升，煮取三升，分温三服。

【方证释义】 本条论述虚劳失精的证治。失精家即长期患有失精病证的患者，男子可见遗精滑泄，女子可见梦中与人性交等。精为肾中封藏之精，肾精长期外泄，阴精损耗难复，精血不能上荣头目，清空失养则目眩；发为肾之华，肾精亏耗则毛发干枯、脱落；失精日久，必阴损及阳，肾阳亏虚，不能温煦，故少腹拘急如弓弦，前阴部寒冷。"脉极虚芤迟，为清谷，亡血，失精"，是插入语，说明失精日久，肾病亦可及脾，出现脾虚下利，脾不统血的下利清谷和失血表现。失精日久脉见芤动微紧之象，为阴阳两虚所致阳失去阴的涵养，浮而不敛；阴失去阳的固摄，走而不守。虚劳失精证男子可见，女子亦可见。《素问·阴阳应象大论》："阴在内，阳之守也；阳在外，阴之使也。"本证阳不固摄，阴不内守，为阴阳不和、心肾不交之证，如阳能固涩，阴能内守，则诸症可愈。治用桂枝加龙骨牡蛎汤调和阴阳，潜阳固涩。

【方药解析】桂枝加龙骨牡蛎汤由桂枝汤原方加龙骨、牡蛎组成。桂枝汤，外证得之可调和营卫以固表，内证得之则交通阴阳而守中；加龙骨、牡蛎，则具有潜镇固涩之力。桂枝辛温通心阳，牡蛎咸寒潜镇入肾，本方调和阴阳，交通心肾，潜阳收敛，标本兼顾。

【方证归纳】

主症：失精家男子失精，女子梦交。兼见少腹弦急，阴头寒，目眩，发落，清谷，亡血，脉极虚，芤，迟，芤动，微紧。

病机：失精家，日久阴损及阳，阴阳两虚。

治法：调和阴阳，潜阳固摄。

方剂：桂枝加龙骨牡蛎汤。

方义：桂枝汤调和阴阳；龙骨、牡蛎潜阳固摄。

【类证类方】

类证：桂枝加龙骨牡蛎汤证与天雄散证均治疗虚劳失精证，两证比较见下天雄散。

类方：本方与桂枝甘草龙骨牡蛎汤、桂枝去芍药加蜀漆牡蛎龙骨救逆汤、柴胡加龙骨牡蛎汤，几个方剂中均有桂枝、龙骨、牡蛎，比较如下：桂枝加龙骨牡蛎汤以桂枝汤原方加龙骨、牡蛎，主治阴阳两虚，阳不固摄，阴不内守的失精证；桂枝甘草龙骨牡蛎汤以桂枝、甘草温通心阳，加龙骨、牡蛎，主治心阳虚，烦躁不安证；桂枝去芍药加蜀漆牡蛎龙骨救逆汤以桂枝汤去芍药酸收，加蜀漆祛痰，加龙骨、牡蛎镇摄浮阳，主治心阳虚心神浮越之惊狂、卧起不安；柴胡加龙骨牡蛎汤为小柴胡汤去甘草，加茯苓、桂枝、牡蛎以和解少阳，化气利水，加大黄、铅丹泻下热实，加人参扶正，加龙骨、牡蛎以镇惊安神，主治少阳病三焦不利，虚实互见，兼心神被扰之胸满烦惊，小便不利，谵语，一身尽重，不可转侧。

【验案解析】

案例一：卫某，男，24岁，学生。1998年12月29日初诊：频频遗精半年余，始则每月1~2次，近则每夜必遗，头昏腰酸，四肢乏力，遍服金锁固精丸、大补阴丸、知柏地黄丸等方，均乏著效。舌质淡红，苔薄白，脉沉涩。证系心阳不足，寒水内盛，治宜温心安肾，安神涩精。方予桂枝加龙骨牡蛎汤加味：川桂枝、炒白芍、炙甘草各10克，怀山药、补骨脂、煅龙骨、煅牡蛎各12克，大枣10枚，生姜3片。水煎取汁，每日2服，忌手淫。1999年1月10日复诊：诉服药5剂，仅遗精1次。原方又进5剂，未再遗精。苔脉如前，原方加覆盆子、桑寄生，连服20余剂，病愈。（张笑平.金匮要略临床新解[M].合肥：安徽科学技术出版社，2001：405.）

按语：本案与原文描述一致，属阴阳失和、心肾不交之虚劳失精，以桂枝加龙骨牡蛎汤正对。遗精日久，必有肾虚，然遍服金锁固精丸、大补阴丸、知柏地黄丸等方均无效，知非纯肾精亏虚，此为阳不固摄，阴不内守而阴阳失和，故先以桂枝加龙骨牡蛎汤交通心肾、潜镇收敛，标本同治，待遗精渐止，再行益肾填精。

案例二：张某，女，30岁，小学教员。1970年来，患者悲哭不已，似有隐情难言。自诉婚前多梦与人交、婚后与夫交时，阴道干涩，疼痛难忍。久之，因畏痛拒绝与夫性交。但梦交时阴液自遗。去医院做妇科检查，亦无异常发现，夫疑为思变，遂欲离婚。患者因此抑郁不乐，形体渐见消瘦，头晕目眩，心悸健忘，失眠多梦等症接踵而来，脉来芤革，此阴阳失调，心肾不交，治宜调和阴阳，潜镇固摄。桂枝15克，白芍18克，龙骨18克，牡蛎18克，炙甘草6克，生姜3片，大枣3枚。5剂。复诊：梦交未发，但与夫性交时，仍无淫液，此肾阴亏损。治宜补肾固精；党参18克，熟地24克，枸杞子18克。当归12克，枣皮10克，怀山药15克，杜仲15克，冬青子18克，炙甘草6克。服上方10剂后，梦交未见复发，与夫性交亦无痛苦。（李文瑞.金匮要略汤证论治[M].北京：中国科学技术出版社，1995：153.）

按语：梦交一证，古今有之，但症情隐晦难言，又为女子之候，故记载不多。本案与案例一相似，一为遗精，一为梦交。笔者曾接诊一女患，失眠而不敢睡，常为梦中性交高潮所苦，月经量少，痛经，西医诊为子宫腺肌症，与本案颇为类似，本想以桂枝加龙骨牡蛎汤加减治疗，但碍于男女有别，最终未得详细辨治，甚为遗憾。

案例三：岳美中医案：李某某，年46岁，男性，于1972年6月11日就诊。患项部自汗，竟日淋漓不止，频频作拭，颇感苦恼，要求治疗。诊其脉浮缓无力，汗自出。分析病情，项部是太阳经所过，长期汗出，系经气向上冲逆，持久不愈，必致虚弱。因投以张仲景之桂枝龙骨牡蛎汤和阳降逆，协调营卫，收敛浮越之气。先服4剂，自汗止，再服4剂，以巩固疗效。（陈明.金匮名医验案精选[M].北京：学苑出版社，2002：137.）

按语：本案岳老扩大桂枝加龙骨牡蛎汤的应用范围，项部为太阳经脉所过，项部长期汗出，为太阳经脉阳气不固，汗液不守。桂枝汤调和太阳营卫之气，龙骨、牡蛎敛汗固摄津液，此案为虚劳失精证的变化应用。临床上桂枝加龙骨牡蛎汤治疗汗证的病案较多，许多长期自汗、盗汗患者往往阴损及阳，先以本方调和阴阳，固涩津液，再行补益之法，往往有显效。

案例四：李某某，男，14岁，1980年4月3日诊。从小至今每夜尿床，虽多方求医，遍服单验方亦未见效，面色灰黯，小腹常拘急动悸，头晕耳鸣，舌质淡，苔薄白，脉迟缓。乃阴阳两虚，气不固摄之证。治宜扶阳益阴，固脬止遗。处方：桂枝、白芍各5克，甘草3克，生姜3片，大枣10枚，龙骨、牡蛎各20克，猪脬1只（另煮汤），汤和药汁服，猪脬亦可同服，嘱晚间禁服茶水。1剂后，遗尿即止。服10剂而愈。至今未复发。（叶益丰.桂枝龙骨牡蛎汤的临床运用[J].山东中医杂志，1985（05）：20-21.）

案例五：吕某某，女，45岁，1979年3月14日诊。带下清稀，绵绵不断，时达两年，屡经医治，时缓时剧，面色㿠白，头晕乏力，乱梦惊悸，黎明盗汗，小腹冷痛，腰痛如折，舌质淡，苔薄白，脉沉弱。此为久带耗阴，阴损及阳，带脉失约之证。治宜扶阳摄阴，固涩止带。药用桂枝10克，白芍10克，甘草5克，生姜3片，大枣10枚，鹿角胶、菟丝子、苏芡实各20克，煅龙骨30克，煅牡蛎30克。连服10剂而愈。（同上）

按语：桂枝加龙骨牡蛎汤为调和阴阳，潜阳摄阴而设。主症不必非得是失精，"精"有广义、狭义之分，狭义失精指肾中封藏之精外泄，广义指人体精微物质外泄，案例四的尿液、案例五的带下均属广义精的范畴。案例四加猪脬者，取以形补形，同气相求之意，作为引经之药，案例五加鹿角胶、菟丝子、芡实是增强涩精止带之效。

案例六：刘某某，男，41岁，干部，1982年10月15日初诊。素体不健，经常罹病感冒。此次发病缠绵不愈，继而头发成片脱落，呈不规则形。脱处头皮光滑，无痛痒。前医曾用首乌片、桑麻丸、神应养真丹等治疗，病情反复，头发将近脱光。伴有畏寒汗出，神疲乏力，形体消瘦。舌质淡胖、苔薄白，脉沉无力。脉证合参，辨为卫阳虚弱，发失温煦而脱落。治宜温卫固发。方用桂枝加龙骨牡蛎汤加味治之：桂枝10克，赤芍10克，炙甘草6克，生龙骨10克，生牡蛎10克，炮附子10克，黄芪15克，生姜6克，大枣10克。水煎服，15剂。药后患者精神振作、脱发处已有绒毛状毛发长出。原方加当归10克，继服30剂。半年后随访：自述服上方20剂后，头发全部长出，且逐渐变黑。现发黑光泽如常人，未再脱落。（陈明.金匮名医验案精选[M].北京：学苑出版社，2002：146-147.）

按语：发为血之余，脱发与阴血不足关系密切，此例患者除脱发外，经常感冒，加之畏寒汗出、神疲乏力、舌淡脉沉等，显是兼有卫阳虚弱。卫虚不能温养皮毛，根不牢固而脱落。况且桂枝龙骨牡蛎汤主症亦有"目眩发落"之症，故投以桂枝加龙骨牡蛎汤温卫固发，加附子、黄芪温阳益气。

案例七：齐某某，男，53岁。遗精10余年，多方治疗而效不显。于1982年7月14日来院就诊。症见头晕目眩，虚羸少气，腰酸肢冷，小便频数不禁，寝难成寐，遗泄无梦，近来几无虚夕。脉来弦细而弱。此亦精气神俱虚之候，亦与桂枝加龙骨牡蛎汤再加人参、黄芪。并非故蹈覆辙，以图再试耳！谁知进4剂后，不效依然。遂于原方去人参、黄芪与之，进3剂，遗泄戛然而止。续进10余剂，诸症寻愈。随访至今，情况良好，间或一遗，不药而愈。（刘雪堂.经方加味而效不显[J].江西中医药，1984（6）：36.）

按语：本案以桂枝加龙骨牡蛎汤治疗无异议，但稍作加味竟然无效，而以原方治疗显效，令人惊奇。足以证明经方配伍精妙。笔者认为，经方临证应用时，能以原方尽量不加味，能以单方尽量不合方。

【医家选注】

清·尤怡："脉极虚芤迟者，失精而虚及其气也，故少腹弦急，阴头寒，而目眩，脉得诸芤动微紧者，阴阳兼乘而伤及其神与精也，故男子失精，女子梦交，沈氏所谓劳伤心气，火浮不敛，则为心肾不交，阳浮于上，精孤于下，火不摄水，不交自泄，故病失精，或精虚心相内浮，扰精而出，则成梦交者。"（《金匮要略心典》）

清·张璐玉："夫亡血失精，皆虚劳内固之证，举世皆用滋补血气之药，而仲景独与桂枝汤，其义何居？盖人身之气血全赖后天水谷以资生，水谷入胃，其清者为荣，浊者为卫，荣气不荣则上热而血溢，卫气不卫则下寒而精亡，是以调和营卫为主。荣卫和，则三焦各司其职，而火自归根，热者不热，寒者不寒，水谷之精微输化，而精血之源有赖矣。以其亡脱既愦，恐下焦虚脱不禁，乃加龙骨牡蛎以固敛之。"（《金匮衍义》）

清·徐彬："桂枝芍药通阳固阴，甘草姜枣和中上焦之营卫，使阳能生阴。而以安肾宁心之龙骨牡蛎为辅阴之主，后世喜用胶麦而畏姜桂，岂知阴凝之气，非阳不能化耶。"
（《金匮要略论注》）

【临床应用】

辨证要点：失精家男子失精，女子梦交。兼见少腹弦急，阴头寒，目眩，发落，清谷，亡血，脉极虚，芤，迟，芤动，微紧。

桂枝加龙骨牡蛎汤是治疗阴阳不和，失精梦交的常用方剂。但临床应用却并不限于失精、梦交，还常用于自汗、盗汗、偏汗、遗尿、乳泣、不射精、早泄、阳痿、脱发、神经官能症、冠心病、小儿夜啼、妇女带下、月经周期性精神病等，凡辨证属阴阳俱虚，不能阳固阴守者。总体而言，本证辨证失精为第一位，阴阳两虚为第二位。

天雄散
（血痹虚劳病脉证并治第六　8条）

【方证原文】天雄散方：

天雄三两（炮）　白术八两　桂枝六两　龙骨三两

上四味，杵为散，酒服半钱匕，日三服，不知，稍增之。

【方证释义】本方证原文无主治病证，《桂林古本伤寒杂病论》中载："男子失精，女子梦交，桂枝龙骨牡蛎汤主之，天雄散亦主之。"据《方药考》云，本方"为补阳摄阴之方，治男子失精，腰膝冷痛"。后世有学者认为，本方主治男子无梦而失精者，可见该方用于阳虚失精的治疗。

【方药解析】方中天雄与附子、乌头同源，因其独头不生侧根，禀天地之雄气，能壮命门之阳以补先天之本，为主药；白术健脾以培精气之源；桂枝助天雄壮阳补虚；龙骨收敛浮阳，固摄阴精。四者共奏温阳摄精之功。

【方证归纳】

主症：男子失精，腰膝冷痛。

病机：阳虚失精。

治法：温阳涩精。

方剂：天雄散。

方义：天雄能壮命门之阳以补先天之本，是为君药；白术健脾以培精气之源，桂枝助天雄壮阳补虚，皆为臣药；龙骨收敛浮阳，固摄阴精，是为佐药。四者共奏温阳摄精之功。

【类证类方】

类证：天雄散证与桂枝加龙骨牡蛎汤证均属虚劳失精证；但前者偏于阳虚失精，病情更重，更倾向于无梦而遗，精关不固，方剂以温阳潜镇为主；后者偏于阴阳失和，心肾不交之梦失精、梦交，方剂以调和阴阳、交通心肾、潜镇收敛为主。

【验案解析】

案例一：刘某某，22岁，学生。1997年6月18日诊。患者自17岁起就犯手淫，次数频繁，至20岁时，凡有女性旁坐或并行超过半小时，即有精液外泄，量且多。渐渐加重。白昼失精，夜间无梦滑精。一周有2~3次。此后屡经治疗未见好转。近半年来又增阳痿，腰酸，耳鸣，记忆力减退，舌淡、苔薄白，脉沉弱。西医检查未发现异常。诊为肾阳虚衰失精症。方以天雄散加味：附子10克，白术24克，桂枝18克，龙骨25克，芡实、山茱萸各15克。每日1剂。水煎，早晚分服。服5剂后失精、滑精等大减，又守方服36剂，失精、滑精症及其余症状均消除。（王付.天雄散治疗失精症[J].浙江中医杂志，2000（2）：89.）

按语：本案为典型阳虚滑精，以天雄散加涩精止遗之品而奏效。

案例二：刘某，男，32岁，司机。患"血精"病，有时兼见尿血。西医诊断为"精囊炎"，中西药杂进，迁延1年之久。问其大便溏薄，两手发麻，腰酸腿楚。服药如滋阴补肾、凉血清心，以及补中升提之法均无效可言。余切其脉象弛缓无力，尤以两尺为甚，视其舌色淡嫩，而苔薄白。两目缺少神采。分析：《金匮要略·血痹虚劳病》有两张"经方"专为虚劳发生心肾不交，阴阳持摄不利而设：一为桂枝加龙骨牡蛎汤，一为天雄散。前者功在从中宫交通心肾阴阳而秘下元封藏之本；后者则功在补阳摄阴，开源节流，温摄肝肾之精血。为此不用"桂枝龙牡"，而用"天雄散"法。因天雄药缺，以附子代替。疏方：炮附子4克，桂枝6克，白术15克，龙骨30克。又灵活机动地加鹿角胶10克，阿胶10克。因其精血久虚，所以用血肉有情之品以补精血。此方连进7剂，血精由多变少，由红色变为褐色。自觉气力倍加，精神振奋。照方又服7剂，则"血精"病证痊愈。（刘渡舟."经方"溯源[J].北京中医药大学学报，1999（01）：8-10.）

按语：本案患者血精证日久，脾肾阳气虚损，尤以肾阳偏甚，故精血不固。刘渡舟老深刻领悟虚劳失精两证之别，分析精辟，用药灵活，药到病除。

案例三：程某，男，29岁。初诊主诉：婚后2年未育，曾在本院泌尿科检查，生殖器无异常。爱人无妇科疾病。患者行精液常规检查，精子活动度30%，精子数3100万/毫升。自觉乏力，阴寒囊缩，舌淡红、苔薄白，脉沉细。方用天雄散加减：制附子（先煎）10克，桂枝10克，生龙骨30克，白芍10克，小茴香6克，生姜6克，大枣10克，炙甘草10克，服上方14剂后查精液常规，精子活动度55%，精子数5400万/毫升，异常精子率3%。上方附子量增至15克，继服20剂，精子活动度70%，精子数7700万/毫升，异常精子率为9%。阴寒囊缩症已缓。上方再加荔枝核10克、橘核10克。继服20余剂，其爱人怀孕。

原按：《金匮要略·血痹虚劳病》篇曰："男子脉浮弱而涩，为无子，精气清冷。"治用天雄散、乌头桂枝汤合方随证加减，可获疗效。（李文瑞，李秋贵，张根腾.男性不育治验[J].中医杂志，1985（07）：50-51.）

按语：精子减少症，一是精子数不足，二是精子活动度低，三是精液量低于2.5毫升，对生育也有直接影响。此类患者，大多能进行正常生活，但多可见神疲乏力、腰膝疲软、阴霾湿冷、精量少、精液稀薄、性欲淡漠等症状。辨证多属肾气虚弱，精髓不足。本案为肾阳不足，阴寒内盛，故导致不育。方选天雄散，取其壮阳助火，温经散寒。治以天雄散方为主，方中再加生姜、荔枝核、橘核、小茴香等以增强温经散寒之力，加白芍敛阴以助阳，并防助阳药物伤阴；大枣、甘草调和诸味，共奏壮阳祛寒、温散寒邪之功。

【医家选注】

清·魏荔彤："天雄散一方，纯以温补中阳为主，以收涩肾精为佐，想为下阳虚甚而上热较轻者设也。"（《金匮要略方论本义》）

清·陈灵石："方中白术入脾以纳谷，以精生于谷也。桂枝入膀胱以化气，以精生于气也。龙骨……以精归于肾，深得《难经》所谓损其肾者益其精之旨。然天雄不得，可以附子代之，断不可拘范于天雄主上，附子主下之分。"（《金匮方歌括》）

【临床应用】

辨证要点：阳痿滑精，伴见精液清冷，腰膝酸软，手足不温。

本方对男子肾阳虚衰而见阳痿、失精、腰膝冷痛、不育症、精子减少症、精子活动度低等症，有良效。

小建中汤
（血痹虚劳病脉证并治第六　13条）

【方证原文】虚劳里急，悸，衄，腹中痛，梦失精，四肢酸疼，手足烦热，咽干口燥，小建中汤主之。（13）

小建中汤方：

桂枝三两（去皮）　甘草三两（炙）　大枣十二枚　芍药六两　生姜二两　胶饴一升

上六味，以水七升，煮取三升，去滓，内胶饴，更上微火消解，温服一升，日三服。

【方证释义】本条论述虚劳里急阴阳两虚证的证治。里急即腹中拘急，隐痛不适。中阳不足，失于温煦，则里急腹中痛。阳虚心阳不振或阴血虚心失所养，均可见心悸。脾阳虚血失统摄或虚热灼伤血络，均可致衄血。脾主四肢，中阳不足则见四肢酸痛。阴虚生内热，可见手足烦热，咽干口燥。里急日久，脾病及肾，可见梦失精。此为中焦阴阳两伤之证。根据"治病求本"的原则，对于阴阳两虚、寒热错杂的病情，不应简单地以热治寒，以寒治热，而应和其阴阳。《金匮要略心典》谓："欲求阴阳之和者，必于中气，求中气之立者，必以建中也。"在阴阳两虚的情况下，只有用甘温之剂以恢复脾胃的健运功能，则气血自生、升降自调，而偏寒偏热的症状自然消失。方用小建中汤，以甘温建中，调和阴阳，缓急止痛。

【方药解析】小建中汤以建中为名，即建立中气之义。本方由桂枝汤倍用芍药加饴糖组成。饴糖，是用糯米或粳米磨粉，加入麦芽微火煮熟而成，性微温味甘，具有补脾益气、润肺止咳、缓急止痛的作用，是适宜体虚者的滋养品，也是本方的主药。《金匮要略》中四首建中汤中均用到饴糖，说明饴糖是建中之法的主要体现，所以有医家称无饴不建中。饴糖甘温，建立中气，化生气血阴阳以治本，桂枝汤辛甘化阳，酸甘养阴，调和阴阳以补虚，倍用芍药缓急止痛以治标。本方寒热兼顾，但总体偏甘温，共奏温中、补中、调中、缓中之功。

【方证归纳】

病机：中焦脾胃，阴阳两虚。

主症：虚劳里急、腹中痛。兼见心悸，衄血，四肢酸痛；手足烦热，咽干口燥；梦失精。

治法：甘温建中，调和阴阳，缓急止痛。

方剂：小建中汤。

方义：小建中汤由桂枝汤倍用芍药加饴糖组成。虽以甘温补脾为主，但酸甘可以化阴，甘温可以助阳，故能调和阴阳。

【类证类方】

类证：

（1）《金匮要略》中共有4个建中汤证，即小建中汤证、大建中汤证、黄芪建中汤证、当归建中汤证，四证均以饴糖为君，均治疗腹痛病证，鉴别如下：小建中汤证为中焦脾胃阴阳两虚证，主症虚劳里急腹中痛，故用桂枝汤调和阴阳为底方，重用饴糖甘温建中，倍用芍药以缓急；黄芪建中汤证在此基础上，增强补气升提之力，证属气血阴阳诸虚，主治虚劳里急，诸不足，组方为小建中汤加黄芪；大建中汤证为中焦虚寒证，主治中焦阳虚寒盛的发作性剧烈腹痛伴腹起包块，组成为蜀椒、人参、干姜、饴糖；当归建中汤证属产后阴血不足，主治产后虚羸不足，腹中时痛，少气，或少腹拘急，痛引腰背，组成为小建中汤加当归。

（2）小建中汤证与桂枝加龙骨牡蛎汤证均属虚劳病，病机均为阴阳两虚偏阳虚，主方均以桂枝汤作为底方：小建中汤证病位偏于中焦脾胃，主症为虚劳里急腹中痛，治法偏甘温建中，重用饴糖；桂枝加龙骨牡蛎汤病位偏下焦肾，主症为失精家男子失精、女子梦交，治法偏调和阴阳、潜镇收纳，重用龙骨牡蛎。

类方：

（1）与桂枝汤相类：小建中汤组成与桂枝汤仅差一味，但功效主治均不同，桂枝汤以桂枝为君药，功效为辛甘发散，解肌祛风，主治太阳中风证；小建中汤以饴糖为君药，功效甘温建中、调和阴阳、缓急止痛，主治虚劳里急腹中痛（表5-1）。

（2）与桂枝加芍药汤比较：小建中汤组成为桂枝加芍药汤加饴糖而成，桂枝加芍药汤《伤寒论》治太阴病腹满时痛，以桂枝汤倍用芍药以缓急止痛，小建中汤是在此证基础上再以饴糖为君，温补中焦，而成建中之义。

表5-1　桂枝汤与小建中汤鉴别表

方名	药物用量						功用		症状	病机
	桂枝	芍药	甘草	生姜	大枣	胶饴	共同点	不同点		
桂枝汤	三两	三两	二两	三两	十二枚		调和脾胃，和阴阳	主解肌发表为	头痛发热，汗出恶风，鼻鸣干呕，舌苔薄白，脉浮缓	风寒束表，营卫不和
小建中汤	三两	六两	三两（《伤寒论》二两）	二两	十二枚	一升		主建中补脾为	虚劳里急，悸、衄，腹中痛，梦失精，四肢酸疼，手足烦热，咽干口燥	中焦虚寒，气血不足

【验案解析】

案例一： 陈某，女，42岁。患腹痛已年余，经常脐周隐痛，用热水袋温按可止，大便镜检无异常，四肢酸痛，饮食无味，月经愆期，色淡量少，舌苔薄白，脉象沉弦，曾服理中汤无效。此里寒中虚，营卫不足，拟辛甘温阳，酸甘养阴，用小建中汤：桂枝去皮10克，白芍20克，炙甘草6克，生姜3片，大枣5枚，饴糖30克。服5剂，腹痛、四肢酸痛均减，仍用原方加当归10克，服5剂，月经正常，食欲转佳。（谭日强.金匮要略浅述[M].北京：人民卫生出版社，1981：103.）

按语： 本案患者脐周隐痛，喜温喜按，属里急腹痛之列，以小建中汤治疗而效。次诊因虑经少色淡，腹部虚羸疼痛，颇似当归建中汤证，故加当归。

案例二： 胡希恕医案：张某，男，42岁，1966年6月10日就诊。胃脘隐痛反复发作已5年，经检查诊断为"胃黏膜脱垂"。近常饿时胃脘痛，恶寒怕冷，口中和不思饮，大便微溏，日二行，下肢疲软。先与附子理中汤治之不效，后细问症，据有汗出恶风，脉缓，知为表虚中寒之证，故予小建中汤：桂枝10克，白芍18克，生姜10克，大枣4枚，炙甘草6克，饴糖（分冲）45克。服6剂，胃脘痛已，但饿时仍不适，大便溏好转，但仍日二行，再服上方。7月1日复诊，除大便微溏外，余无不适。（冯世纶等.经方传真：胡希恕经方理论与实践[M].北京：中国医药出版社，1994：38-39.）

按语： 本案中焦虚寒，胃络失煦而疼痛。治宜温中寒，缓里急。附子理中汤虽能温中，但无缓急之功，故用之乏效。小建中汤重用饴糖，甘温建中补益之力不弱，而缓急止痛之力更适合本证。汗出恶风，脉缓等症，为表虚之象，又合《伤寒论》小建中汤证"虚人病表建其中"的含义。

案例三： 黄某，女，30岁，1979年10月5日初诊。患便秘9年，始则3~4日一行，无明显痛苦。婚后生育3胎，便秘加重，常6~8日不行，腹部时觉隐隐胀痛，如物梗塞，饮食减少。历经中西医治疗，屡用通导，或可见效一时。形瘦神疲，气短乏力，因大便秘结而诱发痔疮，常流鲜血，曾在某医院检查，除见脱出之外痔，余无异常。就诊时，已4日未便。嘱取小建中汤7剂。服药后便觉肠鸣，腹部如有气体窜行，即大便1次，始为羊屎样，后则解出黄色软便。服完7剂，又解大便1次，先硬后溏，硬亦无羊屎样。第二疗程，每天基本可大便1次。为巩固疗效，将原方加大10倍，浓缩成膏剂，坚持续用2个月，每日大便通畅，体力逐渐康复。随访半年，无不适之感。（蔡渔琴.小建中汤治疗习惯性便秘11例[J]. 辽宁中医杂志，1988（4）：29转20.）

按语： 本案为典型虚秘，患者屡进攻下通导之剂，虽可暂快于一时，然中气之伤与日俱增，以形瘦神疲、气短乏力为辨。治以小建中汤塞因塞用，建中益气，调和阴阳，润燥养营。使中气健运，推导有力，肠润腹畅，则其结自通。本案辨治对许多老年性便秘气血阴阳亏虚者很有借鉴意义。

案例四： 王某，女，22岁。素有痢疾病史，3个月前下痢又作，疑似阿米巴痢，注射依米丁症状很快消失，但在2个月中，治疗断断续续进行，下痢仍然时发时止。现脉微弱而缓，舌苔白，恶风，自汗，面色萎黄，食欲减退，倦怠乏力，腹中隐痛，大便日行二三次，中杂白垢如涕，或带血色，轻度里急后重。诊断：久痢中虚，营卫不和。用小建中汤加白头翁，处方：桂枝3克，白芍9克，白头翁9克，炙甘草4.5克，红枣4枚，生姜4片，粽子糖2枚调服。服2剂后症状消失，观察半年未见复发。（孙宝楚.痢疾病案三则[J]. 江西中医药，1960（07）：38.）

按语： 本案痢疾属中虚久痢，正虚邪实。故以小建中汤加白头翁，白头翁汤祛其邪以绝其本，小建中汤补其虚以复其元。

案例五： 谢某某，男，33岁，工人。患者自1958年开始胃痛，1964年1月30日在某医院经X线检查诊断为十二指肠溃疡。患者不同意手术，转用中西药治疗无效，而来我院门诊。患者每天饭前，胃部疼痛，剧烈时手足冰冷，有时气上冲胸，吞酸嗳气，食欲不振，大便稍结，粪略黑色，小便不黄，腹部闷胀喜按。舌苔白，脉搏弦滑。大便潜血（＋），诊为脾胃虚寒，服香砂六君子加味20剂，胃痛仍未减，肢冷汗出，嗳气频频，脉仍弦滑，改服小建中汤加白胡椒。处方：桂枝6克，白芍18克，生姜3片，大枣9克，白胡椒6克，饴糖4.5克。先煎药去滓，后入饴烧热，分3次服。上药两日服3剂，痛止，手足温和。前方加当归、炙黄芪各9克，继服31剂。至1965年2月25日复查大便，潜血转阴，症状消失，痊愈。（曾立昆. 小建中汤治疗胃病的初步体会[J]. 广东医学（祖国医学版），1965（06）：17-18.）

按语： 本案病患偏中虚夹寒，发作时手足冰冷，胃痛剧烈，以香砂六君健脾理气可以，但缓急止痛不足，改小建中汤加白胡椒是取大、小建中汤合用之义，《腹满寒疝宿食病》篇中大建中汤证即是发作性寒凝腹痛之证，本案未及大建中汤证的程度，仍以小建中甘温为主，加白胡椒以散寒。待痛止足温，再加当归补血汤以益气养血善后。

案例六： 邓某某，女，50岁。因发头晕眼花，四肢麻木而来诊。初诊时需人扶持才能步入诊室。消瘦，面色暗灰，眼青唇白，神疲寡言，说话极力费。诉常有眩晕，坐时亦需人扶持，否则易倾倒。不欲食，大便难，小便微黄。舌苔白，脉沉迟。西医一向诊断为高血压。现按中医辨证属脾胃虚寒。投以小建中汤加减：桂枝15克，生姜24克，白芍18克，炙甘草15

克，大枣30克，党参30克，麦芽糖（溶化）30克，水煎温服。另配用吉林参6克，炖服。3剂后病情大有好转，头晕减轻，食欲增加，体力增强。以后继续用小建中汤加减，1个月后症状基本消失。（熊东明.小建中汤新解[J].新医学，1975（12）：592-593.）

按语： 以上诸案均为脾胃疾病，但小建中汤证应用不仅限于消化道，凡中焦虚损所致的衄血、头晕、贫血、营养不良等多种疾病，均可用小建中汤。

【医家选注】

清·尤怡："此和阴阳调营卫之法也……若阳病不能与阴和，则阴以其寒独行，为里急，为腹中痛，而实非阴之盛也；阴病不能与阳和，则阳以其热独行，为手足烦热，为咽干口燥，而实非阳之炽也。昧者以寒攻热，以热攻寒，寒热内贼，其病益甚。惟以甘酸辛药和合成剂，调和之使和，则阳就于阴而寒以温，阴就于阳而热以和，医之所以贵识其大要也，岂徒云寒可治热、热可治寒已哉！或问：和阴阳、调营卫是矣，而必以建中者何也？曰：中者，脾胃也，营卫生成于水谷，而水谷转输于脾胃，故中气立则营卫流行而不失其和。又，中者，四运之轴，而阴阳之机也，故中气立，则阴阳相循，如环无端，而不极于偏。是方甘与辛合而生阳，酸得甘助而生阴，阴阳相生，中气自立，是故求阴阳之和者，必求于中气，求中气之立者，必以建中也。里急者，里虚脉急腹中当引痛也。诸不足者，阴阳诸脉并俱不足，而眩、悸、喘、鸣、失精、亡血等证，相因而至也。急者缓之必以甘，不足者补之必以温，而充虚塞空，则黄芪尤有专长也。"（《金匮要略心典》）

清·徐彬："上章所论证，概属阳虚。阳虚者气也。气虚之人，大概当助脾，故以小建中汤主之。谓虚劳者，元阳之气不能内统精血，则营枯而虚，里气用急，为悸，为衄，为腹中痛，梦失精；元阳之气不能外充四肢之因，则阳虚而燥，为四肢酸疼，为手足烦，为咽干口燥。假令胸中之大气一转，则燥热之病气自行，故以桂、芍、甘、姜、枣和其营卫，而加饴糖一味，以建中气，此后世补中益气之祖也。虽无升柴，而升清降，浊之理，具寓此方矣。"（《金匮要略论注》

清·沈明宗："此营卫两济之方也，虚劳病非伤先天，即伤后天营卫。若伤后天中气，则。营卫不充于五脏，脏腑无赖，精血渐衰，则脏腑各自为病，变证百出也。因营血不灌于冲脉，则逆气里急；肾阴不能既济，心名火气内动，则悸衄，肝脾不和则腹中痛；相火妄动，扰于阴中，则梦失精；营气不充于四肢，则四肢酸疼，手足烦热，胃津不输于上，则咽干口燥。此因中气不充，故显以上诸证。所以建中汤之桂枝行阳，芍药收阴，一阴一阳，和调营卫；以甘草，胶饴一阴一阳，补和营卫；姜、枣一阴一阳，宣通营卫，俾营卫冲和，溉灌脏腑，而脏腑受济，则诸虚恢复也。盖营卫阴阳两建之方，欲补其血，则加归、芍之类；欲补其气，则加参、芪、甘、术之类；欲补其阴，则加地黄、知、柏之类；欲补其阳，则加桂、附之类。以此类推，变化无穷矣。"（《金匮要略编注》）

清·程林："里急腹中痛，四肢酸疼，手足烦热，脾虚也；悸，心虚也；衄，肝虚也；失精，肾虚也；咽干口燥，肺虚也；此五脏皆虚，而土为万物之母，故先建其脾土……使荣卫流行，则五脏不失权衡而中气斯建矣。"（《金匮要略直解》）

【临床应用】

辨证要点：虚劳里急、腹中痛。兼见心悸，衄血，四肢酸痛；手足烦热，咽干口燥；梦失精。兼见自汗、面色不华、舌淡脉虚等。

小建中汤临床多用于各种消化系统虚弱性病证，如胃脘痛、腹泄、便秘等，特别对证属虚寒的消化性溃疡、胃炎腹痛有较好疗效。现代临床还用于治疗贫血、神经衰弱、心律失常、功能性发热等多种疾病属阴阳两虚偏虚寒者。临证应深刻领悟仲景治病求本，重视后天之本脾胃的学术思想。

黄芪建中汤
（血痹虚劳病脉证并治第六　14条）

【方证原文】虚劳里急，诸不足，黄芪建中汤主之。于小建中汤内，加黄芪一两半，余依上法。气短胸满者加生姜；腹满者，去枣，加茯苓一两半；及疗肺虚损不足，补气加半夏三两。（14）

【方证释义】本条论述虚劳里急腹痛气虚甚者的证治。虚劳里急，即前文小建中汤证；诸不足，指气血阴阳俱虚。所以用小建中汤加黄芪补中以缓急止痛。以方测证，本证应有自汗或盗汗，身重或不仁，脉虚等气虚不运或气虚下陷症状。治以黄芪建中汤甘温建中，益气补中。

【方药解析】本方为小建中汤中加黄芪一两半。小建中汤甘温建中，缓急止痛，调和阴阳；黄芪补中益气。方后加减：若气短胸满，加生姜温散通阳；若腹满，则去枣之滋腻，加茯苓一两半淡渗利湿；若需治疗肺虚损不足，加半夏三两，非为补气，而是以泻为补。

【方证归纳】

主症：虚劳里急，腹痛，兼见自汗盗汗、身重或不仁等候。

病机：虚劳里急兼气血阴阳诸虚。

治法：甘温建中，缓急止痛，补中益气。

方剂：黄芪建中汤。

方义：小建中汤甘温建中，缓急止痛，调和阴阳；黄芪补中益气。

【类证类方】

类证：黄芪建中汤证与小建中证、大建中汤证、黄芪建中汤证区别：见小建中汤。

类方：黄芪建中汤与黄芪桂枝五物汤、桂枝加黄芪汤相类：三方均以桂枝汤加黄芪为底方。黄芪建中汤是桂枝汤倍芍药加饴糖，治疗虚劳里急腹痛，再加黄芪一两半偏虚劳里急诸不足；黄芪桂枝五物汤以桂枝汤倍生姜，以解肌祛风、通行阳气，去甘草，加黄芪三两以益气助阳、通行血脉；桂枝加黄芪汤为桂枝汤调和营卫，加二两黄芪益气祛湿，治疗黄汗病及黄疸病表虚夹湿，详见《水气病》《黄疸病》篇。

【验案解析】

案例一：崔某某，女，38岁。食欲不振，食后脘闷，腹微胀满，隐痛，吞酸吐酸，日渐消瘦，上述诸症日有进展，数月之后消化更差，每日进食二至三两，食后胃部胀满，疼痛不适，间作呕吐，终于不能坚持工作，住院治疗。经内科诊断为中度胃下垂，并怀疑有恶性肿物，要求中药治疗。患者生育较弱，因而气血亏损，素体虚弱，更加长期饮食不规律，重伤脾胃之气，致中阳不运，中气下陷，故上述诸症，遂投以小建中汤加减：桂枝15克，白芍15克，炙甘草10克，苍术6克，生黄芪10克，饴糖100克（分两煎冲服）。间服理气健脾汤，两方更替服用，病情日渐好转，共治疗10天，临床证状基本痊愈，出院上班，以后肌肉丰满，一直正常工作。（赵明锐.经方发挥[M].北京：人民卫生出版社，1982：88.）

按语：黄芪建中汤，治疗脾胃虚寒的胃脘痛，疗效颇佳，尤其是伴随脏器脱垂者，因黄芪有补中升提之功。但黄芪建中汤还是以饴糖为君，重在建中缓急，这点本案体现尤为突出，重用饴糖达100克之多。饴糖甘温，为补虚佳品，现代滋补膏方，多用饴糖出膏，充分发挥其甘温滋补之效。

案例二：患者，女，70岁。1985年9月30日初诊。患者40天前罹病，精神不振，四肢乏力，脘腹冷胀，嗳气及矢气稍舒，得热则减，饮食纳少，欲吐不吐，厌油，大便溏薄，日1~2次。未治。半个月后出现头身疼痛，遇风冷加重。头痛以前额为甚，身痛以腰疼为著，四肢发凉而麻木。经治数日不效。刻诊：除上述症状外，更见脘腹疼痛，舌质淡，苔薄白，脉沉细弱等。因考虑系中焦虚寒兼厥阴肝寒血滞之候，遂书方如下：吴茱萸6克，党参15克，生姜9克，大枣4枚，当归12克，桂枝9克，白芍9克，细辛5克，通草6克，炙甘草6克。连服6剂，病不减。10月10日，他医用四逆散加当归、木通、滑石、黄芩之后，脘腹冷、胀痛剧，每日解稀便3~4次。10月14日复邀余诊：见证如前。药用黄芪、饴糖各30克，桂枝、生姜各9克，白芍18克，大枣4枚，炙甘草6克。2剂而泻止，脘腹冷胀痛大减，饮食增加；4剂而头身痛、四肢冷麻好转；6剂而诸症尽除。为巩固疗效，遂又予上方3剂而愈。随访半年，未见复发。（陈明.金匮名医验案精选[M].北京：学苑出版社，2002：160.）

按语：本案初诊以当归四逆加吴茱萸生姜汤治之，疗效不显，继以四逆散加清热药物反重。两次诊治虽未中病机，但探明为脾胃虚寒之候。症状为里急腹痛，更兼血痹之象，故最终以黄芪建中汤重用黄芪、饴糖而收功。黄芪桂枝五物汤与黄芪建中汤组成本就相似，病机又均属阴阳两虚证，临证之时两证同见不奇怪，也体现中医异病同治的思想。

案例三：唐某某，女，21岁，教师。病已20余日，因患急性胃肠炎经中西医结合治疗后，吐泻诸症均除，唯留高热不退。曾服苦寒、甘寒、辛凉及西药磺胺类药物10余日，皆未获效。症状：高热烦渴，渴喜热饮而不多饮，小便清长，大便溏薄，面黄肌瘦，神疲乏力，不思饮食，舌质淡红，脉象细弱而数。证属脾气虚弱，导致体虚发热，法拟益气补脾，甘温除热。正如方书所谓"甘温除大热是也"。宜小建中汤加减治之，白芍12克，白术9克，桂枝5克，黄芪24克，红枣3枚，甘草6克，饴糖（冲服）30克。

原按：此乃久病损伤脾胃，传导失常，不能敷布津液，上润口舌，营养周身，形成高热不退。法拟温运脾胃，甘温除热，酸甘化阴为治。（万桂华，万孟仪. 小建中汤临床应用[J]. 陕西中医，1980（05）：34-35.）

按语： 小建中汤证原为阴阳两虚偏阳虚证，其发热当属阴虚内热，后世将其归入"甘温除热"方剂，笔者认为值得商榷。本案当属阳气虚而发热，用方实为黄芪建中汤，以饴糖甘温建中，黄芪补气升提，与李东垣补中益气汤治疗气虚下陷阴中发热相似。"甘温除热"之法本于《黄帝内经》，发展于仲景，至李东垣方臻成熟。

案例四： 李某某，女，29岁，工人，1988年4月8日初诊。患者形胖气弱，面白唇淡，语言低微，精神萎靡。自诉月经素来正常，月经周期为28~29天，经量适中，持续4天后干净，末次月经上月15日。6天前因连续加班2天后，自觉腰酸肢倦，神疲乏力，当晚经来量多色淡，更换卫生纸3次仍湿透内外裤，腰酸痛加重，少腹胀坠隐痛，手足冷，头晕目眩，心悸，纳呆。曾在厂医务室诊治，服用乌鸡白凤丸、维生素E、安络血等药无效，月经仍时见淋沥不断。舌淡、苔薄白，脉细弱。此为脾虚不摄，冲任不固之崩漏证。治当益气摄血，温中补虚，黄芪建中汤加减，处方：黄芪60克，党参30克，桂枝10克，熟地、白芍各20克，阿胶（烊）15克，炙甘草6克，生姜3片，大枣8枚。3剂。4月11日二诊：3剂药后崩漏已止，胃纳稍增，手足转暖，少腹不痛，无胀坠感，但仍腰疫肢倦，时眩晕乏力，舌脉同前。效不更方，守原方3剂以善后。随访4年，月经正常。（陈灿.《金匮》方新用[J]. 新中医，1993（04）：43-44.）

按语： 本例为黄芪建中汤治疗崩漏，患者因劳累过度，导致月经突然提前，量多势猛，此为先有崩中之证，气随血脱后，导致冲任失固，经血下陷，月经淋沥不止之漏下证。故应速以补气摄血，温中健脾为主，兼以养血止血，标本同治。方用黄芪建中汤加减。温中补虚，益气摄血重用黄芪，加党参益气升提为主药，以阿胶易饴糖，加熟地增强补血止血之功。药证合拍，效如桴鼓。

案例五： 患者，男，15岁。从幼儿园时起，经常喷嚏，流清涕，一直未愈。小学三年级，因外伤脾切除1/3。易患感冒，全身出汗，头痛，清涕口唇皲裂，便软，每天1次，嗜食水果。苔白稍干，脉弦紧，腹硬。给予黄芪建中汤17天量，忌食水果，据云服药3天后，出现效果，喷嚏及清涕均止。患者较长期服本方。（李文瑞.金匮要略汤证论治[M].北京：中国科学技术出版社，1995：168.）

按语： 脾胃为后天之本，建立中气，则气血阴阳化生有源。本案患儿，素体正虚，卫外不固，嗜食水果寒凉，更伤阳气。鼻为肺窍，卫阳不足则肺窍易感，时喷嚏而流清涕，黄芪建中汤益卫护中，升举阳气，故坚持服用可见显效。随着现代生活节奏的加快，过敏性鼻炎的发病率越来越高，其中相当一部分患者均属卫外不固，肺窍易感，不少学者主张缓解期以玉屏风散，发作期以小青龙汤治疗，此案提示黄芪建中汤亦是不错的选择。

【医家选注】

清·沈明宗："此胃中营卫不济于五脏之证也。虽云诸不足，观其立方之意，诚偏脾肺肾气虚损所致。脾胃气弱，不生于肺，气反上逆，而为里急，故以建中汤加黄芪甘味之药调之，俾脾元健运，营卫灌溉于肺，里气不急，诸虚自复也。若痰气阻遏，短气胸满，加生姜宣润胸中之气；腹满者加茯苓，导湿下行；肺虚痰气壅逆者，加半夏涤痰镇逆。而五脏见证，以此加减出入，则神妙在我。或火气内郁，暂除桂枝可也。"（《金匮要略编注》）

吴谦等："虚劳云云者，概虚劳之证而言也，非谓虚劳之证，止于此也，故下文有诸不足之说也。均主以小建中汤者，欲小小建中虚之意，合下六节，皆论虚劳，各有所主之方也。所谓虚劳里急诸不足者，亦该上条诸不足证之谓也。黄芪建中汤，中外两虚，非单谓里急一证之治也。桂枝龙骨牡蛎汤，即桂枝汤加龙骨、牡蛎；小建中汤，即桂枝汤加胶饴；黄芪建中汤，即桂枝汤加胶饴、黄芪也。故尝因是而思仲景以一桂枝汤出入加减，无往不利如此，何后世一见桂枝，即认为伤寒发汗之剂，是但知仲景用桂枝治伤寒，而不知仲景用桂枝汤治虚劳也；若知桂枝汤治虚劳之义，则得仲景心法矣。盖桂枝汤辛甘而温之品也，若啜粥温复取汗，则发散营卫以逐外邪，即经曰辛甘发散为阳，是以辛为主也；若加龙骨、牡蛎、胶饴、黄芪，则补固中外以治虚劳，即以曰劳者温之，甘药调之，是以温以甘为主也。由此推之，诸药之性味功能加减出入，其妙无穷也。"（《医宗金鉴·订正仲景全书·金匮要略》）

【临床应用】

辨证要点：虚劳里急，腹痛，兼见自汗盗汗、身重或不仁等候。

黄芪建中汤较小建中汤补虚作用更强，阴阳俱虚偏于脾胃气虚者应用黄芪建中汤疗效很好。用于治疗属虚寒型的溃疡患者，症见胃痛日久，痛处喜按，饥饿则痛，得食则减，喜热畏凉，舌苔薄白，脉虚而缓。如有肝胃不和之吐酸、噫气、呕逆、胀满等，可酌加乌贼、煅瓦楞子、川楝子。

八味肾气丸
（血痹虚劳病脉证并治第六　15条）

【方证原文】虚劳腰痛，少腹拘急，小便不利者，八味肾气丸主之方见脚气中。（15）

【方证释义】本条指出肾阳不足的虚劳腰痛证治。腰为肾之外府，肾虚则腰府失养见腰痛；肾阳不足，失于温煦，故少腹拘急不适；下焦阳虚，气化不利，不能化气行水，则见小便不利，常表现为小便淋漓不畅，或排尿不尽、排尿无力、尿流变细、尿等待等。总由于肾阳虚气化失司所致。治用八味肾气丸温补肾阳，肾气振奋，气化水行，则诸症自愈。

【方药解析】八味肾气丸即前文之崔氏八味丸，初次出现在《中风历节病》篇附方中，治脚气上入，少腹不仁。此为仲景在正文中首次论述，本条也是本方临床应用最多的病证。方中以干地黄为主药，滋阴补肾，益髓填精；山茱萸补肝，敛精气；山药健脾，益肾精；茯苓健脾益肾；泽泻利湿泄浊，与茯苓相伍，渗湿利尿；丹皮降相火；炮附子、桂枝温补肾阳，鼓舞肾气，意不在补火，而在"微微生火，以生肾气"。全方构成阴阳双补，阴中求阳之格局。正如尤怡所论"补阴之虚可以生气，助阳之弱可以行水"。所以方名肾气丸也。肾气丸多用于治疗肾阴阳两虚诸证。本方原用桂枝，后改用肉桂，二者虽同属温阳之药，但同中有异。桂枝善于通阳，其性走而不守，故水饮停聚用之较妥；而肉桂善于纳气，引火归原，其性守而不走，故命门火衰、虚火上浮、肾不纳气、下焦虚寒、真阳亏损用之较宜。原方干地黄，近多用熟地黄。临床上本方可用丸剂或汤剂随症加减。

【方证归纳】

主症：虚劳腰痛，少腹拘急，小便不利。可兼见腰膝酸软、遗精滑泻、畏寒肢冷等。

病机：肾阳不足，气化不利。

治法：温肾助阳，化气行水。

方剂：八味肾气丸。

方义：干地黄八两，补肾填精；山茱萸四两补肝肾，填精；山药四两，补脾益肾填精；茯苓、泽泻、丹皮各三两，利湿泄浊降火；附子、桂枝各一两，温补肾阳，鼓舞肾气。

【验案解析】

案例一：张某某，男，86岁，1960年4月25日会诊。患者腰背疲痛，足冷，小便短而频，不畅利，大便难，口干口苦，饮水不解，舌淡少津无苔，脉象右洪大无力，左沉细无力。脉证兼参，属阴阳两虚，水火皆不足，治宜温肾阳滋肾阴，以八味地黄丸加减：熟地9克，云苓6克，怀山药6克，杜仲（盐水炒）9克，泽泻4.5克，熟川附子4.5克，肉桂（去粗皮、盐水炒）1.5克，怀牛膝6克，补骨脂9克。水煎服，加蜂蜜30克，兑服，连服3剂。二诊：服前方，腰背疲痛，口苦口干均减，足冷转温，大便溏，小便如前，舌无变化，原方再服3剂。三诊：因卧床日久未活动，腰仍微痛，小便仍频，西医诊断为前列腺肥大，其余无不舒感觉，高年腰部疼痛虽减，但仍无力，宜继续健补肾气，以丸剂缓服。熟地90克，山萸肉30克，怀山药60克，泽泻30克，熟川附片30克，肉桂18克，怀牛膝30克，补骨脂60克，菟丝子60克，巴戟天30克。各研细末和匀，炼蜜为丸，每重9克，每服1丸。并每早服桑葚膏一汤匙，开水冲服，连服2剂恢复健康，至5年多未复发。（中医研究院革命委员会.蒲辅周医案[M].北京：人民卫生出版社，1975：36.）

按语：本案患者年高体弱，阴阳俱虚，腰背酸痛，小便不利，与虚劳腰痛肾气丸证极为吻合。蒲老先取肾气丸阴中求阳之法，稍作变化，改丸为汤。因病患年过八旬，不耐汤剂，故待病情稍缓，仍以丸剂缓缓图之。

案例二：陈某，女，26岁。产后3日小便不通，经妇产科导尿，小便仍涓滴难下。伴少腹胀满，面色㿠白，腰痛如折，恶露较少，舌淡胖，脉迟。辨为肾气虚寒，气化不利，投肾气丸加味：熟地黄30克，山药30克，党参30克，白茯苓10克，泽泻10克，乌药10克，肉桂5克，熟附片10克。2剂后小便畅通，复诊时加当归、黄芪，5剂病愈。（朱士伏.金匮肾气丸双向调节的临床应用[J].国医论坛，1994（04）：9.）

按语：本案为产后癃闭，小便不通，经导尿后仍涓滴难下，说明非器质性病变，因产后阳虚，下焦气化难行，腰痛如折，为腰府失于温煦，肾气丸正符，故以丸做汤剂，以求快速取效。本案与上案类似，但本案患者年纪较轻，产后骤然阳气亏虚，可用八味肾气汤速效，而上案病患年老体衰，病程既久，难以速效，故丸剂求缓。

案例三： 张某，男，59岁。患脑血栓右侧偏瘫3个月，近1个月来小便失禁，一有尿意即尿床，伴四肢欠温、面色㿠白、纳少、嗜卧、大便溏，舌淡，脉迟。用肾气丸增损：熟地黄30克，山药30克，山萸肉10克，泽泻10克，丹皮6克，熟附子10克，白茯苓10克，桑螵蛸10克。7剂后尿急已能自控。后服肾气丸8个月，二便正常，偏瘫亦复。（朱士伏.金匮肾气丸双向调节的临床应用[J].国医论坛，1994（04）：9.）

按语：《素问·灵兰秘典论》曰："膀胱者，州都之官，津液藏焉，气化则能出矣。"小便的排出与下焦肾与膀胱的气化功能密切相关。上案小便不利，本案小便失禁，均与下焦气化失常有关。以肾气丸加桑螵蛸温肾化气，摄液缩泉。正如《消渴小便不利淋病》篇中"男子消渴，小便反多，以饮一斗，小便一斗"，也用肾气丸主治。许多老年前列腺疾病的患者，肾阳气弱，往往既表现小便排出不利，也表现小便频数的矛盾症状，均可以肾气丸加减治疗。

案例四： 苏某，男，32岁，干部，已婚，74年初诊。婚后多年不育，头昏、耳鸣，神倦，自汗，食少，面色无华，夜卧少眠，性欲减退，舌淡苔薄白，脉沉细无力，以两尺脉尤甚，素患慢性痢疾，每夏即发，平素体弱易感。检查精液：量少，80%死精，20%活动力差。主以温肾补火，阳生则阴长、精成，从本而治，拟金匮肾气汤加味治之。附子60克，肉桂6克，熟地15克，怀药15克，酸枣仁15克，茯苓15克，丹皮5克，泽泻6克，锁阳10克，巴戟天15克，淫羊藿10克，杜仲10克。4剂后自觉感冒较前减少，饮食、睡眠均有好转。继续以本方加减治疗一段时间，第二年夏季痢疾未复发，精力渐充沛。继用成药调理。后查精液活动度80%正常，不久女方受孕，育一子。（刘琼芳.略谈肾气丸应用举隅[J].云南中医杂志，1987（04）：41-42.）

按语： 肾藏精，主生殖。精化气，以助命火。《虚劳病》篇论述不孕不育有条文曰："男子脉浮弱而涩，为无子，精气清冷。"高度概括了不孕不育的病机，肾精不足，命门火衰。肾气丸阴阳双补，阴中求阳，故治疗不孕不育病证十分适宜。

案例五： 黄某某，男，30岁，技术员。1973年11月19日来诊。今年2月起便溏，日2~3次，腹中微痛，便后稍减，平时形寒畏冷，腰痛，小便清长。舌淡苔白，脉沉细弦而缓。处方：怀山药、车前子各15克，熟地、山萸肉、丹皮、茯苓各9克，炮附子6克，益智仁3克，肉桂心（另冲）1.2克。连服5剂（隔日1剂），大便成形，余症均减，但仍腰痛。照上方去益智仁，加枸杞子9克、五味子3克，服10剂，诸症痊愈。1年后询知，未再复发。（俞长荣，俞宜年.肾气丸的临床应用[J].辽宁中医杂志，1980（10）：22-24.）

按语： 本案属命门火衰，火不暖土，所致的泄泻。泄泻一证，多责之于脾胃阳虚，运化失职，但本案除便溏外，尚见腰痛，小便清长，当有肾阳不足，肾气丸肝脾肾同治，改丸为汤，重用附子、山药，温肾暖脾，则泄泻渐愈。

案例六： 宋某，女，46岁，营业员。发作性眩晕耳鸣，听力渐减2年余，近半年来发作频繁，多则一月数次，少则两月一次。在某院诊为"梅尼埃病"，历治不效。现症：时发眩晕，耳鸣，听减退，耳内凉楚，手足不温，腰背寒凉，形寒怕冷，白带清稀量多，食喜热，喜静厌动，前庭功能检查右耳反应低下，舌淡苔白水滑，沉乏力。证属肾阳虚衰，寒水上逆而发为耳性眩晕。治以温肾壮阳散寒降逆，聪耳息眩。药用：制附片10克，肉桂10克，茯苓30克，泽泻30克，熟地15克，丹皮12克，山萸肉15克，山药12克，生龙骨25，牡蛎25克，磁石30克，酸枣仁5克，石菖蒲12克，甘草10克，生姜3克。每日1剂，分3次服。用药3剂，眩晕停止，耳鸣好转。效不更方，续进10余剂，诸症皆失，前庭功能检查右耳反应接近正常。嘱每晨服金匮肾气丸1丸，连用2个月。后访半年未再发。（王永钦.《金匮》肾气丸在耳鼻喉科的运用[J].河南中医，1989，9（05）：7-8.）

按语：肾主水，开窍于耳。慢性耳鸣多责之于肾虚。本案女患，耳鸣伴眩晕，属肾阳虚衰，气化失常，水饮上泛于头窍，而致眩晕耳鸣。以肾气丸温肾化水，加龙骨牡蛎、磁石、石菖蒲以潜镇开窍。阳复饮化窍通，则眩晕即止。笔者认为，此类患者可以肾气丸合苓桂术甘汤或泽泻汤治之。丸改汤最好用桂枝，因肾气丸原方中苓桂配伍，化气利水驱邪意图很明显，拙见仅供参考。

案例七：常某，男，60岁，干部，1989年12月5日就诊。两年来入睡即阴囊汗出，自认为小恙，未予治疗。近日症情加重，醒后内裤常湿如水洗。刻诊：面色黧黑，腰酸乏力，舌质淡，苔薄白，舌边有齿痕，脉沉细。此乃肾阳不足，阴不内守使然。治宜温阳补肾，以金匮肾气丸改汤：熟地20克，山药30克，山萸肉、附片、丹皮、茯苓各15克，泽泻10克，油桂2克。每日1剂，水煎早晚各1次温服。服药3剂，汗出稍减，余症亦轻，原方继用1周后汗量明显减少，腰酸乏力近瘥。嘱其禁房事，守方治疗，1个月后汗止病愈。（张荣英，黄亚丽.经方治疑难杂证举隅[J].国医论坛，1993（04）：17.）

按语：本案男患阴囊潮湿汗出，伴面色晦暗，腰酸乏力，舌淡脉细，为肾阳虚，寒湿下注所致。此类患者还常可见脚下发凉，脚底易出冷汗，女性患者也常可见带下清稀量多、前阴潮湿等症，辨证与本案相似，皆以温肾助阳，化气利湿为主。

案例八：林某某，女，43岁，医师。1974年7月5日就诊。去年5月起曾多次出现晕厥，恶心呕吐，经治后好转。1个月前又发生晕厥，血压升高，头昏较甚，但无出汗呕恶。近1个月来，经常头晕，血压在140~160/110~120毫米汞柱，服西药降压剂能一时下降，但又上升，波动较频。伴见心悸易惊，性情急躁，面部微水肿，食欲尚好，但疲乏无力，不能工作，大便干，唇较干，舌淡苔白厚，脉象细缓。西医诊断为自主神经功能紊乱，更年期综合征。怀山药、女贞子各15克，茯苓、熟地各12克，丹皮、泽泻、牛膝、蒺藜各9克，桂枝、附子、仙茅各4.5克。连服20余剂后，晕厥未再发作，血压基本正常（月经来潮时略升至140/110毫米汞柱左右）。食欲、二便均为正常，睡眠尚好，但梦多。偶有胸前紧束感。唇红，舌苔基本正常，脉细缓。仍议滋肾养肝，引火归源。处方：熟地、怀山药各15克，山萸肉、泽泻、茯苓各9克，丹皮、附子各6克，肉桂1.2克（另冲）。连服16剂，诸症基本消除，能坚持工作。（俞长荣，俞宜年.肾气丸的临床应用[J].辽宁中医杂志，1980（10）：22-24.）

按语：肾气丸治疗高血压，临床较少用，充分体现中医辨证论治的思想。西医学高血压，往往与中医肝阳上亢、肝火上炎、痰热上攻、水饮上逆等相关，但也有部分患者属虚阳上浮者。本例患者心悸易惊，性情急躁，大便干，唇干，颇似热证，但舌淡苔白，脉细缓，面浮肿，都属虚寒之象，属上热下寒之相火浮越。故治以滋肾养肝，温阳化气，引火归源，潜降浮火，故诸症可得解除。本案也给医者启示，切忌一见血压升高，即率用清肝伐肝平肝之品，一定辨证为先。

案例九：李某某，女，38岁，工人。1991年10月6日初诊。经行口舌溃疡反复发作3年。每于经前1周开始至经期加剧，经净后即愈。经用多种维生素、消炎药治疗无效。曾用中药苦寒清热之剂，口糜反甚。求诊时询得月经先期，量多、色鲜红，有血块，1周干净。刻下经行第2天，舌唇和口腔黏膜多处溃疡，饮食艰难，伴面部升火，口干不欲饮，少腹胀痛有凉感，腰以下尤觉凉甚，小便清，大便不实。苔薄黄、质嫩红，脉细弱。脉证合参，证属下焦真阴不足，阴虚及阳，阳虚则寒伏于下，以致虚阳上浮，龙雷之火上升，假道于胃，病发于口舌。法当水中补火，引火归原，导龙入海。以八味肾气丸加龙牡治之。药用：生地、山萸肉、茯苓、泽泻、炒丹皮、女贞子各10克，怀山药、旱莲草各15克，肉桂（后下）2克，龙骨、牡蛎各15克（先煎），炒藕节20克。先服5剂。并嘱每于经前1周始服上方直至经净，一般服7~12剂。经净后以二至丸、六味地黄丸加减调治。经间排卵期后加用补阳药。经治3个月经周期，经期基本正常，经量减少。随访经行口糜未再发作。（曹阳. 经行口糜治验两则[J]. 江苏中医，1993（05）：29.）

按语：本案经行口糜与上案有相似之处，均属下焦虚寒，虚阳上浮，上案表现晕厥，本案表现口糜，均属上热下寒之证。本案特殊之处在于，经行之时加剧，因阴血骤虚，无根之阳更作。用八味肾气丸加龙牡引火归原，导龙入海，再配合运用调理月经周期法而获效。

案例十：周某某，男，47岁，1987年7月初诊。患者于1984年2月开始出现形体消瘦，皮肤发黑，神疲乏力，畏冷欲衣，足冷足肿，纳食不馨，曾服中药数剂疗效不显，后到省某某医院检查：17-羟类固醇4.7毫克/24小时，17-羟皮质类固醇4.9毫克/24小时，诊断为艾迪生病，遂转我科治疗。证见形体消瘦，全身皮肤黧黑，倦怠乏力，短气，自汗，形寒肢冷，牙龈灰黑，大便溏薄，小便短少。舌质淡而胖，苔薄白，脉沉细弱。证属肾阳虚衰，气化失司。治宜温补肾阳，化气行水，方拟金匮肾气汤治之。处方：熟地、山茱萸各30克，山药15克，泽泻、茯苓、丹皮各12克，桂枝、附子各9克。每日1剂，水煎取浓汁频频服用。上方续服6个月后，患者皮肤、牙龈色泽恢复正常，诸症消失，精神转佳，纳食渐增。1988年5月于某地某医院复查17-羟类固醇8.9毫克/24小时，17-羟皮质类固醇8.2毫克/24小时而获痊愈，遂恢复正常工作。后以金匮肾气丸长期服用，以善其后；于1988年11月追访，未见复发。（李双贵，刘雅蓉. 经方治杂病举隅[J]. 湖北中医杂志，1989（04）：31-32.）

按语：本案艾迪生病是双侧肾上腺皮质严重损坏的病变。患者形体消瘦，全身皮肤黧黑，按《脏腑经络先后病》篇"色黑为劳"，本病当属中医虚劳病之范畴。辨证属肾阳不足、气化不利，可按虚劳腰痛治疗，以肾气丸改汤治疗，终使沉疴之疾，渐次而愈。

【医家选注】

清·吴谦："柯琴曰：命门之火，乃水中之阳。夫水体本静而川流不息者，气之动、火之用也；非指有形者言也。然少火则生气，壮火则食气，故火不可亢，亦不可衰。所云火生土者，即肾家之少火，游行其间，以息相吹耳。若命门火衰，少火几于熄矣。欲温脾胃之阳，必先温命门之火，此肾气丸纳桂、附于滋阴剂中十倍之一，意不在补火，而在微生火，即生肾气也。故不曰温肾，而名肾气，斯知肾以气为主，肾得气而土自生也。且形不足者温之以气，则脾胃因虚寒而致病者，固痊，即虚火不归其源者，亦纳气而归封蛰之本矣。"（《医宗金鉴·删补名医方论》）

清·尤怡："下焦之分，少阴主之，少阴虽为阴脏，而中有元阳，所以温经脏，行阴阳，司开合者也。虚劳之人，损伤少阴肾气，是以腰痛，少腹拘急，小便不利。程氏所谓肾间动气已损者是矣。八味肾气丸补阴之虚，可以生气，助阳之弱，可以化水，乃补下治下之良剂也。"（《金匮要略心典》）

清·程林："腰者肾之外候，肾虚则腰痛，肾与膀胱为表里，不得三焦之阳气以决渎，则小便不利，而少腹拘急，州都之官亦失其气化之职，水中真阳已亏，肾间动气已损，是方益肾间之气，气强则便溺行而小腹拘急亦愈矣。"（《金匮要略直解》）

清·徐彬："腰痛，少腹拘急，小便不利，皆肾家的证，然非失精等现证比，乃肾虚而痹，故以六味丸补其阴，仍须以桂、附壮其元阳也。"（《金匮要略论注》）

【临床应用】

辨证要点： 虚劳腰痛，少腹拘急，小便不利。可兼见腰膝酸软、遗精滑泄、畏寒肢冷等。

八味肾气丸临床应用广泛。凡虚劳病肾气虚、肾阳虚、肾阴阳两虚和肾虚水湿内停者，皆以本方化裁治之。常用于阳痿早泄、遗精滑精、遗尿尿频、闭经、不孕、泄泻、耳聋耳鸣、眩晕、脱发、痰饮、咳喘、不寐、消渴、水肿等。现代临床多用于肾病综合征、慢性肾炎、性功能低下、精少不育、不孕、慢性前列腺炎、尿频、遗尿、高血压、糖尿病、慢性支气管哮喘等。

薯蓣丸

（血痹虚劳病脉证并治第六　16条）

【方证原文】虚劳诸不足，风气百疾，薯蓣丸主之。（16）

薯蓣丸方：

薯蓣三十分　当归　桂枝　曲干地黄　豆黄卷各十分　甘草二十八分　人参七分　芎穷芍药　白术　麦门冬　杏仁各六分　柴胡　桔梗　茯苓各五分　阿胶七分　干姜三分　白蔹二分　防风六分　大枣百枚（为膏）

上二十一味，末之，炼蜜为丸，如弹子大，空腹酒服一丸，一百丸为剂。

【方证释义】本条论述虚劳风气百疾的证治。诸不足指气血阴阳皆亏虚，风气百疾指感受各种外邪所发生的多种疾病，因风为百病之长，风邪袭人，能引发多种疾病。从"虚劳诸不足"的语气看，本条为虚劳病各种虚损通治之证，虽有外感病邪，但仍以虚劳为主。治疗需扶正兼以驱邪。气血阴阳诸虚，补阳则阴竭，养阴则碍阳，故仲景延续甘温补脾之法，用薯蓣丸调补脾胃，扶正祛邪。

【方药解析】薯蓣丸方为仲景方中药味第二多的方剂，仅次于鳖甲煎丸。方中重用薯蓣（即山药）三十分，山药色白入肺，味甘入脾，汁浓入肾，具平补肺脾肾气阴之功，但主入脾胃，健脾补中之力尤盛；配合几乎等量的甘草二十八分，补脾益气，两药的用量远远大于其他药物用量，体现仲景独重后天之本的思想；方中以四君加干姜、大枣益气温中，四物加麦门冬、阿胶养血滋阴，助薯蓣补阴阳气血诸不足；桂枝、防风、柴胡疏散三阳经外邪，助薯蓣以祛风；再以桔梗、杏仁、白蔹下气开郁，大豆黄卷、神曲化湿调中。诸药合用，扶正祛邪，补中寓散，静中有动，补中有消。此方以丸剂入药，以百丸为剂，是取丸者缓也之义，说明此方需常服，而非峻补之剂。空腹酒服，是方中滋腻药物较多，借酒之辛散，空腹服用不碍饮食之消化。观此方组方，如果不知道是仲景方，很可能认为是李东垣。由此可以反证，后世东垣所立诸方，可能受到本方的启发。

【方证归纳】

主症：虚劳诸不足（气血阴阳俱虚损），风气百疾（感受外邪）。

病机：虚劳兼夹外感。

治法：补益脾胃，扶正祛邪。

方剂：薯蓣丸。

方义：山药三十分、甘草二十八分，重用补益脾胃，从中焦脾胃入手；八珍汤加干姜、大枣、麦门冬、阿胶补益气血、滋阴调中；桂枝、柴胡、防风祛风散邪，疏通经脉；桔梗、杏仁、白蔹理气开郁；大豆黄卷、神曲化湿和中；酒温通血脉。诸药合用，扶正祛邪，补中寓散。

【类证类方】

类证：薯蓣丸证与小建中汤证、黄芪建中汤证均属虚劳病阴阳两虚之证，治疗均从中焦脾胃入手，体现仲景尤其重视脾胃后天之本的思想，区别在于：小建中汤、黄芪建中汤主症均为虚劳里急腹痛，病位在脾胃，属纯虚证，治甘温建中，调补阴阳；薯蓣丸证病位不限脾胃，"诸不足"的病位更广泛，而且属虚实夹杂之证，治法扶正为主，兼以驱邪。建中汤为汤剂，药力集中，取缓急之义；薯蓣丸为丸剂，药力绵长，尤其适合虚劳诸不足。

【验案解析】

案例一：冯某某，女，36岁，教师。患心悸、失眠、头晕、目眩数年，耳鸣，潮热盗汗，心神恍惚，多悲善感，智慧记忆锐减，食少纳呆，食不知味，食稍有不适即肠鸣腹泻，有时大便燥结，精神倦怠，月经衍期，白带绵绵，且易外感，每感冒后即缠绵难愈。已经不能再坚持工作，病休在家。数年来治疗从未曾间断，经几处医院皆诊断为神经官能症。1963年春天，患者病势日见增重，当时面色㿠白，少华，消瘦憔悴，脉缓而无力，舌淡体胖，舌光无苔。综合以上脉证，颇符合诸虚百损之虚劳证，投以薯蓣丸，治疗3个月之久，共服200丸，诸症如失，健康完全恢复。（赵明锐.经方发挥[M].北京：人民卫生出版社，1982：162.）

按语： 本案患者全身不适，却无明显突出之主诉，西医诊为神经官能症，中医属虚劳之列，正合"虚劳诸不足"之述。病患数年间，滋补昂贵药品服过无数，但服薯蓣丸方仅数月，诸症全失。不能不说此方的神奇。本方之妙处，在于寓祛邪于补正中，使邪不干正，正气易于恢复。其次是药物平和价廉、药源丰富，适合于广大群众服用。

案例二： 李某，女，32岁。1991年5月14日初诊。主诉：全身风团伴瘙痒反复发作4年。初起为局限性苍白色风团疹，瘙痒难忍，继则迅速蔓延至全身，持续数小时自行消退，每月发作5~7次不等。曾就诊于多家医院，给予抗过敏药、钙剂、激素及中药治疗。虽可暂时缓解，但不能根治。刻诊：全身满布风团样皮疹，颜色苍白，以躯干和上肢屈侧多见，划痕征（+），伴见面色无华，神疲乏力，畏风自汗，口干不欲饮，舌淡苔白，脉细弱。辨证为气血虚弱，卫外不固，风邪蕴于肌肤。将薯蓣、当归、桂枝、神曲、干地黄、大豆黄卷、甘草、人参、川芎、白芍、麦门冬、白术、杏仁、柴胡、桔梗、茯苓、阿胶、干姜、白蔹、防风、大枣等药粉碎成末，炼蜜为丸，每丸重10克。用法：每次3丸，每天3次，空腹服用。酌用抗组胺、钙剂等西药缓解症状。治疗期间忌食腥膻发物、辛辣刺激之品。1个月后风团发作次数减少，起疹及瘙痒明显减轻。巩固治疗2个月，病告痊愈。追访1年未复发。（高学清，刘仁斌.薯蓣丸治疗慢性荨麻疹[J].湖北中医杂志，2001，23（11）：39.）

按语： 此患风团反复发作，属"风气百疾"无疑。反复发作，久治不愈，多由正虚邪恋。面色无华，神疲自汗，舌淡脉弱，且病历4年，可按"虚劳诸不足"辨。薯蓣丸重用薯蓣，健脾补虚，扶正驱邪，治疗虚人慢性风团十分有效。

案例三： 陈某，女，45岁。1989年10月30日诊。患病毒性心肌炎3年，多次住院中西药治疗，症状时缓时急，终未获愈。面色萎黄，心悸气短，胸闷乏力，头晕目眩，终日嗜睡，稍事活动，诸症加剧，下肢水肿。舌苔淡白薄腻有齿痕，舌质淡红无华；脉象迟缓无力，时结代。为心功能三级。心率缓慢，55次/分。心电图：伴室性早搏。心功能测定：每分钟搏血量5.30升，每搏血量60毫升，明显减少。胸片示心脏扩大。属心气（阳）不足、心血匮乏。依法服薯蓣丸2个疗程后，临床症状大部分消失，并可从事一般家务劳动，心功能恢复到一级，心率增至78次/分，无早搏，超声心动图：每分钟搏血量7.40升，每搏血量96毫升，明显提高。复查胸片，心脏较前缩小。后又间断服药百日，诸症若无。追访2年，未复发。（邵桂珍，张益群.薯蓣丸治疗心功能减退113例[J].浙江中医杂志，1994（06）：257.）

按语： 本案为薯蓣丸治疗心肌炎后所致的心功能不全，中医属心悸范畴，以薯蓣丸为主方治疗2个疗程，症状明显缓解，又陆续服用百日，病告痊愈。说明本方百丸为剂，并非虚言，坚持常服往往又意想不到的疗效。邵氏认为，薯蓣丸用于多种虚羸疾病的康复治疗及慢性心脏病心功能减退的恢复治疗，收效良好。治疗心脏诸疾，特别是对心气不足、心阳衰微的慢性心功能减退患者的治疗，与其单用归、胶滋腻之品纯补有形之血，远不如以疏导、温运、益气、调和等法激发无形之气。薯蓣丸则囊括诸法，可长期服用。

案例四： 林某，女，50岁，1985年7月13日来诊，左半身麻木已一年，左半身汗少，平时好叹息，气短。两便尚可，纳可。两脉细软无力，舌质稍红，但无苔，证属气血两虚，薯蓣丸加减：山药30克，当归15克，桂枝9克，熟地15克，甘草9克，大豆卷9克，党参9克，川芎9克，白芍12克，麦门冬12克，大腹皮9克，桔梗6克，阿胶珠15克，防风9克；9剂。1985年7月24日，服上方无效，上原方加豨莶草30克，6剂。1985年11月13日，因他病来诊，谓服上方15剂后病已愈，左半身已不麻。（刘俊士.古妙方验案精选[M].北京：人民卫生出版社，1992：88.）

按语：本案半身麻木，中医可辨为中风，亦可为血痹，结合全身症状看，血痹更为合适。薯蓣丸治之，与黄芪桂枝五物汤证病机相仿。本案患者年龄偏大，且症非一日，故初以薯蓣丸汤剂未效，后又持续服用15剂，病愈。说明薯蓣丸更适合丸剂缓服，而且此方忌壅补，补中有消，才是慢性虚劳患者需要的，否则会出现虚不受补的结果。岳美中老中医认为，薯蓣丸不寒不热，不攻不泻，不湿不燥，中庸平和，可以常服，尤其适合老年性疾病的治疗，因年高气血虚损，常有周身不适，头眩、肢痛、麻木诸症，所谓"风眩""风痹""或五劳七伤者"。后世之《局方》牛黄清心丸、回天再造丸等均以薯蓣丸为基础方，对于虚劳诸不足，兼有风、火、痰、郁等病证均可应用。

案例五：庄某，男，51岁，干部，1981年5月26日初诊。肾炎迁延四载，屡经中西药治疗，皆未能根治。3日前因感时邪，症见咳嗽、鼻塞、面目水肿。尿检：蛋白（+++），红细胞（+），管型少许。舌淡红，边印，苔薄黄根浊，脉浮数重按乏力。予麻黄连翘赤小豆汤去姜枣加蝉蜕、茅根、滑石、玉米须。3剂表邪解，肿消，小便清长。续以猪苓汤加蝉蜕、玉米须、小蓟方5剂。尿检：蛋白（+），红细胞（-），管型（-）。诊其舌淡胖、苔白，脉缓弱。嘱备薯蓣丸加黄芪、蝉蜕，服2个疗程。随访10年，未见复发。（陈纪藩.金匮要略[M].北京：人民卫生出版社，2004：209.）

按语：本案肾病后期，转为慢性，气血阴阳虚衰，以薯蓣丸善后巩固，长期服用，颇为适宜。推而广之，临床诸多慢性疾病，气血阴阳诸虚，常服薯蓣丸加减善后均可。

【医家选注】

清·吴谦："柯琴曰：盖人之元气在肺，元阳在肾，既剥削难于复矣，全赖后天之谷气资益其身，是营卫非脾胃不能宣通，而气血非饮食无由平复也；仲景故为虚劳诸不足而带风气百疾立此薯蓣丸之法。方中以薯蓣为主，专理脾胃上损下损，至此可以撑持，以人参、白术、茯苓、干姜、豆黄卷、大枣、神曲、甘草助之，除湿益气，而中土之令得行矣。以当归、川芎、芍药、地黄、麦门冬、阿胶养血滋阴，以柴胡、桂枝、防风升邪散热，以杏仁、桂枝、白蔹下气开郁，唯恐虚而有热之人，滋补之药，上拒不受，故为散其邪热，开其逆郁，而气血平顺，补益得纳，亦至当不易之妙术也。勿以其迁缓而舍之，王道无近，功欲速则不达，圣人言之详矣。"（《金匮要略方论本义》）

清·徐彬："此不专言里急，是内外皆见不足证，非独里急诸不足也。然较黄芪建中证，前但云里急，故主建中，而此多风气百疾，即以薯蓣丸主之，岂非此丸似专为风气乎。不知虚劳证。多有兼风气者，正不可着意治风气，故仲景以四君、四物养其气血，麦门冬、阿胶、干姜、大枣补其肺胃，而以桔梗、杏仁开提肺气，桂枝行阳，防风运脾，神曲开郁，黄卷益胃,柴胡升少阳之气,白蔹化入营之风,虽有风气,未尝专治之,谓正气运而风气自去也。然薯蓣最多,且以此为汤名,取其不寒不热,不燥不滑,脾肾兼宜,故以为君,则诸药皆相助为理耳。"(《金匮要略论注》)

清·陈修园:"此方虚劳内外,皆见不足,不止上节所谓里急诸不足也。不足者补之,前有建中、黄芪建中等法,又合之桂枝加龙牡等法,似无剩义。然诸方补虚则有余,去风则不足。凡人初患伤风,往往不以为意,久则邪气渐微,亦或自翕。第恐既愈之后,余邪未净,与正气混为一家,或偶有发热,偶有盗汗,偶有咳嗽等证。妇人经产之后,尤易招风。凡此皆为虚劳之根蒂。治者不可着意补虚,又不可着意去风。若补散兼用,亦可驳杂而滋弊。惟此丸探其气味化合所以然之妙,故取效如神。"(《金匮要略浅注》)

近代·黄树曾:"此证来非一日,故宜缓图而用丸剂,空腹酒服者,取不碍饮食之消化也,以百丸之剂,日服一丸,百日服完者,以每日服量若多,反足滞气机,有失补益。"(《金匮要略释义》)

【临床应用】

辨证要点:虚劳诸不足,风气百疾。(虚劳兼夹外感)

薯蓣丸是体虚之人预防外感或作为诸种疾病的康复期,病势已不急迫,邪已不明显,但阴阳气血也已不足的方剂。薯蓣丸配伍具有以下特点:一是阴阳气血俱补,重在健脾;二是扶正为主,祛风散邪为辅;三是补中兼消,补而不滞。临床上薯蓣丸既可治疗虚劳夹风的头眩、头痛、瘾疹、体痛或麻木等症,常用于治疗慢性肺心病、胃溃疡、慢性肾炎、心功能减退、脱肛、慢性荨麻疹等属阴阳气血俱虚,又感外邪者,又能益卫实表,预防虚劳风气百疾的发生,也可作为老年人祛病防病、保养正气的常备药物。但由于市面上并无薯蓣丸成药,往往需要医疗机构或患者自行制备。

酸枣仁汤
(血痹虚劳病脉证并治第六 17条)

【方证原文】 虚劳虚烦不得眠,酸枣仁汤主之。(17)

酸枣仁汤方:

酸枣仁二升 甘草一两 知母二两 茯苓二两 川芎二两

上五味,以水八升,煮酸枣仁,得六升,内诸药,煮取三升,分温三服。

【方证释义】 本条论述虚劳不寐的证治。不得眠即失眠,其基本机制为阳不入阴。"虚劳虚烦不得眠"显然为阴虚内热,热扰心神,从方中重用酸枣仁测证,可知本证由肝阴不足。心肝阴血亏虚所致。故除见虚烦不寐之外,尚可见到急躁易怒、头目眩晕、心惊怔忡、两目干涩、舌红少苔、脉细数等症。治用酸枣仁汤养阴清热,宁心安神。

【方药解析】 肝虚补之以本味,故方中重用酸枣仁二升,为君药,且先行煎煮,以增强宁心安神之功;知母苦甘而润,养阴润燥清热;茯苓、甘草健脾宁心安神;川芎血中气药,善理血疏肝，以防枣仁酸收太过。全方充分体现仲景《脏腑经络先后病》篇中肝虚证"补用酸，助用焦苦，益用甘味之药调之"的治法。现代酸枣仁应用往往先打碎纱布包裹，与他药同煎。

【方证归纳】

主症：虚劳虚烦不得眠。兼见肝阴血虚，肝阳偏亢表现，如情绪激动、头目眩晕、心悸怔忡、两目干涩、舌红少苔、脉细数等。

病机：心肝阴血不足，虚热扰及心神。

治法：滋阴清热，宁心安神。

方剂：酸枣仁汤。

方义：酸枣仁，养肝阴，宁心安神；知母养阴清热；川芎理血疏肝；茯苓、甘草健脾，宁心安神。

【类证类方】

类证：

（1）酸枣仁汤证与栀子豉汤证均有"虚烦不得眠"的症状，但二者病机与治法明显不同：酸枣仁汤证由肝阴不足，心血亏虚，虚热内扰，心神不安而致"虚烦不得眠"，属虚证，治宜养阴清热，宁心安神；栀子豉汤证为伤寒汗、吐、下后余热未尽，内扰胸膈而致，属实证，其症状亦为"虚烦不得眠"，治宜清热透邪除烦（表5-2）。

表5-2 酸枣仁汤证、栀子豉汤证鉴别表

证名	症状	鉴别要点	病因病机	条文	备注
酸枣仁汤证	虚劳虚烦不得眠	虚烦不得眠	肝阴不足，郁热内生	六篇17条	
栀子豉汤证	下利后更烦，按之心下濡	虚烦不得眠，心中懊侬，按之心下濡	（发汗吐）下后，余热郁于胸胃，扰及心神	十七篇44条	

（2）酸枣仁汤证与黄连阿胶汤证、百合地黄汤证均属阴虚内热，虚火扰神的情志疾病，但病机、主症、治法、方药也各有差异：酸枣仁汤证属心肝阴血不足，阴虚内热；主症是虚烦不眠，治法养肝阴，宁心神，重用酸枣仁。黄连阿胶汤证属少阴热化，肾阴不足，心火亢盛，心肾不交；主症心中烦，不得卧，治法清心火，滋肾阴，主药为黄连、阿胶。百合地黄汤证属心肺阴虚内热，百脉合病，主症见神志恍惚等多种症状，治法滋阴清热，宁心润肺，主药为百合、地黄。临床可根据实际情况，将几首情志病的方剂合用。

【验案解析】

案例一：何某某，女，32岁。1936年仲冬，因久患失眠，诸药不效。形容消瘦，神气衰减，心烦不寐，多梦纷纭，神魂不安，忽忽如有所失，头晕目眩，食欲不振，舌绛，脉弦细，两颧微赤。此乃素禀阴虚，营血不足，营虚无以养心，血虚无以养肝，心虚神不内守，肝虚魂失依附，更加虚阳上升，热扰清宫所致。议用养心宁神法，以酸枣仁汤加人参、珍珠母、百合花、白芍、夜交藤，水煎；另用老虎目睛五分研末冲服。连服13剂，使能酣卧，精神内守，诸症豁然。（赖良蒲.蒲园医案[M].南昌：江西人民出版社，1965：116-117.）

按语：此案患者失眠伴多梦、眩晕、脉弦细，辨为肝血不足，心失所养，酸枣仁汤正合。

案例二：尚某某，女，23岁，未婚。1981年1月5日诊。患肝豆状核变性已七年，头部与右侧肢体皆震颤，手足强直拘挛，并发精神障碍，性情急躁，虚烦不眠，幻听颇重。自谓为人所嘲讽与辱骂，惶惧焦虑，坐卧不安，常且哭且詈。肌肤瘦削而干枯，面色萎黄，有黯紫色斑，双目干涩而昏，有棕色"角膜色素环"。爪甲枯白扁平，舌淡红，舌边有青色斑点，脉细涩。此乃肝血虚挟瘀之候也。予酸枣仁汤，加红花3克、郁金9克，以助川芎活血化瘀，通肝调荣；并加龙骨、磁石各30克以镇敛浮魂。服药25剂，幻听大大消失，虚烦不眠之象亦减；继服30剂，幻听尽失，夜寐亦安。且肌肤略润，面部黯紫色斑及舌边青斑渐退。肢体震颤及手足拘挛亦稍减。上方去红花、郁金、龙骨、磁石，又稍事加减，迭进150余剂，病告痊愈。随访至今，情况良好。（丁德正.酸枣仁汤治疗精神病的验案与体会[J].河南中医，1987，7（01）：21-22.）

按语：据丁氏家传经验，酸枣仁汤不限于治疗失眠，还可用于各种精神障碍症属心肝阴（血）不足者，均有良好效果。

案例三：林某某，男，52岁。心前区绞痛频发，两次住院，心电图不正常，确诊为冠心病。睡眠不好，只能睡3~4小时，梦多心烦，醒后反觉疲劳。头痛，心悸，气短，不能久视，稍劳则胸闷，隐痛。脉沉迟，舌边缘燥，中有裂纹。由操劳过度，脑力过伤，肝肾渐衰，心肝失调，治宜调理心肝：酸枣仁15克，茯神9克，川芎4.5克，知母4.5克，炙甘草3克，天麻9克，桑寄生9克，菊花3克。5剂药后睡眠好转，头痛减，脉微弦，右盛于左，舌同前。原方加淡苁蓉12克，枸杞子9克。再诊，睡眠好，心脏亦稳定，未犯心绞痛。脉两寸和缓，两关有力，两尺弱，舌正无苔。原方去知母、天麻、桑寄生，加黄精12克、山萸肉6克、山药9克；5剂。桑葚膏每晚服15克。并制丸药，滋养肝肾，强心补脑，以兹巩固。丸剂：人参、白术、菊花、茯苓、茯神、麦门冬、广陈皮各9克，枸杞子、山药、山萸肉、苁蓉各15克，川芎、远志各6克，生地、黄精各30克。共研为细末，炼蜜为丸，每重9克，早晚各服1丸，温开水送服。（中医研究院.蒲辅周医疗经验[M].北京：人民卫生出版社，1982：207.）

按语：本案胸痹屡发，伴见心悸失眠多梦，蒲老辨为心肝血虚，而治以酸枣仁汤合平肝养肾之品，正求其本也。再以补气养血，滋养肝肾之丸剂善后。

案例四：邢某某，女，38岁。患胃脘疼痛，连接胸胁，剧痛难忍，并伴有呕吐黄绿色苦水。脉弦有力。辨证为肝气犯胃，曾用大、小柴胡汤治之无效。考虑到病久即虚，同时患者又伴有失眠症状，故改用酸枣仁汤治之，酸枣仁10克，甘草3克，知母6克，川芎3克。先煎酸枣仁，后入诸药，再煎分2次服。2剂。二诊：患者服上药2剂后，胃脘胀痛减轻，呕吐黄水减少，亦不再失眠。继用上方，连服8剂后，诸症消失，病告痊愈。（权依经.古方新用[M].兰州：甘肃人民出版社，1981：75.）

按语：酸枣仁汤本为治虚劳虚烦不得眠之证，本案患者胃痛连及胸胁，并口吐黄绿水，故知为肝胃病变，先以大、小柴胡剂无效。病属肝胃不和无疑，考虑病久必致虚，肝阴血不足而肝气偏旺，横逆犯胃，故用酸枣仁汤养肝阴而获效。可见临床辨证当思常达变。

案例五：李某某，男，42岁，干部。1980年12月15日初诊。患者素体虚弱，遇事心小胆怯，易于惊恐。10天前因夜行受惊，即于当晚寐中鼻衄，此后时流时止，每于惊恐胆怯时衄即发作，近1周来，头晕心悸，不能熟寐，常于梦中惊醒。曾用西药止血消炎剂和中药清热凉血剂治疗，效均不著。见其面色萎黄，鼻衄不止，掌心发热，舌边尖红，脉弦细。血常规及血小板计数正常，出血时间为30秒，凝血时间为2分30秒。辨证为心胆气虚，肝不藏血。宜滋阴养血，安神镇惊，酸枣仁汤加味：酸枣仁（先煎）20克，知母12克，川芎12克，茯苓12克，炙甘草6克，五味子12克，龟板胶（烊化）10克，3剂，水煎服。二诊（12月18日）：服上药1剂后衄止，服3剂后，余症大减，但夜间仍觉心虚胆怯，舌尖红润，切脉小弦。药中病所，效不更方，依上法去龟板胶，加朱砂（另冲）2克，以安神定惊。三诊（12月20日）：服上药2剂，诸症悉除。出血时间为1分30秒，凝血时间为2分30秒。为巩固疗效，服朱砂安神丸1盒以善其后。3个月后随访，病未复发。（王侃.酸枣仁汤加味治疗鼻衄[J].陕西中医，1984（10）：45.）

按语：本例虽为血证，但本在阴虚火旺。患者素体心虚胆怯，外受惊恐后，伤及心肝。神无所归，致惊悸而不寐，心神不潜，虚火迫血妄行。肝胆互为表里，肝伤胆亦虚，故易胆怯惊恐。方用酸枣仁汤加养血收敛、镇惊安神之品，诸药相使，切合证情，直达病所，故获良效。

【医家选注】

清·尤怡："人寤则魂守于目，寐则魂藏于肝。虚劳之人，肝气不荣，则魂不得藏。魂不藏，故不得眠。酸枣仁补肝敛气，宜以为君；魂既不归，容必有浊痰燥火乘间而袭其舍者，烦之所由作也，故以知母、甘草清热滋燥，茯苓、川芎行气除痰，皆所以求肝之治而宅其魂也。"（《金匮要略心典》）

清·吴谦等："李彣曰：虚烦不得眠者，血虚生内热，而阴气不敛也。《内经》云：气行于阳，阳气满不得入于阴，阴气虚，故目不得瞑。酸枣仁汤养血虚而敛阴气也。"（《医宗金鉴·订正仲景全书·金匮要略》）

民国·陆渊雷："虚烦不得眠，亦神经衰弱之一种证候，人之睡眠，需血液流向下部，使脑部比较的贫血，方能入寐，所谓人卧则血归于肝也。病虚劳者，因荣养不足而神经衰弱，于是神经常欲摄血以自养，虽睡眠时，脑部仍见虚性充血，故虚烦不得眠。"（《金匮要略今释》）

【临床应用】

辨证要点：虚劳虚烦不得眠。兼见肝阴血虚、肝阳偏亢表现，如情绪激动、头目眩晕、心悸怔忡、两目干涩、舌红少苔、脉细数等。

酸枣仁汤对于阴虚内热引起的失眠、盗汗、惊悸、精神抑郁等病症有较好的疗效。临证可根据病情，随症加减用药。火旺者加黄连；阴虚甚者加百合、生地黄；烦躁多怒，睡眠不安，加牡蛎、白芍、石决明；肝阴不足，大便燥结者，可与二至丸合用；素体痰盛，苔腻脉滑，本虚标实者，可与温胆汤合用；精神抑郁、喜悲伤者，可与甘麦大枣汤合用，并酌加夜交藤、合欢皮。

大黄䗪虫丸
（血痹虚劳病脉证并治第六　18条）

【方证原文】五劳虚极羸瘦，腹满不能饮食，食伤，忧伤，饮伤，房室伤，饥伤，劳伤，经络营卫气伤，内有干血，肌肤甲错，两目黯黑。缓中补虚，大黄䗪虫丸主之。（18）

大黄䗪虫丸方：

大黄十分（蒸）　黄芩二两　甘草三两　桃仁一升　杏仁一升　芍药四两　干地黄十两　干漆一两　虻虫一升　水蛭百枚　蛴螬一升　䗪虫半斤

上十二味，末之，炼蜜和丸小豆大，酒饮服五丸，日三服。

【方证释义】本条论述虚劳干血的证治。五劳一说是指心劳、肝劳、脾劳、肺劳、肾劳。一说指久行伤筋，久立伤骨，久卧伤气，久坐伤肉，久视伤血。食伤、忧伤、饮伤、房室伤、饥伤、劳伤、经络营卫气伤为七伤，五劳七伤是导致虚劳干血的原因。虚极羸瘦，腹满不能饮食，肌肤甲错，两目黯黑，内有干血是虚劳干血的主要症状。劳伤至极，脾胃受损，运化失常，故虚极羸瘦，腹满不能饮食。瘀血内停，不能濡养肌肤，故肌肤甲错、两目黯黑。干血即瘀血日久不去，新血化生不及，干而不润。本证属于虚劳兼夹瘀血，瘀血阻滞又进一步加重虚劳，因此干血是主要问题。瘀血不去新血不生，所以治疗宜祛瘀生新，但攻邪要避免伤及正气，必须缓消瘀血癥块，配合扶正补虚，此即缓中补虚的含义。方用大黄䗪虫丸。

【方药解析】大黄䗪虫丸方名便与篇中其他诸方不同，侧重活血祛瘀，本方缓中补虚、活血化瘀，是驱邪兼顾扶正之方。方中用到大黄、䗪虫、桃仁、虻虫、水蛭、蛴螬、干漆，诸多活血药物，尤其四味虫类药物以搜络化瘀；重用地黄十两、芍药四两以养血润燥；杏仁理气活血；黄芩清解郁热；甘草、白蜜益气和中。方中虽有大队攻逐瘀血之品，但以蜜为丸，意在缓攻，且方中配伍了益气滋阴血之品，兼有补虚之功，尽量做到祛瘀不伤正，扶正不留瘀，攻中寓补，动中有静。

【方证归纳】

主症：五劳七伤，虚极羸瘦，腹满不能饮食；内有干血，肌肤甲错，两目黯黑。

病机：虚劳兼夹瘀血。

治法：活血化瘀，缓中补虚。

方剂：大黄䗪虫丸。

方义：大黄、桃仁、䗪虫、虻虫、水蛭、蛴螬、干漆入络活血散瘀；干地黄、芍药养血润燥；杏仁理气活血；黄芩清解郁热；甘草、白蜜缓中补虚。全方攻中寓补，以润滋干。

【类证类方】

类证：

（1）大黄䗪虫丸证与《伤寒论》桃核承气汤证、抵当汤证，均属瘀血病证，方剂均有活血散瘀的功效，区别在于：本证为虚劳兼有干血，桃核承气汤证、抵当汤证为蓄血证。蓄血是实证，属卒病，因瘀热而成，以逐瘀为治，用桃核承气汤、抵当汤等以荡涤之；而本方证之干血，属虚中挟实，是因虚所致，属久病。大黄䗪虫丸虽亦是祛瘀为主，但是寓补于消之中，故用丸而不作汤，以缓消瘀血，即"缓中补虚"也。

（2）大黄䗪虫丸证与鳖甲煎丸证均为丸剂，均有活血消癥的功效，区别：前者主症为干血劳，治法是活血消癥、祛瘀生新、缓中补虚；后者主治疟母，治法是软坚活血、消癥散结、扶正补虚。

类方：大黄䗪虫丸与下瘀汤组成类似，均有大黄、䗪虫、桃仁，前者为丸剂，属峻剂丸服，以求缓消瘀血癥块，主治干血劳；后者为酒煎丸成汤，且顿服，为活血峻剂，主治产后瘀血腹痛。

【验案解析】

案例一：张某某，男性，49岁，机关干部。1968年秋出现肝区疼痛不适，食欲减退，疲乏消瘦。1970年1月突发高热，体温达40℃，昏迷24小时，伴有呕吐、抽搐等症状，经驻京某医院诊断为肝性脑病，抢救后转入某院住院治疗。入院检查：肝肋下4.5厘米，血压110/56毫米汞柱（14.66/7.47千帕），黄疸指数14单位，谷丙转氨酶220单位。经治疗症状缓解出院。1个月后，又因高热、昏迷、肝区疼痛、恶心、腹泻入院治疗。此后即常常反复发作，屡经中西医药治疗无效。于1972年发现脾大，体有肝臭味，肝区疼痛，经某医院确诊为早期肝硬变。于1972年10月来诊：脉大数有涩象，面黧黑，舌边尖红有瘀斑，目黄，胁痛。肝炎虽然多数由湿热为患，但日久失治可以有多种转归，或肝肾阴虚，或脾虚肝乘，或阴损及阳，或气阴两虚。当求其本以治，不可概用清利湿热之剂。此例病久入络，结合舌瘀、面黧黑、胁痛、肝硬、脉有涩象等，诊为血瘀气滞而肝硬。处以大黄䗪虫丸，每日2丸，早晚各服1丸，并用《冷庐医活》化瘀汤，每日1剂。药后体力渐增，疼痛渐减，药病相符，遂以此法进退消息，计服大黄䗪虫丸240丸、化瘀汤180剂，其间间服柴芍六君子汤加当归、瓦楞子、橘叶，1年后肝脾已不能扪及，肝功化验正常，面华神旺，恶心呕吐消失，纳佳食增，胁肋疼痛基本消失，至1974年4月基本痊愈，恢复工作。（中医研究院西苑医院.岳美中医话集[M].北京：中医古籍出版社，1984：71.）

按语：本案肝硬化，见脾大，脉涩、舌边尖有瘀斑等，乃久病入络在血，且长期苦寒攻伐，已然伤正，用大黄䗪虫丸正合，令瘀消结散，病渐向愈。原文"五劳虚极羸瘦，腹满不能饮食"与今日之肝硬化、脾大腹水描述十分相似，大黄䗪虫丸常作为临床主要治疗方剂。

案例二：王某某，男，47岁。1975年7月19日诊。患肝火5年余，前年见胁痛、腹水、鼻衄、肌衄，经诊断为肝硬变腹水、脾亢，治后症状好转。近2个月来又右胁刺痛，腹胀，纳呆，鼻衄，面色明一查两胁拒按，肝肋下二指，剑突下五指，脾肋下五指，血小板5万，舌体胖大色紫黯有瘀点、苔厚腻，脉沉弦滑细。用大黄䗪虫丸，早晚各1丸，配服三甲散

（穿山甲、龟板、鳖甲各等份）。服药后泻下棕褐色黏冻状大便，污气逼人。1个月后诸症悉减，腹胀消退。查肝脾缩小二指，血小板8.3万。连服2个月后改服归脾丸、逍遥丸、三甲散，半年告愈。随访多次，未见复发，并可参加体力劳动。（陈明.金匮名医验案精选[M].北京：学苑出版社，2000：218.）

按语：本案与上案有类似之处，均以大黄䗪虫丸用于肝硬化治疗。大黄䗪虫丸峻剂丸服，缓攻瘀血，虽攻中寓补，但毕竟活血为主，久服往往需要保护正气。本案连服3个月后，改服归脾丸加逍遥丸保护正气。

案例三：周某，女，22岁，未婚，工人，1996年10月初诊。患者素有月经愆期史，量少，色暗，时有瘀血块，有痛经史。1995年春天，无明显诱因，出现闭经，至今1年又7个月未来潮，现周身乏力，口燥不欲饮水，胸腹胀满，少腹隐痛，痛连腰背，日渐消瘦，纳少，久治未效而来诊。临床所见：患者面色暗红，皮肤干燥，少腹胀痛拒按，双下肢如鱼鳞状，大便燥结，舌质暗红，有瘀斑，舌苔薄黄，脉沉涩。病属虚劳干血之闭经；治宜缓中补虚，祛瘀生新；方用大黄䗪虫丸。每日3次，每次2丸。患者服药4天后月经来潮，经行6天，血色暗红有块，量中等，说明瘀血得去，新血得生。经后继服逍遥汤，以调经血，经后22天，又以上法服大黄䗪虫丸1周，经血复来如故，次月经行届时而下，终获痊愈。（高鹏翔，徐丹，高鹏武.大黄䗪虫丸治疗闭经118例的临床观察[J].贵阳中医学院学报，2006，28（1）：22.）

按语：本案女患，素有痛经，月经后期，量少色暗有块，现7个月未潮，腹痛拒按，肌肤甲错，形体消瘦，大便燥结，属瘀血停腹之干血劳证，故用大黄䗪虫丸治疗而效。大黄䗪虫丸常用于妇科疾病中，如子宫肌瘤、卵巢囊肿等，也常用于瘀血经闭。笔者曾治一女患，未孕多年，曾两次做试管婴儿，均未受孕，于第三次移植时，子宫内膜显著增厚如前，但西药应用2周无效，患者几乎放弃希望。笔者观其面色晦暗，口唇青黑，脉弦涩，与当归芍药散做汤，加服大黄䗪虫丸1丸，每日2次，患者服药当日即下血，先色暗有块，后鲜红。服药3天后复查，内膜已符合移植要求，以当归芍药散加减调理2周，移植成功，并顺利产下一女娃。笔者另遇一患者，从韩国美容归来，使用某种美容针具体不详，人为使月经中断。诊时见该患面色尚可（可能上妆），舌质黯，脉弦涩。自诉少腹闷痛不适，停经已有半年之久，笔者建议服用大黄䗪虫丸，给腹中瘀血以出路，但患者未允。笔者不由感慨，求美竟至此乎？笔者的经验，大黄䗪虫丸对某些需要攻逐瘀血，但又恐伤正气的病证，尤其是妇科病证，是个很好的选择。

案例四：吴某某，女，18岁，1987年6月就诊。自述半年来经常便秘，大便干如羊粪状，其色黑便出困难，3~5日不解。腹部胀满，且痛。不欲食，体重日减，骨瘦如柴，肌肤甲错。月经已八九个月未至。偶而下午低热，脉沉细，舌质溃烂。X线钡剂注肠透视诊为回盲部增殖型肠结核。治以逐瘀生新。嘱服大黄䗪虫丸，每次2丸，每日2次口服，1月后，大便如常，两日一行，食欲略增，身体渐复，体重增加，继服1月，腹满消失，肌肤柔润，月经来潮。X线复查，回盲部通过正常。（高永祥.大黄䗪虫丸的临床应用[J].黑龙江中医药，

1988（5）：33.）

　　按语：本案腹部回盲部增殖型肠结核，导致大便困难，骨瘦如柴，肌肤甲错，月经不至，可按干血劳辨治，故与大黄䗪虫丸而效。

　　案例五：王某某，男，10岁，1987年6月5日就诊。病者初生3个月后，其母发现双下肢及腹部皮肤发硬，苍黑，触之刺手。5个月后，下肢及腹部皮肤呈鱼鳞状敷盖，僵硬。温水洗后，部分脱落，2日后又呈鳞状。视其舌质淡蓝，诊其脉沉而涩，肤呈甲错状，瘀血症当无疑问。血瘀肌肤，肌腠失养而致上证。治以行其血，化其瘀。嘱服大黄䗪虫丸。每日2次，每次1丸。兼服苍术膏（苍术500克，水煎二次，去滓，浓缩成膏，加白蜜500克，搅匀）每日2次，每次2匙。1月后鳞甲脱失，皮肤变为柔软，症状缓解，追访4个月，再没鳞癣出现。（高永祥.大黄䗪虫丸的临床应用[J].黑龙江中医药，1988（5）：33.）

　　按语：此案为肌肤甲错之典型案例。瘀血内阻，新血不生，肌肤失养，发为肌肤甲错。病延10年，舌质淡蓝，脉沉而涩，可知其瘀血之重，必致大实有羸状之候，正宜大黄䗪虫丸法。

　　案例六：郭某某，女，37岁，1987年3月5日初诊。自诉失眠4年余，心中烦乱，恶梦纷纭，纳少便干，月经量少色黑有块。面色晦暗，舌黯有瘀点，苔黄脉涩。证因劳伤过度，导致心血暗耗，气血运行失调，血脉离经而成干血之候。遵先师之法，祛瘀生新，缓中补虚，予大黄䗪虫丸，每日4丸（早晚各2丸）。药后3日，患者来述：4年来第一次夜寐变实，心中沉静。嘱其继续服药。前后共服大黄䗪虫丸50丸，睡眠正常，月经量均多，色初黑后红，舌质由黯变淡。考虑其瘀血已去，当补其虚，而损以滋补肝肾、养血安神之剂，前后共15剂而愈。（张胜荣.大黄䗪虫丸与祛瘀生新[J].北京中医，1988（04）：58.）

　　按语：此案虽属失眠，但究其原因，为瘀血内停，久则化热，瘀热上扰于心。伴见面黯、经少有块，舌黯脉涩，神志表现，颇有蓄血之象。而病程既久，实中有虚，已成干血劳之疾，故投大黄䗪虫丸而愈。

　　案例七：张某某，男，38岁。1986年7月诊。3年前因车祸被撞伤头部，昏迷2天，抢救脱险后头昏，头痛，记忆力减退，多梦失眠。半月后行走时突然大叫一声昏倒于地，四肢抽搐，牙关紧闭，口吐白沫，气壅息粗，喉有痰鸣，大便失禁，约半小时后自行苏醒，全身困倦，反应迟钝。在西安某院查脑电图诊断为外伤性癫痫，给服大仑丁、丙戊酸钠不能控制。近日来发作频繁，每日1~3次不等，饱食及情绪激动容易诱发。查体质消瘦，神情呆滞，反应迟钝，面色晦黯无华，舌紫暗，苔白腻，脉沉涩，余（-）。其脉证皆一派血瘀征象，故给血府逐瘀汤10剂，意图开闭通瘀，散结消肿。药毕证如前，发作依旧。窃思血府逐瘀汤乃活血祛瘀平剂，不能胜病，此非峻剂而不能破其瘀积于头部离经之血，故改予大黄䗪虫丸每日2次，每次2丸，早晚温开水送服。半月后始感腹部隐疼，大便稀溏、黑褐色，头昏头痛减轻，癫痫发作次数显著减少，3~5日1次。夜寝安静，精神振作，面有悦色。连服1个月，体质恢复，面色红润，精神如常，舌淡红，苔薄白，脉弦数。服法改成每日2次，每次1丸，早晚服。又治1个月，体质康复如常。癫痫半月未犯，遂停药。随访1年未犯病。（郭汉林.大黄蜃虫丸治疗外伤性癫痫[J].四川中医，1989（8）：28.）

按语：本案患者外伤后癫痫，其表现一派血瘀之象，与大黄蜃虫丸，活血散瘀，连服半月后，瘀血从大便而走，则病情明显减轻。本方活血之力，可见一斑。峻药缓服，祛邪而不伤正，值得推广。

【**医家选注**】

清·尤怡："虚劳证有挟外邪者，如上所谓风气百疾是也。有挟瘀郁者，则此所谓五劳伤内有干血者是也。夫风气不去，则足以贼正气而生长不荣；干血不去，则足以留新血而渗灌不周，故去之不可早也。此方润以濡其干，虫以动其瘀，通以去其闭，而仍以地黄、芍药、甘草和养其虚，攻血而不专主于血，一如薯蓣丸之去风而不着意于风也。"（《金匮要略心典》）

清·喻昌："虚劳发热，未有不由瘀血者，而瘀血若无内伤，则营卫运行，不失其次，瘀从何起？是必饮食起居时失节，营卫凝泣，先成内伤，然后随其气所阻塞之处，血为瘀积，瘀积之久，牢不可拔，新血之生，不得周灌，与日俱积，其人尚有生理乎？仲景施活人手眼，以润剂润其血之干，以蠕动唿血之物行死血，名之曰缓中补虚，岂非以行血去瘀，为安中补虚上着耶！然此特世俗所称干血；劳之良治也。血结在内，手足脉相失者宜之；兼入琼玉膏润补之药同用尤妙。昌细参其证，肌肤面目，所以五脏失中土之灌溉而虚极也。此与五神藏之本病不同，故可用其方而导去其胃中之血，以纳谷而通流荣卫。"（《医门法律》）

清·程林："此节单指干血而言。夫人或因七情，或因饮食，或因房劳，皆令正气内伤，血脉凝积，致有干血积于中，而虚羸见于外也。血积则不能以濡肌肤，故肌肤甲错，不能以营于目，则两目黯黑。与大黄蜃虫丸以下干血，干血去，则邪除正旺矣，是以谓之缓中补虚，非大黄蜃虫丸能缓中补虚也。"（《金匮要略直解》）

【**临床应用**】

辨证要点：虚劳，虚极羸瘦，腹满不能饮食；内有干血，肌肤甲错，两目黯黑。

本方目前常用于良性肿瘤、肝脾大、肝硬化、子宫肌瘤、结核性腹膜炎、食管静脉曲张、妇女瘀血经闭、腹部手术后之粘连疼痛、冠心病、高脂血症、脑血栓、脂肪肝、脉管炎等有瘀血征象者，长期服用，无明显副作用。

《千金翼》炙甘草汤
（血痹虚劳病脉证并治第六　附方）

【**方证原文**】《千金翼》炙甘草汤一云复脉汤：治虚劳不足，汗出而闷，脉结悸，行动如常，不出百日，危急者，十一日死。

甘草四两（炙）　桂枝　生姜各三两　麦门冬半升　麻仁半升　人参　阿胶各二两　大枣三十枚　生地黄一斤

上九味，以酒七升，水八升，先煮八味，取三升，去滓，内胶消尽，温服一升，日三服。

【方证释义】本条论述虚劳心动悸的证治。虚劳不足，是指久病气血阴阳亏虚。阳气虚，卫外不固，心气不畅，故汗出而胸闷。心阳虚阴血不足，故脉象结代，心动悸。行动如常人，但因久病正气衰败，随时都可发生危险的现象，当引起注意。治宜补心气养心血，用炙甘草汤。本方即《伤寒论》之炙甘草汤。见《伤寒论》177条，主治"伤寒脉结代，心动悸"。《千金翼》在此基础上，根据该方补益五脏之气的立方本意，进一步扩展了该方的主治范围。《外台秘要》并用本方治肺痿。由于本方重在补益心血，如心血旺盛，脉行畅动，则脉结代，心动悸自然消失，故一云复脉汤。后世温病学派的加减、一甲复脉汤、二甲复脉汤、大定风珠即在此方基础上加减变化而来。

【方药解析】炙甘草汤方中重用甘草配人参、大枣补益心气；阿胶、生地黄、麦门冬、麻仁养心血；生姜、桂枝、酒温阳行血。

【方证归纳】

主症：虚劳不足，汗出而闷，虚烦失眠，心动悸，短气，舌光少苔，脉结代或虚数。

病机：虚劳气血两虚。

治法：滋阴养血，通阳复脉，宁心益神。

方剂：《千金翼》炙甘草汤（复脉汤）。

方义：生地黄、麦门冬、阿胶：滋阴养血；麦门冬、麻仁：生津润燥；人参、炙甘草、大枣，扶正祛邪；桂枝、生姜、清酒：温阳通脉。

【验案解析】

案例一：王某某，男，58岁，西医确诊为冠心病，已5个月余。经服西药，胸闷、心绞痛已缓解，但心悸仍时作，不能正常工作。胸闷短气，重则心慌，心悸不宁，有时入夜反加重，寐不宁。口咽干燥，口渴饮少，神疲乏力，大便秘结，面色苍白，苔少质红，脉来三五不匀。证属气阴不足，心阳不振。投炙甘草汤加味；炙甘草30克，桂枝8克，党参15克，麦门冬13克，红枣8克，生姜3片，阿胶珠10克，生地30克，火麻仁10克，炒酸枣仁10克。5剂，水煎服，每日1剂。每煎后药汁中加米醋5毫升。1周后再诊，心悸已缓，夜寐增，大便顺，脉偶来结代。三诊：证无明显进退，病家要求改服丸剂。上方火麻仁改用5克，加生黄芪25克，当归10克。六倍量制蜜丸，每重9克，每日2次或3次，每次1丸。（李文瑞.金匮要略汤证论治[M].北京：中国科学技术出版社，1995：195.）

按语：本案为炙甘草汤典型应用，患者心悸属气血阴阳俱虚，心失所养，与炙甘草汤所治之"虚劳不足，汗出而闷，脉结悸"一致。

案例二：卢某某，男，47岁。胸闷气促，心悸而烦，夜寐不安，心率50~80次/分，心律不齐。某医院诊断为风湿性心脏病，Ⅱ°房室传导阻滞。舌质胖嫩，苔薄滑，脉沉细滑，结代频频。证系心阴心气两虚，治宜益气补血，养阴复脉。拟以生脉散合炙甘草汤加减：党参15克，麦门冬12克，五味子9克，炙甘草9克，阿胶（烊化）9克，桂枝12克，丹参15克，当归9克，夜交藤24克，柏子仁（去油）9克，红枣5枚，黄酒（入煎）30毫升。水煎服。服3剂后即感胸舒适，一直未发病，睡眠好转，脉沉弦，未见结代。心电图提示：窦性心率。追访15个月，基本上坚持工作，偶感胸闷，脉缓，即服上方可得缓解。（孙溥泉.炙甘草汤的临床应用[J].陕西新医药，1979（02）：18-20.）

按语：本案为炙甘草汤与生脉散合用，适合气阴两虚型心悸的治疗。

【医家选注】

清·徐彬："此虚劳中润燥复脉之神方也。谓虚劳不足者，使阴阳不至暌隔，荣卫稍能顺序，则元气或可渐复。若汗出由营弱卫强，乃不因汗而爽。反得闷，是阴不与阳和也。脉者所谓壅遏营气，令无所避是为脉，言其行之健也。今脉结是营气不行，悸则血亏，而心失所养，荣气既滞，而更外汗，岂不立槁乎？故虽内外之脏腑未绝，而行动如常，断云不出百日，知其阴亡而阳自绝也。若危急，则心先绝，故十一日死。谓心悬绝，该九日死，再加火之生数，而水无可继，无不死也。故以桂甘行其身之阳，姜枣宣其内之阳，而类聚参、胶、麻、麦、生地润养之物，以滋五脏之燥，使阳得复行于营中，则脉自复。名曰炙甘草汤者，土为万物之母，故既以生地主心，麦门冬主肺，阿胶主肝肾，麻仁主肝，人参主元气，而复以炙甘草为和中之总司。后人只喜用胶、麦等，而畏姜、桂，岂知阴凝燥气，非阳不能化耶。"（《金匮要略论注》）

清·日·丹波元简："此方，仲景滋阴之正方，而《千金翼》文出于仲景，必有其征，故宋人取附于此也。《医学入门》称一切滋补之剂，皆自此方而变化之者，其言为当。盖此方炙甘草为君，生姜、大枣为臣，地黄、麻仁、阿胶、麦门冬为佐，专以滋阴润燥为务：然惧其黏腻凉湿，不利中土，故人参、桂枝为使，更用清酒，并以扶护元阳，旁宣达诸药之力，与肾气丸之桂附救肾中之阳，其趣似异而实同。如后世滋阴诸方，徒哀合群队凉润之品，诚非知制方之旨者矣。"（《金匮玉函要略辑义》）

【临床应用】

辨证要点：虚劳不足，汗出而闷，虚烦失眠，心动悸，短气，舌光少苔，脉结代或虚数。

炙甘草汤是临床常用方。其主要被运用于心脏病的治疗如冠心病、病毒性心肌炎、心律失常、缓慢性心律失常、房颤、窦性心动过缓、室早、病毒性心肌炎、病态窦房结综合征等，属气血阴阳诸虚者。

《肘后》獭肝散
（血痹虚劳病脉证并治第六　附方）

【方证原文】《肘后》獭肝散：治冷劳，又主鬼疰一门相染。

獭肝一具

炙干末之，水服方寸匕，日三服。

【方证释义】本条论述虚劳冷劳的证治。冷劳，即寒性虚劳证，其病变多在骨。"主鬼疰一门相染"，疰同注，一人死，一人或更多之人复得，气相灌注也，即所谓飞尸鬼疰而为害者也，说明本方证之虚劳有传染性。本证类似今日的肺结核、骨结核。治用《肘后》獭肝散。

【方药解析】獭肝，《名医别录》谓止久嗽。《药性论》谓治上气咳嗽，虚劳嗽病。尸劳极，虚汗客热。李时珍谓杀虫。从记载来看，此方前人都用它治疗痨瘵。

【方证归纳】

主症：冷劳，鬼疰一门相染。见形寒，神瘦，食少，潮热，女子月经不调，音哑。

病机：感染瘵虫。

治法：温阳杀瘵。

方剂：《肘后》獭肝散。

【医家选注】

清·徐彬："劳无不热，而独言冷者，阴寒之气与邪为类，致邪夹寒入肝而搏其魂气，使少阳无权，生生气绝，故无不死。又邪气依正气而为病，药力不易及，故难愈。獭者阴兽也，其肝独应月而增减，是得太阴证，肝与脾为类，故以此治冷。遇正而化也。獭肉皆寒，惟肝独温，故尤宜冷劳，又主鬼注一门相染，兑属阴邪，须以正阳化之耳。"（《金匮要略论注》）

【临床应用】

辨证要点：冷劳，鬼疰一门相染。见形寒，神瘦，食少，潮热，女子月经不调，音哑。

［曲道炜］

第六章　肺痿肺痈咳嗽上气病脉证治方

甘草干姜汤

（肺痿肺痈咳嗽上气病脉证治第七　5条）

【方证原文】 肺痿吐涎沫而不咳者，其人不渴，必遗尿，小便数，所以然者，以上虚不能制下故也。此为肺中冷，必眩，多涎唾，甘草干姜汤以温之。若服汤已渴者，属消渴。（5）

甘草干姜汤方：

甘草四两（炙）　干姜二两（炮）

上㕮咀，以水三升，煮取一升五合，去滓，分温再服。

【方证释义】 本条论述虚寒肺痿的证治。本篇第一条已经说明，肺痿是由咳久伤及肺气而来，其基本病机是肺气痿弱不振，但常兼有虚热或虚寒。虚热是言其常，虚寒是言其变。本条虚寒肺痿就是肺虚寒证。形成虚寒肺痿的原因，一是虚热肺痿失治，久则阴损及阳；二是素体阳虚，肺中虚冷。上焦阳虚，肺气虚衰，痿弱不振，不能摄纳和输布津液，故频吐清稀涎沫。病属上焦虚寒，正气虚弱，故相对虚热而言，咳嗽不多，口渴不显。肺主治节，肺气虚寒不能制约下焦，故见遗尿、小便频数。上焦阳虚，清阳不升，故头眩。治用甘草干姜汤温肺复气，培土生金。

【方药解析】 方中炙甘草甘温，补中益气；干姜辛温，温复脾肺之阳。两药辛甘合化，重在温中焦之阳以暖肺。因肺为气之主，脾胃为气血生化之源，中阳振，肺可温，寒可消，实乃培土生金之意。

【方证归纳】

主症：吐涎沫，不咳不渴；必遗尿，小便数（上虚不能制约于下）；头眩。

病机：上焦阳虚。

治法：温肺散寒，培土生金。

方剂：甘草干姜汤。

方义：炙甘草甘温补中益气；干姜炮用，温复脾肺之阳。二药辛甘合化，重在温中焦之阳以暖肺，乃培土生金之意。

【类证类方】

类证：甘草干姜汤证与本篇附方《千金》生姜甘草汤证区别：此二方皆用于阳虚肺痿，甘草干姜汤温养与散寒并用，适用于肺中冷偏重者；生姜甘草汤补脾助肺、降逆和胃，适用于肺脾气虚为著者，对于心口泛泛欲吐之虚寒肺痿，用生姜甘草汤颇合。

类方：甘草干姜汤与甘草干姜茯苓白术汤、人参汤相鉴别（表6-1）。

表6-1　甘草干姜汤与甘草干姜茯苓白术汤、人参汤鉴别表

方名	药物用量					功用		症状	病机
	干姜	甘草	茯苓	白术	人参	共同点	不同点		
甘草干姜汤	二两炮	四两炙				温中助阳	补益肺气	吐涎沫而不咳不渴，遗尿，小便数，头眩	上焦阳虚，肺寒气祛
甘草干姜茯苓白术汤	四两	二两	四两	二两			祛寒除湿	其人身体重，腰中冷，如坐水中，形如水状，反不渴，小便自利，饮食如故，身劳汗出，衣里冷湿，久久得之，腰以下冷痛，腹重如带五千钱	过劳伤阳，寒湿侵袭，痹着腰部
人参汤	三两	三两		三两	三两		补中益气	胸痹心中痞，留气结在胸，胸满，胁下逆抢心，兼见四肢不温，倦怠少气，语声低微，大便溏泻，舌淡，脉迟无力	中焦阳虚，大气不运，寒凝气滞

【验案解析】

案例一：聂某某，女，45岁。1951年春，产后失调，体渐瘦羸，面色苍白，头眩晕，时唾白沫，咽干口淡，夜不安卧，舌无苔少津液。前医误认为血亏阴伤，曾以大剂养血滋阴，佐以化痰之剂，治疗经旬而病不减，唾沫增剧，神疲体乏。余诊其两脉细缓，右寸且弱，证属肺痿，遵仲景法，投以甘草干姜汤暖中摄液；干姜6克，甘草15克。晨进1剂，日方午唾沫大减。再进1剂，唾沫停止，安然入睡，翌日方醒。续进滋肺补气之剂，调养数日而愈。（张燮均.张应瑞医案[J].江西中医药，1960，41：47.）

按语：本案患者时吐白沫，面苍白，头眩晕，口淡，脉细缓，右寸弱，已进大剂滋阴药而病反剧，此为典型虚寒肺痿，投甘草干姜汤果中。药量虽小，但切中病机，亦能效如桴鼓。

案例二：李某某，女，65岁。患者形体肥胖，平素即不喜饮水，面部及下肢间有水肿，食稍有不适时即肠鸣腹泻，由此脾胃阳虚可知。一个多月以来，无明显诱因忽唾液特多，唾出量一日一夜约一碗多，脉象沉迟。舌淡而胖，并有齿印。曾给服吴茱萸汤及五苓散数剂，病情不但不减，还续有增加。后宗《伤寒论》之意，诊为肺胃虚寒，津液不能温布，故频频吐出。遂改用甘草干姜汤治之。炙甘草15克，干姜15克。水煎服，每日1剂，连服5剂痊愈。（赵明锐.经方发挥[M].北京：人民卫生出版社，1982：151.）

按语：本例患者口中涎沫增多，伴肠鸣腹泻不欲饮水，显为中上二焦阳虚，不能温布津液所致。先以五苓散、吴茱萸汤，都是治胃寒、逐水饮之药。用以治疗此病，似是而非，故服之无效。后改用甘草干姜汤应手取效。故在临床上如辨证不确，虽为小疾，也难于中窍。

案例三：刘某，男，30岁。患遗尿证甚久，日则间有遗出，夜则数遗无间，良以为苦。医咸认为肾气虚损，或温肾滋水而用桂附地黄汤；或补肾温涩而用固阴煎；或以脾胃虚寒而用黄芪建中汤、补中益气汤。其他鹿茸、紫河车之类，均曾尝试，有效有不效，久则依然无法治。吾见前服诸方于证未尝不合，何以投之罔效。细诊其脉，右部寸关皆弱。舌白润无苔。口淡，不咳唾涎，口纳略减。小便清长而不时遗，夜为甚，大便溏薄。审系肾脾肺三脏之病。但补肾温脾之药，服之屡矣，所未能服者肺经之药耳。复思消渴一证，肺为水之高源，水不从于气化，下注于肾，脾肾而不能约制，则关门洞开，是以治肺为首要，而本证亦何独不然。景岳有说："小水虽利于肾，而肾上连肺，若肺气无权，则肾水终不能摄。故治水者必先治气，治肾者必先治肺。"本证病缘于肾，因知有温肺以化水之治法。又甘草干姜汤证原有遗尿之源，更为借用有力之依据。遂疏予甘草干姜汤。炙甘草24克，干姜（炮透）9克。每日2剂。3日后，尿遗大减，涎沫亦稀。再服5日而诸症尽除。然以8日服药16剂，竟愈此难治之证。诚非始料所及。（李文瑞.金匮要略汤证论治[M].北京：中国科学技术出版社，1995：149.）

按语：本案为赵守真老中医验案。遗尿一病，临床多从肾治，然而本案患者从肾、从脾入手皆无效，果如仲圣所言，是上虚不能制下，故以甘草干姜汤温肺摄液而愈。

案例四：宁某，女，58岁，有肺结核、气管炎病史已久，经常低热盗汗，咳嗽，近3年来气喘加重，入冬尤甚，经检查确诊为肺源性心脏病。证见形体消瘦，咳吐白痰，自觉痰凉，咳即遗尿，浸湿衣裤，胸闷气喘，不得平卧，四肢欠温，舌质淡，苔白腻，脉沉细。证属肾阳虚衰、气虚下陷，治以温补肾阳、益气固正。方用：熟地24克，山萸肉、山药、陈皮、半夏各12克，丹皮、茯苓各9克，黄芪30克，白术15克，桂枝、附子各4.5克。3剂后咳喘稍减，但饮食欠佳，余症同前，乃求治于周师。周师观其脉证，谓"此乃中阳虚衰，运化无权，土不生金则肺痿，失去肃降之力，不能通调水道，故咳而遗尿，病机为肺中虚冷，阳气不振，上虚不能制下也，乃甘草干姜汤证无疑"。方用甘草30克、干姜30克，浓煎频服。服药2剂，遗尿、咳嗽均减轻，再增甘草为60克，3剂症状基本控制，继用肾气丸加减调治而愈。（陈明.金匮名医验案精选[M].北京：学苑出版社，2002：11.）

按语：此例患者年近六旬，罹患结核、肺心病等慢性消耗性疾病日久，阳气已虚，现咳吐白痰，咳即遗尿，为肺脾肾皆虚，先以肾气丸加减从下焦治，效不显，再遵仲景意从中上二焦治疗，甘草干姜汤两剂即见显效。本案遗尿病案，与案例三略有不同，临床常见此类咳即遗尿的患者，多为素患咳喘的老年病患，或体弱久咳不愈的幼儿，以甘草干姜汤治疗往往有奇效。

【医家选注】

清·尤怡："此举肺痿之属虚冷者，以见病变之不同。盖肺为娇脏，热则气烁，故不用而痿；冷则气沮，故亦不用而痿也。遗尿、小便数者，肺金不用而气化无权，斯膀胱无制而津液不藏也。头眩、多涎唾者，经云上虚则眩，又云上焦有寒，其口多涎也。甘草、干姜，甘辛合用；为温肺复气之剂。服后病不去而加渴者，则属消渴，盖小便数而渴者为消渴，不渴者，非下虚即肺冷也。"（《金匮要略心典》）

清·喻昌："肺热则膀胱气化亦热，小便必赤涩而不能多。若肺痿之候，但吐涎沫而不咳，复不渴，反遗尿而小便数者，何其与本病相反耶？必其人上虚不能制下，以故小便无所收摄耳。此为肺中冷，阴气上巅，侮其阳气，故必眩。阴寒之气，凝滞津液，故多涎唾。若始先不渴，服温药即转渴者，明是消渴饮一溲二之证，更当消息之矣。"（《医门法律》）

清·唐宗海："此言肺痿之证，自当吐涎沫，然必见咳、渴、不遗尿、目不眩，乃为肺痿证也。若吐涎沫而不咳，又不渴，必遗浊，小便数，以肺阳虚不能制下，此为肺中冷，不当作肺痿治矣。必眩多涎唾，宜甘草干姜汤以温肺。若作痿证而用清润，则反误矣。或服汤渴者，又为饮一溲二之下渴证，亦非肺痿也。层层缴转，以辨其非肺痿，而仲师辨肺痿之真面尽见矣。"（《金匮要略浅注补正》）

【临床应用】

辨证要点：吐涎沫，不咳不渴；必遗尿，小便数（上虚不能制约于下）；头眩。

本方除治疗虚寒肺痿外，临床还常用于治疗眩晕、咳喘、遗尿、劳淋、胸痛、胃痛、腹痛、呕吐、泄泻、痛经、过敏性鼻炎等偏上焦及中焦虚寒者。

射干麻黄汤
（肺痿肺痈咳嗽上气病脉证治第七　6条）

【方证原文】咳而上气，喉中水鸡声，射干麻黄汤主之。（6）

射干麻黄汤方：

射干十三枚　麻黄四两　生姜四两　细辛　紫菀　款冬花各三两　五味子半升　大枣七枚　半夏（大者，洗）八枚

上九味，以水一斗二升，先煮麻黄两沸，去上沫，内诸药，煮取三升，分温三服。

【方证释义】本条论述寒饮郁肺咳嗽上气的证治。咳而上气，即咳喘气逆，从方测证，此证当为寒饮伏肺。水鸡，即田鸡、青蛙。因寒饮内停，阻塞肺气，痰阻气道，呼吸出入而痰气搏击，故喉中痰鸣音不绝如青蛙叫声连绵不绝，类似现代支气管哮喘表现。除此以外还当见寒饮内停之症，如胸满，咳痰量多清稀，易于咯出等。此证当属寒饮停伏，咳痰常作，甚则喘逆，甚至哮证发作。治疗以祛痰宣肺、化饮降逆为法，方剂用射干麻黄汤。

【方药解析】方名中射干、麻黄为方中主要药对，射干为利咽消痰开结要药，麻黄能宣肺平喘，此药对共为君药；半夏、生姜、细辛温散寒饮，五味子收敛肺气，并制约麻黄、细辛、生姜、半夏之过散，使散中有收，开中有合；生姜、细辛、半夏、五味子四味为仲景治疗寒饮基础药对组合；紫菀、款冬花温肺止咳，为止咳平喘常用组合；大枣安中扶正，调和诸药。诸药合用，有散有收，有宣有降，共奏止咳化痰、平喘散寒之功。

【方证归纳】

主症：咳而上气，喉中水鸡声，伴见痰多清稀，易于咯出，胸闷不得卧，舌苔白腻或白滑，脉沉弦等。

病机：寒饮郁肺，肺失宣降。

治法：祛痰宣肺，化饮降逆。

方剂：射干麻黄汤。

方义：方中射干消痰开结；麻黄宣肺平喘；半夏、生姜、细辛温散寒饮；款冬花、紫菀温肺止咳；五味子收敛肺气，并制约麻黄、细辛、生姜、半夏之过散；大枣安中扶正，调和诸药。诸药合用，散中有收，开中有合，共奏止咳化痰、平喘散寒之功。

【类证类方】

类方：射干麻黄汤与小青龙汤都有温肺散寒、止咳平喘之功，均可治疗寒饮咳喘，方剂组成中均有麻黄、半夏、细辛、五味子，区别在于：射干麻黄汤证喉中痰鸣的症状突出，故以射干配麻黄，偏于寒饮较重，故生姜、细辛、半夏、五味子组合中用生姜以散饮；而小青龙汤证有表邪，原文"伤寒表不解"在"心下有水气"之前，故方中麻黄配桂枝，表寒重于饮，故生姜、细辛、半夏、五味子组合中用干姜以温肺化饮。另外射干麻黄汤中有紫菀、款冬花，化痰之功较强；而小青龙汤中用桂枝、芍药、甘草，加强解表散寒之力，兼以调营卫（表6-2）。

表6-2　射干麻黄汤与小青龙汤鉴别表

方名	药物用量														功用		症状	病机
	麻黄	射干	生姜	大枣	半夏	细辛	五味子	紫菀	款冬花	甘草	干姜	桂枝	芍药	茯苓	共同点	不同点		
射干麻黄汤	四两	十三枚	四两	七枚	大者八枚	三两	半升	三两	三两						散寒祛饮	降逆化痰散寒宣肺	咳而上气，喉中水鸡声	寒痰阻肺肺气不宣
小青龙汤	三两				半升	三两	半升			三两炙	三两	三两	三两			解表散寒温化里饮	恶寒，发热，或喘咳痰稀量多，脉浮紧或弦滑	表寒里饮俱重

【验案解析】

案例一：冯某，七月二十一日。自去年初冬始病咳逆，倚息，吐涎沫，自以为痰饮。今诊得两脉浮弦而大，舌苔腻，喘息时胸部兼作水鸡之声。肺气不得流畅，当无可疑。昔人以麻黄为定喘要药，今拟用射干麻黄汤。射干四钱，净麻黄三钱，款冬花三钱，紫菀三钱，北细辛二钱，制半夏三钱，五味子二钱，生姜三片，红枣七枚，生远志四钱，桔梗五钱。拙巢注：愈。（曹颖甫.经方实验录[M].上海：上海科学技术出版社，1979：37.）

按语：本案患者咳逆倚息，声似水鸡，脉浮弦，苔腻，断为寒饮，属射干麻黄汤证，故投之则效。

案例二：林某某，男，11岁。素感哮喘，遇气候转变则发，屡医未效。脉虚数，舌苔白，口不渴，是实中有虚，用射干麻黄汤加熟地、枸杞子、巴戟天、菟丝子、补骨脂等，连服8剂痊愈。后将本方再加黄芪、当归、党参、白术、狗脊、胡桃等制丸与服，至今未再发作。（休玉麟.射干麻黄汤加味治疗哮喘的经验介绍[J].福建中医药，1964，5：17.）

按语：射干麻黄汤是治疗寒性哮喘的常用有效方剂。但此方对控制哮喘发作效果好，却难以根治之。要根治哮喘或控制其发作，还要根据辨证，遵循"发时治上，平时治下"的原则，调补肺、脾、肾，扶助正气或扶正祛邪并用。

案例三：笔者本人，时年36岁，大学教师，某年仲春，突患失音。病起于下课后于教研室窗边闭目小憩，因中午春光明媚而未关窗户，醒来便觉咽喉不利，吞咽有异物感，发声嘶哑，至傍晚竟失音不出。仔细回想，本人平常虽不咳嗽，但素来稀涎偏多，随口便咯，讲课多时尤为明显，有时嚼口香糖后咽喉处凉感能持续两小时之久，舌苔略腻，脉右寸关偏弦。考虑此次失音与外感有关，但无寒热，仅见咽喉不利失音，疼痛不显，当为寒饮阻滞咽喉。尝听友云某中医大家善以小青龙汤治疗失音证，思之似乎射干麻黄汤更适宜痰阻咽喉，遂于晚间归家路过药房之际抓射干麻黄汤两剂。晚饭后即进一服，入睡前似有好转之象，咽中异物肿感减轻，便再进一服。次日晨竟能发声，症状大好，又进一服，至中午时已能发声如常，将最后一服饮尽，下午上课无碍。慨叹经方之妙，仲圣之高。（笔者治验）

【医家选注】

清·尤怡："咳而上气，肺有邪，则气不降而反逆也。肺中寒饮，上入喉间，为呼吸之气所激，则作声如水鸡声。射干、紫菀、款冬降逆气，麻黄、细辛、生姜发邪气，半夏消饮气，而以大枣安中，五味敛肺，恐劫散之药，并伤及其正气也。"（《金匮要略心典》）

清·喻昌："上气而作水鸡声，乃是痰碍其气，气触其痰，风寒入肺之一验耳。发表、下气、润燥、开痰，四法萃于一方，用以分解其邪，不使之合，此因证定药之一法也。"（《医门法律》）

清·徐彬："凡咳之上气者，皆有邪也，其喉中水鸡声，乃痰为火所吸，不能下，然火乃风所生，水从风战而作声耳。故以麻黄、细辛驱其外邪为主，以射干开结热气，行水湿毒，尤善清肺气者为臣，而余皆降逆消痰宣散药。唯五味一品，以收其既耗之气，令正气自敛，邪气自去，恐肺气火虚，不堪劫散也。"（《金匮要略论注》）

【临床应用】

辨证要点：咳而上气，喉中水鸡声，伴见痰多清稀，易于咯出，胸闷不得卧，舌苔白腻或白滑，脉沉弦等。

本方对哮喘、喘息性支气管炎、支气管肺炎、肺气肿、肺心病、风心病、百日咳等，以咳喘、喉中痰鸣、咳痰色白为特征者，不论老幼，均有较好疗效。多项研究证实，由于新冠肺炎肺泡损伤伴细胞纤维黏液性渗出的表现与射干麻黄汤证外邪里饮咳喘颇为一致，所以射干麻黄汤可以治疗新冠肺炎所致的呼吸道病变。还有报道，用该方治疗急性肾炎、过敏性鼻炎、老年遗尿、癫痫等有效。

皂荚丸
（肺痿肺痈咳嗽上气病脉证治第七　7条）

【方证原文】咳逆上气，时时吐唾浊，但坐不得眠，皂荚丸主之。（7）

皂荚丸方：

皂荚八两（刮去皮，用酥炙）

上一味，末之，蜜丸梧子大，以枣膏和汤服三丸，日三夜一服。

【方证释义】本条论述痰浊壅肺咳喘的证治。咳逆上气，即咳喘气逆持续不减。时时吐唾浊，指持续地频频吐出黏稠的浊痰，病患常将痰盂置于身旁，时时欲吐，咯出不利，痰多黄稠。但坐不得眠，只能坐着不能平卧，因稠痰量多，壅阻气道，若不能及时吐出，则难以平卧，此不得眠并非失眠，乃不得卧之义。本条原因在于上焦有热，煎熬津液，痰热黏稠，壅阻肺气，不能宣降而有闭肺遏息之势。病势急迫，倘若不能及时治疗，恐有窒息风险，要以涤痰去浊峻药，使胶黏壅盛之浊痰排出。方用皂荚丸宣壅导滞，利窍涤痰。

【方药解析】方中重用皂荚，皂荚辛咸，有小毒，除痰去垢之力峻猛，为治浊痰闭肺的良药，酥炙后毒减，功专宣壅导滞，利窍涤痰；白蜜和丸，以枣膏送服，以减缓皂荚峻烈之性，顾护脾胃，保护正气。此方采用峻剂缓攻的方法：①皂荚去皮酥炙，减其燥烈之性；②白蜜糊丸，甘缓和中；③枣膏调服，可顾护脾胃，以免损伤中气；④每次服3丸，日3夜1服。

【方证归纳】

主症：咳逆上气，时时吐唾浊（稠痰量多，咯出不利），但坐不得卧；伴见胸满闷塞，口淡不渴，舌苔白腻，脉弦滑。

病机：痰浊壅肺，肺气不利。

治法：宣壅导滞，利窍涤痰。

方剂：皂荚丸。

方义：皂荚辛咸，有小毒，酥炙后毒减，功专宣壅导滞，利窍涤痰；蜜、枣顾护脾胃，免伤正气。

【类证类方】

类证：皂荚丸证与射干麻黄汤证均有咳喘气逆的主症，均属痰饮所致的咳喘：皂荚丸证属痰浊壅阻气道，主症咳逆上气偏持续性咳喘，痰液时时欲出却黏稠难以咯出，伴见不能平卧的表现，病情急迫，时刻有窒息危险，治法宣壅导滞，利窍涤痰；射干麻黄汤证属寒饮郁肺，主症咳喘为发作性，可由外邪诱发，严重时可致哮证发作，痰涎量多，但清稀易于咯出，胸闷较轻，哮证发作时才较急迫，治法祛痰宣肺、化饮降逆。

【验案解析】

案例一：曹颖甫医案：按射干麻黄汤证但云咳而上气，是不咳之时，其气未必上冲也。若夫本证之咳逆上气，则喘息而不可止矣。病者必背拥叠被六七层，始能垂头稍稍得睡。

倘叠被较少，则终夜呛咳，所吐之痰黄浊胶黏。此证予于宣统二年，侍先姊邢太夫人病亲见之。先姊平时喜进厚味，又有烟癖，厚味被火气熏灼，因变浊痰，气吸于上，大小便不通。予不得已，自制皂荚丸进之。长女昭华煎枣膏汤，如法昼夜4服。以其不易下咽也，改丸如绿豆大，每服5丸。凡4服，次晨而大小便通. 可以去被安睡矣。后一年，闻吾乡城北朱姓老妇，以此证坐一月而死，可惜矣。（曹颖甫.经方实验录[M].　上海：上海科学技术出版社，2002：54.）

按语：痰壅气道，可郁而化热，故多顽痰、老痰，黏稠不出，肺为水之上源，又与大肠互为表里，故顽痰阻肺可见大小便不通，此非皂荚丸不能除。曹先生《经方实验录》中多个皂荚丸病案，足见此方行之有效，曹老也很善用此方。

案例二：余尝自病痰饮，喘咳、吐浊，痛连胸胁，以皂荚大者4枚炙末，盛碗中，调赤砂糖，间日一服。连服4次，下利日二三度，痰涎与粪俱下，有时竟全是痰液。病愈后，体亦大亏。于是知皂荚之攻消甚猛，全赖枣膏调剂也。夫甘遂之破水饮，葶苈子泻痛胀，与皂荚之消胶痰，可称鼎足而三。唯近人不察，恒视若鸩毒。弃良药而不用，伊谁之过欤？（曹颖甫.经方实验录[M].　上海：上海科学技术出版社，1978：54.）

按语：此为曹颖甫先生自用皂荚丸的验案。曹先生将皂荚消胶痰与甘遂破水饮、葶苈子泻痛胀相提并论，即是将皂荚丸与十枣汤、葶苈大枣泻肺汤并列为攻破水饮的重剂，但各有特点，认识深刻。临证辨证准确时，当大胆应用，必效如桴鼓。但必须体质壮实，脉实证实，方可应用，否则正气损伤，后患无穷。弃而不用，固然不对，但若妄用，更不可取。

案例三：张某，男，70岁，农民。间断性咳嗽、胸闷20余年。诊为"肺心病合并急性感染"，注射青链霉素、氨茶碱，服双氢克尿噻、安体舒通等，效果不显，要求中医治疗。患者呈半坐位，喘息抬肩，喉中痰鸣，口唇紫绀，颈部青筋暴张。胸呈桶状，四肢不温，下肢水肿，按之陷而不起，舌质紫暗，苔黄腻，脉弦滑无力。证属肺胀，缘因痰浊内壅，阻塞气道，气体易入而难出，致肺气胀满。急宜涤痰逐饮，豁通气道。给皂荚丸，每次1丸，每日4次。服药后次日早晨，痰液变稀，咯出大量稀痰，自觉胸部宽畅，喘咳明显减轻，发绀亦减。次日拉稀便2次，喘息胸憋续减，至晚已能平卧，发绀消失，喘咳已平，后以健脾养心、固肾纳气之法巩固。（张宇庆.应用《金匮》皂荚丸治疗肺胀[J].中医杂志，1984（10）：7.）

按语：皂荚丸多用于治疗浊哮或顽固性哮喘，现代随着吸痰器、气管插管技术的应用，皂荚丸临床应用减少，但该方对肺泡和细小支气管内痰液栓导致的咳喘仍大有用武之地。现代研究表明，皂荚含三萜皂苷，具有使痰液结构松弛，间隙增大，水分易渗透，而使痰液变稀以起化痰作用，并能间接刺激胃黏膜而反射性地促进呼吸道黏膜的分泌，产生祛痰作用。本案患者服用皂荚丸后，痰液变稀，能顺利咯出大量稀痰，随后胸部宽畅，病情减轻，就是这个原因。但皂荚丸毕竟属于急则治其标的治法，喘证还应遵循发作治上、缓解治下的原则，以固肾健脾善后。

案例四：祝某，女，50岁。患者素嗜肥甘厚味，6日前因长途乘车过劳后感头晕目眩，喜静卧，动辄天旋地转，如坐舟车。耳鸣如蝉，恶心脘闷，泛吐黄浊胶黏痰涎，大便七日不解，小便黄少。诊见面色㿠白，频频咳吐胶粘黄痰，静卧不动，舌质淡，苔黄腻，脉滑数。辨为痰浊中阻之眩晕，投半夏白术天麻汤。服药2剂而不效，余思方证合拍，为何用之不灵，莫非为顽痰作祟而常法难以收功？乃试用下法投以皂荚丸。1剂后，燥屎与痰涎俱下，次日眩晕呕吐诸症大减，连服2剂后诸症若失。乃改用补中益气汤加味调补气血善后而收功。追访一年无复发。（明鸣.皂荚丸验案二则[J].国医论坛，1988（03）：25-26.）

按语：本案眩晕，病属痰浊夹热，先以半夏天麻汤无效，是顽痰阻滞，病重药轻，投皂荚丸后燥屎与痰涎俱下，病情大好，足见皂荚丸为祛顽痰之良药，非独治咳喘。肺为储痰之器，脾为生痰之源，临床也有报道皂荚丸治疗痰阻胃肠的案例。

【医家选注】

清·尤怡："浊、浊痰也。时时吐浊者，肺中之痰，随上气而时出也。然痰虽出而满不减，则其本有固而不拔之势，不迅而扫之，不去也。皂荚味辛入肺，除痰之力最猛，饮以枣膏，安其正也。"（《金匮要略心典》）

清·程林："皂荚味辛咸，辛能散，咸能软，宣壅导滞，利窍消风，莫过于此。故咳逆上气，时时唾浊，坐不得卧者宜之。然药性剽悍，故佐枣膏之甘，以缓其药势也。"（《金匮要略直解》

清·徐彬："此比水鸡声，乃咳而上气中之逆甚者也。至不得眠，非唯壅，且加闭矣。故以皂荚一味开之，合枣膏安胃，以待既开之后，另酌保肺之药也。"（《金匮要略论注》）

清·魏荔彤："皂荚驱风理痹，正为其有除瘀涤垢之能也。用丸俾徐徐润化，自上下，而上部方清，若用汤直泻无余，不能治上部之胶凝矣。"（《金匮要略方论本义》）

【临床应用】

辨证要点：咳逆上气，时时吐唾浊（稠痰量多，咯出不利），但坐不得卧；伴见胸满闷塞，口淡不渴，舌苔白腻，脉弦滑。

本方常用于急性支气管炎、顽固性哮喘、肺心病、肺痈、喉风、中风、痰饮等证属痰涎壅塞，形气俱实者，症见咳喘痰多、稠黏如胶、咯唾不爽、胸满闷、脉滑有力、苔腻等，但须掌握剂量和服法。

厚朴麻黄汤
（肺痿肺痈咳嗽上气病脉证治第七　8条）

【方证原文】咳而脉浮者，厚朴麻黄汤主之。（8）

厚朴麻黄汤方：

厚朴五两　麻黄四两　石膏如鸡子大　杏仁半升　半夏半升　干姜二两　细辛二两　小麦一升　五味子半升

上九味，以水一斗二升，先煮小麦熟，去滓，内诸药，煮取三升，温服一升，日三服。

【方证释义】 本条论述寒饮咳喘夹热病位在上近表的证治。咳嗽为主症，"浮"字，既指脉象，同时也是对病位病机的概括。脉浮一般主表证，而病邪在上，其脉亦浮，可知前条病机是邪盛于上而近于表。因条文叙证较简，还需从方测证，方中有生姜、细辛、五味子、半夏、麻黄，与小青龙汤一致，必为寒饮咳喘，用厚朴、麻黄为方名，必有胸满气逆、腹满不降之症，加石膏如鸡子大说明兼有郁热。《备急千金要方》认为厚朴麻黄汤是"治咳而火逆上气，胸满，喉中不利，如水鸡声，其脉浮者方"，可供参考。故本证病机为寒饮郁肺，郁而化热，病位偏上近表。治以厚朴麻黄汤宣肺降逆，化饮泄热。

【方药解析】 方中厚朴行腑气，降肺气，除胸胀满，麻黄宣肺平喘，二者共为君药；半夏、干姜、细辛、五味子温化寒饮，收敛肺气，使开合有度，散敛有权；杏仁宣利肺气；小麦养心护胃安中；石膏清热除烦。

【方证归纳】

主症：咳喘，脉浮，兼见咳痰清稀量多，易于咯出，胸满腹胀，烦躁。

病机：寒饮郁肺，郁而化热，病位偏上近表。

治法：宣肺降逆，化饮泄热。

方剂：厚朴麻黄汤。

方义：厚朴行腑气，降肺气，除胸胀满，麻黄宣肺平喘；半夏、干姜、细辛、五味子温化寒饮，收敛肺气，使开合有度，散敛有权；杏仁宣利肺气；小麦养心护胃安中；石膏少量清热除烦。

【类证类方】

类证：

（1）厚朴麻黄汤证与泽漆汤证之别：见泽漆汤。

（2）厚朴麻黄汤证与射干麻黄汤证病机均属寒饮伏肺，主症均有咳嗽，方药中均有麻黄、半夏、细辛、五味子，区别在于：厚朴麻黄汤证偏胸腹满胀，病有化热的征象，故厚朴配麻黄，加少量石膏；射干麻黄汤证偏咽喉痰鸣，气喘明显，故射干配麻黄，加紫菀、款冬花。

【验案解析】

案例： 朱某某，患咳嗽，恶寒头痛，胸满气急，口燥烦渴，尿短色黄，脉浮而小弱。由邪侵肌表，寒袭肺经，肺与皮毛相表里，故恶寒而咳，浊痰上泛，冲激于肺，以致气机不利，失于宣化，故胸满气促；烦渴为内有郁热，津液不布，因之饮水自救；有又痰积中焦，水不运化，上下隔阻，中焦决渎无权，故小便黄短；脉浮则属外邪未解，小弱则因营血亏损，显示脏气之不足。如此寒热错杂内外合邪之候，宜合治不宜分治。药不出疏表利肺、降浊升清之法，处以厚朴麻黄汤。麻黄、石膏合用，不唯功擅辛凉解表，而且祛痰力巨；厚朴、杏仁宽中定喘，辅麻黄、石膏以成功；生姜、细辛、五味子温肺敛气，功具开合；半夏降逆散气，调理中焦之湿痰；尤妙小麦一味补正，斡旋其间，相辅相需，以促成健运升降诸作用。药服3剂，喘满得平，外邪解，烦渴止。再2剂，诸恙如失。（赵守真.治验回忆录[M].北京：人民卫生出版社，1962：29.）

按语：本案辨证准确，思路清晰，过程详尽，可为后学榜样。

【医家选注】

清·尤怡："厚朴麻黄汤与小青龙加石膏汤大同，则散邪蠲饮之力居多。而厚朴辛温，亦能助表，小麦甘平，则同五味敛安正气者也……仲景之意，盖以咳皆肺邪，而脉浮者气多居表，故驱之使从外出为易。"（《金匮要略心典》）

清·徐彬："咳而脉浮，则表邪居多，但此非在经之表，乃邪在肺家气分之表也。故于小青龙汤去桂、芍、草三味，而加厚朴以下气，石膏以清热，小麦以辑心火而安胃。"（《金匮要略论注》）

清·喻昌："若咳而其脉亦浮，则外邪居多，全以外散为主……一举而表解脉合，于以置力于本病，然后破竹之势可成耳。"（《医门法律》）

【临床应用】

辨证要点：咳喘，脉浮，兼见咳痰清稀量多，易于咯出，胸满腹胀，烦躁。

本方适用于急性支气管炎、支气管哮喘、上部呼吸道感染等症，见咳嗽喘逆，痰声漉漉，胸满烦燥，倚息不能平卧，口渴，苔滑，脉浮数等。

泽漆汤

（肺痿肺痈咳嗽上气病脉证治第七　9条）

【方证原文】脉沉者，泽漆汤主之。（9）

泽漆汤方：

半夏半升　紫参五两　泽漆三斤（以东流水五斗，煮取一斗五升）　生姜五两　白前五两　甘草　黄芩　人参　桂枝各三两

上九味，㕮咀，内泽漆汁中，煮取五升，温服五合，至夜尽。

【方证释义】本条论述寒饮挟热偏下偏里的证治。本条接续第8条，应为咳而脉沉。沉为里有水饮，上迫于肺。从方测证，主药泽漆为大戟之苗，知脉沉为水饮近于胸胁，桂枝、白前、生姜、半夏等亦为通阳化饮之用，知为胸胁寒饮为本，加黄芩知兼有郁热。《脉经·卷二》云："寸口脉沉，胸中引胁痛，胸中有水气，宜服泽漆汤。"可作参考。总体本证属胸胁停饮，兼有郁热。方用泽漆汤利水逐饮，降逆泄热。

【方药解析】方中泽漆重用三斤，泻水逐饮，为主药，以东流水煎煮（水从西来者，谓之东流水，即江水、河水），增强其逐水消饮之力；紫参，《神农本草经》言其利小便，通大便，故用之使水饮从二便出；桂枝、生姜、半夏、白前温阳化饮，止咳平喘；人参、甘草健脾益气，扶助正气；饮邪内结，阳气郁久可化热，故用黄芩苦寒以清泄肺热。

【方证归纳】

主症：咳嗽，胸胁引痛，脉沉，或身肿，小便不利。

病机：饮结胸胁而偏于里。

治法：利水逐饮，降逆泄热。

方剂：泽漆汤。

方义：泽漆泻水逐饮，为主药；紫参，利小便，通大便，使水饮从二便出；桂枝、生姜、半夏、白前温阳化饮，止咳平喘；人参、甘草健脾益气，扶助正气；黄芩苦寒以清泄肺热。

【类证类方】

类证：厚朴麻黄汤证与泽漆汤证，原文相似，均有咳喘主症，一为脉浮，一为脉沉，区别在于：厚朴麻黄汤证属寒饮停肺，夹有郁热，病位在上可兼表寒，主症见咳嗽胸满、烦躁脉浮，治以宣肺降逆、化饮泄热；泽漆汤证属饮停胸胁，夹有郁热，病位在下，无表证，主症见咳嗽，胸胁引痛，脉沉，或身肿，小便不利，治以利水逐饮，降逆泄热。

【验案解析】

案例一：张某某，男性，35岁。主诉咳嗽3~4年，痰多2年。体检两肺无异常，X线胸片两肺纹理明显增粗，肺功能基本正常。咳嗽吐痰长年迁延不愈，冬季发作更为频繁。诊断为单纯型慢性气管炎急性发作期，辨证属热痰证。1975年7月以来，曾用一般化痰止咳方药及补肾固本剂。1981年4月又因感冒引发，痰量达到重度（+++），咳喘也增至中度（++），口干喜温饮，苔薄腻，舌尖红，脉细数。予清化痰热，降逆止咳，佐以益气固表，方用泽漆汤加减：泽漆45克，紫菀15克，款冬花15克，炙百部15克，桔梗9克，生甘草6克，秦皮15克，枳壳9克，黄芪15克。另服泽漆片每次4片，每日3次，黄芩苷每次3片，每日2次。2周后咳嗽明显减轻，4周后咳、痰、喘显著缓解。继以益气健脾补肾，佐以化痰。疗程3个月，临床缓解。（黄吉赓.《金匮》泽漆汤在临床的应用[J].上海中医药杂志，1983（02）：24.）

按语：本案病程较长，正气渐虚，饮邪愈盛，且易感风寒，寒郁化热，乃属寒、热、虚、实错杂，绝非一般方药所能奏效。故投泽漆汤重剂，加黄芩苷、秦皮，以使清热之力倍增。此时虽以标证为主，但其肺气已虚，极易感受外邪，故加入黄芪益气固表。泽漆汤原方难能可贵之处在于攻邪之余，有人参、甘草益气扶正。本案中用黄芪固表，再用健脾补肾药物善后。

案例二：诸某某，女性，59岁。主诉咳嗽、痰多、喘息40年，有胃黏膜脱垂史。体检：两肺可闻哮鸣音（++）、干啰音（++）。X线胸片示，两肺纹理增粗，约1/3肺野透亮度增强。治疗前：咳嗽（++），日排痰量200毫升，白色泡沫样，咯痰困难，喘息（++）。苔薄，脉小弦滑。诊断为喘息型慢性支气管炎并发肺气肿，急性发作期。辨证属脾虚痰湿型。自1972年12月起，每于发病后服泽漆片10天即得显著疗效。后因反复迁延不愈，自认为体虚当补养，故于1973年2月中旬病程发作期间用党参、红枣汤调理，岂知数小时后喘息大作。急诊注射氨茶碱才得以缓解。同年3月中旬再服冰糖花生又引起类似发作。1975年1月中旬因服多种泽漆提取物导致胃病复发，日排痰量又增达160毫升。因此，改用益气健脾、理气化痰，方用香砂六君子汤合泽漆汤：党参9克，白术9克，茯苓9克，炙甘草4.5克，陈皮9克，制南星9克，木香4.5克，砂仁2.4克。并在咳、痰、喘发作甚时即刻加服泽麻片，随着胃痛、嗳气、腹胀等症的消除，咳、痰、喘亦获得显著缓解。（黄吉赓.《金匮》泽漆汤在临床的应用[J].上海中医药杂志，1983（02）：24.）

按语：本案咳喘为本虚标实之证，痰量较多，正气较虚。服用参、枣滋补易敛邪加重痰饮；单服泽漆片岁见效，但力缓反复，服大剂量单味复方泽漆制剂，又伤胃致使水饮更聚，痰量骤增。此是犯了"虚虚实实"之戒。泽漆汤本身有扶正之品，本案再合入香砂六君，邪正兼顾，标本兼治，方才奏效。

案例三：患者，男，63岁。2019年4月11日初诊。外院诊断为：右肺中央型小细胞癌，右肺门、纵隔、锁骨上淋巴结转移，右侧胸腔积液，T2N3M0ⅢB期。刻下症：患者神志清，咳嗽，咳痰，痰少量色白稠，胸闷气短，呼吸不畅，食欲不振，疲乏无力，睡眠欠佳，小便尿量正常，大便略干，舌质红，苔白厚腻，脉沉弦。处方：姜半夏10克，黄芩片15克，党参片30克，泽漆30克，石见穿30克，桂枝15克，甘草片10克，白前15克，醋商陆9克，防己30克，熟地黄5克，葶苈子30克，浙贝母30克，山药30克，鸡内金15克；7剂。每日1剂，水煎200毫升，分早晚2次服用。2019年4月18日复诊：患者服用上方后无不适，诉咳嗽、咳痰、胸闷气短、食欲不振、纳差等症状均有缓解，右侧胁肋部自觉酸困，偶感疼痛，仍乏力，小便正常，大便增多，舌质红，苔白腻，脉沉弦。处方：上方去鸡内金、山药，加黄芪30克、徐长卿15克、鸡血藤30克、石上柏30克；7剂。煎服法同前。2019年4月25日三诊：患者服用上方后，咳嗽、咳痰明显改善，进食尚可，乏力改善，精神好转，夜间睡眠尚可，二便调，再服7剂巩固疗效。嘱其避风寒，多休息，畅情志，不适随诊，定期复查。（王玉，彭涛，成艳丽，等.彭涛治疗肺癌验案2例[J].中国民间疗法，2020，28（05）：89-90.）

按语：现代研究泽漆有抗癌作用，常用于肺癌治疗中。本案为泽漆汤与葶苈子合用，治疗肺癌合并胸腔积液。以泽漆汤消痰逐水，扶助正气；加葶苈子泻肺平喘，利水消肿。疗效不错，可作为临床参考用药。

【医家选注】

清·尤怡："此不详见证，而但以脉之浮沉为辨而异其治……泽漆汤以泽漆为主，而以白前、黄芩、半夏佐之，则下趋之力较猛，虽生姜、桂枝之辛，亦只为下气降逆之用而已，不能发表也。仲景之意，盖以咳皆肺邪……肺沉者气多居里，故驱之使从下出为易，亦因势利导之法也。"（《金匮要略心典》）

清·徐彬："若咳而脉沉，则里邪居多，但此非在腹之里，乃邪在肺家荣分之里也。故以泽漆之下水，功类大戟者为君，且邪在荣，泽漆兼能破血也。紫菀能保肺，白前能开结，桂枝能行阳散邪，故以为佐。若余药，即小柴胡去柴胡、大枣，和解其膈气而已。"（《金匮要略论注》）

清·李彣："脉沉为水，以泽漆为君者，因其功专于消痰行水也。水性阴寒，桂枝行阳气，以导之。然所以停水者，以脾土衰不能制水，肺气逆不能通调水道，故用人参、紫参、白前、甘草补脾顺肺，同为制水利水之坊。黄芩若以泄之，半夏、生姜辛以散之也（泽漆，即大戟苗也，生时摘叶，有白汁，故以为名。紫参主心腹积聚，散邪逐瘀）。"（《金匮要略广注》）

【临床应用】

辨证要点：咳嗽，胸胁引痛，脉沉，或身肿，小便不利。

本方适用于哮喘、肺气肿、肺心病、细菌性胸膜炎、淋巴结核、结核性瘘管、结核性胸膜炎、胸腔积液及肺部癌肿以及细菌性痢疾、食管癌、腺炎等属寒饮夹热之证。

麦门冬汤
（肺痿肺痈咳嗽上气病脉证治第七　10条）

【方证原文】大逆上气，咽喉不利，止逆下气者，麦门冬汤主之。（10）

麦门冬汤方：

麦门冬七升　半夏一升　人参二两　甘草二两　粳米三合　大枣十二枚

上六味，以水一斗二升，煮取六升，温服一升，日三夜一服。

【方证释义】本条论述虚热肺痿的证治。大逆上气，指咳喘气逆的症状。有医家据此认为本条是论述虚热咳喘的证治。但大多数医家认为此为虚热肺痿之证治，如《肘后备急方》即用本方"治肺痿咳唾涎沫不止，咽喉燥而渴"。因仲景本篇首条即言虚热肺痿主症，却无具体方证。而《金匮要略论注》《金匮悬解》等均作"火逆上气"，宜从。火逆上气即阴虚内热，虚火上炎，指病机。由于津液耗伤，导致肺胃阴虚，虚火上炎，咳久伤肺，而成气阴两伤之证。虚火灼肺，则上逆喘咳，口吐浊唾；热灼津伤，故咽喉干燥，咽痒不舒，痰黏难咯。此外，还可有口干欲得凉润、舌红少苔、脉象虚数等症。治疗当滋阴清热，止火逆，降肺气，以麦门冬汤主之。

【方药解析】方中重用麦门冬达七升之多，重在养阴润肺，清虚热，配半夏一升下气化痰，其性虽温，但与大量麦门冬相伍则不燥，"止逆下气"主要体现就是半夏，二者配伍为本方的核心；人参、甘草、粳米、大枣养胃益气，培土生金，使胃得养而气能生津，津液充沛，则虚火自敛，咳逆亦平。需要注意的是，汉代人参甘寒生津益气，非今日之人参。

【方证归纳】

主症：咳喘，时出浊唾，咽喉不利，兼见咽燥、咽痒、咳痰不爽、口干欲得凉润、少气、舌红少苔、脉虚数等症。

病机：阴虚内热灼肺，肺气痿弱（肺气阴两伤）。

治法：养阴清热，止逆下气。

方剂：麦门冬汤。

方义：麦门冬重用，养肺胃之阴，清虚热；半夏理气降逆化痰，去苦燥之性，存降逆之用，半夏虽性温，但与7倍用量的麦门冬相配伍则不燥，主要取其降逆化痰之用；人参、甘草、大枣、粳米益气护胃，培土生金，化生津液，津充则虚火自降。

【类证类方】

类证：麦门冬汤证和甘草干姜汤证均可治疗肺痿：麦门冬汤证为虚火灼肺，气烁而痿，为气阴两伤证，治以清热养阴，生津益气，降逆下气；甘草干姜汤证为肺中虚冷，气沮而痿，属上焦阳虚证，治以温肺复气，培土生金。

【验案解析】

案例一：李某某，女，75岁，1981年1月22日初诊。高年形瘦体弱，素来不禁风寒，不耐劳作。稍受外感则每易发热咳嗽，稍有劳累则必定气喘息促。半月前因外感发热咳嗽，未得及时治疗，迁延时日，至今虽外邪自解，但口干咽燥，气喘息促，咳嗽频繁，吐出大量白色涎沫。面色萎黄，纳食少进，口淡乏味，精神疲惫，卧床不起。脉虚缓，舌质淡红少苔。此属肺痿之证，气阴二伤。治拟《金匮要略》麦门冬汤培土生金，以降冲逆。处方：麦门冬12克，党参12克，制半夏6克，炙甘草10克，大枣7枚，茯苓10克，粳米一把（自加）。1月25日复诊：服药3剂，纳食增加，口干、咳嗽大有转机，精神好转，已能起床活动。然仍面色萎黄，脉缓右关虚大，苔薄而略干。脾气大虚，胃阴亦伤，再用前方加山药12克、炙黄芪10克。服7剂后，诸症悉除，已能操持家务。（连建伟.重温《金匮》谈肺痿[J].浙江中医学院学报，1982（02）：24-25.）

按语：本案病患年高体弱，外感发热后迁延咳喘，口中大量白色涎沫，咽干口燥，脉虚少苔，属肺痿之病，辨证属气阴两伤，但偏气虚。故以麦门冬汤治之，但阴虚不甚，故麦门冬量亦不大，人参易作党参。待病情好转后，再以山药、黄芪益气养阴，培土生金，以巩固疗效。

案例二：李某，女，36岁，已婚，1982年4月8日初诊。患者水肿时起时消2年余，历医十数，用开鬼门、洁净府、去菀陈莝等法，服五苓散、五皮饮、真武汤、疏凿饮子等利水方药，效果不著。经某医院检查化验，诊为"慢性肾炎"，予可的松、环磷酰胺、利尿合剂等治疗，其水肿仍时起时消。医患悉以为苦，遂商洽于我处。查患者一身悉肿，目胞光亮，面白鲜明，两颧红赤，咽喉干燥不利，频频咳吐浊沫，舌体瘦小质红，乏津少苔，脉沉细略数。细揣此案，其病机演变与病证颇与《金匮要略》之肺痿相似，乃断为"水肿继发肺痿"（虚热型）。拟麦门冬汤加减治之。药用：麦门冬30克，太子参20克，法半夏10克，怀山药（代粳米）20克，大枣12克，白芍20克，甘草10克。二诊：上方服完10剂，小便量日渐增多，肿势已轻，浊沫大减。药已中病，遵岳美中教授"慢性病有方有守"之训，原方续服10剂。三诊：服药已1个月，水肿消尽，浊沫不吐，为巩固疗效，仍以养阴生津、健脾益肺之剂以善其后。随访5年，病未复发。（唐忠明.经方治验三则[J].国医论坛，1989，4（3）：23.）

按语：此案肺痿起于水肿，因屡用渗利伤及气阴，见虚热之象，若未见咽燥咳吐浊沫之象，当属猪苓汤证之列。今见虚热肺痿之象，用麦门冬汤而效。但神奇的是，麦门冬汤服用

1个月，水肿竟然也消尽，益气养阴之法竟然也能起到利水消肿的功效。回溯该患所服前医诸方，皆以祛邪为主，殊不知肺虚不能布津亦可见水肿、小便不利。可见临证当四诊合参，思常达变。

案例三：杨某某，女，44岁。素患慢性咽炎。近2个月来，咽堵闷，干燥不利，咯痰不爽，口干欲得凉润，尿黄便秘，脉细略滑数，舌质嫩红有裂纹，苔薄黄，中心无苔，曾服养阴清热剂如玉女煎，增液汤而效不佳。证属肺胃阴伤，虚火上炎，宜麦门冬汤。处方：麦门冬70克，清半夏10克，党参12克，山药15克，生甘草10克，大枣12枚。服3剂，诸症悉减。再3剂缓解。以麦门冬泡水代茶饮，巩固疗效。（吕志杰.经方治验三则[J].中医杂志（日文版），1989，5：51.）

按语：本案为麦门冬汤临床应用又一常用病种，用治慢性咽炎。麦门冬汤原文提到咽喉不利，即咽痒、咽燥、咳痰不爽、口干欲得凉润，这些症状与慢性咽炎的表现十分相似，辨证只要属于气阴两虚，皆可用麦门冬汤治疗。目前慢性咽炎临床常用中成药的玄麦甘桔颗粒，就是在本方的基础上，将人参换成甘寒凉血的玄参，并合入桔梗汤而成。《伤寒论》桔梗汤亦治疗少阴病咽痛证。

案例四：吕某，男，35岁。患肺结核已多年，经常有咳嗽，喉间有痰阻滞，吐咯不爽，动则气逆心悸，肌肤消瘦，面色不荣，肢体乏力，食欲锐减，舌苔薄而不润，脉象微数带有弦象。处方：党参12克，麦门冬9克，法半夏6克，粳米15克，茯神9克，大枣3枚，白蜜1杯，炙甘草3克。服本方2剂后，咳逆明显减轻，咯痰亦较畅，守原方连服10多剂，诸羌均除，食欲改善，体力亦见好转。此为麦门冬汤、琼玉膏二方复合而成，可增强疗效。（陈明.金匮名医验案精选[M].北京：学苑出版社，2002：251.）

按语：肺痿和肺痨虽然病不同，但气阴两伤的病机一致，故均可用麦门冬汤治疗。

案例五：某患，糖尿病10余年，体瘦，近2个月血糖波动，伴咳嗽，夜间为甚，潮热盗汗，辨证属肺肾阴虚，以麦门冬汤加紫菀、款冬花、女贞子、旱莲草治疗。西药维持不变。服药2周后，患者潮热、咳嗽症状消除，血糖也控制到正常范围。麦门冬汤用量：麦门冬30克，西洋参（或太子参）10克，半夏10克，甘草6克，粳米10克。（关崧，谢培凤，彭继升.经方论治糖尿病[J].中国民间疗法，2009，17（04）：37-38.）

按语：麦门冬汤因具清补肺胃气阴之功，临床也常用于消渴病的治疗中，尤其上消、中消证。本案患者消渴病日久，肺肾气阴俱伤。金水不相生，故发咳嗽，并见潮热盗汗阴虚之证，治宜养阴清热，化痰止咳，补肾润肺。以麦门冬汤重用麦门冬滋阴降火；西洋参益气养阴；粳米助气血生化之源；半夏除痰降逆；加紫菀、款冬花止咳；女贞子、旱莲草滋肾阴而不腻。

案例六：吕某，女，58岁，2012年6月17日初诊。因"食管癌化疗后，反复呕吐10余天"就诊。患者3个月前行食管癌根治术，术后行化疗过程中，出现恶心呕吐，对症处理效果不佳，化疗结束后仍呕吐频作，难以继续进行下一周期化疗。遂求助于中医。刻见：呕吐频作，形体消瘦，口干咽燥，大便秘结，数日一行，舌质红，苔花剥少津，脉沉细。中医诊断为呕吐，辨证属胃阴亏虚，升降失常。治宜益胃养阴、降逆止呕。方用麦门冬汤加减：山麦门冬30克，西洋参10克，北沙参20克，石斛15克，姜半夏15克，竹茹10克，陈皮10克，旋覆花（包煎）6克，炙甘草6克，大枣3枚，生姜3片。3剂，水煎为汁，少量频服。服上方3剂后呕吐减轻。效不更方，继服7剂。未再出现恶心呕吐，精神好转，二便正常。（阳国彬，刘玉芳. 经方辨治恶性肿瘤化疗毒副反应的体会[J]. 中医药通报，2014，13（05）：58-59+63.）

按语： 本案麦门冬汤治疗食管癌化疗后呕吐。现代肿瘤疾病放化疗治疗之后，往往出现呕吐、乏力、消瘦等气阴两虚表现。而呕吐日久胃津更伤，阴亏失养，和降失常，故呕吐持续不解。吴鞠通曰："胃阴复则气降得食，则十二经之阴皆可复矣。复其阴，非甘寒不可。"这也是麦门冬汤看似组方简单，却疗效显著的原因所在。临床常加味加北沙参、石斛、竹茹、陈皮、旋覆花等增强养阴生津、降逆止呕之力。

【医家选注】

清·喻昌："此胃中津液干枯，虚火上炎之证，治本之良法也。天用降火之药而火反升，用寒凉之药而热转炽者，徒知火与热争，未思及必不可得之数，不惟无益，而反害之。凡肺病有胃气则生，无胃气则死。胃气者，肺之母气也。《本草》有知母之名者，谓肺借其清凉，知清凉为肺之母也；有贝母之名者，谓肺借其豁痰，实豁痰为肺之母也。然屡施于火逆上气，咽喉不利之证，而屡不应，名不称矣。孰知仲景有此妙法，于麦门冬、人参、甘草、粳米、大枣大补中气，大生津液队中，增入半夏之辛温一味，其利咽下气，非半夏之功，实善用半夏之功，擅古今未有之奇矣。"（《医门法律》）

清·尤怡："火热挟饮致逆，为上气，为咽喉不利，与表里挟饮上逆者悬殊矣。故以麦门冬之寒治火逆，半夏之辛治饮气，人参、甘草之甘以补益中气。盖从外来者，其气多实，故以攻发为急；以内生者，其气多虚，则以补养为主也。"（《金匮要略心典》）

清·沈明宗："此阴火上逆也。真阴之虚，阴火上逆刑金，为火逆上气，咽喉不利，惟当壮水之主，以镇阳气，曰止逆下气，故用麦门冬、人参、甘、米、大枣滋培后天青气，以生肺金，即生阴火而降火邪，惟以半夏涤痰下逆，余窃以为肺痿之主方也。"（《金匮要略编注》）

清·徐彬："此咳逆上气中之有火邪而无风邪者，故以咽喉不利特揭言之。而药概调补肺胃，单文一味半夏去逆，且注其功曰：止逆下气。示治火逆，不治风邪也，不用生姜，以能宣发火气也。（此火逆上气，乃中焦虚火烁，非同肺气火结在肺者，故但补胃保肺耳）。"（《金匮要略论注》）

【临床应用】

辨证要点： 咳喘，时出浊唾，咽喉不利，兼见咽燥，咽痒，咳痰不爽，口干欲得凉润，少气，舌红少苔，脉虚数等症。

本方临床上常用于治疗慢性咽炎、慢性支气管炎、百日咳、肺结核、矽肺等表现为肺阴亏虚，虚火上炎者。本方也可以养胃阴，对慢性胃炎、胃及十二指肠溃疡有良好效果。还有报道用此方治疗鼻咽癌、肺癌、喉癌、食管癌放疗后出现的口干、咽干、舌红少津等毒副反应，效果良好。

葶苈大枣泻肺汤
（肺痿肺痈咳嗽上气病脉证治第七　11、15条）

【方证原文】肺痈，喘不得卧，葶苈大枣泻肺汤主之。（11）

葶苈大枣泻肺汤方：

葶苈（熬令黄色，捣丸如弹丸大）　大枣十二枚

上先以水三升，煮枣取二升，去枣，内葶苈，煮取一升，顿服。

肺痈胸满胀，一身面目浮肿，鼻塞清涕出，不闻香臭酸辛，咳逆上气，喘鸣迫塞，葶苈大枣泻肺汤主之。方见上，三日一剂，可至三四剂，此先服小青龙汤一剂，乃进。小青龙汤方见咳嗽门中。（15）

【方证释义】11条指出肺痈邪实壅滞的主要症状和治法。肺痈本于风热袭肺，酿生痰热，由于病邪壅实，阻塞气道，以致气喘不能平卧。15条进一步补充论述肺痈邪实壅滞的证治。痰热壅肺，气机不展，故胸部胀满；肺病则通调失节，故一身面目浮肿；肺窍不利故鼻塞流清涕，不闻香臭酸辛（此处先以小青龙汤一剂即解表通窍之义）；肺实壅滞，气失肃降，故咳嗽上气，喘鸣迫塞。肺痈此期，症情颇重，所以用药亦需峻猛。应用葶苈大枣泻肺汤以泻肺逐水，清热祛痰。

【方药解析】方中葶苈子辛苦寒，上能开宣肺气，下能泄肺热，行肺水；恐其药猛而伤正气，故配以大枣甘温安中并缓和药性。葶苈子先熬，即炒令色黄，以减其峻猛之性；大枣十二枚先煮，去枣，再入葶苈子，是安中以护正气。顿服，取其取效迅速也。两味共奏清热泻肺，逐水祛痰之功。

【方证归纳】

主症：咳喘、胸痛、胸满不能平卧；鼻塞流清涕，不闻香臭酸辛；一身面目水肿。（咳、喘、满、塞、肿）。

病机：痰热壅肺，气道不利。

治法：清热泻肺，逐水祛痰。

方剂：葶苈大枣泻肺汤。

方义：葶苈子辛苦寒，开泻肺气，清热利水。恐其药猛而伤正气，配以大枣甘温安中，并缓和药性。

【类证类方】

类证：葶苈大枣泻肺汤证与桔梗汤证、苇茎汤证相较：本方证属肺痈脓未成或将成之"酿脓期"，痰热壅盛，邪实气闭，症见喘不得卧，形气俱实者，治之以泻肺逐痰为法；桔梗汤证属肺痈已成脓，症见腥臭脓痰，咳嗽胸满，振寒脉数者，治之以排脓解毒；《千金》

葶苈汤证介乎二证中间，属痰热入血，痰瘀蕴肺，治以清热排脓，活血祛瘀，对肺痈已成脓，或未成脓者均可适用。临证实践，肺痈吐脓单用桔梗汤治疗，药轻病重，力有不逮，若加用《千金》苇茎汤则其效益彰。

【验案解析】

案例一： 辛末七月中旬，余治一陈姓疾。初发时，咳嗽，胸中隐隐作痛，痛连缺盆。其所吐者，浊痰腥臭，与悬饮内痛之吐涎沫，固自不同，决为肺痈之始萌。遂以桔梗汤，乘其未集而先排之，进5剂，痛稍止，诸症依然，脉滑实。因思是证确为肺痈之正病。必其肺脏壅阻不通而腐，腐久乃吐脓，所谓久久吐脓如米粥者，治以枯梗汤。今当壅塞之时，不去其壅，何怪其不效也。《淮南子》云："葶苈愈腹，壅极不通之谓。"《金匮要略》曰："肺痈喘而不得眠，即胀也。"《千金》重申其义曰："肺壅胸胀，故知葶苈泻肺汤，非泻肺也，泻肺中壅胀。今有此证，必用此方，乃以葶苈子五钱，大黑枣十二枚。凡五进，痛渐止，咳亦爽，其腥臭有米粥状之痰，即腐脓也。"后乃以《千金》苇茎汤，并以大小蓟、海藻、桔梗、甘草、杜赤豆出入加减成方。至八月朔日，先后凡十五日有奇，用药凡十余剂，始告全瘥。九月底其人偶受寒凉，宿恙又发，又嘱兼服犀黄醒消丸，以一两五钱分作五服。服后，腥突全去，但尚有绿色之痰，复制一料服之，乃愈，而不复来诊矣。（曹颖甫.经方实验录[M].上海：上海科学技术出版社，1979：97.）

按语： 本案为民国名医曹颖甫验案。曹老辨证仔细，深谙仲圣之义，用药精当。

案例二： 刘某某，男，21岁，农民。时值秋季于田间劳动，汗出乘凉后咽痛咳嗽，自服土霉素一周余，无效。咳嗽频繁，吐少许黏痰似脓，发热恶寒，头痛。继则身热不寒，颜面潮红，全身酸疼，咳嗽胸痛如刺，不敢呼吸。痰中带血丝，一夜间吐血痰约300毫升，如铁锈色，小便黄赤，大便干燥，3天未行。口渴，恶心呕吐，舌红绛，苔黄厚少津，脉数而有力。西医检查：体温39.8℃，X线胸透可见肺纹理增强，右肺下叶呈大片均匀致密阴影，结论为：大叶性肺炎。中医诊为肺胀。因风寒束肺，肺失宣降，郁而化热，风热毒邪壅塞肺气所致。方用葶苈大枣泻肺汤开泄肺中壅塞之实邪。药用葶苈子30克，大枣10枚，三七10克（为末，分两次冲服）。1剂咳减，2剂血痰减少，体温37.2℃。4剂胸痛、血痰均止，体温在37℃以下，除轻微咳嗽外，余症悉除。X线胸透复查：肺部阴影完全吸收。（隋振寰，宋恩德.葶苈大枣泻肺汤的临床应用[J].国医论坛，1986（01）：29-30.）

按语： 仲景原文所言的肺痈，相当于现代医学之大叶性肺炎或肺脓疡。本案以葶苈大枣泻肺汤泄热逐水消痰，加冲服三七末以活血散瘀，用之立效，可见经方效用卓著。现代疾病谱的改变，以及抗生素的大量应用，导致典型的肺痈病证已不常见，但泻肺清热，行水消肿，兼能开宣肺气的葶苈大枣泻肺汤仍大有用武之地，如近期全球流行的新冠肺炎，导致高热喘咳，肺内大量渗出液壅塞气道，葶苈大枣泻肺汤常合入苇茎汤、麻杏石甘汤等方剂中，效果显著。

案例三： 钱某某，女，51岁，1981年12月5日初诊。咳喘痰多，心悸短气10余年，经西医确诊为"肺心病"。此次由外感后，喘咳气短不能平卧，动则心悸更甚，溲少，晨起眼睑水肿；尤苦于晨起泡沫痰甚多，不唾时口内流出清稀涎沫，咽喉刺痒，胸胁胀满。诊脉沉弦，舌淡胖，边有齿痕，质紫暗。先拟泻肺祛痰以缓急。处方：葶苈子21克，红枣6枚；1剂。水煎顿服。服后约半小时，吐出痰涎约一碗，顿觉胸部舒适，喘咳、气短、心悸等亦随之而减，并能平卧。后以苓桂术甘汤加丹参、当归、泽兰等，调理半月余，能从事家务之活。（岳在文.重用葶苈一得[J].中医杂志，1983，3：78.）

按语：本案患者素有心悸、咳喘，当属支饮病，此次咳喘不能平卧为外感诱发，颇似仲景《痰饮病》篇伏饮发作之候，葶苈大枣泻肺汤证在《金匮要略》中除治疗肺痈外，《痰饮病》篇尚能治疗"支饮不得息"，故先用之以祛痰缓急。再以苓桂术甘汤合活血利水之品收工，因"血不利则为水"，病久往往水血互结。本案重用葶苈子可对临床急性咳喘水肿，属痰饮阻滞者的治疗有一定启发。

【医家选注】

清·喻昌："此治肺痈吃紧之方也。肺中生痈，不泻其肺，更欲何得？然日久雍脓已成，泻之无益；日久肺气已索，泻之转伤。惟血结而脓未成，当亟以泻肺之法夺之，亦必其人表证尽入于里，因势利导，乃可为功。"（《医门法律》）

清·唐宗海："此言肺痈始萌，在将成未成之初，邪气尽壅于肺，喘不得卧，以葶苈大枣泻肺汤主之，乘其未集而击之也。"（《金匮要略浅注补正》）

【临床应用】

辨证要点：咳喘、胸痛、胸满不能平卧；鼻塞流清涕，不闻香臭酸辛；一身面目水肿。（咳、喘、满、塞、肿）。

葶苈大枣泻肺汤为临床常用方剂，多配合其他药物用以治疗证属实邪壅肺，气机阻滞，喘息不得平卧的渗出性胸膜炎、喘息性支气管炎、肺源性心脏病心力衰竭、风湿性心脏病心力衰竭等。

桔梗汤
（肺痿肺痈咳嗽上气病脉证治第七 12条）

【方证原文】咳而胸满，振寒脉数，咽干不渴，时出浊唾腥臭，久久吐脓如米粥者，为肺痈，桔梗汤主之。（12）

桔梗汤方：亦治血痹。

桔梗一两 甘草二两

上二味，以水三升，煮取一升，分温再服，则吐脓血也。

【方证释义】本条指出肺痈脓溃的症状和治法。"咳而胸满，振寒脉数，咽干"，描述了肺痈酿脓的过程，热入营分，蒸津上承，口渴减轻。脓成之后，自溃而出，见浊唾腥臭，吐脓如米粥，"久久"提示酿脓过程中，正气渐虚。治疗宜用排脓解毒之法，方用桔梗汤。

【方药解析】方中桔梗功善宣肺祛痰排脓；生甘草清热解毒。方后注云："分温再服，则吐脓血也。"是服药后促使脓血痰排出，治疗有效的征兆。桔梗汤为肺痈脓溃之主治方，但因药少力弱，临床上常合用《千金要方》苇茎汤。

【方证归纳】

主症：咳而胸满，振寒脉数，时出浊唾腥臭（酿脓）；久久吐脓，状如米粥（成脓）。

病机：热毒壅肺，血腐脓溃。

治法：排脓解毒。

方剂：桔梗汤。

方义：桔梗开提肺气，祛痰排脓；甘草清热解毒。

【类证类方】

类证：《外台》桔梗白散，与桔梗汤证同而方药、用法则异：本方为汤剂，白散为散剂，白散尚须视人之强弱斟酌用量。肺痈成脓外溃，证轻者，用本方即可；证重体质坚实者，非白散不能排脓令尽。白散用桔梗排脓，贝母散结，巴豆荡涤上下，故在膈上则吐，在膈下则泻。巴豆得热则行，得冷则止。故下多不止者，当饮冷水。

【验案解析】

案例一：闽侯雪峰林某。患咳嗽，胸中隐隐作痛，经过中西医调治，均不见效。后延余往诊，见其吐痰盈盆，滑如米粥，腥臭难闻，按其右寸脉象滑数，舌苔微绛，查其所服中药，大约清痰降火，大同小异而已。余再三考虑，药尚对症，何以并不见效？必系用量太轻。余照《金匮要略》甘桔汤加味施以重剂。处方：甘草120克，桔梗60克，法半夏18克，白及粉15克，蜜紫菀9克。是日下午服药1剂，至夜半已觉胸中痛减，咳稀痰少。次日早晨复诊，患者自谓病已减轻大半，余复按其两寸脉微数，舌中部微现白苔。患者曰：我服药多次，未见药有如是之多，见效亦未得如是之速，请问其故？余谓前医轻描淡写，药品驳杂，故难以见功……次日复诊，予以甘桔汤分量减半，白及粉再加9克，法半夏、紫菀仍旧，连服3剂而愈。（林竹均.肺痈治验[J].福建中医药，1958，12：58.）

按语：本案肺痈，吐浊量多腥臭，为脓已成，遂重用桔梗汤，药进一剂，立竿见影。可见此方单用亦可有效，但应加大药量。

案例二：花某某，男20岁，患者憎寒发热1周，咳嗽胸闷不畅，吐少量白色黏痰，查血及X线胸透并摄片，均提示为左下肺脓疡。经住院治疗8天，使用大量抗生素，发热不退，遂邀中医诊治，用桔梗60克、生甘草30克，服药1剂，咳嗽增剧，翌晨吐出大量脓痰，夹有腥臭，原方续进两剂，排出多量脓痰，发热下降，减桔梗为20克、生甘草10克，加南沙参、金银花、鱼腥草、生薏苡仁、栝蒌皮等，服至10余剂，脓尽热退，精神佳，饮食增，胸透复查，脓疡已消散吸收，血象亦正常。（李文瑞.金匮要略汤证论治[M].北京：中国科学技术出版社，1995：233.）

按语：本案与上案相似，肺痈脓成当重用桔梗排脓外出。原文中桔梗用量存疑，一说用三两，一说用二两，原文中用一两，临床实际中桔梗用量往往需要大量，方能发挥宣肺排脓的效果。原文中配生甘草二两，实际应用则或配生甘草以清热解毒，或配炙甘草以扶正补虚。

案例三：蔡某某，男，35岁，农民。声音嘶哑5个月，咽喉无疼痛，纳常，喉部检查两侧声带肥厚、充血，右侧声带前中三分之一处略有隆起。苔薄白，脉弦。证属失音，乃外邪阻塞未去、气血郁滞之故，治宜宣肺利咽活血。处方：桔梗9克，生甘草3克，蝉蜕5克，玉蝴蝶3克，赤芍9克，白芍9克，茜草9克，桑白皮9克，忍冬藤30克，连续服用14剂，声音恢复。（朱祥成.桔梗汤在喉科病中的运用[J].浙江中医学院学报，1980（04）：22-24.）

按语：《伤寒论》311条曰："少阴病，二三日，咽痛者，可与甘草汤，不差，与桔梗汤。"此桔梗汤主治少阴客热咽痛证，其组成与《金匮要略》治肺痈的桔梗汤相同。后人多以此加味治疗各种咽痛。本案以桔梗汤为底方，加蝉蜕、玉蝴蝶以滋养肺肾，芍药、茜草以活血，桑白皮以泄肺热，忍冬藤以解毒利咽。

【医家选注】

清·尤怡："此条见证，具如前第二条所云，乃肺痈之的证也。此病为风热所壅，故以苦梗开之，热聚则成毒，故以甘草解之，而甘倍于苦，其力似乎太缓，意者痈脓已成、正伤毒溃之时，有非峻剂所可排出者，故药不谦轻耳。后附《外台》桔梗白散，治证与此证同，方中桔梗、贝母同用，而无甘草之甘缓，且有巴豆之毒热，似亦以毒攻毒之意；然非病盛气实，非峻药不能为功者，不可侥幸一试也。是在审其形之肥瘠，与病之缓急而善其用焉。"（《金匮要略心典》）

清·周扬俊："肺痈由热结而成。其浊唾腥臭，因热瘀而致，故咳而胸满，是肺不利也；振寒，阳郁于里也；咽干不渴，阻滞津液也。彼邪热搏聚、固结难散之势，用桔梗开之，以散其毒；甘草解之，以消其毒，庶几可图。无使滋蔓。即至久久吐脓之时，亦仍查用此汤者，一以桔梗可开之，使下行，亦可托之，俾吐出；一以甘草可以长血肉，更可以益金母也。"（《金匮玉函经二注》）

清·吴谦："咳而胸满，振寒脉数，咽干不渴，时出浊唾腥臭，久久吐脓如米粥者，此为肺痈证也。肺痈尚未成脓，实邪也，故以葶苈之剂泻之；今已溃后，虚邪也，故以桔梗之苦、甘草之甘，解肺毒排脓也。此治已成肺痈、轻而不死者之法也。"（《医宗金鉴·订正仲景全书·金匮要略》）

【临床应用】

辨证要点：咳而胸满，振寒脉数，时出浊唾腥臭（酿脓）；久久吐脓，状如米粥（成脓）。

桔梗汤为肺痈脓溃之主治方，临床上常与《千金》苇茎汤合用。如再加鱼腥草、败酱草、金银花、蒲公英等清热解毒排脓药物，疗效更好。现临床常用本方加味治疗急慢性咽喉炎、猩红热、肺脓疡、肺炎等痰多者。

越婢加半夏汤

（肺痿肺痈咳嗽上气病脉证治第七　13条）

【方证原文】咳而上气，此为肺胀，其人喘，目如脱状，脉浮大者，越婢加半夏汤主之。（13）

越婢加半夏汤方：

麻黄六两　　石膏半斤　　生姜三两　　大枣十五枚　　甘草二两　　半夏半升

上六味，以水六升，先煎麻黄，去上沫，内诸药，煮取三升，分温三服。

【方证释义】本条论述饮热迫肺的肺胀证治。本条与本篇第4条当互相参考学习。肺胀取肺气胀满之意，由于风邪外袭，水饮内停，内外合邪致邪实气闭，肺失宣降所致。主要表现为咳喘气逆，呼吸困难，胸膺胀满，伴见烦躁不安，并可因肺失通调水道之职，水气泛溢肌表，而转化为风水证。咳嗽上气是肺胀的最主要症状，本条辨证关键在于脉象浮大，脉浮为外有表邪，脉大为内蓄饮热，内外合邪，壅塞胸中，以致肺气胀满，气逆不降，故其人喘，呼吸困难，表现为两目张突有如脱出状。其总的病机为风热兼挟饮热上迫于肺，治以越婢加半夏汤宣肺泄热，化饮降逆。

【方药解析】本方为越婢汤加半夏而成，越婢汤为发汗散饮之剂，《水气病》篇治疗风水夹热；加半夏加强降逆化饮之力。方中主要配伍为：麻黄六两宣肺平喘，石膏八两清泄肺热，二者相配，辛凉清解，宣降肺气；生姜、半夏散饮降逆；甘草、大枣安中补脾。

【方证归纳】

主症：咳嗽喘急，胸肺胀满憋闷，两目胀突如脱出状，咳吐黄痰，口干口渴，烦躁，脉浮大（咳、喘、胀、脱）。

病机：素有伏饮，复加外感，饮热交阻，上迫于肺（热喘）。

治法：宣肺泄热，化饮降逆。

方剂：越婢加半夏汤。

方义：麻黄宣肺平喘，石膏清泄肺热，二者相配，辛凉清解，宣降肺气；生姜、半夏散饮降逆；甘草、大枣安中补脾。

【类证类方】

类证：越婢加半夏汤证与射干麻黄汤证、厚朴麻黄汤证、小青龙加石膏汤证鉴别：见小青龙加石膏汤。

类方：

（1）越婢加半夏汤与越婢汤、越婢加术汤区别：三方均以越婢汤为底方，均用六两麻黄、八两石膏的配伍，越婢汤治疗风水夹热，越婢加术汤治疗皮水夹热，越婢加半夏汤治疗饮热迫肺喘咳，欲作风水，石膏均清里热，麻黄或发汗散水，或宣肺解表。

（2）越婢加半夏汤与大青龙汤、麻杏石甘汤相似，均有麻黄、石膏的配伍：越婢加半夏汤中麻黄六两、石膏半斤，用量最大，宣肺解表泄热；大青龙汤中麻黄六两、石膏鸡子大，发汗解表兼清里热；麻杏石甘汤中麻黄四两、石膏半斤，宣肺泄热。

【验案解析】

案例一：谭某某，女，1岁。患支气管肺炎，两天前曾感冒、发热、咳嗽、鼻塞流涕，服银翘散1剂，发热未退。体温39℃，咳嗽，气喘，呕吐痰涎，鼻翼翕动，唇发绀，舌苔白滑，指纹青紫。此热饮郁肺，塞迫气道所致。治宜清热涤饮，宣肺平喘，乃一面肌注青霉素；一面用越婢加半夏汤：麻黄2克，生石膏10克，法半夏6克，甘草3克，生姜2片，大枣1枚。1剂热退，再剂喘咳即止。（谭日强.金匮要略浅述[M].北京：人民卫生出版社，1981：125.）

按语：本案小儿肺热夹饮咳喘，用量虽小，但理同成人。

案例二：傅某，男，15岁。1999年6月10日来诊。自幼患咳喘病，多年来反复发作，常因外感风寒而诱发。发时咳嗽，喘息，甚则喉中哮鸣，或兼发热等表证。西医诊断：支气管哮喘。近4~5年来每年复发数次，常由予诊治，辨证以小青龙汤或射干麻黄汤加减治之，多3~5剂而愈。本次复发以小青龙加石膏汤治之，服药3剂，咳喘明显缓解，但仍感胸部憋闷，鼻流涕，脉沉滑，舌暗红，苔薄黄。听诊：胸背部可闻及哮鸣音。以越婢加半夏汤，再加厚朴宽胸利气。处方：麻黄15克，生石膏60克，清半夏15克，厚朴24克，炙甘草9克，生姜30克，大枣6枚。水煎，每日3次，温服。服2剂诸症缓解。（吕志杰.仲景方药古今应用[M].北京：中医古籍出版社，2000：504.）

按语：本案患者咳喘，尝用小青龙汤、射干麻黄汤、小青龙加石膏汤均曾有效，然此次复发热象明显，故取越婢加半夏汤之义，重用生石膏，再加厚朴以除满。可见仲景经方辨证精细，几个方剂虽相似，病机亦有相似之处，但辨证细微差别，药量轻重差异，随证加减之变，均需要医者对这几首方剂的深刻领悟。

【医家选注】

清·尤怡："外邪内饮，填塞胸中，为胀，为喘，为咳而上气。越婢汤散邪之力多，而蠲饮之力少，故以半夏辅其未逮。不用小青龙者，以脉浮且大，病属阳热，故利辛寒，不利辛热也。目如脱状者，目睛胀突，如欲脱落之状，壅气使然也。"（《金匮要略心典》）

清·徐彬："咳乃火乘肺，频频上气，是肺之形体不能稍安，故曰此为肺胀。喘者，胀之呼气也，目如脱，胀而气壅不下也，更加脉浮大，则胀实由邪盛。故以越婢清邪，而加半夏以降其逆，则胀自已也。"（《金匮要略论注》）

清·周扬俊："咳而上气，则其气之有冲而不下可知矣，其咳之相连而不已可知矣。此皆属肺之胀使之也。邪入于肺，则气壅，肺壅则欲不喘不可得，惟喘极，故目如脱，所以状胀与喘之至也。脉浮，邪也；兼大则邪实，而所以遗害于肺，正未有已，故必以辛热发之，亦兼以甘寒佐之，使久合之邪涣然冰释，岂不快乎？然久蓄之饮，何由得泄？故特加半夏于越婢汤中，一定之法也。"（《金匮玉函经二注》）

【临床应用】

辨证要点：咳嗽喘急，胸肺胀满憋闷，两目胀突如脱出状，咳吐黄痰，口干口渴，烦躁，脉浮大（咳、喘、胀、脱）。

本方适用于支气管哮喘、支气管炎、百日咳、肺气肿、慢性肾炎等病急性发作而见饮热迫肺证时最为有效。

小青龙加石膏汤
（肺痿肺痈咳嗽上气病脉证治第七　14条）

【方证原文】肺胀，咳而上气，烦躁而喘，脉浮者，心下有水，小青龙加石膏汤主之。（14）

小青龙加石膏汤方：《千金》证治同，外更加胁下痛引缺盆。

麻黄　芍药　桂枝　细辛　甘草　干姜各三两　五味子　半夏各半升　石膏二两

上九味，以水一斗，先煮麻黄，去上沫，内诸药，煮取三升。强人服一升，羸者减之，日三服，小儿服四合。

【方证释义】本条论述外寒内饮而夹热的咳喘证治。素有水饮内伏，复感风寒而诱发肺胀。水饮犯肺，肺气失于宣降，故咳喘上气，胸膺胀满；饮邪郁而化热，热扰心神，故烦躁；脉浮者，心下有水，即小青龙汤证之"伤寒表不解，心下有水气"。本证是在小青龙汤证外寒里饮咳喘的基础上，兼见里有郁热的烦躁，因此病机为外寒内饮夹热，治当解表化饮，清热除烦，方用小青龙汤加石膏。

【方药解析】此方用小青龙汤原方解表化饮，加石膏二两以清解郁热。方中麻黄、桂枝解表散寒；干姜、细辛、半夏温肺化饮；芍药、五味子收敛，以防宣散太过；甘草调和诸药；加石膏清热除烦。因小青龙汤温燥耗散，服用需考虑患者体质，调整口服药量。

【方证归纳】

主症：咳喘上气，胸膺胀满，烦躁脉浮，咳痰清稀。

病机：外感风寒，内停水饮，饮郁化热。

治法：解表化饮，清热除烦。

方剂：小青龙加石膏汤。

方义：小青龙汤解表化饮；石膏清热除烦。

【类证类方】

类证：

（1）越婢加半夏汤证与射干麻黄汤证、厚朴麻黄汤证、小青龙加石膏汤证鉴别：主症均为咳喘上气，病机均有寒饮内停，均用到麻黄、姜（生姜或干姜）、半夏，区别：越婢加半夏汤证为寒饮兼表，兼夹里热，饮热上迫，见咳喘胸满，目如脱状，脉浮大，是热重于饮，重用麻黄、石膏宣肺泄热；射干麻黄汤证为寒饮搏结咽喉，咳喘见喉中痰鸣，是饮重无热，重用射干、麻黄祛痰宣肺；厚朴麻黄汤证是寒饮兼表，郁而化热，见咳喘胸满，烦躁，脉浮，是饮重于热，重用厚朴、麻黄，宣肺降逆清热；小青龙加石膏汤证是外有风寒，里有寒饮，饮郁化热，症见发热恶寒、咳喘胸满，烦躁脉浮，是表寒兼里饮化热，寒和饮重于热，重用麻桂、石膏解表化饮，兼清里热（表6-3）。

表6-3 射干麻黄汤证、厚朴麻黄汤证、越婢加半夏汤证、小青龙加石膏汤证鉴别表

证名	射干麻黄汤证	厚朴麻黄汤证	越婢加半夏汤证	小青龙加石膏汤证
症状	咳而上气，喉中水鸡声	咳而脉浮（喘而胸满）	咳而上气，其人喘，目如脱状，脉浮大	咳而上气，烦躁而喘，脉浮
病机	寒饮郁肺	寒饮挟热上迫肺系，饮重于热	饮热郁肺，热重于饮	外寒内饮郁而化热，饮重于热
治则	散寒开肺、化痰降逆	逐饮降逆	宣肺泄热、降逆平喘	解表散饮、清热除烦
方剂	射干麻黄汤	厚朴麻黄汤	越婢加半夏汤	小青龙加石膏汤
条文	七篇10条	12条	14条	15条

（2）小青龙加石膏汤证与大青龙汤证，均有表寒，均有里热烦躁，均用麻黄、石膏，区别：小青龙加石膏汤证是外寒里饮，饮郁化热，大青龙汤证外寒束表，里有郁热，没有里饮（虽可治溢饮，但溢饮不在里），小青龙加石膏汤证表寒虽然为主，但不似大青龙汤证重，所以麻黄用量小青龙加石膏汤3两，而大青龙汤6两（表6-4）。

表6-4 大青龙汤证、小青龙加石膏汤证鉴别表

证名	症状	鉴别要点	病机	条文	备注
大青龙汤证	太阳中风，脉浮紧，发热，恶寒，身疼痛，不汗出而烦躁或伤寒脉浮缓，身不疼但重，乍有轻时，无少阴证者	太阳伤寒兼烦躁	风寒束表内有郁热	伤寒论38、39条金匮要略十二篇27条	
小青龙加石膏汤证	咳而上气，烦躁而喘，脉浮，心下有水	太阳伤寒兼烦躁而咳喘	风寒束表内有水饮郁热	七篇15条	

类方：厚朴麻黄汤与小青龙加石膏汤鉴别（表6-5）：

表6-5 厚朴麻黄汤与小青龙加石膏汤鉴别表

| 方名 | 药物用量 | | | | | | | | | | | 功用 | | 症状 | 病机 |
	厚朴	麻黄	石膏	半夏	细辛	五味子	甘草	杏仁	干姜	小麦	桂枝	芍药	共同点	不同点		
厚朴麻黄汤	五两	四两	鸡子大	半升	二两	半升		半升	二两	一升			宣肺平喘、温化寒饮、清热除烦	化饮平喘为主宣肺降逆为辅	咳而脉浮喘而胸满	寒饮挟热，邪盛于上而近于表（表寒轻，里饮郁热及上迫于肺之势较甚）
小青龙加石膏汤		三两	二两	半升	三两	半升	三两		三两		三两	三两		清热除烦为主解表散饮为辅	肺胀，咳而上气，而喘，烦躁，脉浮	风寒束表，内有饮邪郁热（表寒较重，里饮挟热不甚）

【验案解析】

案例一：刘渡舟医案：孙某某，女，46岁。时值炎夏，夜开空调，当风取凉，因患咳嗽气喘甚剧。西医用进口抗肺炎之药，不见效果。又延中医治疗亦不能止。马君请刘老会诊：脉浮弦，按之则大、舌质红绛，苔则水滑。患者咳逆倚息，两眉紧锁，显有心烦之象。辨为风寒束肺，郁热在里，为外寒内饮，并有化热之渐。为疏：麻黄4克，桂枝6克，干姜6克，细辛3克，五味子6克，白芍6克，炙甘草4克，半夏12克、生石膏20克。仅服2剂，则喘止人安，能伏枕而眠。

原按：刘老认为，本方俱有寒热兼顾之能，燥而不伤之优。凡小青龙汤证的寒饮内留，日久郁而化热而见烦躁或其他热象，如脉滑、口渴，或舌红、苔水者，用之即效。发热、咳喘、下痢属外寒内饮，虽不烦躁，但脉来滑数，亦主饮郁化热，宜用小青龙加石膏治之。（陈明.金匮名医验案精选[M].北京：学苑出版社，2002：262-263.）

按语：本案咳喘发病源于夏季乘凉，又用西药抗炎之后，致使发热虽退，但表证未罢，邪气伏肺，往往咳喘迁延难愈。此种情况现在比比皆是，随着空调、冰箱等设备的普及，寒证越来越多。而西药消炎药物和清热解毒中成药的滥用，又使普通百姓认为不发热便是感冒痊愈。殊不知表邪未罢，寒凉冰伏，造成寒饮内生、郁而化热的后果，此时便是小青龙加石膏汤应用的时机。此方可看作是大青龙汤和小青龙汤的合方，大青龙汤是寒包火，小青龙汤是寒包饮，小青龙加石膏汤是寒包饮和火，但表寒不似大青龙汤重，应用不必像大青龙汤慎之又慎。刘老概括本证"寒热兼顾，燥而不伤"，十分精辟。笔者认为，现在临床实际中本方较单纯大青龙汤或小青龙汤，更加常用。

案例二：李某，女，38岁。患喘息性支气管炎已10余年，近2年发作频繁，曾服中药以及有关成药，无显效。现面唇略呈青紫，喘息甚剧，胸中烦闷不适，舌苔白滑，舌质红，脉浮滑有力。窃思患者为素有痰饮之人，常为外邪引发，其治是在消炎止咳平喘，而忽视宣肺解表。今观此候，显属内饮兼外感、饮邪夹热之证。遂拟小青龙加石膏汤1剂，嘱服后以观进退。处方：桂枝10克，麻黄10克，白芍12克，甘草3克，干姜10克，五味子5克，细辛5克，半夏10克，石膏30克。3日后，患者谓服1剂后无不良反应，遂连服2剂，喘咳大减，痰较前易咯出，胸中不烦闷。诊其舌苔渐退，脉滑而有力。于前方去麻黄、石膏，加鱼腥草、紫菀、杏仁。服2剂后，诸恙悉平。（陈治恒.运用《伤寒》《金匮》方治疗典型病例[J].成都中医学院学报，1982（3）：36.）

按语：此类患者喘息发作往往与外感受寒有关，观舌脉只要见有里热之象，便可以小青龙加石膏汤。另外看痰也很重要，小青龙加石膏汤证的痰液性质应该是稀痰或白痰，可略有黄痰但以稀白痰为主。若患者黄痰为主则要考虑越婢加半夏汤证。

案例三：张某某，男，20岁。1977年10月20日初诊。每当天气转阴，即感鼻塞流清涕，西医诊断为过敏性鼻炎、鼻甲肥大，以$CaCl_2$局部封闭，有所好转，但仍感鼻塞，舌质红，苔黄白相兼，脉弦滑。治拟石膏30克、党参12克、桂枝6克、干姜3克、麻黄4克、白芍15克、甘草3克、细辛4克、法半夏12克、五味子3克、黄芩9克，内服6剂后上述症状消失。后以玉屏风散善其后。随访3个月，病未复发。（衡炳芳. 小青龙汤加石膏的临床运用[J]. 四川中医，1985（06）：51.）

按语： 目前过敏性鼻炎的患者越来越多，有的患者对寒冷刺激十分敏感，略微受寒便鼻痒鼻酸、流涕不止，涕涕清稀，此类多属小青龙汤证，但也有很多患者属寒热错杂体质，并非纯寒证，寒中夹热，这就是小青龙加石膏汤的适应证。但过敏性鼻炎的治疗还应该注重发作时治标、平时治本的原则。因此本案中先用小青龙加石膏汤，合入党参、黄芩，缓解后需要玉屏风散善后。

【医家选注】

清·尤怡："此亦外邪内饮相搏之证，而兼烦躁，则挟有热邪。麻、桂药中必用石膏，如大青龙之例也。又此条见证与上条颇同，而心下寒饮则非温药不能开而去之，故不用越婢加半夏，而用小青龙加石膏，温寒并进，水热俱捐，于法尤为密矣。"（《金匮要略心典》）

清·徐彬："此较前条，同是咳喘上气，肺胀脉浮，然前条目如脱状、则喘多矣。喘多责寒，故以麻黄、甘草为主，而加石膏以清寒变之热。此独加烦躁，《伤寒论》中寒得风脉，而烦躁者，主以青龙汤，故亦主小青龙，然壅则气必热，故仍加石膏耳。"（《金匮要略论注》）

清·周扬俊："此条证与上条无异；所异者，加躁、脉但浮耳。然前条躁者，欲作风水；此条躁者，心下有水，可见躁为阴躁，而不为阴之至也。君主之地，水气上凌，岂细故耶？故前方于麻黄以杏仁易石膏，加姜枣，发散之为微且缓；此于麻、桂药中加石膏，其力转猛。然监以芍药、五味子、干姜，其势下趋水道，不至过汗也。然后知小青龙亦能翻江倒海，引水潜藏，不若大青龙之腾云致雨也。夫越婢汤有石膏，无半夏；小青龙方有半夏，无石膏。观二方所加之意，全重此二物协力建功；石膏清热，籍辛温亦能豁痰；半夏豁痰，藉辛凉亦能清热。不然，石膏可无虑，半夏不在所禁乎？仲景加减一味，已见因心化裁矣。"（《金匮玉函经二注》）

【临床应用】

辨证要点： 咳喘上气，胸膺胀满，烦躁无汗，咳痰清稀，舌红苔白滑，脉浮偏数。

本方适用于支气管哮喘、慢性支气管炎、肺气肿等，病属寒饮素盛，饮郁化热，又因气候变化而诱发者。

《外台》炙甘草汤
（肺痿肺痈咳嗽上气病脉证治第七 附方）

【方证原文】《外台》炙甘草汤：治肺痿涎唾多，心中温温液液者。方见虚劳中。

【方证释义】本方是虚热肺痿的证治。本方出《外台·卷十七》肺痿门，引仲景《伤寒论》，次于甘草干姜汤之后。其方桂枝作桂心二两，大麻子仁半升，阿胶三两炙，大枣四十枚。余同《伤寒论》。由于虚热伤肺，肺气虚乏，津液不能敷布，聚而成涎，故涎唾多。痰涎积于膻中，津液不能流布，故心中郁郁不舒，泛泛欲吐。以炙甘草汤益气生津润燥。

【类证类方】

类证：炙甘草汤证与麦门冬汤证均治肺痿，组方中均有甘草、人参、麦门冬。区别：炙甘草汤证偏心肺，气血阴阳诸虚，故亦治虚劳，《伤寒论》中治"脉结代、心动悸"，有复脉之功。

【方药解析】方中桂枝乃辛温之品，不嫌其燥者，在大队滋润中取其温通阳气以行津液，具有阳生阴长之意。

【方证归纳】

主症：肺痿涎唾多，心中温温液液者。

病机：肺痿气阴两伤。

治法：益气生津润燥。

方剂：《外台》炙甘草汤。

【验案解析】

案例：橘窗书影云：某人妻，某证：消渴数日不愈，一医以为胃热，屡下之，消渴止，而舌上赤烂，齿龈糜烂，不能饮食，脉虚数，浊唾腥臭，余以为肺痿之一证也，与炙甘草加桔梗汤，病渐愈。（陆渊雷.金匮今释[M].北京：学苑出版社，2008：137.）

按语：炙甘草汤后世亦常用治疗肺痿之证。本案以炙甘草汤益气生津，加桔梗汤解毒利咽排脓。

【医家选注】

清·徐彬："肺痿证，概属津枯热燥，此方乃桂枝汤去芍，加参、地、阿胶、麻仁、麦冬也。此原属仲景《伤寒论》中脉结代方。不急于去热，而但以生津润燥为主，盖虚回而津生，津生而热自化也。至桂枝乃热剂，而不嫌峻者，桂枝得甘草，正气以行其热也。"（《金匮要略论注》）

【临床应用】

辨证要点：肺痿涎唾多，心中温温液液者。

《千金》甘草汤
（肺痿肺痈咳嗽上气病脉证治第七　附方）

【方证原文】《千金》甘草汤。

甘草

上一味，以水三升，煮减半，分温三服。

【方证释义】本方论述虚热肺痿轻证的治法。本方原出《肘后方》，原缺主症及药量，徐镕据《千金要方》补入。《千金要方·卷十七》肺痿门，主症与《外台》甘草汤同。唯甘草用二两。《千金翼方》名温液汤，用三两。《外台》引《集验》："疗肺痿时时寒热，两颊赤，气急方。童子小便，每日晚取之，去初末少许，小便可有五合，取上好甘草，量病人中指节，男左女右，长短截之，炙令熟，破作四片，内小便中，置于闲净处，露一宿，器上横一小刀，明日平旦，去甘草，顿服之，每日一剂，其童子勿令吃五辛。"以作参考。本证属虚热肺痿轻证，治用甘草汤清热润肺益气。

【方药解析】方以甘草清热、平咳、止渴、下气，药虽一味，但能滋养，合乎治疗肺痿原则，用于治疗肺痿轻证。

【方证归纳】

主症：痿涎唾多，心中温温液液者。

病机：肺痿气阴两伤轻证。

治法：清热益气润肺。

方剂：《千金》甘草汤。

【医家选注】

清·徐彬："肺痿之热由于虚，则不可直攻，故以生甘草之甘寒，频频叩之。热自渐化也。"（《金匮要略论注》）

【临床应用】

辨证要点：痿涎唾多，心中温温液液者。

《千金》生姜甘草汤
（肺痿肺痈咳嗽上气病脉证治第七　附方）

【方证原文】《千金》生姜甘草汤：治肺痿，咳唾涎沫不止，咽燥而渴。

生姜五两　人参三两　甘草四两　大枣十五枚

上四味，以水七开，煮三升，分温三服。

【方证释义】本方是治脾胃中虚的肺痿证。《千金要方·卷十七》肺痿门，大枣作十二枚。《外台·卷十》引《集验》主疗下注云："一云不渴"，甘草二两炙，大枣十二枚，余并同。方后注云："仲景《伤寒论》《备急》《范汪》《千金》《经心录》同。可见此方原系仲景之方。"脾胃气虚，水寒不运，不能化津上承，则肺叶枯痿，以致咳唾涎沫不止。咽喉无津液滋润，故虽干燥而不口渴。原作"而渴"者，可能系传抄者之误，因为肺痿证的咽喉干燥并不口渴引饮。治以生姜甘草汤培土生金，滋肺润燥。

【方药解析】方中人参、甘草、大枣重在补脾气以化生津液，生姜辛散温通，暖中宫而布散津液。本方是甘草干姜汤的变方，治虚寒性肺痿，具有培土生金、温肺复气之功效。唯药力较炙甘草汤为轻，较甘草汤为重。

【类证类方】

类证：本证与甘草干姜汤证比较，见甘草干姜汤。

【方证归纳】

主症：肺痿，咳唾涎沫不止，咽燥而渴。

病机：脾胃中虚，肺气痿弱。

治法：培土生金，滋肺润燥。

方剂：《千金》生姜甘草汤。

【医家选注】

清·沈明宗："即炙甘草汤之变方也。甘草、人参、大枣扶脾胃而生津液，以生姜辛润宣行滞气，俾胃中津液，溉灌于肺，则泽槁回枯，不致肺热叶焦，为治肺痿之良法也。"（《金匮要略编注》）

清·日·丹波元简："按此方以治肺冷而痿，犹是甘草干姜汤之变方。而渴，当作不渴为妥。"（《金匮玉函要略辑义》）

【临床应用】

辨证要点：肺痿，咳唾涎沫不止，咽燥而渴。

《千金》桂枝去芍药加皂荚汤
（肺痿肺痈咳嗽上气病脉证治第七 附方）

【方证原文】《千金》桂枝去芍药加皂荚汤：治肺痿吐涎沫。

桂枝三两　生姜三两　甘草二两　大枣十枚　皂荚一枚（去皮子，炙焦）

上五味，以水七升，微微火煮取三升，分温三服。

【方证释义】本方是肺痿气不布津的证治。《千金要方·卷十七》肺痿门，"涎沫"下有"不止"二字，大枣作十二枚，皂荚用一挺，煮法中无"微微火"三字。《外台·卷十》引《千金要方》，方后注：《范汪》《经心录》同。又《千金衍义》"肺痿"作"肺痈"。本方治肺痿气寒不温，胸阳不布，致使肺中津液枯燥，因而成痿。由于气不摄津与输布，则津液凝聚为涎沫而吐出。治用桂枝去芍药加皂荚汤，以散寒温肺，除痰润燥。

【方药解析】方中桂枝温通胸肺，宣行营卫，甘草、生姜、大枣温补心肺阳气，生津润燥，皂荚通窍除痰。有人认为桂枝去芍药加皂荚汤为平喘攻痰重剂，只宜施于实证。肺痿是虚证，忌攻伐，与一般治疗原则不合，当从《千金衍义》作"肺痈"为是。这种说法，有一定参考价值。

【方证归纳】

主症：肺痿吐涎沫，痰涎壅盛不得卧。

病机：肺痿阳虚，津液不布。

治法：散寒温肺，除痰润燥。

方剂：《千金》桂枝去芍药加皂荚汤。

【医家选注】

清·徐彬："此治肺痿中之有壅闭者。故加皂荚以行桂甘姜枣之势。（此方必略兼上气不得眠者宜之。"（《金匮要略论注》）

清·沈明宗："用桂枝，嫌芍药酸收故去之，加皂荚利涎通窍，不令涎沫壅遏肺气而致喘痿，桂枝和调营卫，俾营卫宣行，则肺气振而涎沫止矣。"(《金匮要略编注》)

清·张璐："桂枝去芍药加皂荚汤治肺痈吐涎沫，初起有表邪者。"(《张氏医通》)

【临床应用】

辨证要点：肺痿吐涎沫，痰涎壅盛不得卧。

《外台》桔梗白散
(肺痿肺痈咳嗽上气病脉证治第七　附方)

【方证原文】《外台》桔梗白散：治咳而胸满，振寒脉数，咽干不渴，时出浊唾腥臭，久久吐脓如米粥者，为肺痈。

桔梗　贝母各三分　巴豆一分(去皮，熬，研如脂)

上三味，为散，强人饮服半钱匕，羸者减之。病在膈上者吐脓血，在膈下者泻出，若下多不止，饮冷水一杯则定。

【方证释义】本方是肺痈成脓的证治。《外台·卷十》肺痈门，引仲景《伤寒论》"米粥"上有"梗"字，"巴豆去皮"下有"心"字，"吐脓血"作"必吐"二字，余同。本方与前12条桔梗汤，证同而方异。证势轻的，用桔梗汤开肺排脓，已能取效，若病重而正气实的，则宜用本方，否则，缓不济急，二方并列，随所抉择可也。

【方药解析】方中以桔梗宣肺排脓，贝母清热化痰，巴豆泻脓，治肺痈有捷效。用量以三厘至五厘为度。本方即《伤寒论·太阳病篇》三物白散。主治"寒实结胸，无热证者"，方后注云："病在膈上必吐，在膈下必利出"，可知此方以荡涤吐下为功，并非专治肺痈吐脓的方剂。

【方证归纳】

主症：肺痈，咳而胸满，振寒脉数，咽干不渴，时出浊唾腥臭，久久吐脓如米粥者。

病机：肺痈脓成重证。

治法：祛痰排脓。

方剂：《外台》桔梗白散。

【验案解析】

案例：一士人久咳，午后微寒热，饮食无味，半眠半起，人以为劳，经数医不效，迎余至其家，未诊，闻咳声，已疑为肺痈。诊之脉不细数，而浮大数。咳嗽时，左膈间痛，隐隐引背，昼夜吐痰甚多，间带血。曾灸四花(穴名)，服獭肝，皆不效，仍验其痰，有脓如米粥，真肺痈也。因与肺痈汤(甘草、桔梗、贝母、枯蒌根、杏仁、白芥子、生姜)兼用白散二度，经数十日而愈。(陆渊雷.金匮今释[M].北京：学苑出版社，2008：140.)

按语：三物白散的作用是排脓、托毒外出，加速空洞闭合，但本方不具解毒作用，因此用三物白散治疗肺脓肿溃脓期时，仍需用解毒的中药。

【医家选注】

清·徐彬："此即前桔梗汤证也。然此以贝母、巴豆易去甘草，则迅利极矣。盖此等证，危在呼吸，以悠忽遗祸，不可胜数，故确见人强，或证危，正当以此急救之，不得嫌其峻，坐以待毙也。"（《金匮要略论注》）

清·尤怡："方中桔梗、贝母同用，而无甘草之甘缓，且有巴豆之毒热，似亦以毒攻毒之意。然非病盛气实，非峻药不能为功者，不可侥幸一试也，是在审其形之肥瘠与病之缓急而善其用焉。"（《金匮要略心典》）

【临床应用】

辨证要点：肺痈，咳而胸满，振寒脉数，咽干不渴，时出浊唾腥臭，久久吐脓如米粥者。本方用于肺痈脓成病重而正实者。

《千金》苇茎汤
（肺痿肺痈咳嗽上气病脉证治第七 附方）

【方证原文】《千金》苇茎汤：治咳有微热，烦满，胸中甲错，是为肺痈。

苇茎二升　薏苡仁半升　桃仁五十枚　瓜瓣半升

上四味，以水一斗，先煮苇茎，得五升，去滓，内诸药，煮取二升，服一升，再服，当吐如脓。

【方证释义】本方是肺痈成脓的证治。《千金要方·卷十七》肺痈门，不立方名，列于黄昏汤方后。"胸中"作"胸心"；"桃仁"作三十枚，"以水一斗"作"二斗"，"再服当吐如脓"作"当有所见吐脓血"。余与此同。《外台·卷十》肺痈门引《古今录验》疗肺痈苇茎汤，作"剉苇一升，方后注云"；仲景《伤寒论》云："苇叶切二片，《千金》、范汪同。"可见这也是仲景原方。痈脓已成，痰热瘀血蓄结肺中，故咳嗽、微热、烦满、吐腥臭黄痰脓血。气滞血凝，肌肤失养，故心胸部皮肤粗糙如鳞甲状。治以苇茎汤清肺化痰，活血排脓。

【方药解析】方中苇茎清肺泄热，薏苡仁、瓜瓣（冬瓜仁或栝蒌仁）除湿排脓、善消内痈，桃仁活血祛痰，是治肺痈常用而有效的方剂。

【方证归纳】

主症：肺痈咳吐脓痰或脓血，微热，烦满，胸中甲错。

病机：瘀热互结，蕴蓄成脓（脓将成或已成）。

治法：清肺化痰，活血排脓。

方剂：《千金》苇茎汤。

方义：苇茎清肺泄热，为君；薏苡仁、冬瓜仁（栝蒌仁）下气排脓，以消内痈；桃仁活血祛瘀。

【类证类方】

类证：苇茎汤证与葶苈大枣泻肺汤证和桔梗汤证均治肺痈：葶苈大枣泻肺汤证病机为痰热壅肺，为肺痈酿脓期；桔梗汤证病机为脓血郁肺，为肺痈成脓期；苇茎汤证病机为痰瘀蕴肺，为肺痈脓将成未成，介乎酿脓期与成脓期之间，可分别与葶苈大枣泻肺汤或桔梗汤合用。

【验案解析】

案例：龚某，女，6岁，1969年7月5日初诊。1969年夏，随父往梧州探亲，因发热恶寒，咳嗽胸痛，咯吐臭痰十余日而往某医院门诊。体检：体温38.7℃，右上肺呼吸音减弱，可闻及湿性啰音及空瓮音。血检：白细胞10900，中性粒细胞85%，淋巴细胞15%。胸透：右上肺第一、二前肋间有片状阴影，边缘清楚，密度均匀，有液平面一处。诊断：右上肺脓肿。诊见：患儿咳嗽痰黏，身热汗出，咳引右胸疼痛，咯黄脓腥臭痰，苔薄黄，脉细数。辨为暑邪外受，湿热内蕴，热壅血瘀，蕴酿于肺而成痈。即拟加味《千金》苇茎汤：苇茎30克，桃仁6克，薏苡仁20克，冬瓜仁20克，金银花15克，黄芩6克，鱼腥草15克，桔梗10克，每日1剂，排痰量逐渐增加，3日后体温下降至38℃，7日后脓痰渐排尽，体温恢复正常，半月后胸透复查、右上肺脓肿痊愈。（甘均权、千金苇茎汤加减的临床应用[J].广西中医药，1982，5：25.）

按语：后世苇茎汤治肺痈，不论将成、未成或已成，均可服用。可随症加减：肺痈将成，可加入鱼腥草、蒲公英、紫花地丁、金银花、连翘等以增强其清热解毒的功效；肺痈已成，可加入桔梗、甘草、贝母等以增强排脓解毒的功效；肺痈溃脓，咳血甚多时，宜去桃仁，加黄芪、人参、白及、藕节、茅根等补养气血与止血之品，以维护正气。

【医家选注】

清·徐彬："此治肺痈之阳剂也。盖咳而有微热，是邪在阳分也，烦满则挟湿矣。到胸中甲错，是内之形体为病，故甲错独见于胸中，乃胸上之气血两病也。故以苇茎之轻浮而甘寒者，解阳分之气热，桃仁泻血分之结热，薏苡下肺中之湿，瓜瓣清结热而吐其败浊，所谓在上者越之耳。"（《金匮要略论注》）

清·魏荔彤："肺痈欲成未成之际，图治当早者也。苇大芦小，一物也。苇茎，与芦根同性，清热利水，解渴除烦；佐以薏苡仁下气宽中；桃仁润肺滑肠；瓜瓣亦润燥清热之品。再服，当如吐脓，可见为痈虽结而脓未成，所以可治也，较之葶苈大枣汤、皂荚丸，皆得预治之法，仲景所谓始萌可救者。"（《金匮要略方论本义》）

清·尤怡："此方具下热散结通瘀之力，而重不伤峻，缓不伤懈，可以补桔梗汤、桔梗白二方之偏，亦良法也。"（《金匮要略心典》）

【临床应用】

辨证要点：肺痈咳吐脓痰或脓血，微热，烦满，胸中甲错。

苇茎汤具有清热排脓、生津润燥、除湿利水、破血行瘀等功效，临床加减治疗大叶性肺炎、肺脓疡、支气管炎、渗出性胸膜炎、支气管扩张等属瘀热蕴肺等，有良效。

［卢福恭］

第七章　奔豚气病脉证治方

奔豚汤
（奔豚气病脉证治第八　2条）

【方证原文】奔豚气上冲胸，腹痛，往来寒热，奔豚汤主之。（2）

奔豚汤方：

甘草　川芎　当归各二两　半夏四两　黄芩二两　生葛五两　芍药二两　生姜四两　甘李根白皮一升

上九味，以水二斗，煮取五升，温服一升，日三夜一服。

【方证释义】本条论述肝郁化热奔豚的证治。此种奔豚气的发病机制在肝，且与冲脉有关。冲脉起于下焦，上循咽喉，如因惊恐恼怒等精神刺激，肝郁化火，循冲脉上逆，就可以发生奔豚。自觉一股气从少腹上冲到胸部；肝郁气滞，血行不畅，则腹中疼痛；肝与胆相表里，肝气郁结影响少阳而见往来寒热证状。治疗用奔豚汤清热降逆，和血调肝。

【方药解析】方中李根白皮性味咸寒，《长沙药解》指出其"入足厥阴肝经""下肝气之奔冲，清风木之郁热"，《别录》记载"李根皮，大寒。主消渴，止心烦，逆奔气"，而《外台》载治奔豚十三方中，首用李根白皮者有八方，李根白皮为治疗奔豚气的特效药，故为本方主药而重用；黄芩、生葛根清热，半夏、生姜降逆，以加强李根白皮的清热下气之功；当归、芍药、川芎和血调肝，甘草缓急，并调和诸药。合而用之，清肝热，降逆气，肝血调和，则奔豚诸症自消。以水二斗，煮取五升，属久煮之例，为调肝之气血也。日三夜一服，属频服之例，以使药力接续不断也。

【方证归纳】

主症：奔豚气上冲胸（发作性气逆上冲），腹痛，往来寒热；兼见口苦、脉弦等症。

病机：肝郁化热，逆气随冲脉上逆。

治法：养血平肝，和胃降逆。

方剂：奔豚汤。

方义：李根白皮性大寒，清郁热，降逆气，专治奔豚气；葛根、黄芩清火平肝；芍药、甘草缓急止痛；半夏、生姜和胃降逆；当归、川芎养血调肝。

【验案解析】

案例一：奔豚症仲师言惊恐得之，最为确实。余少时治七里岗石银记病，颇为有趣。其人为一嗜赌之徒，一日在赌场，为官厅捉赌，石逾墙逃逸。数日后即发寒热，觉少腹有气上冲，疼痛发时至不识人。前医投以行气止痛之剂不应，自分必死，急促求诊于余。余沉思良久曰："此奔豚也。"遂投大剂奔豚汤三剂而痊愈。后复诊时，其六旬老母向余致谢，余何人斯，敢贪天之功以为己力乎？（杨百茀.金匮集释（上册）[M].武汉：湖北科学技术出版社，1984：289.）。

按语：此案发于惊恐，气机逆乱，见寒热、气上冲，发作时不识人，为肝气上冲，故以奔豚汤平肝降气，梳理气机而愈。

案例二：李某某，女，64岁，农民，1965年10月24日初诊。一年之前，孙子淹死，婆媳不和，心烦易怒，夜寐梦扰，突发少腹疼痛，有块渐大，自觉有气从少腹上冲胸咽，头晕目眩，闷窒难忍，约过半小时许，气平块消痛止，每周发作二三次不匀。舌苔薄黄，脉弦略数。证属情志刺激致肝气郁滞，化火上冲发为奔豚气。治用金匮奔豚汤以清热降逆，和血平肝。方以李根白皮15克（自备，鲜者加倍），生葛根12克，制半夏9克，黄芩9克，生姜5克，杭白芍12克，当归6克，川芎5克，生龙骨（先煎）15克，生牡蛎（先煎）30克，代赭石15克。先后加减调治月余，共服药39剂，诸症消失，奔豚气自服药10剂后再未发作。（黄英俊.对《金匮》奔豚气病的认识[J].浙江中医学院学报，1982（01）：6-8.）

按语：本案奔豚起于情志刺激，证属肝郁化火，逆气上冲。治用奔豚汤原方加生龙骨、生牡蛎、代赭石以重镇降逆，果效。

案例三：陈某之妻，52岁。农民，因家事烦恼，遂而出现阵发性气从少腹上攻心下，剧痛不可忍。发作时需人重按小腹10分多钟方解。解后即入睡，醒后再发作。往诊时证发中，家属手按其小腹，心下闷乱，欲呕，四末冷。舌苔薄质红，脉细，沉取弦。诊为情志不遂，肝郁气滞之奔豚气病。拟方奔豚汤加味：川楝子15克，葛根15克，姜半夏10克，当归6克，川芎8克，芍药30克，生姜3片，黄芩8克，大腹皮15克，延胡索10克，甘草10克。1剂急煎顿服。药后，入夜安睡，翌日神疲，口干，头晕，再予小柴胡汤1剂。恢复正常生活。半年后医疗队离该村，未再发病，一直正常操持家务。（李文瑞.金匮要略汤证论治[M].北京：中国科学技术出版社，1995：261.）

按语：本案为奔豚汤案无疑。李根白皮以川楝子代替，亦收到疗效。次日再进小柴胡汤收功。实际上奔豚汤实为小柴胡汤的变方，去柴胡的升散，加李根白皮清肝热、降逆气；去人参、甘草益气，加当归、芍药、川芎养血平肝；加葛根助黄芩清热平肝。因李根白皮应用不多，药店多不备，临床实际应用多以川楝子、桑白皮等代替。

案例四：予尝治平性妇，其人新产，会有仇家到门寻衅，毁物谩骂，恶声达户外，妇人惊怖。于是少腹即有一块，数日后，大小二块，时上时下，腹中剧痛不可忍，日暮即有寒热。予初投：炮姜、熟附、当归、川芎、白芍。2剂稍愈，后投以奔豚汤，2剂而消。唯李根白皮为药肆所无，其人于谢姓园中得之，竟得痊可。（曹颖甫.金匮发微[M].上海：上海科学技术出版社.1987：84.）

按语：本案起由产后惊恐刺激，曹颖甫先生先以养血温阳之剂，可能急时未找到李根白皮，后方以奔豚汤收全功。

案例五：赵某某，女24岁。1992年8月9日就诊。半年来每次经行时呕吐，腹痛作胀，经服维生素B$_6$、颠茄片等药治疗未愈。刻诊：经水27~30天一行，经色淡红有小血块，腹痛发胀欲呕，胃脘痞满，心中烦闷，口苦咽干，头晕昏沉，小便黄，大便稍干，舌质淡红，苔略黄，脉细数，证属血虚有热、胃气不和，治宜滋养营血、和胃降逆。处方：黄芩18克，川芎、半夏各10克，杭白芍、陈皮、李根白皮、当归各12克，葛根15克。服5剂后症状消失。随访半年，未复发，已痊愈。（魏翠荣，孙桂兰.奔豚汤加减治疗妇科病二则[J].四川中医，1995（10）：40.）

按语：本案经行呕吐，虽非奔豚气病，但口苦、咽干、目眩，苔黄脉数，属肝郁化热，腹胀脘痞，为肝气犯胃。肝为血海，体阴用阳，行经之时，血海骤虚，肝气不敛，亢而犯胃，成经行呕吐之证。胃气上逆亦属气逆上冲病证，故以奔豚汤治之，果效。奔豚汤方养血平肝之法对妇科月经病及情志病治疗颇有借鉴意义。

案例六：白某某，女，50岁，职工，患癫痫。患者新近丧夫，心中悲戚，前日幼女又患急性阑尾炎往医院手术。情志拂郁，化火生风，逆而上冲，上干清窍，始成病证。患者发作前自觉胸胁憋闷，口苦咽干，有气自少腹上冲即不知人。家属代诉该患者病发时可见突然跌仆，口中吐涎，手足挛急，声如畜吼。诊见其人情绪激动，言语急躁，舌红脉弦。证属郁火上冲，气机逆乱，心窍失聪。治宜疏肝清热、息风安神，方予奔豚汤加减。处方：李根白皮30克，黄芩10克，葛根10克，清半夏10克，生姜6克，当归10克，白芍20克，制香附30克，全蝎8克，蜈蚣3条，僵蚕15克，朱砂3克，磁石30克。连服半月。二诊：患者自述服药后1周后痫证停止发作，尽剂后唯余胸胁时满、情绪急躁，乃处丹栀逍遥散合香苏饮继服半月，并嘱亲属多方劝慰，其病遂瘳。（乔模，王笈.经方治痫验案[J].北京中医学院学报，1993（1）：63-64.）

按语：癫痫多属风痰上扰，病程往往较长。本案发病时间尚短，相对易治。病机属情志刺激引发的肝热动风，发作时有类似奔豚气的表现，故以奔豚汤合入全蝎、僵蚕以息风，朱砂、磁石以重镇，故能取效迅速。病情缓解后当辅以言语疏导，并配合疏肝理脾、敛阴养血之品善后，以防复发。

案例七：许某某，男，46岁。突然感到胃部不适，呕吐清水，继而吐食物，此后三五日发作一次。每次发作时，自觉少腹气上冲胸，胸闷发憋，呕吐大作，常把食物倒尽方可缓解，平时则无任何症状，悉如常人，多年来继续不愈。诊为胃神经官能症。诊时，观其脉象沉细，足脉尤甚，舌苔薄白，根部厚腻，证属奔豚，治宜平冲降逆、养血和肝，用奔豚汤加减；川葛9克，当归9克，生姜15克，清半夏9克，黄芩9克，甘草9克，葛根15克，白芍15克，椿根皮12克。每日1剂，服6剂吐止。半月未发，中有小吐，又用前方加桂枝9克，吴茱萸9克，茯苓15克，仙茅9克，淫羊藿9克，以加强温阳利湿。26剂吐止，神振，纳增，诸证消失。随访2年未发。（王占玺.张仲景药法研究[M].北京：科学技术文献出版社，1984：566.）

按语：本案患者发作性呕吐，发作时有气上冲的奔豚表现。舌脉无热象，但仍先以奔豚汤平冲降逆，再以吴茱萸汤合二仙温胃散寒。可见奔豚汤对一般发作性气逆上冲也有一定治疗作用，但需结合辨证，适当进行加减应用。

【医家选注】

清·尤怡："此奔豚气之发于肝邪者，往来寒热，肝脏有邪而气通于少阳也。肝欲散，以姜、夏、生葛散之；肝苦急，以甘草缓之；芎、归、芍药理其血；黄芩、李根下其气。桂、苓为奔豚主药，而不用者，病不由肾发也。"（《金匮要略心典》）

清·徐彬："此乃奔豚之气，与在表之外邪相当者也。故状如奔豚，而气上冲胸，虽未至咽喉，亦如惊发之奔豚矣。但兼腹痛，是客邪在腹也，且往来寒热，是客邪在半表里也，故合桂枝、小柴胡，去桂去柴，以太少合病治法，合其内相合之客邪。肝气不调，而加辛温之芎归，内寒疼逆，而加甘温之生葛、李根，谓客邪去而肝气畅，则奔豚不治而自止也。桂为奔豚的药而不用，里急也。"（《金匮要略论注》）

清·周扬俊："气上冲胸，较冲咽喉稍缓。然腹痛明系木来乘土，若往来寒热，少阳本病，以厥阴与少阳相表里也。故以作甘者益土为制水，半夏、生姜消散积滞，以辛温去寒，以苦寒解热，当归益荣，芍药止痛。凡发于惊者，皆以本汤主治，故即以病名汤。"（《金匮玉函经二注》）

【临床应用】

辨证要点：奔豚气上冲胸（发作性气逆上冲），腹痛，往来寒热；兼见口苦、脉弦等症。

本方临床常用于神经官能症、自主神经失调、更年期综合征、心脏胃肠神经官能症、抑郁症、甲状腺功能亢进、妇女月经不调等疾病，见肝郁化热而有气逆上冲者。

桂枝加桂汤
（奔豚气病脉证治第八　3条）

【方证原文】发汗后，烧针令其汗，针处被寒，核起而赤者，必发奔豚，气从少腹上至心，灸其核上各一壮，与桂枝加桂汤主之。（3）

桂枝加桂汤方：

桂枝五两　芍药三两　甘草二两（炙）　生姜三两　大枣十二枚

上五味，以水七升，微火煮取三升，去滓，温服一升。

【方证释义】本条论述汗后阳虚，寒气上冲奔豚的证治。汗后伤阳，复用烧针，护理不慎则寒邪从汗孔外袭，局部寒凝血瘀，肌肤核起而赤；烧针迫汗，阳气重伤，心阳受损，心阳必虚，则下焦肾中阴寒之气得以乘虚循冲脉而上逆，证见气从少腹上冲至心，发为奔豚气。证属阳虚阴盛，内外皆寒。治疗当内外并治，汤药与艾灸同用。以艾灸其红肿硬结处，取其温经散寒以驱邪外出，内服桂枝加桂汤以温阳散寒，平冲降逆。

【方药解析】方中桂枝汤调和营卫，加重桂枝以加强散外寒降冲逆之功。关于加桂枝问题，由于秦汉之前桂枝与肉桂不分，故历代医家有两种说法。一说加桂枝，固卫散寒，降逆平冲；一说加肉桂，取其味厚下行，能散少腹之积寒。临证应根据病机、证状的不同，灵活变化运用。

【方证归纳】

主症：自觉气从小腹上至心，烧针部位核起而赤。

病机：过汗烧针，伤及心阳，上不制下，下焦寒气上犯；烧针局部感寒，寒凝血瘀。

治法：内外合治。

方剂：外用灸法，灸其核上各一壮；内服桂枝加桂汤。

方义：局部艾灸温经散寒；内服桂枝汤以温通阳气，调和阴阳，加桂枝以平降逆气。

【类证类方】

类方：桂枝汤与桂枝加桂汤的鉴别（表7-1）。

表7-1　桂枝汤与桂枝加桂汤鉴别表

| 方名 | 药物用量 | | | | | 功用 | | 症状 | 病机 |
	桂枝	芍药	甘草	生姜	大枣	共同点	不同点		
桂枝汤	三两	三两	二两	三两	十二枚	温通阳气，调和阴阳	主解肌发表为调和营卫发表	头痛发热，汗出恶风，鼻鸣干呕，舌苔薄白，脉浮缓	风寒束表，营卫不和
桂枝加桂汤	五两	三两	二两	三两	十二枚		主温通心阳为平冲降逆阳	心下悸，气从少腹上冲胸咽，发作欲死，舌淡苔白	心阳虚弱，肾之寒气上冲，已作奔豚

【验案解析】

案例一： 周右，住浦东，初诊，气从少腹上冲心，一日四五度发，发则白津出，此作奔豚论。肉桂心一钱，川桂枝三钱，大白芍三钱，炙甘草二钱，生姜三片，大红枣八枚。二诊：投桂枝加桂汤后，气上冲减为日二三度，白津之出亦渐稀，下泻矢气，此为邪之去路，佳。肉桂心一钱半，川桂枝三钱，大白芍三钱，炙甘草三钱，生姜三片，红枣十枚，厚朴钱半，半夏三钱。三诊：气上冲，白津出，悉渐除，盖矢气得畅行故也。今图其本，宜厚朴生姜甘草半夏人参汤加桂。厚朴三钱，生姜四钱，半夏四钱，甘草三钱，党参三钱，桂心一钱，桂枝二钱。（曹颖甫.经方实验录[M].上海：上海科学技术出版社，1979：118-120.）

按语： 此案奔豚发则白津出，与寒疝大乌头煎证类似，是发作性疾病的表现，也是寒象之征。以桂枝加桂汤，再加厚朴、半夏，降逆行腑气给邪出路。

案例二： 老友娄某的爱人，年70岁，患呕吐腹痛1年余。询其病状，云腹痛有发作性，先呕吐，既于小腹虬结成瘕块而作痛，块渐大，痛亦渐剧，同时气从小腹上冲至心下，苦闷"欲死"。既而冲气渐降，痛渐减，块亦渐小，终至痛止块消如常人。按主诉之病状，是所谓中医之奔豚者，言其气如豚之奔突上冲的形状。《金匮要略》谓得之惊发，惊发者，惊恐刺激之谓。患者因其女暴亡，悲哀过甚，情志经久不舒而得此症，予仲景桂枝加桂汤。桂枝15克，白芍药9克，炙甘草6克，生姜9克，大枣4枚（擘）。水煎温服，每日1剂。共服上方14剂，奔豚气大为减轻。（陈可冀.岳美中全集·上编[M].北京：中国中医药出版社，2012：428.）

按语： 本案奔豚亦由情志刺激而起，症情并未述及舌脉及寒热表现，但以桂枝加桂汤治之，借桂枝汤调和阴阳之功，加桂枝平冲降逆之性，亦能奏效。

案例三： 韩某，女，65岁。初诊：2002年8月10日。主诉：时而自觉气由小腹冲自咽喉3年加重2月。病史：患者10年前出现胸闷、胸痛，无明显诱因，每次约持续半小时，心电图示心肌缺血，心超示轻度二尖瓣关闭不全、动脉瓣关闭不全。服用消心痛、倍他乐克、麝香保心丸等药物，症状未明显好转。近3年来出现一股气自小腹冲至咽喉，又觉小腹作胀，欲矢气乃快，胸闷、心慌。近2个月发作较频，每星期都有发作。8月初在中山医院心内科诊断为风心病。目下症状如前，伴见时有恐惧感，夜分少寐、饮食、二便尚调。舌质偏淡，苔白厚腻，脉濡。中医辨证当为奔豚，治拟平冲降逆，佐以宁神化湿，方取桂枝加桂汤合甘麦大枣汤、二陈汤。处方：桂枝15克，白芍药9克，生姜3片，大枣10枚，炙甘草9克，淮小麦30克，制半夏30克，茯苓30克，茯神30克，陈皮6克，旋覆花（包）9克，代赭石（先煎）30克，五味子9克，石菖蒲30克。14剂。8月24日二诊：药后奔豚未作，夜寐颇安，但有时觉胸闷、气憋。苔腻见化，脉濡。处方：守方去五味子，加枳壳9克、桔梗12克、杏仁9克、薤白9克。14剂。9月14日三诊：奔豚未作，胸闷、气憋亦除，寐安恐惧感消失。因故停药1周。舌苔见化，脉细。处方：初诊方去五味子、旋覆花、代赭石，加枳壳9克、杏仁9克、桔梗9克、薤白9克、栝蒌皮9克、苍术9克、白术9克。14剂。以后停药，随访到2003年1月26日奔豚气未作，但有时有心慌发作。（邢斌.经方治验4则[J].上海中医药杂志，2004，38（2）：22.）

按语： 本案病情较为复杂，是奔豚气合并胸痹，并有其他情志异常表现，辨证总体属阳虚不振，痰湿痹阻，故以桂枝加桂汤合枳实薤白桂枝汤、甘麦大枣汤加减治疗。

【医家选注】

清·尤怡："此肾气乘外寒而动，发为奔豚者。发汗后烧针复汗，阳气重伤，于是外寒从针孔而入，通于肾，肾气乘外寒而上冲于心，故须灸其核上，以杜再入之邪，而以桂枝汤外解寒邪，加桂内泄肾气也。"（《金匮要略心典》）

清·吴谦："烧针，即温针也。烧针取汗，亦汗法也，针处宜当避寒，若不知谨，外被寒袭，火郁豚中，血不流行，所以有结核肿赤之患也。夫温针取汗，其法亦为迅烈矣。即针而营不奉行作解，必其人素寒阴盛也，故虽有温针之火，但发核赤，又被寒侵，故不但不解，反召阴邪，而加针之时，必既惊虚，所以肾水阴邪得上凌心阳而发奔豚也。奔豚者，肾水阴邪之气，从少腹上冲于心，若豚之奔也，先灸核上各一壮者，外法其寒邪，继与桂枝加桂汤者，内伐其肾邪也。"（《医宗金鉴·订正仲景全书·金匮要略》）

清·徐灵胎："所加桂枝，不御寒，且制肾气，又药味重则能达下，凡奔豚之证，此方

可增减用之"。（《伤寒类方》）

【临床应用】

辨证要点：自觉气从小腹上至心，烧针部位核起而赤。

本方临床常用于神经官能症，或合膈肌痉挛、外感及某些心脏病属阳虚寒逆者。

茯苓桂枝甘草大枣汤
（奔豚气病脉证治第八　4条）

【方证原文】发汗后，脐下悸者，欲作奔豚，茯苓桂枝甘草大枣汤主之。（4）

茯苓桂枝甘草大枣汤方：

茯苓半斤　甘草二两（炙）　大枣十五枚　桂枝四两

上四味，以甘澜水一斗，先煮茯苓，减二升，内诸药，煮取三升，去滓，温服一升，日三服。

【方证释义】本条论述误汗后阳虚饮动欲作奔豚的证治。患者下焦素有水饮内停，气化不利，又发汗过多，心阳受伤，不能镇摄，因此下焦水饮内动，表现脐下筑筑动悸，有发生奔豚的趋势，所以说"欲作奔豚"。治以通阳降逆，培土治水，方用茯苓桂枝甘草大枣汤。

【方药解析】方中重用茯苓八两，且先煮，以利水饮驱除，配桂枝四两，通阳化水以降逆气；甘草、大枣，培土制水从中焦论治，以防逆气上冲；茯苓桂枝合用能温阳化饮，并交通心神。方后强调以甘澜水煎药，以增强利水降逆的作用。

【方证归纳】

主症：脐下悸，欲作奔豚，小便不利。

病机：下焦素有停饮，汗后伤阳，引动宿饮。

治法：通阳降逆，培土治水。

方剂：茯苓桂枝甘草大枣汤。

方义：茯苓、桂枝通阳化气，利水降逆，交通心肾以治动悸；甘草、大枣培补中焦，培土治水。

【类证类方】

类证：奔豚汤证与桂枝加桂汤证、茯苓桂枝甘草大枣汤证均治疗奔豚气病，区别如下：奔豚汤证属肝郁化热奔豚，主症以奔豚气上冲胸，伴腹痛、往来寒热，治以清热降逆、养血平肝，方中重用李根白皮；桂枝加桂汤证属阳虚下焦寒气冲逆，主症见气从小腹上至心，可兼有表寒，治以温阳散寒、平冲降逆，方中重用桂枝；茯苓桂枝甘草大枣汤证属阳虚下焦饮动，主症见脐下悸动、小便不利，治以利水降逆、通阳化气，方中重用茯苓。总体而言，治疗奔豚气，热证仲景善用李根白皮清肝泄热，寒证倚重桂枝散寒平冲（表7-2）。

表7-2 奔豚汤证与桂枝加桂汤证、茯苓桂枝甘草大枣汤证鉴别表

证名	奔豚汤证	桂枝加桂汤证	茯苓桂枝甘草大枣汤证
症状	气上冲胸，腹痛，往来寒热	发汗后，气从少腹上至心	发汗后，脐下悸，欲作奔豚
特征	已发奔豚		欲作奔豚
病机	肝气郁结，化热上逆	汗后感寒，阳虚阴乘	汗后阳虚，水饮内动
治则	调肝清热	温阳散寒	利水通阳
方剂	奔豚汤	桂枝加桂汤	茯苓桂枝甘草大枣汤
条文	八篇2条	3条	4条
备注	无水饮		有水饮

类方：茯苓桂枝甘草大枣汤与苓桂术甘汤、茯苓甘草汤、桂苓五味甘草汤几个方剂中均有茯苓、桂枝、甘草配伍，均有温阳化气之功，均治疗阳虚停饮之证，区别在于：茯苓桂枝甘草大枣汤配大枣15枚以培土治水，治疗下焦饮动的奔豚；苓桂术甘汤配白术以健脾除湿，治疗中阳不足饮停中焦的痰饮病；茯苓甘草汤（苓桂姜甘汤）配生姜以温胃散水，治疗寒饮停胃的心下悸动；桂苓五味甘草汤（苓桂味甘汤）配五味子，以敛肺止咳，治疗支饮停肺咳喘。

【验案解析】

案例一：郭某，男，56岁。患奔豚证，发作时气从少腹往上冲逆，至心胸则悸烦不安，胸满憋气，呼吸不利，并见头身汗出，每天发作两三次。小便短少不利，有排尿不尽之感。舌质淡，苔水滑，脉沉弦无力。水气下蓄，乘心脾阳虚而上冲。方药：茯苓30克，桂枝12克，大枣15枚，炙甘草10克。服用2剂，则小便畅，奔豚气不再发作。（刘渡舟.经方临证指南[M].天津：天津科学技术出版社，1993：35.）

按语：本案奔豚舌脉均现水饮内停之象，兼小便不利，故刘老茯苓桂枝甘草大枣汤中重用茯苓，2剂而愈。

案例二：王某，男性，48岁，北京市海淀区农民。1979年12月1日初诊。多年来患者常因家务生气，久患神经官能症，每次犯病多邀吾诊治。自1个月前又因家务起急生气之后，自脐部有物上冲之感，尤以脐眼处明显，上冲时则有上撞跳动感，冲则上至胸中，咽、头部亦相随跳动，颇有"七上八下"，忐忑不安之感。睡眠不佳，时伴头晕，饮食尚可，二便正常。查之，舌苔薄白，脉象滑大无力，遂处《伤寒论》茯苓桂枝甘草大枣汤加味：茯苓20克，桂枝10克，甘草6克，大枣10枚，白术10克，合欢皮30克，夜交藤30克，知母12克，川芎6克。每日煎服1剂，服5剂后，上冲等症状消失，睡眠转佳。愈后1个月，路上相遇，谓"愈后未发"。（王占玺.张仲景药法研究[M].北京：科学技术文献出版社，1984：565.）

按语：有些医案奔豚气几乎都有情志诱因，又多伴随情志异常的症状。本案则伴有失眠，故茯苓桂枝甘草大枣汤中合入安神之品。

【医家选注】

清·程林："汗后脐下悸者，阳气虚，而肾邪上逆也，脐下为肾气发源之地，茯苓以伐

肾邪，桂枝行阳以散逆气，甘草、大枣甘温助脾土以制肾水。并用甘澜水者，扬之无力，全无水性，取其不助肾邪也。"（《金匮要略直解》）

清·吴谦："发汗后，心下悸者。心阳虚，本经自病也。脐下悸者。肾邪乘虚上干心病也。奔豚者，脐下气动而上冲也。欲作奔豚者，有似奔豚之状而将作未作也。茯苓桂枝甘草大枣汤所以补火土而伐水邪也。上条发明外感寒邪。能病奔豚，此条更申明内有水气，亦能病奔豚也。"（《医宗金鉴·订正仲景全书·金匮要略》）

清·徐彬："仲景论证，每合数条以尽其变，如奔豚一证，由于惊发，则合四部，见其因同而证异，庶知奔豚之所自来。又即言其气从少腹冲至咽喉，以见此病之极。则又即言其兼腹痛，而往来寒热，以见此证从表未清来，而有在半表里者，则于人内为多。又即言其兼核起。而无他病者，以见此证有只在太阳而未杂他经者，则于表为多。又即言汗后脐下悸，欲作奔豚而未成者，以见此证有表去之后，余邪侵肾者，则水气为多。故曰冲咽喉，曰冲胸，曰冲心，曰脐下悸，而浅深燎然。用和解，用伐肾，用桂不用桂，而酌治微妙，奔豚一证，病因证治，无复剩义。苟不会仲景立方之意。则峻药畏用。平剂寡效，岂真右方不宜于今耶。"（《金匮要略论注》）

【临床应用】

辨证要点：脐下悸，欲作奔豚，小便不利。

本方临床常用于神经官能症、癔病、更年期综合征等，属阳虚饮动者。

［张彬彬　曲道炜］

栝蒌薤白白酒汤
（胸痹心痛短气病脉证并治第九　3条）

【方证原文】胸痹之病，喘息咳唾，胸背痛，短气，寸口脉沉而迟，关上小紧数，栝蒌薤白白酒汤主之。（3）

栝蒌薤白白酒汤方：

栝蒌实一枚（捣）　薤白半升　白酒七升

上三味，同煮，取二升，分温再服。

【方证释义】本条论述胸痹病的主证和治疗主方。条文之首以"胸痹之病"开头，即是介绍胸痹的典型病证。喘息咳唾，短气，为气道不畅、肺失宣降的表现，若无胸痛的表现，便是咳嗽上气病，但胸背痛交代不但影响肺气，还影响胸中的气机，胸阳痹阻，不通则痛。寸口脉沉而迟，关上小紧数，揭示本篇首条论述的"阳微阴弦"的病机，寸脉沉迟主上焦胸阳不足；关上小紧数，主中焦寒饮内停，胸肺之气受阻。"紧数"为脉象紧急躁动，弦脉之象。因此本证病机为胸阳不足，寒饮内停，胸阳痹阻。治以宽胸散结、通阳宣痹，方用栝蒌薤白白酒汤。

【方药解析】方中栝蒌实苦寒滑利，豁痰下气，宽畅胸膈；薤白辛温，通阳散结以止痹痛，《灵枢·五味》篇有"心病宜食薤"之说。白酒为初熟的米酒，通阳行血，可助药势。诸药配伍，使痹阻得通、胸阳得宣，则诸症可解。

【方证归纳】

主症：喘息咳唾，胸背痛，短气。寸口脉沉而迟，关上小紧数。

病机：上焦胸阳不足，中焦寒饮内停（阳微阴弦）。

治法：通阳宣痹。

方剂：栝蒌薤白白酒汤。

方义：栝蒌实苦寒滑利，开胸散结，豁痰下气，宽畅胸膈；薤白辛温，通阳散结以止痹痛；白酒（米酒）通阳散结，活血化瘀，以助药势。

【验案解析】

案例一：唯劳力伛偻之人，往往病胸痹。予向者在同仁辅元堂亲见之。患者但言胸背痛，脉之沉而涩，尺至关上紧，虽无喘息咳吐，其为胸痹，则确然无疑。问其业，则为缝工。问其病因，则为寒夜伛偻制裳，裳成稍觉胸闷，久乃作痛。予即书栝蒌薤白白酒汤授之。方用：栝蒌五钱，薤白三钱，高粱酒一小杯。二剂而痛止。翌日，复有胸痛者求诊，有脉沉迟，左脉弦急，气短。问其业，则亦缝工。其业同，其病同，脉则大同而小异，予授以前方，亦二剂而瘥。盖伛偻则胸膈气凝，用力则背毛汗泄，阳气虚而阴气从之也。（曹颖甫.金匮发微[M].福州：福建科学技术出版社，2007：103-104.）

按语：胸痹之病，本于胸阳衰微，阴寒乘据，故多夜间发病。旧社会劳工寒夜劳力，受寒伤阳，阴邪乘之，病发胸痹，颇为常见。本案是典型胸痹，但病程尚短，故以栝蒌薤白白酒汤以宽胸开痹，宣通阳气而愈。

案例二：薛某某，男，54岁。既往有冠心病及高血压病史，近来恒感胸闷不舒，呼吸不畅，时有心绞痛发作，头昏且痛，夜寐不实，苔腻脉弦。此乃痰浊痹阻、胸阳痞塞所致，拟方通阳散结、豁痰下气。用栝蒌薤白白酒汤加味：全栝蒌30克，薤白头12克，丹参12克，娑罗子12克。水酒同煎上药，分2次服，连服1周，胸闷已松，心绞痛亦未发。（李文瑞.金匮要略汤证论治[M].北京：中国科学技术出版社，1995：275.）

按语：本案为胸痹典型病证，故栝蒌薤白白酒汤为底方，加行气活血的娑罗子、丹参。仲景胸痹病机可归结为阳微阴弦，邪实主要为痰浊、水饮、阴寒痹阻，几首方剂中均未涉及活血治法，瘀血型胸痹可参照仲景"肝着"的证治。因此胸痹治疗时常以栝蒌薤白白酒汤加味行气活血药物，或合入肝着的旋覆花汤。

案例三：周某某，男，25岁，社员。于1974年8月12日诊。发冷，发烧，右胸剧痛，咳嗽，来门诊。检查：体温38.5℃，脉搏101次/分，血压120/84毫米汞柱，右胸部突起，第二肋以下呼吸音、语音均消失，心脏气管纵隔左移。右胸试穿，抽出50毫升浅黄色液体，送检呈瑞氏反应阳性。诊断为渗出性胸膜炎。治用栝蒌薤白白酒汤：栝蒌实50克，薤白20克，水煎后加白酒（60°）一小杯，早晚各服一次，连服10剂痊愈。1个月后复查未见异常。（李书华.栝蒌薤白白酒汤治疗渗出性胸膜炎[J].吉林中医药，1981（02）：47.）

按语：渗出性胸膜炎中医属悬饮范畴，本案因见剧烈胸痛，用栝蒌薤白白酒汤治疗，亦见疗效。可见"胸背痛"是栝蒌薤白白酒汤证的主要辨证要点。临床也有治疗胸膜炎的相关报道，多加葶苈子、泽漆等逐水药物。

案例四：黄某某，男，47岁。咳喘多年，每逢秋末冬初病情加重，用西药消炎镇咳只能缓解，曾服中药效果不显，诊见形寒畏冷，面容憔悴，晨起颜面水肿，口唇发绀，呼吸困难，张口抬肩，夜不能平卧，咯吐白沫痰，舌质紫暗，苔淡白，两寸脉沉迟，关脉紧数两尺无力。此乃虚寒咳喘之证，肺为寒邪侵困，故短气不足以息，肺为娇脏，沉寒痼冷，日久天长，尤逢夜半阳气衰弱之时，则病情加重，日中阳旺之时则少缓解，故投栝蒌薤白白酒汤：全栝蒌75克，薤白40克，干姜20克，细辛5克，五味子20克，白酒10毫升。每剂煎分2次温服，白酒后入。服药1次后即咳吐大量白痰，气短随之好转，按上方服14剂，后又服真武汤20剂，如今咳喘均愈而参加劳动。（李长青.栝蒌薤白白酒汤治验举隅[J].黑龙江中医药，1989（04）：31.）

按语：本案咳喘较重，胸闷呼吸困难，且夜间加重之势明显，显然寒饮痹阻为主，可按胸痹治疗。故重用栝蒌薤白白酒汤，加干姜、细辛、五味子以温化寒饮。

【医家选注】

清·程林："《内经》曰：肺痹者，烦满喘而呕，心痹者，脉不通，烦则心下鼓，暴上气而喘。胸中者，心肺之分，故作喘息咳唾也。诸阳受气于胸，而转行于背，气痹不行，则胸背为痛而气为短也。寸脉沉，关脉小紧，皆寒客上焦之脉。数字误。"（《金匮要略直解》）

清·徐彬："此段实注胸痹之证脉，后凡言胸痹，皆当以此概之。但微有参差不同，故特首揭以为胸痹之主证、主脉、主方耳。谓人之胸中如天，阳气用事，故清肃时行，呼吸往还，不愆常度，津液上下，润养无壅；痹则虚而不充，其息乃不匀喘，唾乃随咳而生。胸为前，背为后，其中气痹则前后俱痛，上之气不能常下，则下之气不能时上而短矣。寸口主阳，因虚伏而不鼓则沉而迟；关主阴，阴寒相搏则小紧而数。数者，阴中挟燥火也。故以栝蒌开胸中之燥痹为君，薤白之辛温，以行痹着之气，白酒以通行营卫为佐。其意谓胸中之阳气布，则燥自润，痰自开，而诸证悉愈也。"（《金匮要略论注》）

清·尤怡："胸中阳也，而反痹，则阳不用矣。阳不用，则气上下不相顺接，前后不能贯通，而喘息、咳唾、胸背痛、短气等证见矣。更审其脉，寸口亦阳也，而沉迟，则等于微矣；关上小紧，亦阴弦之意。而反数者，阳气失位，阴反得而主之，易所谓阴凝于阳，书所谓牝鸡司晨也，是当以通胸中之阳为主，薤白、白酒，辛以开痹，温以行阳；栝蒌实者，以阳痹之处，必有浊阻其间耳。"（《金匮要略心典》）

清·吴谦："寸口脉沉而迟，沉则为里气滞，迟则为脏内寒，主上焦脏寒气滞也；关上小紧而疾，小为阳虚，紧疾寒痛，是主中焦气急寒痛也。胸背者，心肺之宫城也。阳气一虚，诸寒阴邪，得以乘之，则胸背之气，痹而不通，轻者病满，重者病痛，理之必然也。喘息、咳唾、短气症之必有也，主之以栝蒌薤白白酒汤者，用辛以开胸痹，用温以行阳气也。"（《医宗金鉴·订正仲景全书·金匮要略》）

【临床应用】

辨证要点：喘息咳唾，胸背痛，短气。寸口脉沉而迟，关上小紧数。

栝蒌薤白白酒汤用于治疗冠心病心绞痛、动脉粥样硬化、病毒性心肌炎、心律失常、支气管哮喘、胸部软组织损伤、陈旧性胸内伤、非化脓性肋软骨炎等，属痰气阻塞，胸阳不宣者。常配伍丹参、赤芍、当归、川芎、桃仁、蒲黄、延胡索、五灵脂、红花等活血化瘀药。

栝蒌薤白半夏汤
（胸痹心痛短气病脉证并治第九 4条）

【方证原文】胸痹不得卧，心痛彻背者，栝蒌薤白半夏汤主之。（4）

栝蒌薤白半夏汤方：

栝蒌实一枚（捣） 薤白三两 半夏半斤 白酒一斗

上四味，同煮，取四升，温服一升，日三服。

【方证释义】本条论述胸痹痰浊壅盛的证治。胸痹的主证是喘息咳唾，胸背痛，短气，今见不得平卧，心痛彻背，是有形病邪痹阻胸阳进一步加重的结果。彻，即通透之义，形容心前区疼痛放散至背部，疼痛的范围比栝蒌薤白白酒汤证大，疼痛的程度也比胸背痛严重。不通则痛，从方测证看，当是痰阻所致。故本证病机是痰浊壅盛，闭塞心肺。治疗用栝蒌薤白半夏汤。

【方药解析】本方为栝蒌薤白白酒汤的基础上加半夏而成，且半夏用量较重，以加强化痰降逆之功。煎服方法也由日再服变为日三服，以强调病重当连续给药。

【方证归纳】

主症：胸痹主症加不得卧，心痛彻背。兼见咳痰色白量多，时时欲出，舌质暗，苔白厚腻，脉弦滑。

病机：痰浊壅盛，闭塞心肺。

治法：通阳宣痹，化痰降逆。

方剂：栝蒌薤白半夏汤。

方义：栝蒌薤白白酒汤以通阳散结，宣痹止痛；加半夏温化痰浊，降逆平喘。

【类证类方】

类证：栝蒌薤白半夏汤证、葶苈大枣泻肺汤证、皂荚丸证均治疗不得卧（眠），鉴别如下表（表8-1）。

表8-1 栝蒌薤白半夏汤证、葶苈大枣泻肺汤证、皂荚丸证鉴别表

证名		栝蒌薤白半夏汤证	葶苈大枣泻肺汤证	皂荚丸证
症状	相同点	不得卧（眠）		
	不同点	胸痹，心痛彻背	肺痈，喘	咳逆上气，时时吐浊，但坐（不得眠）
病机		痰饮壅盛，痹阻胸阳	风邪热毒，痈塞于肺，气机被阻	痰浊塞肺，气道不利
治则		通阳散结，祛痰宽胸	泻肺平喘	宣壅导滞，利窍涤痰
方剂		栝蒌薤白半夏汤	葶苈大枣泻肺汤	皂荚丸
条文		九篇4条	七篇5条	七篇11条

类方：栝蒌薤白半夏汤和小陷胸汤均为痰浊痹阻，病位均以胸中为主，方中均用到栝蒌实、半夏，区别：栝蒌薤白半夏汤中有薤白、白酒，以通心阳宣痹为主，治疗胸痹痰浊痹阻型，主症以咳喘不能平卧，心痛彻背；小陷胸汤中有黄连，以清化痰热为主，治疗痰热困阻中上二焦的结胸证，主症以心下按之痛。实际上仲景时常将心、心中、心下相混，辨治时栝蒌薤白半夏汤亦可治疗心下胃脘痛，而小陷胸汤以可治疗痰浊夹热的胸痹。

【验案解析】

案例一：陈某，男，61岁。胸骨后刀割样疼痛频发4天，心电图提示"急性前壁心肌梗死"，收入病房。刻下胸痛彻背，胸闷气促，得饮则作恶欲吐，大便3日未解，苔白腻，脉小滑。阴乘阳位，清阳失旷，气滞血瘀，不通则痛。《金匮要略》曰："胸痹不得卧，心痛

彻背者，栝蒌薤白半夏汤主之。"治从其意：栝蒌实9克，薤白头6克，桃仁9克，红花6克，丹参15克，广郁金9克，制香附9克，制半夏9克，茯苓12克，橘红6克，全当归9克，生山楂12克。本例痰浊内阻，气滞血瘀，先用栝蒌薤白半夏汤加味，通阳散结，豁痰化瘀，服15剂，症状消失。心电图提示急性前壁心肌梗死恢复期，后以生脉散益气养阴调治，共住院25日，未用西药。（严世芸，郑平东，何立人.张伯臾医案[M].上海：上海科学技术出版社，1979：33.）

按语：本案患者心梗发作后，心痛如刀割，显然非一般胸痹，属痰瘀互结之重证胸痹，治疗需以栝蒌薤白半夏汤加活血行气之品。

案例二：盛某某，男，60岁，退休老干部。患肺源性心脏病，咳痰黏稠，胸痛背胀，心悸喘息，不能平卧，饮食二便尚可，舌红苔薄，脉象弦滑。此肺气胀满，痰结在胸。治宜宽胸理气，宣痹化痰，用栝蒌薤白半夏汤与茯苓杏仁甘草汤，合为一方：栝蒌15克，薤白10克，法半夏10克，茯苓10克，杏仁10克，甘草3克，去白酒，加旋覆花10克，厚朴6克，紫苏子10克，干地龙10克，珍珠母15克。两年多来，每次复发，先用此方治其标，继用都气丸固其本，能收缓解症状之效。（谭日强.金匮要略浅述[M].北京：人民卫生出版社，1981：142.）

按语：本案亦属胸痹寒饮偏盛，见胸背痛，咳喘不能平卧，将栝蒌薤白半夏汤中合入饮阻胸痹的茯苓杏仁甘草汤。栝蒌薤白半夏汤临床经常与苓桂术甘汤，或茯苓杏仁甘草汤、或真武汤等化饮方剂合用。

案例三：顾某某，女，46岁。胃脘痛已半年。诊断为"十二指肠憩室"。胃脘疼痛喜按，食后痛剧，因痛不能入寐，咽梗时呕，胸闷时痛，二便尚可。舌淡苔薄白，脉沉略弦。辨证胸痹不宣，气机郁滞。用栝蒌薤白半夏汤加陈皮、橘络、枳壳、木香、炮姜、甘草，3剂后，胸腹痛基本消失。再做钡餐检查；憩室部分缩小。（熊寥笙.治疗十二指肠憩室医案一则[J].新医药学杂志，1976（3）：19.）

按语：本案十二指肠憩室，以胃脘痛为主症，病位在心下，应属中医"心痛""胃痛"范畴。本案患者疼痛特点时喜按时剧痛，伴胸闷时呕，应属肝胃气滞，故以栝蒌薤白半夏汤加行气疏肝温中之品。仲景本篇胸痹心痛病合篇，本来就是将心肺疾患与胃病合论，中医名家李克绍先生就经常用栝蒌薤白半夏汤治疗痰饮阻痹的胃痛。本方与《伤寒论》中的小陷胸汤相似，主治证也有相同之处，若痰浊胸痹有化热之象，可加入黄连；或痰热结胸兼有胸闷，可加入薤白，便是将两证统一于一首方剂内。可见仲景方临证辨证与灵活加减的重要性。

【医家选注】

清·尤怡："胸痹不得卧，是肺气上而不下也；心痛彻背，是心气塞而不和也，其痹为尤甚矣。所以然者，有痰饮以为援也，故于胸痹药中加半夏以逐痰饮。"（《金匮要略心典》）

清·张璐："心痛彻背者，胸中痰垢积满，循脉而溢于背，背者胸之府，故于前药但加半夏，以祛痰积之痹逆也。"（《张氏医通》）

民国·曹颖甫："咳而上气，时吐浊，但坐不得眠，与此证不得卧相似，惟不见黄厚胶痰，则非皂荚丸证可知；咳逆倚息不得卧，为风寒外阻，吸起痰饮，与此证不得卧同，而心痛彻背为独异，则非小青龙证可知。夫肺与皮毛，束于表寒，则寝成留饮，甚至倚息不得卧，惟胸痹痛为胸痹的证，固当从本证论治，特于前方加生半夏以蠲饮，所以别于前证也。"（《金匮发微》）

黄树曾："胸痹不得卧，与支饮之咳逆倚息不得卧，内饮外寒之咳逆倚息不得卧，肺痈之喘不得卧不同。胸痹有胸背痛之证，而支饮等证则无也。胸痹由于胸中阳气虚而阴邪乘之，致气阻而为痹，支饮则纯由于水饮腾肺，内饮外寒则又兼外邪，肺痈乃风热蓄，结于肺而成，原因既殊，见证自亦有异。支饮其形如肿，肺痈则胸满振寒，咳则胸中隐隐痛，胸痹则胸背痛，内饮外寒则咳甚，其喉必痒也。"（《金匮要略释义》）

【临床应用】

辨证要点：喘息咳唾不得平卧，心痛彻背、短气。兼见咳痰色白量多，时时欲出，舌质暗，苔白厚腻，脉弦滑。

本方临床治疗证属痰浊壅盛的冠心病心绞痛、急性心肌梗死、肋软骨炎、肋间神经痛、乳腺增生症等均有疗效。

枳实薤白桂枝汤
（胸痹心痛短气病脉证并治第九　5条）

【方证原文】胸痹心中痞，留气结在胸，胸满，胁下逆抢心，枳实薤白桂枝汤主之；人参汤亦主之。（5）

枳实薤白桂枝汤方：

枳实四枚　厚朴四两　薤白半斤　桂枝一两　栝蒌一枚（捣）

上五味，以水五升，先煮枳实厚朴，取二升，去滓，内诸药，煮数沸，分温三服。

【方证释义】本条论述胸痹兼胃胁气滞实证的证治。胸痹的主证是喘息咳唾，胸背痛，短气。现见心中痞，显然波及心下胃脘，出现胃脘痞闷的症状；而胸中因留气结在胸，见胸满；肝气不舒，气机升降失常，故胁下气逆冲胸，胁下逆抢（音枪）心，指胁下气逆上冲心胸。此为阴寒邪气痹阻胸阳邪实者，应通阳宣痹，泄实降逆，祛邪以扶正，治用枳实薤白桂枝汤。

【方药解析】方中枳实消痞满，厚朴宽胸下气，桂枝、薤白通阳行痹，栝蒌开胸中痰结。诸药同用，有通阳开结、下气除满之功。此方为栝蒌薤白白酒汤去辛散上行的酒，加降逆除满的枳实、厚朴，平冲降逆的桂枝而成。

【方证归纳】

主症：胸痹咳喘气逆，胸背痛，短气，心中痞，胸满，胁下逆抢心，兼见腹胀大便不畅，苔厚腻，脉弦等。

病机：胸痹兼胃及两胁气滞。

治法：通阳宣痹，降逆除满。

方剂：枳实薤白桂枝汤。

方义：枳实、厚朴行气散结，消痞除满；栝蒌、薤白豁痰通阳，宽胸散结；桂枝平降逆气。

【类证类方】

类证：枳实薤白桂枝汤证与人参汤证区别：见人参汤。

类方：枳实薤白桂枝汤与栝蒌薤白白酒汤、栝蒌薤白半夏汤是《胸痹病》篇中最重要的3个方，均重用栝蒌、薤白，均有通阳宣痹、宽胸散结的功效，均治疗胸痹阳微阴弦的病证，区别如下：栝蒌薤白白酒汤证为胸痹典型证，主症特点是喘息咳唾，胸背痛，短气，栝蒌、薤白药对配伍为仲景胸痹治疗的基础药对，体现通阳宽胸宣痹的基本治法，加酒以助药势；栝蒌薤白半夏汤证是胸痹重证，在典型证的基础上见明显的痰浊痹阻，表现为胸痹典型证基础上，加喘不能平卧，心痛彻背，因此治法需在通阳宽胸基础上再加祛痰降逆，方剂组成：栝蒌薤白白酒汤加半夏；枳实薤白桂枝汤证是胸痹兼有胃胁气滞，表现为胸痹，心中痞，胸满，胁下气逆抢心，治法通阳宣痹兼降逆除满，方剂以栝蒌薤白白酒汤去酒加枳实、厚朴、桂枝。三证基于栝蒌、薤白的配伍，随症加减变化而成三方，后学当充分领悟仲圣之义。正如唐容川所言："仲景用药，全平乎证，添一证则添一药，易一证则易一药。"（表8-2）

表8-2　枳实薤白桂枝汤与栝蒌薤白白酒汤、栝蒌薤白半夏汤鉴别表

方名	药物用量							功用		症状	病机
	栝蒌	薤白	白酒	半夏	枳实	桂枝	厚朴	共同点	不同点		阳微阴弦
枳实薤白桂枝汤	一枚	半斤			四枚	一两	四两	宣痹通阳行气祛痰	偏于泄满降逆	胸痹主证＋心中痞，留气结在胸，胸满胁下逆抢心	阴盛邪实，气滞不通
栝蒌薤白白酒汤	一枚	半斤	七升						豁痰利气并施	喘息咳唾胸背痛短气，寸口脉沉而迟关上小紧数（胸痹主证）	胸阳不振，气滞痰阻
栝蒌薤白半夏汤	一枚	三两	一斗	半升					偏于祛痰散结	胸痹主证＋不得卧，心痛彻背	痰饮壅盛，痹阻胸阳

【验案解析】

案例一: 某男,52岁,四川省五金总站干部。左胸痞闷不适3年,于1981年12月22日求诊。1978年春节期间,突感左胸憋闷不适,心中难受,经陆军总医院诊断为病毒性心肌炎,住院治疗3个月,好转出院。出院后心中难受好转,左胸仍憋闷不适,间断服药,至1978年9月勉强上班。1980年5月20日在成都市某某医院做心电图:室性心动过速,左束支传导阻滞。1981年多次出差,病情增剧求治。现症:左胸压闷或憋闷不适,心中时而痞塞不适或胀满。血压正常。舌淡胖苔白微腻,脉弦涩。此为气滞血瘀心阳不足之胸痹证,拟以理气活血通阳开痹之枳实薤白桂枝汤加味主治:栝蒌10克,薤白10克,枳实10克,桂枝10克,厚朴6克,桃仁12克,红花6克,苏木10克,柏子仁20克,鱼腥草30克。1982年1月11日诊:患者服上方6剂后,自觉症状消失,因出差停药,近几天左胸压闷不适,但比前减轻,舌淡苔少而润,脉涩。仍宗前法:栝蒌60克,薤白60克,桂枝60克,枳实30克,厚朴30克,桃仁30克,红花30克,鱼腥草60克,柏子仁40克,鸡血藤30克。上药共研细末,蜜和为丸,每丸重10克,每日服3次,每次1丸。6月8日诊:患者服上丸剂1个月,情况良好,近几天又感心中痞闷而胀,极不舒适,舌淡胖苔少而润,脉沉细有力(76次/分)。上方加丹参30克,蜜丸连服2剂,至今未复发。(王廷富.金匮要略指难[M].成都:四川科学技术出版社,1986:1267.)

按语: 本案为胸痹兼有气滞血瘀典型应用,治枳实薤白桂枝汤加活血药物。初诊应用栝蒌、薤白量偏小,二诊加量,改汤为丸以求长效,三诊再加丹参,连续治疗达几个月。枳实薤白桂枝汤证中提到胁下气逆,但却并未用疏肝理气之品,后世虽有言桂枝行肝气,但毕竟力弱。临床应用此方时,常加香附、柴胡等理气,加丹参、红花等活血。

案例二: 王某某,女,45岁。肥胖倦怠,胸部压迫感,间或疼痛向左臂放射,并感手指麻木,动则气短、头晕。纳少,舌淡胖,边尖瘀点,苔白厚腻。心电图证实为冠心病。左脉沉涩,右脉细沉弦带滑,胸阳不足,痰湿内盛,外感引动痰湿,浊阴上逆,而致胸阳痹阻。治当通阳散结,豁痰下气,活血化瘀。方用栝蒌薤白白酒汤加味:栝蒌壳18克,薤白10克,加桂枝4.5克、丹参15克、当归12克、红花9克、降香9克、法半夏6克、枳实6克、茯苓9克。服上方3剂后,病势显著减轻,胸膺已不疼痛,心悸明显好转。(唐培生.栝蒌薤白白酒汤的临床运用[J].广西中医药,1979,2:18.)

按语: 本案出处虽记载为栝蒌薤白白酒汤加味,实则用到半夏、枳实、桂枝,是将仲景胸痹三方揉为一方,并加行气活血之品而成。临床实际中,三方很少单独应用,大多合方加减变化,学者当领悟仲景胸痹治疗的真谛,灵活应用加减变化。

案例三: 徐某,男,19岁。上腹痛胀,大便难,反复1年余。2年前晨起不解小便而练功,鼓腹挣断细铁丝。2个月后即觉胃痛胀、呃逆、食纳差,日大便1次约1小时之久,但不干燥,面色无华,舌苔稍白腻,脉弦缓。上腹部按之似袋,挤压有叽咕声。体检除胃震水音(+)外,未见异常,化验无异常发现,全消化道钡透无胃下垂及器质性病变。西医诊断:胃肠功能紊乱。中医辨证:气逆湿滞。治法:健运脾胃,疏理气机。方用枳实薤白桂枝汤加味:枳实、厚朴、桂枝、茯苓、苍术、栝蒌皮各9克,薤白15克,半夏12克。2剂。药后胃痛胀减，再4剂。再用香砂君子汤作散善后，愈。（刘善志，陈思国.枳实薤白桂枝汤临床运用[J].陕西中医，1986（8）：361.）

按语：本案为胸痹三方应用于胃肠道（心下）的又一案例，此案偏于气滞，故主以枳实薤白桂枝汤，加半夏以化水饮并止哕逆，加茯苓、苍术以祛湿。

【医家选注】

清·尤怡："心中痞气，气痹而成痞也。胁下逆抢心，气逆不降，将为中之害也。是宜急通其痞结之气；否则，速复其不振之阳，盖去邪之实，即以安正、养阳之虚，即以逐阴。是在审其病之久暂，与气之虚实而决之。"（《金匮要略心典》）

清·魏荔彤："胸痹自是阳微阴盛矣，心中痞气，气结在胸，正胸痹之病状也。再连胁下之气，俱逆而抢心，则痰饮水气俱乘阴寒之邪动而上逆，胸胃之阳气全难支拒矣。故用枳实薤白桂枝汤行阳开郁，温中降逆，犹先后煮治以融其气味，俾缓缓荡除其结聚之邪也。再或虚寒已甚，无敢恣为开破者，故人参汤亦主之，以温补其阳，使正气旺而邪气自消，又治胸痹从本治之一法也。"（《金匮要略方论本义》）

清·吴谦："心中即心下也，胸痹病心下痞气，闷而不通者，虚也，若不在心下而气结在胸，胸满连胁下，气逆撞心者，实也，实者用枳实薤白桂枝汤主之、倍用枳朴者，是以破气降逆为主也。"（《医宗金鉴·订正仲景全书·金匮要略》）

清·唐宗海："用药之法，全凭乎证，添一证则添一药，易一证则易一药，观仲景此节用药，便知义例严密，不得含糊也……故但解胸痛，则用栝蒌薤白白酒；下节添出不得卧，是添出水饮上冲也，则添用半夏一味以降水饮；再下一节又添出胸痞满，则加枳实以泄胸中之气；胁下之气亦逆抢心，则加厚朴以泄胁下之气。仲景凡胸满均加枳实，凡腹满均加厚朴。此条有胸满，胁下逆抢心证，故加此二味，与上两方又不同矣……读者细心考求，则仲景用药之通则，乃可识矣。"（《金匮要略浅注补正》）

【临床应用】

辨证要点：胸痹咳喘气逆，胸背痛，短气，心中痞，胸满，胁下逆抢心，兼见腹胀大便不畅，苔厚腻，脉弦等。

本方临床常用于冠心病、心绞痛、肺源性心脏病、风湿性心脏病、自主神经功能失调症，以及某些肺气肿，支气管喘息，胃肠功能紊乱、不明原因的胸痛等，见胸胃气机阻滞者。

人参汤

（胸痹心痛短气病脉证并治第九　5条）

【方证原文】胸痹心中痞，留气结在胸，胸满，胁下逆抢心，枳实薤白桂枝汤主之；人参汤亦主之。（5）

人参汤方：

人参　甘草　干姜　白术各三两

上四味，以水八升，煮取三升，温服一升，日三服。

【方证释义】本条论述胸痹虚证的治疗。本条为一证两方，虚实异治，实者用枳实薤白桂枝汤，虚者用人参汤。仲景在《胸痹病》篇第1条就提出胸痹的病因病机是阳微阴弦，即上焦阳气不足，中下焦寒饮有余，痹阻阳气。但本篇除人参汤证以外，全部都是阴弦的证治，可见仲景对胸痹的认识是篇邪实痹阻，不通则痛的。但他也没有忽视阳微的存在，而是留下人参汤证，以通治阳微诸症。由于阳气不足，温运无力，而出现胃中虚痞，胸中虚满，胁下闷胀，此外还可见有四肢不温，倦怠少气，语声低微，舌质淡，脉迟弱等，这些症状一旦阳气得到温运，便可解除。因此仲景以人参汤来补气助阳，温运气机。

【方药解析】人参汤即理中汤，方中人参、白术、甘草补中益气，干姜温中助阳。诸药同用，补中助阳，阳气振奋阴寒消，痞满散。

【方证归纳】

主症：胸痹，心中痞，胸满，胁下闷胀气逆，得温则舒。伴见四肢不温，倦怠少气，语声低微，舌质淡，脉迟弱等症。

病机：阳气不足，胸阳不展。

治法：补气助阳，温运胸阳。

方剂：人参汤。

方义：甘草、干姜温补脾阳；人参、白术健脾益气。

【类证类方】

类证：人参汤证与枳实薤白桂枝汤证均治疗胸痹兼气滞证，同一条文下，一证两方，一虚一实，人参汤证为胸痹阳气虚，鼓动无力，见心胸痞满，得温则舒，遇劳加重，伴见倦怠乏力，肢冷便溏等虚寒征象；而枳实薤白桂枝汤证为胸痹肝胃气滞，胸阳壅滞，见痞满胁下气逆，稍事活动减轻，食后加重，伴见腹满便秘等寒凝气滞表现。

【验案解析】

案例一：张某，女，54岁，1986年9月23日诊。因子宫肌瘤，阴道出血而造成失血性贫血，于去年10月做子宫全切术。术后时发心前区憋闷感，数分钟缓解，多在劳累后诱发。经常心悸，气短、乏力，动则喘息，出冷汗，畏寒恶风，脘密腹胀，食欲不振，脉沉细，舌淡苔白。服复方丹参片、冠心苏合丸近一年，病无改善。胸闷发作时含服速效救心丸可缓解。入冬以来病益甚。心电图检查：窦性心律，各导联T波异常。血脂不高。血常规正常。诊断为可疑冠心病。本证缘于阴血下夺，复经手术创伤，终因血病及气，气血衰少，以致脾阳虚衰，心脉失养而发病。当治以补益心脾，助阳敛阴。拟人参汤加味，处方：党参12克，白术、干姜、炙甘草各10克，炮附子6克，山萸肉15克，水煎服。停服苏合香丸，丹参片等香窜、活血药。服药4剂，心悸、汗出、畏寒、脘痞等症好转，守方出入服药半月，心悸等症明显减轻，胸闷很少发作。复查心电图提示：T波Ⅱ，avF，V5由低平双相转为直立。后以归脾汤收功。（田淑敏，冯淑凤，佘香翠. 人参汤为主治疗冠心病的体会[J]. 河北中医学院学报，1994（04）：9-10.）

按语：本案胸痹缘于大手术后气血大伤，尤其劳累后发服用一般冠心病药物丹参片、苏合香丸无效，可断为胸痹虚证，以人参汤温补脾胃，化生气血，加附子以助阳，加山萸肉以敛阴防止心阳暴脱，此用法与乌头赤石脂丸中的赤石脂意同。

案例二：李某，女，45岁。患冠心病，心绞痛数年。近3个多月以来胸骨后和心前区阵发性闷痛，经常倦怠乏力，食少便溏，脘腹胀满，心动悸，脉沉而结（心率60次/分，每分钟间歇3~5次），舌淡紫，体胖，苔白腻。久服通阳活血方药如栝蒌薤白半夏汤合冠心Ⅱ号方（丹参、川芎、红花、赤芍、降香）加减，疗效不佳。转求笔者诊治。分析上述方药只能治标，不能治本，应结合病机标本兼治。予通活血方中加入人参汤，水煎服。服药4剂，诸症减轻，早搏减少。守方服用20多剂，胸痹、心悸很少复发。（吕志杰.金匮杂病论治全书[M].北京：中医古籍出版社，1995：183.）

按语：仲景胸痹病中明确提到阳微阴弦，即邪实和正虚为胸痹的两个因素，二者缺一不可。但临床时多重邪实而轻正虚。本案便是明证，单纯驱邪多温燥耗气，若正气太弱，则难取效。合入人参汤后使胸中阳气有源，辛散活血亦不致耗伤正气。笔者本人也常在栝蒌薤白半夏汤等方剂中稍加益气养血之品，常有不错疗效。但需注意，若确定邪实壅盛，则不可加入人参汤，否则壅滞气机，犯了虚虚实实之戒。

案例三：黄某，女，35岁。患水肿病新瘥，面部仍有轻微水肿，面色淡黄，唇色不荣。近日胃脘作痛，绵绵不休，口中干燥，大便3日未通，脉象沉涩，舌白而干。笔者拟理中汤一剂，方用党参12克，白术9克，干姜6克，炙甘草9克。门人问：口燥便秘而用理中汤，岂不怕使燥结更甚吗？笔者说：此证乃脾虚中阳不振，运化失司，水津不布，津液不上输，故口燥舌干，不下行，故大便秘。是太阴里虚寒，而非阳明里实热证，从患者以往病史及当前面色，脉象可知。其病绵绵不休，腹无硬结，不扭按，是虚痛，故用理中汤温中健脾，使脾阳振奋，津液得行，所以症状即可解除。次日复诊，大便已通，口舌转润，胃脘痛随之而减，遂以六君子汤善其后。（俞长荣.伤寒论汇要分析[M].福州：福建科学技术出版社，1985：128.）

按语：本案为理中汤治疗太阴脾虚寒证。理中汤为《伤寒论》太阴病主方之一，治疗多种消化道疾病，略举一例，不再赘述。

【医家选注】

清·徐彬："人参汤亦主之者，病由中虚。去其太甚，即可补正以化邪也。胸痹之虚，本阳气微，非荣气虚也。阳无取乎补，宣而通之，即阳气畅，畅即阳盛矣。故薤白分以行阳为主，不取补。其此曰人参汤亦主之，因胁下逆，由中气虚，故兼补中耳。"（《金匮要略论注》）

清·周扬俊："同一病也，一用通痹去满之药，一用辛散补中之味，全不相谋，谓治一证，岂仲景自为矛盾耶？不知证有久暂、病有虚实也。假如气果有滞，上焦痞满，下气亦上逆，不得不于通痹药中加降气消满、调和荣卫之药。若夫病久而中气大虚，宗气不利，时时满，或从胁下抢心，不用甘温，必不足以益中州之气；不用辛散，且不足以破凝滞之阴。气足而清者自升，浊者自降，将结去而抢消矣，又何痹之有焉？"（《金匮玉函经二注》）

清·吴谦："虚者用人参汤主之，即理中汤，是以温中补气为主也。由此可知痛有补法，塞因塞用之义也。"（《医宗金鉴·订正仲景全书·金匮要略》）

【临床应用】

辨证要点：胸痹，心中痞，胸满，胁下闷胀气逆，得温则舒。伴见四肢不温，倦怠少气，语声低微，舌质淡，脉迟弱等症。

人参汤实治疗脾胃虚寒、心阳虚衰的主方之一。临床上以心脾阳虚证候为主者，皆可用本方为主治疗。

茯苓杏仁甘草汤
（胸痹心痛短气病脉证并治第九　6条）

【方证原文】胸痹，胸中气塞，短气，茯苓杏仁甘草汤主之；橘枳姜汤亦主之。（6）

茯苓杏仁甘草汤方：

茯苓三两　杏仁五十个　甘草一两

上三味，以水一斗，煮取五升，温服一升，日三服。

【方证释义】本条论述胸痹轻证偏饮阻的治法。胸痹原以喘息咳唾，胸背痛，短气为主证，而本条冠以"胸痹"，但仅见胸中气塞、短气，说明是胸痹轻证。气塞短气，是由饮阻气滞所致，但在病情上有偏于饮邪与偏于气滞的不同。如饮邪偏盛，上犯于肺，而见胸中气塞短气的，多兼咳嗽多痰等症，治以茯苓杏仁甘草汤宣肺化饮。

【方药解析】方中茯苓淡渗化饮，杏仁宣肺以通水道，甘草和中，使饮去气顺，则短气、气塞可消。

【方证归纳】

主症：胸痹，胸中气塞，短气。兼见咳嗽多痰，小便不利。

病机：胸中饮阻。

治法：宣肺化饮。

方剂：茯苓杏仁甘草汤。

方义：茯苓淡渗化饮，杏仁宣肺以通水道，甘草和中。

【验案解析】

案例一：赵某，男，56岁。西医确诊冠心病已3年，但病状轻，偶有心悸，胸闷痞塞，仍坚持办公室工作。两个月来又患支气管炎，咳嗽时作，咯吐白沫痰，胸中痞塞较前加重，纳略减，大便尚调，下肢轻微水肿，小便量减，舌质淡苔薄白，脉滑小数。证属心阳不振，痰饮内结之胸痹，治用茯苓杏仁甘草汤合二陈汤，宣肺化饮：茯苓30克，陈皮10克，制半夏10克，杏仁10克，甘草5克，红枣5枚，生姜3片；5剂。水煎服，每日1剂。药后下肢水肿消净，胸闷痞塞大减，小便量增。上方加全栝蒌15克、桂枝8克，再进7剂。咳偶作，咳吐白痰少许。上方10倍量制水丸，每日2次，每次6克。服丸剂期间正常工作。（李文瑞·金匮要略汤证论治[M].北京：中国科学技术出版社，1993：291.）

按语： 本案胸闷伴咳喘、痰液稀涎，显然为水饮阻滞，故以茯苓杏仁甘草汤合二陈汤，治见显效。

案例二： 富某某，女，56岁，干部，1985年4月5日就诊。证见：心动悸，脉结代。心电图：频发室性早搏。经中西药（中药如炙甘草汤等；西药如氯化钾、乙胺碘呋酮等）治疗不效。伴胸闷窒塞、短气、脘闷、纳呆、恶心欲吐，一日中之大半倚卧床榻，动之稍剧即短气动悸不已。观其体丰、面白、舌略胖、苔薄白润。拟茯苓杏仁甘草汤加味：茯苓30克，杏仁10克，炙甘草10克，枳壳10克。水煎，每日1剂。1剂入咽，短气窒塞大减，3剂毕，早搏消失，脉缓匀齐，纳增，追访至今未再发。（陈津生. 运用经方治疗心律失常[J]. 北京中医，1988（03）：19-21.）

按语： 本案主症心动悸，脉结代颇似《伤寒论》炙甘草汤证，故先投之，然未效，究其原因，病机不符，炙甘草汤证为阴阳两虚，心失所养。而本证患者体态偏胖，面色㿠白，脘闷欲吐等，舌胖，显然属痰饮内停，阻遏阳气之证。改用茯苓杏仁甘草汤以祛湿通阳，又加枳壳以降气逐痰。由于方药切中病机，故仅服3剂即愈。

案例三： 于某某，女，38岁，胸满气短1个月余。自诉胸闷乏力，甚至起床叠被亦觉气不足以吸，喜卧。又时觉咽中有物，叹气稍舒，但经常叹不出气。若稍事活动还会减轻。病史：糖尿病史15年。妇科多囊卵巢病史5年。情志不畅，月经不调（错后、闭经、量少）。小腹凉，腰酸，双脚冷睡眠需穿毛袜子。远程诊疗无法切脉，舌象见舌淡暗，边有齿痕，苔白腻。辨证为阳虚不化，饮阻气滞。先治以化饮理气，兼温阳化气。茯苓25克，陈皮10克，杏仁15克，炙甘草15克，半夏10克，薏苡仁30克，丹参10克，配附子理中丸。药仅1剂，自诉胸闷已去十之七八，如同咽喉开了一扇小窗，7剂后，白腻苔几无，变薄苔，但仍有气短，乏力，自述尿量稍多。原方又进7剂之后，手脚均已无寒冷之感。气短时好时坏。尿量已稳定。以当归芍药散和生脉饮善后。（笔者治验）

按语： 本案患者素有消渴病史，病久阳气渐虚，又兼有妇科病史，情志病史，现胸闷不痛，出气困难，活动减轻，情志不舒，咽有异物，与气滞血瘀湿阻有关。观其舌象以湿阻为主，故以茯苓杏仁甘草汤合二陈汤为底，加薏苡仁、丹参，配合附子理中，药见显效。后再以当归芍药散调气理血渗湿，生脉饮补养气阴。

【临床应用】

辨证要点： 胸痹，胸中气塞，短气。兼见咳嗽多痰，小便不利。

本方临床常用于冠心病、咳喘、心律失常、水肿等，病证较轻且属饮停胸肺者。

橘枳姜汤
（胸痹心痛短气病脉证并治第九　6条）

【方证原文】 胸痹，胸中气塞，短气，茯苓杏仁甘草汤主之；橘枳姜汤亦主之。（6）

橘枳姜汤方：

橘皮一斤　枳实三两　生姜半斤

上三味，以水五升，煮取二升，分温再服。

【方证释义】本条论述胸痹轻证偏气滞的治法。本条首冠以"胸痹"二字，即本证可见胸痹一般症状之"喘息咳唾，胸背痛，短气"，但并不严重，以胸闷、短气为主，因此为胸痹轻证。橘枳姜汤证与茯苓杏仁甘草汤证不同，偏气机阻滞，主症除胸中气塞、短气外，多兼见心下痞满、呕吐食少等症，治以理气散结、温胃降逆，用橘枳姜汤。

【方药解析】方中橘皮理气和胃，枳实下气散结，生姜温胃降逆，使气行饮去，则气塞、痞满即除。

【方证归纳】

主症：胸痹，胸中气塞，短气。兼见心下痞满，呕吐气逆等。

病机：胸中气滞。

治法：理气散结。

方剂：橘枳姜汤。

方义：橘皮理气和胃，枳实下气散结，生姜温胃降逆。

【类证类方】

类证：

（1）茯苓杏仁甘草汤证与橘枳姜汤证均治疗胸痹轻证，均有胸中气塞、短气的主症，但茯苓杏仁甘草汤证偏水饮停留、痹阻胸阳，伴见咳嗽痰多清稀、小便不利等，治以宣肺化饮；而橘枳姜汤证偏气滞胸中，伴见心下痞满、呕恶气逆等，治以行气散结，温中降逆。

（2）橘枳姜汤证与枳实薤白桂枝汤证均治疗胸痹气滞证，均可有胸满短气的表现，均用到枳实降气散结，区别在于：橘枳姜汤证病情较轻，可有胸背疼痛但程度轻甚至没有，主要以胸闷、短气症状为主，故枳实配橘皮、生姜以理气降逆；而枳实薤白桂枝汤证是胸背疼痛，胸、腹、胁皆满，故方中有栝蒌、薤白宽胸，枳实配厚朴降逆除满，加桂枝以平降逆气。

（3）橘枳姜汤证与桂枝生姜枳实汤证均在胸痹篇，方中均有枳实、生姜，区别：橘枳姜汤证属胸痹轻证，病位稍高，病机为气滞为主，故治疗配橘皮以理气降逆；而桂枝生姜枳实汤证属心痛轻证，病位偏低，病机为寒凝夹饮，故治疗配桂枝以散寒化饮。

【验案解析】

案例一：何某，男，34岁。咳嗽5年，经中西医久治未愈，细询咳虽久而并不剧，痰亦不多；其主要证候为入夜胸中似有气上冲至咽喉，呼吸作声，短气，胃脘胸胁及背部隐隐作痛，畏寒，纳减。脉沉而细，苔薄白，乃以橘枳姜汤加味治之。橘皮四钱，麸枳实三钱，生姜四钱，桂枝二钱，陈薤白三钱，全栝蒌四钱。三诊：5年宿疾，基本痊愈，痛亦缓解，再拟上方去薤白、栝蒌、桂枝，加半夏、茯苓、甘草以善其后。（姚国鑫，蒋钝儒.橘枳姜汤治疗胸痹的体会[J].中医杂志，1961，6：22.）

按语： 本案患者主诉虽然为咳嗽，但细询之下实有胸中气塞，甚至气逆的表现，与橘枳姜汤证相似。因有胸背及心下隐痛表现，故合入枳实薤白桂枝汤中。橘枳姜汤与茯苓杏仁甘草汤方药简单，药力也较轻，临床经常和枳实薤白桂枝汤、栝蒌薤白白酒汤、栝蒌薤白半夏汤合用，治疗胸痹不甚，以胸闷为主，但又有偶胸背疼痛症状的患者。

案例二： 张某某，男，37岁。1987年6月7日初诊。咳嗽已3年，诊为"支气管炎"，用青霉素、麦迪霉素、甘草片、罗汉果止咳冲剂、痰咳净、半夏止咳露等，皆不效。细询患者，方知咳嗽虽久但不剧烈，且痰不多，入夜有轻度喘息，胃脘胸胁及背部均隐隐作痛，稍有畏寒，纳差。脉迟而细，苔薄白。此证颇似《金匮要略》胸痹、胸中气寒、短气证，遂以橘枳姜汤加百合治之，橘皮、百合各15克，枳实6克，生姜10克。服药3剂后，诸症消失，胁背疼痛亦止，但胃脘部尚有隐痛。续进原方，加大百合剂量为25克，服2剂而痊愈。

原按： 本案入夜有轻度喘息（亦谓短气），以及胃脘胸胁及背部有隐痛，实乃胸痹之轻证。故选用橘枳姜汤方加百合治疗。陈修园《医学从众录》谓："百合合众瓣而成，有百脉一宗之象，其色白而入肺，肺主气，肺气降则诸气俱调。"橘枳生姜有辛温通达之力；百合甘润微寒，有降诸气之功。诸药相配，一温一凉，柔中有刚，使痹开气行，则喘息可除，不治咳而咳自止，诸痛也随之消失。（陈明.金匮名医验案精选[M].北京：学苑出版社，2001：287.）

按语： 本案与上案类似，精妙之处在于加味，即橘枳姜汤与百合的配伍。

【医家选注】

清·徐彬："胸痹而尤觉气塞短气，是较喘息更有闭塞不通之象，气有余之甚也。知下之壅滞多矣。故以杏仁利肺气，而加茯苓以导饮，甘草以补中。不则恐挟微寒，橘枳以利中上焦气，而加生姜以宣之。胸痹本属虚，而治之若此，气塞之甚，故先治标，后治本也。"（《金匮要略论注》）

清·周扬俊："胸痹既有虚实，又有轻重，故痹之重者，必彻背彻心者，轻者不然，然而何以言痹？以其气塞而不舒，短而弗畅也。然一属手太阴肺，肺有饮则气每壅而不利，故以茯苓逐水，杏仁散结，用之当矣。又可取于甘草？盖以短气则中土不足也，土为金之母也。一属足阳明胃，胃中实，故君橘皮以理气，枳实以消满，且使积滞去而机窍通，更加生姜之辛，无处不宣，靡有遏抑，庶邪去而正自快。此同一实证中，又有脏腑之别也。"（《金匮玉函经二注》）

清·沈明宗："邪气阻塞胸膈，肺气不得往来流利，则胸中气塞短气。方用杏仁使肺气下通，以茯苓引湿下行，甘草和中，俾湿邪去则痹去而气不短矣。然胸痹乃胸中气塞，土湿寒浊阴气，以挟外邪上逆所致，故橘枳生姜善于散邪下浊，所以亦主之。"（《金匮要略编注》）

清·吴谦："胸中气塞，胸痹之轻者也。胸为气海，一有其隙……若阴邪干之则化水，水性气阻，故令胸中气塞短气，不足以息，而为胸痹也。水盛气者则息促，主以茯苓杏仁甘草汤，以利其水，水利则气顺矣。气盛水者，则痞塞，主以橘皮枳实生姜汤，以开其气，气

开则痹通矣。"（《医宗金鉴·订正仲景全书·金匮要略》）

清·唐宗海："气塞者，谓胸胃中先有积气阻塞。而水不得下，有如空瓶中全是气，欲纳水入，则气反冲出，不肯容水之入，此为气塞之形也。以泄其气为主，气利则水利，故主橘枳以行气。短气者，谓胸中先有积水停滞。而气不得通，肺主通调水道，肺又司气之出入，肺之水道不通，则碍其呼吸之路，故短气也。当以利水为主，水行则气通，故主苓杏以行水。盖水化即为气，今有冰一块，消化则见其气上，是水化即为气之征；有水一盆，火熬之则气出，亦是水化为气之征。"（《金匮要略浅注补正》）

【临床应用】

辨证要点：胸痹，胸中气塞，短气。兼见心下痞满，呕吐气逆等。

本方临床常用于冠心病、咳喘、胃痛等，病证较轻且气滞气逆者。另外橘枳姜汤、茯苓杏仁甘草汤证候虽有偏于饮邪、偏于气滞之别，但由于饮阻与气滞二者在病机上存在着互为因果的关系，故临床上亦难截然划分。因此，在运用这两首方剂时，可分可合。同时，胸痹轻证也并不是固定不变的，故亦可根据病情与栝蒌、薤白、半夏等配伍应用，防微杜渐，避免痰气阻塞使病情增重。再者，短气一证，有虚实之分，虚证多属久病、体弱，证见声低息微，形瘦神疲，多由于心、肺、肾之气虚，或脾肾阳虚所致。实证常伴有胸腹胀满、呼吸声粗、心胸窒闷等，多由于饮阻气滞、寒饮停胸所致，临证当细辨之。

薏苡附子散
（胸痹心痛短气病脉证并治第九　7条）

【方证原文】胸痹缓急者，薏苡附子散主之。（7）

薏苡附子散方：

薏苡仁十五两　大附子十枚（炮）

上二味，杵为散，服方寸匕，日三服。

【方证释义】

本条论述胸痹急证发作的治疗。"缓急"二字是偏义复词，意即有缓有急，阳气得到温运，胸阳舒展则缓；阴寒乘踞，痼结胸阳则急。此处应该着眼于"急"证，也就是说胸背痛等症突然发作，且痛势急剧，病机属阳气衰微，寒湿痹阻。治以温经散寒，缓急止痛，方用薏苡附子散。

【方药解析】

方中薏苡仁祛湿缓急止痛，大附子温经散寒止痛。二味杵为散剂，提前制备，使仓促之时便于急用。方中薏苡用至十五两，大附子十枚，剂量虽大，但非一次用量，乃是配一料用量，临床运用应该根据病情酌量应用。

【方证归纳】

主症：胸痛剧烈，伴四肢厥冷，筋脉拘急，有濒死感，冷汗自出，脉沉弦或结代。

病机：胸阳衰微，寒湿闭阻。

治法：温经散寒，缓急止痛。

方剂：薏苡附子散。

方义：薏苡仁除湿通痹，缓解筋脉拘挛；炮附子温阳散寒，通痹止痛；用散剂（事先制备）则其效更速。

【类证类方】

类方：薏苡附子散与薏苡附子败酱散组成均有薏苡仁、附子均为散剂，区别：薏苡附子散中仅此两味，药量较重，两味并重，附子温经散寒，薏苡仁缓急止痛，主治胸痹急痛发作；薏苡附子败酱散中薏苡仁重用利湿排脓，败酱草清热解毒，附子轻用以温通阳气，主治肠痈脓已成。

【验案解析】

案例一：吴某，女，49岁，干部。患冠心病心绞痛已近2年，常感胸膺痞闷，憋气，甚则不能平卧，服栝蒌薤白半夏汤加丹参、鸡血藤、降香等多剂，证情已趋和缓。今日突然心胸疼痛，痛连脊背，呻吟不已，口唇青紫，手足冰冷，额汗如珠，家属急来邀诊，舌暗水滑，脉弦迟极沉。询其原因，系由洗头劳累受凉所致。此属寒甚而阳衰，痹甚而血阻，若疼痛不解，阳将脱散，生命难保，故急以大剂薏苡附子散合独参汤加味救治：薏苡仁90克，熟附子30克，人参30克，三七24克。先煎人参、附子，后纳薏苡仁、三七，浓煎频呷。只2剂，疼痛即缓解，厥回肢温，额汗顿止。（杨医亚，王云凯.中医自学丛书·金匮[M].石家庄：河北科学技术出版社，1985：207.）

按语：薏苡附子散为古时胸痹急证发作时救急的方剂，散剂多随身常备。今随身急救药多用速效救心、消心痛等，但薏苡附子散常做汤剂应用，因汤者荡也，取效亦速，若条件允许，心绞痛发作之剂，用之必效。

案例二：曹某某，男，50岁。患肋间神经痛10余年，1975年1月4日晚因连日劳累，觉胸部胀痛加重，至次晨痛无休日。此后，二十余日来，胸部持续胀痛不止。严重时，常令其子女坐压胸部，以致寝食俱废，形体衰疲。伴有呕恶感、口唾清涎、畏寒、肢冷等证。经西医检查，超声波提示肝大，X线检查示为陈旧性胸膜炎，钡餐显示胃小弯有一龛影，其他无阳性发现。曾用西药解热镇痛剂，血管扩张剂、制酸、解痉、保肝、利胆及中药活血化瘀法、祛痰法，均无效。疼痛严重时用杜冷丁，能控制三四个小时。1975年1月28日初诊，形证如上，闻及胃部有振水音，脉细弦，舌淡，苔白润多水，属寒湿胸痹，宜温阳利湿，先予薏苡附子散：附子五钱，薏苡仁一两，二剂。1月30日复诊，述服药当晚痛减，可安卧三四个小时。翌晨，二服，痛又减，饮食转佳。即于前方合理中汤及栝蒌半夏汤。三剂。2月2日三诊：疼痛大减，仅胸中隐隐不舒，体力有增，饮食渐趋正常。改投附子理中合小建中汤三剂，胸痛止。又续服十余剂，钡餐透视龛影消失，胸痛未再复发。（尚炽昌.胸痹[J].河南中医学院学报，1978（2）：29.）

按语：本案胸痹发作因劳累引发，疼痛甚剧，据胃部振水音，舌淡，苔润多水，脉细弦，辨为寒湿痹阻不难。急则治标，先以薏苡附子散散寒缓急，待疼痛缓解，再合以栝蒌半夏及理中方，以求标本兼治，扶正祛邪。

案例三： 胡某，男，55岁，1993年6月诊。患胸背痛，时轻时重1周余，伴有胃脘不适，时时欲呕，口吐唾沫，脉沉紧，苔略腻。治以仲景薏苡附子散合吴茱萸汤加减。薏苡仁15克，制附子6克，吴茱萸4.5克，党参9克，干姜3克，大枣15枚，良姜6克，厚朴6克。服4剂后，干呕吐涎沫已止，胸背痛缓解，但仍时而急迫，脉沉，苔略腻。药已中病，再进前药4剂。服后胸痹即愈。随访半年未见复发。（王桐萍. 薏苡附子散与薏苡附子败酱散临床应用举隅[J]. 北京中医药大学学报，1994（06）：61-62.）

按语： 本案胸痹属寒饮痹阻，又兼寒饮犯胃，呕吐涎沫，故合入吴茱萸汤加良姜、厚朴以散寒除湿。有学者认为，薏苡附子散证并非急证，因其方后"服方寸匕，日三服"为常规服法，并非顿服；又散者散也，不如汤者荡也，是胸痹偏"急"而实则不甚的"小发作"，有一定道理。若病情紧急还是应取汤剂。

【医家选注】

清·尤怡："阳气者，精则养神，柔则养筋，阳痹不用，则筋失养而或缓或急，所谓大筋软短，小筋弛长者是也。故以薏苡仁舒筋脉，附子通阳痹。"（《金匮要略心典》）

清·程林："寒邪客于上焦则痛急，痛急则神归之，神归之则气聚，气聚则寒邪散，寒邪散则痛缓。此胸痹之所以有缓急者，亦心痛去来之意也。薏苡仁以除痹下气，大附子以温中散寒。"（《金匮要略直解》）

清·徐彬："缓急是肢节之筋，有缓有急，乃胸痹之邪，淫及于筋也。肝主筋，乙癸同原，是龙雷之火不足，故得以痹胸之气移而痹筋。以舒筋之薏苡，合附子温下元，则阳回而痹自去，用散者，欲其渐解之也。"（《金匮要略论注》）

清·吴谦："缓急者，谓胸痹痛而时缓时急也。当审其缓急而施治，若缓而不急者，以栝蒌薤白白酒汤主之。今时缓时急，故以薏苡附子散。急通痹气，以迅扫阴邪也。"（《医宗金鉴》）

清·黄元御："胸痹缓急者，水土湿寒，浊阴上逆，肺气郁阻，胸膈闭塞，证有缓急不同，而总属湿寒。薏苡泄湿而降浊，附子驱寒而破壅也。"（《金匮悬解》）

【临床应用】

辨证要点： 胸痛剧烈，伴四肢厥冷，筋脉拘急，有濒死感，冷汗自出，脉沉弦或结代。

本方临床常用于治疗冠心病心绞痛，突见左侧胸部心前区剧烈绞痛如刺。还可用于治疗心律不齐、心肌缺血、心肌梗死、肋软骨炎、肋间神经痛、慢性胆囊炎、急慢性胃炎、坐骨神经痛、肩周炎等，疼痛剧烈突然者。薏苡附子散经常合并芍药甘草汤，以增强止痛效果。

桂枝生姜枳实汤
（胸痹心痛短气病脉证并治第九　8条）

【方证原文】心中痞，诸逆，心悬痛，桂枝生姜枳实汤主之。（8）

桂枝生姜枳实汤方：

桂枝　生姜各三两　枳实五枚

上三味，以水六升，煮取三升，分温三服。

【方证释义】本条论述寒饮气逆的心痛轻证证治。前文方证条首均冠以"胸痹"，主治胸痹病，本条未言及胸痹，但言心及心中，病位偏下，学者多认为是心痛病，病位偏胃。心中痞，即心下胃脘痞满，为寒饮壅滞气机。诸逆，指阴寒、痰饮所致各种上逆，包括胃气上逆的呕哕，肺气上逆的咳喘皆可见到。心悬痛，悬，吊挂、牵挂之意，《说文》"系也"，本义指用线绳维系以束缚之。心悬痛指心窝部向上牵引疼痛，为寒饮上逆，寒凝气滞，呈现拘挛样疼痛的表现，是寒性收引的体现。治以温阳化饮，下气降逆，方用桂枝生姜枳实汤。

【方药解析】方中桂枝通阳降逆；生姜散寒化饮，枳实下气开结，消痞除满。三药同用，能通阳化饮，下气降逆，寒散饮化，则痞除逆降，悬痛自止。

【方证归纳】

主症：心中痞，气逆抢心，干呕气塞，心悬痛。

病机：寒饮停胃而上逆。

治法：温阳化饮，下气降逆。

方剂：桂枝生姜枳实汤。

方义：桂枝温阳化饮，平降冲逆；生姜散寒化饮，开结除痞；枳实开结下气，消痞除满。

【类证类方】

类证：桂枝生姜枳实汤证与枳实薤白桂枝汤证，均治心中痞，鉴别如下表（表8-3）。

表8-3　桂枝生姜枳实汤证、枳实薤白桂枝汤证鉴别表

证名		桂枝生姜枳实汤证	枳实薤白桂枝汤证
症状	相同点	心中痞，气逆	
	不同点	（诸逆）心悬痛	胸痹（留气结在胸，胸满，胁下逆抢心）
病位		重心在于胃脘	重心在于胸部胁下
病机		寒饮之邪停于心下，上逆攻冲心胸	痰浊壅盛，气滞不通，肝胃气逆，胸胃合病
治则		温阳散饮，降逆消痞	宣痹通阳，泄满降逆
方剂		桂枝生姜枳实汤	枳实薤白桂枝汤
条文		九篇8条	5条

类方：桂枝生姜枳实汤与橘枳姜汤鉴别（表8-4）。

表8-4　桂枝生姜枳实汤与橘枳姜汤鉴别表

方名	药物用量				功用		症状	病机
	桂枝	橘皮	生姜	枳实	共同点	不同点		
桂枝生姜枳实汤	三两		三两	五枚	温中化饮行气泄满	平冲止痛攻　在通阳降逆	心中痞，诸逆心悬痛（气逆抢心，干呕气塞，心窝部牵引疼痛）	寒饮内停，上逆攻冲于心胸之位
橘枳姜汤		一斤	半斤	三两		专于理气散结	胸中气塞，短气（兼见心下痞满，呕吐气逆）	气滞饮阻（气滞偏盛）阻遏中焦

【验案解析】

案例一：金某，27岁，2005年9月13日初诊。妊娠43天，9月8日曾经出现阴道少量出血，当天出血即止。嘈杂，恶心，口不渴，纳欠，二便正常。舌淡红，苔薄白，脉细。治法：温中和胃降逆。方用桂枝生姜枳实汤加味：桂枝6克，生姜5片，枳实5克，半夏12克，茯苓10克。3剂。2005年9月16日二诊：恶阻好转，纳可，嗳气，舌脉如上。上方加砂仁（冲）5克，3剂。2005年9月23日三诊：恶阻继续减轻，嗳气已除，纳可，多涎唾，二便正常。舌略红，苔薄白，脉细。继以桂枝人参汤、参苓白术散加味善后而愈。（马大正.运用仲景小方治疗妊娠恶阻验案六则[J].甘肃中医，2006（12）：7-8.）

按语：桂枝生姜枳实汤证，不言胸痹而言"心中痞"，唐容川云："痹与痞轻重之间耳。痞言其塞，痹言其闭也。"认为此方亦治胸痹，只不过是痹之轻者也。方中枳实以泄痞，桂枝以下逆，生姜以散寒气，因此此方也可以治疗中寒饮停气阻的妊娠恶阻。本案以桂枝生姜枳实汤和小半夏茯苓汤，效果不错。恶阻渐消，加砂仁、理中、参苓白术等以安胎善后。

案例二：吴某，男，45岁。近年来，自觉胸中郁闷，常欲太息，胃中嘈杂，时有涎唾。最近胸前压痛感，心悬如摆，短气不足以息，闻声则惊，稍动则悸，心烦失眠，精神困倦，食纳尚可，口干不欲饮，小便频而短，体质肥胖，素贪甘脂。舌胖苔白，脉弦而数。此属脾失健运，痰饮上凌，以致心阳被遏，肺气郁滞而病胸痹。治宜驱除痰饮为主兼运脾胃，主用桂枝生姜枳实汤加味：嫩桂枝5克，淡生姜5克，炒枳实6克，法半夏9克，鲜竹茹10克，云茯苓10克，广橘皮6克，全栝蒌9克，薤白头6克，炙甘草5克。服5剂后数脉转缓，苔呈薄腻，胸满略舒，心痛已止，但惊悸仍影响睡眠。仍宗上方去生姜、竹茹，加白术9克、九节菖蒲3克，服至20余剂，诸症若失。（李聪甫.试论胸痹与脾胃辨证的关系[J].中医杂志，1983，1：13.）

按语：桂枝生姜枳实汤主治证虽多认为是心痛，但胸痹亦可用之。本案即将该方与栝蒌薤白半夏汤合用。可见本篇心、胃疾患均可通用，不必分所谓胸痹、心痛。

【医家选注】

清·尤怡："诸逆，该痰饮、客气而言；心悬痛，谓如悬物动摇而痛，逆气使然也。桂

枝、枳实、生姜以散逆，苦以泄痞，温以祛寒也。"（《金匮要略心典》）

清·程林："诸逆如胁下逆抢心之类，邪气独留于上，则心悬痛。"（《金匮要略直解》）

清·徐彬："此已下，不言胸痹，是不必有胸痹的证矣。但心中痞，是阴邪凝结之象也。非因初时气逆不至此，然至心痛如悬，是前因逆而邪痞心中，后乃结心中而下，反如空矣。故以桂枝去邪，生姜枳实宣散而下其气也。"（《金匮要略论注》）

清·魏荔彤："心中痞，即胸痹之气塞阻滞闷也。诸逆，气塞则逆。逆则诸气随之上逼于心。心为邪气所侵，斯悬而痛。俱为阳微而邪痞之故也。主之以桂枝生姜枳实汤，无非开阳散邪，开郁行气之治也。为胸痹而心痛者立法也。"（《金匮要略方论本义》）

清·黄元御："心中痞塞，诸气上逆，心悬作痛。以胆胃不降，胸膈郁满，阻厥升路，冲击作痛。枳姜降浊而泄痞，桂枝疏木而下冲，是以主之。"（《金匮悬解》）

【临床应用】

辨证要点：心中痞，气逆抢心，干呕气塞，心悬痛。

本方临床用于心胸部窒息性疼痛，或胃脘痞闷，气逆上攻作痛，呕恶嗳气，胃寒喜热者，或胃神经痛属水饮寒邪所致者。还可治疗冠心病心绞痛、高血脂、心律不齐、慢性胃肠炎等病症而见上述证机者。

乌头赤石脂丸
（胸痹心痛短气病脉证并治第九　9条）

【方证原文】心痛彻背，背痛彻心，乌头赤石脂丸主之。（9）

乌头赤石脂丸方：

蜀椒一两　乌头一分（炮）　附子半两（炮）　干姜一两　赤石脂一两

上五味，末之，蜜丸如梧子大，先食服一丸，日三服。

【方证释义】本条论述阴寒痼结心痛重证的证治。彻，透彻之义，作牵引解。《说文》："彻，通也。"《广韵》："彻，达也。"心痛彻背，是一种牵引性疼痛，即心胸部疼痛放射至后背、牵引背脊亦痛。本条未言其他，但言"心痛彻背，背痛彻心"，是强调疼痛程度之剧，是心胸部疼痛牵引到背部，背部疼痛牵引到心胸部，形成心背互相牵引的疼痛症状。其痛势急剧而无休止，严重者伴见四肢厥冷、冷汗出、面色苍白、脉沉紧、由阳气衰微、阴寒痼结所致，治以温阳逐寒、止痛救逆，方用乌头赤石脂丸。

【方药解析】方中乌头炮用散寒逐湿止痛；蜀椒辛燥散寒祛湿；炮附子温经助阳止痛；干姜温阳散寒守中。乌头、附子、川椒、干姜乃大辛大热之品，协同使用，逐寒止痛之力极强；佐以赤石脂，取其固涩之性、收敛阳气，以防辛热之品温散太过；以蜜为丸，既可解乌头、附子之毒，又可缓乌头、附子辛热之性。首次服小量，"不知，稍加服"，可谓慎之又慎也。本方是仲景乌头与附子同用之例。乌头与附子为同科植物之母根与旁生子根。虽属同科，但其功用略有不同：乌头长于起沉寒痼冷，并使在经的风寒得以疏散；附子长于补助阳气，并可温化内脏的寒湿。温阳散寒止痛是"母与子"相同之功。本方证乃阴寒邪气病及心胸内外、脏腑经络，故仲景将乌头、附子同用，以达到振奋阳气、驱散寒邪而止痛之目的。

【方证归纳】

主症：心痛彻背，背痛彻心，伴四肢厥冷、冷汗出、面色苍白、脉沉紧。

病机：阳气衰微，阴寒痼结。

治法：温阳逐寒，止痛救逆。

方剂：乌头赤石脂丸。

方义：乌头炮用散寒逐湿止痛；蜀椒辛燥散寒祛湿；炮附子温经助阳止痛；干姜温阳散寒守中；佐以赤石脂，取其固涩之性，收敛阳气，以防辛热之品温散太过。

【类证类方】

类证：

（1）乌头赤石脂丸证与桂枝生姜枳实汤证均治疗心痛，但二者有轻重之别：桂枝生姜枳实汤证病机为寒饮停于胃，表现为寒凝气滞的心中痞和向上冲逆的诸逆，心悬痛，病证较轻，治以温阳化饮降逆；乌头赤石脂丸证属阳衰阴盛，阴寒痼结，表现为剧烈疼痛的心痛彻背、背痛彻心，病证较重，治以温阳逐寒、止痛救逆。

（2）乌头赤石脂丸证与薏苡附子散证同在《胸痹心痛病》篇，均可治疗心前区、心下胃脘部位的急痛，区别在于：乌头赤石脂丸证阴寒痼结较重，表现为心胸持续性剧烈疼痛，病位偏下在胃，但也可用于胸痹急证的治疗，是重证；而薏苡附子散证是阳虚寒湿痹阻胸阳，表现为心前区的突发性疼痛，主要用于胸痹急证治疗，是急证。

（3）乌头赤石脂丸证与栝蒌薤白半夏汤证主症均有心痛彻背的表现，又在一篇中，区别在于：栝蒌薤白半夏汤证是痰浊痹阻胸阳，表现为心痛彻背但有休止，伴咳喘不能平卧，病位偏上在胸，治以通阳宽胸、化痰降逆；而乌头赤石脂丸证是阳虚阴寒痼结，表现为心痛彻背，背痛彻心，剧烈且无休止，病位偏下在胃，治以温阳逐寒、止痛救逆。相比较而言，乌头赤石脂丸证较重，方属逐寒温阳峻剂；栝蒌薤白半夏汤证较轻，方属通阳宽胸平剂（表8-5）。

表8-5　乌头赤石脂丸证与栝蒌薤白半夏汤证鉴别表

证名	乌头赤石脂丸证	栝蒌薤白半夏汤证
症状	心痛彻背，背痛彻心	胸痹不得卧，心痛彻背
病情	更重	重
病机	阴寒内盛，寒气攻心	胸中阳气不宣，痰涎壅滞
治则	温阳散寒，峻逐阴邪	通阳散结，祛痰宽胸
方剂	乌头赤石脂丸	栝蒌薤白半夏汤
条文	九篇9条	4条

【验案解析】

案例一：项某某，女，47岁。胃脘疼痛，每遇寒或冷而发，发则疼痛牵及背部，绵绵不已，甚或吐酸泛漾，大便溏泻，曾温灸中脘而得缓解，脉迟苔白，以丸剂缓进。制川乌9克，川椒9克，制附子9克，干姜12克，赤石脂30克，炒白术15克，党参15克，炙甘草9克，高良姜9克，瓦楞子30克。上药各研细末，和匀蜜丸，每次2克，每日服2次，温开水冲服。（卢良威.何任老师对金匮方的应用[J].浙江中医学院学报，1980（04）：19-21.）

按语：本案患者胃脘痛每遇寒则发，发作时痛及背部，与乌头赤石脂丸证"心痛彻背"如出一辙，病机也相符，故何任老以该方为底，合入理中丸，并作丸剂，以求缓进长效。

案例二：吕某，女，62岁，1983年12月15日就诊。间发左胸疼2年，近日天气寒冷，自觉胸闷不适，今晨突发心绞痛不休，急用硝酸甘油片含舌下无效，求余诊治。症见心痛彻背，有时昏厥，汗出肢冷，唇舌青紫，脉细欲绝。心电图检查示：急性下壁心肌梗死。证属寒凝痹阻、阳虚欲脱之候。治法：回阳救逆固脱。急用乌头赤石脂丸加味：乌头10克，乌附片30克，干姜10克，川椒8克，赤石脂15克，桂枝15克，红参15克。水煎。一昼夜急服2剂，心痛大减，汗止肢温，昏厥随之而除。共服5剂，心痛消失，唯有胸闷不适，舌质淡红苔白，脉象沉细。心电图复查提示：窦性心动过缓；冠状动脉供血不足。危证已去，改用枳实薤白桂枝汤加丹参20克、栝蒌10克、黄芪20克、红花4克，调治1个月而愈。随访1年未见复发。（李济民.经方治疗急证二例[J].国医论坛，1989，2：14.）

按语：本案患者心阳素虚，外寒乘虚而入，阴寒痼结，痹阻心脉，并呈现内闭外脱的危象，故急以乌头赤石脂丸改汤以回阳救逆，散寒止痛，温固阳气，并加桂枝以通心阳，红参以扶助真元之气。待阳回痛减，危象得除，再以栝蒌、薤白、枳实诸剂加活血益气药物调治善后。可见乌头赤石脂丸亦可用于胸痹急证的治疗，只是病情更加急重，若改丸为汤往往更有助于发挥药力。

案例三：刘某，男，73岁。患冠心病、心肌梗死，住某军医院。脉症：心痛彻背，背痛彻心，面色发绀，汗出肢冷，舌质紫黯，脉象沉细。此为心阳衰弱，心血瘀阻，治宜回阳固脱，通瘀止痛。用乌头赤石脂丸：炮乌头5克，炮附子10克，川椒3克，干姜5克，赤石脂10克，加红参10克，苏木10克。做汤剂服，并配合西药抢救。1剂汗止肢温，再剂心痛渐止，继用柏子养心丸调理。（谭日强.金匮要略浅述[M].北京：人民卫生出版社，1981：149.）

按语：本案与上案类似，亦用于胸痹急证中，用药略有差异而已。

案例四：吕某某，男，62岁。患胃痛已15年，常反复发作。经X线拍片诊断为"胃小弯溃疡"。近1周来，胃脘疼痛加剧，大便黑如柏油样已2天，今日上午呕黯红色血块半碗，并晕倒在地。患者形体消瘦，面色㿠白，口唇淡紫，脘腹板硬不温，手足冰冷，舌质淡红，苔白如霜，脉沉迟细弱。血压80/50毫米汞柱，血红蛋白5克。此为阳气微，气不摄血，血溢胃府。治宜益气固脱，散寒回阳。方药：川乌头2克，蜀椒10克，生附子5克，干姜、赤石脂各10克，红参5克。文火煎1小时，少少与饮之。服2剂后，心背痛止，未再吐血，大便转黄，一顿能进糜粥半碗，手足已温。再用乌头赤石脂丸加减服20余剂而康复。（刘熹.乌头赤石脂丸治愈溃疡病出血[J].四川中医，1985，3（4）：414.）

按语：本案胃溃疡胃痛剧烈，伴出血，证属阳虚寒凝，气不固血。以乌头赤石脂丸改汤剂，加红参，散寒回阳，益气固血。

案例五：周某，男，18岁，学生。患者半年前两下膝关节渐起疼痛。经西医诊为风湿性关节炎，用抗风湿药、青霉素、激素等药物治疗效果不显。证见两侧膝关节屈伸不利，动则痛剧，喜温畏冷，局部不红不肿，脉紧而有力，苔薄白，证属寒湿之邪痼结膝部。首投乌头汤：制川乌10克，赤芍15克，麻黄6克，生黄芪15克，炙甘草10克，独活10克，伸筋草10克，服1剂后患者通体出汗，但疼痛不减。因思《金匮要略·湿病篇》"汗大出者，但风气去，湿气在，是故不愈也"。乌头汤中乌头辛热走窜，麻黄发表力猛，加上患者阳气不足，致徒伤正气而寒湿不去。遂改用乌头赤石脂丸缓缓取效：制乌头30克，干姜15克，川椒15克，赤石脂60克，乌梅18克，独活20克，牛膝30克，木瓜30克，蜜丸，每丸重6克，1剂未完，痛减大半，改养血通络之丸剂调理。（王旭东.乌头赤石脂丸的临床应用[J].湖南中医学院学报，1983（02）：30-32.）

按语：本例为乌头赤石脂丸治疗痹证，因乌头、附子有散寒逐湿止痛之效，且仲景桂芍知母汤、乌头汤中有乌、附两药，故此方完全可以用于痛痹的治疗。本案初投乌头汤不效，乃因方中多为辛燥发散之品，而患者年少，不耐强药，徒使峻汗出而邪未尽。改用乌头赤石脂丸加减，丸者缓也，赤石脂能牵制乌附辛燥之性，添乌梅更敛其刚燥，使方中有动有静，稳打稳扎，使寒湿之邪缓缓而去。看此案方知仲景乌头赤石脂丸原方中应用赤石脂及丸剂之妙。

【医家选注】

清·尤怡："心背彻痛，阴寒之气，遍满阳位，故前后牵引作痛。沈氏云：邪感心包，气应外俞，则心痛彻背；邪袭背俞，气从内走，则背痛彻心。俞脏相通，内外之气相引，则心痛彻背，背痛彻心，即经所谓寒气客于背俞之脉。其俞注于心，故相引而痛是也。乌、附、椒、姜同力协济，以振阳气而逐阴邪，取赤石脂者，所以安心气也。"（《金匮要略心典》）

清·吴谦："上条心痛彻背，尚有休止之时，故以栝蒌薤白白酒加半夏平剂治之；此条心痛彻背，背痛彻心，是连连痛而不休，则为阴寒邪甚，浸浸乎阳光欲熄，非薤白白酒之所能治也，故以乌头赤石脂丸主之。方中乌、附、椒、姜，一派大辛大热，别无他顾，峻逐阴邪而已。"（《医宗金鉴》）

清·唐宗海："上言心痛彻背，此又添背痛彻心。上用栝蒌薤白半夏汤，是但治心胃也。此用乌头、蜀椒，是兼治肝肾肺脏。治法已各不同。旧注心痛彻背尚有休息。此云背痛彻心，连连不休。夫痛症自有轻重收发之不一，未有一痛终日而不止者也。以有休止无休止解此二证，不见有差。盖上但言心痛彻背，是痛发于心前，为肺胃之部分。肺胃阳气不宣，而有邪寒停饮，则心前发痛，由胸膈而窜走向背，则为心痛彻背，但痛向背去，而背间无邪，不复从背痛起。故但治心前之肺胃，则心痛彻背之证愈。用半夏薤白白酒以宣肺胃之阳，用栝蒌实以通胸膈之气，则心前不发痛矣。若此节又添背痛彻心，则是痛又能从背间发，由背而痛彻心前。背为太阳督脉所司，又肝系连于脊，肝与太阳之寒邪发作，乃能由背痛起，以转彻胸前。然则此证心痛彻痛，是心胸之寒邪也。而背又痛彻心，是肝与太阳之寒也。上文心痛彻背是一面病。此云背又痛彻心，是两面俱病矣。故上方不合，当用乌头以去肝寒，附子以去太阳之寒，而背痛彻心之病愈。用蜀椒以去肺寒，用干姜以去胃寒，而心痛彻背之病愈。上用栝蒌取其宣通，此用石脂取其堵塞，两面夹攻之病，若但注一面，安知圣师之旨。"（《金匮要略浅注补正》）

【临床应用】

辨证要点：心痛彻背，背痛彻心，伴四肢厥冷，冷汗出，面色苍白，脉沉紧。

乌头赤石脂丸为古人治疗"真心痛"的救急药。目前可辨证采用本方治疗冠心病心绞痛，救治心肌梗死以及沉寒痼冷性脘腹痛、急性胃炎、胃溃疡、坐骨神经痛、肩周炎、风湿性关节炎等属阳气衰微，阴寒痼结者。

九痛丸
（胸痹心痛短气病脉证并治第九　附方）

【方证原文】九痛丸：治九种心痛。

附子三两（炮）　生狼牙一两（炙香）　巴豆一两（去皮心，熬，研如脂）　人参　干姜吴茱萸各一两

上六味，末之，炼蜜丸如桐子大，酒下。强人初服三丸，日三服，弱者二丸。兼治卒中恶，腹胀痛，口不能言；又治连年积冷，流注心胸痛，并冷冲上气，落马坠车血疾等，皆主之。忌口如常法。

【方证释义】本条论述九痛丸之组成及其适应证。本方虽名为九痛丸，但其治疗证候应属于积聚、痰饮、结血、虫注、寒冷等原因而引起的心痛。从方测证看，本方为祛寒散结，杀虫温通之剂。

【方药解析】方中附子、干姜祛寒散结；吴茱萸开郁，杀虫止痛；人参补中；巴豆温通，破坚积，逐痰饮；狼牙，《千金方》作狼毒，能杀虫，破积聚饮食，除寒热水气，从以上药物的作用看，可知而通治九种心痛的说法，似觉欠妥。

【方证归纳】

主症：九种心痛。

病机：积聚、痰饮、结血、虫注、寒冷，痹阻心胸。

治法：祛寒散结，温阳扶正。

方剂：九痛丸。

【验案解析】

案例：戴某，女，42岁，胃脘痛已十多年，每天秋冬风寒之际加剧，近日来又发作，

坐卧不安，面色苍白无华，不欲进食，但食后痛缓，时时泛酸，胃寒肢冷，形体消瘦，小便清长，大便色黑而秘结，三四日一解，舌淡红，苔薄白，脉沉弦无力。大便检查潜血阳性。此系阴寒痼冷结于中焦，脾胃失和。治宜温通散寒，健脾止痛。令痛甚时随服九痛丸1丸，服后10多分钟即慢慢缓解。当天计服15丸，次日痛大减，但时有隐隐然感觉，改为每日服3次，每次1丸。共服100丸，痼痛除，大便检查潜血阴性，随访10年，未见复发。（袁呈云.九痛丸治疗胃脘顽痛[J].浙江中医杂志，1984，2：58.）

按语： 此案为阴寒痼结之胃脘痛，九痛丸主治之九种疼痛中包括胃脘痛，故治之而效。

【医家选注】

清·尤怡："九痛者，一虫，二注，三风，四悸，五食，六饮，七冷，八热，九去来痛是也。而并以一药治之者，岂痛虽有九，其因于积冷结气所致者多耶！"（《金匮要略心典》）

【临床应用】

辨证要点： 九种心痛（积聚、痰饮、结血、虫注、寒冷）。

本方临床常用于积冷结气等所致的冠心病心绞痛、胃脘痛、腹痛等各种剧烈疼痛急证的缓解。

[韩诗雨]

第九章　腹满寒疝宿食病脉证治方

厚朴七物汤

（腹满寒疝宿食病脉证治第十　9条）

【方证原文】病腹满，发热十日，脉浮而数，饮食如故，厚朴七物汤主之。（9）

厚朴七物汤方：

厚朴半斤　甘草　大黄各三两　大枣十枚　枳实五枚　桂枝二两　生姜五两

上七味，以水一斗，煮取四升，温服八合，日三服。呕者加半夏五合；下利去大黄；寒多者加生姜至半斤。

【方证释义】本条论述腹满里实兼表证的证治。文首言"病腹满"，即本证的主诉，发热十日，为现病史，说明腹满出现在发热之后。病程已过太阳病七日之期，脉不浮紧而浮数，腹部又见胀满，说明病已由太阳传至阳明，属太阳与阳明并病，而以阳明里实腹满为主。饮食如故，表示阳明里实不在胃，而在大肠。表里同病，仅解表则里实为重，仅攻里则表邪内传，故表里双解，治以行气通腑，兼以解表，方剂用厚朴七物汤。

【方药解析】厚朴七物汤为厚朴三物汤合桂枝汤去芍药而成。方中厚朴三物汤行气除满以去里实；桂枝汤解表而和营卫；去酸敛之芍药，是因其证但满不痛，并避免敛邪。方后加减：若呕吐可加半夏以降逆止呕；若脾虚下利可去掉大黄以防苦寒败胃；若表寒或里寒较重，可加重生姜用量至半斤以散寒。

【方证归纳】

主症：病腹满，发热十日，脉浮而数，饮食如故。

病机：阳明腑实兼表证（表里同病）。

治法：表里双解。

方剂：厚朴七物汤。

方义：厚朴三物汤（厚朴八两、枳实五枚、大黄三两）行气除满，治里实；桂枝汤去芍药以解表。

【类证类方】

类证：

（1）厚朴七物汤证与厚朴三物汤证区别：见厚朴三物汤。

（2）厚朴七物汤证与《伤寒论》厚朴生姜半夏甘草人参汤证均以腹满为主症，厚朴用量均达到半斤，均用到生姜、甘草，区别在于：厚朴七物汤证属阳明里实腹满兼太阳表寒未罢，故用厚朴、枳实大黄泻阳明里实，配桂枝汤去芍药散太阳表邪，该证以里实腹满为主，故重用厚朴达八两；朴姜夏草人参汤证属太阳病误汗后脾虚气滞腹满变证，也是以腹满为主，厚朴用八两，但配合小半夏汤以除湿，轻用人参、甘草以健脾，属驱邪兼以扶正的治法。

类方：厚朴七物汤与《伤寒论》桂枝加厚朴杏子汤组成均有桂枝汤加厚朴的配伍，区别在于：厚朴七物汤组成是桂枝汤去芍药加厚朴三物汤，治疗太阳表邪未罢，而阳明里实腹满为主，厚朴用量重达半斤；桂枝加厚朴杏子汤组成是桂枝汤原方加厚朴、杏仁，治疗太阳中风兼有咳喘，以太阳中风为主，厚朴仅用二两。

【验案解析】

案例一：潘某某，男，43岁。先因劳动汗出受凉，又以晚餐过饱伤食，致发热恶寒，头疼身痛，脘闷恶心，单位卫生科给以藿香正气丸3包，不应，又给保和丸3包，亦无效；仍发热头痛、汗出恶风、腹满而痛，大便3日未解，舌苔黄腻，脉浮而滑，此表邪未尽，里实已成，治以表里双解为法。用厚朴七物汤：厚朴10克，枳实6克，大黄10克，桂枝10克，甘草3克，生姜3片，大枣3枚，加白芍10克，嘱服2剂，得畅下后即止后服，糜粥自养，上症悉除。（谭日强.金匮要略浅述[M].北京：人民卫生出版社，1981：159.）

按语：本案虽未经发热10日，但劳汗受凉，又饱食积滞，致使内外同病，单以藿香正气解表理气、保和丸消食导滞均不能解除，倒使阳明更实，表寒不罢。舌苔黄腻，脉浮滑亦揭示里实兼表寒的病机，以厚朴七物汤治之，表里双解，得畅下即愈。说明本证以里实为主。另厚朴七物汤原方中并无芍药，因芍药敛邪不利腹满去除，但谭老未去芍药，因患者腹满而痛，需要芍药缓急止痛。

案例二：赵某某，男，27岁，工人，2005年8月10日初诊。患者于2005年8月1日参加朋友婚宴，宴中饱食，畅饮，外以电扇吹风。翌日晨起即现呃逆不止，影响睡眠、饮食、工作，感全身皮肤拘紧、发热、汗出、恶风、脘部硬满、大便秘结。曾采用多种方法治疗，未效。8月10日患者要求中医诊治。刻诊：上述症状仍然存在，舌质淡红，苔中部厚腻略黄，脉浮沉取有力略弦。证属内伤外感，寒热相杂，营卫失和，胃气上逆。治当解肌发表，泻实除满。方用《伤寒论》厚朴七物汤加味。处方：厚朴20克，炙甘草6克，生大黄6克，桂枝15克，枳实9克，砂仁6克，藿香10克，生姜10克，红枣5枚。3剂，水煎服。次日，患者诉，昨晚服药后，全身津津汗出，呃逆随之而止，当晚安然入睡。今日解稀便2次，略感肠鸣不适，皮肤拘紧减轻，嘱其原方去大黄，加葱白1根，再服1剂，以尽外邪。后以香砂六君子汤3剂善后。（郭德晶.经方治验二则[J].光明中医，2007（02）：29.）

按语：本案患者主诉为呃逆，虽非腹满，但属异病同治，当活用经方。病起于10日前饱食吹风，见发热、恶风、汗出、身拘紧等外感之象，又兼脘腹硬满、大便秘结的里实表现。里实腹满，则胃气上逆，冲动于膈，形成哕逆之证。与里寒兼表的厚朴七物汤证病机一致，病程一致、主症略有不同。故用该方加藿香、砂仁以理气化湿和中，二诊病情大减，大便略稀，则遵原文去大黄，并加葱白以温通阳气，最后以香砂六君子汤善后。

案例三：某患者，男婴，3个月。因原因不明的阵发性哭闹，腹部胀满（可能有腹痛），3日不大便，吐奶不止，以后吐出黄色如大便样物，证情日益加剧而就诊。经西医检查确诊为完全性肠梗阻，经灌肠下胃管及对症治疗，不见好转，决定采用手术疗法。患者家属考虑到小儿仅3个月，不同意手术而来中医处诊治。当时患儿面色苍白，精神萎靡，时出冷汗，腹胀拒按，大便不通，脉微，舌苔灰白，系脾阳不运、积滞内停所致。治以行气泄满，温中散寒，用厚朴七物汤：厚朴10克，桂枝7.5克，甘草10克，枳实10克，川大黄2.5克，生姜5克。上方1次即见效。药后1~2小时，排出脓块样大便，以后2小时内，共排出3次稀便，随着腹胀消失，腹痛减轻，经10余日，逐渐恢复如常。（张有俊.经方临证集要[M].石家庄：河北人民出版社，1983：308.）

按语：此例患者仅为3月大婴儿，完全性肠梗阻，病情急重，西医除手术外束手无策。此时中医出场，辨证不难，需要行气泄满，温中散寒，但考验医者的经验和胆量，仅用厚朴七物汤一剂，腹通便出，病证解除，真是效如桴鼓。

案例四：赵某某，女，37岁。近来上脘胀满，胸闷气逆，矢气不畅，带多甚臭，厌食寐难，舌淡红，苔腻浊，先以清理湿热，升阳止带为治：苍术、荷叶、柴胡各9克，升麻6克，龙胆草6克，贯仲15克，炒栀子12克，甘草3克。3剂。药后诸症反增无减，带下如脓，便结难解。悟得此案为气机阻滞，湿热内遏，当理气宽中通腑以去湿热，改用厚朴七物汤加味：厚朴、桂枝各6克，枳实、甘草各3克，绵纹、槟榔、白芍、象贝母9克，生姜2片，红枣6枚。5剂。药后胸脘顿宽，带下明显减少，余症如上，原方3剂。药毕，诸恙均减，胃纳未馨，脉细软。处方：党参、茯苓、白术各10克，川连1.5克，乌梅5枚，炙甘草3克。5剂。（马大正.吴国栋运用经方治带验案[J].浙江中医学院学报，1985（04）：30-31.）

按语：妇科带下病，多责之于脾虚或湿热下注，本案先按该思路治疗，病情不轻反重，足见辨证未切中要害。但见带下如脓，便结难解，腹满胸闷，舌苔秽浊，显为胃肠积滞，腑气不降，湿热壅聚，下注阴中，故以理气通腑之厚朴七物汤加味，通腑导滞而效。此为典型的治病求本之法。方中枳、朴、大黄、槟榔行气攻下；桂枝汤不为解表，而为调和营卫，通阳降气；加象贝母清热散结。待腑气已通，胃气渐苏，再以用四君健脾，连、梅酸苦开胃，以善其后。

案例五：侯某某，女，30岁。患者经漏2个月余，曾经中西医治疗，而经漏如故，且脐腹绞痛难忍，用吗啡止痛，收效不大，反而出现口干、舌燥、自汗、发热等症。症见脉弦细，舌苔白腻少津。结合上述诸症，显系血枯化燥，血室瘀热所致。势非攻下，莫可救治。但患者体质虚损，用下恐再伤正气，经漏更甚，以致危殆。治法当分两步：先从健脾、养肝，恢复机体功能，待体质好转，方再议下，处方用逍遥散加胡黄连。数剂后，果现脉数，舌转黄燥，发热，自汗，腹痛拒按，大便秘结，数日未解。此瘀热伤津，而肠燥之征象已备，体质已趋好转，清下之条件已具，乃用仲景厚朴七物汤：厚朴9克，枳实9克，大黄9克，桂枝9克，甘草9克，生姜3片，大枣3枚。嘱服1剂。次日来诊，大为好转，自诉大便已通，下黑粪两次，每次半痰盂之多，且汗止舌润，脉静身凉。2个月多来之经漏已随之而止。继以归芍六君子汤调理而愈。（陈明.金匮名医验案精选[M].北京：学苑出版社，2000：298.）

按语：本案与上案相似，均以厚朴七物汤加减治疗妇人病，上案为腑气不通，瘀热内结而致湿热带下，本案为阳明瘀热，蓄结血室，而致血不归经成崩漏。两案均以厚朴七物汤通腑泄下以治根本，方中桂枝汤均有通阳降逆之用。可见仲景厚朴七物汤证中阳明里实是根本，而阳明里实可导致多种疾病，因此厚朴七物汤证的应用范围十分广泛。

【医家选注】

清·尤怡："腹满，里有实也；发热脉浮数，表有邪也，而饮食如故，则当乘其胃气未病而攻之。枳、朴、大黄，所以攻里；桂枝、生姜，所以攻表，甘草、大枣，则以其内外并攻，故以之安脏气，抑以和药气也。"（《金匮要略心典》）

清·徐彬："此有表复有里，但里挟燥邪，故小承气汤为主，而合桂甘姜枣以和其表。盖腹之满，初虽因微寒，乃胃素强故表寒不入，而饮食如故，但腹满发热，且脉浮数，相持十日，此表里两病，故两解之耳。若寒多加生姜至半斤，谓表寒多也；若呕，则停饮上逆矣，故加半夏；若下利，则表里气本虚寒，去大黄。"（《金匮要略论注》）

清·程林："此方荡腹满而除表热。夫表里俱实，当先解表，乃可攻里，今表邪微而里邪盛，故用承气桂枝二汤相合，以和表里，如伤寒之用大柴胡汤，此其义也。"（《金匮要略直解》）

【临床应用】

辨证要点：病腹满，大便秘结，发热十日，脉浮而数，饮食如故。

本方适用于阳明里实腹满为主，可兼有表寒的肠梗阻、急性肠炎、痢疾、胃肠型感冒等疾病。

附子粳米汤
（腹满寒疝宿食病脉证治第十　10条）

【方证原文】腹中寒气，雷鸣切痛，胸胁逆满，呕吐，附子粳米汤主之。（10）

附子粳米汤方：

附子一枚（炮）　半夏半升　甘草一两　大枣十枚　粳米半升

上五味，以水八升，煮米熟，汤成，去滓，温服一升，日三服。

【方证释义】本条论述中焦虚寒水饮上逆的腹满证治。腹中寒气，是对本条病机的概括，指脾胃阳虚、运化不及、寒饮内停，故患者亦常自觉腹中怕冷而喜温。雷鸣切痛为本条的核心症状，雷鸣即肠鸣响亮如打雷，是寒饮攻走肠间的表现。寒主收引、寒凝气滞，不通则痛，故见腹痛剧烈如同刀切，痛甚可见四肢厥冷、口唇青紫等。寒气水饮上逆波及胸及两胁，可见胸胁逆满，呕吐清水痰涎。本证属发作性寒性腹痛，发作时痛剧，但总体属阳虚腹满，因此还可见四肢不温、食少倦怠、小便清长、脉细而迟、舌苔白滑等症。治以温中散寒，化饮降逆，缓急止痛，方用附子粳米汤。

【方药解析】附子粳米汤用炮附子一枚以温阳散寒，止痛救逆；用粳米、甘草、大枣补益脾胃，缓急止痛；加半夏以化饮降逆。使阳复则虚寒之上逆止，中气实则雷鸣切痛止，上逆降则胸胁逆满呕吐平。方中附子与半夏的配伍是本方的核心药对，但因属后世"十八反"的配伍，临床应用需把握阳虚寒饮攻冲的病机，以雷鸣切痛的主症为辨证要点。

【方证归纳】

主症：雷鸣切痛，痛甚可见四肢厥冷，口唇青紫，伴见腹中寒冷、胸胁逆满、呕吐。

病机：脾胃阳虚，寒饮攻走上逆。

治法：温中散寒，化饮降逆。

方剂：附子粳米汤。

方义：炮附子温中散寒以止痛；半夏化饮降逆以治呕；粳米、甘草、大枣补益脾胃以缓急。

【类证类方】

类证：附子粳米汤证与《伤寒论》理中汤证病机与主症类似：附子粳米汤证属阳虚饮逆，治疗侧重于散寒降逆化饮，兼以补虚缓急，多用于发作性剧烈腹痛、伴见肠鸣响亮频繁、呕吐清水痰涎之证；而理中汤证属太阴脾虚寒证，治疗侧重于健脾益气、温阳补虚，多用于治疗腹满、呕吐、下利并见之证。

【验案解析】

案例一：彭君德初夜半来谓："家母晚餐后腹内痛，呕吐不止。煎服姜艾汤，呕痛未少减，且加剧焉，请处方治。"吾思年老腹痛而呕，多属虚寒所致，处以砂半理中汤。黎明彭君仓卒入，谓服药后腹痛呕吐如故，四肢且厥，势甚危迫，恳速往。同去其家，见伊母呻吟床第，辗转不宁，呕吐时作，痰涎遍地，唇白面惨，四肢微厥，神疲懒言，舌质白胖，按脉沉而紧。伊谓："腹中雷鸣剧痛，胸膈逆满，呕吐不止尿清长。"凭证而论，则为腹中寒气奔迫，上攻胸胁，胃中停水，逆而作呕，阴盛阳衰之候。《金匮要略》叙列证治更切："腹中寒气，雷鸣切痛，胸胁逆满，呕吐，附子粳米汤主之"。尤怡对此亦有精辟之论述："下焦浊阴之气，不特肆于阴部，而且逆于阳位，中虚而堤防撤矣。故以附子补阳驱阴，半夏降逆止呕，而尤赖粳米、甘、枣，培令土厚而使敛阴气也。"其阐明病理，译释方药，更令人有明确之认识。彭母之病恰切附子粳米汤，可以无疑矣！但尚恐该汤力过薄弱，再加干姜，茯苓之温中利水以宏其用。服两贴痛呕均减，再二贴痊愈。改给姜附六君子汤从事温补脾胃，调养十余日，即速复如初。（赵守真.治验回忆录[M].北京：人民卫生出版社，1962：64.）

按语：本案赵老分析详尽，辨证准确，用药精当。患者病状与仲景原文高度吻合，诊治过程也充分说明了理中汤证与附子粳米汤证的区别，理中汤偏治虚寒腹满缓解期，以补虚为主，而附子粳米汤偏治发作期虚寒腹满发作期，寒饮攻走上逆，以散寒降逆缓急为主。故治当先以附子粳米汤缓其急，后以理中类治其本。

案例二：王某某，女，45岁，1981年10月27日诊。两天前凌晨五时，突然脐腹鸣响疼痛，痛势剧烈，全身畏寒特甚，须紧束其裤带，加以重被，疼痛畏寒稍减，持续一小时许，天明则疼痛畏寒全无，白天一如常人。病者初不介意，但于翌日凌晨一时疼痛又作，症状和疼痛时间同前，白天亦无不适。诊其脉沉细无力，视舌质淡，苔薄白，饮食二便正常，据此脉证诊断为《金匮要略》之"寒疝"腹痛，证属肠胃虚寒，阳气式微，阴寒内盛。即书以附子粳米汤全方加细辛。药用：制附片30克（先煎2小时），法半夏15克，大枣20克，炙甘草10克，细辛5克，粳米50克。当天服药3次，凌晨腹鸣疼痛、畏寒大减。次日仍进原方1剂，每日3服，患者诸症全瘥，两年后随访未见复发。（吴远定.附子粳米汤治验[J].四川中医，1987（10）：5-6.）

按语：附子粳米汤证属发作性寒饮攻走腹痛，后世医家多有主张其主治为"寒疝"者。本案腹痛发作在凌晨时分，白天无恙，加之发作时脐腹雷鸣疼痛，痛时全身畏寒特甚，辨证为中阳不足，寒饮内生，乘阴盛阳虚之时发作。故治以附子粳米汤加细辛以通经散寒。药仅进2剂，每日3服，病竟全瘥。

案例三：张某某，26岁，工人。怀孕3个月余患化脓性阑尾炎，经手术而痊愈，但伤势愈合后，出现呕恶不食，肠鸣腹痛，复经西医补液消炎解痉镇痛之品，皆无济于事。根据《金匮要略》"腹中寒气，雷鸣切痛，胸胁逆满，呕吐，附子粳米汤主之"之记载，本案与之极似，故立温中降逆为法。处方：附子12克，半夏9克，甘草6克，大枣12枚，粳米30克，水煎服。药投1剂呕吐乃止，肠鸣腹痛亦随减十之八九，俟3剂而愈，终无任何影响胎儿发育成长者。（王万方.运用含附子经方治疗妊娠期疾病举验[J].国医论坛，1991（01）：12.）

按语：本案腹痛肠鸣为腹部手术后常见后遗症，多见急腹症、盆腔炎症，或剖宫产术后出现粘连，但特殊之处在于病患为孕妇，用药难免投鼠忌器。但王氏辨证准确，抓住雷鸣切痛、呕吐的辨证要点，大胆投入附子粳米汤原方，果然立竿见影，药到病除。须知方中附子、半夏皆为妊娠禁忌药物，但遵《内经》所谓"有故无殒，亦无殒也"之意，药用附子、半夏无殒，说明辨证施治有是证用是药的可贵性。

案例四：杨某，女，23岁，1989年3月诊。受孕月余，呕吐频繁，思热饮，得食则吐，前医以香砂六君子汤、小半夏加茯苓汤等数剂罔效。余诊脉滑而细弱，舌淡苔白且胖嫩，证属脾肾阳虚，寒气上逆。处方：附片30克（先煎），半夏24克，粳米50克，大枣10克，炙草10克，茯苓20克，肉桂6克。服药呕止。（夏先福.附子粳米汤妇科运用举隅[J].河南中医，1992，12（03）：119.）

按语：本案与上案类似，均为妊娠病，均用附子粳米汤为底。患者为妊娠恶阻重证，从喜热怕冷，舌淡胖嫩，脉滑细弱看，属阳虚饮逆，故用香砂六君、小半夏茯苓无效，必须散寒化饮降逆兼扶正补虚方可，故用附子粳米汤加茯苓、肉桂。此案附子用量多达30克，效宏力专，故药到病除。

案例五：杨某某，女，39岁。气郁久痢，元阳下陷，泄泻不觉，胸满，食纳很差，身体瘦削。用《金匮要略》附子粳米汤加味：制附子三钱，半夏三钱，粳米一杯，甘草五钱，大枣十枚，赤石脂一两，一剂泻止。此为业师戴益生经验有效方。（杨漠灵.久痢不止、腰痛[J].新中医，1978，6：24.）

按语： 本案附子粳米汤加赤石脂治疗脾肾阳虚久痢，取附子粳米汤能温脾肾阳气而散寒，半夏能降逆和胃，赤石脂能固涩止泻。附子粳米汤的报道多是用于治疗寒饮腹痛、呕吐，下利者也有，但多兼有呕恶之症。

案例六： 王某某，女，30岁，工人，1995年9月8日初诊。患者于1994年9月20日生产后15天，因小儿有疾就医，适逢大雨淋雨涉水，后渐感腰酸不适，头昏头晕，自认感冒，服用感冒药无效。1周来手发热，体温37.8℃，倦怠乏力、纳减，腰部酸痛如折，因小儿有疾未及时治疗，腰部疼痛加重，牵至髀、胯疼痛，晨起转侧困难，曾在多家医院就诊，体温渐退，但腰髀胯疼痛加重并牵至腹部疼痛，转侧艰难，畏寒肢冷，双下肢麻木，双踝关节肿痛，时有热感，活动不利，面色㿠白，形体消瘦，头昏头晕，食少伴恶心，口吐清涎，大便不成形，近半年不能参加正常工作，舌淡苔中白腻，脉沉细。化检：血沉62毫米/小时，抗"O" 800单位，类风湿因子阴性，血白细胞12.0×10^9/升。辨证：产后腰髀痹。证属肾阳虚，风寒湿内侵，治以温阳祛内湿，方以肾气丸合附子粳米汤加减：附子（先煎）6克，肉桂（后下）3克，淫羊藿9克，山萸肉9克，山药12克，茯苓12克，独活9克，秦艽9克，当归9克、白芍9克，鸡血藤9克，丹皮6克，半夏6克，生姜2片，大枣2枚，7剂。二诊：药后，恶心、口吐清涎症状解除，但食后胃脘胀满不适，腰髀胯腹疼痛略有减轻，既见效机，守原方减半夏。加砂仁（后下）6克，14剂。三诊：服后胃脘胀满不适消失，食欲渐振，腰脾胯腹疼痛明显减轻，踝关节肿痛消失，活动已能自如，仍感乏力，四肢欠温，舌淡苔中薄白细腻，脉沉细。继以原方加减：附子（先煎）6克，肉桂（后下）3克，淫羊藿9克，山萸肉9克，山药12克，茯苓9克，独活9克，秦艽9克，当归9克，丹皮4克、黄芪12克，党参9克，大枣2枚，14剂。四诊：饮食正常，面有润色，腰髀胯腹疼痛进一步明显好转，转侧已能自如，复查血沉、抗"O"、白细胞计数均属正常。为巩固治疗，间断服上药1个月余，恢复正常工作，随访未见复发。（杨丽苏.路志正治疗产后腰髀痹验案[J].中医杂志，1997（01）：36.）

按语： 本案为国医大师路志正教授验案。产后多虚，易受外邪侵袭，患者产后淋雨，致荣卫痹塞不通，路老辨为产后腰髀痹。患者病历1年，中下二焦阳虚征象显著，属阳虚夹饮，外有寒湿痹阻，以肾气丸合附子粳米汤温肾暖脾，散寒止痛。因胃气不和，故去地黄之滋腻，以山药易粳米达脾肾双补，配淫羊藿温肾兼祛内除湿，当归、丹皮活血以止痛。尤其路老妙用附子配半夏，取附子辛热，温阳气散阴寒，半夏辛温，开阴结降逆气，生姜，大枣以调和之，是附子粳米汤之灵活应用。

【医家选注】

清·尤怡："下焦浊阴之气，不特肆于阴部，而且逆于阳位，中土虚而堤防撒矣。故以附子辅阳驱阴，半夏降逆止呕，而尤赖粳米、甘、枣，培令土厚，而使敛阴气也。"（《金匮要略心典》）

清·吴谦：“腹中切痛，寒也；腹中雷鸣，气也。腹中寒气，故雷鸣切痛，而胸胁逆满者，肠胃之外，寒气为之也；腹痛雷鸣呕吐者，肠胃之中，寒气为之也。主之以附子粳米汤，胜寒气，和内外，此治腹中寒之法也。”（《医宗金鉴·订正金匮要略》）

民国·曹颖甫：“此中阳将败，水寒上逆之证也。寒乘中气之虚，故曰寒气。水走肠间，故雷鸣。寒气结于太阴部分，故切痛。切痛者，沉著不浮也。胸胁逆满而呕吐者，阳虚于上而肾脏虚寒乘中阳之虚而上僭也。附子粳米汤，用炮附子一枚以回肾阳，用粳米、甘草、大枣以扶中气，复加半夏以降冲逆。肾阳复则虚寒之上逆者息矣，中气实则雷鸣切痛止矣，冲逆降则胸胁逆满呕吐平矣。或谓腹中雷鸣为有水，故纳半夏以去水，寒气在腹故切痛，故用附子以定痛，说殊有理，并存之。”（《金匮发微》）

【临床应用】

辨证要点：发作性雷鸣切痛，痛甚可见四肢厥冷，口唇青紫，伴见腹中寒冷，胸胁逆满，呕吐。

附子粳米汤临床应用于胃痉挛、肠疝痛、幽门狭窄、胃溃疡、胰腺炎、腹膜炎等的治疗属阳气不足，寒饮攻冲者的。

厚朴三物汤
（腹满寒疝宿食病脉证治第十   11条）

【方证原文】痛而闭者，厚朴三物汤主之。（11）

厚朴三物汤方：

厚朴八两   大黄四两   枳实五枚

上三味，以水一斗二升，先煮二味，取五升，内大黄，煮取三升，温服一升。以利为度。

【方证释义】本条论述腹满里实胀重于积的证治。从方测证，本条句首当有如厚朴七物汤证“病腹满”的主症。痛指腹满胀痛；闭，关闭之义，指腑气不通，即不但大便秘结，而且矢气全无。以方测证可知，此证为阳明实热壅聚于肠，气机阻滞，胀重于积。治以行气除满，方剂用厚朴三物汤。

【方药解析】此方即小承气汤的组成，只是厚朴用量较重，达半斤，以行气通腑除胀满；配枳实五枚以消痞满，枳实、厚朴配伍攻专行气，主治里实气滞；加大黄四两荡涤里实，主治积滞。因本方剂量较重，已接近大承气汤用量，泻下力猛，故方后强调以利为度，即中病即止，大便通利即停药。

【方证归纳】

主症：腹满胀痛，大便秘结，矢气全无。

病机：阳明实热，腑气壅滞，胀重于积。

治法：行气除满。

方剂：厚朴三物汤。

方义：厚朴重用（八两），行气消满；枳实消痞散结；大黄荡涤积滞。

【类证类方】

类证：

（1）厚朴三物汤证与厚朴七物汤证均治疗里实腹满以气滞为主，均用到枳实、厚朴、大黄，均以厚朴八两为主药，配合枳实五枚，区别：厚朴七物汤证是阳明里实兼有太阳表邪未罢，属表里同病，邪实而正气渐虚，故合入桂枝汤去芍药以解表，加大黄三两，但脾虚下利大黄可去，煎煮是七味药物同煎；而厚朴三物汤证是纯阳明里实证，无表证，正气亦不虚，故大黄加重至四两，煎煮是先煮枳实、厚朴，后下大黄，以增强泻下力。

（2）厚朴三物汤证与小承气汤的组成药物相同，仅因各药用量不同而使功效、主治有差异。厚朴三物汤重用厚朴，攻专行气，主治肠胃间胀重于积之证；小承气汤重用大黄荡涤，主治阳明里实轻证。两方中大黄用量均为四两，但厚朴三物汤中厚朴用量是小承气汤的4倍。足见厚朴三物汤攻逐阳明里实力量之强。

（3）厚朴三物汤证与厚朴大黄汤证组成也相同，但厚朴大黄汤主治支饮兼阳明里实，重用厚朴一尺以行气逐饮，配大黄六两以通腑泻下；厚朴三物汤主治里实腹满胀重于积，重用厚朴半斤以行气除满，大黄用四两以泻下里实热积。

【验案解析】

案例一：陈某某，男，43岁，干部，1974年5月3日就诊。胃脘剧痛，腹胀便秘，拒按，口苦，口渴，舌质红，苔黄厚，脉沉数。证属热邪积滞，胃腑不通。法当宣滞通便，仿厚朴三物汤法。处方：厚朴18克，枳实12克，大黄6克（后下），青木香6克，沉香3克，服一剂，大便稀泻二次，其痛大减，脘腹有拘急感，胀满纳差，口微苦，舌苔黄，脉弦略数。改用芍药甘草汤加佛手、化橘皮、山栀子、麦芽服之病愈。

按语：本案为实热内积，胃腑不通，阻碍气机，因而胃痛便秘。先以厚朴三物汤行气通便以除里实，加入沉香、青木香理气调中止痛，一剂便通滞行。再以芍药甘草汤益脾和中，加山栀泄热，佛手、化橘皮、麦芽畅中开胃，故获速效。（彭述宪.胃痛治验六则[J].辽宁中医，1978，4：40.）

案例二：陈某某，男，18岁。腹痛两天未有排便，今晨起腹痛加剧，频繁呕吐褐色液体，急诊收治入院。查体温：38.9℃，脉率92次/分，血压100/70毫米汞柱，痛苦面容，被动体位，扪按腹部可见痛性包块，腹膜刺激征明显，有移动性浊音，腹胀不对称，右侧腹痛较左侧为剧，肠鸣音消失，舌质绛，脉细涩。实验室检查：血红蛋白11.5克，白细胞13800/立方毫米，中性85%，淋巴20%。X线检查提示：空肠（黏膜皱壁呈鱼刺状排列）移至右下腹，回肠（呈管状）移至左上腹。肠管广泛积气，有多个气液平面。诊断为绞窄性肠梗阻（完全性）。证属瘀血阻滞肠腑，治拟化瘀通下：厚朴35克，枳实25克，大黄18克，桃仁10克，莱菔子25克，赤芍12克，芒硝（冲）9克。煎服两剂，4小时后已转气，6小时后排咖啡色黑便两次，腹痛减轻，能转动起立。继用原方去桃仁、芒硝加丹参续服两剂，诸症悉除，痊愈出院。（何华廷.厚朴三物汤治疗肠梗阻130例临床观察[J].湖北中医，1984（1）：24.）

按语： 本案初诊为绞窄性肠梗阻，急以大承气汤加桃仁、赤芍、莱菔子，以通腑行气，活血润下。待腑气已转，继以厚朴七物汤加味治疗收工。仲景原文中，厚朴三物汤的组成、剂量与用法，比大承气汤证仅仅差了冲服三合芒硝而已，主治病证也仅仅少了个肠燥，其余并无差异，说明两方证十分接近。

案例三： 张某，女，20天。1987年6月12日诊。口吐泡沫10天，腹胀呕吐3天，当地医院给青霉素、庆大霉素治疗7天，并用肛管排气、腹部热敷等方法辅助，病情不见好转，转来我院就诊。诊见呼吸急促，口唇中度发绀，心脏无殊，双肺呼吸音粗糙；腹膨隆，叩诊鼓音，肠鸣音消失。X线检查：可见大量肠胀气和7~8个不典型液平面。诊为新生儿肺炎、中毒性肠麻痹。遂用先锋霉素V、丁胺卡那霉素抗感染，并用厚朴三物汤加味治疗肠麻痹。药用厚朴、枳实、生大黄（后入）、红花、桃仁各3克，丹参4克，黄芪6克。水煎至50毫升，5次分服。1剂服毕，大便2次，肠鸣音及矢气出现，腹胀大减。次日原方续进1剂，呕吐腹胀平息。继用人参健脾丸，每天2次，每次1/6丸，连服5天，痊愈出院。（李德启.厚朴三物汤加味治疗小儿中毒性肠麻痹28例[J].浙江中医，1988（10）：446.）

按语： 本案与厚朴七物汤案例三类似，均为新生儿肠梗阻，彼用厚朴七物汤，此用厚朴三物汤加活血，均以行气通腑之法为本，均收到很好效果。

【医家选注】

清·周扬俊："此又言痛之实证也。闭者，气已滞也，塞也。经曰：通因塞用，此之谓也。于是以小承气通之，乃易其名为三物汤者，盖小承气君大黄以一倍，三物汤君厚朴以一倍者，知承气之行，行在中下也；三物之行，因其闭在中上也。绎此可启悟于无穷矣。"（《金匮玉函经二注》）

清·尤怡："痛而闭，六腑之气不行矣。厚朴三物汤与小承气同。但承气意在荡实，故君大黄，三物意在行气，故君厚朴。"（《金匮要略心典》）

清·高学山："此及下条，当从上文作一节。盖腹中寒气之证治，上文已完。此又因上文之证，旁及风寒入腹而化热者，与下卷十六篇吐衄门病人面无血色一条同例。金匮之省笔，多用此法，细读前后三条之文气自见。言下利里虚，固宜大温大补如彼。若雷鸣等症全具，其人痛而便闭者，则又以气不下通，而实热之邪势由上逆，故见种种急切之候也。厚朴降气，枳实泻气，大黄下气，则闭者下通，而诸症自息，岂止痛止云乎哉。"（《高注金匮要略》）

【临床应用】

辨证要点： 腹满胀痛拒按，大便秘结，矢气全无。

厚朴三物汤主要用于以脐腹痞满胀痛、便秘为主要表现的病症，如十二指肠壅积症、急性肠炎、不完全性肠梗阻等，属阳明里实积滞，气滞为主者。

大柴胡汤

（腹满寒疝宿食病脉证治第十　12条）

【方证原文】按之心下满痛者，此为实也，当下之，宜大柴胡汤。（12）

大柴胡汤方：

柴胡半斤　黄芩三两　芍药三两　半夏半升（洗）　枳实四枚（炙）　大黄二两　大枣十二枚　生姜五两

上八味，以水一斗二升，煮取六升，去滓，再煎，温服一升，日三服。

【方证释义】本条论述腹满里实兼少阳的证治。根据第2条"病者腹满，按之不痛为虚，痛者为实"可知，本条"按之心下满痛者"当为实证无疑，只是实邪停聚于上腹心下较高部位，言"宜大柴胡汤"，即须有柴胡证一般见症，如《伤寒论》103条所提到的"呕不止，心下急，郁郁微烦"。前后互参，大柴胡汤证的病位当为阳明胃脘并及少阳两胁之处。即其证乃属阳明少阳合病（满痛在心下，病位在胃、肝胆）。病机为实邪郁滞于胆胃，治以和解攻里，方用大柴胡汤。

【方药解析】本方实是小柴胡汤去人参、甘草，加枳实、大黄、芍药。方中柴胡、黄芩、半夏、生姜和解少阳；大黄、枳实、攻逐阳明热结；芍药缓急止痛；大枣安中。诸药相合，表里兼治，心下满痛之证当除。方后以柴胡剂的一般煎法，即去滓再煎，以加强和解之功。大柴胡汤证属少阳与阳明同病，但从药量看，和解少阳的力量基本保持小柴胡汤的剂量，而攻逐阳明里实的枳实、大黄用量均小于承气汤，故本证当以和解为主，是和解兼以攻里之法。

【方证归纳】

主症：按之心下胃脘部连及两胁满痛，大便燥结，腹胀而痛。兼见往来寒热，胸胁苦满，默默不欲饮食，心烦喜呕，口苦、咽干、目眩等。

病机：阳明少阳合病，实热郁于胆胃（满痛在心下，病位在胃、肝胆）。

治法：和解攻里。

方剂：大柴胡汤。

方义：柴胡、黄芩和解少阳；生姜、半夏和胃降逆；大黄、枳实攻逐阳明；芍药缓急止痛；大枣安中护正。

【类证类方】

类方：大柴胡汤与《伤寒论》104条柴胡加芒硝汤组成相似，均属少阳枢机不利，兼有阳明里实之证，区别：大柴胡汤证正气未虚，以心下胃脘连及两胁满痛拒按为主症，方中和解少阳基本维持小柴胡汤原剂量；而柴胡加芒硝汤正气已虚，以胸胁满而呕，潮热，下后微利为主症，方中和解少阳用小柴胡汤原方剂量的1/3，芒硝亦仅用二两。

【验案解析】

案例一：黄某某，女，28岁。5月间午饭后，突然发热，心中微烦，恶心作呕，呕出物伴有黄水，胸脘胀满，大叫心下疼痛，辗转呼号，难安片刻。迎医诊治，痛转乍轻乍重，余证未获寸效，后乃邀治于余。视其面色微红，脉象弦紧有力，舌苔黄而质红。触诊肝胃压痛明显，询其大便五日未解，识为肝气内郁，化火灼胃、阴伤胃燥，腑气不通，法宜舒肝解郁，调气通便，予以大柴胡汤：处方：北柴胡二钱五分，酒炒黄芩二钱，酒炒白芍四钱，法半夏一钱五分，麸炒枳实二钱，鲜姜三片，大枣三枚，另包大黄四钱，将前七味煎好后，再泡大黄。当晚一服便仍未通，痛亦不减，次早又服一次，上午大便即行，便行则痛顿减，呕吐亦平。三日复诊，患者诉：时有寒热，胸闷神疲，不欲饮食，脉弦而弱，测知腑气已通，燥热得去，余邪欲从少阳转出，宜因势利导，和解枢机，予以小柴胡汤……五日，其夫来云：已痊愈矣。（李克光，张家礼.金匮要略[M].2版.北京：人民卫生出版社，2008：213.）

按语：本案见症"按之心下满痛"，伴心烦呕恶、胸脘胀闷等少阳胆热表现，尤其大便5日未行，显然系阳明里实伴少阳胆热，以大柴胡汤正合。需注意的是，此案大黄用量偏大，但并未后下入煎剂，而是取三黄泻心汤之法，以汤泡之。

案例二：张某某，女，71岁，1991年3月5日诊。患胆囊炎伴胆石症13年，时复发。近月来，胁肋胀痛，拒按，引及肩背，纳呆，口苦、乏力，目黄，情志抑郁，便秘尿赤。体温38.5℃。舌红苔黄腻，脉弦数。证属湿热型，治宜疏肝利胆，清热利湿止痛。拟基本方加金钱草40克，海金砂12克，虎杖20克，茵陈20克，栀子15克。3剂后症状改善，6剂后黄疸渐退，8剂后大便排出黄豆及芝麻样大小结石10多枚。连服12剂，自觉症状及体征消失。（武喜龙.大柴胡汤加减治疗慢性胆囊炎伴胆石症126例[J].安徽中医学院学报，1994（1）：28.）

按语：胆囊炎、胆结石因常有右上腹压痛，如原文所言"按之心下满痛"，因此大柴胡汤为治疗胆囊炎、胆石症常用的效方。胆石症缓解期可用大柴胡汤原方，发作期常需加味利胆排石的药物，如金钱草、海金沙、鸡内金等，也常配利湿退黄的茵陈、虎杖、栀子等。

案例三：冯某某，女，30岁。患者阵发性疼痛3天，发热，恶心，呕吐，吐出物为绿色酸水，诊断为胰腺炎。于1971年6月16日入院，检查；表情痛苦，神志清楚，心肺正常，腹部平软，左上腹部及剑突下有明显压痛，拒按，肝脾未扪及。白细胞总数15600/立方毫米，中性92%，淋巴8%，尿淀粉酶1024单位。证见：左上腹阵发性剧痛，拒按，发热，口渴，大便二日未解，尿黄，舌苔薄黄，脉弦细数。证属中焦蕴热，肝郁气滞。治宜疏肝理气，佐以清热解毒，通里攻下。方用大柴胡汤加减：柴胡、大黄、枳实、川楝子、郁金、木香、延胡索、玄明粉各9克，白芍15克，黄连4.5克。连进4剂，腹痛显著减轻，体温恢复正常。用原方去玄明粉、川楝子，再进3剂。腹痛压痛消失，复查血象及淀粉酶，均已正常，住院4天，痊愈出院。（李文瑞.金匮要略汤证论治[M].北京：中国科学技术出版社，1995：322.）

按语：心下胃脘右侧为肝胆，左侧为胰腺，故大柴胡汤治疗的心下胃脘连及两胁的疼痛除胆囊病变外，也可以是胰腺的病变。本案便为急性胰腺炎发作，以大柴胡汤加减治疗。

天津南开医院以大柴胡汤为基础，创立清胰汤加减（基础方：柴胡、黄芩、芍药、大黄、芒硝、胡黄连、木香、玄胡），治疗急性胰腺炎，疗效显著。

【医家选注】

清·尤怡："按之而满痛者，为有形之实邪，实则可下，而心下满痛，则结处尚高，与腹中满痛不同，故不宜大承气而宜大柴胡。承气独主里实，柴胡兼通阳痹也。"（《金匮要略心典》）

清·李彣："大法表寒宜汗，里热宜下，邪在半表半里，虽未热实，而寒已渐化为热，不可汗下，宜小柴胡汤和解之。若邪已入里，里症既急，芍药以泄热泻实，为表里兼治之法。兹以里有实邪，而满痛尚在心下，故主此汤攻里，仍不忘半表半里和解之意也。"（《金匮要略广注》）

清·沈明宗："此验上实治法也。心下即胃之上脘，若按之心下满痛，乃胃中邪热食壅，则当下之。但邪居上脘，稍连于表，表里两持，攻发难施，故用大柴胡汤，使上邪还从表出，内邪从下而出，轻圆活泼之妙耳。"（《金匮要略编注》）

【临床应用】

辨证要点：按之心下胃脘部连及两胁满痛，大便燥结，腹胀而痛。兼见往来寒热，胸胁苦满，默默不欲饮食，心烦喜呕，口苦、咽干、目眩等。

临床常用本方治疗急性胆囊炎、胆石症、胆道蛔虫症、毛细胆管型肝炎、急性胰腺炎、急慢性阑尾炎、溃疡病急性穿孔缓解后、腹腔感染、细菌性痢疾等病属少阳、阳明合病者，都有良好的疗效。

大承气汤
（腹满寒疝宿食病脉证治第十　13、21、22、23条）

【方证原文】腹满不减，减不足言，当须下之，宜大承气汤。（13）

大承气汤方：见前"痉病"中。

大黄四两（酒洗）　厚朴半斤（炙，去皮）　枳实五枚（炙）　芒硝三合

上四味，以水一斗，先煮二物，取五升；去滓，内大黄，煮取二升；去滓，内芒硝，更上火微一二沸，分温再服，得下止服。

问曰：人病有宿食，何以别之？师曰：寸口脉浮而大，按之反涩，尺中亦微而涩，故知有宿食，大承气汤主之。（21）

脉数而滑者，实也，此有宿食，下之愈，宜大承气汤。（22）

下利不饮食者，有宿食也，当下之，宜大承气汤。（23）

【方证释义】13条论述里实腹满积胀并重的证治。腹满不减是指患者腹部胀满，呈持续性毫无缓解之意；减不足言指即使减轻一点也微不足道，患者也感觉不出，是突出"腹满不减"这一辨证要点的插笔，意在强调实证腹满持续不减。此为实证腹满的特点之一，由气

滞与燥屎内结引起，与本篇第3条"腹满时减，复如故"之因脏虚运化无力者，形成鲜明对比。此有形之实邪不除，故腹满无减轻之时，当用承气类以攻下里实。但若用大承气汤治疗，需痞、满、燥、实诸症俱见，即气滞与积滞并重，方可使用，故曰"宜大承气汤"。

21、22、23条论述宿食在下的脉症和治法。因宿食内结，气壅于上，所以寸脉浮大而有力，又因积滞较久，胃肠气滞不通，所以不仅在寸口重按可见到涩脉，而且尺脉重按亦沉滞不起。宿食亦可见滑数脉，由于宿食新停，胃肠气机壅滞不甚，故脉象数而滑利。而宿食停积于下，亦可见到热结旁流，见下利表现。此虽下利但腑气未通，胃不顺降，故仍不欲进食，可用大承气汤因势利导，下其宿食，此为"通因通用"之法。食停于下无疑"当下之"。只要形体壮实，皆可选用大承气汤荡涤之，特别是宿食在胃肠停留时间长而内结成实者，更应急投大承气汤。然若宿食内停时间不长，未成或初成内结者，恐大承气汤力峻伤正，临床尚需仔细斟酌。

【方药解析】大承气汤中有枳、朴、硝、黄四味，诸药药量较重，为仲景阳明里实重证的主方，非痞、满、燥、实俱见不能用。四味药物各司其职，大黄通腑泻下以治其里实；芒硝咸寒润燥以治其燥结；厚朴行气以除腹满；枳实散结以消痞。其中硝、黄两味具推陈致新之功，能行肠中糟粕，去血脉瘀滞，对于重证里实，有行气活血之效。

【方证归纳】

主症：腹满不减，减不足言，痞、满、燥、实四症俱见。伴见腹部按之坚硬痛甚，便秘或下利秽臭，舌苔老黄或起芒刺，脉沉实等。

病机：阳明里实，腑气壅聚，积胀并重。

治法：荡涤积滞，行气通腑。

方剂：大承气汤。

方义：大黄通腑泻下以治其里实；芒硝咸寒润燥以治其燥结；厚朴行气以除腹满；枳实散结以消痞。

【类证类方】

类证：厚朴三物汤证、厚朴七物汤证、大柴胡汤证、大承气汤证均治疗里实腹满，区别：厚朴七物汤证主症为腹满，发热，饮食如故，脉浮数，特点满痛在脐腹，病位在肠兼表，病机为表证未罢，邪热入里，壅滞于肠，治法表里双解，用药特点以桂枝汤解表，厚朴三物汤攻里；大柴胡汤证主症心下满痛拒按，往来寒热，心烦喜呕，脉弦有力，特点为满痛在心下，病位在胃、胆，病机属阳明里实，并及少阳，阳明少阳合病，治法和解攻里，用药以小柴胡汤和解少阳，大黄、枳实攻逐阳明热结；厚朴三物汤证主症为腹部痞满胀痛，便秘，特点满痛在中脘，病位在胃肠，病机属实热内积胃腑，气机壅滞，胀重于积，治法行气除满，组方君厚朴行气除满，臣大黄、枳实通腑泄热；大承气汤证主症腹满不减，痞、满、燥、实俱全，特点满痛在脐周，病位在胃肠，病机为燥屎内结胃肠，积胀俱重，治以荡涤肠胃，组方重用大黄、厚朴攻逐积滞，佐芒硝、枳实软坚除痞（表9-1）。

表9-1　治实热腹痛四方鉴别表

方名	药物用量												功用		症状	病机
	厚朴	大黄	枳实	桂枝	甘草	生姜	大枣	柴胡	半夏	芍药	黄芩	芒硝	共同点	不同点		
厚朴七物汤	半斤	三两	五枚	二两	三两	五两	十枚						攻下里实	表里两解	病腹满，发热十日，脉浮而数，饮食如故	表未解腑中已有实邪（太阳阳明合病）
大柴胡汤		二两	四枚			五两	十二枚	半斤	半升	三两	三两			和解攻里	腹满，按之心下满痛，并旁及两胁	实邪在里而连及少阳（少阳阳明合病）
厚朴三物汤	八两	四两	五枚											行气除满	腹满，痛而闭者	实热内积，气机壅滞（胀重于积）
大承气汤	半斤	四两	五枚									三合		攻下积滞	腹满不减，减不足言	燥屎坚结于肠道（积胀俱重）

【验案解析】

案例：许生咏堂母病请治，据云因食豚肝面饼，后偶触怫郁，致患腹痛。自用麦芽、楂曲、香砂、二陈不应。因其痛在少腹，以为寒凝厥阴，加吴茱萸、炮姜，服之益剧。予问："痛处可按呼？"曰："拒按。"又问："日来便呼？"曰："未也。"切脉沉细，视舌苔黄，中心焦燥，顾谓生曰："此下证也。"生曰："连服温消，诸剂不验，因家母平素质亏，且脉沉细，故未敢下。"予曰："痛剧脉伏，此理之常，质虽虚而病则实。书称'腑病以通为补'，仲师云'腹满不减，减不足言，当下之'，又云'舌黄未下者，下之黄自去'。今满痛拒按，舌黄焦燥，下证悉具，夫复何疑？"方定大承气汤，用元明粉代芒硝，仍加香砂、楂曲兼行气滞。服头煎后，便行一次，其病略定；随复服，夜半连下三次，痛势大减，舌干转润，易以调中和胃，旬后起居如常。（程杏轩.杏轩医案[M].合肥：安徽人民出版社，1959：30.）

按语：大承气汤治疗阳明里实腹满案例比比皆是，聊举一例，不做赘述。

【医家选注】

清·尤怡："减不足言，谓虽减而不足云减，所以形其满之至也，故宜大下。以上三方，虽缓急不同，而攻泄则一，所谓中满者，泻之于内也。"（《金匮要略心典》）

清·吴谦："腹满时减时满，虚满也；腹满常常而满，实满也。腹满不减，减不足言，谓腹满不减，虽减不过稍减，不足言减也。虚满当温，实满当下，故宜大承气汤下之，此治实满之法也。"（《医宗金鉴·订正金匮要略注》）

清·朱光被："减不足言四字，极见痞、满、燥、实、坚兼至之象，以见即用小承气减之不足言减也，不得不用芒硝之咸润，助将军以成功耳。"（《金匮要略正义》）

【临床应用】

辨证要点：腹满不减，减不足言，痞、满、燥、实四症俱见。伴见腹部按之坚硬痛甚，便秘或下利秽臭，舌苔老黄或起芒刺，脉沉实等。

本方适用于痞、满、燥、实俱见的阳明里实证，如肠梗阻、肠麻痹、胆囊炎、胰腺炎等多种急腹症及内、外、妇、儿各科病证属热盛里实者。

大建中汤
（腹满寒疝宿食病脉证治第十　14条）

【方证原文】心胸中大寒痛，呕不能饮食，腹中寒，上冲皮起，出见有头足，上下痛而不可触近，大建中汤主之。（14）

大建中汤方：

蜀椒二合（汗）　干姜四两　人参二两

上三味，以水四升，煮取二升，去滓，内胶饴一升，微火煎取一升半，分温再服，如一炊顷，可饮粥二升，后更服，当一日食糜，温覆之。

【方证释义】本条论述阳虚寒盛腹满痛的证治。心胸中大寒痛，言其痛势十分剧烈，部位相当广泛，疼痛属性为寒。呕不能饮食，是寒气攻冲，格拒于中，胃气上逆，不能受纳。寒性收引，不通则痛，表现为发作时痛剧不可触近。此症貌似实证，但上下痛即痛无定处，属发作性痛剧，总体仍属阳虚生内寒。本条最特殊的症状，便是腹起包块。当寒气冲逆时，腹部上冲皮起，似有头足的块状物上下攻冲，摆动作痛，且不可以手触近。后世医家多从蛔厥发作解释，有一定道理。本证由脾胃阳虚、中焦寒甚引起，故用大建中汤，大建中气，温阳散寒。

【方药解析】方中蜀椒、干姜温中散寒，人参、饴糖补气缓中，温阳建中。诸药相协，大建中气，温阳助运，则阴寒自散，诸症悉除。煎服方法，以三味煎煮，烊化饴糖，并注意两服中间饮糜粥以助建中，温覆以护中阳。

【方证归纳】

主症：心胸中大寒痛，上下痛不可触近；呕不能饮食，腹中寒，上冲皮起，出见有头足（痛剧，面广，呕吐，包块）。

病机：脾胃阳衰，中焦寒盛。

治法：大建中气，温中散寒。

方剂：大建中汤。

方义：蜀椒、干姜温中散寒；人参、饴糖补气缓中、大建中气。

【类证类方】

类证：

（1）大建中汤证与附子粳米汤证均属虚寒性腹满，均有发作性剧烈腹痛，均有呕吐症状，区别：从病机与主症上看，大建中汤证属中阳虚衰，寒气内生，寒气攻走，故疼痛范围上至心胸，下至腹部，呕吐剧烈不能饮食，腹起包块如丘陵起伏；附子粳米汤证属虚寒饮逆，寒饮攻走肠间，故腹中雷鸣切痛，饮及胸胁见胸胁逆满，呕吐清水痰涎。从治法、方药组成上看，大建中汤证偏建中温阳补虚，故重用人参、饴糖；附子粳米汤证偏散寒降逆缓急，故重用附子、半夏（表9-2）。

表9-2 附子粳米汤证与大建中汤证鉴别表

证名		附子粳米汤证	大建中汤证
症状		腹中寒气，雷鸣切痛，胸胁逆满，呕吐	心胸中大寒痛，呕不能饮食，腹中寒，上冲皮起，出见有头足，上下痛而不可触近
鉴别要点		均有腹痛	
		主证在于腹中雷鸣	主证在于腹起包块
病机	相同点	脾胃虚寒	
	不同点	偏于水湿内停	偏于中焦寒甚
治则		化湿降逆，散寒止痛	温中补虚，散寒止痛
方剂		附子粳米汤	大建中汤
条文		十篇10条	14条

（2）大建中汤证与乌梅丸证均可治疗蛔厥证，两者病机不同：乌梅丸证主治寒热错杂的蛔厥证，方中以乌梅酸味制蛔为主，又有辛可伏蛔的细辛、蜀椒、干姜，苦能下蛔的黄连、黄柏，甘缓补益的人参、当归等，病证较为复杂；而大建中汤证主治阳虚寒盛的蛔厥发作证，取乌梅丸中的蜀椒、干姜、人参，病机较为单纯。

类方：大建中汤与小建中汤均以建中为名，均有补中缓急之功，均用饴糖为主药，区别：大建中汤主治中焦阳虚寒气内盛的发作性腹痛，饴糖为主，配合人参、蜀椒、干姜以建中缓急，温阳散寒；小建中汤主治中焦阴阳两虚偏阳虚的里急腹中痛，饴糖合桂枝汤以调和阴阳，缓急止痛。

【验案解析】

案例一： 王某某，女，42岁，一周来左少腹疼痛不休，彻夜难眠，形体肥胖，面容愁苦，饮食量少，舌苔薄白微腻，舌质淡红，脉弦。妇科排除附件病变，内科诊断："结肠痉挛"。以抗生素及解痉剂治疗无效。前医认为痛在少腹，病属肝经，辨为肝气郁滞，血行不畅，予疏肝理气、活血止痛方药却无济于事，延余诊治。询之，曰：腹痛昼夜不休，轻按痛减，重按痛剧。痛处固定，可触到10厘米×4厘米条索状物，推之可移，大便不泻，无白带。此证疼痛位于足厥阴经辖地，然而此处内藏阳明大肠，患者肥胖呈臃肿貌，"肥人多痰，肥人多气虚"，气虚则阳亦不足，又肥人之腠理疏松，寒冷之气乘节段，则疼痛作也。腹中寒气凝聚则成肠腑痉挛之形，出现条索状瘕聚，这与仲景所言"腹中寒，上冲皮起，出见有头足"相比，仅是程度轻，头足未上冲皮起，而是隐于皮下罢也，大建中汤可标本同治，遂处方：川椒15克，淡干姜15克，台党参30克，炒麦芽30克（代饴糖）。服药两贴，即告食香寐安痛已。（袁兴石，柏央芬. 大建中汤治疗腹部疑难痛症[J]. 河南中医，1990，10（01）：29.）

按语：本案腹痛西医诊为结肠痉挛，表现腹痛，中医辨为寒凝气滞，不通则痛，腹部可触及条索状物，推之可移，与《金匮要略》大建中汤证原文之腹起包块症状相似，但寒气攻冲程度稍轻，仍以大建中汤治之而效。

案例二：《古妙方验案精选》刘俊士医案：傅某，女，42岁，1986年1月27日来诊。主诉：自觉少腹有气闷上冲二三年，而且腹部常有一肿块，时隐时现。曾进行过B超检查，腹部未见异常，西医认为非器质性病变，怀疑为肠管阵发性痉挛所致，患者颇痛苦。平时怕冷，呃逆，上腹胀满，排气少，舌淡兰，脉滑缓。证属中焦虚寒，寒邪上冲，故出现"头足""鬼头"，宜温中散寒，益气降逆，以大建中汤加味：党参30克，川椒12克，干姜9克，赤石脂30克，木香9克，槟榔9克，姜半夏9克，陈皮9克，3剂。1986年2月4日二诊：气上冲，呃逆均渐减，排气较多，腹胀亦减，加仙茅9克，淫羊藿各9克，6剂。1986年2月20日三诊：诸证愈，原方6剂巩固疗效。（陈明.金匮名医验案精选[M].北京：学苑出版社，2000：310.）

按语：本案与上案相似，患者西医检查并无器质性病变，腹起包块时隐时现，可能为肠痉挛，与仲景大建中汤证原文相似，故以大建中汤加行气和中降逆之木香、槟榔、陈皮、半夏等，病历数年，恐及少阴，故再加二仙以巩护肾气。

案例三：沈某某，女，25岁，妊娠8个月，剧烈腹痛旬日。旬前一日春游于暮分返家，腹痛始作，至夜疼痛剧烈。疼痛由半小时一次到5~6分钟一阵，随即由某院收住产科病房，诊断为"早产"，并积极作早产准备。但宫口不开，故予对症处理。给药硫酸镁、地西泮、阿托品等。用药时患者朦朦胧胧，停药2~3小时后，其痛又作。无奈之际，邀余诊治。诊见：孕妇腹痛，或上或下，或左或右，所痛之处，如气囊凸驳，凸鼓一消，疼痛即止而如常人，苔薄白腻，舌质黯红，脉弦。此系初春游玩，劳累伤气，复感春寒，寒凝气阻，正所谓"腹中寒，上冲皮起，出现有头足，上下痛而不可触近"之证也，又重身8个月，胎气压迫气机，气机运行时顺时滞，滞则气机郁阻凸出如囊痛作，顺则气机通畅，凸消痛止。故治以补气温中。选大建中汤加味治之，台党参50克，干姜10克，高良姜10克，炒白芍30克，川花椒15克，炒麦芽30克（代饴糖），服两帖腹痛缓，痛次减。继服两帖，痛止病瘥出院。后足月生一男婴。（袁兴石，柏央芬. 大建中汤治疗腹部疑难痛症[J]. 河南中医，1990，10（01）：29.）

按语：此案亦见腹起包块，与前两案相似，但特殊之处在于患者为孕妇，辨证之时难免多虑。故西医先诊为早产而收入院。但按照早产用药，症状未减，胎儿不下，显然并非早产。中医辨治，知其起于孕期劳累伤气，复感春寒，寒凝气阻，不通则痛，而腹中包块，如囊凸驳，上下左右不定，正如大建中汤证"上冲皮起，出见有头足"之貌，以大建中汤加味散寒温中，行气缓急，果然药到病除。本案与案例一大建中汤饴糖均以炒麦芽代替，应该是袁氏经验用药，饴糖偏甘缓补益，而炒麦芽偏消食疏肝。

案例四：陈某，女，37岁。素体虚寒，常喜热饮，一日不慎受凉，脘腹急痛如刀割，疼痛放射至肩胛部，痛楚甚剧，时而前俯后仰或弯腰按腹，时而辗转反侧，合眼甩头，伴有恶心，呕吐苦汁，并吐出蛔虫1条。触诊在上腹近心窝处剧痛拒按，四肢发凉。察其舌淡，苔薄白，脉象沉弦。诊断为蛔厥，即胆道蛔虫症。治拟温中散寒，安蛔止痛。予大建中汤：川椒3克，干姜6克，党参9克，红糖1匙。先煎前3味，去滓，纳红糖，微火调烊，趁热小口顿服。服后随即痛止，安然入寐，熟睡一夜。次日下床，一如常态，嘱其节饮食，慎生冷，善自调理。至今17年，追访未再发。（王锦槐.大建中汤治蛔厥[J].浙江中医杂志，1981（5）：210.）

按语：大建中汤后世不少医家认为是治疗蛔厥证，此案便是明证。因单纯中焦寒凝气滞如上三案例，很难见到"大寒痛""腹中寒，上冲皮起，出见有头足"的表现，而蛔厥发作时，蛔虫扰动抱团，出现如头足摆动的包块则顺理成章。大建中汤中的几位药物又恰好能辛热驱虫、甘温缓痛。只不过现代医疗和生活条件好了，蛔虫病很少见。但在古时候，甚至在几十年前，蛔虫病还是普遍存在的，蛔厥证也是可以见到的。所以笔者认为，大建中汤证本为蛔厥而设，但中焦阳虚寒盛病证亦可用之。

案例五：王某某，女，14岁，1983年4月25日初诊。患者素体欠佳，又喜零食。3天前突感腹痛，其母以为蛔虫，自购宝塔糖5粒，服后病情加剧，遂来急诊。证见形体消瘦，腹痛如绞，剧烈时腹内肠鸣，偶见突起包块蠕动，呕吐频作，吐出蛔虫，饮食未进，大便数日未下，矢气全无，面青肢厥。烦躁不安，脉沉迟而细，苔白厚腻。经X线检查，可见5~6个阶梯样液平面，确诊为"急性机械性肠梗阻"，建议手术治疗。其父母因对手术有顾虑，故请中医治疗。患者体质娇嫩，服宝塔糖不足剂量，致蛔虫内扰，搏结成团，阻于肠道，法当行气泄满，温中散寒，大建中气。俟中州脾阳一旺，气机通畅，则虫体自去。拟大建中汤加减。处方：西党参15克，川椒7克，干姜3克，槟榔15克，水煎温服。服后2小时，自觉肠中施施作响，泻下蛔虫60余条，即肢温厥回，腹痛顿减。以后2小时内，又陆续排出蠕虫20余条，乃用香砂六君子汤调理5天而愈。（吴协兵.大建中汤加减治疗急性肠梗阻[J].中医杂志，1987（5）：51.）

按语：此案为典型蛔厥发作，搏结肠道，形成机械性肠梗阻。以大建中汤加槟榔行气通腑，泻下驱虫，将西医需手术治疗的病证，轻易化解。观诸多医家用大建中汤治蛔厥时，多不用饴糖，有言饴糖甘缓，蛔虫得甘而动，易致窜扰内脏而难出。但《金匮要略》中尚有安蛔缓痛的甘草粉蜜汤证，此说难圆。

案例六：高某某，男，52岁，1972年4月3日就诊。胃病日久，形体消瘦，面色苍白，形寒肢冷，时时作痛，痛处喜按，得食痛减，喜热畏冷，饮食不振，恶心呕吐，口不干，舌淡胖嫩，边有齿印，舌苔薄白微腻，脉沉细。经X线钡餐检查：十二指肠球部见有不规则切迹，局部压痛，诊断为十二指肠球部溃疡。治拟温中祛寒，健脾益气，大建中汤治之：党参30克，白术15克，干姜10克，川椒3克，白芍10克、炙甘草8克。服药7帖，患者疼痛显著减轻，饮食增加，舌苔已化，舌质较前红润；原方加饴糖，续服30余帖，临床症状消失。3个月后钡餐复透：十二指肠球部切迹消失，无压痛。随访3年未再复发。（张德宏. 大建中汤的临床应用[J]. 江苏中医杂志，1983（05）：37-38.）

按语： 本案体现出大建中汤方名中"建中"的含义。从患者主症中不难辨出中阳不足，又夹内寒的病机，治用大建中汤加味。尤其合入芍药甘草汤之后，是温阳建中不忘敛阴缓急，可看作有将大、小建中汤合为一方之义。

案例七： 徐某某，男，46岁，1974年12月6日就诊。寒疝有年，面色无华，就诊时左侧阴囊肿大，患者自诉，常昼出夜缩，遇劳累入冬尤甚，饮食较前减少，舌苔薄白，脉沉紧而细，诊断为腹股沟斜疝。患者因惧手术，要求中药治疗。寒邪入于厥少两阴，肿块出没无常，属"狐疝"之证，治予温经散寒，以大建中汤加味：小红参20克（另煎代茶），川椒5克，干姜10克，小茴香5克，乌药5克，橘核10克，黄芪15克，饴糖适量冲服。服30余帖后，"疝"不再下垂。后以上方制为丸剂，续服半年，未再复发。（张德宏. 大建中汤的临床应用[J]. 江苏中医杂志，1983（05）：37-38.）

按语： 本案大建中汤治疗阴狐疝。名老中医秦伯未在《金匮要略简释》中把大建中汤证归为寒疝，将腹起包块，解释为"受寒发作，按其腹部高突不平，有如山陵起伏，故名"。故案例二和三的肠痉挛可算寒疝的范畴。本案属另外一类疝，阴狐疝气，即腹股沟疝气，总体病证亦属阳虚寒凝，但病位涉及肝经，故以大建中汤加暖肝散寒的乌药、小茴香、橘核，并加黄芪，补气升提。

【医家选注】

清·尤怡："心腹寒痛，呕不能食者，阴寒气盛而中土无权也。上冲皮起，出现有头足，上下痛不可触近者，阴凝成像，腹中虫物乘之而动也。是宜大建中脏之阳，以胜上逆之阴。故以蜀椒、干姜温胃下虫，人参、饴糖安中益气也。"（《金匮要略心典》）

清·李彣："心胸寒痛，呕不饮食，寒在上膈也。腹中寒上冲，寒在中焦也。皮起出现有头足，乃寒气上冲之象，非真有一物具头足也。寒气凝结，故上下痛不可触近，非里实不可按之痛也。故但宜建中，不可攻下。"（《金匮要略广注》）

清·唐宗海："上节方言腹满者当下，此节便举腹满者当温，一是大热，一是大寒，对举以为衡，而后能于同中辨异也。谨按此篇，节节皆是对勘之文，故必有风冷一节，方言不可下，而厚朴七物汤一节，即以当下者较之；才用七物汤下之，旋即出附子粳米汤之证，又以为当温。盖同是腹满，而饮食如故则当下，饮食呕吐则又当温；痛而雷鸣呕吐则当温，痛而闭实则又当下。故下文又出三物、大柴胡、大承气证以比较之。数方主下者，皆以其腹满，然而腹满又有大寒之证，其满更甚，似乎可下，而痛呕不食，与闭实能食者有别，又当大温，宜用大建是。节节对勘，层层驳辨，学者知此，乃可以读仲景之书。"（《金匮要略

浅注补正》）

【临床应用】

辨证要点：心胸中大寒痛，上下痛不可触近；呕不能饮食，腹中寒，上冲皮起，出见有头足（痛剧，面广，呕吐，包块）。

大建中汤常用于虚寒性吐利以及慢性胃炎、胃痉挛、消化性溃疡、内脏下垂等病症。此外对于疝瘕或蛔虫引起的寒性腹痛，或因寒结而大便不通者，也有一定效果。

大黄附子汤

（腹满寒疝宿食病脉证治第十　15条）

【方证原文】胁下偏痛，发热，其脉紧弦，此寒也，以温药下之，宜大黄附子汤。（15）

大黄附子汤方：

大黄三两　附子三枚（炮）　细辛三两

上三味，以水五升，煮取二升，分温三服；若强人，煮二升半，分温三服。服后如人行四五里，进一服。

【方证释义】本条论述寒实内结的腹满痛证治。胁下偏痛，即患者胁下偏于一侧疼痛，发热，脉紧而弦，看似与少阳病有关，实则是寒实内结腹满痛。这从"此寒也，以温药下之"可以看出。此处胁下，应指两侧胁腹；偏痛，谓疼痛或偏于左，或偏于右。因寒实内结，阴寒挟实邪偏于一侧，郁而不伸，故见胁腹偏痛。该证本于阳气不运，又兼嗜食生冷，内停沉寒，积滞成实而致。弦紧脉主寒主痛，虽发热，但脉不浮不滑，可知既不是表证发热，又不是阴盛阳浮之发热，更不是阳明腹实证，而是阴寒内盛，阳气被遏，营卫失调的反映。本证虽具大便不通，胁下偏痛，但却有别于第1条所述"不满者必便难，两疼痛"。其区别在于：前者为虚寒，当温补，故曰"虚寒从下上也，当以温药服之"；本条为实寒，当温下，故曰"此寒也，以温药下之"。本证治以温下寒积，方用大黄附子汤。

【方药解析】方中大黄苦寒，泻下通便，以去寒积；附子、细辛辛热，温阳散寒止痛，并制大黄苦寒，使大黄存其泻下之用而去其寒凉之性。三药相合，寒温并用，温通大便而泻内结寒实。大黄附子汤为后世温下剂的祖方。

【方证归纳】

主症：胁下偏痛，发热，脉紧弦，兼恶寒肢冷，大便闭结等。

病机：嗜食生冷，内停沉寒，阳气不运，积滞成实。

治法：温下寒积。

方剂：大黄附子汤。

方义：大黄泻下通便；附子、细辛温阳散寒止痛，并制约大黄寒凉之性。

【类证类方】

类证：大黄附子汤证与大承气汤证、厚朴七物汤证、厚朴三物汤证、大柴胡汤等证均属里实腹满痛，均用大黄泻下通腑，区别：大黄附子汤证属阳虚而兼里实停聚，故大黄配附子、细辛以温振阳气，并反佐大黄；而大承气汤等四证属实热壅聚里实腹满，多配芒硝、枳实、厚朴以泄热通腑。

类方：大黄附子汤与麻黄附子细辛汤方中均用到附子、细辛，温阳散寒。区别：大黄附子汤方中重用大黄，其侧重点在于治寒实积聚于里，属温阳通便法；麻黄附子细辛汤则配麻黄，取其温经以解表，治疗少阴病兼太阳病。

【验案解析】

案例一：钟大满，腹痛有年，理中四逆辈皆已服之，间或可止。但痛发不常，或一月数发，或二月一发，每痛多为饮食寒冷之所诱致。自常以胡椒末用姜汤冲服，痛得暂解。一日，彼晤余戚家，谈其痼疾之异，乞为诊之。脉沉而弦紧，舌白润无苔，按其腹有微痛，痛时牵及腰胁，大便间日1次，少而不畅，小便如常。吾曰："君病属阴寒积聚，非温不能已其寒，非下不能荡其积，是宜温下并行，而前服理中辈无功者，仅祛寒而不逐积耳。依吾法两剂可愈。"彼曰："吾固知先生善治异疾，倘得愈，感且不忘。"即书予大黄附子汤：大黄12克，乌附9克，细辛4.5克。并曰："此为《金匮要略》成方，屡用有效，不可为外言所惑也。"后半年相晤，据云："果两剂而瘥"。（赵守真.治验回忆录[M].北京：人民卫生出版社，1962：50.）

按语：本案腹满属虚寒，但年深日久，渐成寒积，其腹痛服理中之辈可缓却不可除，因其腹中有有形寒积，故脉见沉弦而紧，且每因饮食寒冷诱发。仲圣云："诸病在藏欲攻之，当随其所得而攻之"，此腹痛必须温下寒积，故大黄附子汤原方即效。

案例二：李某，男，68岁。3年来因阑尾炎术后肠粘连致肠梗阻，曾反复手术3次。近半个月腹胀疼痛拒按，大便不下，反复灌肠无效，患者拒绝再次手术，改服中药治疗。诊见表情抑郁，腹胀如鼓，肠型可见，十余日大便未解，四肢欠温，舌质暗淡，苔白厚，脉弦而沉。腹部X线透视诊为粘连性肠梗阻。中医辨证属阳虚脏寒，腑气不通，治宜温阳散寒通腑。方用大黄附子汤：大黄20克（后下），附片10克（久煎），细辛6克，水煎，日服1剂。药后2小时矢气频作，腹胀好转。2剂后，便下数枚燥屎，腹胀疼痛若失，梗阻解除。（孙自文.大黄附子汤治疗急腹症验案举隅[J].国医论坛，1992（02）：14.）

按语：本案患者年高体虚，又经多次腹腔手术，中气大伤，中阳不运，渐成里实梗阻。需借大黄以通腑，附子以温阳，细辛以通经，温下寒积，使腑气通，里实下，阳气温，诸症皆除。但还应以补中益气、附子理中等品善后。

案例三：王某某，男，12岁。患儿开始患腹胀，起初是午后胀，以后即整日胀。约1个多月以后，伴阵发性的右胁下疼。其父是医师，曾给予对证治疗，毫无改善。后腹胀胁痛继续增重，患儿体质也日渐衰弱。之后经历了省、市的各大医院及中医研究所等8个医院的治疗，诊断意见不能统一，有的医院考虑为肝炎、肝脓疡，或肝癌，有的医院考虑为胆囊结石或腹膜炎等，经服药打针治疗2个月，俱不见效。患儿就诊时已是发病以后将近3个多月。腹胀经市中医研究所服中药治疗已好转（药物不详），惟右胁痛增剧，部位在乳根下距腹中线5分，平均每数10分钟即发作1次，日夜数十次发作，剧痛难忍，满床打滚，汗出淋漓，面色口唇㿠白，二三分钟以后即自行缓解，每于发作以后精神更加疲惫不堪。脉浮数无力，舌淡，苔薄。胃纳尚可，二便正常。投以大黄附子汤2剂。附子6克，细辛3克，大黄10克。服药以后其病若失，观察数月概未发作，共花费2角4分钱。（赵明锐.经方发挥[M].北京：人民卫生出版社，1982：114-115.）

按语：本案患儿表现为右胁痛，西医未确诊，先按肝胆疾患而屡治不效。赵老抓住"胁下偏痛"这一主证，又见口唇㿠白，精神疲惫，舌淡苔薄，脉浮数无力，一派阳虚寒盛之候，故以大黄附子汤原方，竟2剂而愈。可见使用经方重在抓住病机，而非一脉一证之得失。另据赵老经验，见右胁下痛，若用大黄附子汤，必须具备三点：①疼痛的部位必须是以乳根下之肋缘下距腹中线五分处为痛之中心点，而且有明显的压痛；②不因咳嗽和深呼吸而引起疼痛加剧者；③疼痛发作时拒按。

案例四：尹某，女性，32岁。患胃脘痛反复发作已3年多，每因劳累、受凉或饮食不节而发。在县人民医院多次拍片检查为：胆囊炎、胆石症。患者不同意手术，经中西药治疗，时缓时剧。1965年3月间，其痛大发作，上中脘部疼痛，牵引胸背，持续钝痛，阵发性加剧，呕吐食物残渣及涎沫，呕吐后，其痛不减，抬来笔者处诊治。患者锁眉焦急，面带暗晦，时时哀号，声音壮厉，舌苔薄白，质淡红而润。按其腹部上中脘痛甚，上脘偏右按之痛更剧，小溲清长，大便灰白色而不畅，诊其脉弦紧，此系寒气滞结，阴邪凝聚为患。法以辛热散其寒积，以温通逐其阴凝。拟用：熟附，细辛，大黄，川椒，制川乌，服3剂。服后疼痛顿除，呕吐平复。越日复诊：其脉紧象未除，继服原方2剂，以清除寒凝之陈积，半载后，病不复发。（陈明.金匮名医验案精选[M].北京：学苑出版社，2000：314.）

按语：胆囊炎、胆石症临床热证居多，每以大柴胡汤加减应对。但亦有遇寒凉发作者，恐与寒性收引有关。本案表现胁腹偏痛拒按，大便不畅，脉弦紧，面晦暗，符合寒实内结的大黄附子汤证。处方合入川乌、蜀椒，因发作性痛剧牵及胸背，似合乌头赤石脂汤证"心痛彻背"之义。

案例五：管某，女，14岁。发作性上腹部钻顶样疼痛3年，加重4天。B超示：胆总管扩张。考虑为蛔虫致胆总管梗阻，经解痉、抗菌、抗寄生虫及利胆等西药治疗，未见好转。患者现仍上腹部阵发性剧烈绞痛，同时伴有包块隆起，四肢清冷，寒战，目睛黄染，呕吐清水，大便数日未下，舌质暗、苔白厚，脉弦。诊为蛔厥。用大黄附子汤加味：大黄20克（后入），附片9克（久煎），细辛6克，白芍24克，甘草6克，水煎日服1剂。1剂后疼痛减轻，手足温和。2剂后，便下蛔虫数条，诸症好转，思食安卧。续调理周余，黄疸消退，病获痊愈。（孙自文.大黄附子汤治疗急腹症验案举隅[J].国医论坛，1992（02）：14.）

按语：此案为蛔厥发作，从表现看有腹痛剧烈，包块隆起，四肢不温，呕吐清水等阳虚寒盛表现，似乎符合大建中汤证辨证要点，但见大便数日不下，苔白而厚，脉弦，提示寒积内结，腑实不下，当以大黄附子汤通腑泻下，温阳散寒，并合入芍药甘草汤以缓急止痛。药证合拍，故能获效。

案例六：杨某某，男30岁，1986年5月20日初诊。患左侧腰痛遇寒加重年余，1个月前经按摩腰痛稍减。近半月来左侧腰部仍痛，伴见左小腹及左股内侧拘急疼痛，遇寒则痛甚，且站立时排尿不出，必取蹲位始可小便，无尿频、尿急及尿痛，小便色微黄，大便稍硬，日一次，饮食正常；脉沉弦，舌质淡暗，苔白厚。7日前曾在某医院化验尿常规（-），拍肾及膀胱X线平片无异常发现。证属寒邪客于足少阴、厥阴二经，以致经脉不畅，膀胱开阖失度，治当温经散寒，兼以行瘀。处方：制附子30克，细辛10克，大黄10克，2剂，每日1剂，水煎（文火久煎）服。1986年5月23日复诊：服上方后，大便溏泻日2~3次，昨夜12时许，突感左侧阴囊阵缩疼痛，持续约半小时后，于阴囊疼痛处汗出如洗，继而腰、少腹、股内侧疼痛顿减，小便时站立亦能排出。继服上方2剂。药后诸症悉除，随访至今未再复发。（李发枝.《金匮》方治验三则[J]. 河南中医，1987，7（06）：20.）

按语：本案辨证抓住腰腹侧痛遇寒加重，大便硬，舌淡暗，苔白厚，脉沉弦等寒实内结之象，与大黄附子汤证相类似，泻下大便而愈。今观此案，似属寒实并兼瘀血之证，大黄附子汤既能温下寒积，又能通经活血。案中特殊之处在于药后反应，大便溏泄，夜间阴囊挛缩痛剧，继而汗出如洗，然后诸症渐除，显为正邪交争，战汗而愈。

案例七：李某，女，18岁，学生。自诉患腹泻半年，大便稀薄，偶杂白色黏冻物，日行3~6次，伴有脐下或绕脐疼痛，得暖痛减，重按痛甚，食少形瘦，面色青黄，舌质淡，苔白厚，脉沉细弦。询其病史，知患者于去年10月下旬一晚从校归家，见有烘柿，随食6个，次日便腹痛泄泻，不欲饮食。经西药治疗腹泻次数减少，但未转正常，曾服中药数10剂，多为温中散寒，健脾止泻之剂，病情有增无减。病情反复，拖延至今。余综其证因：秋末夜食生冷难消水果后卧床休息，加之素体脾阳不振，复为寒邪所伤，且积而不去，致中焦运化失常，遂发为腹泻。延治半年，中气已虚，但证有腹痛拒接，舌苔白厚，脉象沉弦，知其虚中挟实，寒积未除。治宜攻补兼施，祛邪为主。方拟加味大黄附子汤：大黄（后下）15克，附子（先煎）15克，细辛4克，党参20克，沉香1克（冲服），水煎服。药后腹痛甚，肠鸣不已，泻下稀便4次。再诊，苔仍厚，脉沉弦，脐周有压痛，此乃积滞未除，继下之，上方改大黄20克，加枳实10克，煎服如前法。药后大便2次，除大量黏冻样稀便外，尚有5枚如枣大之硬粪块，以白黏物包裹，并带有少量血丝。三诊，其脉沉细弱，脐周按之不痛，神疲体倦，但欲进饮食，嘱其家属给小米粥饮之，并处以补中益气汤5剂，隔日1剂，以善其后。患者遵嘱，注意饮食、慎劳倦，1个月后体复如前。（刘昭坤.大黄附子汤治疗顽固性胃肠寒实证验案三则[J]. 国医论坛，1992（03）：12-13.）

按语：此案患者腹泻，大便溏薄，乍看似虚寒之证，但细问病起于贪食生冷柿子，查见腹痛拒按，苔白厚，脉沉弦，为阳虚兼寒实内结之象，故单以温中健脾之剂无效。柿子性寒，含鞣质，善收敛。多食易停滞胃中，结聚成团，经久不消而成胃柿石症，脾胃虚寒或胃酸过多者易发。大黄附子汤散寒通积，行气温中，药后寒实得下，燥粪得除，再以补中益气善后。需要注意的是，阳明里实有热结旁流，寒实内结亦可有寒实下利，本案便是明证，临证不可不细查。

案例八：齐某某，女40岁，会计，1985年元月18日诊。素患梅尼埃病，时常发作。1周前因感冒过劳，眩晕又作，视物旋转，卧床不敢行动，头身动则加重，呕吐痰涎，脐下2寸处胀痛，泻下清稀，纳呆，口干而欲饮，舌淡，苔白厚黏腻，脉滑缓。以痰饮作眩论治，拟金匮泽泻汤合二陈汤加钩藤、赭石、旋覆花。先后5剂，眩晕诸证未除，再察舌象，参以脐下痛证，悟此为阳虚寒实，积聚于里而胀痛；三焦痞塞，清阳不升，浊阴不降而眩晕；泻下清稀为寒结旁流，治病必求于本，予大黄附子汤加味。附子8克，生大黄10克，细辛、高丽参各6克，2剂。药后仅轻泻1次，眩晕和脐下胀痛已减大半，舌苔褪为薄白。再2剂，诸证悉除而恢复工作。1个月后近年终时工作过劳，又小犯头晕，仍与原方加味3剂，未再发作。（陈明.金匮名医验案精选[M].北京：学苑出版社，2000：322.）

按语：本例虽泻下清稀，但腹胀痛拒按，舌淡、苔白厚黏腻，其病机仍为寒实内结，故径用大黄附子汤加味攻除寒实内结，使三焦疏通，清阳得升，浊阴能降，而晕眩与诸证自除矣。本案与上案相似，提醒医者辨证需仔细，寒实内结亦可见下利，切不可将泻下清稀概视为脾肾虚寒之泄泻。

案例九：何某某，男52岁，农民，1981年12月18日诊。数月前因夜浇小麦后即觉右侧腰胯疼痛，放射至腿足。经某医院外科诊为：坐骨神经痛。迭经针灸、中西药治疗皆罔效，来所诊治。患者自述由腰胯向腿足放射性疼痛，且行走困难，伴肢体倦怠，形寒肢冷，腰胯部尤甚。诊见面色萎黄，舌淡白，苔白腻，脉细涩。此乃寒痹之证，风寒湿三气杂至而患。法宜温经散寒止痛，方拟大黄附子汤加减：附子30克（先煎40分钟），细辛9克，大黄6克，鸡血藤30克，川牛膝24克，制川草乌各9克。服2剂后，即觉痛处有温热感，且疼痛减轻，又以原方加二仙、当归、丹参、乳香、没药、白芥子等，经治2个月而愈，追访二年未复发。（邢潼关.大黄附子汤治验[J].山西中医，1992（03）：35-36.）

按语：本案大黄附子汤加味治疗痹证，是借大黄活血攻下之功，附子、细辛辛散走窜之力。

案例十：朱某某，女，10岁，于1978年5月16日就诊。患儿1周前全身发现紫斑，经儿科诊断为过敏性紫癜欲收治入院，因家属不同意而在门诊治疗3日，又继服清热凉血活血中药2剂均无缓解。证见四肢伸侧面有大小不等之密集紫斑，下肢为多，不痛不痒，按之不退色，皮损表面光滑，无苔癣样改变。面色微黄，印堂发青，鼻头冷色白，大便3日未行，时腹疼痛，脉象弦紧，质淡苔白。证属寒实内结，脉络凝阻。处方：附片30克，大黄15克，细辛6克，当归10克。服用1剂后，大便通畅，腹痛止，四肢鼻准转温，紫斑明显消散，再服1剂，紫斑全消。（张广麒.大黄附子汤治验四则[J].云南中医杂志，1983（03）：23-24+16.）

按语：过敏性紫癜常与寒冷刺激损伤脾胃有关，而阳明经为十二经之海，乃多气多血之经。胃经受损，络脉伤而血外溢则易出现紫斑。本案紫癜证属寒实内结，脉络凝阻，故治以大黄附子汤加当归。方中附子、细辛温经散寒止痛，附子又能"通经脉之寒瘀"（黄元御

《长沙药解》）；大黄泻实攻下又可活血下瘀；当归活血行血且具润下之功，共奏温经散寒，行瘀泻实之效。据现代药理研究，大黄有抑制过敏介质的释放，抑制体液免疫反应及收敛、止血的作用。附子能提高机体的免疫能力，二者配合，则过敏性紫癜的变态反应过程明显受抑制及被扰乱，病自然获愈。

案例十一： 关某，男，46岁，1987年8月16日诊。病初因皮肤红斑，腰膝酸痛，下肢浮肿，尿：蛋白（＋），管型（＋），红细胞少许，被诊为"肾小球肾炎"，服五皮饮、消炎痛等不效，又因血沉95毫米/小时，而按风湿论治亦罔效。至查见狼疮细胞，始诊为红斑性狼疮。脉沉细无力，舌淡，苔白腻。证属阳虚湿毒内蕴。治拟：温阳利湿泻毒。药用：生大黄、茯苓各15克，附子9克，细辛6克，白术12克，鹿角粉2克（冲服）。服6剂，大便稀溏，水肿消退。遂改大黄为6克，附子用至15克，随证加减大青叶、地骨皮等。共服60余剂，红斑消退，尿检蛋白（±），狼疮细胞消失。继服肾气丸以巩固疗效。至今未复发。（王亚民.大黄附子汤治疑难杂证采萃[J].四川中医，1989（04）：12.）

按语： 大黄有推陈致新之功，能活血、能通腑。又胃肠为水谷之海，《黄帝内经》云"魄门亦为五脏使"，故凡阳气温运不及，阴寒、水饮、瘀血、痰湿、湿浊阻滞不下者，皆可从大便而走，大黄附子汤加味均可应对。现代大黄附子汤常用于肾病等泌尿系统疾病，如尿毒症等，借助附子、细辛直入少阴，温煦肾阳，借大黄活血通下，去除湿浊。现代研究大黄煎剂有降低肌酐尿素氮的作用，治疗肾功能不全时，常加入藿香、砂仁，豆蔻等芳香化浊之品，治肾炎水肿时常随症加入大青叶、茯苓、白术、败酱之类，意在增强泻浊解毒之功。

【医家选注】

清·尤怡："胁下偏痛而脉紧弦，阴寒成聚，偏着一处，虽有发热，亦是阳气被郁所致。是以非温不能已其寒，非下不能去其结，故曰宜以温药下之。程氏曰：大黄苦寒，走而不守，得附子、细辛之大热，则寒性散而走泄之性存是也。"（《金匮要略心典》）

清·沈明宗："此邪入肝经，为偏胁痛也。胁下，乃肝胆经络所过之地。寒客厥阴经之一边，营血不利，则胁下偏痛。然肝气逆而胆气亦逆，则痛而发热。脉紧为寒，弦属厥阴寒实，故用附子、细辛，正阳而散风寒，盖肝胆乃无出入。此用大黄乃使厥阴之邪，借从胃腑而出，则偏痛立止，虽以寒热并行，是不相悖也。"（《金匮要略编注》）

清·唐宗海："当温者不可下，当下者不可温，上数一方一寒一热，反观互证，所以明其有别也。然又有当温复当下，当下复当温者，是又宜温下并行，不可执着。故特出大黄附子细辛汤之证治，以见温之与下，或分或合，总随证为转移，而不可拘泥也。此是总结上文，皆论腹满之证，自是以下，乃单论寒疝，须知仲景书，皆是比较法，腹满、寒疝、宿食，其腹皆能为痛，恐人误认，故合为一篇，使人比较而辨其毫厘也。至三证之中，又各有别，节节互较，又各分三段，使人区别而知其门类也。"（《金匮要略浅注补正》）

【临床应用】

辨证要点： 胁下偏痛，发热，脉紧弦，兼恶寒肢冷，大便闭结等。

本方适用于胸腹绞痛、脐腹疼痛拘挛急迫为主症的病症，现代临床常用于肠梗阻、胆囊炎、胆石症、消化道溃疡、慢性溃疡性结肠炎、慢性肾功能不全、过敏性紫癜、风湿性关节炎等，属寒实内结者。

赤丸
（腹满寒疝宿食病脉证治第十　16条）

【方证原文】寒气厥逆，赤丸主之。（16）

赤丸方：

茯苓四两　半夏四两（洗）　乌头二两（炮）　细辛一两《千金》作人参

上四味，末之，内真朱为色，炼蜜丸，如麻子大，先食酒饮下三丸，日再夜一服，不知，稍增之，以知为度。

【方证释义】本条论述寒饮并发厥逆的腹痛证治。“寒气厥逆”，既指阳虚阴盛、寒饮上逆之病机，又指手足厥冷的主症。据方测证，当具腹满痛、肢厥、呕吐、心下悸、舌质淡红、多齿痕、苔白滑、脉沉细而迟等症。治当散寒止痛，化饮降逆，方用赤丸。

【方药解析】方中乌头、细辛共驱腹中沉寒痼冷以止痛救逆；重用茯苓、半夏，化饮降逆以止呕；朱砂重镇降逆；蜜调和乌头与半夏两味反药之性。诸药相合，共同发挥止痛、止呕、救逆之效。如麻子大，每服三丸，日再夜一服者，小剂量连续服用，以求缓图，使得病根渐拔，此为该方用丸剂的意义。

【方证归纳】

主症：腹满痛、肢厥、呕吐、心下悸、舌质淡红、多齿痕、苔白滑、脉沉细而迟等症。

病机：脾肾阳虚，下焦阴寒水饮之气，厥而上逆。

治法：散寒止痛，化饮降逆。

方剂：赤丸。

方义：炮乌头、细辛辛热之品，共入下焦，驱腹中沉寒痼冷以止痛救逆；茯苓、半夏化饮降逆以止呕；朱砂重镇降逆；白蜜调和乌头与半夏两味反药之性。

【类证类方】

类证：赤丸证与附子粳米汤证均属阳虚夹饮的虚寒腹满，均有相反药对配伍其中，区别：附子粳米汤证病机属虚寒饮逆，主症见雷鸣切痛、胸胁逆满、呕吐，方中附子配半夏散寒化饮降逆，加甘草、大枣、粳米缓急补中；赤丸证病机属寒饮厥逆，主症见腹满痛，四肢厥冷，呕吐，方中乌头、细辛起陈寒痼冷，配半夏、茯苓化饮降逆，加朱砂重镇。附子粳米汤证病位主要在中焦，证情略轻，多用于寒饮发作的急性腹痛，故用汤剂；赤丸证病位涉及脾肾，证情较重，用药猛峻，亦可用于寒饮厥逆的急证，但需小剂量缓图，以防过用伤正，欲速不达。

【验案解析】

案例一：周某，男，28岁。患者白天因天气炎热，口渴饮大量河水，晚餐又食酸腐食物，夜宿露天乘凉，半夜突然出现心腹绞痛，呕吐饮食，四肢厥冷，脉象沉迟，舌淡苔白。寒湿内伤，中焦阳虚，治当温中散寒，降逆化湿。仿仲景理赤丸方意：制乌头（先煎）、甘草各4克，细辛2克，半夏、苍术各6克，太子参、茯苓各10克，生姜汁5滴（冲服）。煎200毫升，分两次服。1剂痛解呕平，再服1剂病愈。（张谷才. 从《金匮要略》谈相反的配伍方法[J]. 安徽中医学院学报，1983（02）：39-42.）

按语：本案贪凉饮冷，又饮食不洁，夜宿感寒，致使寒湿内伤，中阳不足，表现与赤丸证的寒气厥逆十分类似，取赤丸作汤剂，合小半夏加茯苓，竟一剂而效，再剂即愈。

案例二：殷某某，女，23岁，未婚，1987年3月14日初诊。患者素有痛经病史，近一年来经行腹痛加剧，剧痛之时不得仰卧，需多种止痛药物，疼痛才能得到暂时缓解。曾因此而收入住院治疗，出院后每次经行仍然疼痛，但尚能忍受，服用一些理气活血止痛的中成药及汤剂，效果不显。其证兼见经来量少清稀，少腹弦急作痛，手足冷，心悸气短，恶心，饮食不佳，二便尚可，平素带下清稀且量多。舌暗淡而体胖大，脉弦而滑数。证属阴盛阳虚，寒湿内阻胞门，经行不畅所致。治当温散寒湿，通络止痛，赤丸加味主之。药方：姜半夏12克，制川、草乌各9克，细辛6克，茯苓30克，干姜9克，朱砂1克（分冲），桂枝10克，红花9克。3剂，水煎服。药后腹痛消除，并自觉少腹部位松弛而有热感。嘱其每次经来前五天开始服用本方，每日1剂，至经停。患者依上法连服本方四个月中，每次经行未见腹痛。现已停药一年余，月经正常，诸症亦解。（庞鹤.《金匮》赤丸证释与临床运用举隅[J].北京中医学院学报，1989（5）：13.）

按语：本案患者平素带下清稀且量多，经行之时少腹急痛，手足冷，舌淡胖，脉弦滑，为寒湿闭阻胞门而成痛经重证，常规理气活血之剂药不对证，而脉证病机却与赤丸证相似，故投之即效。

案例三：赵某某，男，63岁，1984年11月13日初诊。是日早餐时，突然胸室暴痛，头汗淋淋，昏倒在地，面苍肢冷，短气不足以息、移时方醒，急送至医院。患者胸痛如揪，脉寸关微弱，尺部小紧而涩，间有结代，唇青，舌淡晦苔薄白，目光晕滞乏神。心电图示：急性心肌梗死（前间壁）。急给输氧，肌注度冷丁100毫克，参附注射液2支，合服麝香保心丸2粒。针膻中、气海、双内关，得气后加大艾壮灸半小时，同时以《金匮要略》赤丸合人参汤化裁急煎与服。处方：乌头10克，细辛10克，红参20克，半夏15克，茯苓15克，干姜10克，川椒10克，炙甘草10克，两小时服一煎。下午4时，疼减气匀，肢暖色活。上方易乌头为附子15克，减红参为10克，去干姜，加白芍12克。4小时服一煎。夜12时，疼除，脉不紧，结代少，仍迟涩弱。14日按上方继服1剂，早晚两服。药后脉转缓，稍有散象。处方：红参10克，麦门冬10克，五味子10克，附子10克，细辛10克，半夏15克，茯苓15克，白芍15克，炙甘草6克，3剂，每日1剂。18日，脉平缓，神安。继以上方加减出入，调治3个月，康复出院。（贺念曾.《金匮》方治胸痹三则[J]. 河南中医，1988，8（04）：26.）

按语：本案赤丸加减用于胸痹急证发作，颇似"心痛彻背，背痛彻心"的乌头赤石脂丸证。两证略有差别，原文乌头赤石脂丸证偏阳虚阴寒痼结，而赤丸证偏阳虚寒饮厥逆。此案救治过程中，将两方证融会贯通，进退有序，为中医急证治疗典范。

【医家选注】

清·周扬俊："寒气厥逆，下传于上，明系君火既衰，而肾家之正阳亦不足，故上逆者，兼有水泛以凌君火之意，为害不浅，况阴霾僭乘，浊流为患，于是以大热大猛之力，始有补天浴日之量，兼用摄水气，通阳气，散阴气，而不敢后也。然犹恐寒逆特甚，复以朱砂之赤色者，可以镇君火，性重者可以坠浊阴，名曰赤丸，殆畏水寒之侮火也。"（《金匮玉函经二注》

清·唐宗海："此承上起下，言腹满而寒气厥者。为大寒证，与寒疝已相似矣，故主赤丸。此即蝉联寒疝，与上节各证有移步换形之别。"（《金匮要略浅注补正》）

民国·曹颖甫："寒气厥逆，此四逆汤证也。然则仲师何以不用四逆汤而用赤丸，知其意者，方可与论赤丸功用。盖汤剂过而不留，可治新病，不可以治痼疾。且同一厥逆，四逆汤证脉必微细，赤丸证脉必沉弦。所以然者，伤寒为太阴少阴，不必有水气，而寒气厥逆，即从水气得之。肾虚于下，寒水迫于上，因病腹满。阳气不达四肢，乃一变而为厥逆。方用炮乌头二两，茯苓四两，细辛一两，生半夏四两，无分量者，但取其足用也。方治重在利水降逆，便可知厥逆由于水寒，即乌头细辛有回阳功用，实亦是以行水而下痰，朱砂含铁质，足以补血镇心，使水气不得上僭。丸之分量不可知，如麻子大则甚小，每服三丸，日再服夜一服者，欲其缓以留中，使得渐拔病根也，此则用丸之旨也。"（《金匮发微》）

【临床应用】

辨证要点：腹满痛、肢厥、呕吐、心下悸、舌质淡红、多齿痕、苔白滑、脉沉细而迟等症。

本方适用于寒饮上逆所致的寒疝、腹痛、心下悸、哮喘，因寒痰蒙窍所致癫痫，以痛痹为主的风湿性关节炎以及胃积水等。

大乌头煎
（腹满寒疝宿食病脉证治第十　17条）

【方证原文】腹痛，脉弦而紧，弦则卫气不行，即恶寒，紧则不欲食，邪正相搏，即为寒疝。绕脐痛，若发则白汗出，手足厥冷，其脉沉弦者，大乌头煎主之。（17）

大乌头煎方：

乌头（大者）五枚　（熬，去皮，不呚咀）

上以水三升，煮取一升，去滓，内蜜二升，煎令水气尽，取二升，强人服七合，弱人服五合。不差，明日更服，不可一日再服。

【方证释义】本条论述寒疝的病机和证治。条文分两段，从"腹痛"至"即为寒疝"为第一段，论寒疝的病机；"绕脐痛"至"大乌头煎主之"为第二段，论寒疝典型证的证治。腹痛而见弦紧之脉，主寒邪凝结，阳气虚衰不能卫外而恶寒肢冷，寒邪内盛格于中焦则不欲食。正虚邪实，阳虚寒盛，为外寒所诱发，故曰邪正相搏，发作为寒疝。寒气内结则绕脐部发生剧痛，这是寒疝的典型表现，因脐腹部为三阴经所过。此时脉象由弦紧而转为沉弦，说明里阳在与阴寒相搏进一步深入，由于疼痛逐渐加重，致使气机闭塞，阴阳之气难以顺接，因而四肢逆冷，冷汗淋漓。白汗即剧痛时所出的冷汗。一般兼见唇青面白、舌淡苔白等症，故用大乌头煎破积散寒止痛。

【方药解析】方中重用乌头大者五枚，以起沉寒痼冷，温通经脉，缓急止痛，如魏荔彤所言："乌头专用建功，单刀直入，竟趋虎穴，此取效之最径捷者也。"佐蜂蜜缓急补虚，延长药效，并制乌头之毒性。两药相合，则成专治沉寒痼冷所致腹痛肢厥的要方。此方煎煮颇为精妙，先以水煎乌头，去滓，再和以蜂蜜，待水蒸尽，而成含乌头有效成分的蜂蜜，值得后世借鉴。此方药力峻猛，故服用应注意兼顾体质，防止毒副作用。故方后云："强人服七合，弱人服五合，不差，明日更服，不可一日再服。"

【方证归纳】

病因：阳虚寒盛，外寒诱发。

主症：绕脐痛，发则白汗出，手足厥冷，脉沉紧。

病机：阳虚阴盛，阴寒痼结。

治法：破积散寒止痛。

方剂：大乌头煎。

方义：乌头大辛大热，单刀直入，起沉寒痼冷，温通经脉，缓急止痛；蜂蜜缓急补虚，延长药效，并制乌头之毒性。

【验案解析】

案例一：京师界街贾人井筒屋播磨家仆，年七十余。自壮年患疝瘕，十日五日必一发，壬午秋大发，脚挛急，阴卵偏大，欲入腹，绞痛不可忍。众医皆以为必死。先生诊之，作大乌头煎使饮之。斯臾，眩瞑气绝，又顷之，心腹鸣动，吐出水数升，即复故，尔后不复发。（陆渊雷.金匮要略今释[M].北京：人民卫生出版社，1955：179.）

按语：历代论疝，有从寒痛而立者，亦有指睾丸疼痛或小腹牵引睾丸作痛者。本案之疝固然痛剧，但据其症当属后者，即阴狐疝气。但大乌头煎投之即效，必与阴寒痼结有关，其脚挛急当是寒性收引之象。可见寒疝与阴狐疝有相通之处。此案药后反应，体现"药弗瞑眩，厥疾难瘳"。

案例二：1973年6月间，有干部沈某，年50余岁，有多年宿恙，为阵发性腹痛，因旧病复发，自外地来京住我院。1959年曾在我院做阑尾炎手术，术后并无异常。此次诊为"胃肠神经官能症"。自述每发皆与寒冷疲劳有关。其证腹痛频作，痛无定位，惟多在脐周围一带，喜温可按，痛甚以至汗大出。查舌质淡，苔薄腻而滑，脉沉弦。诊系寒气内结，阳气不运。寒则凝泣，热则流通。寒者热之，是为正治。曾投理中汤，药力尚轻，若不胜病。非大乌头煎不可，故先小其量以消息之。乌头用4.5克，以药房蜜煎不便，盖蜜者缓其毒也，权以黑豆、甘草以代之。2剂后，腹痛未作，汗亦未出，知药证相符，乌头加至9克。4剂后复诊．腹痛已止，只腹部微有不适而已。第见腻苔已化，舌转嫩红，弦脉缓和，知沉寒痼冷得乌头大热之品，焕然冰释矣。病者月余痊愈出院。（魏龙骧.读医话四则[J]. 新医药学杂志，1978，12：14.）

按语：本案患者年50余，阳气渐衰，且素有阵发性腹痛宿疾，发作每与寒冷疲劳有关，当属阳虚内寒体质，可以理中汤之辈治之。但此次病发于阑尾炎术后，见绕脐腹痛，痛甚汗出，脉象沉弦，大乌头煎证俱备，显然理中汤不中与之，故投乌头煎立效。

【医家选注】

清·徐彬："此寒疝之总脉证也。其初亦止腹满，而脉独弦紧，弦则表中之卫气不行而恶寒，紧则寒气痹胃而不欲食，因而风冷注脐，邪正相搏而绕脐痛。是卫外之阳，胃中之阳，下焦之阳，皆为寒所痹。因寒脐痛，故曰疝。至发而白津出，寒重故冷涩也，手足厥冷，厥逆也，其脉沉紧，是寒已直入于内也。故与乌头一味合蜜顿服之，此攻寒峻烈之剂，即后人所谓霹雳散也。"（《金匮要略论注》）

清·魏荔彤："平素阳虚阴盛，积寒在里，以召外寒，夹杂于表里而为患者也。表里之寒邪既盛，而正阳与之相搏，寒邪从下起，结聚于至阴之分而寒疝成矣。寒疝既成，伏于少腹，绕脐痛苦，发止有时，发则白津出，津似汗而非汗也，此津本下部虚寒，阴邪逼迫外越，故以白津二字形容之，理至微也。及阴寒积久而发，四肢厥冷，脉得沉紧，何非寒厥之气为患也耶？乌头辛热，逐寒邪，开阴闭，专用建功，单刀直入，竟趋虎穴，此取效之最径捷者也；惟恐燥烈伤阴，故于服法又分弱强人，并申一日不可再服之戒也。"（《金匮要略本义》）

清·吴谦："疝病犯寒即发，故谓寒疝也。其病发则绕脐少腹急痛，恶寒汗出，手足厥冷，不欲食，脉弦而紧，主急主痛，此寒疝应有之脉证也。主之乌头煎者，是专以破邪治标为急，虚实在所不论，故曰强人服七合，弱人服五合也。"（《医宗金鉴·订正仲景全书》）

【临床应用】

辨证要点：绕脐寒痛，发则白汗出，手足厥冷，脉沉紧。

本方适用于阳虚寒盛，阴寒痼结的消化系统腹痛，如胃肠神经官能症、胃肠痉挛、消化道肿瘤等，以及其他与寒凝疼痛相关的疾病如痛经、痛痹、胸痹发作等。

当归生姜羊肉汤
（腹满寒疝宿食病脉证治第十　18条）

【方证原文】寒疝腹中痛，及胁痛里急者，当归生姜羊肉汤主之。（18）

当归生姜羊肉汤方：

当归三两　生姜五两　羊肉一斤

上三味，以水八升，煮取三升，温服七合，日三服。若寒多者，加生姜成一斤；痛多而呕者，加橘皮二两、白术一两。加生姜者，亦加水五升，煮取三升二合，服之。

【方证释义】本条论述血虚内寒的寒疝证治。首句"寒疝腹中痛"是疾病的主症特点基本定位，为发作性腹痛，总体属寒性。但胁痛里急交代此寒疝性质不同于前文之乌头煎证，属虚寒为主。胁为肝经所布，腹中拘急疼痛牵及两胁，为肝血虚，胁腹失养，筋脉拘急，故见其痛绵绵，喜温喜按，伴见面色苍白，两目干涩，四肢易拘急，舌淡，脉细弱无力。病机属肝血气虚，兼有内寒，胁腹失养。治法以养血散寒，缓急止痛。方用当归生姜羊肉汤。

【方药解析】方中当归苦甘而温，滋阴养血以补虚；生姜辛热以行，散寒以止痛；羊肉为血肉有情之品，甘温能补虚生血，缓急止痛。《素问·阴阳应象大论》曰："形不足温之以气，精不足者补之以味。"方后注明寒甚者重用生姜，以增散寒止痛之功；痛甚且呕者加白术、橘皮，健脾行气，和胃止呕。本方为中医食疗祖方，亦是产后及失血后的补虚调养常用之方，仲圣在《产后病》篇用治妇人产后腹痛。中医认为医食同源、药食同源，生活中的谷肉果菜对治疗疾病都有一定的作用，当归生姜羊肉汤做了很好的示范。

【方证归纳】

主症：发作性腹中拘急疼痛牵及两胁，其痛亦可绵绵作痛，喜温喜按，面色苍白，伴见两目干涩，四肢易拘急，舌淡，脉细弱无力。

病机：血虚里寒，胁腹失养，筋脉拘急。

治法：养血散寒，缓急止痛。

方剂：当归生姜羊肉汤。

方义：当归养血补虚，生姜散寒止痛，羊肉血肉有情之品，补虚生血。

【验案解析】

案例一：周吉人先生内人，冬月产后，少腹绞痛，诸医称为儿枕之患，去瘀之药，屡投愈重，乃至手不可触，痛甚则呕，二便紧急，欲解不畅，且更牵引腰胁俱痛，势颇迫切。急延二医相商，咸议当用峻攻，庶几通则不痛。余曰：形羸气馁，何胜攻击？乃临产胎下，寒入阴中，攻触作痛，故亦拒按，与中寒腹痛无异。然表里俱虚，脉象浮大，法当托里散邪，但气短不续，表药即不可用，而腹痛拒按，补剂亦难遽投，仿仲景寒疝例，与当归生姜羊肉汤，因兼呕吐，略加陈皮、葱白，一服微汗而愈。处方：当归生姜羊肉汤加味：黄芪、人参、当归、生姜、羊肉（煮汁煎药）。如恶露不尽，加桂行血。（谢映庐.谢映庐医案[M].上海：上海科学技术出版社，1962：171.）

按语：本案为产后腹痛，亦属血虚里寒，然发作之时仍见痛剧手不可近，可知原文句首"寒疝腹中痛"之义。以当归生姜羊肉汤加黄芪、人参益气补虚，并加陈皮、葱白和中理气，使阳虚得温，血虚得补，寒凝得散，气逆得降，诸症皆除。当归生姜羊肉汤方，产后血虚里寒腹痛可用，女子经期腹痛属阴血骤虚夹寒者亦可用之。

案例二：李某某，女，19岁，未婚，务农。1984年12月由其母陪伴前来就诊。主诉：冬季经水不潮3年。患者15岁时月事初潮，50天左右一行，色淡、量少，一日即净。至16岁，每逢入冬寒冷之时则信水不至，待来年春暖花开之际月经方来。停经期间，白带淋漓，质清稀，周身困倦，乏力。诊时：经水50余天未行，面色萎黄，畏寒身冷，四肢不温，诉其脐下时时有凉气，若置冰霜，大便溏薄，舌淡、苔薄白，脉沉细。此乃血虚寒凝之症，治宜补血温中。方用当归生姜羊肉汤：当归50克，生姜100克，羊肉半斤。用法：上三味，加水2500毫升，煎取1000毫升，每次温服250毫升，日服两次。服药12天，面色华润，自觉有力，畏寒身冷小腹寒凉消失，手足转温，白带减少。复服8天，月经来潮。随嘱月经净后20天，继服上药6天，以资巩固。后经随访，病告痊愈。（刘爱国.当归生姜羊肉汤治愈冬季闭经二例[J].国医论坛，1989（02）：49.）

按语：患者平素即有经行后期、色淡量少，伴面萎黄、身倦乏力、畏寒身冷、小腹寒凉、带多质稀、舌淡苔薄、脉沉细等，皆血虚阳气不足之象。冬季天寒地坼，阳虚之体，极易为寒邪侵袭，遂成血虚经寒之症。血虚则经无物可行，寒凝则经涩滞不通，故月经闭止而不潮。方用当归生姜羊肉汤，虽为食补，但用量不轻，另病患年纪尚轻，故缠绵之疾，月余告愈。当归生姜羊肉汤方对妇人月经病或年老体衰者养血温阳、散寒补虚颇为有效，且食补更易接受。

案例三：岳某某，女，52岁。常因头痛，身疼而服大量阿司匹林，已近20年。每因饮冷或遇寒即觉腹痛。1976年12月13日，突然头痛加剧，鼻齿衄血百余毫升，腹中绞痛。全身满布米粒大小之紫癜，尤以躯干为多。于次日住院治疗。诊见面色萎黄，形寒肢冷，紫斑大小不等，不隆起，压之不褪色。舌淡，苔白，脉沉细无力。化验：血小板34000/立方毫米。遂诊为"血小板减少性紫癜"，虚寒肌衄。宜补血温阳，方拟当归生姜羊肉汤：当归50克，生姜50克，羊肉100克。水煎服，每日1剂。服药9剂，诸证悉除，紫斑逐渐消退。化验：血小板140000/立方毫米。1976年12月24日病愈出院。随访3年未见复发。1979年12月化验血小板为170000/立方毫米。（陈明.金匮名医验案精选[M].北京：学苑出版社，2000：335.）

按语：本案以当归生姜羊肉汤养血温阳补虚，治疗脾阳虚不统血之肌衄，拓展了本方的临床应用，也足见仲景后文所言"并治虚劳不足"。

案例四：徐某，男，80岁，农民。患低血压性眩晕多年，头晕目眩，裹首闭目，立则晕倒，卧床不起。血压常在90/55毫米汞柱左右。前医投参、芪诸药及人参蜂王浆等罔效，复予西药眩晕停、培他定、胞二磷胆碱等，效亦不显。投当归生姜羊肉汤：先将羊肉250克合生姜15克切片，文火熬成羊汤3碗，加入调料待用，另煎当归、大枣各50克，成200毫升药液。每日分2次将药液、羊肉汤分别依次饮尽（混合难服），连服1周。2周后复诊，血压升至105/70毫米汞柱，未用他药，诸症悉除。

原按：低血压性眩晕，多属气血不足，营卫失和，脑失所养而致。方中当归补血和血，羊肉益气补虚，温中暖下。李杲谓："羊肉甘热，能补血之虚，有形之物也，能补有形肌肉之气，凡味与羊肉同者皆可以补之。"生姜具有升压作用，有人报道正常人口嚼生姜1克（不咽下），可使收缩压平均升高11.2毫米汞柱，舒张压上升14毫米汞柱。大枣补中益气，善补阴阳气血。成无己称："姜枣味辛甘，专行脾之津液而和营卫，药中用之，不独专于发散也。"上药配伍，药食并用，气类相感，形精同补，相得益彰。俾血气充，营卫调和，脑髓得养，眩晕自平。（徐有全.当归生姜羊肉汤治疗低血压性眩晕[J].浙江中医杂志，1992（1）：33.）

按语：此案充分利用当归生姜羊肉汤养血温阳的食补特性。参、芪等补中升提之品未效，而当归生姜羊肉汤却取效，正所谓"药补不如食补"，也给临床治疗气血不足相关疾病有启示作用。

【医家选注】

清·徐彬："寒疝至腹痛胁亦痛，是腹胁皆寒之气作主，无复界限。更加里急，是内之营血不足，致阴气不能相荣，而敛急不舒，故以当归、羊肉兼补兼温，而以生姜宣散其寒。然不用参而用羊肉，所谓'精不足者，补之以味也'。"（《金匮要略论注》）

清·吴谦等："寒疝腹中痛，及胁痛里急，脉见沉紧，较之绕脐痛轻矣，且无恶寒汗出，手足厥冷，故不用乌头煎之大温大散，而用当归生姜羊肉汤养正为本，散寒为次。此治寒疝之和剂也，服乌头煎病势退者，亦当与之。"（《医宗金鉴·订正金匮要略注》）

【临床应用】

辨证要点：发作性腹中拘急疼痛牵及两胁，或其痛绵绵，喜温喜按，面色苍白，伴见两目干涩，四肢易拘急，舌淡，脉细弱无力。

本常用作食疗强身，尤其是产后及失血后的调养，十二指肠球部溃疡，以及久泻久痢等，证属血虚有寒，筋脉失养者，此外还可用于血虚有寒相关的低血压行眩晕、血小板减少性紫癜，以及妇科月经疾病等。

乌头桂枝汤
（腹满寒疝宿食病脉证治第十　19条）

【方证原文】寒疝腹中痛，逆冷，手足不仁，若身疼痛，灸刺诸药不能治，抵当乌头桂枝汤主之。（19）

乌头桂枝汤方：

乌头

上一味，以蜜二斤，煎减半，去滓。以桂枝汤五合解之，得一升后，初服二合；不知即服三合，又不知，复加至五合。其知者，如醉状，得吐者，为中病。

桂枝汤方：

桂枝三两（去皮）　芍药三两　甘草二两（炙）　生姜三两　大枣十二枚

上五味，剉，以水七升，微火煮取三升，去滓。

【方证释义】本条论述寒疝兼表证的证治。条文先以"寒疝腹中痛"强调其发作性寒疝腹痛的主症特点，"逆冷，手足不仁"，点明其证与第17条所述阴寒痼结的大乌头煎证主症相似，但程度更重，其手足厥寒表现至麻木不仁的程度。"身疼痛"揭示其证乃由外感寒邪所诱发，属寒疝里寒兼表寒，治疗需用双解表里寒邪之法，方用乌头桂枝汤。

【方药解析】乌头桂枝汤从组成及煎服方法看，是大乌头煎与桂枝汤的合方。方中用乌头煎以回里阳，复加桂枝汤以救表阳，以蜜二升煎减半煮，煎去蜜之半而止，复减其半，而取桂枝汤之半数相加，合得一升而又仅服五合，不知更服三合，又不知，更服五合，是慎之又慎。"其知者，如醉状，得吐者，为中病"，是对服药后"眩瞑反应"的准确描述，提示沉寒痼冷已温散，阳气能伸，此时为"中病"，不可再服。

【方证归纳】

主症：寒疝腹中痛，逆冷，手足不仁；身疼痛。

病机：阳虚阴盛，兼感外寒，表里俱寒。

治法：双解表里寒邪。

方剂：乌头桂枝汤。

方义：大乌头煎起沉寒以缓急痛；桂枝汤和营卫以解表寒。

【类证类方】

类证：乌头桂枝汤证与大乌头煎证、当归生姜羊肉汤证均治疗寒疝发作性腹中痛，区别：大乌头煎证为寒疝典型病证，病机属阳虚寒盛，阴寒痼结，主症绕脐痛，发则白汗出，手足厥冷，脉沉紧，治法散寒破积止痛；当归生姜羊肉汤证为寒疝虚证，病机属血虚阳气不足，兼夹内寒，主症可有发作性腹痛，但多胁腹绵绵作痛，治法养血散寒补虚；乌头桂枝汤证属寒疝表里俱寒证，是大乌头煎证基础上见表寒诱发，主症为腹中痛、逆冷、手足不仁、身疼痛、治法逐寒止痛、解表祛风（表9-3）。

表9-3　大乌头桂枝汤证、大乌头煎证、当归生姜羊肉汤证鉴别表

证名		大乌头桂枝汤证	大乌头煎证	当归生姜羊肉汤证
症状	相同点	寒疝腹中痛	寒疝绕脐痛	寒疝腹中痛
		逆冷，手足不仁	若发则白汗出，手足厥冷，其脉沉弦	
	不同点	身疼痛		胁痛里急
病性		表里皆寒	里寒	寒而兼虚
病机		内外皆寒，表里兼病	阴寒内盛，疝之偏于寒	血虚寒盛，疝之偏于虚
治则		解表温里	驱寒止痛	温血补血，散寒止痛
方剂		乌头桂枝汤	大乌头煎	当归生姜羊肉汤
条文		十篇19条	17条	18条

类方：仲景经方中用乌头的方剂，计有五首：大乌头煎、乌头桂枝汤、乌头汤、赤丸、乌头赤石脂丸，其病机特点均与阴寒痼结有关，主症均有剧烈疼痛，剂型有汤剂和丸剂，乌头的用量不一，区别：主治寒疝与寒湿历节的汤剂三方病证急迫，阴寒痼结为重，乌头用量最大，均用五枚，以求力猛而速止剧痛；两个丸剂方证偏邪实而阳微，需缓图，其中主治寒饮腹痛的赤丸乌头用量为中等，用二两，主要赖细辛相协而止痛；而主治心痛重症的乌头赤石脂丸中乌头用量最小，用一分，与大辛大热的附子、蜀椒、干姜相伍，共同发挥止痛作用

（表9-4）。可见仲景所用乌头的剂量系据疼痛的轻重缓急而加以灵活变化的。另乌头汤和乌头桂枝汤区别见案例四按语中。

表9-4　乌头类方

方名	药物用量												功用		症状	病机
	乌头	麻黄	芍药	黄芪	炙甘草	茯苓	半夏	细辛	蜀椒	炮附子	干姜	赤石脂	共同点	不同点		
大乌头煎	大者五枚												祛寒止痛	破逐寒积	寒疝绕脐痛，若发则白汗出，手足厥冷，其脉沉弦	寒气内结，阳气不行
乌头桂枝汤		桂枝汤五合												表里双解	寒疝腹中痛，逆冷，手足不仁，若身疼痛	内外皆寒，表里兼病
乌头汤	川乌五枚	三两	三两	三两	三两									除湿宣痹	病历节不可屈伸，疼痛	寒湿之邪痹阻关节
乌头赤石脂丸	一分（炮）								一两	半两	一两	一两		温阳逐邪	心痛彻背，背痛彻心	阴寒痼结，寒气攻冲
赤丸	二两（炮）					四两	四两（洗）	一两						化饮降逆	寒气厥逆	脾肾虚寒，水饮上逆

【验案解析】

案例一： 袁某某，青年农妇，体甚健，经期准，已育子女三四人矣。一日，少腹大痛，筋脉拘急而未稍安，虽按亦不住，服行经调气药不止，迁延十余日，病益增剧，迎余治之。其脉沉紧，头身痛，肢厥冷，时有汗出，舌润，口不渴，吐清水，不发热而恶寒，肢以下痛，痛剧则冷汗出，常觉有冷气从阴户冲出，痛处喜热敷。此由阴气积于内，寒气结搏而不散，脏腑虚弱，风冷邪气相击，则腹痛里急，而成纯阴无阳之寒疝。窃思该妇经期如常，不属于血凝气滞，亦非伤冷食积，从其脉紧肢厥而知为表里俱寒，而有类于《金匮要略》之寒疝。其谓："腹痛脉弦而紧，弦则卫气不行，即恶寒；紧则不欲食，邪正相搏，即为寒疝。"本病证状虽与上引《金匮要略》原文略出入，而阴寒积痛则属一致。处以乌头桂枝汤：制乌头12克，桂枝18克，芍药12克，甘草6克，大枣6枚，生姜3片。水煎，兑蜜服。上药连进2帖，痛减厥回，汗止人安。换方当归四逆加吴茱萸生姜汤，以温通经络，清除余寒，病竟愈。（赵守真.治验回忆录[M].北京：人民卫生出版社，1962：76.）

按语： 本案与乌头桂枝汤证原文如出一辙，少腹痛、冷汗出、肢厥冷、头身痛、口不渴、舌体润，表里皆现寒象，故投乌头桂枝汤取效。所不同者，白蜜后兑入。现临床应用该方多先煎乌头，再入诸药同煎。

案例二：张某，男性，27岁，北京某部队军人，1981年8月14日初诊。右侧睾丸抽痛4个月。缘于今年4月份，其爱人来京探亲返回故乡之后，每天均感性生活要求相当强烈，阴茎勃起终夜不能变软，随即感觉右侧睾丸傍之精索与静脉等处胀痛，右侧阴囊疼痛抽引右侧少腹，但无局部红肿，同时右下腹及下肢均抽引疼痛，甚则可达右侧脚心，下腹胀满，每遇天寒阴雨上述症状加重，虽经各医院诊治不效，转诊就医。观其舌质嫩红而苔薄白，六脉弦紧，此典型"寒疝"为患，遂取乌头桂枝汤治之，但舌质嫩红，又虑其有阴虚之象，将白芍加大用量以期柔肝敛阴止痛，且可反佐防止辛烈之品再损其阴，处方为：川乌头10克，草乌10克，桂枝10克，白芍25克，甘草6克，生姜6克，大枣6枚（去核）。上方服4剂后，睾丸、侧腹抽痛及大腿疼痛明显好转，共服16剂而愈。（王占玺.张仲景药法研究[M].北京：科学技术文献出版社，1984：540.）

按语：此案寒疝当属寒凝肝脉，收引作痛，以乌头桂枝汤直入下焦，散寒通经，加重芍药用量以缓肝痛。

案例三：一小学女教师，年23岁，病腹痛久久不除，由河南北景县特来京就医。病者素秉虚质，弱不禁风，罹腹痛绕脐而作，剧则汗出，时作时止，缠绵不休，纳减神疲，难以坚持工作，在家病休已半年有余。脉沉细而弦，舌白淡，苔薄白，绕脐而痛，时冷汗出，喜按喜温，每欲得热则缓之，四肢往往不温。此乃虚里急其本，而致卫气又不荣于外，故肢冷。当兼顾表里，分别缓急，进乌头桂枝汤：乌头易制附子9克，桂枝9克，白芍9克，红枣10枚，生姜3片，炙甘草6克。5剂后，腹痛若失。再7剂，神色皆振，纳谷有增，脉细，舌嫩红，四肢温暖，寒象已去，而血虚不足，非可求速效也。故予方当归生姜羊肉汤10剂气略起。嘱常服调养，久必有功。病者喜形于色，欣然返回。2个月之后，病愈信来，称谢不已，并已恢复工作云。（李文瑞.金匮要略汤证论治[M].北京：中国科学技术出版社，1995：342.）

按语：本案先以乌头桂枝汤急则治标，散寒缓急止痛，再以当归生姜羊肉汤善后补虚，将寒疝两方证融于一案中，进退有度，缓急有法。

案例四：魏某某，女59岁，农民，1982年12月初诊。患者主诉右肩关节发凉疼痛沉重酸胀月余，昼轻夜重，手臂渐不能抬举，穿衣、持物均困难。检查：右肩关节局部不红肿，按之滑动感，轻度压痛，活动受限，舌淡苔白腻，脉沉细。化验检查：血沉10毫米/小时；类风湿因子试验阴性；抗"O"小于500单位。此乃风寒湿之邪乘虚袭人，痹阻筋脉关节，荣卫不和，经脉壅滞不通而致。治以温经散寒，除痹止痛。投以乌头桂枝汤加味：炙川乌6克（加蜜2匙同煎1小时），桂枝12克，白芍12克，炙甘草10克，生姜3克，大枣5枚，麻黄6克，生薏苡仁30克。每日1剂水煎服。患者家属初以药方轻微，不足收功，但头煎服后，即浑身微汗出，皮中似有蚁虫爬行，关节疼痛酸着遂减大半，3剂服尽，右臂渐可抬举过肩。药已中病，后经略事加减，继服20余剂，疼痛诸症若失，关节活动功能恢复，料理家务及劳作后，未有复发。（谢长彦. 守用经方治疗痹证验案三则[J]. 国医论坛，1990（01）：16-17.）

按语： 乌头桂枝汤原文中主治"寒疝腹中痛"，但主症中亦有"身疼痛"表现，与风寒湿邪侵入人体致肌肉、筋脉、关节疼麻重着之痹证相似，因此亦可用于寒痹的治疗。观仲景历节病中乌头汤证，乌头也是重用5枚，与蜜同煎，用其起陈寒痼冷，逐寒散湿的功效。乌头汤中主要是乌头、麻黄的配伍，而乌头桂枝汤中主要是乌头、桂枝的配伍，两方中又均有芍药甘草汤的配伍，以缓急止痛。因此临床实际应用时，乌头桂枝汤常用于治疗寒湿痹证，而乌头汤也可用于治疗寒凝腹中的寒疝。事实上，仲景经常把乌头、附子与桂枝、麻黄配伍，见于多首经方中，如麻辛附子汤、桂枝附子汤、乌头汤、乌头桂枝汤等。药对的具体选择根可据临床实际需要，若偏寒重可用乌头，偏阳虚可用附子，偏开表可用麻黄，偏通经可用桂枝。

【医家选注】

清·徐彬："起于寒疝腹痛而至逆冷，手足不仁，则阳气大痹，加以身疼痛，营卫俱不和，更灸刺诸药不能治，是或攻其内或攻其外，邪气牵制不服，故以乌头攻寒为主，而合桂枝汤以和营卫。所谓七分治里，三分治表也。如醉状则营卫得温而气胜，故曰知；得吐，则阴邪不为阳所容，故上出而为中病。"（《金匮要略论注》）

清·日·丹波元简："按乌头煎证，寒气专盛于里，此条证，表里俱寒缠，是所以有须于桂枝。灸刺诸药不能治，是言病势之剧，套法不能得治，不言灸刺诸药之误措。徐氏以为是或攻其内，或攻其外，邪气牵制不服，似欠稳贴。"（《金匮玉函要略辑义》）

民国·曹颖甫："其知者如醉状，得吐者为中病，此非亲验者不能言。盖乌头性同附子，麻醉甚于附子，服后遍身麻木，欲言不得，欲坐不得，欲卧不得，心中跳荡不宁，神志沉冥，如中酒状。顷之，寒疾从口一涌而出，胸膈便舒，手足温而身痛止矣。服生附子者，往往有此现象，予与长女昭华，俱以亲试而识之。但昭华因痰饮服之，则呕痰而愈。予以寒利服之，则大泄而愈，要其为麻醉则一也。"（《金匮发微》）

【临床应用】

辨证要点： 寒疝腹中痛，逆冷，手足不仁；身疼痛。

本方常用于寒疝腹痛、痛风性关节炎、风湿与类风湿性关节炎、坐骨神经痛等，辨证属于风寒湿外邪侵袭，且以寒邪为甚者。也可用于治疗腹股沟疝气、血栓闭塞性脉管炎属寒凝血滞者。

《外台》乌头汤

（腹满寒疝宿食病脉证治第十　附方）

【方证原文】《外台》乌头汤方：治寒疝腹中绞痛，贼风入攻五藏，拘急不得转侧，发作有时，使人阴缩，手足厥逆。方见上。

【方证释义】 本条论述表里寒盛寒疝的证治。本证病情较乌头桂枝汤证更重，主症腹中绞痛、拘急不得转侧、生殖器向内缩入等，皆为阴寒凝敛收引的危重证候，所以治法当散寒温阳，止痛救逆，方用《外台》乌头汤。

【方药解析】本方原出《千金·卷八》，亦见《外台·卷十四》，疑为林亿等误引。方中为乌头十五枚，芍药四两、甘草二两，大枣十枚、老姜一斤，桂心六两，可知此方与乌头桂枝汤组成相近，而剂量不同，尤其乌头用量极大。从方推之，可见本证当素有里寒，复感风寒，虽与乌头桂枝汤证同，但阴寒更甚于内。故以附子、桂心辛热散寒而止痛，芍药甘草缓急止痛，姜枣和中温脾。

【方证归纳】

主症：腹中绞痛，拘急不得转侧，发作有时，使人阴缩，手足厥逆。

病机：素有里寒，复感风寒，内外皆寒。

治法：散寒温阳，止痛救逆。

方剂：《外台》乌头汤。

方义：附子、桂心辛热散寒而止痛，芍药、甘草缓急止痛，姜枣和中温脾。

【医家选注】

清·沈明宗："风寒内入肝肾，乘侮于脾，腹中绞痛；而贼风伤于五脏，皆可致病，故谓入攻五脏。邪入于经则拘急，不得转侧，由肝脉循阴器，使人阴缩，乘郁胃气不伸，手足厥冷，故用乌头驱散脏腑风寒，恐其过燥急烈，以蜜和中而润之。"（《金匮要略编注》）

【临床应用】

辨证要点：腹中绞痛，拘急不得转侧，发作有时，使人阴缩，手足厥逆。

本方适用于表里俱寒的寒疝腹痛，与乌头桂枝汤应用类似，但里寒更重。近人门德纯老中医曾用此方治疗寒性脉管炎疼痛难忍者，效果不错。

《外台》柴胡桂枝汤
（腹满寒疝宿食病脉证治第十　附方）

【方证原文】《外台》柴胡桂枝汤方：治心腹卒中痛者。

柴胡四两　黄芩　人参　芍药　桂枝　生姜各一两半　甘草一两　半夏二合半　大枣六枚

上九味，以水六升，煮取三升，温服一升，日三服。

桂枝汤方：

桂枝三两（去皮）　芍药三两　甘草二两（炙）　生姜三两　大枣十二枚

上五味，剉，以水七升，微火煮取三升，去滓。

【方证释义】本条论述表邪挟内热腹痛的证治。本条所言心腹卒中痛，是由中寒而起，内传少阳，气血不得通畅，肝胆失于疏泄，气郁化热。然终属表邪郁结，故以和解少阳的小柴胡汤清热开郁，用调和营卫的桂枝汤解散风寒，二方相合，以达到缓中止痛，表解里和的目的。

【方药解析】此方即《伤寒论》146条，"伤寒六七日，发热微恶寒，肢节烦疼，微呕，心下支结，外证未罢者"，是取柴胡桂枝二方各半组成，既可解太阳表邪，又能和解少阳。

【方证归纳】

主症：心腹卒中痛，伴见发热微恶寒，肢节烦疼，微呕，心下支结。

病机：外感风寒，兼少阳里热。

治法：和解少阳，外散风寒。

方剂：《外台》柴胡桂枝汤。

【医家选注】

清·魏荔彤："有表邪而挟内寒者，乌头桂枝汤证也；有表邪而挟内热者，柴胡桂枝汤证也。以柴胡、桂枝、生姜升阳透表；人参、半夏、甘草、大枣和中开郁；黄芩、芍药治寒中有热杂合。此表里两解，寒热兼除之法也。"（《金匮要略方论本义》）

【临床应用】

辨证要点：汗出，恶风，发热，身体强，转侧或伸展不利，舌红少苔，脉沉迟或沉细。

本方适用于外感性胸腹两胁疼痛之证，见心腹卒中痛，伴见发热微恶寒，肢节烦疼，微呕，心下支结，而表证未罢者。

《外台》走马汤

（腹满寒疝宿食病脉证治第十　附方）

【方证原文】《外台》走马汤：治中恶心痛腹胀，大便不通。

巴豆二枚（去皮心，熬）　杏仁二枚

上二味，以绵缠，捶令碎，热汤二合，捻取白汁饮之，当下。老少量之。通治飞尸鬼击病。

【方证释义】本条论述腹痛大便不通的证治。本证多由臭秽恶毒之气，从口鼻直入心胸，致使肠胃气机壅塞，故有心腹绞痛，胀满欲死的表现，法当急攻其邪，缓则气机闭塞，预后不良。寒疝发作急剧，阴寒之气内结，闭塞于内，阳气不行，绕脐剧痛，不得大便时，亦可用本方通利破结，以开闭塞，通则不痛，故本方是一种急救之剂。本证与《诸病源候论》所述的干霍乱病情相似，干霍乱是因饮食不节，或感受山岚瘴气，秽浊闭塞肠胃所致。症见突然心腹绞痛，欲吐不吐，欲泻不泻，烦闷不安，甚则面青、肢冷、汗出、脉伏。《外台》引许仁则疗霍乱方谓：干霍乱宜用三物备急丸下之。其实，不独干霍乱，故凡卒然心腹胀痛而实者，均可用此方或备急丸之类迅利之。

【方药解析】本方名走马汤，是言其见效迅速。方中巴豆峻烈温通，故能破积攻坚，开闭通塞；杏仁苦温，宣利肺与大肠之气，使秽毒邪气从下而泄。

【方证归纳】

主症：中恶心痛腹胀，大便不通。

病机：臭秽恶毒之气，壅滞胸腹气机。

治法：攻积破坚，开闭通塞。

方剂：《外台》走马汤。

方义：巴豆峻烈温通，故能破积攻坚，开闭通塞；杏仁苦温，宣利肺与大肠之气，使秽毒邪气从下而泄。

【医家选注】

清·沈明宗："中恶之证，俗谓绞肠乌痧，即臭秽恶毒之气，直从口鼻入于心胸，肠胃脏腑壅塞，正气不行，故心痛腹胀，大便不通，是为实证，非似六淫侵入，而有表里虚实清浊之分，故用巴豆极热大毒峻猛之剂，急攻其邪，佐杏仁以利肺与大肠之气，使邪从后阴一扫尽除，则病得愈；若缓须臾，正气不通，营卫阴阳机息则死，是取通则不痛之义也。"（《金匮要略编注》）

【临床应用】

辨证要点：中恶心痛腹胀，大便不通。

本方适用于感受秽浊寒邪，腑气闭塞不通的腹痛胀满、便秘等证。

瓜蒂散
（腹满寒疝宿食病脉证治第十　24条）

【方证原文】宿食在上脘，当吐之，宜瓜蒂散。（24）

瓜蒂散方：

瓜蒂一分（熬黄）　赤小豆一分（煮）

上二味，杵为散，以香豉七合煮取汁，和散一钱匕，温服之，不吐者少加之，以快吐为度而止亡血及虚者不可与之。

【方证释义】本条论述宿食在上脘的证治。饮食不节，食滞不化，如停留在胃的上脘，有泛恶欲吐之势的，可因势利导而采用吐法。方剂用瓜蒂散。

【方药解析】方中瓜蒂味苦，赤小豆（近多认为是相思子，即蟹眼豆）味酸，二药同用，酸苦涌泄以去其实邪；佐香豉以开郁结，和胃气，宜煎取汁和散温服，以得快吐为止。因涌吐耗伤胃之气阴，故失血及虚弱患者，不可与服。

【方证归纳】

主症：宿食在上脘，胸中梗塞胀满，烦懊不安，气上冲咽喉，欲吐复不能吐。

病机：宿食停聚在上脘，胸中痰实。

治法：涌吐痰食。

方剂：瓜蒂散。

方义：瓜蒂味苦，赤小豆味酸，二药同用，酸苦涌泄以去其实邪；佐香豉以开郁结，和胃气。

【医家选注】

清·沈明宗："此宿食停滞胃之上脘也。食壅上脘胸膈之间，脾气不得转输，当遵《内经》高而越之之法，用瓜蒂、香豉、赤小豆煎液涌吐，其邪立解矣。"（《金匮要略编注》）

民国·曹家达："宿食在上脘，其气痞闷而不通，下不入于小肠，留积中脘，梗塞而不能下，非引而越之，使之倾吐而出，则胃气不降，而新谷不纳，故宜瓜蒂散以吐之。盖此证必有寒痰，故《伤寒论》谓之胸有寒。可见宿食所以留积上脘者，为湿痰所格故也。"（《金匮发微》）

【验案解析】

案例一：张子和之仆，尝与邻人同病伤寒，俱至六七日，下之不通，邻人已死，仆发热极，投与井中，捞出以吸水贮之槛，使坐其中。适张游他方，家人偶记张治法，曰："伤寒三日不通，不可再攻，便当涌之。"试服瓜蒂散，良久吐胶痰三碗许，与宿食相杂在地，状如一帚，顿快，乃知世医杀人多矣。（清·魏之琇.续名医类案[M].北京：人民卫生出版社，1997：9.）

案例二：秦某某，素有痰饮，每岁必四五发，发即呕吐不能食，此病久结成窠囊，非大涌之，弗愈也。须先进补中益气，10日后，以瓜蒂散频投，涌如赤豆沙者数升，已而复得水晶色者升许。如是者七补之，七涌之，百日而窠囊始尽，专服六君子、八味丸，经年不辍。（熊寥笙.伤寒名案选新注[M].成都：四川人民出版社，1981.72.）

案例三：杨某某，男，48岁。自幼多病，禀性怯薄，发育正常，营养欠佳，体质为瘦长型，性情孤僻，沉默寡言，面容憔悴，表情淡漠。左乳房外上方生一结节，如杏核大，不红不热，不痛不痒，全身无任何自觉症状。切诊时，触知结节异常坚韧，硬若碎石，与皮肤无粘连现象，微具活动性，腋下及腹股沟淋巴结略肿大。人皆谓恶疾，求其中医治疗无效，自用艾灸局部50余壮亦无效，遂用陈南瓜蒂2个，焙烘存性内服。服2次后结节渐次缩小，半个月后完全消失而愈。至今5年之久，未曾复发，健康如常。（李霜诚.陈南瓜蒂治愈初期乳房癌2例报告[J].中医杂志，1958（12）：818.）

案例四：张某，男，59岁。因平素性情暴躁，更加思虑过度，经常失眠，后遂自言自语，出现精神失常状态，有时咆哮狂叫，有时摔砸杂物，嬉笑怒骂变幻无常。如此情况延续月余，家中杂物摔砸已尽，渐至见人殴打，因此锁闭室中，不敢令其出屋，百般医疗，均无效果。邀余处方，余谓古人对精神错乱的认识，谓系痰涎蒙蔽清窍，须用涌痰之剂，便痰涎涌出，方能有效。余遂疏瓜蒂散与之。瓜蒂10克，豆豉10克，赤小豆30克。煎汤顿服，连进两剂，其呕吐黏涎3次，毫不见效。后因房门锁开乘机窜出，竟将邻人殴伤并将所有杂物尽行砸碎，因此家中苦闷无法维持，一再强余设法治疗。余因与患者之子相知素深，遂不顾一切地与大剂瓜蒂散：苦瓜蒂21克，赤小豆30克，煎汤顿服。服后隔半小时开始作呕，连续两昼夜共呕20余次，尽属黏涎。自呕吐开始，便不思饮食。一天后现周身困顿不欲活动，困睡到第3天忽然清醒，后以豁痰通窍安神之剂，调理而愈。（邢锡波.伤寒论临床实验录[M].天津：天津科学技术出版社，1984：158.）

按语： 上四案中，俱为痰食、痰饮、痰涎、痰火等为患，见痰阻气滞，痰蒙清窍诸症，百病皆由痰作祟，诸多怪病亦由痰而生。涌吐之法古来常用，今少见之。能与汗、下并列，是给邪出路。瓜蒂散为涌吐祖方，吴谦谓其"吐剂中第一品"，不虚也。

【临床应用】

辨证要点： 宿食在上脘，胸中梗塞胀满，烦懊不安，气上冲咽喉，欲吐复不能吐。

本方适用于痰食壅塞所引起的胸膈胀满等证，或与痰食壅盛相关的疾病如喘息、狂证、乳房肿块、黄疸型肝炎等。故凡属于邪高实证，病势迫于胸咽，有温温欲吐之势的，均可运用本方，不必限于宿食。此外，如仓卒之际，药不及办，可用极咸盐汤一盏顿服催吐，亦可用翎毛等应急之法探吐。

[卢福恭]

第十章　五脏风寒积聚病脉证并治方

旋覆花汤

（五脏风寒积聚病脉证并治第十一　7条）

【方证原文】肝着，其人常欲蹈其胸上，先未苦时，但欲饮热，旋覆花汤主之。（7）

旋覆花汤方：

旋覆花三两　葱十四茎　新绛少许

上三味，以水三升，煮取一升，顿服之。

【方证释义】本条论述肝着的证治。肝经布胁络胸，受邪后疏泄失常，经脉气血郁滞，着而不行，形成肝着之证。其证可见胸胁痞闷不舒，甚或胀痛，刺痛，善叹息，脉弦等证候表现。若捶打胸部，可令气机暂通，肝经气血条畅，症状得以稍作缓解，故"其人常欲蹈其胸上"。肝着初起，血瘀未成，尚在气分，热则气散，热饮可以温散肝经之气滞，故"先未苦时，但欲饮热"。肝着既成，病已入血，血脉凝滞不畅，非热饮所能散通，故治以行气散结，活血通络，方用旋覆花汤。

【方药解析】方中旋覆花苦、辛、咸，性微温，其功理气舒郁，通肝络而下气，用量三两，为本方之主药；《素问·调经论》云："血气者，喜温而恶寒，寒则泣不能流，温则消而去之"。血气之运行，赖阳气以温通。葱茎气温而能散，味辛而能通，本方佐以辛温之葱茎，可以通阳散结、以助瘀血之消散；对于新绛的认识，历代医家见仁见智，总结古人临证经验，"新绛"常以茜草、红花、苏木、郁金等药物代之，其中以茜草效果最佳，应用最多，长于活血散瘀。三药相伍，共奏行气活血、通络散结之功效，气行则血行，阳通瘀散，肝着自愈。

【方证归纳】

主症：胸胁痞闷不舒，以手捶其胸，甚或胀痛，刺痛，善叹息，舌质或紫或暗，苔薄，脉弦。

病机：肝经气血郁滞，着而不行。

治法：行气散结，活血通络。

方剂：旋覆花汤。

方义：方中旋覆花下气而善通肝络，新绛活血化瘀，葱茎通阳散结。

【验案解析】

案例一：卢某，男，50岁，干部。主诉：顽固性胃痛18年。西医诊断慢性胃炎。因身体瘦弱，食欲减少前来求治。初诊：胸胁作痛，喜按，喜热饮，肝着之候也。处方：旋覆花

（布包）30克，茜草6克，火葱14茎整用（四川葱子较小者名火葱），初次煎好，分二次服之。二诊：服上方胸痛喜按之症轻减，仍喜热饮，大便曾畅解数次，肾囊微觉冷湿，照前方加味治之。处方：旋覆花（布包）18克，茜草4.5克，干姜12克，茯苓12克，炒枳实（打）6克，火葱7茎整用，服2剂。以后据病情始终以旋覆花汤为主，或配合枳术丸、栝楼薤白剂、《外台》茯苓饮、六君子汤等，计十一诊，药19剂，肝着痊愈。（吴棹仙.医案二则[J].中医杂志，1964（6）：29.）

按语： 本案为应用旋覆花汤治疗慢性胃炎、顽固胃痛的验案。胸胁作痛，喜按，喜热饮，为肝着典型证候，由肝经气血郁滞，着而不行所致。治疗以行气散滞，通阳活血为大法，方用旋覆花汤。方证相应，故初诊即效，疼痛减轻。但患者仍喜热饮，伴肾囊冷湿之证，故其病机除肝经气滞血瘀之外，尚有阳虚寒湿内盛。阳气不足，阴寒内盛，血气不行而为瘀，津液不布而为湿。有形寒湿既成，又可阻滞气机加重瘀血。故后续治疗在旋覆花汤基础之上，又辅以温阳散寒、化湿运脾之法，直至肝着痊愈，体现了"标本同治"思想。

案例二： 于某，男，36岁，1980年6月23日初诊。自述强力负重后出现左侧胸胁疼痛如刺，痛处不移，且入夜更甚，夜寐不安，以手按揉稍舒，咽喉略燥，喜热饮，舌质偏暗，脉沉涩。治拟活血祛瘀，疏肝通络。旋覆花（包）18克，茜草根6克，归尾、郁金各9克，青葱5支。服药3剂后，胸胁疼痛大减，夜寐随之亦转安宁。续用原方3剂，巩固治之而愈。（何若苹.中国百年百名中医临床家丛书·何任[M].北京：中国中医药出版社，2001：206.）

按语： 本案属外伤所致肝着。强力负重损伤血络，致瘀血留滞肝络，形成肝着病。本病案疼痛如刺，痛处不移，舌质偏暗，脉沉涩，说明瘀血已成。治以通络行气，活血化瘀为主，方用旋覆花汤，加归尾、郁金更增活血、行气之功。诸药相配，共奏行气活血、疏肝通络之效。

【医家选注】

清·尤怡："肝脏气血郁滞，着而不行，故名肝着。然肝虽着，而气反注于肺，所谓横之病也，故其人常欲蹈其胸上。胸者肺之位，蹈之欲使气内鼓而出肝邪，以肺犹橐，抑之则气反出也。先未苦时，但欲饮热者，欲着之气，得热则行，迨既着则亦无益矣。旋覆花咸温下气散结，新绛和其血，葱叶通其阳，结散阳通，气血以和，而肝着愈，肝愈而肺亦和矣。"（《金匮要略心典》）

清·周扬俊："肝主疏泄，言其用也。倘郁抑不舒，势必下乘中土，土必弱而时满，气必结而不开，故喜人之按之揉之也。肝气之弱，言着之心胸之间也。先欲饮热者，木汲在水，喜其生已；热则能行，乐其散结。以此消息，病情斯得矣。故以旋复为君，主结气胁下满，消胸上痰，而以葱通阳气也。使徒治肝气而不及血，似与所着不宜。故取有色无质者。能入藏血之地而不着耳。"（《金匮玉函经二注》）

【临床应用】

辨证要点： 胸胁痞闷或胀痛、刺痛为辨证要点，病变初起喜热饮，或揉按、捶打胸部觉舒。

本方适用于治疗瘀血所致的胸胁疼痛，如肋间神经痛、慢性肝胆疾患、慢性胃炎、冠心病、梅核气等疾病，也有医家用本方配合祛风药治疗偏头痛和面瘫。

麻子仁丸

（五脏风寒积聚病脉证并治第十一　15条）

【方证原文】

跌阳脉浮而涩，浮则胃气强，涩则小便数，浮涩相搏，大便则坚，其脾为约，麻子仁丸主之。（15）

麻子仁丸方：

麻子仁二升　芍药半斤　枳实一斤　大黄一斤　厚朴一尺　杏仁一升

上六味，末之，炼蜜和丸梧子大，饮服十丸，日三，以知为度。

【方证释义】本条论述脾约的病机和证治。此条亦见于《伤寒论·阳明病》篇。阳明与太阴相表里，脾为胃行其津液，脾胃燥湿相济，以维持脏腑间阴阳平衡。跌阳脉在足背为胃脉之根，候脾胃之气。现跌阳脉见浮而涩，浮是举之有余，主胃热气盛；涩是按之滞涩不流利，主脾之津液不足。据脉分析今见阳明胃气强，而足太阴脾阴弱，阴阳失于平衡，胃强脾弱，脾不能为胃行其津液，津液不能布于肠道，胃肠失于濡润而发生大便干结。燥热迫津偏渗从下出，故小便数。治以泄热润燥，缓通大便。方剂用麻子仁丸。

【方药解析】麻子仁丸由小承气汤加麻子仁、杏仁、芍药组成。麻子仁，味甘，性平。归脾、胃、大肠经，质润多脂，具有润肠通便的功效，主治血虚津亏，肠燥便秘。辅以杏仁降气润肠；芍药养阴和里。麻仁、杏仁、白芍共奏养阴润燥之功效。佐以小承汤之枳实破结，厚朴除满，大黄通下。大黄、枳实、厚朴，泄热通腑。炼蜜为丸甘缓润肠，意在缓下。本方泻下药与润肠药同用，清泄阳明燥热以抑"胃强"，滋润太阴津液扶助"脾弱"，虽泻而不峻，虽润而不腻，诸药相配具有润肠通便之功。

【方证归纳】

主症：大便干结、小便频数、食欲偏旺，跌阳脉浮涩。

病机：胃热气盛，脾阴不足，胃强脾弱。

治法：泄热润燥，缓通大便。

方剂：麻子仁丸。

方义：方中麻仁、杏仁、白芍养阴润燥；大黄、枳实、厚朴泄热通腑；炼蜜为丸，甘缓润肠。

【类证类方】

类方：本方与小承气汤相鉴别。麻子仁丸润下中兼能泄热导滞，专用于治疗津液不足而兼肠胃燥热的便秘。主症大便干结而难下、小便频数、无潮热、谵语等症状。而小承气汤证，主要治疗阳明腑实证，其主证除见大便坚硬之外，还伴有潮热、谵语、腹胀满、腹痛等症状。

【验案解析】

案例一：姚某，男，58岁。患冠心病史已10余年，糖尿病5年余。7日前因劳倦过度，心前区疼痛加剧，大便不通，小便频数，饮食减少，心胸烦闷，先后经3次灌肠输液，大便干如羊屎，坚硬如石，继则又秘结不通。患者拒绝再做灌肠通便，除见前症外，形体消瘦，面色萎黄，胸痛彻背，自汗出，舌质红绛，边有瘀斑，苔黄燥，脉细数。心电图提示：冠状动脉供血不足，化验尿糖（+++）。此属脾阴不足，燥热内结，治宜泄热逐瘀，润肠通便。方用：酒大黄、厚朴各15克，杏仁10克，枳实12克，白芍20克，麻仁、蜂蜜冲服各30克。服1剂。大便畅通，余症明显好转。继服益气养阴剂善后，心绞痛次数减少，尿糖（+），于次年6月又大便干，仍投上方，服后即愈。（李文瑞.金匮要略汤证论治[M].北京：中国科学技术出版社，1993：370.）

按语：本案为麻子仁丸治脾约证。患者以"心前区疼痛"为主症就诊，但目前大便干结不解，《素问·标本病传论》曰："小大不利治其标。"故当以通腑泄浊为先。且患者阴血不足、燥热内结，若不下之，势必继伤津液，津枯血滞，又能加重瘀血。大便不通，干如羊屎，坚硬如石，小便频数，此乃脾阴不足，胃气亢盛，燥热内结，膀胱偏渗所致。治疗应泄热逐瘀，润肠通便。方剂用麻子仁丸。

案例二：刘某某，男，28岁。大便燥结，五六日一行。每次大便，困难异常，往往因用力太劳而汗出如雨。口唇发干，以舌津舐之则起厚皮如痂，撕则唇破血出。舌苔黄，脉沉滑。辨证属胃强脾弱之脾约证。因脾荣在唇，故脾阴不足，则唇燥干裂。处方：麻子仁丸一料，服之而愈。（刘渡舟.伤寒十四讲[M].天津：天津科学技术出版社，1982：92-93.）

按语：本案为麻子仁丸治疗脾约证。患者大便燥结，排便困难，口唇发干，舌苔黄，脉沉滑，为脾阴亏虚，胃气亢盛之脾约证。治疗应泄热润燥，缓通大便，方用麻子仁丸。

【医家选注】

清·尤怡："浮者阳气多，涩者阴气少，而趺阳见之，是为胃强而脾弱。约，约束也，犹弱者受强之约束而气馁也；又约，小也，胃不输精于脾，脾乃干涩而小也。大黄、枳实、厚朴所以下令胃弱，麻仁、杏仁、芍药所以滋令脾厚，用蜜丸者，恐速下而伤及脾也。"（《金匮要略心典》）

清·陈修园："脾为胃行其津液也，今胃热而津液枯，脾无所行而为穷约，故取麻仁、杏仁多脂之物以润燥，大黄、芍药苦泄之药以破结，枳实、厚朴顺气之药以行滞。以蜜为丸者，治在脾而取缓，欲脾不下泄其津液而小便数，已还津液于胃中，而大便难已也。"（《长沙方歌括》）

【临床应用】

辨证要点：大便干结，小便频数，食欲旺盛，趺阳脉浮涩。

本方适用于习惯性便秘、老年性便秘、腹部及肛门手术后便秘、糖尿病伴有排便困难、尿频等。

甘草干姜茯苓白术汤

（五脏风寒积聚病脉证并治第十一　16条）

【方证原文】

肾着之病，其人身体重，腰中冷，如坐水中，形如水状，反不渴，小便自利，饮食如故，病属下焦，身劳汗出，衣里冷湿，久久得之，腰以下冷痛，腹重如带五千钱，甘姜苓术汤主之。（16）

甘草干姜茯苓白术汤方：

甘草　白术各二两　干姜　茯苓各四两

上四味，以水五升，煮取三升，分温三服，腰中即温。

【方证释义】本条论述肾着的成因和证治。本病多起于劳动汗出，汗液未能及时散解，湿衣贴附于身体肌肤，腠理疏松，寒湿之邪乘虚而入，痹着腰部，腰为肾之外府，故曰肾着。寒湿痹阻，阳气不行，症见身体沉重，腰中冷，如坐水中，局部肿胀，或腰部及下肢冷痛。"反不渴，小便自利，饮食如故"，说明病在躯体而未伤及内脏。"病属下焦"，说明病在身体下部。其病位不在肾之脏，而在肾之府，不在腰之筋骨，而在腰之肌肉。故肾着病的治疗只需温散经络肌肉的寒湿之邪，而不必温肾。方用甘草干姜茯苓白术汤，温中散寒，健脾除湿。

【方药解析】干姜味辛，性热，具有温中散寒、温肺化饮之效。配伍甘草为甘草干姜汤，可以辛甘扶阳、温中祛寒、补脾阳之衰，为温补中阳之基础方。寒湿邪气，其性阴冷，非阳气充沛不能温运，故以甘草干姜汤为底。配伍茯苓、白术健脾除湿，既能燥湿渗水以祛邪，又能健脾益气以扶正。四药相配，可以起到燠土胜湿之功效。

【方证归纳】

主症：腰或腰以下重、冷、痛、肿。

病机：寒湿痹着腰部，腰为肾之外府，故曰肾着。

治法：温中散寒，健脾除湿。

方剂：甘草干姜茯苓白术汤。

方义：方中重用干姜配甘草以辛甘扶阳，温中散寒，重用茯苓配白术以健脾利湿。

【类证类方】

类证：甘草干姜茯苓白术汤证与"奔豚气病"茯苓桂枝甘草大枣汤证一味之差。甘草干姜茯苓白术汤证以温中散寒、健脾渗湿而治肾着，重治下焦。茯苓桂枝甘草大枣汤证以通阳利水而治欲作奔豚，重治中焦。

类方：甘草干姜茯苓白术汤与苓桂术甘汤均治疗由脾虚而水停见肢体沉重、小便自利等症状；均用白术、茯苓，以温阳健脾、散寒除湿。不同点甘草干姜茯苓白术汤由劳动汗出。腰部感受寒湿，阳气痹着不行，治以温阳散寒，健脾渗湿。苓桂术甘汤由脾胃阳虚，饮停心下所致，治以温阳化饮（表10-1）。

表10-1　甘草干姜茯苓白术汤与苓桂术甘汤鉴别表

方名	药物用量					功用		症状	病机
	茯苓	桂枝	白术	甘草	干姜	共同点	不同点		
甘草干姜茯苓白术汤	四两		二两	二两	四两	健脾利湿	温中散寒	其人身体重，腰中冷，如坐水中，形如水状，反不渴，小便自利，饮食如故，身劳汗出，衣里冷湿，久久得之，腰以下冷痛，腹重如带五千钱	过劳伤阳，寒湿侵袭，痹着腰部
苓桂术甘汤	四两	三两	三两	二两			温阳化饮	胸胁支满，目眩，脉沉紧	脾胃阳虚，饮停心下

【验案解析】

案例一：谢某某，女，30岁。2年前足月生产第一胎时，胞衣滞留，当时屋冷身寒，历三时许，强努而下，汗出湿被。自此感腰以下冷痛，如坐水中，少腹重坠，小便不禁。素日议论水，想到水，洗身洗脸，过河逢水，下雨或闻水声，见小儿撒尿，茶壶倒水等，皆小便不能控制而自行排出。在当地多次检查泌尿系统无器质性病变，久服调节神经类西药无效，昨晚坐浴后症状加重，小便滴沥不断，一夜未能离盆，遂远途就诊。患者2年来形体衰弱，面色无华，神疲畏寒，饮食如故，大便正常，月事以时下。问诊间谈水即小便淋漓。切两脉寸关弦，尺沉虚，舌质正常，苔薄白布津。病属下焦虚寒，寒湿着而不去，故腰以下冷痛，肾阳虚惫，膀胱失约，故小便失禁。治宜肾着汤：茯苓30克，炒白术60克，炙甘草20克，干姜15克，制附子20克，水煎服。复诊：述服上方3剂后，腰以下冷痛除。少腹已无重坠感。虽闻水声，见水时微有尿意，但已能控制。原方加益智仁30克，乌药12克。带药3剂归。最近信访，痼疾悉除，未见复发。（李晓光，谷清溪.遗尿怪症[J].山东中医学院学报，1980，3：64.）

按语：该病患产后因强力生产而汗出浸湿衣被，且室内寒冷，寒湿乘虚而入，症见腰以下冷痛、少腹重坠、小便不禁。平日听闻水声，或看见相关事物，皆小便不能控制而自行排出，已排除泌尿系统器质性病变。患者坐浴后上述症状加重，小便滴沥不断，且伴形体衰弱、面色无华、神疲畏寒等症状，舌脉皆为阳虚寒湿内盛之证。此病属下焦虚寒，寒湿着而不去，肾阳虚衰，膀胱失约，治以肾着汤温中散寒，健脾除湿，加附子实为肾着汤合四逆汤，脾肾同治。

案例二：冯某某，男，54岁。患腰部冷痛，如坐水中，饮食少思，大便稀溏，舌苔白滑，脉象濡缓，此寒湿着于腰部肌肉之分，腰为肾之府，即《金匮》所谓"肾著"之病。治宜温中散寒，健脾燥湿，用甘姜苓术汤：干姜6克，甘草3克，茯苓10克，白术10克。服5剂，并配合温灸理疗，食欲好转，大便成条；仍用原方加党参12克，再服5剂，腰痛亦止。（谭日强.金匮要略浅述[M].北京：人民卫生出版社，1981：193.）

按语：本案为肾着汤治疗肾着的典型案例。病患腰部冷痛，如坐水中，食少稀溏，舌苔白滑，脉象濡缓，为脾阳不足、寒湿内盛之象。治疗应温中散寒，健脾燥湿，方用甘姜苓术汤。本案中患者伴有食少、便溏的症状，为脾阳不足、运化失司所致，与《金匮要略》中甘姜苓术汤证原文所述的"饮食如故"略有差别，可见甘姜苓术汤证并非全然不可见内脏症状。故二诊加党参健脾补气，可视为甘姜苓术汤与理中丸之合方。案例一中，患者伴肾阳虚衰而用甘姜苓术汤加附子，可视为与四逆汤之合方。由以上两则医案可见，甘姜苓术汤为寒湿壅盛之证，其形成多伴阳气之虚衰，而尤以脾肾两脏与水液代谢关系密切。故临床应用甘姜苓术汤时，可根据正气的盛衰而决定是否进行适当的加减。

【医家选注】

清·尤怡："肾受冷湿，着而不去，则为肾着。身重，腰中冷，如坐水中，腰下冷痛，腹重如带五千钱，皆冷湿着肾，而阳气不化之征也。不渴，上无热也；小便自利，寒在下也；饮食如故，胃无病也；故曰病属下焦，身劳汗出，衣里冷湿，久久得之。盖所谓清湿袭虚，病起于下者也。然其病不在肾之中脏，而在肾之外腑。故其治法，不在温肾以散寒，而在燠土以胜水。甘、姜、苓、术，辛温甘淡，本非肾药，名肾着者，原其病也。"（《金匮要略心典》）

明·吴昆："肾着于湿，腰冷如冰，若有物者，此方主之。肾主水，脾主湿，湿胜则流，必归于坎者，势也，故曰肾着。腰为肾之府，湿为阴之气，故令腰冷如冰；若有物者，实邪着之也。干姜、辛热之物，辛得金之燥，热得阳之令，燥能胜湿，阳能曝湿，故象而用之；白术、甘草，甘温之品也，甘得土之味，温得土之气，土胜可以制湿，故用以佐之；白茯苓甘淡之品也，甘则益土以防水，淡则开其窍而利之，此围师必缺之义也。"（《医方考》）

【临床应用】

辨证要点：腰及腰以下部位冷、痛、沉重、口不渴。

本方适用于寒湿型腰痛，如腰椎间盘突出、慢性盆腔疼痛及慢性肠炎等。本方除用于治肾着外，临床上常以本方加独活、桂枝、桑寄生、威灵仙等治疗寒湿痹证。也有用本方加党参、淮山药等治疗脾肾阳虚的慢性腹泻。

[马艳红]

第十一章　痰饮咳嗽病脉证并治方

苓桂术甘汤
（痰饮咳嗽病脉证并治第十二　16、17条）

【方证原文】心下有痰饮，胸胁支满，目眩，苓桂术甘汤主之。（16）

苓桂术甘汤方：

茯苓四两　桂枝　白术各三两　甘草二两

上四味，以水六升，煮取三升，分温三服，小便则利。

夫短气，有微饮，当从小便去之，苓桂术甘汤主之；方见上。肾气丸亦主之。方见脚气中。（17）

【方证释义】本条论述痰饮停留心下的证治。心下即胃之所在，脾阳衰微，健运失司，水谷精微凝聚化饮、聚结中焦。饮邪上泛侵于胸阳，阳气为饮邪所阻，气机不利，故胸胁胀满。饮阻于中，清阳不升，浊阴之气上冒，蒙蔽清阳，故头晕目眩。治以温阳化饮，健脾利水，方剂用苓桂术甘汤。

【方药解析】苓桂术甘汤健脾渗湿，通阳利水。方中茯苓为君，甘淡而平，入心、肺、脾、胃、肾五经，方中茯苓，淡渗化饮，利水降浊，为治饮病之要药。桂枝辛温通阳，入心、肺、膀胱三经，能振奋阳气，二药相伍，温阳化饮。白术，入脾、胃二经，健脾燥湿。甘草和中益气，两药相伍补土以制水。苓桂术甘汤为治痰饮病的主方，是"温药和之"的具体运用。

【方证归纳】

主症：胸胁支满，目眩，短气，心下动悸，咳喘，胃气失和，心下逆满，气上冲胸，头目眩晕，身振振摇，口淡不渴，小便不利，苔白滑，脉弦滑或沉紧。

病机：脾胃阳虚，痰饮中阻。

治法：温阳化饮，健脾利水。

方剂：苓桂术甘汤。

方义：茯苓淡渗利水，桂枝辛温通阳，振奋阳气以消饮邪，两药相合可温阳化饮；白术健脾燥湿，甘草和中益气，两药相伍又能补土制水。

【类证类方】

类方：苓桂术甘汤与肾气丸：二方临床上均可治疗"短气"之症，在治法上皆采取"从小便去之"，均体现出"温药和之"之意。二方区别在于：苓桂术甘汤证病位在脾，病属脾失健运，水饮停聚心下，治宜温阳健脾，利水化饮。肾气丸证病位在肾，病属肾失温化，停水上泛心下，除短气之外，尚伴有小便不利、腰膝腿软、畏寒足冷、少腹拘急等症状，治当温肾行水。

【验案解析】

案例一： 颜某，女，40岁。经常眩晕，反复发作。近觉胸胁逆满，眩晕尤甚，神疲短气，形寒怕冷，恶心欲吐，有时天旋地转，房屋有坠倒之势，张目则甚，闭目则止，诊得脉沉细，舌质淡胖有齿痕，苔白，头面微浮，小便不利。病系脾胃阳虚，不能行水，饮停心下，以致胸胁支满，短气目眩。法当健脾渗湿，温阳蠲饮。方拟：茯苓15克，桂枝10克，白术10克，甘草5克，磁石20克，3剂。二诊：服药后，胸胁苦满基本消失，但心悸眩晕，头面微浮，尿少肢冷，脉仍沉，拟温阳利水法。附子片10克，白术15克，茯苓10克，白芍18克，生姜3片，磁石20克，5剂。三诊：药服完后，眩晕完全消失，诸症亦逐渐痊愈。

按语： （原编者按）本例系脾肾阳虚，气不化水，聚湿成饮所致。尤怡说："痰饮阴邪也，为有形。以形碍虚则满，以阴冒阳则眩……温则易散……温则能运耳。"治之之法，初则用苓桂术甘汤，健脾渗湿，温化痰饮，继则用真武汤，温阳利水。脾肾之阳气渐复，则阴霾之水饮自除，诸症自然获愈。（湖南中医药研究所.湖南省老中医医案选[M].长沙：湖南科学技术出版社，1981：181.）

案例二： 吕某，男，46岁。患太阳中风，屡用汗下之剂，表邪退而痛不解，身倦气短，胸脘满闷，腹部有时漉漉作声，头眩，动辄尤甚、食欲渐退，大便稀溏，小便短少，舌苔白腻，脉象沉细无力。因患者平素脾阳不足而又屡经汗下，过汗则损伤心阳，过下则摧残脾气。心脾已伤，则心下最易停水，故以健脾行水，扶阳降逆剂与之：茯苓18克，炒白术12克，桂枝6克，厚朴6克，半夏10克，砂仁6克，陈皮10克，甘草10克。连服3剂胸满顿减，食欲增加；而头眩气短之证，亦随之消失，后以调理脾胃疏气行湿之剂服之而愈。（邢锡波.伤寒论临床实验录[M].天津：天津科学技术出版社，1984：82.）

按语： 本案为素体脾阳不足，又屡经汗下之法，汗为心之液，心阳受损，脾气亏虚，心脾已伤，水饮之邪停聚心下，故症见身倦气短，胸脘满闷，腹部有时漉漉作声，头眩，动辄尤甚、食欲渐退，大便稀溏，小便短少，舌苔白腻，脉象沉细无力。治当温中降逆，化饮利水。方用苓桂术甘汤加减。

【医家选注】

清·尤怡："痰饮阴邪也，为有形，以形碍虚则满，以阴冒阳则眩。茯桂术甘温中去湿，治痰饮之良剂，是即所谓温药也。盖痰饮为结邪，内属脾胃，温则能运耳。"（《金匮要略心典》）

清·魏荔彤："此痰饮之在胃。而痞塞阻碍，及于胸胁，甚至支系亦苦满，而上下气行愈不能利，清阳之气不通。眩晕随之矣。此虽痰饮之邪，未尝离胃，而病气所侵，已知斯矣。主之以苓桂术甘汤，燥土升阳，导水补胃，化痰驱饮之第一法也。胃寒痰生，胃暖则痰消也。脾湿饮留，胃燥则饮祛也。可以得此方之大义。用之诸饮，亦无不行矣。"（《金匮要略方论本义》）

【临床应用】

辨证要点：苓桂术甘汤证临床表现头目眩晕、呕吐清水涎沫，或心悸、短气、胸闷，或咳嗽气喘、咯吐清稀涎沫、胸胁支满，或脘腹逆满、呕恶，或背寒冷如手大等辨证属脾阳不足，痰饮内停者。

本方适用于治疗慢性支气管炎、支气管哮喘、脑积水、内耳眩晕症、神经衰弱等属脾虚有痰饮者和冠心病、风心病、肺心病、心肌炎等具有水饮上泛者。亦可用本方加浙贝母、百部、旋覆花、枳壳、桃仁、地龙等治疗百日咳。

五苓散
（痰饮咳嗽病脉证并治第十二 31条）

【方证原文】假令瘦人脐下有悸，吐涎沫而癫眩，此水也，五苓散主之。（31）

五苓散方：

泽泻一两一分 猪苓三分（去皮） 茯苓三分 白术三分

桂枝二分（去皮）上五味，为末，白饮服方寸匕，日三服，多饮暖水，汗出愈。

【方证释义】本条论述下焦痰饮上逆的证治。由于脾胃升降失常，肺失通调，痰饮结于下焦，又因膀胱气化不利，水无去路，反逆而上行，水气相搏，始于脐下，故脐下悸动；水气上冲于胃，胃中失和，胃气上逆，故呕吐涎沫；水气上蒙清阳，故头目眩晕。证属饮在下焦，当从小便去之，治用五苓散化气利水，水气下行，则上述诸症可随之消失。

【方药解析】方中茯苓、泽泻、猪苓淡渗利水，引水向下，使水饮从小便而出；桂枝解肌发汗，温通阳气，化膀胱之气以利水散饮，且具平冲降逆之功而使水饮表里分消；白术健脾利水，运化水湿；诸药合用，共奏温阳化气利水之功，可使气化正常，水从小便排出于外。方后注云："多饮暖水，汗出愈。"皆在补充水津，扶助胃阳，温行水气以发汗，使水饮内外分消。

【方证归纳】

主症：形体消瘦，脐下筑筑悸动、吐涎沫、头目眩晕，小便不利，舌淡胖嫩，苔白滑，脉沉或沉迟。

病机：饮停下焦，气化不利，水饮逆动。

治法：温化下焦，通利水道。

方剂：五苓散。

方义：泽泻、猪苓、茯苓甘淡渗湿利水；白术苦温健脾运湿；桂枝辛温通阳化气，兼以解表。

【类证类方】

类证：

（1）五苓散与栝蒌瞿麦丸之别：二方在病机上皆属水气不化，症状上均出现小便不利、口渴之症。区别在于五苓散为膀胱气化不利，水气内停，或兼有表邪不解，故兼有脉浮、微热消渴、水入则吐等症状。治疗上通阳化气行水，兼以解表。栝蒌瞿麦丸因肾阳不足，水寒积于下，继而形成下寒而上燥；治疗应温阳化气行水，兼以润燥。

（2）五苓散与苓桂甘枣汤之别：五苓散证"脐下有悸"与《奔豚气病》篇第四条之"脐下悸"同属下焦有水，但病因病机有别：苓桂甘枣汤为心阳虚弱，肾水无制，欲作奔豚，用苓桂甘枣汤通阳利水以防冲逆；五苓散为饮结下焦，气化不行，逆而上泛，故用五苓散以化气行水。

（3）五苓散与猪苓汤之别：五苓散与猪苓汤均有脉浮、发热、小便不利之症状，用药均应用茯苓与泽泻以利水。五苓散属寒，重在阳气不足，证属膀胱气化不利，水气内停，故用茯苓、泽泻配桂枝以温阳化气利水，配白术以培土制水，实为通阳化气利水之法。猪苓汤属热，重在阴液不足，证属里热阴虚，水气不利，故用茯苓、泽泻配滑石以利水清热，配阿胶以滋阴利水，实为滋阴清热利水之法。故汪昂曰："五苓泻湿胜，故用桂术；猪苓泻热胜。故用滑石。"（表11-1）

表11-1　五苓散证、猪苓汤证鉴别表

证名	五苓散证	猪苓汤证
症状	脉浮，小便不利，微热消渴。渴欲饮水，水入则吐	脉浮发热，渴欲饮水，小便不利
特征	属寒，重在阳气不足	属热，重在阴液不足
病机	膀胱气化不利，水气内停	里热阴虚，水气不利
治则	化气行水	育阴利水
方剂	五苓散	猪苓汤
条文	十二篇31条，十三篇4、5条	十三篇13条

【验案解析】

案例一：陈某，女，49岁，1998年3月16日初诊。患者早上起床时突然眩晕，继而感觉房屋旋转，人欲跌倒，头昏重胀，不能旋转视物，耳鸣，恶心呕吐，吐出痰涎。患者半年前曾有过类似发病史，经某医院确诊为梅尼埃病。检查：患者面色苍白，两眼球有水平样震颤，听力正常。心率70次/分，血压105/67.5毫米汞柱，舌体胖、舌质淡、苔白腻，脉滑。证属痰湿中阻，上蒙清窍，清阳不升。治宜温阳化饮，利湿祛痰升阳，五苓散加味主之。处方：桂枝、炒白术、制半夏各10克，猪苓、茯苓、泽泻、石菖蒲各15克，仙鹤草20克。服药5剂，眩晕呕吐止，耳鸣、眼球震颤消失，但仍觉头重，纳呆神疲。舌质淡、苔薄白，脉滑。为巩固疗效，再予原方略为加减，续服7剂。随访1年未见复发。（叶可夫.五苓散治疗美尼尔氏综合征86例[J].新中医，1999，31（9）：43-44.）

按语：本案证属脾虚不运，水湿泛滥，痰湿中阻，上蒙清窍，清阳不升。故症见头昏重胀、不能旋转视物、耳鸣、恶心呕吐、吐出痰涎等症。治疗应温阳化饮，利湿祛痰。方用五苓散加味，泽泻配茯苓、猪苓以加强利水作用；茯苓配白术以实脾利水；桂枝配茯苓以温化水饮，通阳利水。

案例二：朱某，男，15岁。两周前患感冒并扁桃体炎，服伏散痛、消炎片，病情好转，但于七天后发现面部、眼睑、足跗水肿，饮食欠佳，微渴体倦，小便短少，脉细弦，苔薄白而滑。尿蛋白（＋＋），红细胞少许，粒状管型（＋）、比重1.0025。诊为"肾水"。以五苓散合五皮饮加减治之；茯苓9克，猪苓12克，泽泻6克，白术6克，桂枝4.5克，黄芩6克，黄连4.5克，金银花15克，冬瓜皮12克，通草4.5克。前后共四诊，服药21剂，基本痊愈。（李文瑞.金匮要略汤证论[M].北京：中国科学技术出版社，1993：438.）

按语：本案为五苓散临床治疗急性肾炎。证属饮停下焦，痰饮郁结，气化不利，水饮逆动。症见面部、眼睑、足跗水肿，饮食欠佳，微渴体倦，小便短少，脉细弦，苔薄白而滑，治宜五苓散化气利水，导水饮、湿浊之邪从小便而出，合五皮饮增健脾化湿，理气消肿之效。

【医家选注】

清·尤怡："瘦人不应有水，而脐下悸，则水动于下矣，吐涎沫则水逆于中矣。甚而癫眩，则水且犯于上矣。形体虽瘦，而病实为水，乃病机之变也。热渴饮水，水入不能已其热。而热亦不能消其水，于是水与热结而热与浮水外，故小便不利，而微热消渴也。五苓散利其与热俱结之水，兼多饮暖水取汗，以去其水外浮溢之热。热除水去，渴当自止。"（《金匮要略心典》）

清·吴谦："脉浮，病生于外也。脉浮微热，热在表也。小便不利，水停中也，水停则不化津液，故消渴也。发表利水，止渴生津之剂。惟五苓散能之。"（《医宗金鉴》）

【临床应用】

辨证要点：五苓散临床以小便不利，甚至小便不通，或伴水肿，或兼头晕目眩、呕吐清涎，或泄泻，或见身体某一局部积液，或伴口渴但水入即吐，舌淡红、苔白腻或白滑等为主症，证属水饮或湿浊积于下焦，气化不利病机者。

本方适用于水湿蓄积，小便不利的水肿、癃闭，水饮上冲的眩晕、晕厥、脑积水、过敏性鼻炎、顽固性头痛、三叉神经痛、视网膜水肿、梅尼埃病、急性吐泻，水湿外淫，郁于肌肤的湿痹、湿疹、风疹等病症。

甘遂半夏汤
（痰饮咳嗽病脉证并治第十二　18条）

【方证原文】病者脉伏，其人欲自利，利反快，虽利，心下续坚满，此为留饮欲去故也，甘遂半夏汤主之。（18）

甘遂半夏汤方：

甘遂（大者）三枚　半夏十二枚（以水一升，煮取半升，去滓）　芍药五枚　甘草（如指大）一枚（炙）一本作无。

上四味，以水二升，煮取半升，去滓，以蜜半升，和药汁煎取八合，顿服之。

【方证释义】本条论述留饮欲去的证治。脉伏说明水饮停留，阳气不通，血行不畅。其人欲自利，利后舒快，说明气机暂通，留饮有欲去之势。虽然下利，心下仍坚满，此乃病根未除，留饮虽去，但新饮复生。饮邪既有欲去之势，留饮亦非攻不除，治宜因势利导，攻逐留饮，方用甘遂半夏汤。

【方药解析】方中甘遂苦寒、有毒，入肾、肺、大肠经，能够攻逐水饮，通利二便。半夏散结蠲饮降逆。芍药、甘草、白蜜酸收甘缓以安中，且能缓和甘遂之毒性。甘草与甘遂相反，合而用之，取其相反相成之意，具有攻逐留饮、安中下气之效。

【方证归纳】

主症：留饮，胸脘痞闷，心下坚满，腹痛，下利，舌淡苔白滑，脉沉伏。

病机：留饮欲去，新饮复停。

治法：攻逐留饮。

方剂：甘遂半夏汤。

方义：甘遂攻逐水饮，通利二便；半夏散结除痰；芍药敛阴液，去水气；白蜜、甘草甘缓解毒，调和诸药。

【验案解析】

案例一：高某，女，32岁。1968年5月，因产后体弱缺乳，自用民间方红糖、蜂蜜、猪油各四两，合温顿服，由于三物过腻，勉强服下2/3，其后即患腹泻。医院诊为神经性腹泻，中西医多方治疗未效。1971年3月4日初诊。面色苍白无华，消瘦羸弱，轻度水肿，体倦神怠，晨兴即泻，日三五行。腹泻时无痛感。心下满痛，漉漉有声，短气，口干不饮，恶心不吐，身半以上自汗，头部尤著。脉沉伏，右脉似有似无，微细已极，左略兼细滑之象，苔白滑。当时误以为此证久泻脱阴伤阳，即用六君子汤加减，重用人参，以为中气复健，证或可挽，不料服后转剧。复诊：药后心下满痛益增，腹泻加剧，达日十余行。衣老诊之，分析为留饮致泻，其根据有五：一则其正固虚，然必有留饮未去，故补其正，反助其邪，所谓虚不受补也；二则心下满痛拒按，是留饮结聚属实；三则口虽干而不欲饮，属饮阻气化，津不上承；四则身半以上自汗，属蓄饮阻隔，阳不下通，徒蒸于上；五则脉沉伏而左兼细滑，是伏为饮阻，滑为有余，里当有所除。细询患者，泻后反觉轻松，心下满痛亦得略减，继则腹满如故。如此反复作病，痛苦非常。乃引据《金匮》痰饮咳嗽病篇中"病者脉伏，其人欲自利，利反快，虽利，心下续坚满，此为留饮欲去故也，甘遂半夏汤主之"之文，定峻下留饮一法，用甘遂半夏汤加减：甘草10克，半夏10克，白芍15克，甘遂3.5克，蜂蜜150克，1剂。先煎甘草、半夏、白芍，取汤100毫升合蜜，将甘遂研末兑入，再微火煎沸，空腹顿服。三诊：药后腹微痛，心下鸣响加剧，两小时后连泻七八次，排出脓水样便，泻后痛楚悉去，自觉3年来从未如此轻松。后竟不泻，调养1个月康复。

（黄晓晔，王淑卿，衣正安.久泻、急痧及瘀血发狂等症治验[J].上海中医药杂志，1980

（3）：17.）

按语：本案为留饮结聚，饮阻气化，津不上承，则口干不欲饮；留饮阻隔，阳气不通，则自汗频出。此为水饮停留所致，治宜攻逐水饮，方用甘遂半夏汤加减。

案例二：温某某，52岁。患者好饮冷水，四肢关节常感疼痛，偶因自利数日，疑为虚寒，服过白糖炖菜油老酒，遂泄利后重，心下痞满。某医谓其食积热滞，与服楂曲枳朴消导之品，未见好转，又与大黄黄连泻心汤，症状加剧。诊见少腹至心下痞胀痛，拒按，心中懊憹，起卧不安，大便秘结，口渴，舌燥苔黄，脉寸浮关沉，辨证为留饮结胸，以大陷胸汤加减之剂。三诊之后，日有利下，精神畅快，痞满大减，四诊之时予甘遂半夏汤（甘草3克、半夏6克、白芍6克、白蜜30克、甘遂3克（研末），再煎顿服）投之。服药后心中烦躁，懊憹加剧。4小时后。续得快利，满痛顿减。口渴。后重若失。3天后又进1剂，心中懊憹比前服更甚，食后30分钟，突然倾吐清水数碗。诸症悉平，惟心下痞块还未全消。《内经》云："大积大聚衰其大半而已，谷肉果菜食养尽之"。停药调养，半个月后随访，痞消便畅，康复如常。（汪济美.留饮结胸[J].新中医，1974（5）：33-34.）

按语：本案初服楂曲枳朴消食导滞，后服大黄黄连泻心汤下利、心下痞满症状不减且加剧。后服大陷胸汤症状略有好转。四诊以攻逐水饮为治疗大法，予以甘遂半夏汤，而后继服逐渐康复。此乃留饮停留体内，阻隔阳气所致。

案例三：蒋某某，女，32岁。患者腹部逐渐增大已4个月，经中西药治疗无效，而转外地某院，就诊时见：腹部膨隆，大如妊娠8个月，按之松软如棉絮，自觉胀闷不舒，沉重乏力，神疲嗜睡，纳减便溏，经闭3个月，白带量多，质清稀而有腥味，小便清长，舌淡苔白腻，脉沉滑。证属脾虚失运，痰湿内停，治以健脾涤痰，方用甘遂半夏汤加减，甘遂9克、半夏9克、白芍9克、炙甘草9克、白术12克、茯苓18克，3剂。二诊：药后腹胀大减轻，精神转佳，食纳增加，白带减少，惟大便溏泻反剧，泻下之物黏腻如鱼冻，余无不适。原方续进3剂。三诊，腹胀大减三分之一，余症俱觉好转，大便仍间有黏腻物，脉沉滑，原方再进3剂。两年后，其至妇幼保健分娩遇余，谓：服药9剂后，健如常人，食纳正常，腹大全消，带止经行，尔后怀孕。（刘俊楠.古方今用一则[J].江西中医杂志，1982（3）：45.）

按语：本案为应用甘遂甘草汤治疗腹壁脂肪增多症。证属脾气亏虚，健运失司，痰湿内停，留饮不去，新饮复生。治疗应攻逐水饮，健脾涤痰，方用甘遂半夏汤加减。

【医家选注】

清·徐彬："仲景谓脉得诸沉当责有水，又曰脉沉者有留饮。又曰脉沉弦为悬饮，伏者亦即沉之意。然有饮而痛者为胸痹，彼云寸口脉沉而迟，则知此脉字指寸口矣。欲自利者，不由外感内伤，亦非药误也，利反快，饮减人爽也。然病根未拔。外饮加之，仍复坚满，故曰续坚满，虽坚满而去者自去，续者自续，其势已动，故曰欲去。"（《金匮要略论注》）

清·张璐："留饮堵塞窍隧，胃气不得转输，故脉伏不显；若留饮既下，胃气受伤，必欲自利，自利而反快者，中焦所塞暂通也。通而复积，故续坚满，必更用药尽逐；然欲直达其积饮，莫若甘遂快利用之为君，欲和脾胃除心下坚，又必半夏佐之。然芍药停湿，何留饮用之？甘草与甘遂相反，何一方并用？盖甘草缓甘遂之性，使不急速，徘徊逐其所留；芍药治木郁土，中而成坚满，又佐半夏以和胃消坚也。"（《张氏医通》）

【临床应用】

辨证要点：甘遂半夏汤证临床表现当有久泻，但泻后反轻松，胸脘腹部痞塞坚满，或兼疼痛却拒按，或身体局部有积水（液），小便不利，苔白滑或白腻，脉沉弦有力或沉滑等症。

本方适用于饮邪久留，邪盛体实的急顽重症，是治疗留饮的主方。方中的甘遂与甘草又属于后世"十八反"用药禁忌之一，故临床运用本方应严格把握其病机与主证。

己椒苈黄丸
（痰饮咳嗽病脉证并治第十二　29条）

【方证原文】腹满，口舌干燥，此肠间有水气，己椒苈黄丸主之。（29）

己椒苈黄丸方：

防己　椒目　葶苈（熬）　大黄各一两

上四味，末之，蜜丸如梧子大，先食饮服一丸，日三服，稍增，口中有津液。渴者，加芒硝半两。

【方证释义】本条论述肠间有水气的证治。水走肠间，水谷精微，遇阴寒之气，不能输布全身，化而为饮，饮邪内结，留而不去，气机阻滞，所以见腹满，而且肠间沥沥有水气声。水气不化，津液不能上腾，故口舌干燥。水饮停留肠间，腑气壅滞不通，应有大便干结证状。治宜分消水饮，导邪下行，方用己椒苈黄丸。

【方药解析】方中防己宣通肺气，通调水道，下利水湿；葶苈子泻肺下气，使水气下行；椒目利水逐饮；此三药辛宣苦泄，导水从小便而出。大黄通利大便，逐水从大便而去。由此前后分消，水去阳通，待脾能运化，肺能通调，津液自生，则诸症可愈。药后转机有二：一是自注云"口中有津液"由"口舌干燥"转而为"有津液"，说明运化通调之职稍有恢复，为饮去病解之征；二是方后所云由"口舌干燥"而加剧为"渴"，此乃水饮结聚未去，饮阻气结，故加咸寒芒硝以软坚破结，促其下泄。

【方证归纳】

主症：腹满，口舌干燥，二便不利，水肿，脉沉弦有力。

病机：饮停肠间，结聚成实。

治法：攻坚逐饮，化气利水。

方剂：己椒苈黄丸。

方义：防己苦泄，渗透肠间水气；椒目辛散，除心腹留饮；葶苈开宣肺气，通利肠道；大黄攻坚决壅。诸药合用，前后分消，共奏攻坚逐饮，化气行水之功。

【类证类方】

类证：已椒苈黄丸与白虎加人参汤之别：已椒苈黄丸与白虎汤均见"口干舌燥"，但病机不同。已椒苈黄丸之"口干舌燥"为痰饮滞留于肠间，水气不化，津不上承所致，仲景云"此肠间有水气"指出病理关键所在。治宜分消水饮，脾气转输，气化津生，水津自生，口舌干燥则愈。白虎加人参汤之"口干舌燥"为肺胃热盛，热盛伤津、伤气，津液亏虚不能向上输布，气虚不能化生津液，病属津气两亏，故口舌干燥。治宜清热益气生津，方用白虎加人参汤治之，则口干舌燥自除。

【验案解析】

案例一：蔡某，女，65岁。因患肺心病住院，周身高度水肿，喘咳，不得平卧，腹胀，口干舌燥，二便不利。心电图报告：可见肺型P波。X线胸片：右心室段明显延长膨隆，两肺广泛性索条状模糊阴影。西医根据病史及检查所见，诊断为：老年性慢性支气管炎，阻塞性肺气肿，慢性肺源性心脏病，心力衰竭Ⅲ级。综观前症，参以脉尚有力，舌紫苔腻，证属阳气阻遏，津液不能上承之故。遂取温下逐水，前后分消之剂——已椒苈黄丸方意治之。用药：防己、葶苈子各30克，椒目15克，大黄、麻黄各10克，补骨脂15克，煎服。药后5天，咳喘减轻，二便通畅，水肿见消，病情缓解。（于天星.赵锡武老中医谈扶阳抑阴[J].中医杂志，1980（8）：16.）

按语：本案证属痰饮内阻肠间，阳气被阻，津液不能上腾，故症见水肿，喘咳，不得平卧，腹胀，口干舌燥，二便不利，舌紫苔腻。治宜前后分消，通利水道，攻坚决壅，方用痰饮水走肠间要方——已椒苈黄丸加减。

案例二：王某某，女，60岁。有慢支、肺气肿病史20余年，每因感寒而发。入院前因咳喘，不能平卧伴双下肢浮肿3天，在某医院治疗，诊断为慢支、肺气肿、肺心病、全心衰（3度）。给予强心、利尿、抗感染、解痉平喘等西药治疗，取效不显，于1990年12月28日住院。诊见：咳嗽咯白沫痰，清稀量多，气喘不能平卧，面唇发绀，汗出湿衣，尤以头面胸背部为甚，腹胀满，恶心欲吐，双下肢浮肿按之如泥。颈静脉充盈，双肺底闻及湿啰音，心率128次／分、律齐、无杂音，肝右肋下3cm，肝颈回流征+，双下肢凹陷性水肿。舌淡胖边有齿痕、苔白腻，脉细数。治法《金匮》已椒苈黄丸：汉防己、生大黄各10克，椒目8克，葶苈子20克。服1剂后水泻数次，腹胀得减，水肿亦消；又1剂后，水泻尤甚，汗出随之减少，气喘亦平。继以温肺消导法，调理旬日而瘥。（陈明.金匮名医验案精选[M].北京：学苑出版社，2002：377-378.）

按语：本案证属水饮内停，凌心射肺。症见咳嗽咳痰，不能平卧，面唇发绀，汗出，腹胀满，恶心欲吐，双下肢水肿按之如泥，舌淡胖边有齿痕、苔白腻，脉细数。治宜前后分消，使水有出路，邪去则安，方用椒苈黄丸加减。

【医家选注】

清·程林："痰饮留于中，则腹满；水谷入于胃，但为痰饮而不为津液，故口舌干燥也。上证曰：水走肠间，沥沥有声，故谓之痰饮。此肠间有水气，亦与痰饮不殊，故用此汤以分消水饮。此水气在小肠也，防己、椒目导饮于前，清者得从小便而出；大黄、葶苈，推饮于后，浊者得从大便而下也。此前后分消，则腹满减而水饮行，脾气转而津液生矣。若渴，则甚于口舌干燥，加芒硝佐诸药，以下腹满而救脾土。"（《金匮要略直解》）

清·尤怡："水既聚于下，则无润于上，是以肠间有水气而口舌干燥也。后虽有水饮之入，只是以益下趋之势，口燥不除而腹益甚矣。防己疗水湿，利大便；椒目治腹满，去十二种水气；葶苈、大黄泄以去其闭也。渴者知胃热甚，故加芒硝。经云：热淫于内，治以咸寒也。"（《金匮要略心典》）

【临床应用】

辨证要点：己椒苈黄丸证见腹部胀满，口舌干燥，大便秘结，小便不利，水肿，脉沉弦有力等证属饮邪内结，腑气不通之实证。患者服药后可泻出痰涎，并有舒适感。

本方适用于肺心病、心包炎、胸膜炎、哮喘、肝硬化腹腔积液、急性肾衰竭、幽门梗阻等属饮邪内结，痰热壅滞的实证，均有一定疗效。

十枣汤
（痰饮咳嗽病脉证并治第十二 22条）

【方证原文】病悬饮者，十枣汤主之。（22）

十枣汤方：

芫花（熬） 甘遂 大戟各等分

上三味，捣筛，以水一升五合，先煮肥大枣十枚，取八合，去滓，内药末。强人服一钱匕，羸人服半钱，平旦温服之；不下者，明日更加半钱，得快下后，糜粥自养。

【方证释义】本条论述悬饮的治法。饮邪结实，聚于胁下，阻碍气机的升降，气与饮相搏击，故而胸胁牵引作痛。本条叙述简单，可与《伤寒论》152条合看，以了解其全面，十枣汤证临床表现为心下痞鞕满，引胁下痛，兼有头痛，干呕，短气、脉沉有力等。治当破结逐水，方用十枣汤。

【方药解析】方中大戟泻脏腑水湿，甘遂泻经络水湿，芫花散水饮结聚。甘遂、芫花、大戟味苦峻下，恐损伤正气，故佐以大枣十枚，安中而调和诸药，缓解药毒，使峻下之后不伤正气。十枣汤的特殊煎服法及服药后的反应：①十枣汤需清晨空腹温服，且从小剂量开始用药；②注意药见效的反应，如腹痛、肠鸣、泄泻等。现代用法中，常将大戟、芫花、甘遂三药为末，每服七分至一钱，一日三次，清晨空腹浓煎枣汤送服。

【方证归纳】

主症：心下痞、硬满、引胁下痛、伴有头痛、干呕、短气、脉沉有力。

病机：饮结胸胁，阻滞气机。

治法：攻破逐水。

方剂：十枣汤。

方义：甘遂，善行经隧水湿；大戟，善泄脏腑水湿；芫花，善攻胸胁癖饮，佐大枣十枚，安中而调和诸药。

【类证类方】

类证：

（1）十枣汤与控涎丹鉴别：二方均具有攻逐水饮之效，主治水饮内停。但十枣汤方重在峻下逐水，偏治水饮停于胁下之悬饮，病属于实证者。控涎丹即十枣汤去芫花、大枣，加白芥子而成。白芥子辛温，善治皮里膜外、胸膈间痰涎。白芥子与甘遂、大戟同用，重在祛痰逐饮，改作丸制，其力较缓。主治痰涎水饮停于胸膈上下，症见胁肋隐痛，呛咳，或痰涎壅盛，喉中如有拽锯声音，舌苔黏腻，脉滑。

（2）十枣汤与舟车丸鉴别：二方用药上均有大戟、甘遂、芫花，均具有攻逐水饮之功，主治水饮停聚于胸腹之间。由于使用药物均较峻烈，在使用方法上，二方均只适宜于体质强壮且水饮停聚于胸腹或水肿者，对体虚及孕妇宜慎用或忌用。区别在于：十枣汤选用十枚大枣益气护脾胃，缓和峻药之毒，减少药后反应。主治水停胁下之悬饮，在峻下逐水方面不及舟车丸。服法上以大戟、甘遂、芫花三味研细末，用十枚大枣煎汁送服。舟车丸选用牵牛子、陈皮、大黄、木香、轻粉、槟榔、青皮等味，峻下之力较大，且具有泄热通便，行气除满之效。主治水肿水胀，以大腹肿满为主证；服法上多制成丸剂服用。

【验案解析】

案例一：张某，女，21岁。咳喘胸痛已10余日，午后发热，咯痰黏稠。入院后体温38～39℃，胸部透视为"渗出性胸膜炎"。经行胸腔穿刺2次，胸腔积液见减轻，转中医治疗。病者咳嗽气喘，胸中引痛，脉滑实。此水积胸胁之间，病名悬饮，宜峻下其水，投以十枣汤。服1剂，泻水约二痰盂。咳喘遂减，体温亦下降，饮食增加，隔3日再投1剂，复下水甚多，症状消失，痊愈出院。（福建省中医研究所编.福建中医医案医话选编·第二辑[M].福州：福建人民出版社，1960：122.）

按语：本案为十枣汤治疗悬饮。胸胁之间水饮之邪停聚，故见咳嗽气喘，胸中引痛，脉滑实等。治疗上应当峻下水饮，方用十枣汤。服后饮消水下，症状消失，痊愈出院。

病案二：王某某，男，50岁。患者在胸掣痛3年，入夜尤甚，每遇过劳，郁怒或感冒则加重，疼甚时，气短微喘。必以手扪胸或重物按压似觉好转。常规化验：胸片，均属正常。舌皆薄白质淡，左脉沉实有力。脉证合参，断为饮邪癖积胸膈，深痼难解之证。急当攻积涤饮之法，予十枣汤：甘遂、大戟、芫花等分研末，以肥枣10枚煎汤、清晨空腹吞服1.5克，连用3日，快利6次，均为清水挟脓痰样物，病遂告愈。（刘一民.十枣汤治愈"顽疾"四例[J].黑龙江中医药，1984，2：44.）

按语：本案为十枣汤治疗悬饮。证属饮邪积结在胸膈胁部，根深蒂固，阻滞气机。症见胸部掣痛，情绪刺激时加剧，痛时气短微喘，舌皆薄白质淡，左脉沉实有力。治宜十枣汤峻下逐水。

【医家选注】

清·徐彬："主十枣汤者，甘遂性苦寒，能泻经隧水湿，而性更迅速直达；大戟性苦辛寒能泻脏腑之水湿，而为控涎之主；芫花性苦温，能破水饮窠囊，故曰破癖须用芫花；合大枣用者，大戟得枣、即不损脾也。盖悬饮原为聚得之证。故攻之不嫌峻而骤；若稍缓而为水气喘急浮肿，三因方以十枣汤药为末、枣肉和丸治之，可谓善于变通者矣。又曰：夫有支饮家，加追原之词也。谓支饮本不痛。蔓延至胸痹而痛，气上逆为咳，火上壅为烦，已有死道矣。不卒死，甚至一百日或经年之久，甚虚可知。卒元气未竭也。原其病支饮为本，病本不拔、终无愈期。逡巡不愈。正坐医家以虚故畏缩。故曰宜十枣汤，以见攻病不嫌峻，不得悠悠以待毙也。"（《金匮要略论注》）

清·柯韵伯："仲景利水之方，种种不同，此其最峻者也。凡水气为患，或喘，或咳，或悸，或噎，或吐，或利，或无汗，病在一处而止；此则外连皮毛而汗出，上走咽喉而呕逆。下走肠胃而下利。水邪之泛溢于外者。浩浩莫御矣。且头痛，短气，心腹胁下皆痞满而硬痛，是水邪尚留结于中，三焦升降之气阻膈而难通矣。表邪已罢，非汗散之法所宜，里邪充斥，又非淡渗之品所能胜，非选利水之所至峻者，以直折之，中气不支，束手待毙耳！甘遂、芫花、大戟三味，皆辛苦气寒而禀性最毒，并举而用之，气味合，相济相须，故可交相去邪之巢穴，决其渎而大下之，一举而水患可平也。然水利所凑，其元气已虚，而毒药攻邪，必脾胃反弱，使无健脾调胃之品为主宰，邪气尽，而大命亦随之矣。故选十枣之大而肥者以君之，一以培脾土之虚，一以制水气之横，一以解诸药之毒，得一物而三善备，既不使邪气之盛而不制，又不使元气之虚而不支，此仲景立法之尽善也。昧者惑于甘能中满之说，而不敢用，岂知承制之理乎？张子和窃此意而制浚川、禹功、神祐等方，以治水肿、痰饮之病，而不知后补剂以培本，但知任毒药以攻邪，所以善其后者鲜矣！"（《古今名医方论》）

【临床应用】

辨证要点：十枣汤证临床表现见胸胁或胸背掣痛不得息，心下痞硬，剧烈地咳嗽或顽固性咳嗽，或咳喘，短气，咳唾时牵引胸胁作痛，或水肿，或腹胀喘满，苔白甚至水滑，脉沉弦或弦滑有力等。

本方适用于常用于治疗渗出性胸膜炎、肝硬化、急慢性肾炎、晚期血吸虫病所致的胸腔积液、腹腔积液或全身水肿，体质尚实者。还可用于小儿肺炎、胃酸过多症。但用本方获效后应抓紧善后调治，否则胸腹腔积液或水肿易复发。

大青龙汤
（痰饮咳嗽病脉证并治第十二　23条）

【方证原文】病溢饮者，当发其汗，大青龙汤主之；小青龙汤亦主之。（23）

大青龙汤方：

麻黄六两（去节） 桂枝二两（去皮） 甘草二两（炙） 杏仁四十个（去皮尖） 生姜三两 大枣十二枚 石膏如鸡子大（碎）

上七味，以水九升，先煮麻黄，减二升，去上沫，内诸药，煮取三升，去滓，温服一升，取微似汗。汗多者，温粉粉之。

【方证释义】本条论述溢饮的证治。水饮之邪流行，若外溢于肌表，归于四肢，郁遏营卫之气，故身体疼重而无汗。治疗上当因势利导，发其汗使水邪从汗而解。同为饮邪停留肌表，但具体的证情存在差异。所以，在发汗的基础上，各有所偏重。如溢饮有邪盛于表而兼郁热者，症见脉浮紧、发热恶寒、身疼痛、无汗而喘、烦躁。治宜发汗兼清郁热，方用大青龙汤。

【方药解析】方中麻黄、桂枝、杏仁发汗解表，宣肺散饮；石膏配伍麻黄清泄郁热；炙甘草、生姜、大枣调和脾胃，以资汗源。诸药配伍共奏发散水气，清除郁热之效。

【方证归纳】

主症：无汗而喘，烦躁而渴，脉象浮紧，舌苔薄黄。

病机：外寒内热，表证偏重。

治法：散寒化饮，清热除烦。

方剂：大青龙汤。

方义：方中麻黄辛温发汗，桂枝解肌祛风通络；二药相伍共奏解表发汗，宣散水饮之效；石膏清热生津而除烦；杏仁降气平喘；甘草、大枣、生姜调和营卫，缓中益气。

【类证类方】

类方：

（1）大青龙汤与麻杏石甘汤鉴别：大青龙汤与麻杏石甘汤在方药组成上均含有麻黄、杏仁、石膏、甘草。但两方病因病机不尽相同。大青龙汤证病由表寒盛于里热，以无汗或喘而高热为主症，治疗以解表发热为主兼清里热，方中重用麻黄。麻杏石甘汤证表寒轻里热重，以汗出而喘、无大热为主症。治宜清里热为主，兼以解表，方中重用石膏。

（2）大青龙汤与小青龙汤鉴别：二方均治疗溢饮，"发热恶寒。身体疼重"为二方共同临床表现，治疗上均以发汗为治疗原则。但大青龙汤主治饮盛于表兼有郁热者，症见脉浮紧、口渴而喘，不汗出而烦躁等表寒里热之证。治宜散寒化饮，清热除烦。小青龙汤症见胸痞、干呕、咳喘等外寒里饮俱盛之证。治以温里化饮，止咳平喘。

（3）大青龙汤与越婢加半夏汤鉴别：二方在症状表现上均具有身重、恶寒、发热、烦躁表现。但大青龙汤病机为表寒兼里热，病势急，证情重，无汗，恶寒显著，烦躁剧烈，服药后汗多。越婢加半夏汤病机为肺胀，咳而上气，其人喘，目如脱状，脉浮大（表11-2）。

表11-2 大青龙汤与越婢加半夏汤鉴别表

方名	药物用量								功用		症状	病机
	麻黄	石膏	生姜	大枣	甘草	半夏	杏仁	桂枝	共同点	不同点		
大青龙汤	六两	鸡子大	三两	十二枚	二两		四十个	二两	发汗散水清热	在发汗散饮兼清里热重	溢饮，兼见恶寒发热、不汗出而烦躁、身疼痛、脉浮紧	外寒内热，表证重兼郁热，饮盛溢于肌表
越婢加半夏汤	六两	半斤	三两	十五枚	甘草	半升				在宣肺泄热降逆平喘重	肺胀，咳而上气，其人喘，目如脱状，脉浮大	外热内饮，饮热迫肺，热重于饮

【验案解析】

案例一：冯某，女，19岁。发热恶寒无汗，周身骨节疼痛，口渴烦躁，喜凉饮，饮入即吐，小便短少，大便正常。曾服中药4剂，同时口服解热镇痛药及肌注青、链霉素等3天，症未改善。诊见面色潮红，舌淡苔白略带薄黄，脉浮紧，呼吸气粗，皮肤灼热烫手，体温41.7℃。证属风寒外束，郁热于里之大青龙汤证。处方：麻黄18克，桂枝8克，甘草6克，杏仁12克，生姜10克，大枣4枚，石膏18克。1剂，先煎石膏，温服，服药后周身烦热，继则汗出，热退身凉，坦然入睡。约四时，身疼又起，体温逐升，嘱其速服二煎，服后安然熟睡达旦。翌日复诊，身凉无热，四肢倦怠，食而作呕，心中微热，遂投竹叶石膏汤和胃清虚热，以调善后。（郭仲玉.经方治验两则[J].江西中医药，1984（5）：49.）

按语：本案为大青龙汤治疗发热。患者发热、恶寒、无汗、关节疼痛，为风寒束表、卫闭营郁；口渴烦躁、喜凉饮，为内有郁热。证属外寒内热，故处方大青龙汤，以外散风寒、内清里热。汗出热退身凉，但仍有倦怠、呕吐、心中微热，为病后气阴两虚、胃失和降所致。故继投竹叶石膏汤以善后。

案例二：于某某，男，52岁。初诊素患哮喘，入冬天寒，发作尤甚，3日来形寒发热无汗，咳喘更剧，痰咳清稀不爽，喉间有水鸣声，面目水肿，四肢沉重。脉浮滑而数，舌红苔薄白。诊为外寒里热挟饮，逆射于肺，旁流四末。治以《金匮》大青龙汤之法。麻黄3克，桂枝4.5克，生石膏30克，杏仁9克，生甘草3克，良姜1.5克，桑白皮6克，干蟾皮6克，竹沥半夏6克，苏子9克，红枣5枚。连服3剂，获汗，喘咳均减，水肿亦退，仍痰多喉间漉漉，原方加葶苈3克，再服3剂。脉滑，苔薄黄，舌质仍红，咳嗽已爽利，喘息渐平，痰转稠黄。此表寒已解，痰热恶肺未净，原方去桂枝，水姜衣，再服3剂后，痊愈出院。（李钟贵.痰饮病六例治法介绍[J].江苏中医，1964，11：11.）

按语：本案为大青龙汤治疗溢饮。患者发热、无汗、面目水肿、四肢沉重，为风寒束表、水饮泛溢肌表所致；咳喘、咳痰清稀、喉间水鸣，为水饮犯肺之象；脉浮滑而数，舌红苔薄白，为表寒夹饮，且有化热之势。故治以大青龙汤外散风水，内清郁热。待表寒已解，去辛温之桂枝，专清痰热，病证相合，故尽剂而愈。

案例三：庄某，女，8岁。突然发热畏寒，头痛项强，喷射性呕吐，吐出宿食、痰涎，周身出现紫色瘀斑，神志时清时昧。经化验检查，初步印象：流行性脑脊髓膜炎。中医诊治：头痛项强甚剧，身热，恶寒，无汗心烦，口渴欲饮，饮则呕吐宿食，痰涎，咽喉红痛，周身遍布紫色瘀斑，肢冷，舌质赤苔薄白，脉浮缓。证属太阳少阴两感，拟大青龙汤加麻黄9克，桂枝9克，炙甘草9克，杏仁9克，生石膏4克，熟附片6克，红枣6枚，生姜3片。水煎，每隔2小时服1次。上药2剂后，头痛项强，发热恶寒等症减退，肢冷转温、呕吐亦止。体温降至39.4℃，但紫斑未消，原方加石膏30克，再服2剂，服法如前。药后，诸症已基本消退，但头仍有阵发性轻度疼痛，仍用原方，再服1剂，共服5剂，诸症均消失，精神活泼。（李常春等.中西医综合治疗急性播散性脑脊髓炎[J].上海中医药杂志，1966，3：98.）

按语：本案为大青龙汤治疗流行性脑脊髓膜炎。本案幼儿发病急，证情重。患儿头痛项强、发热、恶寒无汗，为寒邪束表、太阳经气不利所致；心烦、口渴、咽喉肿痛、皮肤紫斑，为阳郁化热、迫血妄行而成；太阳表气不开，内犯阳明，致胃气上逆，故呕吐宿食、痰涎；肢冷、神志异常为病入少阴之象。四诊合参，证属太少两感，外寒内热兼少阴阳虚。故以大青龙汤加附子，外解表邪、内清郁热、兼顾少阴之阳虚。服药后诸症缓解，唯紫斑未消，故加重生石膏用量以清热凉血消斑。

【医家选注】

清·喻昌："大青龙升天而行云雨，小青龙鼓浪而奔沧海。"（《医门法律·痰饮门》）

清·徐彬："溢饮者，水已流行归四肢，以不汗而致身体疼重，盖表为寒气所侵而疼，肌体着湿而重，全乎是表；但水寒相杂，犹之风寒两伤，内有水气，故以大青龙、小青龙主之。然大青龙合桂、麻而去芍药加石膏。则水气不甚而挟热者宜之，倘咳多而寒伏，则必小青龙为当，盖麻黄去杏仁，桂枝去生姜，而加五味子、干姜、半夏、细辛，虽表散而实欲其寒饮之下出也。"（《金匮要略论注》）

【临床应用】

辨证要点：大青龙汤证见恶寒发热，身体疼痛，不汗出而烦躁，舌红苔白或兼黄，脉浮紧等风寒郁滞肌腠、里有郁热者。

大青龙汤常用于流感、肺炎、支气管哮喘、流行性脑膜炎、麻疹、胸膜炎、急性关节炎、丹毒、急性胃炎、急性皮肤病性水肿、急性眼病以及急性热性病初起见表寒内热者。如见高热烦躁者，则石膏用量应大。

小青龙汤

（痰饮咳嗽病脉证并治第十二　23、35条）

【方证原文】病溢饮者，当发其汗，大青龙汤主之；小青龙汤亦主之。（23）

咳逆倚息不得卧，小青龙汤主之。方见上及肺痈中。（35）

小青龙汤方：

麻黄六两（去节）　芍药三两　五味子半升　干姜三两　甘草三两（炙）　细辛三两

桂枝三两（去皮）　半夏半升（汤洗）

上八味，以水一斗，先煮麻黄减二升，去上沫，内诸药，煮取三升，去滓，温服一升。

【方证释义】23条论述溢饮兼见寒而咳喘的证治。风寒外束，肌表卫气被遏，营卫不和，故见发热恶寒、无汗、口不渴；寒饮内伏，阻碍胸中升降气机，故胸痞，干呕；寒饮之邪流溢于肌表，故水肿而身疼重；饮邪上迫于肺，故咳喘，咳痰，甚则气逆倚息不得卧。治宜发汗兼温化里饮，方用小青龙汤。

35条论述支饮咳嗽的证治。咳逆倚息，不得卧，为支饮的主症。由于饮邪内伏于胸膈，复又外感寒邪，卫气闭塞，内饮外寒，互相搏击，故咳逆倚息，不得卧，咳嗽痰多。治宜发散风寒，温中化饮，化痰降逆，方用小青龙汤。

【方药解析】方中麻黄、桂枝发汗解表，宣肺定喘止咳，且麻黄肃降肺气而利水，以助里饮之化；芍药配伍桂枝调和营卫；干姜、细辛温肺化饮，且干姜温补脾胃，脾胃健运，水液运行正常，则饮邪自消；半夏苦温，入肺脾二经，燥湿化痰、蠲饮降浊；五味子酸敛，与麻黄、细辛、干姜、半夏等发散药物相配，一散一收互相制约，以防肺气过度耗散；炙甘草调和诸药，合芍药酸甘化阴。诸味相协，共奏散寒解表，温肺化饮之功。

【方证归纳】

主症：咳喘痰多，甚则倚息不能平卧，胸痞干呕，发热恶寒，身疼痛，舌苔白滑，脉弦紧。

病机：水饮内停，复感寒邪于外，外寒引动内饮。

治法：温里化饮，止咳平喘。

方剂：小青龙汤。

方义：麻黄、桂枝发汗解表，宣肺散饮。干姜、细辛、半夏温中化饮，散寒降逆止咳。五味子收敛肺气，芍药敛阴护正，防止麻黄、细辛、干姜、半夏辛温发散太过，耗伤正气。甘草和药守中，配芍药酸甘化阴。

【类证类方】

类证：小青龙汤与五苓散之别：二方均为表邪不解而水饮为患。小青龙汤病机为风寒外束，寒饮内停，以咳喘为主症，伴无汗不渴；五苓散病机为膀胱气化不行，以小便不利为主症，伴有口渴有汗。

【验案解析】

案例一：陈某，男，45岁，教师，1993年6月7日首诊。患过敏性鼻炎已逾五载。自诉：每日晨起及逢气候变化时连续喷嚏，水样分泌物，且有嗅觉减退。曾多次服用西药扑尔敏、地塞米松，局部滴用麻黄素液、色甘酸钠等治疗。原先尚有些效果，近年来收效甚微，颇为苦恼。检查：体温37.1℃，一般情况良好，心肺正常，鼻腔见双侧下鼻甲轻度肿大，鼻黏膜苍白，苔薄白，脉浮。投小青龙汤（麻黄10克，桂枝10克，芍药10克，五味子6克，干姜6克，半夏10克，细辛6克，甘草10克）3日后，症状明显好转，再服3日，症状全部消失，嗅觉恢复正常。检查鼻黏膜，色泽恢复正常，鼻甲形态大小正常，通气良好。随访1年，未有复发。（桑进.小青龙汤治疗变应性鼻炎53例[J].南京中医药大学学报，1995，11（4）：14.）

按语：本案为临床上应用小青龙汤治疗过敏性鼻炎。患者流涕清稀如水，为水饮内盛之象。晨起及气候变化时症状发作，为外邪引动所致。鼻为肺之窍，水饮内停，外邪侵袭，肺气郁闭不宣，气逆不降，冲逆于上，故而喷嚏连连。当与小青龙汤，外散表邪、内化水饮。肺气通利，则鼻窍通气如常。

案例二：黄某，男，70岁，某厂矿退休工人。1986年初诊：患者病已月余，初起畏寒，身困，头眩，咳嗽，痰吐泡沫，继之咳嗽加重，痰凝气滞，动则胸满气促，心悸气短，夜不能卧，面、足微浮。大便溏，小便清。曾服中药杏苏饮、二陈汤、麻辛附子汤，用过西药四环素、土霉素、氨茶碱、注射青、链霉素针水，均无效，来笔者所在医院门诊。诊见舌苔白润，脉浮滑而弦。证属表寒外束，痰饮内滞。治则：温肺散寒，止咳定喘。方用小青龙汤加味：麻黄9克，桂枝9克，法半夏9克，细辛3克，炒杭芍9克，五味子3克，杏仁9克，川厚朴6克，生甘草3克，生姜3片，大枣3枚。二诊：服上方2剂，咳嗽稍平，白痰仍多，自觉心悸，气短，胸闷，肢冷，恶寒。面足尚浮，夜难入睡，饮食少，二便如前。脉濡滑，苔薄白润。此表寒解后，阳虚脾弱，肺风痰饮未净，拟仿金匮治痰饮法，投苓桂术甘汤加味。处方：茯苓18克，桂枝9克，白术12克，生甘草3克，法半夏9克，广陈皮6克，生姜2片，大枣3枚。三诊：上方服2剂，咳已稀，痰涎减，思饮食。但神倦思睡，动则喘促，面足仍现轻度水肿。脉濡缓，两尺沉细，舌白淡。此属痰饮渐消，老年心肾阳虚作喘，用真武汤加味，服10余剂后，症遂平缓。川附片30克（开水先煨透），白术12克，白茯苓15克，广陈皮6克，炒杭芍9克，生甘草3克，生姜3片，大枣5枚。（姚贞白诊疗经验治疗小组.姚贞白医案[M].昆明：云南人民出版社，1980：55-56.）

按语：本案为小青龙汤治疗支饮咳喘。患者症状繁多，表里同病，兼及三焦。先以小青龙汤加减，解表化饮，祛上焦之邪；再予苓桂术甘汤加味，从中焦而治；继投真武汤温肾助阳，化气利水。

案例三：范某某，男，32岁。患痰饮咳嗽已有多年，全身水肿，腹胀如鼓，气喘不能平卧，饮食减少，大小便正常，舌苔白，脉象浮弦而滑。此脾肾阳衰，阴寒内渍，水饮射肺，清肃失司，水湿泛滥，溢于肌胀。拟小青龙汤加味，温化痰饮。麻黄2.4克，肉桂0.9克，炒白芍9克，细辛2.1克，半夏9克，五味子6克，干姜6克，茯苓9克，猪苓6克，泽泻9克，附子0.9克，款冬花6克，白术9克，甘草3克。前后十余诊不改弦易辙，守原法服30余剂，复健如前。（陈玉铭.小青龙汤在山区应用的经验[J].福建中医药，1965，5：38.）

按语： 本案为小青龙汤加味治疗久咳水肿。患者脾肾阳气已衰，气化无力，致水饮泛溢，上犯于肺，下结于腹，外溢肌肤，致喘咳、腹胀、周身水肿。治宜表里双解、分消水邪。方用小青龙汤加味，发散水气，温中化饮，加白术、茯苓、附子等，合真武汤、五苓散以增强温阳化气利水之效。

【医家选注】

清·沈明宗："此出溢饮之方也。溢饮者，风寒伤于胸膈，表里气郁不宣，则饮水流行，归于四肢。皮肤肿满、当汗出而不汗出、身体疼重、此表里风寒两伤。偏于表寒多者，故以麻桂二汤去芍药加石膏，为大青龙汤，并驱表里之邪，石膏清风化之热，使阳气通而邪从汗解，饮从下渗；或因寒邪而偏伤于内，脾胃气逆，痰饮溢出躯壳肌肉之间、水肿疼重者，当以小青龙汤逐痰解表。使内外之饮无地可容。故小青龙汤亦主之。"（《金匮要略编注》）

清·张秉成："治伤寒表不解，心下有水气，干呕而咳，或渴，或利等证。前方因内有热而表不解，此方因内有水气，而表不解。然水气不除，肺气壅遏，营卫不通，虽发表，何由得汗，故用麻黄、桂枝解其表，必以细辛、干姜、半夏等辛辣之品，散其胸中之水，使之随汗而解。金匮所谓腰以上者当发汗，即内经之开鬼门也。水饮内蓄，肺气必逆而上行，而见喘促之气等证。肺若气上逆，急食酸以收之，故以芍药、五味子、甘草三味，一以防其肺气耗散，一则缓麻桂姜之刚猛也。"（《成方便读》）

【临床应用】

辨证要点： 小青龙汤证临床表现为恶寒发热、胸痞、干呕、咳喘，证属寒饮蕴肺、外寒束表者，即使无表证，只要属于寒饮咳喘者即可用之。

本方适用于流行性感冒、急慢性支气管炎、肺炎、风湿性胸膜炎、冷哮喘、百日咳、急性胃炎、眼病（结膜炎、泪囊炎、虹膜炎之类）等。本方在临证应用时，剂量不宜过大。如发表为主，剂量宜轻；温里行水为主，剂量可略大，个别药物如麻黄、桂枝、五味子、细辛等分量应灵活掌握。

木防己汤
（痰饮咳嗽病脉证并治第十二　24条）

【方证原文】 膈间支饮，其人喘满，心下痞坚，面色黧黑，其脉沉紧，得之数十日，医吐下之不愈，木防己汤主之。虚者即愈；实者三日复发，复与不愈者，宜木防己汤去石膏加茯苓芒硝汤主之。（24）

木防己汤方：

木防己三两　石膏十二枚（如鸡子大）　桂枝二两　人参四两

上四味，以水六升，煮取二升，分温再服。

【方证释义】本条论述支饮的证治。膈间有支饮，指水饮停留在心肺胃脘。心下痞坚为饮停心下之典型证候。水停心下，上迫于肺，肺气不利，则气喘胸满。饮聚于膈，营卫运行不利，阳气不能外达，则面色黧黑。寒饮留伏于里，结聚不散，故脉沉紧。发病数十日，曾经吐下诸法治疗，饮邪不去，反而徒伤正气，使其更虚。综上，本证特点为病程长，病情重，虚实夹杂。治疗宜利水降逆，扶正补虚，方用木防己汤。

【方药解析】方中木防己辛温，通结气，散留饮，擅行膈间水饮；桂枝温通经脉，温化水饮；石膏性沉降，清阳伏郁热，镇饮邪上逆；人参扶正补虚。四药合用，可以温化水饮，消散痞坚，降逆平喘，扶正补虚。

【方证归纳】

主症：气喘胸满，心下痞坚，面色黧黑，气短，小便不利，舌红，脉沉紧。

病机：痰饮阻滞膈间，病情轻。

治法：利水降逆，扶正补虚。

方剂：木防己汤。

方义：木防己、桂枝一苦一辛，行水饮，散结气；石膏苦寒，宣泄郁热；人参扶正补虚。

【类证类方】

类方：木防己汤与木防己去石膏加茯苓芒硝汤之别：二方主治病情有轻重之分，临证辨证要点应根据"心下痞坚"之程度而定。膈间支饮，可服木防己汤。服方后，水去气散，结聚消失，痞坚已软，说明病情不复再发。如服后当时症状虽减，但病源未除、心下痞坚如故者，此仍为水停气阻，病必复发。此时应用木防己汤去石膏加芒硝，以其既散复聚。

【验案解析】

案例一：耿某，女，38岁。气短心悸数十年，喘咳气短不能平卧，全身水肿，腹大如鼓两年，某院诊为风湿性心脏病、心力衰竭、心源性肝硬化，住院治疗一年多，虽然气短心悸好转，但腹胀、水肿、发绀不减，后请某医以真武汤、实脾饮等加减治之，诸症非但不减，反见口渴加重。审其全身水肿，腹胀如鼓，有青筋暴露，面颊、口唇、手足均紫暗而冷，呼吸困难，不能平卧，舌质紫暗，舌苔黄厚而干，脉虚大紧数而促或兼结涩。综合脉证，诊为水饮阻滞，心阳亏损，瘀血凝结，肺胃郁热之证。为拟木防己汤加味化饮散结，活血清热。处方：防己10克，桂枝10克，人参10克，生石膏15克，茯苓10克，杏仁10克，苍术12克，川牛膝12克。服药4剂，腹胀、水肿、气短均改善，食纳增加。继服30剂，腹水消失，水肿、发绀、气短等症亦大减，乃按上方继服1个月，诸症大部消失。（朱进忠.木防己汤的临床应用[J].山西中医，1989（4）：24-25.）

按语：本案为木防己汤治疗水饮内结之腹胀、水肿。患者腹胀如鼓、水肿、心悸气短、呼吸困难、不能平卧，为水饮内结、气机不畅之证。水饮阻遏、营卫不利则手足不温、肤色、舌色紫暗。舌苔黄厚而干，提示邪郁化热。故治以木防己汤加减，以化饮散结、活血清热。服药后水饮得散，气机通利，诸症缓解。

案例二：刘翁茂名，年近古稀，酷嗜酒，体肥胖，精神奕奕，以为期颐之寿可至。讵意其长子在1946年秋因经商折阅，忧郁以死，家境日转恶化，胸襟因而不舒，发生咳嗽，每晨须吐痰数口，膈上始宽，但仍嗜酒，借资排遣。昨日饮于邻居，以酒过量而大吐，遂病。胸膈痞痛，时吐涎沫。医用涤痰汤，有时少安，旋又复作，渐至面色黧黑，喘满不宁，形体日瘠，神困饮少，犹能饮，因循数月，始觉不支，饬价邀治。诊脉沉弦无力，自言膈间胀痛，吐痰略松，已数日未饮酒，食亦不思，夜间口干燥，心烦难寐，如之何而可？吾再三审视，按其心下，似痛非痛，随有痰涎吐出；再从其脉沉弦与胸胀痛而论，实为痰饮弥漫胸胃之间而作痛。又从病理分析，其人嗜酒则湿多，湿停于胃而不化，水冲于肺则发喘，阴不降则阳不升，水势泛滥故面黧，湿以久郁而化热，津不输布故口渴。统而言之，乃脾阳不运，上郁于肺所致。若言治理……莫若《金匮》之木防己汤。方中防己转运胸中之水以下行，喘气可平；湿久热郁，则有石膏以清之；又恐胃气之伤，阳气之弱，故配人参益气，桂枝温阳，以补救石膏、防己之偏寒而助成其用，乃一攻补兼施之良法，极切合于本证者。方是：防己、党参各12克，石膏18克，桂枝6克，另加茯苓15克，增强燥脾利水功能而大其效。3剂喘平，夜能成寐，舌现和润，胸膈略舒，痰吐亦少，尚不思食。复于前方中去石膏，增佛手、砂仁、内金调气开胃。又4剂各症递减，食亦知味，精神转佳，唯膈间略有不适而已。吾以事不能久留，书给《外台》茯苓饮，调理而归。然病愈至斯，嗣后谅无变和，定可逐步而安。

（赵守真.治验回忆录[M].北京：人民卫生出版社，1962：22-23.）

按语：本案为木防己汤治疗胸膈痞痛。患者年事已高，嗜酒多年，形体肥胖，又因情志忧郁，致痰饮凝结于胸膈之间，气机升降不利，而成胸膈痞痛、喘满、面色黧黑诸症。处方木防己汤利水化饮，兼以扶正补虚，攻补兼施，切中病机，故3剂而诸症大减。

【医家选注】

清·徐彬："膈在膜之上，比心下稍高。盖心下当于胃管上口，而膈更在上不可按之处也。曰膈间则在肺外而非肺饮矣。然胸为肺之府，气迫肺，故亦喘。膈间清虚，如天之空，饮气乘之，故满。心下痞坚者，因误吐下，客气动膈，而痞塞乃在心下也。面色黧黑者，胃之精华在胃，阴邪夺其正气，故面不荣而黑，黑者，阴象也。水则为沉，寒则为紧，误在吐下无疑矣。更得之数十日之久，其虚可知，故以木防己汤主之。木防己为君，通水气壅塞也；人参为佐，恐虚不能运邪也；然膈属太阳之分，非桂则气不化。故加桂枝；痞则胸中必郁虚热，故加石膏。彼汉防己能泻血中湿热，而通其壅滞，故下焦湿肿，及皮水淋漓，除膀胱积热宜之，而上焦气分热禁用。若木防己则通湿壅而兼主虚风，故与石膏并用以治膈。若中有实热，非硝之急暴冲散不去，石膏性寒而缓。不能除在胃之结热，故曰实者复发，复与不愈，宜去石膏加芒硝，谓实有邪热，与气分虚热不同也。后已椒历黄丸下，云口中有津液，渴者，加芒硝亦然；又加茯苓，导其水也。"（《金匮要略论注》）

清·尤怡："支饮上为喘满，而下为痞硬，则不特碍其肺，抑其滞其胃矣。面色黧黑者，胃中成聚，营卫不行也。脉浮紧者为外寒，沉紧者为里实。里实可下，而饮气之实非常法可下；痰饮可吐。而饮之在心下者。非吐可去。宜其得之数十日医吐下之而不愈也。木防己、桂枝一苦一辛，并能行水气而散结气。而痞坚之处必有伏阳，吐下之余定无完气，书不尽言而意可会也，故又以石膏治热，人参益虚，于法可谓密矣。其虚者外虽痞坚而中无结聚，即水去气行而愈；其实者中实有物，气暂行而复聚，故曰三日复发也。魏氏曰："后方去石膏加芒硝者，以其既散复聚，则有坚定之物留作包囊，故以坚投坚而不破者，即以软投坚而即破也。加茯苓者，亦引饮下行之用耳。"（《金匮要略心典》）

【临床应用】

辨证要点：木防己汤临床见喘息咳嗽，甚者不能平卧，胸闷，心下痞坚，心悸，面色黧黑，舌淡苔白腻，或白厚、黄腻，脉沉紧等，证属病程长，寒饮夹热，虚实夹杂者。

本方适用于胸腔积液、渗出性胸膜炎、渗出性心包炎及慢性支气管炎、肺心病、痹证等。加减法：体虚者，重用党参25～30克；寒邪内盛，痰饮甚者，重用桂枝10～15克，轻用石膏5克；热邪内炽者，重用石膏30克以上；湿邪内盛或痹肿严重者，可重用防己。

木防己汤去石膏加茯苓芒硝汤
（痰饮咳嗽病脉证并治第十二　24条）

【方证原文】膈间支饮，其人喘满，心下痞坚，面色黧黑，其脉沉紧，得之数十日，医吐下之不愈，木防己汤主之。虚者即愈；实者三日复发，复与不愈者，宜木防己汤去石膏加茯苓芒硝汤主之。（24）

木防己汤去石膏加茯苓芒硝汤方：

木防己　桂枝各二两　人参　茯苓各四两　芒硝三合

上五味，以水六升，煮取二升，去滓，内芒硝，再微煎，分温再服，微利则愈。

【方证释义】本条论述支饮重证的证治。服木防己汤之后，痞坚消散，变得柔软，为病已愈。若服后心下仍然痞坚结实，本条言"实者三日复发，复与不愈者"，说明证候已发生变化，究其原因是由于水停气阻，饮邪凝结，病情仍多反复，再用此方，不能胜任，此时治疗也应随之改变，故用木防己汤去石膏加茯苓芒硝汤。

【方药解析】木防己汤去石膏加茯苓芒硝汤，去石膏之辛凉寒凝，使防己、桂枝、人参温化水饮之力更强；加茯苓行水化饮，导水下行；加芒硝咸寒，以软坚破凝结。

【方证归纳】

主症：气喘胸满，心下痞坚，面色黧黑，气短，小便不利，舌红，脉沉紧。

病机：痰饮阻滞膈间，病情重。

治法：利水降逆，扶正补虚。

方剂：木防己汤去石膏加茯苓芒硝汤。

方义：木防己、桂枝一苦一辛，行水饮，散结气；茯苓渗湿导水下行；芒硝软痞坚；人参扶正补虚。

【验案解析】

案例：张女士，1940年5月2日诊。小产之后，腹胀大，系正虚水气内停，月经照行，脉沉弦，舌苔黄白相兼，大便时闭，治当益气利水，宜木防己去石膏加茯苓芒硝汤。木防己9克，桂枝2克，甘草9克，党参9克，赤茯苓、白茯苓各12克，芒硝9克，白术12克，冬葵子12克，杏仁12克，冬瓜子12克。服药5剂，二便微利，腹胀大减，惟睡时仍有水声漉漉作响，脉弦，苔白，当再益气利水。上方去芒硝、冬葵子、冬瓜子，加生薏苡仁12克。再服5剂而愈。（何任，张志民，连建伟.金匮方百家医案评议[M].杭州：浙江科学技术出版社，1991：208.）

按语：本方为木防己汤去石膏加茯苓芒硝汤治疗支饮。患者腹部胀大、水声漉漉，脉沉弦，为水饮阻遏、气机不畅，苔黄白相兼，为水饮化热之象，证属气虚饮热结滞之实证者。治当益气利水，方用木防己汤去石膏加茯苓芒硝汤加减。

【医家选注】

清·程林："防己利大小便，石膏主心下逆气，桂枝宣通水道，人参补气温中。正时加水饮不待散而自散矣。加主硝之咸寒，可以软痞坚；茯苓甘淡，可以渗痰饮；石膏辛寒，近于解肌，不必杂于方内，故去之。"（《金匮要略直解》）

清·陈元犀："又，前方去石膏加芒硝者以其邪既散而复聚，则有坚定之物留作包囊，故以坚投坚而不破者，则以软投坚而必破也。加茯苓者，亦引饮下行之用耳。"（《金匮方歌括》）

【临床应用】

辨证要点：木防己去石膏加茯苓芒硝汤适宜于病程较长，实中有虚，寒饮夹热，病情复杂严重者，常见喘息咳嗽，甚者不能平卧，胸闷，心下痞坚，心悸，面色黧黑，舌淡苔白腻，或白厚、黄腻、脉沉紧等。

本方适用于痹证、胸腔积液、渗出性胸膜炎、渗出性心包炎及慢性支气管炎、肺心病等的治疗。

泽泻汤

（痰饮咳嗽病脉证并治第十二　25条）

【方证原文】心下有支饮，其人苦冒眩，泽泻汤主之。（25）

泽泻汤方：

泽泻五两　白术二两

上二味，以水二升，煮取一升，分温再服。

【方证释义】本条论述支饮眩冒的证治。由于脾胃虚弱，不能运化水湿，水饮停聚心下，清阳不升，蒙蔽清窍，头目昏眩较为严重，故言"苦冒眩"，无喘满，咳逆等症。治宜健脾行饮，消阴通阳，方用泽泻汤。

【方药解析】 方中白术健脾益气，升清降浊，运化水湿，培土以断饮邪之源；重用泽泻利水消饮，降浊泻阴。两药合用，使浊阴下走，不再上冒清阳，新饮绝源而升降复常。浊阴已降，清阳上达，故冒眩自愈。

【方证归纳】

主症：冒眩（恶心呕吐，头痛）小便不利。

病机：脾虚饮泛，蒙蔽清阳。

治法：健脾化饮，降逆止眩。

方剂：泽泻汤。

方义：方中重用泽泻利水消饮，导浊阴下行；白术健脾制水，培土以断饮邪之源。二药合用，使浊阴下走不再上冒清阳，新饮绝源而升降复常。浊阴以降，清阳上达，故冒眩自愈。

【类证类方】

类证：泽泻汤与苓桂术甘汤之别：本方与苓桂术甘汤在症状上均有"目眩"，然产生的机制同中有异。苓桂术甘汤的病因为"心下有痰饮"，饮邪弥漫于胸，溢淫于胁，故以胸胁支满为主症。目眩是由于饮邪中阻，清阳不能上达所致。泽泻汤的病因是"心下有支饮"，支者，逆而向上也。"冒眩"的形成，既与饮阻清阳、不能上达有关，亦与浊阴冒逆、蒙蔽清阳有一定联系。故在原文的形容上仲景用"冒"字阐明致眩的机理，用"苦"字形容眩的程度，以示区别（表11-3）。

表11-3 苓桂术甘汤证与泽泻汤证鉴别表

证名		苓桂术甘汤证	泽泻汤证
症状	相同点	目眩	苦冒眩
	不同点	胸胁支满	
病机		心下有痰饮	心下有支饮
		停饮上泛，气机升降受阻，清阳不升	
治则		温阳蠲饮，健脾利水	健脾行水
方剂		苓桂术甘汤	泽泻汤
条文		十二篇16、17条	25条

【验案解析】

案例一： 朱某，男50岁。退休后患头目冒眩，终日昏昏沉沉，如云雾之中，且两眼懒睁，两手发颤，不能握笔写字，颇以为苦，切脉弦而软，视其舌肥大异常，苔呈白滑而根部略腻。辨证为泽泻汤的冒眩证。因心下有支饮，则心阳被遏，不能上煦于头，故见头冒证；正虚有饮，阳不充于筋脉，则两手发颤；阳气被遏，饮邪上冒，所以精神不振，懒于眩眼。至于舌大脉弦，无非是支饮之象。治法：渗利饮邪，兼崇脾气。方药：泽泻24克，白术12克。

服第一煎，因未见任何反应，患者乃语其家属曰：此方药仅两味，吾早已虑其无效，今果然矣。孰料第二煎服后，覆杯未久，顿觉周身与前胸后背絷絷汗出，以手拭而有黏感，此时身体变爽，如释重负，头清目亮，冒眩立减。又服两剂，继续又出小汗，其患者从此而告愈。（刘渡舟.谈谈《金匮》泽泻汤证[J].中医杂志，1980，21（9）：17.）

按语（原按）：《内经》云："阳气者，精则养神，柔则养筋。"心下有支饮，清阳被遏，不能养神，则头目冒眩，懒于睁眼；阳气不充于筋脉，则两手发颤。舌体胖大异常，为心脾气虚，水饮浸渍于上的一个确诊。当急渗在上之水势，兼崇中州之土气，以泽泻汤单刀直入，使饮去阳达，药专力宏，其效为捷。

案例二：刘某某，男，49岁。眩晕反复发作已20年，经西医诊为"梅尼埃病"。近半个月来病情较重，故求治于中医。言其头晕目眩，耳鸣，恶心呕吐，自觉房屋旋转，坐立不安，不敢移动体位，动则晕甚，伴胸闷食少，倦怠乏力，面色萎黄水肿，舌体微胖，脉稍迟。证属脾湿不运，清阳受阻。拟健脾渗湿之泽泻汤，缓引水湿下行。处方：泽泻15克，白术15克，茯苓皮15克。5剂，水煎服。二诊：诸证好转，减茯苓皮为9克，再进5剂。三诊：眩晕大减，呕恶已止，唯脾虚之象不能速愈，再拟泽泻汤，"精兵直进，以防掣肘"。处以：泽泻12克，白术18克。嘱其返里，水煎上药，续服30～40剂，以巩固疗效。3年来，眩晕已无再发，体强食增。（赵安业，罗华云，赵体浩.赵清理临证心得选[J].河南中医，1982，2：25.）

按语：本案为泽泻汤治疗梅尼埃病。患者头晕目眩、动则眩晕尤甚，属《金匮》所言之"苦冒眩"，且伴有乏力、胸闷、纳差、面色萎黄、水肿、舌体胖大等脾虚水饮内盛之象。故四诊合参，诊为脾虚不运、水饮内盛、蒙蔽清窍。治宜健脾利水渗湿，引水下行，方用泽泻汤加减。

案例三：王某，女，40岁。1984年6月23日下午，无明显诱因感头昏，24日起头昏目眩，视物旋转，如坐舟中，伴恶心呕吐，不能饮食，在某医院诊断为梅尼埃病，服镇静剂罔效。26日上午至本院内诊，中医诊治，症如上述，脉沉弦滑，舌苔白腻，证属痰湿作眩，方用泽泻汤加味：泽泻30克，白术30克，钩藤10克，半夏10克，益母草12克，3剂，水煎服。药进1剂眩晕大减，3剂后症状悉除。（杨宗善.经方治验三则[J].陕西中医，1984，12：20.）

按语：本案为泽泻汤治疗美尼尔综合征。患者脉象沉弦而滑，舌苔白腻，为痰湿内盛之象，故结合主症，诊为痰饮上蒙清窍所致的眩晕。治宜健脾利水，故选方泽泻汤加减。

【医家选注】

清·徐彬："支饮在心下，虽不正中而近心，则心火为水气所蚀。心者君火，为阳气之宗，所谓火明外视，阳气有权也；饮气相蚀，阴气盛而清阳阻抑，又适与气道相干，故冒眩。冒者，如有物蒙之也；眩者，目见黑也。肾为水之源，泽泻味咸入肾，故以之泻其本而标自行。白术者，壮其中气，使水不复能聚也，然以泽泻泻水为主，故曰：泽泻汤。"

（《金匮要略论注》）

清·尤怡："水饮之邪，上乘清阳之位，则为冒眩。冒者，昏冒而不清，如有物冒蔽之也；眩者，目眩转而乍见玄黑也。泽泻泻水气，白术补土气以胜水也。高鼓峰云：'心下有水饮，格其心火，不能下行，而但上冲头目也'，亦通。"（《金匮要略心典》）

【临床应用】

辨证要点： 泽泻汤辨证要点为突然发作的头晕目眩，如坐舟车，甚者卧床不起，伴恶心呕吐，且多呕吐涎沫，头重如物所蒙，舌淡胖，或边有齿痕，苔白滑或白腻，脉多见弦滑或濡滑。证属是饮盛上泛，蒙闭清窍者。

本方适用于梅尼埃病、突发性耳聋、慢性支气管炎等病。有报道用泽泻汤加减治疗中耳积液者，因"泽泻能使清气上升，除头目诸疾"，配茯苓以减轻迷路水肿，加石菖蒲通九窍，对耳部闷胀不适、耳鸣、听力下降者效佳。痰热者加黄芩、龙胆草，气虚者加党参、炙黄芪，阴虚者加生地、石斛、麦门冬，外感风寒者加辛夷花、防风、苍耳子，外感风热者加桑叶、菊花。目前临床常用本方加山楂、丹参等治疗高脂血症。

厚朴大黄汤
（痰饮咳嗽病脉证并治第十二　26条）

【方证原文】 支饮腹满者，厚朴大黄汤主之。（26）

厚朴大黄汤方：

厚朴一尺　大黄六两　枳实四枚

上三味，以水五升，煮取二升，分温再服。

【方证释义】 本条论述支饮腹满的证治。饮邪停聚在胸膈，肺气不降，胸部满闷，甚则喘息不能平卧。病在上而治在下，因肺合大肠，饮热郁肺，肺气不宣，致大肠气机阻滞，出现腹满。故本证病机为饮热郁肺，腑气不通。治宜理气逐饮，荡涤实邪，方用厚朴大黄汤。

【方药解析】 方中厚朴温散降气，能散湿满；枳实理气，开滞消痞；二药相配使气行水利。大黄通下，泄胃肠实热及水饮有形邪气，剂量最大。三药相配，使气机顺畅，水化饮消，胀满之证愈矣。

【方证归纳】

病机：饮热郁肺，腑气不通。

主症：胸腹胀满，气急，甚则短气不能卧，大便秘结，舌红苔黄，脉弦滑。

治法：理气逐饮，荡涤实邪。

方剂：厚朴大黄汤。

方义：枳实、厚朴利气行饮，推荡于下；大黄疏导胃肠泻下。

【类证类方】

类方：本方与厚朴三物汤、小承气汤之别：三方药物组成相同，但分量各异，作用主治当有区别。厚朴大黄汤以厚朴为君，理气为主，佐以荡邪，主治饮阻气逆，腑气不通之心下时痛，兼腹满便秘。厚称三物汤以朴、枳为君，行气之力更强。泻下之力弱，主治实热内结，气机不畅的腹满痛、大便秘结等症。小承气汤以大黄为君，以泻下荡积为主，理气为辅，主治燥屎积滞，热结旁流阳明腑实证，症见腹满痛，潮热，下利谵语者。由此可见，临证处方不仅要着眼药物配伍，还需注意药物剂量（表11-4）。

表11-4 厚朴大黄汤与厚朴三物汤、小承气汤鉴别表

方名	药物用量			功用	症状	病机	煎服法
	厚朴	大黄	枳实	均可泄热行气	均见大便秘结，腹胀痛，脉实	均有热结气滞的病机	
厚朴大黄汤	一尺	六两	四枚	逐饮荡热 行气开郁	脘腹满胀，心下时痛	饮热互结于胸胃	上三味，以水五升，煮取二升，分温再服
厚朴三物汤	八两	四两	五枚	行气除满 泄热止痛	腹满疼痛，大便闭结	气滞热结于肠	上三味，以水一斗二升，先煮二味，取五升，内大黄，煮取三升，温服一升。以利为度
小承气汤	二两	四两	三枚	荡热导滞 通因通用	下利谵语，潮热燥屎	实滞阳明，热结旁流	上三味，以水四升，煮取一升二合，去滓，分温二服，得利则止

【验案解析】

案例一： 何某，男，71岁，农民。初诊：1988年5月22日下午3时。反复咳喘27年，10天前因逢气候变冷而受凉，初起咳嗽，吐痰清稀量多，继则气喘，胸部满闷如窒，不能平卧，全身水肿，心悸，小便短少，纳差乏力，在当地卫生院经中西药物治疗罔效，遂转诊于我院。诊见：端坐呼吸，张口抬肩，喘息气粗，精神疲惫，面目水肿，面色青紫，口唇发绀，颈脉怒张，虚里搏动应手急促，双下肢按之没指，舌淡红、舌苔白，脉弦数，病系支饮，证属痰饮壅迫肺胸，治予宣通肺气，逐饮祛痰。投厚朴大黄汤：厚朴30克，生大黄16克，枳实4枚。1剂。次日复诊，患者诉昨日下午6时煎服中药一次（量约150毫升），前半夜胸满渐止，喘促大减，并解水样大便5次，量约三痰盂，余症减轻，后半夜能平卧入睡。诊见：面转喜色，精神欠佳，面目微浮，呼吸平稳，双下肢按之稍没指，舌淡红，苔薄白，脉缓微弦。此饮去大半，肺气已通，已非原方所宜，乃转住院部，改服六君子汤加减以健脾和胃，杜绝痰饮之源，调治2周，症状消失出院。（刘伟.《金匮要略》厚朴大黄汤辨识[J].北京中医学院学报，1989，12（1）：23.）

按语： 本案证属支饮，病由痰饮聚结，郁而化热，饮热郁蒸，壅迫胸肺弥散胸间，故见胸部满闷如窒、张口抬肩、喘息气粗等症；同时内有宿食，气机阻滞，腑气不通。治当宣通肺气，疏导胃肠，方用厚朴大黄汤。

案例二： 韩某，女，60岁，1962年11月28日初诊。患者自20年前即患咳喘，每年冬季加

重，于10天前开始因家务劳累汗出着冷，咳喘加重，终日咯吐稀痰量多。近二三天来痰量增加，胸满憋闷加重，兼见腹胀，大便3日未排，不能进食，难以平卧。邀余诊之，患者面部似有水肿，但按之并无压痕，呈咳喘面容，舌苔薄黄，脉象弦滑有力。两肺布满干啰音，两下肺有少许湿啰音。肝脾未触及，下肢无凹陷性水肿。被诊为"慢性支气管炎合并感染"。证属痰饮腹实，遂处以厚朴大黄汤合苓甘五味姜辛夏仁汤：厚朴18克，大黄10克，枳实10克，茯苓14克，甘草6克，五味子10克，干姜6克，细辛5克，半夏12克，杏仁10克。上方服1剂后，大便得通，腹胀、胸闷、咳喘症状明显减轻。服用4剂后，胸憋腹胀消失，咳喘已减大半，且可平卧，舌苔转为薄白，脉象仍滑，遂改用二陈汤加减治其痰。（王占玺，张荣显.张仲景药法研究[M].北京：科学技术文献出版社，1984：598.）

按语： 本案证属支饮兼有胃家实之证候。由于内有宿食，气机阻滞，故而胸腹满闷，宿食难下，腑气不通，故见3日未排便，无法进食，难以平卧；痰饮之邪停聚在胸腹，故见咳喘，咯吐稀痰等症。治宜理气逐饮，荡涤实邪，方用厚朴大黄汤理气疏导胃肠，苓甘五味姜辛夏仁汤温肺化饮。

【医家选注】

清·尤怡："胸满疑作腹满，支饮多胸满，此何以独用下法？厚朴大黄与小承气同，设非腹中痛而闭者，未可以此轻试也。"（《金匮要略心典》）

清·吴谦："支饮胸满之胸字当是腹字，若是胸字，无用承气之理，是传写之讹。支饮胸满，邪在肺也，宜用木防己汤、葶苈大枣汤；支饮腹满，邪在胃也，故用厚朴大黄汤，即小承气汤也。"（《医宗金鉴》）

【临床应用】

辨证要点： 厚朴大黄汤证见咳喘，短气不得卧，咯痰清稀量多，胸中憋满外，腹胀，大便秘结，其舌苔或白或黄腻，脉常弦滑有力或弦数有力者，证属饮邪壅肺，兼胃肠实热内结者。

本方适用于支饮兼胸满者，常与化痰止咳方药合用；用于实热脘痛时，可与消导药物同用；用于渗出性胸膜炎时，可与柴胡陷胸汤同用。

葶苈大枣泻肺汤
（痰饮咳嗽病脉证并治第十二　27条）

【方证原文】 支饮不得息，葶苈大枣泻肺汤主之。方见肺痈中。（27）

【方证释义】 本条论述支饮不得息的证治。《医宗金鉴》："喘咳不得卧，短气不得息，皆水在肺之症也。"支饮阻于胸膈，痰涎壅塞，肺气不利，故见胸闷喘咳、呼吸困难等症状。治用葶苈大枣专泻肺气，以逐痰饮。

【方药解析】 方中葶苈子味辛，苦寒，入肺、膀胱经。葶苈子泻肺下气，破水逐饮，令肺气通降，则气行水降；大枣甘缓和胃安中，补气血，益津液，以防泻下之虚，制约葶苈子之峻。本方泻肺治水，虽峻而不伤正。

【方证归纳】

主症：支饮，咳喘，呼吸困难，不得卧，兼见胸满或张口抬肩，口吐稀涎，咽干不欲饮，脉滑数。

病机：支饮阻肺，气机不利。

治法：泻肺逐饮，开闭利气。

方剂：葶苈大枣泻肺汤。

方义：方中葶苈泻肺下气，破水逐饮；大枣重用（12枚）安中护正，并缓解葶苈子峻猛之性，以防伤正。

【验案解析】

案例一：张某，女，61岁，家务。患咳嗽病多年，每年秋冬发作，虽经治疗但逐年加重。1963年诊断为肺心病。接诊时慢性病容、神气衰微，萎靡不振，呼吸困难，不能平卧，面色紫黑，全身水肿，身微热，汗出、小便不利，大便燥，心悸，食欲不振，咯大量黄黏痰。脉弦细而疾。舌质红干无苔。病情重危。（西医诊断：慢性肺源性心脏病、四度心衰）。按中医辨证实属肺气壅塞、痰浊内阻，心血瘀滞，虚实错杂，肺心为病。当宜破肺脏之郁结，以逐其邪。故投葶苈大枣泻肺汤（葶苈子10克，大枣12枚，水煎服1日3次），经服2剂疗效显著，咳嗽喘、心跳气短好转大半，经服4剂后能平卧，全身水肿消除三分之二，病情暂告缓解。（吴立诚.葶苈大枣泻肺汤的临床运用[J].辽宁医学杂志，1976（2）：31.）

按语：本案证属痰浊内阻，上迫于肺，肺气壅塞不利，症见呼吸困难，不能平卧。有形之邪痰饮停聚，影响血液运行，心血瘀滞，虚实错杂，故症见面色紫黑，神气衰微，萎靡不振，病情危重。治当行肺气，破郁结，以逐邪，刻不容缓。方用葶苈大枣泻肺汤，服之症状好转，病情暂告缓解。

案例二：患者，男，71岁，初诊时间，2001年10月25日，患者因咳嗽反复发作4~5年，复发加重伴胸闷等症就诊。自感胸部闷痛，不能侧卧，时感心慌心悸，咳嗽阵作，痰黄稠有腥味，烦躁汗出，颜面及双下肢微肿，口渴不欲饮，小便黄少，舌质红，苔黄腻，脉滑数。听诊双肺呼吸音粗，可闻及散在哮鸣音，双肺可闻及少许湿啰音，心音低钝、遥远，心率75次/分，律齐。追诉病史，患者半年前曾因咳嗽、呼吸困难等症到当地人民医院就诊，胸片示心包积液，但查无病因，经引流等治疗后好转。在笔者所在医院做相关检查，查血常规示：白细胞计数9.6×10^{12}/L，中性粒细胞88%，淋巴细胞12%，X线胸片示：①慢性支气管炎；②心包积液（少量）；③胸腔积液（少量）。辨证当属支饮，饮邪留伏，心血瘀阻，且久病之后，气阴两虚，虚实夹杂之症，治宜泻肺逐瘀为主，方选葶苈大枣泻肺汤加地龙：葶苈子15克，大枣9克，地龙15克。其中地龙甘寒，具活血化瘀、祛痰利水、止咳平喘之功。每日服1剂，连服5剂，患者感小便较多，病情明显减轻，胸中如失重物，感舒畅已极，已无心慌心悸、胸部闷痛等症，颜面及双下肢微肿亦减，感咳嗽时作，痰黄或白，质稠。上方续服15剂，患者感病情明显缓解，复查X线胸片示：心包积液及胸腔积液均已吸收。随访1年余，心包积液及胸腔积液无复发。（杨坤宁，杨关琼，张梅.葶苈大枣泻肺汤临床应用举隅[J].中华当代医学，2004，2（2）：75.）

按语：本案为葶苈大枣泻肺汤治疗支饮。患者咳嗽、胸闷胸痛，不能平卧，证属支饮，饮邪郁闭、肺气不宣，宗气不利，不能贯心脉、行血气，治心肺同病，兼见心慌心悸。舌红苔黄腻、脉滑数为水热内盛之征。治宜泻肺利水，开闭化瘀。方选用葶苈大枣泻肺汤，加地龙增通经活络、解痉止咳之效。

【医家选注】

清·沈明宗："风中于卫，血气壅逆，呼气不入，则喘不得卧，因循日久，必致肺叶腐败，吐脓而死。故用葶苈急泻肺实之壅，俾气血得利，不致腐溃吐脓；且以大枣先固脾胃之元，其方虽峻，不妨用之耳。"（《金匮要略编注》）

清·喻昌："此治肺痈吃紧之方也。肺中生痈，不泻其肺，更欲何得；然日久痈脓已成，泻之无益，日久肺气已索，泻之转伤，惟血结而脓未成，当急以泻肺之法夺之，亦必其人表证尽入里耳，因势利导，乃可为功。"（《医门法律》）

【临床应用】

辨证要点：葶苈大枣泻肺汤证见咳喘气急、呼吸困难、张口抬肩、胸满闷、咯痰稀白量多、咽干不欲饮、脉滑数等，证属水饮壅盛、犯肺凌心者。

本方适用于呼吸系统、心血管系统疾病，如渗出性胸膜炎、肺心病等。

小半夏汤
（痰饮咳嗽病脉证并治第十二 28条）

【方证原文】呕家本渴，渴者为欲解。今反不渴，心下有支饮故也，小半夏汤主之。（28）

小半夏汤方：

半夏一升 生姜半斤

上二味，以水七升，煮取一升半，分温再服。

【方证释义】本条论述支饮呕吐的预后和治法。呕家指经常患呕吐的患者，多伤津液，应当作渴。痰饮呕吐者，吐后口渴，说明饮邪吐尽，胃阳得复，此病欲解。若吐后不渴，说明水饮之邪仍停留于心下，支饮未除，胃阳不复，故反不渴。治宜小半夏汤和胃止呕，散饮降逆。

【方药解析】方中半夏涤痰行水，降逆止呕，为治饮病的要药。生姜辛散走窜，温化寒凝，消散水饮，孙思邈言："生姜，呕家之圣药，呕为气逆不散，故用生姜以散之。"二味相协，以奏蠲散水饮，降逆止呕之功，使饮去胃和呕止。方后注"以水七升，煮取一升半"，乃久煮浓煎之法，可减缓生半夏之毒性。目前临床上半夏多制用。

【方证归纳】

主症：频吐清水痰涎而不渴为特征，兼见头眩，头痛，舌淡，苔白滑，脉缓滑。

病机：饮邪停留心下，胃失和降，胃气上逆。

治法：散寒化饮，降逆止呕。

方剂：小半夏汤。

方义：半夏辛温，涤痰化饮，降逆止呕；生姜辛散，温中降逆，消散寒饮，又能抑制半夏之悍性。

【类证类方】

类证：小半夏汤证与小半夏加茯苓汤证之别：二方证相似，均治疗痰饮呕吐。方药组成上小半夏茯苓汤即在小半夏汤的基础上加茯苓，增强健脾淡渗利湿之效，以助饮邪涤尽。故二方区别在于：若饮停不甚，病势较浅，呕而不渴者，可予小半夏汤和胃止呕，蠲饮降逆。若素有痰饮内停，阳气不化，津不上承，而致口渴欲饮，然饮后水无以化，又上逆作呕，呈现先渴后呕之症，或呕吐兼见心下痞满，头目昏眩，心下悸者，说明饮停较重，病热较深，可用小半夏加茯苓汤（表11-5）。

表11-5 小半夏汤证、小半夏加茯苓汤证鉴别表

证名	小半夏汤证	小半夏加茯苓汤证
症状	呕家本渴，渴者为欲解，今反不渴	先渴后呕
	诸呕吐，谷不得下	卒呕吐，心下痞，膈间有水，眩悸
鉴别要点	呕而不渴	先渴后呕
病机	饮停心下	
特征	寒多饮少	寒饮俱重
治则	降逆蠲饮	散寒祛饮，降逆止呕
方剂	小半夏汤	小半夏加茯苓汤
条文	十二篇28条	十二篇30、41条

【验案解析】

案例一：徐某，女，5岁，1978年4月16日诊，呕吐两天，有便不泻，不能饮食，食饮即吐。患儿神萎疲乏，面色晦滞，肌肤干涩，目闭睛露，呼吸深快，似喘非喘，频频空哕，不时以口唇弄舌。两天来使用过阿托品、鲁米那、灭吐灵等无效。腹痞满，脉沉细涩，唇红舌干，苔薄白微腻，给小半夏汤，煎煮少量频服。处方：姜半夏6克，鲜生姜5片。服药后呕哕渐止，服二煎后，即安睡不再吐。二诊处方：太子参10克，儿茶3克，泡茶饮服。两日后恢复正常。（许绍武.小方治疗呕吐经验[J].江苏中医药，1980，1（6）：59.）

按语：本案应用止呕方祖小半夏汤治疗临床呕吐，以方测证，证属痰饮之邪停留在胃脘部，胃失和降，胃气上逆作呕。治宜散寒化饮，降逆止呕，蠲饮止呕，方用小半夏汤。

案例二：李某，女，60岁。2004年3月21日初诊。纳谷不香，食后约15分钟即吐，时有清水痰涎上逆，已4个月，经钡餐透视无异常发现。来诊诉烧心，食不下，舌酸、口边白、中后黄燥，脉沉弱兼涩。本证痰饮内停，虚实并见，宗仲景"诸呕吐，谷不得下者，小半夏汤主之"。遂以小半夏汤加味，药用：半夏、白芍、厚朴、当归、茯苓、陈皮各15克，太子参、枳壳、大黄、甘草各10克，生姜2片，10剂，水煎服。4月15日复诊，服药后，吐止，脘适，食增，已见显效。嘱做胃镜检查，未见异常。为巩固疗效，前方加紫苏子10克，续服3剂，痊愈。（杨容青.运用仲景方治疗呕吐验案举要[J].中医药学刊，2005（10）：1886.）

按语： 小半夏汤主治痰饮之证，是仲景治痰饮呕吐的基础方。本例患者已60岁，素体虚弱，胃虚痰阻，致湿浊内停，阻碍胃气下降，久而呕吐频发不止。对本患之治，以小半夏汤加味，乃宗仲景降逆化痰、和中止呕之意。方中药味虚实兼顾，尤重展其清阳之气，使脾健湿除而胃气得降，故患者呕吐得以速解，良效而愈。

【医家选注】

清·喻昌："支饮上入膈中而至于呕，从高而越，其势最便，但呕家本当渴，渴则可征支饮之全去；若不渴，其饮尚留，去之未尽也，不必加治。但半夏之辛温，生姜之辛散，再引其欲出之势，则所留之邪自尽矣。"（《医门法律》）

清·徐彬："呕，乃胃家病，非支饮本证，然可以验心下之有支饮者。呕家本渴，谓诸呕皆属火，又呕多则亡津液，渴乃常。呕家必寒为本，火为标，呕至于渴，寒邪去矣，故曰渴者为欲解；反不渴，是胃中客邪可尽。而偏旁之水饮常存、饮气能制燥也，故曰必有水饮。然饮所居，偏而不正中，故曰支饮，假如在中与呕俱出矣。半夏、生姜，止呕去逆，燥温下饮，故主之。"（《金匮要略论注》）

【临床应用】

辨证要点： 小半夏汤为止呕方祖，临床应见呕而不渴，本方有之效。不仅如此，但凡呕吐者，不论寒热虚实，均可适当加味应用。

本方适用于诸多原因引起的呕吐，如梅尼埃病、急慢性胃炎、肝炎、胰腺炎、胆囊炎、尿毒症、不完全性幽门梗阻、功能性胃潴留以及由于胃手术后所致的功能性排空障碍等诸多疾病过程中出现的呕吐，以及妊娠期呕吐、神经性呕吐、外科术后呕吐、呃逆等。

小半夏加茯苓汤
（痰饮咳嗽病脉证并治第十二　30、41条）

【方证原文】 卒呕吐，心下痞，膈间有水，眩悸者，小半夏加茯苓汤主之。（30）

先渴后呕，为水停心下，此属饮家，小半夏茯苓汤主之。方见上。（41）

小半夏加茯苓汤方：

半夏一升　生姜半斤　茯苓三两一法四两。

上三味，以水七升，煮取一升五合，分温再服。

【方证释义】 30条论述痰饮呕吐眩悸的证治。由于饮邪停聚在胃，故心下痞满；胃失和降，胃气上逆，故卒然呕吐。清阳不升，浊阴不降，故头目昏眩。水饮上逆，浊饮凌心，则心下悸。治宜温化水饮，降逆止呕，方用小半夏加茯苓汤，使旧饮能去，新饮不生，痰饮可愈。

41条论述水饮上逆致呕的证治。正常情况下应呕后才渴，本条则是先渴后呕，此为饮家再伤饮。饮家口渴为阳气郁滞，津液不能上腾之故，但虽渴而不喜饮。如因渴而多饮，饮后水停心下（胃），不能下行，反而上逆为呕，所以说是饮家再伤其饮而致呕。

【方药解析】方中生姜、半夏温寒散饮，降逆止呕；茯苓淡渗利水，导水下行，而有升清降浊之功。以上三味，健脾和胃，运化水湿，通调肺气，升清降浊，消散水饮，使痞消呕止，眩悸可除。

【方证归纳】

主症：水饮呕吐，呕吐清水，口不渴，或饮水后呕，心下痞满，舌苔白滑，脉弦。

病机：饮停心膈或停饮之体，脾不散津，水饮上逆。

治法：散寒化饮，降逆止呕，利水宁心镇悸。

方剂：小半夏加茯苓汤。

方义：半夏、生姜温中和胃，降逆止呕；茯苓淡渗利水，导水下行，又能安养心神镇悸。

【类证类方】

见小半夏汤。

【验案解析】

案例一：王某，男，26岁。心悸头眩，重则呕吐，曾服中药数十剂不效。余见其舌水滑欲滴，脉又弦责以直，乃辨为膈间水饮作悸之证。与小半夏加茯苓汤（半夏15克，生姜20克，茯苓30克），而不增减一味。服药后则小便畅通，形如肥皂沫高出尿液面，亦云奇矣，然其病竟愈。（刘渡舟.试论心悸的证治[J].贵阳中医学院学报，1983，17（2）：4.）

按语：本案证属膈间水饮停聚，胃失和降，胃气上逆所致。故症见心悸头眩，重则呕吐，治宜和胃止呕，引水下行，方用小半夏加茯苓汤。

案例二：姜某，女，33岁，1986年5月3日来诊。呕吐1年余，或在饭前，或在饭后，或进食即吐，或夜阑而呕，发作无时。吐物或为未尽消化之食物，或为清水痰涎。曾于哈市医院做多项检查，除轻度胃下垂外，未见其他异常，诊为神经性呕吐，但中西药物屡用乏效。刻诊：体质瘦弱，面色苍白，纳减，体倦，头晕心悸，脘腹部痞闷不舒，中下腹时肠鸣，舌质淡红，苔白腻，脉弦细。证属胃失和降，痰饮内停。治宜降逆和胃化痰，拟小半夏加茯苓汤与之：半夏30克，生姜25克（切片），茯苓20克（半夏温水浸30分钟后，去水，合诸药共煎）徐服。药下呕吐即大为减轻，仅进5剂，呕吐肠鸣诸症悉止。（陈明.金匮名医验案精选[M].北京：学苑出版社，2002：373.）

按语：本案为应用小半夏茯苓汤治疗神经性呕吐。证属痰饮内停，水饮浸渍胃肠，胃失和降。症见呕吐，面色苍白，纳减，体倦，头晕心悸，脘腹部痞闷不舒，中下腹时肠鸣，舌质淡红，苔白腻，脉弦细。治宜降逆和胃化痰，终以小半夏加茯苓汤治愈。由此可见，治病"必伏其所主而先其所因也"。

【医家选注】

明·赵良仁："心下痞，膈间有水者，阳气必不宣散也。经云：以辛散之半夏，生姜皆味辛。本草：半夏可治膈上痰。心下痞、呕逆眩者，亦上焦阳气虚，不能升发，所以半夏、生姜并治之。悸则心受水凌，非半夏可独治，必加茯苓去水，下肾逆以安神，神安则悸愈也。"（《金匮玉函经二注》）

清·徐彬："饮有久暂不同，此云先渴后呕，渴必多饮，从无呕证，而忽于渴后见之，其为水饮无疑矣。故到此属饮家，暂时伤饮也，小半夏止呕专方，加茯苓则水从小便出矣，不用止渴健脾药，水去即无病，倘凉之则伤阴，燥之则伤胃也。"（《金匮要略论注》）

【临床应用】

辨证要点：小半夏茯苓汤临床应见呕吐、心下痞满、心悸、眩晕，舌淡苔白腻或白滑、脉弦等，证属水饮内停心下者。

本方适用于多种疾病引起的眩晕、呕吐均可以本方加减化裁。

十枣汤
（痰饮咳嗽病脉证并治第十二　32、33条）

【方证原文】咳家其脉弦，为有水，十枣汤主之。方见上。（32）

夫有支饮家，咳烦，胸中痛者，不卒死，至一百日或一岁，宜十枣汤。方见上。（33）

【方证释义】32条论述痰饮侵肺的证治。痰饮之邪形成之后，若停聚在膈间，上犯入肺，肺气壅塞不利，故经常咳嗽、短气，故为"咳家"。水饮性寒，浸束脉络，气血往来，欲化其饮，阴中有阳，故脉来端直以长如张弓之弦。所以，弦脉主饮邪为病。治以十枣汤攻逐水饮。

33条论述支饮久咳的证治。由于支饮久留膈上，饮邪结实，胸阳被郁，故胸中疼痛，心烦。支饮上犯入肺，故咳嗽。久病支饮，阳气被阻于胸，饮邪迫塞于肺，心肺俱病，有卒死之危。若不卒死，可延至百日或一年。正气虽虚，此证要用十枣汤以拔饮邪之根，如不用十枣汤，则病不能去，终无愈期，而预后不良。

【方药解析】方中大戟泻脏腑水湿，甘遂泻经络水湿，芫花散水饮结聚。甘遂、芫花、大戟味苦峻下，恐损伤正气，故佐以大枣十枚，安中而调和诸药，缓解药毒，使峻下之后不伤正气。十枣汤的特殊煎服法及服药后的反应：①十枣汤需清晨空腹温服，且从小剂量开始用药；②注意药见效的反应，如腹痛、肠鸣、泄泻等。现代用法中，常将大戟、芫花、甘遂三药为末，每服七分至一钱，一日三次，清晨空腹浓煎枣汤送服。

【方证归纳】

主症：支饮咳喘，加心烦胸痛，不卒死，病转为慢性。

病机：饮停胸膈，凌心射肺。

治法：攻破逐水。

方剂：十枣汤。

方义：甘遂，善行经隧水湿；大戟，善泄脏腑水湿；芫花，善攻胸胁癖饮，佐大枣十枚，安中而调和诸药。

【类证类方】

以上2条均用十枣汤治疗，但32条以咳嗽、脉弦为主症，属实证，故用十枣汤主治。一个"主"字，说明邪盛证实，非峻攻下不可除顽邪，药虽峻猛，但患者正气未虚而能承受。33条病程较长，咳嗽频繁且剧烈，又添"胸中痛"之症，从"不卒死"推敲，病情仍然危重。

【验案解析】

案例一：宋某某，男，18岁。7天前感冒，形寒发热，体温39℃，流涕稍咳痰少、咽喉不适，声音嘶哑，呼吸时胸痛，服退热剂体温不退。体检：右胸前区第四肋以下语颤减弱或消失，叩诊呈浊音。听诊呼吸音减弱或消失，X线透视右侧第三肋骨以下胸腔积液。诊断：中医：悬饮；西医：渗出性胸膜炎。治则：逐水祛痰。甘遂、大戟、芫花各等分研末。原则规定6天为1个疗程，第一天1.5克，以后每天增加0.3~3克为止。装胶囊，大枣5~10枚煎汤。每晨空腹送吞上药。服十枣汤一疗程（6天），诸症消失，X线透视积液消除。随后由西医方法调理，休息3个月后，复查亦为阴性。（钟梅权.十枣汤治疗渗出性胸膜炎疗效初步的观察[J].中医杂志，1959，3：45.）

按语：本案为十枣汤治疗悬饮。由于水流胁下，阴阳升降之气被阻，故症见发热，流涕，咳嗽痰少、咽喉不适，声音嘶哑，胸痛。X线显示右侧第三肋骨以下胸腔积液。治宜攻逐水饮，方用十枣汤。

案例二：朱某某，女，7岁。1977年9月4日以发热咳嗽、气喘为主诉入院。检查神志清楚，急性病容，体温39℃，右肺叩诊浊音，语颤减弱，听诊右肺呼吸音弱，X线胸部透视发现右侧第七肋间是液平面，诊断为胸腔积液。经用抗生素等治疗后体温下降至正常，胸水不能解除，西医欲行穿刺抽液，家长虑其年幼不能合作，要求中医治疗。中医辨证，神怯、面色萎黄，咳喘胸痛，舌苔薄白脉沉而弦，乃肺气素虚，复感外邪，肺气郁滞，肃降失司，不能输布津液，水停胸胁所致，病属悬饮。治宜祛邪为先，取十枣汤攻逐水饮。方用甘遂、大戟、芫花各等分为末共研和匀，每次1.5克，用10枚枣煎汤送服，每日1剂。服后大便日行七八次，全部为黄色黏液样液体。只一周时间，症状消失，经光胸部透视复查，证实胸水全部吸收，后用保元汤加减，调养痊愈出院，随访6年未见复发。（张绍宗.医案三则[J].福建中医药，1981（05）：29+58.）

按语：本案证属悬饮，悬饮近似现代医学的胸腔积液范畴。中医以攻逐水饮为治疗原则，效果良好。《金匮要略》痰饮咳嗽病脉证并治篇指出："……饮后水流胁下，咳嗽引痛，谓之悬饮。又云："病悬饮者，十枣汤主之。"本方投十枣汤，方用甘遂、芫花、大戟各等分研末，强人服钱匕，十个肥大枣煎汤送服。方中甘遂能泻经隧之水，芫花泻上焦之水，大戟泻脏腑之水，三药皆泻水峻剂，配大枣甘缓鉴坐中州，以防胃气受损。

【医家选注】

清·徐彬："主十枣汤者，甘遂性苦寒，能泻经隧水湿，而性更迅速直达；大戟性苦辛寒能泻脏腑之水湿，而为控涎之主；莞花性苦温，能破水饮窠囊，故曰破癖须用芫花；合大枣用者，大戟得枣、即不损脾也。盖悬饮原为聚得之证，故攻之不嫌峻而骤，若稍缓而为水气喘急浮肿。三因方以十枣汤药为末、枣肉和丸治之，可谓善于变通者矣。又曰：夫有支饮家，加追原之词也。谓支饮本不痛，喜延至胸痹而痛，气上逆为咳，火上壅为烦，已有死道矣。不卒死，甚至一百日或经年之久，甚虚可知，卒元气未竭也。原其病支饮为本，病本不拔、终无愈期。逡巡不愈，正坐医家以虚故畏缩。故曰宜十枣汤，以见攻病不嫌峻，不得悠悠以待毙也。"（《金匮要略论注》）

【临床应用】

辨证要点：十枣汤证临床表现见胸胁或胸背掣痛不得息，心下痞硬，剧烈地咳嗽或顽固性咳嗽，或咳喘，短气，咳唾时牵引胸胁作痛，或水肿，或腹胀喘满，苔白甚至水滑，脉沉弦或弦滑有力等。

本方适用于常用于治疗渗出性胸膜炎、肝硬化、急慢性肾炎、晚期血吸虫病所致的胸水、腹水或全身水肿，体质尚实者。还可用于小儿肺炎、胃酸过多症。但用本方获效后应抓紧善后调治，否则胸腹水或水肿易复发。

桂苓五味甘草汤
（痰饮咳嗽病脉证并治第十二　36条）

【方证原文】青龙汤下已，多唾口燥，寸脉沉，尺脉微，手足厥逆，气从小腹上冲胸咽，手足痹，其面翕热如醉状，因腹下流阴股，小便难，时复冒者，与茯苓桂枝五味甘草汤，治其气冲。（36）

桂苓五味甘草汤方：

茯苓四两　桂枝四两（去皮）　甘草三两（炙）　五味子半升

上四味，以水八升，煮取三升，去滓，分温三服。

【方证释义】本条论述服小青龙汤后引动冲气的辨证论治。服小青龙汤以后，痰唾多而口干燥，为寒饮将去之征。但由于患者膈上有支饮，而肾气又素虚，形成下虚上实之证，所以寸脉见沉，尺脉微弱，而且四肢厥逆。这种病情，虽然寒饮在于上焦，但不能仅用温散之剂，因辛温发散之品损伤阴液，发越阳气，虚阳上越，虚火随冲任之脉上冲胸咽，滋生变端，故见气从少腹上冲胸咽，而口中干燥。虚火冲动痰浊，故多唾稠痰。虚阳上浮，故其面翕热如醉状。冲气因复下流阴股，热伤膀胱水液，故小便难。阳气虚弱，不能温暖四肢，故手足厥逆，麻木如痹。冲气往返，扰动痰饮，痰饮阻碍机体升清降浊功能，故时复眩冒。治宜急予扶阳敛气平冲，用桂苓五味甘草汤。

【方药解析】方中桂枝味辛扶心肾之阳，平冲降逆；甘草味甘补脾，安冲气，一辛一甘相合，助阳平冲。茯苓淡渗利水，协桂枝引逆气下行。五味子收敛肺气，潜阳于下，以敛浮散之气。诸药相协，共奏降逆平冲，扶正而收敛耗散真气之功。药后阳气收引，冲气潜降，继观其脉证，另议他法。

【方证归纳】

主症：多唾口燥，手足厥冷麻木，面部翕热如醉，小便不利，时复昏冒。

病机：寒饮乘肺，肾阳虚惫，虚阳上冲。

治法：温阳化饮，降逆平冲。

方剂：桂苓五味甘草汤。

方义：方中桂枝、甘草辛甘化阳，以平冲气，配茯苓引逆气下行；用五味子收敛耗散之气，使虚阳不致上浮。

【类证类方】

类方：桂苓五味甘草汤与苓桂甘枣汤、苓桂术甘汤之别：三方在方药组成上仅一味之差，但苓桂甘枣汤乃上焦心阳不足，下焦有水饮停留，故重用茯苓健脾渗利以去其水，治疗脐下悸，欲作奔豚。桂苓五味甘草汤为下焦肾阳不足，上焦有水饮停聚。苓桂甘枣汤通阳利水以防冲逆，桂苓五味甘草汤虽具有通阳利水之功，但重在平冲降逆。苓桂术甘汤为脾胃阳虚，饮停心下（表11-6）。

表11-6　桂苓五味甘草汤与苓桂甘枣汤、苓桂术甘汤鉴别表

方名	药物用量						功用		症状	病机
	茯苓	桂枝	甘草	大枣	白术	五味子	共同点	不同点		
桂苓五味甘草汤	四两	四两	三两			半升	温阳化气行水	敛气平冲	多唾口燥，手足逆冷，气从小腹上冲胸咽，手足痹，其面翕热如醉状，小便难，时复冒，寸脉沉，尺脉微	汗后伤阳，阳虚水饮随冲气上下妄动
苓桂甘枣汤	半斤	四两	二两	十五枚				补土泄水	脐下悸，欲作奔豚，伴有心下悸，欲得按，小便不利	发汗过多，损伤心阳，水饮内作，欲作奔豚
苓桂术甘汤	四两	三两	二两		三两			健脾降逆	胸胁支满，目眩，脉沉紧	脾胃阳虚，饮停心下

【验案解析】

案例一：在昌黎县曾治一例风湿性心脏病，男，年已六十余。其证为心悸头晕，面红如醉，自觉少腹有气上冲胸咽，冲时心悸与头目眩晕为甚，并且手足发冷，而治疗无效。时届年末，腊鼓频催，思乡之情油然而生。患者欲出院回家过年，然病情不减，心殊焦急，友人严君浼余诊治，其脉弦而结，舌质淡嫩，苔薄白。此证为心阳上虚，导致气冲于上，反映了心肾阳虚则气不得潜藏。治法必以扶阳消阴，而后气方可平。为方：桂枝10克，肉桂3克，

茯苓12克，炙甘草6克，五味子10克，紫石英10克，人参6克。此方共服8剂，所患诸证有明显好转，乃出院返家。（陈明，刘燕华，张保伟.刘渡舟伤寒临证指要[M].北京：学苑出版社，1998：176.）

按语：本案为桂苓五味甘草汤治疗心悸、头晕。患者心悸、头晕、面红、气上冲，刘老结合舌脉，诊为心阳不足，气逆上冲。故予桂苓五味甘草汤温振心阳，平冲降逆。

案例二：陈某，女，38岁。自诉患低血压10余年，经常头晕目眩，心悸气短，失眠健忘，畏寒肢冷，不任劳作，微劳即卧床不起，起坐略猛，即出现短暂晕厥。曾多方诊治罔效。诊见面色苍白，下肢虚浮，精神倦怠，舌淡胖，苔薄白，脉虚细迟。测血压为76/45毫米汞柱。予桂苓五味甘草汤加味治之。处方桂枝30克，茯苓25克，五味子30克，炙甘草15克，人参6克（另煎），紫河车6克（冲），阿胶6克（烊），枳壳10克，3剂。复诊，自诉唯不任劳作之症未除，余症悉愈，血压升至104/75毫米汞柱。药已中的，守原方出入继服5剂而愈。随访半年，已能操持家务，并参加一些轻体力劳动。（张云，李秀云.桂苓五味甘草汤治疗低血压42例[J].河北中医，1990（02）：9-10.）

按语：本案为应用桂苓五味甘草汤治疗低血压，低血压的主要病机，实与冲脉虚衰有关。其人下焦真阳素虚，气血亏虚，血海不足，失其滋养之能，虚阳因之上越，则冲气随之上逆，故头痛、眩晕、心悸、气短、酸疲乏力等气血虚弱证候均见。本案应用桂苓五味甘草汤治疗取其敛气平冲之力，方中桂枝、甘草辛甘化阳，补虚平冲；茯苓淡渗，引逆气下行；五味子收敛耗散之气，生津涩精，使虚阳不致上浮，再加紫河车、阿胶等药物养血滋阴。

【医家选注】

清·魏念庭："咳逆倚息不得卧，用小青龙汤后，多唾口燥者，辛热之药，能散发阳气，飞越于外。内不和则口燥，口燥则多唾也。诊之脉沉者，支饮有窠囊，欲去之而不能尽去也。上以候之，上乃阳分，而阴寒之邪踞之如此牢固，上阳不振明矣。尺脉微者，正阳虚于下，而阴寒之气斯逆而上奔也，下阳不振又明矣。于是手足厥逆，气从小腹上冲胸咽。阴寒之僭越上下，全无阳令更甚明矣。于是手足痹而不仁，其面翕热如醉状。下有阴寒逼越。上有假热浮游。章与少阴下真寒上假热证无异也。其气既上冲胸咽，复下流阴股，任其奔驱，如入无人之境，周身之阳，俱不充也又明矣。阳不充则气不化，又有阴寒之邪痞塞于下，小便必难。清阳之气不能升举，必时复冒，皆阳亡阴盛。肆往来上下为患也。既服小青龙所以得此者，阻散于外，正气不足以胜邪也。正气不能胜邪，遂与之因互于躯壳之内，其邪抗拒不服，反欲逐灭其阳，渐至不返，见此急宜固阳。专以扶阳逐水，补气收阴为法，足以匡小青龙之不逮矣。茯苓渗水，桂枝扶阳，甘草补中，五味收阴，盖防其上冲外散，类于亡阳奔豚等证，故治法亦归于扶阳抑阴之用也。"（《金匮要略方论本义》）

清·尤怡："服青龙汤已，设其人下实不虚，则邪解而病除；若虚则麻黄、细辛甘温散之品，虽能发越外邪，亦易动人冲气。冲气，冲脉之气也。冲脉起于下焦，挟肾脉上行至喉咙，多唾口燥，气冲胸咽，面热如醉，皆冲气上入之候也。寸沉尺微，手足厥而痹者，厥气上行，而阳气不活也。下流阴股，小便难，时复冒者，冲气不归，而仍上逆也。茯苓、桂枝能抑冲气使之下行；然逆气非敛不降，故以五味之酸敛其气，上厚则阴火自伏，故以甘草之甘补其中也。"（《金匮要略心典》）

【临床应用】

辨证要点：桂苓五味甘草汤临床可见咳嗽、唾痰涎、自觉气从小腹上冲胸咽、面部翕热如醉状、手足冷或麻木不仁、小便难、舌质淡、苔白滑或白腻，脉沉而微，证属阳虚饮停，引发冲气上逆者。

本方适用于凡因气机逆乱所致的慢性支气管炎、低血压、冲气、气厥等病症，均可用本方加减治疗。

苓甘五味姜辛汤
（痰饮咳嗽病脉证并治第十二　37条）

【方证原文】冲气即低，而反更咳，胸满者，用桂苓五味甘草汤，去桂加干姜、细辛，以治其咳满。（37）

苓甘五味姜辛汤方：

茯苓四两　甘草　干姜　细辛各三两　五味子半升

上五味，以水八升，煮取三升，去滓，温服半升，日三服。

【方证释义】本条论述冲气平后，而咳又发作的治法。服桂苓五味甘草汤后，冲气即见下降，但咳嗽、胸满之证又复发作。此为冲逆虽平，而支饮又发，匿伏在肺的寒饮复出，寒饮又聚，肺失清肃，壅闭肺气，出现咳嗽、胸满。治宜蠲饮止咳，方用苓甘五味姜辛汤。

【方药解析】因冲逆已平，故去平冲降逆的桂枝；咳嗽胸满增剧，故加干姜以上温肺寒，下温脾胃，运化津液水湿，断其生痰之源。细辛温散寒饮之结；五味子收敛肺气；甘草补中制水；茯苓淡渗利水消饮。诸药共用，以奏温阳化饮、降逆平冲、止咳散满之功。

【方证归纳】

主症：咳嗽胸满。

病机：冲气已平，肺饮复动。

治法：温化肺饮。

方剂：苓甘五味姜辛汤。

方义：干姜，细辛温肺散寒蠲饮；五味子收敛肺气，散中有收，一开一合，宣肺止咳；配茯苓健脾渗湿利水；甘草甘缓而和诸药。

【类证类方】

类方：苓甘五味姜辛汤与小青龙汤之别：二方中均有干姜、细辛、五味子、甘草四味药。皆具有温肺化饮之功，主治咳嗽、咳喘、痰多之证。区别在于：苓甘五味姜辛汤重在温肺化痰，多用于寒饮内停，主症咳嗽痰稀、喜唾，胸满，喘逆，苔白滑，脉沉弦。方中茯苓健脾渗湿利水，一是导水饮之邪从小便而出，二是振奋脾阳，恢复运化之力，杜绝生痰之源。小青龙汤多用于外感风寒，内停水饮，寒饮俱盛。主症恶寒发热，无汗，咳嗽喘息，痰多而稀，苔润滑，脉浮紧者，或痰饮咳喘等（表11-7）。

表11-7　小青龙汤证、苓甘五味姜辛汤证鉴别表

证名	症状	鉴别要点	病机	条文
小青龙汤证	伤寒表不解，心下有水气，干呕，发热而咳，或咳而微喘，发热不渴	太阳伤寒兼喘咳、干呕	外寒束表内有水饮	伤寒论40、41条；金匮要略十二篇23、35条
苓甘五味姜辛汤证	服前汤（桂苓五味甘草汤）已，冲气即低，而反更咳胸满者	寒饮内盛而咳、胸满	阳虚阴盛水饮内停	十二篇37条

【验案解析】

案例一：袁某，男，56岁。1991年12月17日诊。患慢性支气管炎10余年，每到冬季即反复发作。刻诊：咳嗽、气喘、胸闷、痰多，痰黏滞不易咳出，微咸，口唇发绀，心累气急，夜晚不能平卧，舌白薄白苔、中后部有少许黄腻苔，脉滑细数。陈氏根据脉症诊为：痰饮咳喘，且痰饮已化热，处以苓甘五味姜辛汤加味治疗。处方：茯苓12克，甘草5克，五味子6克，干姜10克，北细辛6克，法半夏12克，杏仁12克，紫菀12克，枇杷叶15克，黄芩10克，鱼腥草30克，陈皮10克。3剂。二诊：患者服药3剂咳喘明显好转，心累气急缓解，夜能平卧，痰仍多，色白，纳差，倦怠，舌黯红薄腻苔，脉细数。药后里热现象已除，标症缓解，但本虚开始显露，陈氏本着"急则治标，缓则治本"的原则，以六君子汤加味，培土生金，化痰止咳平喘，标本兼顾。处方：党参20克，白术10克，茯苓12克，法半夏12克，陈皮10克，厚朴12克，紫菀12克，枇杷叶15克，浙贝母12克，薏苡仁18克，冬瓜仁15克，白蔻仁（后下）5克，炙甘草3克。服上方3剂后，咳喘渐平，纳食有增，腻苔渐化，脉仍滑细。标症基本控制后，陈氏开出固本方，调补肺肾，以新定蛤蚧散化裁。患者服药1剂后，诸恙悉平，病获痊愈，随访至今，情况良好。（邱德文.中国名老中医药专家学术经验集（4）[M].贵阳：贵州科技出版社，1994：620.）

按语：本案为苓甘五味姜辛汤治疗慢性支气管炎。该患此症已达10年之久，每于冬季发作，提示证属阴寒。患者刻下咳喘痰多，但痰黏难咯，苔黄腻，脉细滑数，皆为痰饮化热之象。故先以苓甘五味姜辛汤加减化饮平喘以治其标，后予健脾化痰、补益肺肾之方药以固其本。本案明辨标本缓急，切中病机，故愈后良好。

案例二：刘某，男，33岁。1987年3月10日诊。患咳嗽、气紧、胸闷半年余，经透视诊断为支气管炎。屡服中西药，其效不佳。症见：咳嗽痰多，清稀色白，胸闷不适，气紧，不能平卧，口渴喜热饮，四肢不温，背心冷，得温则咳嗽缓解，舌苔白滑，脉弦滑。此乃寒痰蓄肺，肺气失宣。治以散寒肃肺，涤痰蠲饮。药用茯苓15克，干姜、紫苏子各10克，五味子、细辛各6克，甘草3克。水煎服，每日1剂。服上方3剂后，症状减其大半。继服3剂，症状全部消失，惟感食欲不振、气短、乏力。以益气健脾，实卫固表治之：党参、茯苓各15

克，黄芪24克，防风、白术各10克，甘草3克。连服3剂，痊愈。（徐兴亮.苓甘五味姜辛汤临床运用体会[J].四川中医，1990（7）：10.）

按语：本案证为苓甘五味姜辛汤治疗急性支气管炎。咳嗽痰多，清稀色白，得温则咳嗽缓解，提示寒饮内盛，上犯于肺；水饮郁闭，肺气不利，故胸闷气紧；水性趋下，平卧则水饮迫肺，则但坐而不得卧；口渴喜热饮，四肢不温，为阳虚失于温煦所致；寒饮凝结，阳气不能贯通，故背心冷；舌苔白滑，脉弦滑，皆为寒饮内盛之象。治以苓甘五味姜辛汤温肺化饮，加白芥子助其化痰降气之功。方证相合，效如桴鼓，再予四君子汤合玉屏风散健脾补肺、益气固表以善后。

【医家选注】

清·徐彬："冲气即低，乃桂苓之力，单刀直入，肾邪遂伏，故低也，反更咳满，明是肺中伏匿之寒未去；但青龙汤已用桂，桂苓五味甘草汤又用桂，两用桂而邪不服，以桂能去阳分凝滞之寒，而不能驱脏内沉痼之寒，故从得再用桂枝之例而去之，唯取细辛入阴之辛热，干姜纯阳之辛热，以除满驱寒而止咳也。"（《金匮要略论注》）

清·魏念庭："冲气即低，是阴抑而降矣。然降而不即降，反更咳胸满者，有支饮在胸膈留伏，为阴邪冲气之东道，相与结聚肆害，不肯遽降。心从阳也，法用桂苓五味甘草汤去桂枝之辛而升举，加干姜、细辛之辛而开散，则胸膈之阳大振，而饮邪自不能存，况敢窝隐阴寒上冲之败类乎？虽云以治其咳满，而支饮之邪，亦可驳衰矣。"（《金匮要略方论本义》）

【临床应用】

辨证要点：苓甘五味姜辛汤证见咳嗽、气喘，胸闷，痰多色白而清稀，背寒喜暖，苔多白滑、脉多弦迟等，证属寒饮蕴肺而体质偏虚者。

本方适用于慢性支气管炎、肺气肿等因痰湿、寒饮所致的迁延性咳喘。若咽痒甚，畏风鼻塞者，可加苏叶、防风、杏仁；呛咳面红，便秘者，加大黄、石膏；有肺结核病史者，可加百部、紫菀等。

桂苓五味甘草去桂加干姜细辛半夏汤
（痰饮咳嗽病脉证并治第十二　38条）

【方证原文】咳满即止，而更复渴，冲气复发者，以细辛、干姜为热药也。服之当遂渴，而渴反止者，为支饮也。支饮者，法当冒，冒者必呕，呕者复内，以去其水。（38）

桂苓五味甘草去桂加干姜细辛半夏汤方：

茯苓四两　甘草　干姜　细辛各二两　五味子　半夏各半升

上六味，以水八升，煮取三升，去滓，温服半升，日三服。

【方证释义】本条在上条的基础上，补充了药后复渴、冲气复发，以及支饮呕吐眩冒的治法。服苓甘五味姜辛汤后，可能出现两种病情：一为支饮减轻，咳嗽、胸满已止，病情好转。但细辛、干姜温热，下扰虚阳，动其冲气，上冲至胸咽，损伤津液，故口燥而渴。治以桂苓五味甘草汤，摄纳虚阳，平冲降逆。另一种病情为支饮上逆，反不渴。是由于脾肺气虚，形成水饮，饮邪内盛，水气有余，上乘清阳之位，故冒眩；饮邪犯胃，故呕吐清水痰涎。支饮不得降泄，冲逆于上，故冒者必呕。治以苓甘五味姜辛汤加半夏，温化寒饮，消散水气，行气降逆，饮逆之证可愈。

【方药解析】今病家无冲气上逆之证，故桂苓五味甘草汤去桂枝。方中茯苓、甘草、五味子渗利化饮；干姜、细辛温散水饮；半夏散寒化饮。方中姜、辛剂量由原来各三两减为各二两，目的在于防止辛热太过而化燥伤正。

【方证归纳】

主症：肺寒支饮，咳嗽痰多，头晕目眩，胸满呕逆，舌苔白腻，脉沉弦滑。

病机：服苓甘五味姜辛汤后之变证（眩冒呕吐）。

治法：化饮降逆。

方剂：桂苓五味甘草去桂加干姜细辛半夏汤。

方义：茯苓、甘草、五味子渗利化饮；干姜、细辛温散水饮；半夏化饮和胃止呕。

【类证类方】

类方：苓甘五味姜辛汤与桂苓五味甘草汤之别：苓甘五味姜辛汤乃桂苓五味甘草汤化裁而成，二方病机不同。桂苓五味甘草汤为冲气上逆，故见口渴，时复冒，不呕。苓甘五味姜辛夏汤虽也见时复冒，但病机为饮邪上逆，兼有不渴，呕吐等症状。

【验案解析】

案例一：陈某，女，65岁。2010年11月15日初诊。入冬后常咳嗽，咯痰伴气促，痰多白稀，痰易咯出。X线胸片报告：支气管炎。经静滴青霉素治疗2周后但咳嗽不止。反复更医，服中、西药物，未见疗效，迁延不愈。刻诊：咳嗽，咯痰伴气促，痰多白稀，痰易咯出，无鼻塞流涕，无恶风寒，无发热，受凉、讲话后明显饮温水稍缓，纳一般，二便正常，舌质淡红胖嫩、苔白滑，脉沉缓，辨证为寒饮内停证。治以温肺化饮，方选苓甘五味姜辛汤加味，药用：茯苓15克，甘草6克，五味子10克，干姜10克，细辛3克，杏仁10克。服上方7剂咳嗽大减，痰少，精神转佳，再予服10剂，咳嗽止，精神食欲好，随访半年未复发。（何院生.经方治验举隅5则[J].光明中医，2012，27（05）：993-994.）

按语：本案证属寒饮内停，肺气壅闭。治宜温肺化饮，方用苓甘五味姜辛汤。方中干姜、细辛，温肺止咳，化饮平喘；茯苓、甘草，甘温健脾，以绝饮源；五味子味酸性敛，固护肺气，又防姜辛过于辛散而伤肺气。诸药相辅相成，共奏捷效。

案例二：董某某，女，47岁，1993年12月21日就诊。自诉近半个月来突然患咳嗽气急，痰多如泡沫，形寒发热，每天下午体温上升至39℃左右，面色㿠白且浮，两下肢肿，心悸气急，语音低微，渴不欲饮，尿少色青，脉细虚数，舌淡白而胖。证系心肾阳虚，饮邪射肺凌心。治拟温阳化饮，补肾纳气。方用参附龙牡汤合苓甘五味姜辛汤加减：红人参9克（另煎，分2次冲服），炮附块9克（先煎），桂枝6克，炙细辛3克，炙五味子3克，干姜3克，茯苓12克，姜半夏6克，光杏仁9克，煅龙骨15克，煅牡蛎15克，炙甘草3克。服上方2剂，体温降至38℃，续服2剂，降至37℃，咳嗽、气急、心悸、面浮等症，皆明显好转，精神转佳。继以原方，去杏仁和龙骨、牡蛎，加生黄芪、大枣，3剂后病愈。（杜金喜，徐秀莲.张喜报用经方治验举隅[J].江西中医药，1997（04）：8.）

按语： 本案证属心肾阳虚，寒饮内停，射肺凌心，为本虚标实之证。阳虚无力气化水液，致水饮内盛，上犯心肺，而见咳嗽咳痰、心悸气急，下流肢节，而见肢体水肿。少阴心肾阳虚，不能温煦推动，故而语声低微形寒脉虚。阳气虚衰，无力内守，浮越于外，故而发热。方用参附龙牡汤合苓甘五味姜辛汤加减，散化寒饮以治标，温阳纳气以治本。

案例三： 宋某，男。素患喘证，因贪凉露卧，喘咳复作，心忡而浮，胸闷食少，时欲呕逆。医因喘系受凉而得，与小青龙汤，喘虽稍减，因汗多腠理开，着衣则烦，去衣则凛，受风则喘又大作。欧阳诊之谓："此证虽因受凉而得，但无伤寒表证，用姜、桂、味温肺则可，用麻、桂则不免有虚表之嫌。现胸间饮邪未除而表已虚，当用苓甘五味姜辛夏汤，加黄芪固表。"服5剂，喘平，饮水仍泛逆欲呕，续与《外台》茯苓饮遂愈。（黄文东.著名中医学家的学术经验之一[M].长沙：湖南科学技术出版社，1983：24）

按语： 本案为苓甘五味姜辛夏汤治疗喘证。该患素有喘疾，结合本案可以推知，喘症未作之时，即当有饮邪内伏。本次发作虽为受凉所致，但患者并未表现出发热恶寒之表证。施以解表化饮之小青龙汤，饮邪未能尽除而表气已伤。故予苓甘五味姜辛夏汤，散其内伏之寒饮，加黄芪补其腠理之亏虚。

【医家选注】

清·魏念庭："咳满得即止矣。而更复渴，冲气又复发者何也？仲景自明其理。谓以细辛、干姜之热药用以治饮。热行于上焦，所以法当渴也。此无妨干事，饮去则津生，津生则渴止，不须周章多事也，故法当遂渴。而渴乃不久反止，此又何故？盖饮故也。饮去何以复谓之饮也？饮必由胸膈入胃注肠下于小便宣泄也，此暂渴所以谓之饮去也。或者支饮一证，较他饮证独深，有不能尽祛之邪，所以渴止。验之于法当冒，冒者且必呕，呕者支饮不尽降泄，又必逆冲作呕致冒也。主治者见此余邪复升而上冲，亦不必更张其法治也，宜复加半夏之辛苦以开以散，可以收全功矣。"（《金匮要略方论本义》）

清·尤怡："冲脉之火，得表药以发之则动，得热药以逼之亦动。而辛热气味，既能劫夺胃中之阴，亦能布散积饮之气。仲景以为渴而冲气动者，自当治其冲气不渴而冒与呕者，则当治其水饮，故纳半夏以去其水。而所以治渴而冲气动者，惜未之及也。约而言之，冲气为麻黄所发者，治之如桂、苓、五味、甘草，从其气而导之矣；其为姜、辛所发者，则宜甘淡咸寒，益其阴以引之，亦自然之道也。若更用桂枝，必悍格不下，即下亦必复冲。所以然者，伤其阴故也。"（《金匮要略心典》）

【临床应用】

辨证要点： 桂苓五味甘草去桂加干姜细辛半夏汤临床可见咳嗽、气喘、咯吐清稀白痰、胸闷脘痞、苔白滑或白腻、脉弦滑等，证属阳虚兼寒饮蕴肺者。

本方适用于痰饮咳嗽、寒饮气喘、肺心病合并心衰等疾病。

苓甘五味加姜辛半夏杏仁汤

（痰饮咳嗽病脉证并治第十二　39条）

【方证原文】水去呕止，其人形肿者，加杏仁主之。其证应内麻黄，以其人遂痹，故不内之。若逆而内之者，必厥，所以然者，以其人血虚，麻黄发其阳故也。（39）

苓甘五味加姜辛半夏杏仁汤方：

茯苓四两　甘草三两　五味子半升　干姜三两　细辛三两　半夏半升　杏仁半升（去皮尖）

上七味，以水一斗，煮取三升，去滓，温服半升，日三服。

【方证释义】本条承上条论述水去形肿的治法。服药后水去呕吐止是里气转和，但表气未宣，肺失通调之常，经络血脉涩滞不畅，气滞水停，水饮溢于肌表，其人形肿，可于前方中加杏仁一味，以宣利肺气，继续消除余邪，气化则饮消，形肿亦可随减。从形肿一症而论，用麻黄宣肺利气，发汗行水，符合道理，但不符合病情。因其人血虚，又用麻黄发越阳气，可以引起四肢厥冷、冲气上逆等，故以不用为前提。

【方药解析】于苓甘五味姜辛汤中加杏仁一味，开降肺气，饮散水下，肺气疏通，气行水行，其肿可去。

【方证归纳】

主症：肺寒支饮，痰多清稀，胸闷呕逆，心悸头眩，头面虚浮肿，苔白腻，脉沉弦滑，尺部无力。

病机：水饮外溢。

治法：散寒化饮、温中利肺。

方剂：苓甘五味加姜辛半夏杏仁汤。

方义：苓甘五味姜辛夏汤逐饮止呕；杏仁开降肺气，饮散水下。

【验案解析】

案例一：某男，36岁。感冒后咳嗽痰多，痰白质黏，晨起及饭后尤多，迁延两月不愈。大便素溏，形体肥胖，舌体淡胖，苔白腻，脉沉滑。中医诊断：咳嗽（痰湿阻肺）。苓甘五味加姜辛半夏杏仁汤，茯苓20克，炙甘草15克，五味子、干姜、细辛各10克，法半夏15克，杏仁10克，桔梗15克，厚朴15克，水煎150毫升，早晚温服。3剂而愈。（刘英军.经方调治痰湿体质杂病[J].实用中医内科杂志，2017，31（06）：41-42.）

按语：本患大便素溏，形体肥胖，舌体淡胖，舌质白腻，脉沉滑，属典型痰湿体质，乃脾虚湿盛，脾虚为本，湿盛为标，痰湿闭阻于内，肺失宣降，发为咳嗽、咯痰。方用苓甘五味加姜辛半夏杏仁汤。方中以茯苓、甘草、生姜、半夏健脾化痰，为溯源之法；五味子、细辛、杏仁温肺止咳，乃乘胜追寇之力；另加桔梗、厚朴，更起宣肺、畅气、化痰之功。痰多难咯加玄参15克，全瓜蒌20克。

案例二：赵某某，男，70岁。主症：咳嗽喘累，痰白色不爽，反复发作，临冬加重十五年。现有头昏眩晕，胸部紧张，纳食不佳，活动之后，喘累加重，时冷热，苔薄白质红，脉浮数。据此脉证，阳虚痰饮，法当温阳化饮，方用苓甘五味加姜辛半夏杏仁汤方：茯苓15克，甘草3克，五味子9克，炮姜9克，细辛3克，半夏9克，杏仁12克，加北沙参24克，紫苏梗12克，苏子15克，服3剂，诸证减轻。后以六君子汤加炮姜、五味子，调其善后，两年中观察，间有外邪复发，仍宗上方化裁治之收效。（刘立新.学习《金匮》用小青龙及其变方治喘咳的体会[J].成都中医学院学报，1982，2：39.）

按语：本案素体阳虚，寒饮内停，肺气不利，宣肃失常。症见咳嗽喘，痰白色不爽，反复发作，头昏眩晕，胸部紧张，纳食不佳，苔薄白质红，脉浮数。治宜温阳化饮，方用苓甘五味加姜辛半夏杏仁汤。

【医家选注】

清·徐彬："形肿，谓身肿也。肺气已虚，不能遍布，则滞而肿，故以杏仁利之，气不滞则肺自消也。其证应内麻黄者，《水气篇》云：无水虚肿者调之水气。发其汗则自已，发汗宜麻黄也。以其人遂痹，即前手足痹也。咳不应痹而痹，故四逆，逆而内之，谓误用麻黄，则阴阳俱虚而厥。"（《金匮要略论注》）

清·魏念庭："形肿者，气浮也，即支饮中如肿之证也。阳浮弱于外，而阴盛凝于里也。前方加杏仁降气为主治，气降而饮自行，肿自消矣。如肿之证，似四肢之溢饮，而非四肢之溢饮，乃支饮也。溢饮之水在皮肤，支饮如肿之水在分肉之中、经络之内也。所以皮肤之水可发汗，而经络分肉之水不可发汗也。况如肿之证，阳已外浮、阴已内盛，何可重汗之以亡其阳？若逆而治之，其阳愈衰，必成题逆之证，见阴盛之不宜更弱其阳也。其人血虚者，即经络分肉之间，遂道空虚也。虽是血虚。究为气弱，既为气弱，即为阳浮，麻黄发越阳气，愈无内固之守，此所以以杏仁降气行水于内，而具温中理脾，不同于麻黄之治溢饮也。此仲景为正阳顾虑者深切也。"（《金匮要略方论本义》）

【临床应用】

辨证要点：苓甘五味加姜辛半夏杏仁汤证见咳嗽、气喘、胸闷、咯吐稀白痰涎，或伴颜面、肢体浮肿，舌淡苔白、脉弦等，证属素体阳虚、寒饮蕴肺、肺失宣降者。

本方适用于慢性支气管炎、支气管哮喘、肺气肿、肺心病、慢性肾炎急性发作、心源性或肝源性腹水、胸膜炎所致之胸水等见本方证者。

苓甘五味加姜辛半杏大黄汤
（痰饮咳嗽病脉证并治第十二　40条）

【方证原文】若面热如醉，此为胃热上冲熏其面，加大黄以利之。（40）

苓甘五味加姜辛半杏大黄汤方：

茯苓四两　甘草三两　五味子半升　干姜三两　细辛三两　半夏半升　杏仁半升　大黄三两

上八味，以水一斗，煮取三升，去滓，温服半升，日三服。

【方证释义】本条承上条论述水饮挟热的证治。服苓甘五味姜辛汤加半夏、杏仁等方，温化水饮，通调水道，水饮能去。若经温化水饮，水气不行，湿郁生热，水饮挟热，积于胃肠，故有胃热亢盛，热气熏蒸，面红而热，如醉酒状。证属胃热上冲，饮邪挟热。治宜温化蠲饮，方用苓甘五味姜辛汤加半夏、杏仁、大黄。

【方药解析】在苓甘五味加姜辛半夏杏仁汤中又加一味大黄，泄胃肠实热，引热下行，涤荡胃肠中的湿热饮邪，从大便而下。

【方证归纳】

主症：寒饮内停，咳嗽痰多，胸闷呕逆，心悸头眩，面赤口干，小便微黄，大便干燥，舌苔白腻，脉沉滑。

病机：水饮挟热。

治法：清泄胃热。

方剂：苓甘五味加姜辛半杏大黄汤。

方义：苓甘五味姜辛夏仁汤宣疏肺气；大黄苦寒泄实热。

【类证类方】应用小青龙汤治疗支饮，发生变证，应用五方随证辨治，鉴别如下（表11-8）：

表11-8　支饮变证五方

| 方名 | 药物用量 | | | | | | | | 功用 | 症状 | 病机 |
	桂枝	茯苓	甘草	五味子	干姜	细辛	半夏	杏仁	大黄			
桂苓五味甘草汤	四两	四两	三两炙	半升						平冲敛气	青龙汤下已，多唾口燥，手足逆冷，气从小腹上冲胸咽，手足痹，其面翕热如醉状，小便难，时复冒，寸脉沉，尺脉微	一变是服小青龙汤后，水停未散，阳气虚衰，发生气冲
苓甘五味姜辛汤		四两	三两	半升	三两	三两				蠲饮止咳	冲气即低而反更咳、胸满	再变冲气虽平而阳虚阴盛，寒饮射肺
半夏苓甘五味姜辛汤		四两	二两	半升	二两	二两	半升			蠲饮止呕	咳满即止（呕而不渴）	三变因水饮内盛，胃中饮气上逆

| 方名 | 药物用量 | | | | | | | | | 功用 | 症状 | 病机 |
	桂枝	茯苓	甘草	五味子	干姜	细辛	半夏	杏仁	大黄			
苓甘五味姜辛半夏杏仁汤		四两	三两	半升	三两	三两	半升	半升		蠲饮宣肺	水去呕止其人形肿	四变由于反复咳喘，表气未宣，肺失通调，水溢皮肤
苓甘五味姜辛半杏大黄汤		四两	三两	半升	三两	三两	半升	半升	三两	蠲饮清热	面热如醉	五变水饮仍未尽，因连服辛温之剂，酿生胃热随脉上冲于面

【验案解析】

案例：王某，女，55岁。于1977年5月来门诊。主证：咳嗽喘累，临冬复发，冬至加重，惊蛰减轻，如此反复发作十余年……经西药治疗，当时好转，如遇外邪病又复发，家人为之苦恼。此次复发，除上述症状外，面热如醉，大便3日未解，即有解时，大便如羊屎状。每解便之后，喘累加重，脉细数，舌苔薄白，质红津乏。据此脉证，系水饮犯肺，通调失司，故大便秘，以苓甘五味加姜辛半杏大黄汤，泄热消饮治之。药用：茯苓15克，甘草3克，五味子9克，干姜9克，细辛3克，半夏9克，杏仁12克，大黄12克（泡开水冲服），加全栝楼18克，服1剂后，大便已解，面热如醉消失，前方去大黄，加北沙参24克，再服2剂，各症均减，后以生脉地黄丸调其善后而愈。（刘立新.学习《金匮》用小青龙汤及其变方治喘咳的体会[J].成都中医学院学报，1982（2）：40.）

按语：本案证属水饮犯肺，通调失司。症见咳喘，面热如醉，大便秘结，脉细数，舌苔薄白，质红津乏。治宜泄热消饮，方用苓甘五味加姜辛半杏大黄汤治之。

【医家选注】

清·徐彬："曰：面属阳明，胃气盛，则面热如醉，是胃气之热上熏之故也。既不因酒而如醉、其热势不可当，故加大黄以利之，虽有差辛之热，各自为功。而无妨矣。前既云：以干姜、细辛为热药之故也，本方此加半夏，不去姜辛，及形肿，又不去姜、辛，及面热，又不去姜、辛，何也？盖支饮久咳之人，胸中之宗气久为水寒所蚀，故亟易咳满。逮咳满面籍姜、辛以泄满止咳，则姜、辛自未可少，谓饮气未即去，则肺之寒侵、刻刻须防之也。至面热如醉，与首条急然如醉不同。前因冲气，病发在下。此不过肺气不利，乃滞外而形肿，滞内而胃热，故但以杏仁利其胸中之气，复以大黄利其胃中之热耳。"（《金匮要略论注》）

清·尤怡："水饮有挟阴之寒者，亦有挟阳之热者。若面热如醉，则为胃热随经上冲之证，胃之脉上行于面故也，即于消饮药中加大黄以下其热。与冲气上逆，其面翕热如醉状不同。冲气上行者，病属下焦阴中之阳，故以酸温之；此属中焦阳明之阳，故以苦寒下之。"
（《金匮要略心典》）

【临床应用】

辨证要点：苓甘五味加姜辛半杏大黄汤临床见咳喘、胸满、冒眩、呕吐、形肿、面热如醉、大便秘结、腹满、舌苔黄腻、脉沉弦或沉数等，证属寒饮蕴肺，兼夹胃热而体虚者。

本方适用于慢性支气管炎、阻塞性肺气肿、肺心病、癫痫发作等，有较好的疗效。

［马艳红］

第十二章　消渴小便不利淋病脉证并治方

白虎加人参汤

（消渴小便不利淋病脉证并治第十三　12条）

【方证原文】渴欲饮水，口干舌燥者，白虎加人参汤主之。方见中暍中。（12）

【方证释义】本条论述肺胃热盛，津气两伤消渴的证治。消渴患者，必然会渴欲饮水，若饮水后仍然口干舌燥，说明肺胃热盛、津气两伤。胃热亢盛，胃阴被伤，肺气亢热，不能输布津液，故渴欲饮水，口干舌燥；热能伤津，热邪亦能伤气，气虚则不能化津，津亏无以上承，继而加重消渴之症。肺胃热盛，消烁津液，虽饮水自救而津液不得久存。治宜清热生津，益气润燥。方用白虎人参汤。

【方药解析】方中石膏辛甘大寒，外透肌肤之热，内泻肺胃之火，邪热得泄，津液得存，擅治热盛津伤之消渴，故《神农本草经》言石膏主"口干舌焦"之症。本方重用石膏一斤，泻火存阴，为本方主药。知母，《神农本草经》言其"主消渴"，味苦而性寒，清热泻火又兼养阴之功，本证热盛津伤，既可配伍石膏而增强泄热之功效，又能滋阴润燥、标本兼顾。粳米、甘草益胃和中、培土生金以资化源。《神农本草经》记载："人参，味甘微寒"，有生津止渴之功，为仲景治疗口渴的常用药物之一。如在白虎汤证基础之上出现口渴，则加人参而变为白虎加人参汤；《伤寒论》96条小柴胡汤证出现口渴时，则"去半夏，加人参"。本证热伤气阴，故加人参生津益气。诸药合用，清热生津、益气润燥。

【方证归纳】

主症：渴欲饮水、口干舌燥，消谷善饥，小便频数而甜。

病机：肺胃热盛，津气两伤。

治法：清热益气，生津止渴。

方剂：白虎加人参汤。

方义：石膏辛甘寒，清肺胃之邪热；知母苦寒而润，清阳明胃热，生津除烦而止渴；人参益气而生津；粳米补中益气而生津，与人参相伍，使津复热退；甘草补气和中，并制知母、石膏苦寒之性，调和诸药。

【验案解析】

案例一：祖某，女，35岁，1976年12月8日初诊。口渴喜饮，小便多已5日，时逢冬月，天冰地坼，但却烦渴引饮，一次可饮水1000毫升，一日需饮水6000毫升，烦渴方可缓解。小便1个多小时一次，进食稍有减少，形体一般，月经正常，舌质红，苔薄白干，脉沉缓。证以口渴喜饮为主证，故称上消。根据《金匮要略》消渴病："渴欲饮水，口干舌燥者，白虎加人参汤主之"的启示，参照"治上消者，润其肺，兼清其胃"的治法，拟用：生石膏

30克，知母12克，粳米15克，甘草10克，沙参30克，乌梅30克，石斛12克，麦门冬12克，3剂。11日复诊：上药服完，口渴减，药既对症，效方再进。因其脉缓，小便多，当顾及肾气，前方加山萸肉15克，4剂，此后病情日有好转，又加入五味子12克，服完10剂药后，口渴多饮基本控制，每天只喝水2000毫升，共服药14剂而愈。（李鲤. 学习仲景方法验四则[J].河南中医，1982，1：43.）

按语： 本证为肺胃热盛，津气两伤之消渴。患者以口渴多饮为主症，又兼舌红苔干，为热盛津亏之象。以白虎加人参汤为底方清热益气，生津止渴，加沙参、麦门冬、石斛、乌梅，养阴生津，润燥止渴，肺胃兼顾。患者脉沉而缓，小便频数量多，考虑肾虚不能固摄，津液从下而伤，故加山茱萸、五味子，二药味酸而性收，补肾而固气。

案例二： 患者，男，64岁，有糖尿病、原发性高血压病史20年，现血糖、血压平稳，1月以来自觉烘热汗出，大渴喜饮，冷热均可，大汗出，口干舌燥，口苦，周身像高热样酸痛，体温正常，双腿无力，无体质量下降，食欲良好，血压正常，大便自调，舌红，苔薄白少津，右脉滑数，左脉细滑。曾静脉滴注抗生素月余无效。证属阳明热盛，阴分耗伤，予白虎加人参汤。生石膏50克，知母12克，炙甘草6克，粳米1把，沙参12克，桂枝6克。5剂，水煎米熟汤成温服。复诊诉服第1剂后即觉症状明显减轻，5剂服完，偶有面部烘热，余症消失，继予竹叶石膏汤善后。（杜丽荣，曹青山.经方治疗糖尿病并发症验案三则[J].山东中医杂志，2009，28（01）：63.）

按语： 本案证属肺胃热盛，耗伤津液而致消渴。《金匮要略》曰"若渴欲饮水，口干舌燥者，白虎加人参汤主之"，此患者有"大汗、大渴、脉大"等白虎汤脉证，又有乏力、脉细等阴伤之象，上消之证悉俱，故予白虎加人参汤清热生津止渴。因有关节酸痛症状，故加桂枝。

【医家选注】

清·徐彬："此肺胃热盛伤津，故以白虎清热，人参生津止渴。盖即上消膈消之证。"（《金匮要略心典》）

【临床应用】

辨证要点： 口渴欲饮，口干舌燥，舌红苔少而干，脉洪大或洪大而芤。

本方适用于渴饮不解、消谷善饥、小便频数而甜的消渴病，或小便频多无甜味，伴有口渴、口干舌燥的尿崩症等，证属热盛气阴两伤者皆可用之。如渴饮不解者，加天花粉、黄连、葛根；舌红绛无苔者，加麦门冬、生地、玄参、玉竹、鲜石斛；口干舌燥者，加藕汁、生地汁，或用荸荠汁、梨汁等生津增液。临床上还常用本方治疗中暑、风湿热、糖尿病等属于热盛而津气两伤者。

肾气丸

（消渴小便不利淋病脉证并治第十三 3条）

【方证原文】男子消渴，小便反多，以饮一斗，小便一斗，肾气丸主之。方见脚气中。（3）

【方证释义】本条论述下消证治。本条言"男子"，意在说明本证与虚劳相关，为房劳伤肾、精气亏损所致。临床上非但男子，女子亦可发病。生理状态下，肾为水脏，主藏精，内寓元阴元阳，主蛰藏。肾宜固密而不宜耗泄，前阴开合有度则小便自调；肾阳蒸化水液上润，口中津液自和而不渴。反之，在病理状况下，肾阳不足，肾气亏虚，封藏失职，水津下流则小便反多；肾阳亏虚，不能蒸津化气以上润，则口渴多饮。本条总由肾精亏损、肾阳虚、肾气不化所致，故患者多尿，多饮，伴有腰腿酸软，四肢厥冷，舌淡苔白等表现。治用肾气丸滋阴补阳，温化肾气，以恢复蒸腾津液、化气行水和固摄尿液的功能。

【方药解析】方中附子、桂枝温复肾阳，蒸化水气，津化四布；地黄、山药、山萸肉滋阴润燥，补益真阴；泽泻、茯苓利水渗湿，牡丹皮清泻肝火，三药与温补肾阳药相配，使补中寓泻，补而不滞，肾气恢复，气化复常。肾气丸须炼蜜和丸梧子大，酒服十五丸，一日两次。肾气丸体现"阴中求阳"，方中滋腻药用量较大，如地黄达到八两之多，服用时借酒之通行辛热之性，以助药力。

【方证归纳】

主症：多尿，多饮，伴有腰腿酸软，消瘦乏力，渴喜热饮，四肢厥冷，舌淡苔白。

病机：肾阳气虚，气化失职。

治法：温补肾阳，滋养阴液。

方剂：肾气丸。

方义：附子大辛大热，温阳补火；桂枝辛甘而温，温通阳气，二药相合，补肾阳，助气化，共为君药；干地黄滋阴补肾生精；山茱萸、山药补肝养脾益精；泽泻、茯苓利水渗湿；丹皮活血散瘀。

【验案解析】

案例一：患者，女，15岁。体质素弱，近3个月来出现口渴，饮后口渴加重，乃至狂渴引饮，每日饮水量达到10保温瓶，小便量与饮水量相等，饮一溲一，尿色清白，经哈市某医院检查，诊断为尿崩症。来张琪门诊治疗，如上述症状，形体消瘦，舌质淡红，苔黄略干，脉沉弱。辨为肾阳衰弱，不能蒸化，津不上承故口渴引饮，肾阳衰微，关门不固，故小便频多。当补肾助阳，固摄津液治疗。处方：菟丝子15克，五味子15克，益智仁15克，煅龙骨20克，麦门冬15克，熟地黄20克，茯苓15克，石莲子15克，附子10克，甘草5克。本案症状符合条文，但并非运用肾气丸，而取肾气丸之法，阴中求阳，固泉缩尿，同样收到很好的疗效。（孙元莹.张琪老中医临证备忘录[M].北京：化学工业出版社，2007：180-181.）

按语： 本案为肾虚所致的尿崩症。患者口渴多饮、尿频量多、尿色清白，结合舌脉表现，辨为肾阳不足证。肾阳虚馁，无力蒸腾水液上奉于口，故见口渴；口渴引饮，水液失于气化，由中焦直趋于下，肾阳衰弱，封藏之令不行，故小便频多。治疗应补肾助阳，固摄阴液为主。本案症状符合"男子消渴，小便反多，以饮一斗，小便一斗，肾气丸主之。"取法肾气丸，麦门冬、熟地黄、茯苓、附子，取金水相生、先后天相资之义，又能阴中求阳，化生肾气以治本，菟丝子、五味子、益智仁等，温补肾气又兼收涩之功，可标本兼及。

案例二： 王某，女，4岁。病由吐泻而起，先天失理，后又治不适宜，延至1月而吐泻始已。无多尿而渴，家人不以为意，几至形销骨立，不能起行，奄奄床笫，又复多日，始来延治。按脉微细，指纹隐约不见，神志清明，睛光亦好，唇淡白，舌润无苔，语微神疲，口渴尿多，饮后即尿，尿后即饮，不可数计，肢冷恒喜被温，尿清长，无油脂，食可稀粥半盂，大便好。病由阴虚阳衰，不能蒸化津液，以致尿多渴饮；又因病久气虚，故神疲肢冷，已属阴阳两虚之极，差幸能食便好，脾胃机能健运，元气几微尚存，此为本病有转机之重大环节，此时滋阴扶阳均极为重要，如阳极阴生，火能化水，津液四布，病则自已。因选用金匮肾气丸，借以蒸发肾水，升降阴阳。方中附子、肉桂温阳，熟地、山药滋阴，丹皮清虚热，山茱萸涩精气，茯苓健脾升化，泽泻补肾清利，用以治小儿脾泻而成阴亏阳微之口渴尿多证，将丸改作汤服。同时用蚕茧15克，西洋参3.5克，山药30克，蒸作茶饮。服药4剂，渴尿减半，至7剂则诸症悉已。后以五味异功散加补骨脂、益智仁、巴戟天、枸杞子等温补脾肾，调养1个月而瘳。（赵守真.治验回忆录[M].北京：人民卫生出版社，1962：100–101.）

按语： 本案为肾气丸治疗肾阴阳两虚之口渴多尿。患儿病起于吐利，迁延月余方愈，津液大伤，脾病及肾，阴损及阳，终致肾脏阴阳两虚、津液气化不及，形成口渴多尿、神疲肢冷诸症。患儿尚能食便好，胃气尚存，故选用肾气丸，阴阳双补，以复肾气、助气化，使"水精四布"，诸症皆愈。

【医家选注】

清·徐彬："阴不能制阳，而肾失开阖之权，故便多无制，然非真阳有余，实邪气亢甚，所谓气盛则溲数也。故既以六味丸料，壮水之主以制阳光，仍藉桂、附以复其真阳，则爝火息而阴阳平耳。"（《金匮要略心典》）

清·吴谦："此肾气丸纳桂附于滋阴剂中十倍之一，意不在补火，而在微微生火，即生肾气也。"（《医宗金鉴》）

【临床应用】

辨证要点： 肾气丸证见腰酸足肿、阳痿、羸瘦、渴喜热饮、小便清长，或尿有甘味，脉沉细无力、尺部尤弱，舌淡苔少乏津等肾阳虚者。

本方适用于治疗肾阳虚下消证，临证可酌加天花粉、黄精、枸杞子、天门冬润燥填精，人参、黄芪、五味子、覆盆子、鹿角胶益气温肾。方中桂枝改用肉桂，以增强温补肾阳之功用。茯苓、泽泻为淡渗利尿药，故用量应小。若并见胃热者，亦可与白虎加人参汤合用。本方对肾气不足引起的淋病、糖尿病、尿崩症、老年人小便频数或尿失禁、小儿遗尿诸病症，均有良效。

文蛤散
（消渴小便不利淋病脉证并治第十三　6条）

【方证原文】渴欲饮水不止者，文蛤散主之。（6）

文蛤散方：

文蛤五两

上一味，杵为散，以沸汤五合，和服方寸匕。

【方证释义】本条论述肾阴亏虚、津液耗伤渴欲饮水不止的治法。肾主水，藏五脏之阴，为阴之根。肾阴不足，则肺阴不济，故口干欲饮；阴虚燥热内生，消铄津液，水入不能润其燥，反为燥热所消，故欲饮不止。治当咸寒滋阴补肾，以生阴津。

【方药解析】文蛤即花蛤。其形一头小，一头大，壳有花斑纹理。味咸性寒，咸可入肾，滋阴润燥，寒可清热，于病相益。文蛤一物，制成散剂，徐徐缓图。

【方证归纳】

主症：口渴欲饮，饮水不止，偶有头晕，舌微红，苔少而燥，脉细数。

病机：肾阴亏虚，津液耗伤。

治法：滋阴补肾，生津止渴。

方剂：文蛤散。

方义：文蛤咸凉润下，生津止渴。

【验案解析】

案例：某患，患糖尿病，已服药一百数十余剂，常用方剂几遍服无遗，仍1~2小时狂饮一次，每次饮2000~3000毫升，乃于原服方中加文蛤9克冲服，渴势竟明显减轻，大有半载沉疴，一旦豁然之势，遂照原法进剂而逐渐缓解。（余希贤.治疗消渴证之一得[J].江苏中医，1965，11：19.）

按语：本案记载略简，仅知患者口渴狂饮，遍服中药疗效不佳，仍口渴、频频大量饮水，与《金匮要略》文蛤散证"渴欲饮水不止"表现相似。故在原方基础上加入文蛤粉冲服，口渴之症顿减，知本案为肾阴亏虚、津液耗伤，使用文蛤以咸凉润下，生津止渴。

【医家选注】

清·徐彬："渴欲饮水，此里有热也；不止，则其热之结坚矣。文蛤性咸，而为至阴之物，能软坚、能润燥、能除热、故主之。然只一味，取其专而下入，以清中下焦之燥热也。"（《金匮要略论注》）

明·赵良仁："尝考《本草》文蛤、海蛤，治浮肿，利膀胱下小便，则知内外之水，皆可用之。其味咸冷，咸冷本于水，则可益水，其性润下，润下则可行水，合咸冷润下则足可退火，治热证之渴饮不止，由肾水衰少，不能制盛火之炎燥而褐，今益水治火，一味两得

之。《黄帝内经》曰：心移热于肺，传为膈消者，尤宜以一味切于入心也。"（《金匮要玉函经二注》）

【临床应用】

辨证要点：口渴、欲饮不止，舌红苔少而干，脉细数。

本方为治口渴之有效方，由文蛤散可得到启示，治疗消渴烦渴不止可酌情加咸寒之品如龟板、牡蛎、鳖甲等药物，不能局限于甘寒益胃生津、润肺止渴之法，而要考虑到肾阴不足，启用咸寒入肾之品，养肾阴、制燥热。

栝蒌瞿麦丸
（消渴小便不利淋病脉证并治第十三 10条）

【方证原文】小便不利者，有水气，其人若渴，栝楼瞿麦丸主之。（10）

栝蒌瞿麦丸方：

栝蒌根二两　茯苓　薯蓣各三两　附子一枚（炮）　瞿麦一两

上五味，末之，炼蜜丸梧子大，饮服三丸，日三服；不知，增至七八丸，以小便利，腹中温为和。

【方证释义】本条论述下寒上燥的小便不利证治。肾与膀胱相表里。"肾主水而司气化"，若肾阳虚，不能蒸化津液，津不上承，故口渴，饮水不止；阳虚不化，水滞不行，气化失职，则小便不利，水气内停，出现腰以下水肿。方后注中提到"以小便利，腹中温为知"，说明肾阳虚下焦失于温煦，可见少腹冷感。本条证属下寒上燥水停，上浮之焰，非滋不熄，下积之阴，非暖不消，内停之水，非利不除，治宜化气，利水，润燥，三者兼顾，方用栝楼瞿麦丸以润燥生津，温肾利水。

【方药解析】方中栝蒌根即天花粉，味甘、微苦，性寒。具有润燥、生津止渴之功效；薯蓣，即山药甘淡益脾而制水；栝蒌根、薯蓣生津润燥，以制其渴。茯苓、瞿麦淡渗以利水，以利小便。炮附子温阳化气，使津液上蒸，水气下行，气化行则水道利，津液上达，诸症即平。本方配伍寒凉温燥、淡渗补益相互作用，攻补兼施，阴阳同调，寒热杂投，各达病所。

【方证归纳】

主症：口渴、小便不利、下肢水肿、腰膝冷痛，脉沉。

病机：肾阳气虚上燥下寒。

治法：润燥生津，温阳利水。

方剂：栝蒌瞿麦丸。

方义：天花粉生津止渴；瞿麦利水治小便不利；配附子温肾助阳，以助气化，使水湿得温而化，津液蒸腾而上润；山药健脾以助运化，助天花粉生津；茯苓健脾渗湿，助瞿麦利小便。五味相协，共奏温阳化气行水，生津止渴之功。

【类证类方】

类证：栝楼瞿麦丸证与五苓散证均为水气不化之病机，但栝楼瞿麦丸主治肾阳不足，上燥下寒，故应用炮附子助元阳以化水气。五苓散主治水气不利兼有表证，故应用桂枝通阳化气（表12-1）。

表12-1　五苓散证与栝蒌瞿麦丸证鉴别表

证名		五苓散证	栝蒌瞿麦丸证
症状	相同点	小便不利，渴欲饮水	小便不利，其人苦渴
	不同点	脉浮，微热消渴………水入则吐	有水气
病机	相同点	皆属水气不化	
	不同点	膀胱气化不利，水气内停，或兼有表邪不解	肾阳不足，水寒积于下，下寒而上燥
治则		通阳化气行水，兼以解表	温阳化气行水，兼以润燥
方剂		五苓散	栝蒌瞿麦丸
条文		十二篇31条，十三篇4、5条	十三篇10条

类方：本方与肾气丸均具有口渴及肾阳不足、气化不行之病因病机，具有温阳化气之功效。但本方病机为不能蒸津行水，症见上燥下寒小便不利，腹中冷，治以温阳化气，生津止渴。肾气丸为不能蒸津摄水，症见口渴欲饮，小便反多，饮一升小便一升，治以温阳化气，蒸津摄水。

【验案解析】

案例一： 刘某某，男，52岁。患消渴1年，屡用甘寒、苦寒、滋阴清热之品，投之乏效。就诊时见：面色萎黄，渴欲饮水，饮之则渴略减，小便由多变少，伴腹胀、四肢微肿，头眩，神疲肢凉，脉尺弱寸部稍数，舌质红胖大，苔黄薄，诊为消渴，证属上燥下寒，阴阳两虚，投栝蒌瞿麦丸加味：天花粉12克、山药12克、茯苓12克、瞿麦12克、玄参12克、苍术12克、薄荷3克、熟附子10克，守服10剂。小便反多，口渴亦减，肢温，再服20剂，诸证悉减。后以六味地黄丸善后，病情一直稳定。（程绍寰.谈《金匮》的瓜蒌瞿麦丸证[J].山东中医杂志，1983（2）：7.）

按语： 本案证为上燥下寒，阴阳两虚。患者面色萎黄、渴欲饮水、小便由多变少，为肾阳不足、气化无权所致，水液不得上潮于口而化津液，反停滞于内而成水气，水气内壅，故伴腹胀、四肢微肿等症。方用栝楼瞿麦丸以温阳化水，生津止渴。服药后小便转多、口渴减轻、四肢转温，为肾阳渐复、水气得利、津液复生，方证相应，症状缓解，后以六味地黄丸继服，病情稳定。

案例二： 刘某某，女，40岁。水肿、小便不利一年余，口渴增剧、水肿加重两月左右。现症：全身水肿，口渴引饮（每天至少均饮24磅），腰冷腿软，精神萎靡不振，纳差，每餐约一两米饭，不结燥，唇淡，舌质淡，无苔乏津，脉沉细。诊断为慢性肾小球肾炎，经服中西药，治疗一年左右，疗效不显，近两月来，病情加剧，其人苦于渴水，水肿愈增。此系上燥下寒之渴肿小便不利证，拟以润燥生津，温阳利水主治，方用瓜蒌瞿麦汤（丸剂改为汤剂）加鹿胶以填补精血，瓜蒌根30克，淮山药30克，茯苓15克，瞿麦15克，制附子15克（另包，先煎两小时），鹿胶12克（另包，煎化，兑服），服2剂，口渴大减，饮水量减少一半，水肿亦大减，小便量增多而畅利，其余舌脉同上。效不更方，再进4剂，渴饮、水肿消失，饮食正常。（王延富.栝蒌瞿麦丸之方证剖析及临床体会[J].成都中医学院学报.1981，1：59.）

按语：本案为栝楼瞿麦丸治疗上燥下寒之渴肿小便不利证。肾阳不足，气化无力，水液不归正化，致阴津不足、水湿内盛，在上则阴虚燥热而口渴多饮，在下则阳虚寒盛而腰冷身肿、小便不利。方用瓜蒌瞿麦汤加减以润燥生津，温阳利水。

案例三：余某，72岁。患小便点滴不通，曾用八正、五苓及两药利尿、导尿诸法均不效。患者拒用手术，经友人介绍余诊。诊见口渴甚苦而不欲饮，以水果自憩之。小便点滴不通，少腹胀急难忍，手足微凉，舌质胖有齿痕，苔黄腻偏干，脉沉细而数。诊为高龄癃闭，投瓜蒌瞿麦丸加车前、牛膝。药服1剂，小便渐通，胀急略减，再3剂病去若失。（李文瑞.金匮要略汤证论[M].北京：中国科学技术出版社，1993：459.）

按语：本案为栝楼瞿麦丸临床治疗老年癃闭。患者口渴，小便点滴不通，少腹胀急难忍，口服中药利尿剂、配合导尿法均为获效。考虑患者年事已高，肾气亏虚，肾阳不足，气化无力，徒用利尿、导尿之法不能治其本，必温复肾气以助气化，四诊合参，辨为上燥下寒。治以温阳利水，生津止渴，方用栝楼瞿麦丸加减。

案例四：王某，女，24岁。1993年5月30日来诊。该患者素体虚弱，已妊娠4个月，于3日前突病癃闭，小便不畅，或点滴不行，无疼痛感。经某医院以口服利尿药并静注速尿针罔效，又施导尿术，拔管后尿即不通，转求中医治疗。诊见：面色苍白，神疲倦怠，小腹坠胀甚，冷痛，小便难解，腰膝酸软，口干渴，但不敢饮水，舌质红、苔少乏津，脉沉弦乏力，尺脉迟而无力。脉证合参，证属肾阳虚亏，上燥下寒。治以滋阴润燥，温阳利尿。以栝蒌瞿麦丸主治，方药：栝蒌根30克，瞿麦25克，山药、茯苓各15克，制附子、甘草各10克，服药1剂，小便排出如注，其尿液初混浊后清沏。续服上方3剂，排尿通畅，干渴已止，其病告愈。（龙玉泉.经方治验2则[J].陕西中医，1995（12）：559.）

按语：本案证属肾阳虚亏、上燥下寒之癃闭。本虚标实，利尿、导尿之法收效甚微，唯期肾阳得复、气化如常、小便始能通利。治以栝楼瞿麦丸温阳化水以利尿，生津润燥以止渴。

【医家选注】

清·尤怡："此下焦阳弱气冷，而水气不行之证，故以附子益阳气，茯苓、瞿麦行水气。观方后云，腹中温为知，可以推矣。其人若渴，则是水寒偏结于下，而燥火独聚于上，故更以薯蓣、栝蒌根除热生津液也。夫上浮之焰，非滋不熄，下积之阴，非煖不消，而寒润辛温，并行不悖，此方为良法矣。欲求变通者，须于此三复焉。"（《金匮要略心典》）

清·陈修园："此言小便不利，求之膀胱。然膀胱之所以能出者，气化也；气之所以化者，不在膀胱而在肾，故清上焦之热，补中焦之虚，行下焦之水各药中加附子一味，振作肾气，认为诸药之先锋。方后自注腹中温三字，为大眼目，即肾气丸之变方也。"（《金匮要略浅注》）

【临床应用】

辨证要点： 在上可见口渴喜饮，或眩晕、烦热、失眠等上焦燥热之症，在下可有畏寒肢冷、腹冷、小便不利、腰以下肿等下焦虚寒之症。

本方适用于因阳弱气化不利，水停不行，症见上喘、中胀、下癃的慢性肾炎、尿毒症、心源性水肿等，可在本方基础上加椒目、沉香、车前子、怀牛膝，以温阳行气利水。本方对脾肾虚寒的产后水肿、石淋及前列腺肥大所致的癃闭、小便不利亦有效。

蒲灰散

（消渴小便不利淋病脉证并治第十三　11条）

【方证原文】 小便不利，蒲灰散主之；滑石白鱼散、茯苓戎盐汤并主之。（11）

蒲灰散方：

蒲灰七分　滑石三分

上二味，杵为散，饮服方寸匕，日三服。

【方证释义】 本方为湿热淋、小便不利之证治。本条详方略证，需以方测证。蒲灰散由蒲灰、滑石二味组成，适用于湿热下注，深入膀胱血分，湿热瘀结，膀胱气化不行的小便不利。其症当见小便不利、尿色黄赤、尿道疼痛、小腹拘急，甚则尿中带血等，后世多称之为"热淋"。

【方药解析】 蒲灰散由蒲灰、滑石二味组成。蒲灰即蒲黄粉，方中蒲黄生用，清热凉血，消瘀利尿；滑石清利湿热，合用有化瘀利窍泄热之功。

【方证归纳】

主症：症见小便短赤，淋沥涩痛，尿频尿急，舌红，苔黄腻。

病机：湿热郁于膀胱。

治法：化瘀利窍，泄热利尿。

方剂：蒲灰散。

方义：蒲黄凉血、化瘀、止血、利尿；滑石利水通淋，清热祛湿。二药相合清热利尿，消瘀活血止血。

【验案解析】

案例： 郑某某，男，32岁。患者5天来发热，体温38.5℃，口渴思饮，小便不畅，尿色深黄，有时夹有血尿，尿痛，尿频，少腹拘急，脉象滑数，舌苔黄腻。尿常规检查：红细胞（++++），脓细胞少量。病乃湿热下注，膀胱不利，邪在血分，治当清热利尿，佐以通淋化瘀，方拟蒲灰散、导赤散加味：蒲黄3克，滑石12克，生地黄20克，木通5克，竹叶10克，甘草5克，小蓟15克。连服4剂，发热渐退，体温37.3℃，小便较前通畅，血尿已止，尿检红细胞（+）。湿热渐去，膀胱通利，原方去木通，加藕节，再服3剂，小便清利，邪热退清，病即痊愈。（张谷才.从《金匮》方来谈瘀血的证治[J].辽宁中医杂志，1980（7）：2.）

按语： 本案证由湿热下注，膀胱气化不利而致小便不利。症见口渴，小便不畅，尿色深黄，偶有血尿，尿痛，尿频，少腹拘急，脉象滑数，舌苔黄腻，为湿热郁于下焦血分、膀胱气化不利之象。治以清热利尿，兼通淋化瘀，方用蒲灰散、导赤散加味。服药后，湿热渐去，膀胱通利，小便清利，邪热退清，病即痊愈。

【医家选注】

明·赵良仁："小便不利，为膀胱气不化也，气不化，由阴阳不和，阴阳有上下。下焦之阴阳。肝为阳，肾为阴。肾亦有阴阳，左为阳，右为阴。膀胱亦有阴阳，气为阳，血为阴。一有不和，气即不化，自三分观之，悉为膀胱血病涩滞，致气不化而小便不利也。蒲灰、滑石者，《本草》谓其利小便，消瘀血。蒲灰治瘀血为君，滑石利窍为佐。"（《金匮玉函经二注》）

清·尤怡："蒲，香蒲也。宁原云，'香蒲去湿热，利小便'。合滑石为清利小便之正法也。厥而皮水者，水邪外盛、隔其身中之阳，不行于四肢也。此厥之成于水者，去其水则厥自愈，不必以附子、桂枝之属，助其内伏之阳也。"（《金匮要略心典》）

【临床应用】

辨证要点： 小便短赤，淋沥涩痛，尿频尿急，舌红，苔黄腻。

本方适用于治疗膀胱湿热挟有瘀血所致小便不利证，现多用于热淋，如细菌性尿道炎、急性肾盂肾炎等。临床应用常加栀子、车前子以增强清热利尿通淋之功；治血淋，加生地、白茅根以清热凉血止血。

滑石白鱼散
（消渴小便不利淋病脉证并治第十三 11条）

【方证原文】 小便不利，蒲灰散主之；滑石白鱼散、茯苓戎盐汤并主之。（11）

滑石白鱼散方：

滑石二分 乱发二分（烧） 白鱼二分

上三味，杵为散，饮服半钱匕，日三服。

【方证释义】 本方为血淋、小便不利之证治。本条详方略证，需以方测证。滑石白鱼散由滑石、乱发、白鱼三味组成，可凉血化瘀止血、清热利湿。本方证为湿热结于下焦血分，影响膀胱气化，且迫血妄行，用于热性小便不利，尿血，少腹胀满拘急，后世所谓"血淋"。

【方药解析】 白鱼，又名衣鱼、蠹鱼，乃衣帛、书纸中的蠹虫，具有消瘀行血、疗淋通便的作用。《金匮要略精义》云："白鱼者，似鲤头细，为赤黄色，居湖水。"今多用鲫鱼入药。滑石通利小便，清利湿热。乱发烧炭（即血余炭）止血消瘀利尿。三药合之具有通利小便、止血散瘀之功。

【方证归纳】

主症；血淋，小便涩痛，尿血，小腹拘急坠胀、痛引脐中，舌红兼有瘀斑，苔黄而腻。

病机：湿热郁于血分。

治法：消瘀止血，利窍泄热。

方剂：滑石白鱼散。

方义：滑石白鱼散由滑石、白鱼（衣鱼）、乱发组成。滑石甘寒滑润，为清热利尿之良药；白鱼、乱发活血化瘀，利水通淋。

【医家选注】

明·赵良仁："发乃血之余。能消瘀血，通关便，《本草》治妇人小便不利。又治妇人无故溺血；白鱼去水气，理血脉。可见皆血剂也。"（《金匮玉函经二注》）

清·尤怡："《别录》云，白鱼开胃下气，去水气；血余疗转胞，小便不通；合滑石为滋阴益气，以利其小便者也。"（《金匮要略心典》）

【临床应用】

辨证要点： 小便涩痛，尿血，小腹拘急坠胀、痛引脐中，舌红兼有瘀斑，苔黄而腻。

本方适用于膀胱湿热兼有瘀血的小便不利证，现多用于热淋、血淋，如膀胱炎、膀胱结石等。若热甚者加大黄、栀子，腹痛者加当归、芍药，茎中疼痛者加琥珀末、三七、甘草梢。

茯苓戎盐汤
（消渴小便不利淋病脉证并治第十三　11条）

【方证原文】 小便不利，蒲灰散主之；滑石白鱼散、茯苓戎盐汤并主之。（11）

茯苓戎盐汤方：

茯苓半斤　白术二两　戎盐（弹丸大）一枚

上三味，先将茯苓、白术煎成，入戎盐，再煎，分温三服。

【方证释义】 本方为脾肾两虚、小便不利之证治。本条详方略证，需以方测证。茯苓戎盐汤由茯苓、白术、戎盐组成，具有益肾清热、健脾利湿之功效。证属脾肾不足，湿浊内生，注于下焦，膀胱气化受阻，当有小便不利、腹部胀痛，或尿后余沥，尿液混浊，白浊，遇劳加重等症，后世多称之为"膏淋""劳淋"。治以益肾清热、健脾利湿，方用茯苓戎盐汤。

【方药解析】 戎盐即青盐，咸寒入肾，导热下行，为驱除阴分水湿之药，《金匮要略心典》云：其"以润下之性，而就渗利之职，补肾益精"；茯苓、白术健脾利湿。

【方证归纳】

主症：小便余沥不尽，刺痛不明显，饮食减少，身体消瘦，腰膝酸软，四肢乏力，舌淡苔白等。

病机：脾肾两虚，兼有湿热。

治法：益肾清热，健脾利湿。

方剂：茯苓戎盐汤。

方义：茯苓、白术补脾利湿，戎盐（北海盐）咸寒清热，助肾益精。

【类证类方】

类证：蒲灰散、滑石白鱼散、茯苓戎盐汤均以通利小便为主，病因与湿热、瘀血有关，部位侧重在肾与膀胱。三方与栝楼瞿麦丸相比较，症状上均出现小便不利，但蒲灰散、滑石白鱼散、茯苓戎盐汤三方治疗小便不利为小便量少，小便疼痛，属于淋证范畴。栝楼瞿麦丸治疗小便不利是小便量少而难，但是没有小便疼痛的症状，属于水气病范畴。

类方：本条小便不利共出三方，蒲灰散、滑石白鱼散、茯苓戎盐汤虽都能治疗小便不利，但其证候有轻重虚实之差。

蒲灰散和滑石白鱼散均能泄热化瘀利窍，但蒲灰散其利湿通尿作用较强，主治膀胱湿热淋病。滑石白鱼散化瘀止血，利尿泄热，其消瘀止血作用较强，主治膀胱湿热兼瘀血淋病。茯苓戎盐汤健脾益肾、渗湿清热，通中兼补，主治脾肾两虚兼挟湿热之劳淋、膏淋。

【验案解析】

案例：文某，男，49岁，业农，于1958年7月前来就诊。自诉从三月份起，小便微涩，点滴而出，至四月上旬溺时疼痛，痛引脐中，前医投以五苓散连服，五帖无效。诊其脉缓，独尺部细数，饮食正常，予踌躇良久，忽忆及《金匮要略》淋病篇有云：淋之为病，小便如粟状，痛引脐中等语，但有症状未立治法，又第二节云：苦渴者栝楼瞿麦丸主之。但此病不渴，小便频数，经查阅余无言《金匮要略新义》不渴者茯苓戎盐汤主之，滑石白鱼散并主之。遂将二方加减变通，处方如下：茯苓八钱，白术二钱，戎盐二钱（化），滑石六钱，去发灰、白鱼，易鸡肫皮二钱，冬葵子三钱。立方后嘱患者连服八剂，日服一剂，每剂二煎，每次放青盐一钱，煎成一小碗，每晚二次分服，忌鱼腥腻滞辛辣之物……据患者自述吃完八剂后，中午时忽觉小便解至中途突有气由尿道中冲射而出，尿如涌泉，遂痛止神爽，病即若失，再诊其脉已缓和，尺部仍有弦数，此系阴亏之象，继以猪苓散合芍药甘草汤育阴利小便而愈，现体健身胖。（贺昌.膀胱结石二例治验[J].江西中医药，1959（10）：30.）

按语：本案为茯苓戎盐汤、滑石白鱼散合方加减治疗小便不利。症见小便微涩，点滴而出，饮食正常，脉缓，尺部独见细数之象。此非栝楼瞿麦丸证。本病证属湿热下注，脾肾两虚，本虚标实之证。治宜清热利湿，健脾补肾，方用茯苓戎盐汤合滑石白鱼散加减。

【医家选注】

明·赵良仁："戎盐，即北海盐。膀胱乃水之海，以气相从，故咸味润下，佐茯利小便。然盐亦能走血。白术亦利腰脐间血。故亦治血也。三方亦有轻重，刮发为重，蒲灰次之，戎盐又次之。"（《金匮玉函经二注》）

清·徐彬："白术健脾，茯苓渗湿，戎盐出山坡阴上石间不经煎炼，入肾除阴火而清湿

热，故以为使。然此方较前二方，则补养多矣。"（《金匮要略论注》）

【临床应用】

辨证要点：适用于尿后余淋不尽、小便不黄、刺痛不明显、饮食减少、身体瘦弱、心下悸、腰膝酸软、四肢无力、舌淡苔白等症。

本方适用于脾肾虚弱、湿重热轻的劳淋或膏淋，如慢性前列腺疾病等。偏气虚加党参、黄芪，肾虚加熟地、山药，有热加地骨皮、车前子。

猪苓汤

（消渴小便不利淋病脉证并治第十三　13条）

【方证原文】脉浮，发热，渴欲饮水，小便不利者，猪苓汤主之。（13）

猪苓汤方：

猪苓（去皮）　茯苓　阿胶　滑石　泽泻各一两

上五味，以水四升，先煮四味，取二升，去滓，内胶烊消，温服七合，日三服。

【方证释义】本方为水热互结、热伤阴分之证治。脉浮发热，病邪并非在表，而是客热入内，热盛气浮所致。热结膀胱，肾之气化功能失调，阴虚水热互结，则小便不利。水热相搏，水气不化、津不上承，热邪伤阴，故口渴欲饮。治以滋阴润燥，利水除热，方用猪苓汤。

【方药解析】方中猪苓、茯苓、泽泻淡渗利水之；茯苓又兼以安神定志，交通心肾；泽泻能行水于上，使水之阴津上滋，故在利水之中兼补阴分之不足；滑石清热利水通淋、导热下行。阿胶味厚而甘，养阴气滋真阴，共奏清热育阴利水之效，邪热消，阴液增，而诸证自解。

【方证归纳】

主症：小便不利，口干渴，发热，舌红苔薄黄或薄腻或少苔，脉数等。

病机：热盛伤阳，水热互结，膀胱气化不利。

治法：滋阴润燥，利水除热。

方剂：猪苓汤。

方义：猪苓、茯苓、泽泻、滑石渗利清热，阿胶益阴润燥。

【类证类方】

类证：

（1）本方与白虎加人参汤：猪苓汤与白虎加人参汤同有渴欲饮水之症。但白虎加人参汤为阳明热盛伤津所致烦渴引饮，小便尚利，脉洪大。猪苓汤为水热互结阴虚内热证，津不上承而口渴、小便不利。非太阳病水逆证，无表证；也非阳明热盛伤津之大渴引饮。

（2）本方与五苓散：猪苓汤与五苓散均有脉浮、小便不利之症状，用药均应用茯苓与泽泻以利水。但猪苓汤证属阴虚而水热互结之小便不利，伴有阴血内热之症，故用茯苓、泽泻配滑石以利水清热，配阿胶以滋阴利水，实为滋阴清热利水之法。五苓散证属水湿内停、膀胱气化不利之小便不利，故用茯苓、泽泻配桂枝以温阳化气利水，配白术以培土制水，实为通阳化气利水之法。故汪昂曰："五苓泻湿胜，故用桂术；猪苓泻热胜。故用滑石。"

【验案解析】

案例一： 高某，女性，干部。患慢性肾盂肾炎，因体质较弱，抗病能力减退，长期反复发作，久治不愈。发作时有高热、头痛、腰酸、腰痛、食欲不振、尿意窘迫、排尿少、有不快与疼痛感。尿检查：混有脓球，上皮细胞，红、白细胞等；尿培养：有大肠埃希菌。中医诊断：属淋病范畴。此为湿热侵及下焦。法宜清利下焦湿热。选张仲景《伤寒论》猪苓汤。因本方为治下焦蓄热之专剂。淡能渗湿，寒能胜热。茯苓甘淡，渗脾肾之湿；猪苓甘淡，泽泻咸寒，泄肾与膀胱之湿；滑石甘淡而寒，体重降火，气轻解肌，彻除上下表里之湿热；阿胶甘平滑润，既能通利水道，使热邪从小便下降，又能止血。即书原方予服。猪苓12克，茯苓12克，滑石12克，泽泻18克，阿胶9克（烊化兑服），水煎服6剂后，诸症即消失。另嘱患者多进水分，使尿量每日保持在1500毫升以上。此病多属正气已伤，邪仍实的虚实兼证类型，故嘱其于不发作时，服肾气丸类药物，以扶正而巩固疗效。（中国中医研究院编.岳美中医案集[M].北京：人民卫生出版社，1978：18-19.）

按语： 本证属肾虚、湿热蕴结下焦，为虚中夹实之证。高热、头痛、腰酸、腰痛、食欲不振、尿意窘迫诸症反复发作。先与清热利湿之法以治标，方用猪苓汤滋阴润燥，利水除热。服后症状得缓，再与肾气丸类药物，以扶助肾气而巩固疗效。肾气充沛，气化如常，湿热不生，以防疾病复发。

案例二： 过某某，男，53岁。自诉十余日来经常尿赤，尿下鲜血，腰痛腿软，近2日愈甚，前医认为是肾结石，服药多日未见效，反时腹痛泄泻多次，更觉疲困，口渴欲饮，身重心烦，舌赤苔薄黄，脉弦紧。此中医名为溲血，溺血证，并非小便涩痛有血的"血淋"证。证因肾阴不足，心肝火旺下移小肠、膀胱经，损伤血络所致。治宜滋阴清火，凉血止血，拟猪苓汤加茜草、白芍、栀子炭。连服3剂，诸证消失而愈。（李文瑞.金匮要略汤证论[M].北京：中国科学技术出版社，1993：468-469.）

按语： 本案为猪苓汤加减治疗尿血。患者尿血，伴心烦、口渴，且泄泻多次，故诊为阴虚火热下移，损伤血络。应用猪苓汤滋阴清火，凉血止血，加茜草、白芍、栀子炭增止血之功。

案例三： 杨某，男，60岁，B超示：右肾盂扩张，右肾积水。CT示：右肾盂轻度扩张积水，肾及输尿管未见阳性石阴影。右侧腰部疼痛，舌质红，苔薄白，脉弦滑。证属水气内结，水停于肾，肾气不化而成积水。治宜滋阴利水为主，用猪苓汤加味：猪苓16克，茯苓20克，泽泻20克，阿胶10克（烊化），滑石16克，木香10克，乌药12克，车前子16克，冬葵子20克，狗脊10克，每日1剂。共治疗18日，B超复查：右肾大小正常，肾皮质间回声均匀，其内未见明显光团，右肾积水消除。（刘守洪.猪苓汤治疗肾积水45例[J].山东中医杂志，1995，8：345.）

按语： 本案为猪苓汤加减治疗肾积水。患者右侧腰部疼痛，现代医学诊断为肾积水。患者舌红、脉弦滑为水热互结之象。水气内停于肾，肾气不化、水气不得转运而成积水。治宜滋阴清热利水，方用猪苓汤，加木香、乌药、车前子、冬葵子等以增强行气利水之功。

【医家选注】

清·吴谦："赵羽皇曰；仲景制猪苓一汤，以行阳明、少阴二经水热。然其旨全在益阴，不专利水。盖伤寒表虚，最忌亡阳，而里虚又患亡阴。亡阴者，亡肾中之阴与胃家之津液也，故阴虚之人，不但大便不可轻动，即小水亦忌下通。倘阴虚过于渗利，则津液及致耗竭。方中阿胶质膏，养阴面润燥，滑石性滑去热面利水，佐以二苓之渗泻，既疏浊热而不留其壅瘀，亦润真阴而不苦其枯燥，是利水而不伤阴之善剂也。"（《医宗金鉴》）

清·尤怡："此与五苓散病证同，而药则异。五苓散行阳之化，热初入者宜之；猪苓汤行阴之化，热入久而阴伤者宜之也。按渴欲饮水，本文共有五条，而脉浮发热、小便不利者，一用五苓，为其水与热结故也；一用猪苓，为其水与热结，而阴气复伤也；其水入则吐者，亦用五苓，为其热消而水停也；渴不止者，则用文蛤，为其水消而热在也；其口于燥者，则用白虎加人参，为其热甚而津伤也。此为同源而异流者，治法亦因之各异如此，学者所当细审也。"（《金匮要略心典》）

【临床应用】

辨证要点： 小便不利，口渴欲饮，发热，心烦，失眠，舌红，苔少，脉浮或细数。

本方适用于凡属水热互结伤阴的肾炎、肾结核、肾盂肾炎、泌尿系感染、肾积水、肾结石、尿路结石、乳糜尿有尿频尿急尿血者，均可用猪苓汤化裁治疗。

［李思佳］

第十三章　水气病脉证并治方

防己黄芪汤

（水气病脉证并治第十四　22条）

【方证原文】风水，脉浮身重，汗出恶风者，防己黄芪汤主之。腹痛加芍药。（22）

防己黄芪汤方：方见湿病中。

【方证释义】本条提出风水表虚的证治。风水、脉浮提示病位在表，水湿之邪阻滞在肌肤肌肉之间，故身重；风水表虚、卫气不固，故汗出恶风。本证属气虚不固，兼夹风水所致，治以益气固表、利水除湿，方用防己黄芪汤。

【方药解析】防己配伍白术祛风利水除湿，配伍黄芪益气固表，增利水湿之功，白术配黄芪可助益气之力。此三药相伍，可使驱邪不伤正，固表不留邪。甘草、生姜、大枣调和营卫，同时又增黄芪益卫固表之效。若因水湿阻滞而致里气不和，见腹痛者可加芍药调气活血。本方水煎服，下半身覆被，温令微汗。服后皮肤如有虫行的痒感，是水从表散的反应；腰以下发凉，是水从小便而去的标志。

【方证归纳】

主症：脉浮、身重、汗出、恶风。

兼症：头面及四肢水肿。

病机：风水表虚。

治法：益气固表，利水除湿。

方剂：防己黄芪汤。

方义：方中防己利水，黄芪益气固表，白术健脾化湿，生姜、大枣调和营卫，甘草和中。

【类证类方】

类证：防己黄芪汤证与防己茯苓汤证之别：防己黄芪汤主治风水，病机为表虚卫气不固。主症风湿（风水），脉浮，身重，汗出恶风。用药上防己一两，黄芪一两一分，甘草半两，白术七钱半，生姜四片，大枣一枚。功效上偏重利水除湿，补卫固表。防己茯苓汤主治皮水，病机为阳郁不宣，水气过盛。主症为四肢肿，水气在皮肤中，四肢聂聂动。用药上防己三两、黄芪三两、甘草二两、桂枝三两、茯苓六两（表13-1）。

表13-1　防己黄芪汤证、防己茯苓汤证鉴别表

证名	防己黄芪汤证	防己茯苓汤证
症状	脉浮身重，汗出恶风	（无汗不恶风，腹大浮肿，按之没指，）四肢肿，四肢聂聂动
病位	水在皮毛	水在皮中
病机	表虚卫气不固	阳气失宣，水郁皮肤
治则	益气祛湿，走表行水	通阳达表，祛肌表之水湿
药物	防己一两 黄芪一两一分 甘草半两 白术七钱半	防己三两 黄芪三两 甘草二两 茯苓六两 桂枝三两
条文	十四篇 22 条	25 条

【验案解析】

案例一： 王某某，女，45岁。患急性风湿病2个月余，肘膝关节肿痛，西医用青霉素、维生素B、阿司匹林等药，关节肿痛减轻，但汗出不止，身重恶风，舌苔白滑，脉象缓，此卫阳不固，汗出太多，风邪虽去，湿气仍在之故。治宜益卫固表，除湿蠲痹，用防己黄芪汤：防己12克，白术10克，黄芪15克，甘草3克，生姜3片，大枣1枚，加防风10克，桂枝6克，酒白芍10克。服5剂。汗出恶风遂止，关节肿痛亦有好转。（谭日强.金匮要略浅述[M].北京：人民卫生出版社，1981：39.）

按语： 本案为防己黄芪汤临床治疗风湿。患者汗出、恶风、身体沉重，苔白滑、脉缓，证属湿困肌表、营卫受阻、卫气不固。治疗以防己黄芪汤加减益气利湿，加桂枝、白芍、防风条畅营卫、通利关节。

案例二： 钱某，女，37岁。于1个月前，患急性化脓性扁桃体炎，经治愈后，渐觉面目、四肢水肿，腰酸纳呆。尿检：蛋白（+++），红细胞（++），白细胞（+），颗粒管型（+）；西医诊断为：急性肾小球肾炎，住院治疗。刻下病已经月，面黄虚浮，身重体倦，汗出恶风。尿检蛋白一直波动在（+++），苔白腻，舌质淡，脉浮缓。辨证为风水相搏，表虚不固，肾亏于下。治宜祛风行水，益卫固表，并稍佐温肾之品，取防己黄芪汤加味：防己10克，黄芪12克，白术12克，甘草4克，生姜6克，大枣10枚，菟丝子12克，淫羊藿10克。服药8剂后，尿检蛋白少许，面浮身重，汗出恶风俱减。原方继服8剂后，诸证悉除，尿检正常，康复出院。（王伯群.防己黄芪汤的临床运用[J].江苏中医杂志，1984，6：40.）

按语： 本案为防己黄芪汤治疗急性肾小球肾炎。患者头面、四肢水肿，身重体倦，为风水相搏证；脾肺气虚，卫气不固，则汗出恶风，面黄虚浮，纳食减少；腰酸、尿蛋白阳性，为肾虚、精气不固。方用防己黄芪汤，益气固表，健脾利水，加菟丝子12克，淫羊藿10克，以增温肾固精之效。

【医家选注】

清·尤怡："风湿在表，法当从汗而解，乃汗不待发而自出，表尚未解而已虚，汗解之法不可守矣。故不用麻黄出之皮毛之表，而用防己驱之肌肤之里。服后如虫行皮中，及从腰

下如冰，皆湿下行之征也。然非芪、术、甘草，焉能使卫阳复振，而驱湿下行哉？"（《金匮要略心典》）

清·吴谦："脉浮风也，身重湿也。寒湿则脉沉，风湿则脉浮。若浮而汗出不恶风者，为实邪，可与麻黄杏仁薏苡甘草汤汗之。浮而汗出恶风者，为虚邪，拟以防己、白术以去湿，黄芪、甘草以固表，生姜、大枣以和营卫也。"（《医宗金鉴》）

【临床应用】

辨证要点：防己黄芪汤临床以一身面目肿、按之凹陷不起、汗出、恶风、身肿为主症，证属风水兼表虚。

本方适用于急慢性肾炎，也可用于其他原因引起的水肿，如特发性水肿、妊娠水肿，还可用于原因不明的头面四肢虚浮，证属风水兼表虚皆可用之。若患者有明显外感症状时，可配以祛风药，如防风等；若脾虚证明显者，可增健脾之品。临证时祛风止痛用木防己，利水退肿用汉防己。

越婢汤
（水气病脉证并治第十四　23条）

【方证原文】风水恶风，一身悉肿，脉浮不渴，续自汗出，无大热，越婢汤主之。（23）

越婢汤方：

麻黄六两　石膏半斤　生姜三两　大枣十五枚　甘草二两

上五味，以水六升，先煮麻黄，去上沫，内诸药，煮取三分，分温三服。恶风者加附子一枚炮；风水加术四两。（《古今录验》）

【方证释义】本条提出风水夹热的证治。风水者，乃风邪外袭，卫气闭郁，肺之气机失于宣降，不能通调水道，水湿滞留于肤表，故见恶风，脉浮，一身悉肿。风水夹热，热迫津泄，故可见自汗连绵不断。因汗出热散，故肌表无大热，但里热仍在。证属风水相搏，肺胃内有郁热所致。治当发越水气，兼清郁热，方用越婢汤。

【方药解析】方中麻黄辛温，即可发汗散水，又可宣肺通调水道，本方麻黄六两主以发越水气；石膏辛甘大寒，可外透肌肤之热，内泻肺胃之火，并制麻黄之温燥，用量半斤以清解郁热。生姜散水降逆。大枣、甘草补益脾胃以和中。本方先煮麻黄，去上沫，再入其余几味药物。方后注云"恶风者加附子一枚"，提示若卫阳虚较重，加炮附子以温阳散水止汗；"风水，加术四两"，此风水意在强调水湿过盛，加白术四两，变成越婢加术汤，以健脾除湿，白术与麻黄同伍，又有麻黄加术汤的配伍含义，表里同治，以增强利水消肿之功。

【方证归纳】

主症：风水恶风、一身恶肿、脉浮、口渴、续自汗出、无大热。

病机：风水相搏，内有郁热。

治法：散邪清热，发越水气。

方剂：越婢汤。

方义：麻黄配生姜以宣散发越，石膏辛凉以清内郁之热，甘草、大枣和中以助药力。

【类证类方】

类证：越婢汤与防己黄芪汤皆用于风水证治，临床均可见脉浮、汗出、恶风等，但在病机、治法及用药上有很大不同。越婢汤以一身悉肿，汗出，口渴为主症；病机为风水夹郁热；以发汗利水，兼清郁热为治疗大法，用药麻黄、石膏、生姜、大枣、甘草。防己黄芪汤以脉浮，身重，汗出，恶风为主症；病机为风水兼表虚；以益气固表，利水祛湿为治疗大法，用药防己、黄芪、白术、生姜、大枣、甘草（表13-2）。

表13-2　防己黄芪汤证与越婢汤证鉴别表

证名		防己黄芪汤证	越婢汤证
症状	相同点	脉浮，汗出，恶风	脉浮，自汗出，恶风
	不同点	身重	一身悉肿，不渴，无大热
病机		风水表虚兼水滞肌肤	风水表实而挟郁热
治则		益气行水	发越水气，兼清里热
方剂		防己黄芪汤	越婢汤
条文		十四篇 22 条	23 条

【验案解析】

案例一：张某，男，3岁，秋患水肿，经中西医治疗月余无效，患儿周身水肿，肿势较盛，按其手足，凹陷颇深，脐微突出，小便短少，大便如常，舌苔薄白，舌质红，脉不甚沉，兼有滑数之象，越婢汤以治之。处方：生麻黄2.4克，生石膏24克，生甘草2.4克，生姜2片，大枣2枚。服1剂后，即见微微汗出，小便亦渐增长，连服3剂，肿已退去大半，原方再服3剂而愈。及改用香砂六君子汤加减以善其后，并嘱其忌盐4个月，愈后未复发。（王金魁，谢娟娟.老中医谢天心应用石膏的独到经验[J].上海中医药杂志，1984，5：27.）

按语：本案证属风水相搏，内有郁热。风邪外袭，卫气不足，肺失宣降，水湿滞留于肌肤间，故见周身水肿，肿势较盛，按其手足，凹陷颇深。小便短少，舌质红，脉滑数说明内有郁热熏蒸，热不甚。治宜方发汗行水，兼清郁热。方用越婢汤治疗。

案例二：秦某，男，12岁。一个月前被雨淋后，致两膝作痛，步履困难，上肢肘、腕关节游走窜痛，发热，汗出不解。体温39.2℃。查抗溶血性链球菌案"O"750U，红细胞沉降率96毫米每小时。舌苔白，脉浮数。四诊合参，此为热痹，治当清热宣痹。越婢汤加减：麻黄6克，石膏60克，甘草5克，桂枝6克，知母12克，苍术、黄柏、牛膝、赤芍各10克，川乌、草乌各3克。每日2剂。服8剂后，体温降至38℃，疼痛减轻，再服3剂（每日1剂），体温降至37.5℃，关节疼痛仍然，改用桂枝芍药知母汤加桑枝、秦艽、青蒿等，调治10余日，关节疼痛控制，低热已除而出院。（陈明.金匮名医验案精选[M].北京：学苑出版社，2006；

397.）

按语：越婢汤本为风水挟热而设，本案为风湿热痹，病机相似，故可因机而用。因湿热伤于经脉，气血不通，又合三妙丸、桂枝芍药知母汤而用，则疗痹之效更速。

案例三：史某，男，8岁。1962年4月4日初诊。1月前，继感冒高热数日后，全身出现水肿。经某医院尿常规检查：尿蛋白（+++），白细胞（+），颗粒管型1%~2%（高倍视野），诊为急性肾小球肾炎。服西药治疗半个月余不效，来我院就诊。症见：头面四肢高度浮肿，眼睑肿势尤甚，形如卧蚕，发热汗出，恶风口渴，咳嗽气短，心烦溲赤，舌质红，苔薄黄，脉浮数，体温39.5℃。证属风水泛滥，壅遏肌肤。治宜宣肺解表，通调水道。方用越婢汤加味：麻黄10克，生石膏20克，炙甘草6克，生姜4片，大枣4枚，杏仁10克。水煎服。1962年4月7日二诊：水肿见消，咳嗽大减，仍汗出恶风，体温38.5℃，尿蛋白（++），未见红、白细胞及管型。舌苔转白，脉浮缓，效不更方，原方加苍术8克，3剂。药后热退肿消，诸症悉除，尿检正常，遂停药。以后追访年余，疗效巩固，病未复发。（王明五，张永刚.经方治疗风水[J].北京中医杂志，1985（5）：20.）

按语：本案为越婢汤治疗急性肾小球肾炎。患儿头面四肢水肿，发热、汗出、恶风为风水相搏所致，兼见口渴、心烦、舌红、脉数等热象，证属风水夹热，壅遏肌肤。治宜宣肺解表，通调水道，方用越婢汤加味。方中麻黄配伍生姜发越阳气；石膏配伍麻黄，宣泄肺热；甘草、大枣，甘缓和中，以防麻黄发散太过；加杏仁以增宣肺之力。诸味相协共奏发越水气，兼清里热之功。

【医家选注】

清·尤怡："此与上条证候颇同而治特异。麻黄之发阳气十倍防己，乃反减黄芪之实表，增石膏之辛寒，何耶？脉浮不渴句，或作脉浮而渴。渴者热之内炽，汗为热逼，与表虚出汗不同，故得以石膏清热，麻黄散肿，而无事兼固其表耶。"（《金匮要略心典》）

清·吴谦："此又承上条风水，互详其证而变其治也。风水之邪，全在表而不在里。故恶风一身悉肿，脉浮不渴也。初本无汗，身无大热，续自汗出而不恶风寒，表不虚也。故用越婢汤以发之。若恶风甚者、表阳虚也，前方加附子一枚，以补其在表之阳也。"（《医宗金鉴》）

【临床应用】

辨证要点：越婢汤临床应见头面部及上半身浮肿，并伴恶寒、发热、身痛，咳喘胸闷，咽痛口渴，尿少色黄，舌红苔薄白或黄白相间而润，脉浮数或弦滑等。

本方适用于急性肾炎所引起的水肿，有较好的疗效，临证时可加连翘、益母草、生姜皮、茯苓等以增强清热利水消肿之功。

麻黄附子汤、杏子汤

（水气病脉证并治第十四　26条）

【方证原文】 水之为病，其脉沉小，属少阴；浮者为风。无水虚胀者，为气。水，发其汗即已。脉沉者宜麻黄附子汤；浮者宜杏子汤。（26）

麻黄附子汤方：

麻黄三两　甘草二两　附子一枚（炮）

上三味，以水七升，先煮麻黄，去上沫，内诸药，煮取二升半，温服八分，日三服。

杏子汤方：未见，恐是麻黄杏仁甘草石膏汤。

【方证释义】 本条论述风水、正水的证治，以及水气病与虚胀的鉴别。本条所论述水之为病，包括风水、正水而言。正水者，是因足少阴肾阳不足，不能化气行水，水湿泛滥停留而发为肿；水郁气滞，可见腹满；上逆犯肺，而见喘息；阳气不足，无力温运血气，兼之水饮郁遏，脉气不畅，故来脉沉小。虽水气在表，但病本在肾。治宜温经助阳发汗，方用麻黄附子汤。

水气病虽属表证，但临床中需分析其具体的病机及兼症，采用不同的发汗法治疗。脉沉者，多为肾阳虚不能化气行水，用麻黄附子汤温阳发汗；脉浮者，多与肺有关，应采用杏子汤宣肺发汗。

【方药解析】 方中麻黄辛温，宣肺发汗以散水湿；炮附子温经助阳；甘草和中，调和诸药。杏子汤虽见方名，未见组成，推测必有辛开苦泄的作用。后世多疑为麻杏甘石汤或三拗汤。此处麻黄入药与其他（如葛根汤、麻黄汤）同，要先煮，去上沫。

【方证归纳】

主症：一身悉肿，恶风寒，不发热，身无汗，口不渴，舌苔白滑，脉沉小。

病机：足少阴肾之阳虚，不能化气行水，水气泛滥。

治法：温经发汗。

方剂：麻黄附子汤。

方义：麻黄开腠发汗，散在表之水；附子温经助阳，以补肾之虚；甘草配麻黄发散，助附子扶阳。

【类证类方】

类方：本方药物组成与《伤寒论》302条麻黄附子甘草汤相同，只是麻黄剂量略有差异；在《伤寒论》中，麻黄附子甘草汤治少阴病兼表而病势较缓者。本方与《伤寒论》301条麻黄细辛附子汤仅一味药物之差，麻黄细辛附子汤治少阴兼表，病邪初感，病势较急者。

【验案解析】

案例一：覃某，女性，年约50。3个月前，初起眼睑水肿，继即全身肿胀，按之凹陷，体重由40余千克增至70余千克，行动困难，食欲不振，大便软，小便少，素无心悸气促及两脚水肿史，经化验诊断为肾脏性水肿，脉象沉小。初拟五苓散、济生肾气丸之类，连服多剂，不效。筹思再三，患者先从颜面肿起，正符合"腰以上肿，当发汗乃愈"之旨，用麻黄附子甘草汤，连服3剂，汗出至腿以下，顿觉全身舒适，继用五苓散及济生肾气丸多剂，功效大著，关门大开，小便清长，日夜10余次。2周后，全身水肿消失，体重减至40余千克，恢复原来体重，患者愉快出院。（湖南省中医药研究所.湖南省老中医医案选·第一辑[M].长沙：湖南科学技术出版社，1980：58.）

按语： 本案证属水气病，然因足少阴肾之阳虚，不能化气行水，水气泛滥而为肿是也。但表气不开，徒用温肾利水而不效。故治疗应发越水气，兼顾肾阳。宜投麻黄附子汤温经发汗以祛水。表气得开，里气不闭，继予五苓散、济生肾气丸而水肿全消。

案例二： 陈某，32岁。经谓病始于下而盛于上者，先治其下，后治其上；病始于上而盛于下，先治其上，后治其下。此证始于上肿，当发其汗，与《金匮》麻黄附子甘草汤。麻黄二两、熟附子一两六钱、炙甘草一两二钱。煮成五饮碗，先服半碗，得汗止后服，不汗。

再服，以得汗为度。此方前医曾用过，无效，吴曰："前医恐麻黄发阳，用八分；附子护阳，用一钱以监制麻黄；又恐麻黄附子皆剽悍药也，甘草平、遂用一钱二分，又监制麻黄、附子，如何能效？"吴则将附子少于麻黄四钱，让麻黄出头；甘草又少附子四钱，让麻黄、附子出头，甘草但坐镇中州而已，用之果效。（金寿山.《金匮诠释》[M].上海：中医学院出版社，1986：153-154.）

按语： 本案证属正水，与少阴肾相关，故用麻黄附子汤温经发汗。方中麻黄发汗行水，宣肺平喘；甘草健脾和中，培土制水；附子温阳化湿，共奏温经发汗，祛水平喘。本案提示临床中药物的剂量很影响药效，要仔细斟酌运用。

【医家选注】

清·徐彬："按仲景前于风水、皮水、里水皆出方，独所云石水不出方。观前所出之方，似乎责之手足太阳、手足少阴。里水与急风，兼责阳明而用石膏。此独另揭，言水之为病，脉沉小者，属少阴。后即承之曰：脉沉者，宜麻黄附子汤，然则此方，或即所谓石水之主方耶。正水之下寒多者，似亦可用。又即承麻黄附子甘草方而曰：脉浮者，宜杏子汤。既脉浮，不与前风水、皮水方相同，岂非杏子方乃正水、石水而间有脉浮者，宜用此方耶。盖麻黄附子甘草汤方，即麻黄、甘草二味耳，以少阴而加附子，发其龙火之真阳，协力麻黄甘草，以开久蚀之阴。杏子汤，因金囚不能运水，故以脉浮责肺金之热而泻气，以泄其水之实耳。若无水虚肿，此即所谓风气相搏，气强即为水，风之属也，故亦主发汗。"（《金匮要略心典》）

清·喻昌："此论少阴正水之病。其脉自见沉小，殊无外出之意，若脉见浮者，风发于外也；无水虚胀者，手太阴气郁不行也，风气之病，发其汗则自止耳。即脉沉无他证者，当仿伤寒少阴例，用麻黄附子汤荡动其水以救肾；若脉浮者，其外证必自喘，当仿伤寒太阳例，用麻黄杏子甘草石膏发散其邪以救肺，此治金水二脏之大法也。"（《医门法律》）

【临床应用】

辨证要点：麻黄附子汤临床见腰以上及眼睑水肿，兼有恶寒、四肢不温、小便不利或清长、咳喘、腹满脐平、脉沉细等，证属正水肾阳虚不能化气行水，水寒犯肺者。

杏子汤临床见发热恶风、浮肿而喘、唇红、舌质红、苔薄黄少津、脉浮数等，证属风水夹热者，可用麻杏石甘汤宣肺清热利水或以越婢汤发越水气，清解郁热。或症见水肿而喘、苔白润、脉浮紧等，证属风水表里无热者，可用三拗汤宣肺散水以平喘。

本方适用于急慢性肾炎，肺心病之水肿咳喘等而见本方证者。

越婢加术汤
（水气病脉证并治第十四 5、25条）

【方证原文】里水者，一身面目黄肿，其脉沉，小便不利，故令病水。假如小便自利，此亡津液，故令渴也。越婢加术汤主之。方见下。（5）

里水，越婢加术汤主之；甘草麻黄汤亦主之。（25）

【方证释义】本条论述皮水夹热的证治。里水，即皮里之水。皮水的形成是由于脾失运化，肺失宣降，停水外溢所致。故见周身面目肿甚，脉沉，小便不利。水湿内停，郁而化热，皮水夹热内扰，故心烦。治宜发汗行水，兼清里热，方用越婢加术汤。

【方药解析】越婢汤发汗行水、兼清里热，加用白术健脾以培土制水。白术与麻黄相配伍，既可行皮中之水，又可行表里之湿，同时又可制约防止麻黄过汗。方后注云："恶风者，加附子一枚炮"，是卫阳虚弱，腠理疏松的表现，加附子温阳固表。

【方证归纳】

主症：一身面目黄肿，口渴，心烦，小便不利，脉沉。

病机：皮水夹热。

治法：发汗散水兼清郁热。

方剂：越婢加术汤。

方义：越婢汤发汗行水，兼清内热，加白术以除肌表之湿。

【类证类方】

类方：越婢汤与越婢加术汤、越婢加半夏汤之别：越婢汤与越婢加术汤二方用药仅差一味，但从适应证、病机、主症到功效都有不同。越婢汤适于治疗风水病，其病机为风邪袭表，肺失通调，水气泛溢，内兼郁热。临床表现为脉浮，恶风，一身悉肿，脉浮而渴，续自汗出，无大热。故用越婢汤发越水气，兼清郁热。其中麻黄、石膏发越水气兼清郁热，生姜、甘草、大枣和中。越婢加术汤用于治疗皮水病，其病机为脾失运化，肺失通调，水湿内停，郁久化热，并无风邪。主症为一身面目黄肿，其脉沉，小便不利。故用越婢汤加一味白术以增健脾除湿之功，全方发汗行水，兼清郁热。越婢加半夏汤用于外感风热，水饮内作，饮热迫肺的咳喘病的治疗（表13-3）。

表13-3 越婢汤、越婢加白术汤、越婢加半夏汤鉴别表

方名	药物用量							功用	症状	病机
	麻黄	石膏	生姜	大枣	甘草	白术	半夏			
越婢汤	六两	半斤	三两	十五枚	二两			发汗散水清透郁热	风水恶风,一身悉肿,脉浮不渴(《心典》作"脉浮而渴"),续自汗出,无大热	风水表实内有郁热
越婢加白术汤	六两	半斤	三两	十五枚	二两	四两		发汗散水清透郁热兼以除湿	里水,一身面目黄肿,脉沉,小便不利(汗出)	皮水表实里有郁热
越婢加半夏汤	六两	半斤	三两	十五枚	二两		半升	发汗散水清透郁热降逆平喘	咳而上气,其人喘,目如脱状,脉浮大	外感风热水饮内作饮热迫肺

【验案解析】

案例一:秦某,男,12岁。一个月前被雨淋后,致两膝作痛,步履困难,上肢肘、腕关节游走窜痛,发热,汗出不解。体温39.2℃。查抗溶血性链球菌案"O"750U,红细胞沉降率96毫米每小时。舌苔白,脉浮数。四诊合参,此为热痹,治当清热宣痹。越婢汤加减:麻黄6克,石膏60克,甘草5克,桂枝6克,知母12克,苍术、黄柏、牛膝、赤芍各10克,川、草乌各3克。每日2剂。服8剂后,体温降至38℃,疼痛减轻,再服3剂(每日1剂),体温降至37.5℃,关节疼痛仍然,改用桂枝芍药知母汤加桑枝、秦艽、青蒿等,调治10余日,关节疼痛控制,低热已除而出院。(陈明.金匮名医验案精选[M].北京:学苑出版社,2006:397.)

按语:越婢汤本为风水挟热而设,本案为风湿热痹,病机相似,故可因机而用。因湿热伤于经脉,气血不通,又合三妙丸、桂枝芍药知母汤而用,则疗痹之效更速。

案例二:陈某,女性,16岁,学生。月经来潮时受湿,经后周身浮肿。人民医院门诊诊断为急性肾小球肾炎,治疗无效,就诊于余。患者头面及四肢肿大如水包,周身皮肤光泽,按之凹陷,询其小便短涩,大便不畅,舌苔薄白质润,一身沉重,精神萎靡,嗜睡,气促,纳差,其脉浮数。"经先断后发肿者为血分",今察其证无少腹痛,入夜无热及谵语,溲便均不利,是血分无证也。《金匮要略》云:"皮水其脉亦浮,外证胕肿,按之没指,不恶风,其腹如鼓,不渴,当发其汗。"遂遵其法,投以越婢加术汤。处方:麻黄、石膏、白术、甘草、生姜、大枣,3剂,服完2剂,身微汗,小便略畅;服完3剂,毅势汗出,小便通畅,水肿全消,思食。复诊:脉缓、面苍白,精神略差,处以六君子汤加当归、黄芪,调理脾胃,和其营血,康复如常。(湖南省中医药研究所.湖南省老中医医案选·刘天鉴医案[M].长沙:湖南科学技术出版社,1980:37.)

按语： 本案证属脾失运化渗利，肺失宣发肃降，停水外溢所致头面及四肢肿大如水包，周身皮肤光泽，按之凹陷；水阻气化，则小便短涩，大便不畅。证属皮水郁热，治当发汗行水，兼清里热。方用越婢汤加术汤。越婢汤发越水气，从表而散；更加白术补脾益气，运化水湿。

【医家选注】

明·赵良仁："此条但言里水，不叙脉证，与前条里水用越婢汤加术俱同，何两出之？将亦有异乎？前条里水证，止就身肿，小便不利，亡津液而渴者。大抵一经之病，随其气化所变，难以一二数。其经之邪无明，其变不可详，惟在方中佐使之损益何如耳。"（《玉函经二注》）

【临床应用】

辨证要点： 越婢加术汤临床见头面上半身浮肿明显、恶寒发热、咳嗽喘促胸闷、咽痛口渴，或微汗、纳呆腹胀便溏、尿少色黄、苔白或白黄而润、脉浮数或弦滑等。

本方适用于本方对慢性肾炎急性发作性水肿，有较好的疗效。临证时常可加连翘、益母草、生姜皮、茯苓等以增强清热利水消肿之功。

甘草麻黄汤
（水气病脉证并治第十四　25条）

【方证原文】里水，越婢加术汤主之；甘草麻黄汤亦主之。（25）

越婢加术汤方：见上。于内加白术四两，又见脚气中。

甘草麻黄汤方：

甘草二两　麻黄四两

上二味，以水五升，先煮麻黄，去上沫，内甘草，煮取三升，温服一升，重复汗出，不汗，再服。慎风寒。

【方证释义】本条提出皮水属表实的不同证治。里水即皮水，由脾阳虚不能运化水湿，肺气虚不能通调水道，水湿停留，泛于肌表而成。对于皮水湿郁化热，证属表实有汗夹热者，宜越婢加术汤，宣肺健脾，清解郁热，行散水湿。对于水湿停于肌表，证属表实无汗无热者，可用甘草麻黄汤，内助脾气，外散水湿。

【方药解析】甘草麻黄汤方中麻黄发汗散水；甘草健脾和中。本方虽仅两味，但麻黄用量达四两，可见其发汗之力。煎服方法上，先煮麻黄，去上沫。另方后注云："重覆汗出，不汗，再服。"突出强调一定要取汗，不汗覆被再取。因汗出腠理得开，水气才得散。同时强调要"慎风寒"，不要因汗出腠理疏松而再感邪。

【方证归纳】

主症：全身浮肿，无汗，兼咳嗽气喘，小便短少。

病机：肺失通调，停水外溢。

治法：发汗散水，宣肺祛湿。

方剂：甘草麻黄汤。

方义：甘草麻黄汤宣散水气，方中麻黄宣肺利水，甘草和中健脾。

【类证类方】

类方：甘草麻黄汤与越婢汤加术之别：二方均治疗里水，症见一身面目黄肿，脉沉，小便不利，但在病机、症状、治法、药物组成上存在差异。甘草麻黄汤病机为皮水初起，水滞皮下，但无郁热；鉴别要点为无汗，不渴，以发汗行水为治疗大法，方中麻黄用量达四两、甘草二两。越婢汤加术病机为皮水表实兼有郁热；鉴别要点为有汗，多口渴，以发越水气，兼以逐湿为治疗大法（表13-4）。

表13-4　越婢汤与甘草麻黄汤鉴别表

方名	药物用量					功用		症状	病机
	麻黄	甘草	石膏	生姜	大枣	共同点	不同点		
越婢汤	六两	二两	半斤	三两	十五枚	发汗散水和中益气	主发汗散水为清透郁热	风水恶风，一身悉肿，脉浮不渴（《心典》作"脉浮而渴"），续自汗出，无大热	风水表实内有郁热
甘草麻黄汤	四两	二两					主发汗行水为和中补脾	里水，其脉亦浮，外证胕肿，按之没指，不恶风，不渴（无汗无热）	皮水表实里无郁热

【验案解析】

案例一：王某，男，3岁，1983年10月27日由儿童医院转来本院。患儿一周前发热，咽痛，经治热退，因汗出过多，其母用凉毛巾揩之，次日下午，患者脸、睑部出现浮肿到某院确诊为急性肾炎。用西药效微，转本院中医诊治。症见睑为卧蚕，全身浮肿，头面、下肢尤甚，其睾丸肿大如小杯，尿二日来几闭，不欲饮食，呼呼作喘，《金匮要略》所云"气强则为水""风气相击"，治以：麻黄15克，甘草15克。水煎，频频而少喂。患儿家长每十几分钟喂一匙，半剂尽，尿道口淋滴尿液，半小时后，第一次排尿（300毫升），又隔45分钟，第二次排尿（700毫升），此时喘促减，余嘱尽剂，夜间服5～6次，次日清晨，其肿大消，身渍渍汗出，改培土利湿剂善后。（顾兆农.提壶揭盖法治疗风水、关格[J].中医药研究杂志，1984（01）：22.）

按语：本案证属皮水，证由脾阳虚运化失司，肺气虚宣降失常，水湿停留，水湿浸渍于肌里，溢于肌表。症见皮水无汗，口不渴，小便不利，苔白滑，脉沉。治宜和中补脾，宣肺利水，方用甘草麻黄汤。麻黄能上宣肺气，下伐肾邪，外发皮毛之汗，内驱脏腑之湿；甘草和中健脾。

案例二：梁某，男，55岁。咳嗽10年，哮喘3年，冬重夏轻，现发作时有哮喘音，咳嗽频频，舌净，脉细。证属风寒犯肺，治宜平喘止咳，用甘草麻黄汤加味。麻黄、百部、杏仁、大贝各9克，甘草6克，5剂。另砒矾丸，每次5丸，日2次，共30粒。（戴克敏.春华教授治疗哮喘医案[J].辽宁中医杂志，1987（02）：2-4.）

按语：本案以甘草麻黄汤治疗咳喘。麻黄宣肺平喘，百部、杏仁、大贝止咳。另砒矾丸治疗寒喘有效。砒矾丸即为许叔微《本事方》所载的紫金丹，治疗寒喘有奇效，其组成以砒石1、明矾3、豆蔻10为比例，研粉糊丸，绿豆大小，每次服5~7丸。本方对热性哮喘无效，误用后反而加重。又药量要适中，少则无效，多则中毒，连续服用5日即要停用。

【医家选注】

清·徐彬："里水即前一身面目黄肿，脉沉而渴，正水也。越婢方解见前。又甘草麻黄汤亦主之者，麻黄发其阳，甘草以和之，则阳行而水去，即有里热，不治自清耳。且以防质弱者，不堪石膏也。水已成，则气壅而肺热，故里水与风水俱有用石膏者。不用桂枝，可知麻黄无桂枝，不全发表，大能通彻荣中之气，故用以治火耳。"（《金匮要略心典》）

清·王子接："少阴无里症，欲发汗者，当以熟附固肾，不使麻黄深入肾经劫液为汗，更妙在甘草缓麻黄、于中焦取水谷之津为汗，则内不伤阴，邪从表散。必无过汗亡阳之虑矣。"（《绛雪园古方选注》）

【临床应用】

辨证要点：甘草麻黄汤临床见身肿、无汗、无内热、咳嗽气喘、小便不利等，证属脾肺失调，且无内热的皮水表实证者。

本方适用于急慢性肾小球肾性浮肿、急慢性气管炎、肺气肿等伴有喘息、全身尤以上半身浮肿、呼吸困难等疾病。

防己茯苓汤
（水气病脉证并治第十四　24条）

【方证原文】皮水为病，四肢肿，水气在皮肤中，四肢聂聂动者，防己茯苓汤主之。（24）

防己茯苓汤方：

防己三两　黄芪三两　桂枝三两　茯苓六两　甘草二两

上五味，以水六升，煮取二升，分温三服。

【方证释义】本条论述皮水气虚阳郁的证治。皮水为病，因于脾肺气虚，不能运化和敷布水湿，脾主四肢，水气不化，故"四肢肿"。水气相搏在皮肤中，水阻阳郁，邪正相争，阳气欲展而不得展，故四肢肿处微微颤动，即"四肢聂聂动"。皮水非风邪为患，故不恶风；水湿停聚，阻遏阳气，四肢欠温亦口不渴。治宜通阳化气、表里分消，方用防己茯苓汤。

【方药解析】方中防己味苦辛，性寒，入膀胱、肺经，功在散在表之水湿；茯苓味甘性平，入心、肺、脾、肾经，淡渗利湿，导水下行；二药相配可渗湿利水，导水下行。黄芪味甘，微温入脾、肺经，温阳益气，助防己去在表之水湿；桂枝味辛、甘、性温，人心、肺经，温阳解肌，既助茯苓通阳利水，使在里之水从下焦排之，又助黄芪固表通阳。甘草调协诸味，补中以助黄芪培土制水，又协同桂枝通阳解肌。全方温阳健脾，导水下行，标本兼治，为治疗脾虚水肿的有效方剂。

【方证归纳】

主症：脉浮、外证肤肿、按之没指、不恶风、其腹如鼓，四肢肿，四肢聂聂动。

病机：水阻阳郁，正邪交争。

治法：通阳化气，分消水湿。

方剂：防己茯苓汤。

方义：防己、黄芪益气利水；防己茯苓利小便；桂枝、茯苓通阳利水；桂枝、黄芪发汗。

【类证类方】

见防己黄芪汤。

【验案解析】

案例一：杨某某，女，53岁，农民。1985年10月12日就诊。患者近两年来常感四肢肌肉阵发性跳动，心烦不安，失眠多梦。来诊见：形体肥胖，面白睑肿，肢体肌肉瞤动，时作时止，甚则筋惕肉瞤，纳差乏力，小便短少。动则汗出，下肢轻度水肿，舌质淡，苔薄白，脉沉弦，证属脾虚水泛，饮阻阳遏。治宜健脾制水，通阳化气。方用防己茯苓汤加味：防己15克，桂枝10克，茯苓30克，黄芪20克，炙甘草6克，附子、白术各10克，水煎服。服药5剂小便增多，瞤动大减；继服5剂，诸症咸安。改以六君子汤调治逾旬，以防饮邪复聚。（陈明.金匮名医验案精选[M].北京：学苑出版社，2006：403-404.）

按语：本案证属脾虚不能制水，水泛四肢，留积不去，阻遏阳气输布，邪正相争而发为肌肉瞤动之证。拟防己茯苓汤振奋脾阳，化气行水，更加附子、白术温阳健脾，药证合拍，故见效迅捷。

案例二：患者，男，28岁。患病水肿一年，时轻时重，用过西药，也用过中药健脾、温肾、发汗、利尿法等，效果不明显。当我会诊时，全身水肿，腹大腰粗，小便短黄，脉象弦滑，舌质嫩红，苔薄白，没有脾肾阳虚的证候。进一步观察，腹大按之不坚，扣之不实，胸膈不闷，能食，食后不作胀，大便每天一次，很少矢气，说明水不在里而在肌表。因此考虑到《金匮要略》上所说的"风水"和"皮水"，这两个证候都是水在肌表，但风水有外感风寒症状，皮水则否。所以不拟采用麻黄加术和越婢加术汤发汗，而用防己茯苓汤行气利尿。诚然，皮水也可以用发汗法，但久病已经用过发汗，不宜再伤卫气。处方：汉防己、生黄芪、带皮茯苓各15克，桂枝6克，炙甘草3克，生姜2片，红枣3枚。用黄芪协助防己，桂枝协助茯苓，甘草、姜、枣调和营卫，一同走表，通阳气以行水，使之仍从小便排出。服2剂后，小便渐增，即以原方加减，约半个月症状完全消失。（秦伯未.谦斋医学讲稿[M].上海：上海科学技术出版社，1978：155-156.）

按语： 本案为皮水，证属脾肺气虚、水阻阳郁的病机。治宜防己茯苓汤健脾益肺，行水化湿。方用防己除湿，茯苓利水，桂枝通阳，黄芪益气，甘草调中。其中防己、黄芪配伍益气走表祛湿；桂枝、茯苓相伍通阳化气利水。另外，防己、茯苓通利小便；桂枝、黄芪发汗走表。既属表里分消，又属上下分消。

【医家选注】

清·沈明宗："此邪在皮肤而肿也，风入于卫，阳气虚滞，则四肢肿，经谓结阳者四肢肿，即皮水也。皮毛受风，气虚而肿，所谓水气在皮肤中。邪正相搏。风虚内鼓，故四肢聂聂而动，是因表虚也。盖与三焦之气，同入膀胱，而行决渎，今水不行，则当使小便利而病得除，故防己茯苓除湿而利水，以黄芪补卫而实表，表实则邪不能容，甘草安土而制水邪，桂枝以和营卫，又行阳化气而实四末，俾风从外出，水从内泄矣。"（《金匮要略编注》）

清·尤怡："皮中水气，浸淫四末，而壅遏卫气。气水相逐，则四肢聂聂动也。防己、茯苓善驱水气，桂枝得茯苓，则不发表而反行水，且合黄芪、甘草，助表中之气，以行防己、茯苓之力也。"（《金匮要略心典》）

【临床应用】

辨证要点： 防己茯苓汤临床见面黄食少、便溏、肢体水肿、小便少、心悸、四肢关节肿痛等，证属阳气不宣，水气泛于肌肤者。

本方适用于慢性肾炎、肝硬化腹腔积液、营养不良性水肿、尿毒症，关节炎、心源性水肿等疾病。

蒲灰散
（水气病脉证并治第十四 27条）

【方证原文】 厥而皮水者，蒲灰散主之。方见消渴中。（27）

【方证释义】 本条论述皮水湿盛阳郁的证治。皮水之为病，缘因水湿停聚，湿热壅内，阻碍胸中之阳，阳气不能温达四末，故见手足逆冷。治宜清利湿热，通利小便。使水气下渗，阳气自通，则厥冷可愈，方用蒲灰散。后世叶天士有"通阳不在温，而在利小便"之说，可作为本条的注释。

【方药解析】 蒲灰散由蒲灰、滑石二味组成。蒲灰即蒲黄粉，甘平，归肝、心包经。方中生用，旨在清热凉血，消瘀利尿；滑石，甘淡寒，归膀胱、肺、胃经，旨在清利湿热，二药合用，具有化瘀利窍泄热之功。

【方证归纳】

主症：皮水厥逆，浮肿四肢厥冷，小便短少。

病机：皮水内停，阻遏阳气。

治法：清利湿热，通利小便。

方剂：蒲灰散。

方义：蒲黄生用，清热凉血，消瘀利尿；滑石清利湿热。

【验案解析】

案例一： 王一仁在广益医院治病，有钱姓男子，腹如鼓，鼓大如五斗瓮，臂如车轴之心，头面皆肿，遍体如冰，气咻咻着不续，见者皆曰必死。一仁商于刘仲华，取药房中干菖蒲一巨捆，炽炭焚之，得灰半斤，随用滑石和研，用麻油调涂全身，以开水调服一钱，日三服，明日肿减大半，一仁见有效，益后涂之，改服二钱，日三次，三日而肿全消，饮食谈笑如常人。乃知经方之妙，不可思议也。（曹颖甫.曹氏伤寒金匮发微合刊·金匮[M].上海：上海卫生出版社，1956：140.）

按语： 本案证属皮水，内有郁热，外有水肿，阳气被郁，不达四末，故遍体如冰；水气外溢肌表，故腹如鼓。治用蒲灰散利水通阳消肿。方中滑石利水清热，蒲灰炽炭焚之，得灰半斤，活血利湿，使水气下渗而阳气自通，水肿厥冷等症自然消失。

案例二： 郭某，男，80岁。肉眼血尿2个月余，伴口干多饮，多食，消瘦，偶有头晕，夜尿频，大便调，舌质暗偏红、苔黄厚燥剥，脉滑数。查CT示膀胱癌。既往有糖尿病、高血压病史。经输注西药止血1周无缓解。中医辨证属下焦湿热瘀阻，津不疏化；治以蒲灰散合栝蒌瞿麦丸化裁，处方：蒲黄（包煎）、瞿麦、茯苓各15克，天花粉20克，滑石（包煎）10克，淮山药、牡蛎（先煎）各30克，甘草6克，云南白药（分冲）1克。药服5剂，尿血消失。（胡经航.经方治疗疑难杂病医案4则[J].新中医，2021，53（22）：23-25.）

按语： 本案为蒲灰散治疗膀胱癌尿血。《金匮要略·五脏风寒积聚病脉证并治》认为："热在下焦者，则尿血，亦令淋秘不通。"指出了热扰下焦血分，肾与膀胱脉络受损，血液妄行，从尿道流出而致尿血。本案之肿瘤积聚、舌暗、苔黄厚、脉滑数，均提示湿瘀阻滞，因此选用蒲灰散加味以化瘀利水泄热，方中蒲灰治瘀血为君，滑石利窍为佐。

【医家选注】

明·赵良仁："小便不利，为膀胱气不化也，气不化，由阴阳不和，阴阳有上下。下焦之阴阳。肝为阳，肾为阴。肾亦有阴阳，左为阳，右为阴。膀胱亦有阴阳，气为阳，血为阴。一有不和，气即不化，自三分观之，悉为膀胱血病涩滞，致气不化而小便不利也。蒲灰、滑石者，《本草》谓其利小便，消瘀血。蒲灰治瘀血为君，滑石利窍为佐。"（《金匮玉函经二注》）

清·尤怡："蒲，香蒲也。宁原云：'香蒲去湿热，利小便'，合滑石为清利小便之正法也。厥而皮水者，水邪外盛、隔其身中之阳，不行于四肢也。此厥之成于水者，去其水则厥自愈，不必以附子、桂枝之属，助其内伏之阳。"（《金匮要略心典》）

【临床应用】

辨证要点： 本方证除见身肿、按之没指、手足逆冷外，当兼见不恶风寒、小便短少或色黄，或舌苔黄腻等。

本方适用于治疗慢性肾炎、肾病综合征、妇人经闭水肿等。若治妇人经闭水肿者，可加蒲黄、滑石、牛膝、益母草、泽兰、茯苓、桂枝、桃仁等药。

黄芪芍药桂枝苦酒汤
（水气病脉证并治第十四　28条）

【方证原文】问曰：黄汗之为病，身体肿，发热汗出而渴，状如风水，汗沾衣，色正黄如柏汁，脉自沉，何从得之？师曰：以汗出入水中浴，水从汗孔入，得之，宜芪芍桂酒汤主之。（28）

黄芪芍药桂枝苦酒汤方：

黄芪五两　芍药三两　桂枝三两

上三味，以苦酒一升，水七升，相和，煮取三升，温服一升，当心烦，服至六七日乃解。若心烦不止者，以苦酒阻故也。

【方证释义】本条论述黄汗病的证治及病因病机。黄汗之病以浮肿、汗出色黄、发热口渴为主症，属水气病。黄汗之形成，因汗出入浴，汗液排泄受阻，水与热互结于肌表。水湿内蕴，郁而化热，湿热熏蒸营卫，影响营卫运行，卫郁不能行水，滞留于肌肤，故全身水肿；营郁而化热，热蒸湿动，故发热汗出色黄而染衣，汗出色黄沾衣为黄汗特有之症；营卫郁滞，气不化津则口渴。证属表虚湿阻，湿热内郁，营卫失调。治宜调和营卫，散水除湿，方用黄芪芍药桂枝苦酒汤。

【方药解析】方用黄芪五两，益气固表，行在表水湿；桂枝、芍药取桂枝汤之意，调和营卫，以解郁遏；苦酒（即米醋）入营行瘀，透达周身。诸药相协，使营卫气血调和畅通，水湿得除，气血畅通，则黄汗自愈。由于苦酒具有"久积药力"的作用，故有些患者服后会出现心烦不止的现象，待药力尽至，经络畅通，湿邪得化，其烦可止。

【方证归纳】

主症：身体肿，汗出色正黄如柏汁，汗黏沾衣；兼发热口渴，小便不利，舌淡，苔薄白，脉浮紧。

病机：营卫郁滞，湿热交蒸。

治法：固表祛湿，调和营卫，兼泄营热。

方剂：黄芪芍药桂枝苦酒汤。

方义：黄芪益气祛湿；桂枝、芍药调和营卫；苦酒即米醋，泄营中郁热。

【类证类方】

类方：芪芍桂酒汤与桂枝加黄芪汤之别：二方均治黄汗，均具有宣达阳气，排除水湿之作用。其区别在于芪芍桂酒汤以汗沾衣，色正黄如柏汁，身肿，发热，汗出而渴为主症；病机为表虚湿滞，热郁于肌腠；治宜固表祛湿，和营卫，泄郁热，方中黄芪五两，芍药三两，桂枝三两，苦酒一升。桂枝加黄芪汤以身疼重，腰以上汗出，下无汗，腰髋弛痛，不能食为主症；病机为营卫失调，阳郁而水湿停滞；治宜调和营卫，通阳散湿，方中桂枝、芍药各三两，甘草二两，生姜三两，大枣十二枚，黄芪二两（表13-5）。

表13-5 黄芪芍药桂枝苦酒汤、桂枝加黄芪汤鉴别表

方名	药物用量							功用		症状	病机
	黄芪	桂枝	芍药	甘草	生姜	大枣	苦酒	共同点	不同点		
黄芪芍药桂枝苦酒汤	五两	三两	三两				一升	宣达阳气排除水湿	补气固表兼清郁热	脉沉迟，身发热，胸满，四肢头面肿，发热汗出而渴，状如风水，汗沾衣，色正黄如柏汁	汗出入水中，外湿郁表，湿热交蒸（卫郁营热，表虚湿遏）
桂枝加黄芪汤	二两	三两	三两	二两	三两	十二枚			调和营卫	黄汗之病，若身重，汗出已辄轻者，久久必瞤，瞤即胸中痛，又从腰以上必汗出，下无汗，腰髋弛痛，如有物在皮中状，剧者不能食，身疼重，烦躁，小便不利	黄汗病日久不愈营卫失调，水湿郁滞，阳气不宣（上焦阳虚，下焦湿盛）

【验案解析】

案例一： 丁某，女，55岁，农民，1980年8月2日初诊。患者素体尚健，夏月参加田间劳动，经常汗出入水中，以贪图一时之快。于就诊前1周发现汗出色黄，如山栀子色，整件白衬衫染成黄衬衫。汗出时用毛巾擦之亦同样黄染。因汗出色黄，持续不愈，恐患黄疸病（指黄疸型肝炎）而来我院求治。据诉：自出黄汗以来，自觉全身骨节酸痛，尤以腰背为甚，容易烦躁，无故发怒，胸闷烦热，而风吹之又觉畏寒，伴头晕目眩，心悸怔忡，口淡无味，纳谷不馨，脉细带数，舌淡红少苔。查其衣衫汗渍，色正黄如柏汁。检尿胆原、尿胆素阴性，查白细胞计数5.2×10⁹/L，中性粒细胞72%，淋巴细胞28%，血小板11.4×10⁹/L，肝脾未及，心肺正常。按中医辨证为气阴两亏，湿热内蕴，属《金匮》黄汗证。选用芪芍桂酒汤加味：黄芪30克，桂枝10克，黄酒1匙（冲），牡蛎30克，青蒿10克，5剂。药完随访，汗出已无黄染，至今未再发。（董汉良.黄汗治验案[J].上海中医药杂志，1984（1）：6.）

按语： 本案证属气阴两亏，湿热内蕴。症见汗出色黄，全身骨节酸痛，烦躁易怒，胸闷烦热，畏寒，头晕目眩，心悸怔忡，口淡无味，纳谷不馨，脉细数，舌淡红少苔，此为黄汗之病，水湿内蕴，湿热熏蒸，营卫受阻。方用芪芍桂酒汤，黄芪补气固表，并行在表水湿；桂枝、芍药调和营卫；苦酒引诸药入于营中；加青蒿增清利湿热之力；加牡蛎以镇静安神。

案例二： 周某，女，48岁，邹平县社员，1979年6月初诊。去年深秋，劳动结束后，在小河中洗澡，受凉后引起全身发黄浮肿，为凹陷性，四肢无力，两小腿发凉怕冷，上身出汗，下身不出汗，汗发黄，内衣汗浸后呈淡黄色，腰部经常串痛，烦躁，下午低烧，小便不利。检查：肝脾未触及，心肺听诊无异常，血、尿常规化验正常，黄疸指数4单位，脉沉

紧，舌苔薄白。服芪芍桂酒汤：黄芪30克，桂枝18克，白芍18克，水2茶杯，米醋半茶杯，头煎煮一杯；二煎时加水2杯，煮取一杯，头煎液和二煎液合在一起，分为2份，早晚各一份，共服6剂，全身水肿消退。皮肤颜色转正常，纳增。疗后未复查蛋白电泳。（刘景祺.黄汗三例[J].山东中医学院学报，1980（2）：55.）

按语： 本案病因病机为入水中浴，汗出腠理疏松之时，水气乘虚而入侵腠理，水与热互结于肌表，湿热郁蒸在营卫，汗液排泄受阻。故症见全身发黄、浮肿，无力，上半身汗出发黄等。治宜益气祛湿，调和营卫，兼泄营热。方用芪芍桂酒汤。

【医家选注】

清·魏念庭："黄汗之为病，身体肿发热，汗出而渴，状如风水，此黄汗之与风水挟湿热者证有相同也，但所出之汗，沾衣则色正黄如柏汁，则非风水证所同也。诊之其脉不浮而沉，风水挟热，脉必浮数，今独见沉，又与风水证不同也。何从得之？师曰：以汗出入水中浴，水从汗孔入得之，是寒湿伤于血分，而非风邪伤于气分也。汗属血，为水湿之寒邪所郁，则内变热而色黄。如《伤寒论》所言：湿热内瘀则发黄也。然彼湿热内瘀，又不专在血分，其湿热内瘀者里分也，而发黄者表分也，在里则气血兼有，而在表必营卫兼有也。今黄汗之证，专在血分，故汗出之色黄而身不黄，又与发黄之证不同也；更与风水、皮水风寒外盛之气分大不同也。仲景主之以芪芍桂酒汤，用黄芪补气固表，芍药、苦酒治在血分，引桂枝入营驱其水湿之邪。一方而专血分兼表里、其义备矣。服后心烦。仅服勿疑。以苦酒湿热。未免与湿邪相阳。然非此无以入血而驱邪。所谓从治之法也。至六七日湿邪渐除。苦酒之湿无所阻，而心烦自止矣。"（《金匮要略方论本义》）

清·尤怡："黄汗之病与风水相似，但风水脉浮而黄汗脉沉。风水恶风而黄汗不恶风为异。其汗沾衣色正黄如柏汁，则黄汗之所独也。风水为风气外合水气，黄汗为水气内遏热气，热被水遏，水与热得，交蒸互郁，汗液则黄。黄芪、桂、芍行阳益阴，得酒则气血而行愈周，盖欲使营卫大行，而邪气毕达耳。云苦酒阻者，欲行而未得遽行，久积药力、乃自行耳，故日服至六七日乃解。"（《金匮要略心典》）

【临床应用】

辨证要点： 黄芪芍药桂枝苦酒汤临床见汗沾衣，色正黄如柏汁，身肿，发热，汗出而渴为主症，证属表虚湿滞，热郁于肌腠者。

本方适用于治疗黄汗病、急性黄疸型肝炎见黄汗、慢性肾炎、内分泌紊乱等偏于表虚多汗症者。在具体应用时，清利用茵陈、山栀子、车前子、虎杖；渗利用茯苓、薏苡仁、泽泻；敛汗用浮小麦、龙骨、牡蛎；清热除用栀子、黄连。

桂枝加黄芪汤
（水气病脉证并治第十四　29条）

【方证原文】黄汗之病，两胫自冷；假令发热，此属历节。食已汗出，又身常暮盗汗出者，此劳气也。若汗出已反发热者，久久其身必甲错；发热不止者，必生恶疮。若身重，汗出已则轻者，久久必身𝑨，𝑨即胸中痛，又从腰以上必汗出，下无汗，腰髋驰痛，如有物在皮中状，剧者不能食，身疼重，烦躁，小便不利，此为黄汗，桂枝加黄芪汤主之。（29）

桂枝加黄芪汤方：

桂枝　芍药各三两　甘草二两　生姜三两　大枣十二枚　黄芪二两

上六味，以水八升，煮取三升，温服一升，须臾饮热稀粥一升余，以助药力，温服取微汗；若不汗，更服。

【方证释义】本条进一步论述黄汗证治及其与历节、劳气的鉴别。黄汗病初期，水湿郁表，郁热不甚，湿邪偏盛，因湿性重滞，湿留关节，阳气被郁，不能下达，故身热胫冷；此病与历节病的区别在于历节虽身热，但两胫亦热。假如食后微热则汗出，或暮晚盗汗，此乃胃气不足，阴虚有热的虚劳征象。

黄汗之病汗出则阳气外发，湿邪得减，营阴外泄，则发热减轻。若汗出反发热，必然耗损营血，继而不能濡养肌肤，故"其身必甲错"；热郁在肌肤，血败肉腐，则生恶疮；阳虚不能温暖脾胃，脾胃失和，故剧者不能食；阳虚不能温化水气行水，故小便不利；上焦阳虚，则腰以上汗出；阳虚阴聚，胸阳痹阻故胸中痛；湿郁化热，则汗出色黄如柏汁；下焦湿盛，筋脉阻滞，则腰髋驰痛，如有物在皮中；湿郁化热，热扰心神则烦躁。病机总属阳虚湿阻，湿郁于表，治宜调和营卫，益气除湿，方用桂枝加黄芪汤。

【方药解析】方中桂枝汤调营卫，和阴阳；在此基础上加黄芪二两，益气固表祛湿，以协助桂枝汤益气和营。本方服用方法遵照桂枝汤之法，服后"须臾"须"饮热稀粥"，目的"以助药力"，并"取微汗"，尤其强调"不汗，更服"，更体现桂枝汤在本方中走表，调和营卫的主导作用。

与芪芍桂酒汤不同，本方中桂枝汤为主，原方组成，走表调和营卫以治黄汗，走里调和阴阳以治虚劳；黄芪轻用二两为辅，益气祛湿之用。

【方证归纳】

主症：久久必身𝑨，𝑨即胸中痛，腰髋驰痛如有物在皮中状，舌淡苔薄润，脉沉迟。

病机：阳虚湿盛。

治法：调和营卫，益气除湿。

方剂：桂枝加黄芪汤。

方义：桂枝汤和营卫调阴阳，黄芪，益气祛湿，助桂枝汤益气和营。

【类证类方】

类方：桂枝加黄芪汤与黄芪建中汤、黄芪桂枝五物汤鉴别（表13-6）。

表13-6　桂枝加黄芪汤与黄芪建中汤、黄芪桂枝五物汤鉴别表

方名	药物用量						功用		症状	病机
	黄芪	桂枝	芍药	甘草	生姜	大枣	饴糖	共同点	不同点		
桂枝加黄芪汤	二两	三两	三两	二两	三两	十二枚		甘温益气调和阴阳	主调和营卫为宣阳逐湿	黄汗之病，若身重，汗出已辄轻者，久久必身𣊓，𣊓即胸中痛，又从腰以上必汗出，下无汗，腰髋弛痛，如有物在皮中状，剧者不能食，身疼重，烦躁，小便不利	黄汗病日久不愈营卫失调，水湿郁滞，阳气不宣（上焦阳虚，下焦湿盛）
黄芪建中汤	一两半	三两	六两	三两炙	三两	十二枚	一升	甘温益气调和阴阳	温中补虚为主	虚劳里急，诸不足（自汗或盗汗，身重或不仁，脉虚大）	阴阳两虚，气虚尤甚
黄芪桂枝五物汤	三两	三两	三两		六两	十二枚		甘温益气调和阴阳	主温阳行痹为调和营卫	血痹阴阳俱微，寸口关上微，尺中小紧，外证身体不仁，如风痹状	阴阳俱微，气虚血滞，营卫不和

【验案解析】

案例一： 韩某，女性，41岁，哈尔滨人，以肝硬化来门诊求治。其爱人是西医，检查详尽，诊断肝硬化已确信无疑。其人面色黧黑，胸胁串痛，肝脾肿大，腰胯痛重，行动困难，必有人扶持，苔白腻，脉沉细。黄疸指数、胆红质皆无异常，皮肤、巩膜无黄染。曾经多年服中西药不效，特来京求治。初因未注意黄汗，数与舒肝活血药不效。后见其衣领黄染，细问乃知其患病以来即不断汗出恶风，内衣每日更换，每日黄染。遂以调和营卫、益气固表以止汗祛黄为法，与桂枝加黄芪汤治之。桂枝10克，白芍10克，炙甘草6克，生姜6克，大枣4枚，生黄芪10克。嘱其温服之，并饮热稀粥，盖被取微汗。上药服3剂，汗出身痛减，服6剂汗止，能自己行走，继依证治肝病乃逐渐恢复健康，返回原籍。二年后特来告知仍如常人。（胡希恕医案，冯世纶整理.黄汗刍议[J].北京中医，1983，4：7.）

按语： 本案证属黄汗，病由水湿停滞，阻碍营卫运行影响脾胃，且又涉及膀胱气化不利。治宜调和营卫，益气固表。方用桂枝加黄芪汤，方中桂枝汤解肌发汗，调和营卫；黄芪助卫固表，使水湿得散而表气不伤。

案例二： 张某某，男，50岁，1985年9月12日初诊。患者近半年来，汗出沾衣，色黄常染衣。诊见身微发热，中脘满闷，身疲乏力，纳差欲呕，苔薄黄，脉浮无力。此乃营卫不调，湿郁肌表而致黄汗。治宜调和营卫，和中除湿。方用桂枝加黄芪汤加味：桂枝10克，白芍15克，甘草5克，生姜3克，大枣15克，黄芪20克，厚朴15克，黄柏15克，杏仁10克，茯苓

15克。3剂后，黄汗减少，诸症减轻。效不更方，仍以上方剂而愈。追访至今未复发。（刘立华.经方治验举隅[J].江西中医药，1995（03）：35.）

按语： 本案为营卫不和，水湿外侵，湿郁肌表，卫阳被遏，湿热交蒸而致黄汗。故治以桂枝加黄芪汤解肌调和营卫，走表逐湿；加黄柏、厚朴清热和中祛湿；杏仁、茯苓宣肺除湿。诸药合用，驱邪于表，升阳于里，驱邪以固卫，则营卫调合，而汗止矣。

【医家选注】

清·徐彬："此段论黄汗中变证零杂，同归于黄汗，其治大同而小异也。谓黄汗病由水气伤心，故热聚心胸，君火不能下交于肾，每两胫自冷。自者，真气不下，非足下另受邪也。假令发热而足胫亦热，是风寒历于肢节面痛、故园此属历节。其汗出之期。乃心火为水湿所伤，不能生土，中气虚馁，心主血，营分虚热，于是食已胃劳，火动则汗，当暮阴虚则汗，故曰此营气也。乃又设言汗与发热及身重相并之际、以尽病态，曰：假若汗出已宜身凉，今因内邪盛而反热，则皮肤之阴气为汗所烁，久久必甲错。更发热不止，营气热腐，则生恶疮；假若身本重，湿也，汗出已辄轻，是表湿为汗所衰，但暂轻而不能终止其重，则内气愈虚，内虚则肌肉眴眴动也。胸中痛，气不运也。又或元气上下无不能贯串，则腰以上汗，下无汗，于是元气不能及下，则腰髋弛痛，弛如脱也。如有物在皮中状，不便捷也。其剧面危者，胸中之元气伤。则不能食，周阴之阴气窒，则身疼气壅则烦躁，心火郁冒，而热气下流则湖涩，然皆积渐所至，某原总由水气伤心，而病日深，故曰此为黄汗。药用桂枝加黄芪者，调和营气而畅其气，则补正即所以驱邪耳。"（《金匮要略论注》）

清·吴谦："诸黄家病，谓一切黄家病也。黄病无表里证，热盛而渴者当清之，湿盛小便不利者，但当利其小便。假令脉浮，则为在表，当以汗解之，宜桂枝加黄芪汤。"（《医宗金鉴》）

【临床应用】

辨证要点： 桂枝加黄芪汤临床见汗出色黄，腰以上汗出，腰髋部疼痛、身重等，证属阳虚湿盛者。

本方适用于表虚湿阻的痹证、黄汗、水气病或放射治疗、化疗及不明原因导致的白细胞减少症或黄疸病见表虚汗出等疾病。

桂枝去芍药加麻辛附子汤
（水气病脉证并治第十四　31条）

【方证原文】气分，心下坚，大如盘，边如旋杯，水饮所作，桂枝去芍药加麻辛附子汤主之。（31）

桂枝去芍药加麻辛附子汤方：

桂枝三两　生姜三两　甘草二两　大枣十二枚　麻黄　细辛各二两　附子一枚（炮）

上七味，以水七升，煮麻黄，去上沫，内诸药，煮取二升，分温三服，当汗出，如虫行皮中，即愈。

【方证释义】本条论述脾肾阳虚的气分病证治。水寒之邪乘阳气之虚，病在气分，此为气分病。本条所论述气分病，为脾肾阳虚，阴寒凝聚，水湿停滞，滞于气分。阳虚阴凝，水饮停聚于胃中，故心下痞坚，如盘如杯；阴寒过盛，阳气不足，寒气横逆，营卫郁滞，或兼有手足逆冷，身冷恶寒，骨节疼痛，四肢麻木不仁等症。治宜温阳散寒，宣散水饮。方用桂枝去芍药加麻黄细辛附子汤。

【方药解析】方中麻黄、细辛辛温，散外寒，祛陈寒；桂枝、甘草辛甘温，通卫表阳气；桂枝、甘草、生姜、大枣温运中焦，转输上下，消痞行水；桂枝、附子、细辛温运肾阳，以散寒凝。诸药相协，阴寒消，营卫和，大气一转，其病自愈。本方药后"当汗出，如虫行皮中"，是患者自觉肌肤有蚁行感、瘙痒感，甚至肌肤发红湿痒等症状，说明卫阳振奋，阳气得通，邪在肌表欲解之象，是药后有效的表现。

【方证归纳】

主症：心下坚痞，大如盘，边如旋杯，兼见手足逆冷，腹满肠鸣，恶寒身冷，骨节疼痛，四肢麻木不仁，恶寒身冷，舌淡苔白，脉沉迟。

病机：阳虚阴凝，水停气阻。

治法：温通阳气，散寒化饮。

方剂：桂枝去芍药加麻辛附子汤。

方义：桂枝汤调和营卫，去芍药甘辛温通之力增强；麻黄温散于外；附子、细辛温化阳气，散寒化饮，温经散寒之效更强，诸药相协，是"大气一转，其气乃散"的具体体现。

【类证类方】

类方：桂枝附子汤、麻黄附子汤、桂枝去芍药加麻黄细辛附子汤之别：三方均具有助阳温经之功效。区别在于：桂枝附子汤桂枝四两、附子三枚、甘草二两炙、生姜三两、大枣十二枚。病机为表阳不足，风湿痹表，症见身体疼烦，不能自转侧，不呕不渴，脉浮虚而涩，治偏祛风化湿。麻黄附子汤由麻黄三两、附子一枚、甘草二两组成病机为肾阳虚不能化气行水，水寒冲肺，症见正水其脉沉小，外证自喘，兼有腰以上及眼睑浮肿，恶寒，四肢不温，小便不利，治偏发汗消肿。桂枝去芍药加麻黄细辛附子汤方药组成为桂枝三两、麻黄二两、附子一枚、甘草二两、生姜三两、大枣十二枚、细辛二两。病机为阳虚阴凝，大气不转，水饮停聚心下，症见气分，心下坚，大如盘，边如旋杯，或兼手足逆冷，腹满肠鸣，恶寒身冷，舌淡苔白，脉沉迟，治偏逐饮散寒，通利气机（表13-7）。

表13-7 桂枝去芍药加麻辛附子汤与桂枝附子汤、麻黄附子汤鉴别表

方名	药物用量							功用		症状	病机
	桂枝	麻黄	附子	甘草	生姜	大枣	细辛	共同点	不同点		
桂枝去芍药加麻辛附子汤	三两	二两	一枚	二两	三两	十二枚	二两	通利气机	逐饮散寒	气分，心下坚，大如盘，边如旋杯（手足逆冷，腹满肠鸣，恶寒身冷，舌淡苔白，脉沉迟）	阳虚阴凝，大气不转，水饮停聚心下
桂枝附子汤	四两		三枚	二两炙	三两	十二枚		助阳温经	祛风化湿	身体疼烦，不能自转侧，不呕不渴，脉浮虚而涩	表阳不足，风湿痹表
麻黄附子汤		三两	一枚	二两					发汗消肿	正水其脉沉小，外证自喘（兼有腰以上及眼睑水肿，恶寒，四肢不温，小便不利）	肾阳虚不能化气行水，水寒冲肺

【验案解析】

案例： 董某，女，49岁。周身皮肤肿胀，随按随起而无凹陷，腹部胀满尤为明显。更有奇者，肚脐周围出现如栗子大小包块十余个，按之软，随按而没，抬手又起。腹部皮肤发凉，间或嗳气上逆，面色黧黑不泽。脉沉无力，舌苔白。该证病名为"气分"，属寒邪内搏气机所致。桂枝9克，生姜15克，大枣10克，炙甘草6克，麻黄6克，细辛4.5克，附子9克，川椒3克。服3剂后腹中气动有声，矢气甚频，腹胀随之消减，脐周之包亦消。但腹中胀满尚未尽愈，改方用李东垣寒胀中满分消汤3剂而愈。（刘渡舟，姜元安.经方临证指南[M].天津：天津科学技术出版社，1993：10.）

按语： 本案证属"气分"病由寒邪内搏气机所致。治宜桂枝汤去芍药加麻黄细辛附子汤，方中附子、桂枝、生姜、甘草、大枣辛甘助阳，补火燠土以化水饮。麻黄温散于外，附子、细辛、川椒温煦于里，通彻表里，使阳气振奋，大气运转，由此寒饮内蠲，表寒尽散。

【医家选注】

清·尤怡："气分，即寒气乘阳之虚而结于气者。心下坚大如盘，边如旋杯，其势亦已甚矣；然不直攻其气，而以辛甘温药，行阳以化气。视后人之袭用枳、朴、香、砂者，工拙悬殊矣。云当汗出如电行皮中者，盖欲使既结之阳，复行周身而愈也。"（《金匮要略心典》）

清·周扬俊："此证是心肾不交病，上不能降，下不能升，日积月累，如铁石之难破。方中用麻黄、桂枝、生姜以攻其上，附子、细辛以攻其下，甘草、大枣补中焦以运其气，庶上下之气交通，而病可愈，所谓大气一转，其结乃散也。"（《金匮玉函经二注》）

【临床应用】

辨证要点： 临床见心下坚痞，大如盘，边如旋杯，手足逆冷，腹满肠鸣，恶寒身冷，骨节疼痛，四肢麻木不仁等，证属阳虚阴凝，水停气阻者。

本方适用于感冒、慢性气管炎、肝硬化腹腔积液、肝肾综合征，或凡内脏功能衰退而见

水肿，如风心病、肺心病、肝硬化腹腔积液等属阳虚阴凝，并与本方证相符者，皆可加减运用。另外，本方加知母，为治疗水肿要方"消水圣愈汤"。

枳术汤

（水气病脉证并治第十四　32条）

【方证原文】心下坚，大如盘，边如旋盘，水饮所作，枳术汤主之。（32）

枳术汤方：

枳实七枚　白术二两

上二味，以水五升，煮取三升，分温三服，腹中软，即当散也。

【方证释义】本条论述脾虚气滞气分病的证治。脾虚不运，失于运化转输，气滞于中，水气痞结心下胃脘部，故症见心下坚，大如盘，边如旋盘，兼有食少倦怠、少气懒言、恶心欲吐等症状。本证并非一时性停水，病由脾胃虚弱，运化不及，水饮停聚，气机不畅，气滞重于脾虚。治宜行气散结，健脾利水，方用枳术汤。

【方药解析】方中枳实苦、辛、酸，微寒，入脾、胃两经，善理气行滞，消散坚满；白术甘温健脾、利水行湿。二味相协相伍，以奏健脾祛湿，行气消痞之功。

【方证归纳】

主症：心下坚痞，大如盘，边如旋盘，兼脘腹痞满不胀，食少纳呆，舌苔白腻，脉沉弦。

病机：脾虚气滞，水饮痞结在心下。

治法：行气散结，健脾化湿。

方剂：枳术汤。

方义：枳实行气散结；白术健脾祛湿，消中兼补，使气行饮化，心下痞坚得以消散。

【类证类方】

类方：枳术汤与枳术丸之别：枳术汤和枳术丸均由枳实、白术两味药物组成，均具有健脾消积之功，均可用于治疗脾虚兼积滞脘腹痞满之证。但枳术汤主治气滞水停，气滞重于脾虚证，治之以急，法以行气消痞，方中重用枳实二倍于白术，剂型为汤剂，意在以消为主。枳术丸主治脾虚积滞，脾虚重于积滞证，治之以缓，法以健脾消痞，重用白术二倍于枳实，剂型为丸剂，意在以补为主。

类证：枳术汤与桂枝去芍药加麻辛附子汤之别：二方同论心下坚之气分病，虽属同病，但病机、症状、治法均不相同。枳术汤病在中焦，证属脾胃虚弱，气滞水凝，水饮痞结于心下；桂枝去芍药加麻辛附子汤表里兼病，证属属阳虚阴凝，寒饮停聚心下。二方均有"心下坚"症状，但桂枝去芍药加麻辛附子汤边如旋杯，指痞结较厚，症状较重；枳术汤边如旋盘，指痞结较薄，症状较轻。因此，治疗上枳术汤以温运苦泻为主，桂枝去芍药加麻辛附子汤以辛甘散之为主（表13-8）。

表13-8　枳术汤证、桂枝去芍药加麻辛附子汤证鉴别表

证名	枳术汤证	桂枝去芍药加麻辛附子汤证
症状	心下坚，大如盘，边如旋盘	心下坚，大如盘，边如旋杯
病位	病在中焦	表里兼病
病机	脾虚气滞，水饮痞结于心下	阳虚阴凝，寒饮停聚心下
病性	偏于饮	偏于寒
治则	温以运之，苦以泻之	辛甘散之
方剂	枳术汤	桂枝去芍药加麻辛附子汤
条文	十四篇32条	31条

【验案解析】

案例一：谢某，男，48岁，农民，1990年10月初诊。近年来脘腹胀满，食后为甚，自觉心窝下按之有坚实感，时有肠鸣，大便或艰或稀。苔白，脉细涩。当地医院X线钡餐检查诊为慢性浅表性胃炎，胃下垂。诊毕，何老辨证：脾胃虚弱，水饮痞结。盖心下胃也，胃气虚弱，升降乏力，运化失司，遂致水饮痞结于心下所致。病与《金匮》水气病脉证并治篇"心下坚，大如盘，边如旋盘，水饮所做，枳术汤主之"方证相合。治宜行气消痞，健脾化饮。枳术汤主之：枳实15克，土炒白术20克，服药7剂，症状减轻。28剂后，病已十去其九。再于原方加补中益气丸30克（包煎），继服半月而收全功。（金国梁.何任研究和运用仲景方一席谈[J].江苏中医杂志，1994，7：4.）

按语：本案证属脾气虚弱，运化转输失司，水饮停聚；胃气亦虚，升降乏力，运化失司，故水饮之邪乘虚痞结于心下胃脘部。症见脘腹胀满，食后尤甚，心窝下按之有坚实感，偶有肠鸣，大便或坚或稀，苔白，脉细涩。治宜行气消痞，健脾化饮，方用枳术汤。

案例二：患者，女，45岁。患者因患大肠癌于2002年8月行右半结肠扩大切除术，术后始发进食即大便次数增多，少则1日大便8～9次，多则1日大便近20次。曾辗转求医罔效，于2003年11月27日寻余诊治。诊见患者大便1日10余次，小腹坠胀即欲大便，努责难出，大便后肛门仍有坠胀感，大便细软而量少，背恶寒，胃脘嘈杂，口干不欲饮，舌根苔白腻，舌体胖大，脉沉细无力。辨证为中阳不振，气血两虚，气滞湿阻。中医诊断为便秘，证属阳虚湿秘。治宜温中补虚，行气化湿。方用黄芪建中汤合枳术汤加减：饴糖20克，白芍15克，桂枝10克，甘草5克，生姜10克，黄芪25克，白术15克，枳实30克，姜半夏10克，厚朴10克，水煎服，每日1剂。服方7剂后大便减为每日5～6次，大便量增多，小腹坠胀消失，再守原方调治1个月而愈。（杜新平.经方叠用治验举隅[J].中华中医药杂志，2006（03）：165-166.）

按语：本案为大肠癌术后，大肠"传导""燥化""排泄"功能出现改变，引起脾胃与大肠的关系失调。脾主运化是"大肠燥化"功能正常的重要条件，大肠的"传导"是胃主通降功能的延伸，脾胃阳虚气血不足而致气滞水停于大肠，以致大肠传导失司，排便困难。详审其症，小腹坠胀即欲大便，便后肛门仍有胀感，乃"虚劳里急"之征；胃脘嘈杂，背恶

寒，脉细无力为"诸不足"之候；大便努责难出，苔白腻为气滞水气内停之征。故用黄芪建中汤温中补虚，用枳术汤行气化湿，二方合用以补为通，通消补兼施而相辅为用，以复"大肠者，传导之官，变化出焉"。

【医家选注】

清·尤怡："证与上同，曰水饮所作者，所以别于气分也。气无形，以辛甘散之；水有形，以苦泄之也。"（《金匮要略心典》）

清·唐容川："此合上二节，当为一章，皆论气分也。缘前历言血分能成水病。此周补论气分。尤为水之所由成也。上文名曰气分一节，文词奥衍。未能悉解，然大气一转，其气乃散。此两句是一节之主，其意盖谓宗气乃太阳膀胱所化之气，上达至胸，借脾肺之转枢而气乃散达。次节承明曰：设气分结而不达，心下坚，大如盘，边如旋盘，则为大气不转之证，主用桂甘姜枣麻辛附子汤，以转其大气，大气一转，则水病不作矣。本节又承申之曰：心下坚，大如盘。边如旋盘。本是气不散。然气积则为水，气积不散，水饮所由起也。作字即起字之义。兼治水饮，用枳术汤。此共三节，推到水饮所作，以见水病多起于气分，较上文起于血分者尤多。此仲景缴补正意，遥对血分，错综文字，贵人会心。"（《金匮要略浅注补正》）

【临床应用】

辨证要点：枳术汤临床应见心下痞满，坚大如盘，食少倦怠，苔白腻等症，证属脾虚气滞饮停者。

本方适用于内脏弛缓无力（包括胃下垂、消化不良等），肝脾肿大、脱肛等病证均可参考应用。本方加人参、茯苓、陈皮、生姜，即是《痰饮咳嗽病脉证并治》篇中的《外台》茯苓饮，具有益气健脾、行气蠲饮之效。后世在枳术汤中加荷叶以升胃气，并改为丸剂，方便使用。

[范继东]

第十四章　黄疸病脉证并治方

茵陈蒿汤
（黄疸病脉证并治第十五　13条）

【方证原文】谷疸之为病，寒热不食，食即头眩，心胸不安，久久发黄，为谷疸，茵陈蒿汤主之。（13）

茵陈蒿汤方：

茵陈蒿六两　栀子十四枚　大黄二两

上三味，以水一斗，先煮茵陈蒿，减六升，内二味，煮取三升，去滓，分温三服。小便当利，尿如皂角汁状，色正赤，一宿腹减，黄从小便去也。

【方证释义】本条论述湿热谷疸的证治。谷疸之病由湿热内蕴脾胃所致，脾生营血，胃主卫气，故脾胃为后天之本，是气血营卫生化之源。湿热交蒸，营卫之源壅塞不利，营卫不和，则生寒热。湿热内蕴，脾胃升降失常，受纳腐化转输的功能下降则不欲饮食；假若勉强进食，反而增湿助热，湿热内聚上冲，则见头目眩晕、心胸不安。湿热阻遏，影响气化功能，故小便不利。这种湿热内蕴，淫于肌肤，发为黄疸，往往有一个郁蒸的过程，故曰"久久发黄，为谷疸"。由于谷疸多由湿热蕴结引发，故治疗用茵陈蒿汤清泄湿热。

【方药解析】方中茵陈蒿清热利湿退黄，取茵陈嫩叶，借初春生发之力芳香清透以加强祛湿之功，是治疗黄疸的要药。栀子清热除烦，利湿退黄。二药合用，使湿热从小便而去；大黄活血化瘀，泄热退黄，通利大便；三味合用，清热利湿，行瘀退黄，使湿热、瘀热，从大小便排泄。方中先煮茵陈，后下大黄、栀子。湿热相合，热易清而湿难祛，茵陈蒿功专利湿清热，故先行久煮，冠以方名，突出其利湿之功。栀子、大黄后下轻取其泄热之力，尤其大黄后下，其通腑之力更胜。小便由不利转为通利，"尿赤如皂角汁状"，尿色黄赤甚至黄褐色，小腹部胀满减轻，黄疸减退，这是由于湿热从小便而走。此为应用茵陈蒿汤取效标志。茵陈蒿汤为治疗湿热黄疸，湿热并重的首选方剂。

【方证归纳】

主症：身目尽黄，色如橘子而鲜明，发热口渴，右胁灼痛，小便不利，色黄而短少，舌苔黄腻，脉滑数。

病机：湿热蕴结脾胃。

治法：清热利湿退黄。

方剂：茵陈蒿汤。

方义：茵陈清利湿热退黄；大黄泄热导滞；栀子清利三焦湿热。

【类证类方】

类证：茵陈蒿汤证与栀子大黄汤证之别：二证相同点在于病机上同为湿热内蕴，然区别在于：茵陈蒿汤证为湿热积于中焦，上蒸于心，湿热俱盛；病位在心中、心下（胃）；以心胸不安、腹满为主症，兼有寒热不食，食即头眩，心胸不安，久久发黄；治疗应通利湿热为主；用药上大黄二两、栀子十四枚、茵陈蒿六两。栀子大黄汤证为湿热蕴结，导致脾胃升降失常，热重于湿；病位在腹中（肠）；以心中懊憹或热痛为主症；治疗以泄热除烦为主；用药上大黄一两、栀子十四枚、枳实五枚、豉一升（表14-1）。

表14-1　茵陈蒿汤证、栀子大黄汤证鉴别表

证名		茵陈蒿汤证	栀子大黄汤证
症状		寒热不食，食即头眩，心胸不安，久久发黄	酒黄疸，心中懊憹或热痛
鉴别要点		心胸不安（腹满）	心中懊憹或热痛
病位		心中、心下（胃）	腹中（肠）
病机	相同点	湿热内蕴	
	不同点	湿热积于中焦，上蒸于心	湿热蕴结，脾胃升降失常
特征		湿热俱盛	热重于湿
治则		通利湿热	泄热除烦
药物		大黄二两 栀子十四枚 茵陈蒿六两	大黄一两 栀子十四枚 枳实五枚 豉一升
条文		十五篇13条	15条

【验案解析】

案例一：孙某，男，55岁，1992年4月21日初诊。3年前，洗浴之后汗出为多，吃了两个橘子，突感胸腹之中灼热不堪，从此不能吃面食及鸡、鸭、鱼、肉等荤菜，甚则也不能饮热水，如有触犯，则胸腹之中顿发灼热，令人烦扰为苦，必须饮进冷水则得安，虽属数九隆冬，只能饮凉水不能饮热水。去医院检查，各项指标未见异常，多方医治无效，专程由东北来京请刘渡舟会诊。经询问，患者素日口干咽燥，腹胀，小便短黄，大便干，数日一行，视其舌质红绛，苔白腻，切其脉弦而滑。据脉证特点，辨为"瘅热"之病，《金匮要略》则谓"谷疸"。乃脾胃湿热蕴郁，影响肝胆疏通代谢之能为病。治法：清利湿热，以通六腑，疏利肝胆，以助疏泄。疏方：柴胡茵陈蒿汤：柴胡15克，黄芩10克，茵陈15克，栀子10克，大黄4克。服药7剂，自觉胃中舒适，大便所下秽浊为多，腹中胀满减半。口渴欲饮冷水、舌红、苔白腻、脉滑数等症未去，此乃湿热交蒸之邪，仍未驱尽，转用芳香化浊，苦寒清热之法：佩兰12克，黄芩10克，黄连10克，黄柏10克，栀子10克。连服7剂，口渴饮冷已解，舌脉恢复正常，胃开能食，食后不作胸腹灼热和烦闷，瘅病从此而愈。（陈明，刘燕华，李芳.刘渡舟临证验案精选[M].北京：学苑出版社，2000：64-65.）

按语（原按）：本案为"瘅热病"，为脾胃素有湿热，因饮食不节而发。脾湿胃热，湿热交蒸，导致肝胆疏泄不利，进而又影响脾胃的升降纳运，使木土同病，湿热并存。瘅、通

"疸"，说明湿热郁蒸日久，小便不利，可发为黄疸。《黄帝内经》对此病早有论述，《素问·玉机真脏论》说：肝传之脾，病名曰脾风，发瘅，腹中热，烦心出黄。"本案见症与《黄帝内经》所言较为符合，其病与脾土关系最为密切，因脾脉入腹属脾络胃，上膈挟咽，连舌本散舌下。其支者，又复从胃别上膈注心中，故湿热困脾，则见胸腹灼热、心烦、口干、腹胀、小便短黄、舌苔白腻等症。这也就是张仲景在《金匮要略》所说的"谷疸之为病，寒热不食，食即头眩，心胸不安，久久发黄为谷疸。"心胸不安，即是对胸中烦热一类证状的描述，食后能助长脾胃湿热之气而加重了这些症状。故使人"不食"，或不敢饮食。"谷疸"当用茵陈蒿汤治疗，刘渡舟结合本案有咽干、脉弦，而加柴胡、黄芩，取小柴胡汤之意，清利湿热而又调达气机。其第二方则以黄连解毒汤清热泻火，火去则湿孤；加佩兰以芳香醒脾化湿而除陈腐，《内经》即对湿热困脾的"脾瘅病"而有"治之以兰，除陈气"之说。

案例二： 袁某某，男，23岁。因黄疸8天而入院。患者于入院前12天开始畏寒发热，伴有上呼吸道感染，疲乏，食欲不振。曾在联合诊所服消化药片，无任何进步。4天后热退，巩膜及皮肤随即出现黄疸，小便深黄，乃入院治疗。查体：体温36.5℃，脉搏72次/分，呼吸20次/分，血压110/60毫米汞柱；巩膜及皮肤有轻度黄染，心肺未见异常，腹软、无压痛，肝脾未触及。化验检查：血红蛋白13.5克%，红细胞630万/立方毫米，白细胞8700/立方毫米，中性粒细胞60%、淋巴细胞39%、单核1%，血康、华氏反应阴性；尿胆红素阴性、尿胆元1/5弱阳性；大便孵化3次均阴性；黄癌指数40单位，胆红素4毫克%，凡登白直接反应阳性，麝香草酚浊度4单位（正常值0~2.5单位）、麝香草酚絮状试验阴性；胆固醇152毫克%、胆固醇酯70毫克%，马尿酸试验2.0克（以安息香酸汁）。诊断为急性黄疸型传染性肝炎。

入院后第二天开始服用茵陈蒿汤、每日1剂。服药1周后黄疸显著减退，一般情况亦见进步，黄疸指数降至8单位，胆红质0.8毫克%，马尿酸试验3.1克……服药第3周末，临床上黄疸已不可见，黄疸指数10单位，胆红质0.5毫克%，马尿酸试验3.16克。食欲增加；情况良好，于住院第25天出院。（李文瑞.金匮要略汤证论[M].北京：中国科学技术出版社，1993：501.）

按语： 本案为茵陈蒿汤临床治疗急性黄疸型传染性肝炎。证属湿热交蒸，郁阻脾胃为患，症见巩膜及皮肤黄染，小便深黄，畏寒发热，疲乏，食欲不振，伴有上呼吸道感染，治当清热利湿退黄，方用茵陈蒿汤。

案例三： 陆某某，男，23岁。因头昏乏力，恶心呕吐，食欲不振，目黄，尿黄入院。诊断为亚急性黄色肝萎缩。经西药治疗效果不显。中医诊察目肤黄色如金，神情恍惚，烦躁不安，鼻衄时作。中脘痞满拒按，便秘，溲短，色深黄如酱。舌质深红，苔虽不腻，但根部粗糙，脉弦滑无力。证属湿热毒邪，盘踞脾胃，弥漫三焦。拟以清热解毒、苦泄通利法。仿茵陈蒿合黄连解毒汤加减：茵陈60克、生山栀子12克、生大黄30克、黄连3克、黄芩9克、枳壳9克、黄柏9克、滑石18克、青黛3克、生草5克。2帖。服后腑行一次，质硬成形，色黄而褐，挟有蛔虫，烦躁已减，能安静入睡。黄疸仍深、精神萎顿，脘腹痞满，溲赤而短，溺时不爽，舌灰黄腻苔满布，脉濡滑而数。仍宜苦辛通降、泄热化浊，兼以清热解毒，防其昏迷。处方；西茵陈60克，生大黄18克。玄明粉9克、生山栀子9克、藿梗9克、炒积实9克、全瓜蒌24克、龙葵30克、木通6克、甘草6克，2剂。药后神烦已安、腹胀大减、然困乏异常，舌尖殷红，苔厚腻，中心焦黄，脉数末清。原方加减再进3剂。病情续见稳定。后以王孟英苦甘合化法，重点用黄连配石斛、茵陈、天花粉等。终以疏肝和脾，调益气阴善后。（陈继明.急黄和暑温治验[J].上海中医药杂志，1982，07：11.）

按语：本案证属湿热毒邪，蕴结脾胃，弥漫三焦，致患者头昏乏力，恶心呕吐，食欲不振，目黄，尿黄。治宜清热解毒、苦泄通利，方用茵陈蒿合黄连解毒汤加减。服药后症状略缓，但黄疸仍深，遂以苦辛通降、泄热化浊，兼以清热解毒之法。服药后，诸症悉减，待病情稳定，以疏肝和脾，调益气阴法进行治疗以善后。

【医家选注】

清·徐彬："谷疸之名，似乎谷为病也，然其原仍由外感，故前首章，虽不言发热，特揭风寒相搏四字，而寒热者亦有之。不食，食即头眩，是言头眩为谷疸第一所据也。谷疸虽为胃病，心胸在胃口，浊气上熏。则心胸不安矣。但病未甚，则热亦不甚，郁久则热甚。而遍于肌表，故曰久久发黄为谷疸。药用茵陈、栀子、大黄，乃以开郁解热为主，非发表亦非攻里也。盖茵陈性苦寒，善开肌肉之郁；栀子轻浮性凉，能解内郁，而降屈曲之火；大黄虽为攻下之象，然从栀子、茵陈。则取其相佐以开郁解热，所以茵陈最多，而大黄少也。"（《金匮要略论注》）

清·吴谦："伤寒七八日，身黄色明，小便不利，其腹微满，此里热深也。故以茵陈蒿治疸病者为君；佐以大黄，使以栀子，令湿热从大、小二便泻出，则身黄腹满，自可除矣。"（《医宗金鉴》）

【临床应用】

辨证要点：目睛、皮肤发黄，鲜明如橘子色，恶寒、发热，纳差，食则头眩，心胸不安外，伴有腹满、小便不利、大便秘结或不爽等。

本方适用于急性黄疸型肝炎、亚急性黄色肝萎缩及重症肝炎，还用于新生儿溶血症、母婴ABO血型不合性先兆流产、妊娠合并肝内胆汁淤积症、崩漏、血液透析患者皮肤瘙痒症、原发性肝癌栓塞化疗后发热、复发性口疮等证属湿热者，常可取得较好疗效。用本方治疗急性黄疸型肝炎，可随证选用龙胆草、泽泻、茯苓、大青叶、板蓝根、虎杖等，或合用五苓散、栀子柏皮汤、小陷胸汤；治亚急性黄色肝萎缩，多合用黄连解毒汤。若出现肝昏迷，可随证选用安宫牛黄丸、至宝丹、苏合香丸等，并采用中西医结合疗法抢救。

栀子大黄汤
（黄疸病脉证并治第十五　15条）

【方证原文】酒黄疸，心中懊忱，或热痛，栀子大黄汤主之。（15）

栀子大黄汤方：

栀子十四枚　大黄一两　枳实五枚　豉一升

上四味，以水六升，煮取二升，分温三服。

【方证释义】本条论述酒疸的证治。酒性辛热，嗜酒过度，酒毒熏蒸日久则湿热内蕴脾胃则成酒疸。邪热内盛，湿热上蒸于心胸，则心中懊憹而热；湿热炽盛，气机不畅，不通则痛，则心中热痛。因邪热偏盛，热扰心神，燥结黏滞，可兼见身热、烦躁不安、便而不爽、小便不利、身黄鲜明（如橘色）等。证属湿热内蕴，且热重于湿，病位偏上，治宜清热除烦，利湿退黄，方用栀子大黄汤。

【方药解析】本方清上、导中、泻下，方中栀子苦寒，泄热清心除烦；豆豉性上行而宣散除热，二者一升一降，清热除烦之力益彰。大黄、枳实除积泄热，以泄代清。大黄、枳实虽承气之法，但非承气治用，两味用量偏轻，且大黄无须后下，取其轻下之意。

【方证归纳】

主症：阳黄，心中懊憹或热痛、黄腥如橘，呕恶不能食，小便不利，便难身热。

病机：饮酒过度，湿热上蒸。

治法：泄热除烦。

方剂：栀子大黄汤。

方义：栀子清热于上，利尿在前；大黄除实热于中，泄热于后；豆豉清散膈上之热；枳实行气破结于中。

【类证类方】

类方：栀子大黄汤与栀子豉汤之别：栀子大黄汤与栀子豉汤均具有清热除烦之效，栀子大黄汤偏于泄热除积；栀子豉汤偏于宣透余热。在药物组成上，栀子大黄汤栀子十四枚、大黄一两、枳实五枚、豆豉一升。栀子豉汤中栀子十四枚、豆豉四合。在病机上，栀子大黄汤为酒疸热盛，湿热积于中焦，上蒸于心；以酒黄疸，心中懊憹或热痛为主症。栀子豉汤为实热下利后，实邪已去，无形余邪郁于胸膈，扰及心神；以下利后更烦，按之心下濡为主症（表14-2）。

表14-2　栀子大黄汤与栀子豉汤鉴别表

方名	药物用量				功用		症状	病机
	栀子	大黄	枳实	豆豉	共同点	不同点		
栀子大黄汤	十四枚	一两	五枚	一升	清热除烦	泄热除积	酒黄疸，心中懊憹或热痛	酒疸热盛，湿热积于中焦，上蒸于心
栀子豉汤	十四枚			四合		宣透余热	下利后更烦，按之心下濡	实热下利后，实邪已去，无形余邪郁于胸膈，扰及心神

【验案解析】

案例： 吴某，男，45岁，工人，1971年8月5日就诊。病者心中懊恼，发热身黄已2周。自述25年来嗜酒成癖，酒后多少食或不食。上月中旬酒后心中烦扰热闷，小便不爽。次日身热瘙痒，腹满，因西药过敏而求助于中药治疗。现症：巩膜、周身皮肤黄染如橘子色，大便秘结，小便不利，舌红苔黄腻，脉沉弦。体温38.2℃，血压160/110毫米汞柱。血检：白细胞21000，肝功能和黄疸指数均有明显改变。据证诊为酒疸。治以清泄湿热，方用栀子大黄汤加味：栀子15克，大黄10克，枳实15克，豆豉10克，黄芩15克，葛花5克。服上方17剂，大便通，小便利，热降黄退，思食神安。继以上方加减服用35剂，诸证悉除，肝功能基本恢复正常。嘱其断酒自养。（秦书礼.《金匮》清法临证运用举隅[J].江苏中医杂志，1987（2）：8-9.）

按语： 本案为栀子大黄汤治疗酒疸。病属饮酒过度，酒性湿热，嗜酒伤中，内蕴湿热，病久郁蒸而发黄。治以清泄湿热，方用栀子大黄汤加味，加黄芩以清肝胆之热，加葛花以解酒毒，皆为本案特色用药。

【医家选注】

清·喻昌："此治酒热内结、昏惑懊恼之剂，然《伤寒论》中有云'阳明病，无汗，小便不利，心中懊恼者，身必发黄'。是则诸凡热内结者，皆是致此，非独酒也。"（《医门法律》）

清·徐彬："前酒疸正条，尚有不能食，欲吐后各变证，如小便不利，足下热，腹满不一，此独举心中懊恼为酒疸第一所据也。热而至痛，更甚矣，药用栀子大黄汤。盖酒热气血两伤。欲速逐之，故以枳实佐大黄，气下而血分之热解；以豆豉佐栀子清膈而使气分之热散；酒必挟湿，因其阴大伤，故不用燥药以耗其津，亦不用渗药以竭其液，谓热散则湿不能留也，则凡治病之湿热而兼燥者，于此可悟矣。"（《金匮要略论注》）

【临床应用】

辨证要点： 一身尽黄如橘子色，身热口渴，心中热痛或足下热，懊恼不宁，不思饮食，小便短赤或大便秘结，苔黄或黄腻，舌质红，脉沉或兼数。

本方适用于热重湿轻之肝胆疾患或心经郁热者，如急性黄疸型传染性肝炎以及其他黄疸病，也可用于无黄疸型肝炎。本方亦可用于热扰胸膈兼有腑气不通的神经官能症，外用可治疗痛证、软组织损伤、关节扭伤等。本方之豆豉应为淡豆豉，目前市场上常见的甜豆豉或咸豆豉不宜使用。

硝石矾石散
（黄疸病脉证并治第十五　14条）

【方证原文】 黄家日晡所发热，而反恶寒，此为女劳得之。膀胱急，少腹满，身尽黄，额上黑，足下热，因作黑疸。其腹胀如水状，大便必黑，时溏，此女劳之病，非水也。腹满

者难治。硝石矾石散主之。（14）

硝石矾石散方：

硝石 矾石（烧）等分

上二味，为散，以大麦粥汁和服方寸匕，日三服，病随大小便去，小便正黄，大便正黑，是候也。

【方证释义】本条论述女劳疸转变为黑疸兼瘀血湿热的证治。"黄家"说明黄疸病程较久，因湿热内蒸，营卫不和，出现"日晡所发热"。今见日晡所反恶寒，"恶寒"非表证，为肾虚阳气不足，属劳伤所致。"额上黑，足下热"由于肾精不足，虚热内生。黄疸病迁延至后期，往往可以累及到肾阴或肾阳，出现女劳疸的征象，若兼有明显的瘀血，则成为黑疸。瘀血内停，故"膀胱急，少腹满"，大便色黑，"时溏"指因血性濡润，大便不干。若兼有脾虚腹满的话，脾肾两虚为难治之证。治以硝石矾石散消瘀化湿。

【方药解析】该方具有消瘀散结，清热化湿之功，方中硝石即火硝，咸寒除热，消瘀活血；矾石化湿利水。因石类药物易伤胃气，故用大麦粥汁调服以顾护脾胃。"小便正黄，大便正黑"，即小便黄赤，大便偏黑。矾石祛湿利水，导湿热从小便走，硝石入血分，祛瘀清热，导瘀热从大便而去，故曰"病随大小便去"。

【方证归纳】

主症：黄色晦暗，目青面黑；膀胱急，少腹满，其腹胀如水状，大便必黑，时溏；日晡不发热，反恶寒，额上黑，足下热。

病机：肾虚兼挟瘀血湿热。

治法：消瘀化湿。

方剂：硝石矾石散。

方义：硝石苦寒入血，软坚逐瘀，散热凉血；矾石渗湿除浊，散热除蒸；大麦厚胃益脾，消积进食，缓硝石之烈，以保养胃气。

【验案解析】

案例一：薛某，男，32岁。去夏患黄疸性肝炎，经用清热利湿药治疗黄疸消退，病后失调导致肝区胀痛，常用疏肝理气药，疼痛稍轻，至冬再度出现黄疸，仍用中药调治，又服清热利胆药，黄疸始终未退，有时虽退，但不尽。今春黄疸加重，经某医院检查，确诊为早期肝硬化，用西药治疗一个时期，症状未减。面色灰滞而黑，巩膜黄染，食少，便溏，有时呈灰黯色，脘腹胀满，肝区胀痛不舒；有时牙龈出血，舌质右边有紫斑，舌苔白腻，此《金匮要略》之女劳疸。病因湿热内蕴，熏蒸为黄疸，黄疸日久不愈，邪由气分进入血分，血瘀湿滞内郁为病，治当化瘀燥湿，仿硝石矾石散法汤散并进，以希速效。明矾3克，硝石3克，研末胶囊装，分3次服，大麦粥汤送下。柴胡6克，鳖甲15克（先煎），白芍10克，桃仁6克，红花6克，白术12克，茯苓、牛膝各10克，茵陈12克。1日1剂，连服15剂，黄疸渐退，面色灰黑，渐转灰滞，脘腹胁部胀痛减轻，饮食增多，原方既效，当加减继服，再进20剂，黄疸基本消退，面色灰滞，渐转红润，腹胁胀满轻微，大便正常，食欲如常，血瘀湿滞，渐化将尽，脾气健运，病情日趋稳定，改用鳖甲煎丸与硝石矾石散常服，以善其后。嘱注意饮食起居，防病反复。（张谷才.从《金匮》方来谈瘀血的证治[J].辽宁中医杂志，1980，7：2.）

按语： 本案为消石矾石散治疗女劳疸。患者黄疸日久不退，面色灰滞而黑，与《金匮》女劳疸"额上黑"之表现相似。舌苔白腻为湿浊内蕴，舌质紫斑为营血瘀滞。四诊合参，证属黄疸日久，湿浊蕴结，气机郁滞，气病及血，血瘀湿滞。治宜化瘀燥湿，方用硝石矾石散，合逍遥散加减以疏肝健脾、活血散结。

案例二： 黄某某，男，57岁，1955年8月15日来笔者所在医院门诊。主诉；巩膜及皮肤发黄，腹部膨胀，周身水肿，精神疲乏。病史：胃腹部发胀半年，常觉不舒，最近20日目面目发黄，腹部膨胀，周身水肿、胸闷纳少，容易发怒，大便溏、小便色赤、在浦东乡间诊为鼓胀，认为不治，遂扶伴来沪求医。检查：肝脾大，边缘不明显，脾脏因腹腔积液不易扪及，腹部膨胀，有移动性浊音，两足有凹性水肿。脉濡缓，舌苔干白而腻。诊断：肝硬化腹腔积液。处理；硝矾散9分，分3次服。

治疗经过：自1955年8月15日至1956年1月16日历时5个月。服药至1956年9月12日腹腔积液全退，黄疸逐渐减退，继续服用，胃纳渐加，精神振作。前后计门诊20次，每次单独来沪，与初诊时判若两人。（章巨膺，庞泮池.硝礬散治肝硬化腹水初步报告[J].上海中医药杂志，1956，7：35.）

按语： 本案为消石矾石散治疗黄疸。患者黄疸日久不退，伴腹腔积液、肝脾肿大，苔白腻而干，脉濡缓，证属湿热，日久郁及血分，致瘀血内结。治宜清瘀逐湿，方用硝石矾石散加减。

【医家选注】

清·徐彬："前酒疸正条，尚有不能食，欲吐后各变证，如小便不利，足下热，腹满不一，此独举心中懊侬为酒疸第一所据也。热而至痛，更甚矣，药用栀子大黄汤。盖酒热气血两伤。欲速逐之，故以枳实佐大黄，气下而血分之热解；以豆豉佐栀子清膈而使气分之热散；酒必挟湿。因其阴大伤，故不用燥药以耗其津，亦不用渗药以竭其液。谓热散则湿不能留也，则凡治病之湿热而兼燥者，于此可悟矣。"（《金匮要略论注》）

【临床应用】

辨证要点： 黄疸反复不退，腹胀满，大便时溏或呈灰黯色，面色灰滞或面额黑，巩膜黄染，牙龈出血，肝脾肿大，舌质有紫斑、苔白腻等。

本方适用于急性黄疸型肝炎、慢性肝炎、肝硬化腹腔积液、血吸虫病、胆石症、囊虫病、钩虫病、蛔虫病等。方中矾石可用皂矾，大麦可以小麦代替。因本方对胃有刺激，故不宜空腹服用。在初服本方的4～5天，如胃部觉有阵发性嘈杂，可将剂量减轻，待无嘈杂感觉时，再逐渐增加剂量。

大黄硝石汤

（黄疸病脉证并治第十五　19条）

【方证原文】黄疸腹满，小便不利而赤，自汗出，此为表和里实，当下之，宜大黄硝石汤。（19）

大黄硝石汤方：

大黄　黄柏　硝石各四两　栀子十五枚

上四味，以水六升，煮取二升，去滓，内硝，更煮取一升，顿服。

【方证释义】本条论述热盛里实的黄疸证治。黄疸病，湿热熏蒸脾胃，热盛里实，气机不畅，湿浊停滞内壅，故见腹满；热盛重伤津液，膀胱气化失司，故小便不利而赤；里热极盛，迫津外泄所致，则见自汗。"此为表和里实"一句是对本证病机的概括，说明本证外无表邪，而属里热成实。此证属湿热熏蒸发黄，热邪偏重而兼阳明腑实。治疗应清利湿热，通腑泻下，方用大黄硝石汤。

【方药解析】方中栀子、黄柏清里泄热，兼以燥湿；大黄、硝石攻下瘀热。四药合用，具有泄热通便，利湿退黄之效。大黄、栀子、黄柏三味共同煎煮，纳入芒硝，再轻煎，顿服。"内硝，更煮取一升"，反证了此方中硝石并非前方中的火硝，而是芒硝，且本方《脉经》《备急千金要方》中作"大黄黄柏栀子芒硝汤"，亦可为证。

【方证归纳】

主症：鲜明如橘，小便不利而赤，自汗，发热心烦口渴；腹满疼痛拒按，大便秘结，舌苔黄脉沉实。

病机：湿热熏蒸，热盛里实。

治法：通腑泄热，利湿退黄。

方剂：大黄硝石汤。

方义：大黄、硝石攻下瘀热，通便泄热；栀子、黄柏苦寒清热，除湿退黄。

【类证类方】

类方：大黄硝石汤证与栀子大黄汤证均属于邪热偏盛之证，二者区别在于：大黄硝石汤证是里热极盛之候，病位偏于大肠，症状以腹满拒按、二便不利、自汗出为主，病情较重。栀子大黄汤证是邪热偏胜之轻证，病位偏上偏于胃脘部，症状以心中懊憹或热痛为主，病情较轻。大黄硝石汤证与茵陈蒿证均具有清热利湿退黄之功效，二者区别在于：大黄硝石汤为黄疸里热成实，病位偏于下，以黄疸腹满、小便不利而赤、自汗出为主症。治疗在清热利湿退黄的基础上，兼通腑泄热，方药组成上大黄四两、栀子十五枚、黄柏四两、硝石四两。茵陈蒿证治疗谷疸湿热俱盛，病在中焦，以谷疸、寒热不食、食即头眩、心胸不安为主症。治疗以清泄湿热为主，方药组成上大黄二两、栀子十四枚、茵陈蒿六两（表14-3）。

表14-3 大黄硝石汤与栀子大黄汤、茵陈蒿汤鉴别表

方名	药物用量							功用		症状	病机（病位）
	大黄	栀子	枳实	豆豉	茵陈蒿	黄柏	硝石	共同点	不同点		
大黄硝石汤	四两	十五枚				四两	四两	清热利湿退黄	通腑泄热	黄疸腹满，小便不利而赤，自汗出	（黄疸）里热成实病位偏于下
栀子大黄汤	一两	十四枚	五枚	一升					清心除烦	酒黄疸，心中懊憹或热痛	（酒疸）热盛热重于湿病位偏于上
茵陈蒿汤	二两	十四枚			六两				清泄湿热	谷疸，寒热不食，食即头眩，心胸不安	（谷疸）湿热俱盛病在中焦

【验案解析】

案例一： 郭某，男，48岁，门诊就诊。患者开始发热、恶寒、头眩恶心，继而但热不寒，惟头汗出，心下烦闷，口干渴欲饮，下腹胀满，两胁胀满拒按，大便4日未解，一身面目尽黄，光亮有泽，小便短少，如栀子汁，脉滑数有力。肝功能：黄疸指数52单位，硫酸锌浊度22单位，谷丙转氨酶480单位，脉证合参，系热瘀于内，湿热熏蒸，热甚于湿之"阳黄"。遂投大黄硝石汤合茵陈蒿汤清泄胆胃湿热，更佐云苓、扁豆淡渗利湿健脾。方用茵陈18克，栀子18克，大黄9克，黄柏9克，芒硝9克，云苓18克，扁豆18克。服5剂后，大便通利，小便转淡黄，腹部微胀，其他证情亦有好转，肝功能化验检查：黄疸指数7单位，硫酸锌浊度15单位，谷丙转氨酶185单位。上方微事增损，去芒硝、大黄，加柴胡6克，胆草5克，以平肝、泄热，勿使乘上，续服8剂。三诊，诸症已愈，以栀子柏皮汤合参苓白术散，清余邪而调脾胃，续服5剂善后，半个月后随访已上班工作。（李哲夫.黄疸湿热辨[J].湖北中医杂志，1981（6）：27.）

按语： 本案为大黄硝石汤治疗热盛里实之黄疸。患者一身尽黄，色泽鲜明，伴心烦口干，胁腹胀满拒按，大便不解。证属湿热熏蒸，阳明里实已成。治宜泄热通腑，清利湿热。方用大黄硝石汤合茵陈蒿汤，再佐茯苓、扁豆以增淡渗利湿健脾之力。

案例二： 静俭堂治验方：荻原辨藏患黄疸，更数医，累月不见效，发黄益甚，周身如橘子色，无光泽，带黯黑，眼中黄如金色，小便短少色黄如柏汁，呼吸迫促，起居不安，求治于予，乃以指按胸胁上，黄气不散，此疸症之尤重者也，乃合茵陈蒿汤大黄硝石汤，作大剂，日服三四剂，及三十日，黄色才散去，小便清利而痊愈。（陆渊雷. 金匮今释[M]. 上海：上海陆渊雷医室印行，1934：312）

按语： 本案为大黄硝石汤合茵陈蒿汤治疗黄疸重证。患者黄疸数月不退，且有加重之

势，症见周身黄染，小便不利、呼吸急促，为湿热壅盛，气机不利所致。遂予茵陈蒿汤合大黄硝石汤，通腑泄热，清利湿热，通利二便，分消湿热。

【医家选注】

清·徐彬："此为黄疸之有里无表者言之。谓疸色黄，见于表矣，乃腹满小便不利且赤，里热可知。黄疸最难得汗，乃自汗则表从汗解，故曰此为表和里实。实者邪也，有邪则宜去，故主大黄硝石汤。大黄、硝石解气血中之实热，黄柏苦寒，主下焦，栀子虽轻浮在上，然能使里热从上而下，故认为使，且轻浮，则与邪结相宜也。"（《金匮要略论注》）

清·吴谦："李彣曰：腹满小便不利而赤，里病也。自汗出表病也。里病者，湿热内甚，用栀子清上焦湿热，大黄泻中焦湿热，黄柏清下焦湿热，硝石则于苦寒泄热之中而有燥烈发散之意，使药力无所不至，而湿热悉消散矣。"（《医宗金鉴》）

【临床应用】

辨证要点： 身黄如橘子色，自汗出，溲赤，腹部满胀疼痛拒按，大便干结，苔黄、脉沉实，或见发热烦喘，胸满口燥，肚热等热重于湿，里热成实之黄疸。

本方适用于急性传染性肝炎大便燥结者。黄疸鲜明者常合用茵陈蒿汤加强其清热利湿退黄之功。如症见胁痛胀满者，加郁金、川楝子、青皮等；小便短赤而少者，加滑石、冬葵子等；若阳明热结，潮热谵语，便秘，黄疸色深，脉沉实者，可用芒硝软坚泄热，以急下存阴。

茵陈五苓散
（黄疸病脉证并治第十五　18条）

【方证原文】黄疸病，茵陈五苓散主之。（18）

茵陈五苓散方：

茵陈蒿末十分　五苓散五分

上二物和，先食饮方寸匕，日三服。

【方证释义】本条论述黄疸湿重于热的证治。本条只言"黄疸病"，未列出症状，以方测证，当属湿重于热的黄疸。其证候表现，当有全身发黄、黄色不甚鲜明、食欲减退、身重便溏、小便短少或不利、苔腻淡黄等症。治宜利湿清热退黄，方用茵陈五苓散。

【方药解析】方中茵陈清热利湿退黄，五苓散化气利水除湿。湿除热退，气机通畅，诸症则解。从药物剂量上看，五苓散五味药物共五分，茵陈蒿末一味药十分，可见本方重用茵陈蒿清热利湿退黄。

【方证归纳】

主症：全身发黄，黄色不甚鲜明，食欲减退，身重便溏，小便短少或不利，苔腻淡。

病机：黄疸湿热蕴结，湿重于热。

治法：利湿退黄。

方剂：茵陈五苓散。

方义：方中以五苓散化气行水；茵陈清利湿热。

【验案解析】

案例一：黄某，女，25岁，1978年8月21日入院。目黄、身黄、尿短黄1周，兼有身热不扬，肢软肤痒，恶心纳少，厌食油荤，脘腹胀满，口干不欲饮等。已孕6个月。有与急性黄疸型肝炎接触史。体温37.7℃，皮肤、巩膜明显黄染，心肺正常，腹软，肝在胁下1.5厘米，质软有触痛，宫底位于脐上三指，舌苔黄厚腻，质边尖红，脉细滑。化验：血象正常，尿三胆（+）。肝功能检查：范登伯试验直接反应阳性，碘试验（++），黄疸指数35单位，超声波检查为密集微波。综观上症，均系湿热熏蒸于里，外不得汗，内不得利，阻碍脾胃升降，熏蒸肝胆，使胆汁外溢肌肤而发黄。诊为阳黄，湿热并重型（妊娠期急性黄疸型病毒性肝炎）。治宜清热利湿，佐以解毒养血固胎。茵陈五苓散加减：茵陈30克，茯苓12克，泽泻10克，猪苓10克，白术9克，黄芩10克，板蓝根15克，佛手10克，丹参15克，焦三仙各10克。上方加入藿梗、佩兰、薏苡仁、桑寄生、当归身等，辅用维生素B和维生素C口服。服药4天后胃纳正常，皮肤痒止，尿黄变浅。9月2日尿三胆转阴，9月8日症状及体征均基本消失，肝功恢复正常，出院后1个月复查肝功亦正常，出院后3个月顺产一男孩。（祁守鑫.茵陈五苓散治疗急性黄疸型病毒性肝炎的临床体会[J].湖北中医杂志，1979，2：41.）

按语：本案证属湿热熏蒸脾胃，传移于肝胆，胆汁外溢肌肤而发黄。临床诊断为湿热并重型（妊娠期急性黄疸型病毒性肝炎）。因妊娠已6个月，治疗当宜清热利湿，佐以解毒养血固胎，茵陈五苓散加减。

案例二：曾某某，男，缘病者一周前发热，全身不适疲倦，数日后即出现黄疸，食欲不振，恶心作呕，极度疼倦，便溏泄泻，兼有肝区作疼。体检：神清，巩膜黄染，舌苔白腻，脉弦迟，心肺阴性，腹柔软，肝大二横指多，有触痛及叩击痛，脾阴性。化验室检查：黄疸指数19，凡登白反应直接迅速阳性，麝香草酚浊度试验5单位。中医诊断；阳黄证，湿为主而热次。西医诊断；急性黄疸型传染性肝炎。嘱患者卧床休息，给高糖低脂适量蛋白饮食，内服酵母片，维生素C以及投以茵陈五苓散加减。1个月后复查，患者无任何不适，肝已不能触及，肝功恢复正常。（李文瑞.金匮要略汤证论[M].北京：中国科学技术出版社，1993：513.）

按语：本案为茵陈五苓散治疗湿重于热之黄疸。患者纳差、呕恶、便溏、苔白腻，为湿浊内盛所致，湿重而热轻。因予茵陈五苓散加减，利水祛湿，清热除黄。

案例三：何某某，女，45岁。身目俱黄，但色不甚鲜明，腹部胀满，食少纳呆，心中烦，有时恶心，呕吐，口腻不和，渴不多饮，四肢乏力，溺黄。舌质稍淡，苔黄厚腻，诊脉弦缓尚有力。肝功能；黄疸指数23单位，硫酸锌浊度25单位，谷丙转氨酶550单位。脉证合参，乃湿重于热之"阳黄"。投以茵陈五苓散加味；茵陈20克，桂枝4克，猪苓12克、白术12克、泽泻12克、茯苓18克、栀子9克、黄柏6克、半夏9克、藿香6克、佩兰6克、枳壳6克、厚朴6克。本方在茵陈五苓散的基础上加黄柏、栀子之苦寒以清泄火热，藿、佩、夏、朴辛通苦降，辟秽化浊。复诊；自诉服上药8剂，证情大有好转，惟大便稍结，口干苦。复查肝功；黄疸指数8单位，硫酸锌浊度18单位，谷丙转氨酶195单位。原方去厚朴、桂枝之辛温，加滑石15克，取其甘寒，利尿清热，续服8剂，半月后询访，病告痊愈。（李哲夫.黄疸湿热辨[J]湖北中医杂志，1981，6：27.）

按语： 本案乃湿热郁蒸，波及脾胃和肝胆，脾之运化、肝胆疏泄均已失调，湿热入于肝经血分，湿重于热之黄疸。治疗应利水祛湿，清热除黄。方用茵陈五苓散，加黄柏、栀子、藿香、佩兰、半夏、厚朴、枳壳等药物增清泄火热，辟秽化浊之效。

【医家选注】

清·尤怡："此正治湿热成疸者之法，茵陈散热结，五苓利水去湿也。"（《金匮要略心典》）

清·吴谦："黄疸病之下，当有小便不利者之五字，茵陈五苓散方有着落，必传写之遗。黄疸病脉沉，腹满在里者，以大黄硝石汤下之；脉浮无汗在表者，以桂枝加黄芪汤汗之；小便不利者，不在表里，故以茵陈五苓散主之。"（《医宗金鉴》）

【临床应用】

辨证要点： 全身面目皆黄，黄色鲜明，小便不利，食欲减退，舌苔白腻，脉浮缓，或见形寒发热，头痛，恶心呕吐，大便溏等。

本方适用于湿重于热之黄疸，常加藿香、蔻仁、佩兰等芳香化浊之品，以宣利气机而化湿浊；若湿热交蒸较甚，可加栀子柏皮汤以增强泄热利湿之功；若兼呕逆者，乃因胃浊上逆，宜酌加半夏、陈皮降逆止呕；若兼食滞不化，而大便尚通者，加枳实、神曲等消食和胃；若腹胀较甚，加大腹皮、香附、木香行气消胀。

桂枝加黄芪汤
（黄疸病脉证并治第十五　16条）

【方证原文】 诸病黄家，但利其小便；假令脉浮，当以汗解之，宜桂枝加黄芪汤主之。方见水气病中。（16）

【方证释义】 本条论述黄疸病的治疗大法及黄疸初起夹有表邪的证治。引起黄疸的原因，一般而言，多为湿热郁蒸、气化失职，以致湿热之邪无从排泄而蕴积成黄疸。治宜清化湿热，通利小便，故原文"诸病黄家，但利其小便"，此为正治法。黄疸初起，内热不盛，症见恶寒发热，脉浮自汗，说明病邪在表，当发汗祛邪，使邪从表而达于外，宜用桂枝加黄芪汤。

【方药解析】 方中桂枝汤解肌发汗，调和营卫；黄芪味甘、微温，归脾、肺经，能够固表祛湿，扶正托邪。桂枝汤加黄芪共奏解肌发汗，祛湿退黄之效，汗出湿去，则黄疸可愈。

【方证归纳】

主症：身黄，发热恶寒，脉浮自汗。

病机：湿邪郁表，营卫不和。

治法：解表祛邪，调和营卫。

方剂：桂枝加黄芪汤。

方义：桂枝汤解表透邪，调和营卫，黄芪助气行湿。

【类证类方】

见黄芪芍药桂枝苦酒汤。

【验案解析】

案例：赵某，男，7岁，2003年12月15日初诊。自3岁入托以来稍稍运动则大汗出，夜间睡眠时背部及头汗出，湿衣被，易感。曾经多方诊治，效果不佳，遂来就诊。见面色稍白，形体适中，流少许清涕，偶咳，手心湿润。舌质淡白、苔薄白，脉细。证属脾肺气虚、营卫不和。治宜补益脾肺、调和营卫。方用桂枝加黄芪汤加味，处方：生黄芪10克，煨白芍9克，桂枝9克，炒白术8克，防风5克，瘪桃干8克，炒山药8克，炒麦芽8克，生姜3片（如一元硬币大小），大枣4枚，生甘草3克。5剂后汗出减轻，上方继续服用5剂，诸症明显好转。后用上方3剂量，制水泛丸调理而愈。（高军.孙浩运用桂枝加黄芪汤治疗儿科疾病验案4则[J].江苏中医药，2009，41（12）：54-55.）

按语：本案为桂枝加黄芪汤治疗小儿汗症。本案患儿自汗、盗汗俱存，动则汗出、易感，为腠理空虚、卫气不固所致。四诊合参，证属脾肺气虚，营卫不和。故以桂枝加黄芪汤合玉屏风散加减，健脾补肺，调和营卫。方中黄芪益气固表；少佐防风达表；桂枝、白芍两药合用，一散一收，调和营卫；生姜、大枣相合，可以升腾脾胃生发之气而调和营卫；炒白术、炒山药健脾补肺；瘪桃干敛汗。故脾肺健气自壮而表自固，营卫调而汗自止。

【医家选注】

清·尤怡："两胫自冷者，阳被郁而不下通也。黄汗本发热，此云假令发热、便为历节者。谓胫热，非谓身热也。盖历节、黄汗，病形相似，而历节一身尽热，黄汗则身热而胫冷也。食已汗出，又身尝暮卧资汗出者，营中之热，因气之动而外浮，或乘阳之间而潜出也。然黄汗，郁证也，汗出则有外达之机。若汗出已反发热者，是热与汗俱出于外，久而肌肤甲错，或生恶疮，所谓自内之外而盛于外也。若汗出已身重辄轻者，是湿与汗俱出。然湿虽出而阳亦伤，久必身瞤而胸中痛。若从腰以上汗出下无汗者，是阳上通而不下通也，故腰髋弛痛，如有物在皮中状。其病之剧而经得汗者，则窒于胸中而不能食；壅于肉理面身体重；郁于心而烦躁；闭于下而小便不通利也。此其进退微甚之机不同如此，而要皆水气伤心之所致，故曰此为黄汗。桂枝、黄芪，亦行阳散邪之法，而尤赖饮热稀粥取活，此发交郁之邪也。"（《金匮要略心典》）

清·吴谦："诸黄家病，谓一切黄家病也。黄病无表里证，热盛而渴者当请之，湿盛小便不利者，但当利其小便。假令脉浮，则为在表，当以汗解之，宜桂枝加黄芪汤。"（《医宗金鉴》）

【临床应用】

辨证要点：桂枝加黄芪汤证治疗黄疸临床当见黄疸初起伴恶寒发热、脉浮，属表虚内热不重者。

桂枝加黄芪汤，在《水气病脉证并治》篇用治黄汗，本条则用治黄疸表虚，属异病同治。本方适用于黄疸初起，伴有恶寒发热、脉浮自汗的表证外，还常用于虚人外感汗多、湿疹、中耳炎、蓄脓症、痔瘘、脐炎、化脓症、小儿汗多易外感、放化疗后以及原因不明之白细胞减少者。

小柴胡汤

（黄疸病脉证并治第十五　21条）

【方证原文】诸黄，腹痛而呕者，宜柴胡汤。必小柴胡汤，方见呕吐中。（21）

【方证释义】本条论述黄疸兼少阳证的证治。黄疸发病过程中，出现腹痛、呕吐说明少阳邪热犯胃，由于少阳枢机不利，可见往来寒热、胸胁苦满、默默不欲饮食等症。治宜和解少阳，可用柴胡汤，具体应用看其兼证。若腹痛兼呕，兼有胁下满痛、潮热、大便难，则用大柴胡汤和解少阳，攻下阳明里实。若无潮热，便难，而见寒热往来，大便正常，宜用小柴胡汤和解少阳。

【方药解析】小柴胡汤方中柴胡疏解少阳经中邪热，同时疏利肝胆，条达气机；黄芩可清泄少阳胆腑邪热，柴胡配黄芩合用，使气郁得达，火郁得发。半夏配生姜，即小半夏汤，为止呕之圣药，能够和胃降逆，散饮祛痰。人参、甘草、大枣相配，扶正益气，实脾以杜绝少阳之邪内传之路。药物性味上，柴胡黄芩味苦，半夏生姜味辛，人参、甘草、大枣味甘，共奏辛开苦降、甘润之法。

【方证归纳】

主症：身黄，腹痛，呕吐，兼有胁下满痛、潮热、大便难；或兼寒热往来，胸胀苦满，默默不欲饮食，心烦喜呕等。

病机：少阳邪热犯胃。

治法：和解少阳，或兼攻下腑实。

方剂：大柴胡汤或小柴胡汤。

【类证类方】

类方：小柴胡汤与大柴胡汤之别：小柴胡汤与大柴胡汤同为柴胡汤类，均可用于少阳郁热，区别在于：小柴胡汤病机为半表半里热证，胆气内郁三焦气机失枢，症见口苦、咽干、目眩、往来寒热，胸胀苦满，默默不欲饮食，心烦喜呕，脉弦等症，治疗应和解少阳；大柴胡汤病机为邪犯少阳、兼里实热证，症见胸胁苦满、往来寒热、呕吐，但另见心下急结，呕不止，郁郁微烦，便秘或下利，舌红苔黄厚、脉弦数等，治疗应和解少阳兼泄内热。

【验案解析】

案例一： 唐某，女，13岁。1986年3月9日诊。患者恶寒发热，恶心欲呕，厌油，胃脘及两肋饱胀，食欲不振，大便稀溏，小便黄如茶汁已有3~4天，曾服感冒药无效，因而改看中医，查：精神不振，面色微黄，巩膜发黄，舌苔白厚黄腻，脉弦，胃脘有压痛，验血：GPT 350U，TTT 10U，TFT（++），黄疸指数30U，尿三胆：阳性，西医诊断为急性黄疸性肝炎。证属脾胃虚弱，湿热发黄。治则：清热利湿，疏肝健脾。方选小柴胡汤加味。柴胡12克，黄芩10克，党参9克，生姜3克，大枣5枚，法半夏9克，茵陈15克，滑石15克，板蓝根15克，建曲20克，甘草3克，共15剂。2天1剂，共服1个月，服药后复查肝功能全部正常。尿三胆阴性。（钟季玉.小柴胡汤的临床应用[J].贵阳中医学院学报，1988（3）：34.）

按语： 本案为小柴胡汤治疗黄疸。患者面目黄染，伴见恶寒发热，恶心欲呕，厌油，胃脘及两肋饱胀，食欲不振，为少阳邪热犯胃，脾胃虚弱，湿热发黄。治宜清热利湿，疏肝健脾，方用小柴胡汤加减。

案例二： 魏某，女，45岁，以"右胁胀痛伴目黄、尿黄2天"于2010年6月10日初诊。症见：身目发黄，恶寒发热、口干口苦，恶心欲呕、右胁胀痛、腹胀、小便短赤、舌质红苔白、脉弦。既往有胆石症病史。实验室检查：肝功能示：TBil 85μmol/L，DBil 64μmol/L，TP 72.33g/L，Alb 41.25g/L，ALT 86U/L，AST 79U/L，ALP192U/L。抗HAV-IgM（-），HBV-M（-），抗HCV-IgM（-），抗HCV-IgG（-），抗HEV-IgM（-），抗HEV-IgG（-）。血分析：WBC 8.9×10⁹/L。腹部B超提示：胆囊炎，胆囊结石。诊断；胆囊炎，胆囊结石。证属邪入少阳，胆胃不和所致。患者拒绝住院，要求中药治疗。治以疏泄少阳，调和胆胃。予小柴胡汤（柴胡12克，黄芩9克，党参6克，半夏9克，炙甘草5克，生姜9克，大枣4枚），7剂，水煎服，每日1剂，分2次口服。二诊，患者无恶寒发热，身、目黄染大部消退，纳食增加，腹胀好转，小便微黄，舌质红苔白，脉弦。效不更方，继续服小柴胡汤7剂，黄疸消退，诸症消失，复查肝功能正常。后患者间断服小柴胡汤，病未复发。（邵先志.陈新胜治疗黄疸验案三则[J].湖北中医杂志，2013，35（05）：22-23.）

按语： 此例乃邪入少阳，胆胃不和所致。宜疏泄少阳，调和胆胃，恢复肝胆疏泄机能，则湿热分消，黄疸消除。小柴胡汤方以柴胡、黄芩疏泄少阳邪热，生姜、半夏和胃去湿，人参、炙甘草、大枣健脾，合奏疏胆和胃，泄热祛湿，健脾退黄之功。

【医家选注】

清·魏念庭："呕而皮肤发热，伤寒少阳经证也，合以口苦咽干目眩，而少阳病全，但见呕而发热。虽非伤寒正病，亦少阳经之属也。主之小柴胡，表解里和而病愈矣。"（《金匮要略方论本义》）

清·尤怡："中风七八日，寒热已止而续来，经水才行而适断者，知非风寒重感，乃热邪与血俱结于血室也。热与血结，攻其血则热亦去，然虽结而寒热如疟，则邪既留连于血室，而亦侵淫于经络。设攻其血，血虽去，邪必不尽，且恐血去而邪得乘虚尽入也。仲景单小柴胡汤，不杂血药一味，意谓热邪解而乍结之血自行耳。"（《金匮要略心典》）

【临床应用】

辨证要点：本文所云"柴胡汤"适用于黄疸兼见腹痛、呕吐等少阳证表现者。黄疸初期，常见少阳证，用小柴胡汤加茵陈蒿可以增强清热利湿之效，疗效更佳。若里热较盛，大便秘结者，则当用大柴胡汤。故仲景只言"宜柴胡汤"，而未言其大、小柴胡，旨在临床实践当辨证论治。本方适用于黄疸初期可以出现少阳证，故用小柴胡汤治疗。方中人参甘温，能助湿生热，湿热重者当去人参，加茵陈或栀子。如里热渐盛，大便秘结，则为少阳阳明并病，当用大柴胡汤和解少阳，攻下阳明。

小柴胡汤的应用相当广泛，既用于外感热病，又广泛用于内伤杂病，以及外科、儿科、妇科等疾病。但不论应用于何种疾病，均须方证相符。

猪膏发煎
（黄疸病脉证并治第十五　17条）

【方证原文】诸黄，猪膏发煎主之。（17）

猪膏发煎方：

猪膏半斤　乱发如鸡子大三枚

上二味，和膏中煎之，发消药成，分再服。病从小便出。

【方证释义】本条论述胃肠燥结血瘀的黄疸证治。猪膏发煎由猪膏、乱发组成。猪膏润燥通便，乱发消瘀通便。本条论证简略，以方测证可知，本证为黄疸病久，湿热虽去，但津枯血瘀，胃肠燥结。由于津枯血瘀，外不能润养肌肤，内不能濡润脏腑，故见肌肤萎黄不华、少腹微满、大便秘结、小便不利等。治宜润燥和阴，方用猪膏发煎。

【方药解析】方中猪膏（俗称猪油）滋阴润燥，和血通便；乱发活血消瘀利湿。两药合用可使肠中津液充足，气血流畅，瘀滞消除，病可从大小便而出。其服用方法"发消药成"实际上接近于猪油炸头发。有人认为本方实是吃发，绝非饮油，只不过仲景时代煎炸头发只能以猪油罢了，此说值得参考。

【方证归纳】

主症：肌肤萎黄不华，少腹微满，大便秘结，小便不利。

病机：黄疸日久，湿热已去，胃肠燥结，津枯失荣。

治法：补虚润燥，化瘀通便。

方剂：猪膏发煎。

方义：猪膏润肠通便；乱发如鸡子活血祛瘀。

【验案解析】

案例一：疸症多种，黑者属肾，肾气过损者曰女劳黑疸。今肌肤舌质尽黑，手指映日俱暗，强壮之年，肾阳早已不举（指阳痿），体虽丰腴，腰软不易久坐，脉弱神疲，纳减足冷，显属肾脏伤残太甚……血余四两，猪油一斤（熬至发枯，取油盛贮，一切食物中可以用油者俱用之）。煎方：制附子七分，炒枸杞子一钱五分，炒黄柏一钱，菟丝子一钱五分，茯苓三钱，牡蛎七钱，茵陈一钱五分，杜仲三钱，熟地六钱。再诊：前方已服二十余剂，肌肤之黑半化，其势渐转阴黄，形神大振，胃纳加餐，且可耐劳理事矣，再拟补养脾肾。（柳宝诒编.柳选四家医案·爱庐医案[M].上海：上海科学技术出版社，1957：345.）

按语：本案为黄疸病久，精血亏虚、瘀血停留所引发的萎黄。患者虽值壮年，但虚损之象尽显，且肤色尽黑，属《金匮》之女劳黑疸。治以猪膏发煎补虚润燥，化瘀利湿，同服温补肾气、利湿退黄之方以增其力。

案例二：蒋某某，女，38岁。嗜食辛辣厚味，大便经常干结，阴户时有出气作声，无臭气，但院腹胀满，口干舌燥，小便短赤，舌苔腻燥。拟用：猪油半斤，乱发鸡子大3撮，洗净油垢，共发熬至溶化，分2次口服。3剂后，大便通顺，阴吹亦止。（李文瑞.金匮要略汤证论[M].北京：中国科学技术出版社，1993：511.）

按语：本案为猪膏发煎治疗阴吹。阴吹乃阴道矢气；正喧乃矢气之声。妇女阴吹声喧，为下焦湿热，中气不足，饮停中焦所致，故用猪膏发煎润导大便，使浊气下行则阴吹可止。

【医家选注】

明·赵良仁："考之《本草》，猪肪膏者，利血脉、解风热、润肺燥、疗热毒……乱发能消瘀血、开关格、利水道……"（《金匮方论衍义》）

清·尤怡："阴吹，阴中出声，如大便矢气之状，连续不绝，故曰正喧。谷气实者，大便结而不通，是以阳明下行之气，不得从其故道，而乃别走旁窍也。猪膏发煎润导大便，便通，气自归矣。"（《金匮要略心典》）

【临床应用】

辨证要点：猪膏发煎临床应见肌肤萎黄不华、少腹微满、大便秘结、小便不利等燥热内结之大便秘结及痔疾便干漏血等证。

本方适用于黑疸、阴吹等疾病。除内服外，还可制成栓剂，用于肛肠疾病。若兼气虚者，酌加蜜炙黄芪、黄精、生首乌等，以补中气不足；兼血虚者，酌加当归、赤芍等，以润燥生血。

小半夏汤
（黄疸病脉证并治第十五　20条）

【方证原文】黄疸病，小便色不变，欲自利，腹满而喘，不可除热，热除必哕。哕者，小半夏汤主之。方见痰饮中。（20）

【方证释义】本条论述黄疸误治变证的证治。黄疸病，小便色不变，欲自利，说明本证属于脾胃虚寒的寒湿发黄。腹满由寒湿内蕴，阻滞气机所致，其特点为时满时减，喜温喜按。喘多兼少气不足是由于中气不足所致。治疗应该采用理中、四逆类温运脾阳，除湿散寒。不可用苦寒药，故曰"不可除热"。若误认为"腹满而喘"为实热内结，误用苦寒，会使得中阳更伤，胃失和降，必致呕哕。此时应先用小半夏汤降逆止哕，哕止后再根据证情辨治黄疸。

【方药解析】方中半夏涤痰行水，降逆止呕，为治饮病的要药。生姜辛散走窜，温化寒凝，消散水饮，孙思邈言："生姜，呕家之圣药，呕为气逆不散，故用生姜以散之。"二味相协，以奏蠲散水饮，降逆止呕，使饮去胃和呕止。方后注"以水七升，煮取一升半"，乃久煮浓煎之法，可减缓生半夏之毒性。目前临床上半夏多制用。

【方证归纳】

主症：黄疸，腹满，喘，哕逆等。

病机：误治伤阳，胃气上逆。

治法：温胃止哕。

方剂：小半夏汤。

方义：小半夏汤以温胃化饮，降逆止哕，待哕逆止，再辨证论治。

【类证类方】

类方：小半夏汤与小半夏加茯苓汤之别；二方主治相似，均治疗痰饮呕吐。方药组成上小半夏茯苓汤即在小半夏汤的基础上加茯苓，增强健脾淡渗利湿之效，以助饮邪涤尽。故二方区别在于：若饮停不甚，病势较浅，呕而不渴者，可予小半夏汤和胃止呕，蠲饮降逆。若素有痰饮内停，阳气不化，津不上承，而致口渴欲饮，然饮后水无以化，又上逆作呕，呈现先渴后呕之症，或呕吐兼见心下痞满、头目昏眩、心下悸者，说明饮停较重，病位较深，可用小半夏加茯苓汤。

【验案解析】

案例一：张某，女，24岁，2003年10月20日初诊。不思饮食，食后脘腹不适，时呕吐食物痰涎已2年，近日加重，食之即吐，食少则哕，胃脘隐隐作痛，大便燥结，3~4日1行，经期前后不准。诊其舌脉，舌红苔黄少津，脉沉滑。四诊合参，本证湿浊久蓄，脾失运化，阳邪入里化热，热邪积滞较甚，致胃气上逆不降而呕吐频作。治宜清热化湿，通腑导滞，理气降逆，和胃止呕。方取仲景之小半夏汤合小承气汤化裁，药用：厚朴、制半夏、茯苓、陈皮、大黄、枳壳、当归各15克，川芎、甘草各10克。3剂，水煎服。服药后，吐势已缓，大便燥结得解。按上方加减续治月余，呕吐止，余症悉除。（杨容青.运用仲景方治疗呕吐验案举要[J].中医药学刊，2005（10）：1886.）

按语：本例以仲景之小半夏汤合小承气汤化裁而治之。运用上方化裁，取意于小半夏汤功效在运脾燥湿，和中止呕；小承气汤功效在轻下热结，通腑导滞。临床表明，上方化裁加减，切合患者病机。其中，又因兼见患者久病血虚、月经不调，乃在上方药味之外，增配川芎、当归，活血行气，补血调经，兼以增强润肠通便之效。诸药合用得宜，故呕吐得止，病获痊愈。

案例二：王某某，女，48岁，1999年5月8日初诊。患者为乳腺癌Ⅱ期，于手术后4个月行COF化疗方案。于化疗第一疗程第5次时，患者出现恶心、呕吐，纳呆食欲不振，舌淡红有瘀点，苔薄黄少泽，脉沉弦。治以疏肝和胃，健脾止呕，予小半夏汤加减：姜半夏5克，生姜10克，佛手10克，代代花5克，藿香10克，竹茹10克，神曲10克，服5剂后患者未再呕吐、恶心减轻，舌暗红，苔薄黄，脉弦细。于上方中加黄芩10克，继服10剂，6~23日复诊时化疗已完成，化疗期间呕吐持续仅一天，恶心亦明显减轻，食欲改善。（孙立云，李道平.小半夏汤治疗癌症化疗引起呕吐验案[J].黑龙江中医药，2000（04）：45.）

按语：本案为小半夏汤治疗癌症化疗所引起的呕吐。呕吐是癌症患者化疗期间常见的消化道反应。本案证属脾胃虚弱，健运失司。治宜疏肝和胃，健脾止呕。方用小半夏汤加减。小半夏汤为止吐方的基本方，由生姜半夏两味药组成，具有蠲饮止呕之效。本案呕吐虽不重，但伴反胃恶心，胸中烦闷，说明肝气克脾，加佛手、代代花；苔薄黄少泽，说明有热，加竹茹；纳呆食欲不振，加神曲健运脾气。

【医家选注】

清·喻昌："支饮上入膈中而至于呕，从高而越，其势最便，但呕家本当渴，渴则可征支饮之全去；若不渴，其饮尚留，去之未尽也；不必加治。但半夏之辛温。生姜之辛散。再引其欲出之势，则所留之邪自尽矣。"（《医门法律》）

清·徐彬："呕，乃胃家病，非支饮本证，然可以验心下之有支饮者。呕家本渴，谓诸呕皆属火，又呕多则亡津液，渴乃常。呕家必寒为本，火为标，呕至于渴，寒邪去矣，故曰渴者为欲解；反不渴，是胃中客邪可尽。而偏旁之水饮常存、饮气能制燥也，故曰必有水饮。然饮所居，偏而不正中，故曰支饮；假如在中与呕俱出矣。半夏、生姜，止呕去逆，燥温下饮，故主之。"（《金匮要略论注》）

【临床应用】

辨证要点：黄疸虽多属湿热为患，但不可过用寒凉，误用寒凉，损伤脾胃阳气，则变证丛生。

本方适用于小半夏汤为止呕方之祖，其主证为呕而不渴，说明胃有停饮，上逆作呕，本方有蠲饮止呕之效。不仅如此，但凡呕吐者，不论寒热虚实，均可适当加味应用。

小建中汤
（黄疸病脉证并治第十五　22条）

【方证原文】男子黄，小便自利，当与虚劳小建中汤。方见虚劳中。（22）

【方证释义】本条论述虚劳萎黄的证治。凡湿热引起的黄疸多有小便不利症状。今小便自利，说明气化正常，湿有出路，可知此黄与湿无关。病属脾胃虚弱，运化不及，气血虚弱，肌肤失养所致。其特点为皮肤发黄而无光泽，伴有气短懒言、身体倦怠、食少便溏、舌淡苔薄等症。治宜温补脾胃，方用小建中汤，开发生化之源，使气血充盈，气色外荣，则虚黄自退。

【方药解析】方中重用饴糖为主药，合甘草、大枣以甘温补中；重用芍药以伐肝和脾；

桂枝配甘草，以辛甘化阳，再合芍药以调营卫；芍药配甘草，酸甘化阴，缓急止痛。六味相协，辛甘养阳，酸甘化阴，和调阴阳，使得中焦之气得复。

【方证归纳】

主症：皮肤发黄而无光泽，伴见气短懒言，身体倦怠，食少便溏，舌淡苔薄。

病机：脾胃虚弱，气血亏虚，不能外荣。

治法：温补脾胃。

方剂：小建中汤。

方义：饴糖、甘草、大枣、生姜补中祛邪；桂枝、生姜温中散寒；芍药、甘草、饴糖缓中止痛。

【类证类方】

类方：小建中汤与桂枝汤，在药物组成上仅相差一味，但功用各有不同。桂枝汤以桂枝为君，辛甘发散，以解肌发汗驱邪为主，治汗出恶风，营卫不和之中风表虚证；小建中汤以饴糖为君药，配芍药酸甘相合，以温中补虚，和里缓急，治中焦虚寒，里急腹痛之虚劳病证。

【验案解析】

案例：彭姓子年20余，身面俱黄，目珠不黄，小便自利，手足烦热，诸医治疗无功。予诊其脉细弱。默思黄疸虽有阴阳之不同，未有目珠不黄，小便自利者。脉证合参，脾属土为荣之源，而主肌肉，此为脾虚而荣血虚馁，不能荣于肌肉，土之本色外越也。《金匮要略》云："男子黄，小便自利，当与虚劳小建中汤。"仲师明训"虚劳"也能发黄，与寒湿、湿热诸黄不同。当从虚劳治例，与小健中汤加参、归以益气养荣。10余服，热止黄退。（汤万春.万健臣先生医案摘录[J].中医杂志，1963，9：25.）

按语：小便自利，为本案的辨证要点。说明本案并非为黄疸，而是由于脾胃运化不及，气血虚弱，失于荣养所致的萎黄。与寒湿、湿热诸黄皆不同，治疗应立足于中焦脾胃，使用小建中汤，开发生化之源，使气血充盈，气色外荣，则虚黄自退。

【医家选注】

清·程林："里急腹中痛，四肢痠疼，手足烦热，脾虚也；悸，心虚也；衄，肝虚也；失精，肾虚也；咽干口燥，肺虚也。此五脏皆虚，而土为万物之母，故先建其脾土，使荣卫流行，则五脏不失权衡而中气斯建矣。"（《金匮要略直解》）

清·徐彬："本章所论，概属阳虚，阳虚者气虚也，气虚之人，大概当助脾，故以小建中汤主之。谓虚劳者，元阳之气，不能内统精血，则营枯血虚，里气乃急，为悸，为衄，为腹中痛、梦失精；元阳之气不能外充，四肢口咽，则阳虚而燥，为四肢酸疼，为手足烦，为咽干口燥，假令胸中之大气一转，则烦热之病气自行，故以桂芍甘姜枣，大和其营卫，而加饴糖一味，以建中气，此后世补中益气汤之祖也。虽无升柴，而升清降浊之理具此方矣。"（《金匮要略论注》）

【临床应用】

辨证要点：小建中汤临床应见纳呆少气、身倦肢困、腹痛便溏、手足烦热、口燥咽干、心悸、衄血、遗精、四肢酸痛、里急腹痛等。

临床治疗虚劳萎黄小建中汤、黄芪建中汤、人参养营汤、十全大补汤等，皆可随证选用。

〔王诗画〕

桂枝去芍药加蜀漆牡蛎龙骨救逆汤

（惊悸吐衄下血胸满瘀血病脉证治第十六　12条）

【方证原文】火邪者，桂枝去芍药加蜀漆牡蛎龙骨救逆汤主之。（12）

桂枝救逆汤方：

桂枝三两（去皮）　甘草二两（炙）　生姜三两　牡蛎五两（熬）

龙骨四两　大枣十二枚　蜀漆三两（洗去腥）

上为末，以水一斗二升，先煮蜀漆，减二升，内诸药，煮取三升，去滓，温服一升。

【方证释义】本条论述火劫致惊的证治。汗为心之液，医以火迫劫之，导致心阳被热迫劫受损，神气浮越，神识散乱，故见惊悸、惊狂、卧起不安等症。另外，阳虚则津液不化，凝聚易成痰浊，并上乘于心，进一步加重意识和精神症状。本方证为心阳虚且痰浊内阻，治宜温通心阳，镇惊安神，方用桂枝去芍药加蜀漆牡蛎龙骨救逆汤。

【方药解析】桂枝去芍药加蜀漆牡蛎龙骨救逆汤用桂枝汤去芍药温助心阳，因芍药为阴柔酸敛之品，恐妨碍心阳的恢复，故去之。方中桂枝、甘草辛甘相合，以扶心阳之虚；生姜、大枣调和营卫。龙骨、牡蛎固摄镇惊，安定心神。蜀漆涤痰逐邪，以止惊狂，共奏温振心阳，收敛阳气，镇摄心神之功。由于本证病势急迫，且由误用火劫所致，故方名"救逆"。本方需先行煎煮蜀漆，后下其他诸药，以加强涤痰逐邪之力，并利用其急速之性，引领龙牡，从阳镇惊固脱。

【方证归纳】

主症：惊狂、心悸、卧起不安、躁动不宁，脉数。

病机：火劫发汗，损伤心阳，心神浮越。

治法：温通心阳，镇惊安神。

方剂：桂枝去芍药加蜀漆牡蛎龙骨救逆汤。

方义：方中桂枝汤去芍药之阴柔以助心阳，加龙骨、牡蛎固摄镇惊，用蜀漆涤痰逐邪以止惊狂。

【类证类方】

类方：桂枝去芍药加蜀漆牡蛎龙骨救逆汤与桂枝加龙骨牡蛎汤之别：二方均具有温阳潜镇固涩之效，但桂枝汤去芍药加蜀漆牡蛎龙骨救逆汤偏温通心阳，以镇惊安神为主；桂枝加龙骨牡蛎汤交通阴阳，以潜镇涩精为主。桂枝加龙骨牡蛎汤病机为虚劳失精，阴损及阳，阴阳两虚，以少腹弦急、阴头寒、目眩、发落、失精、梦交为主症。桂枝去芍药加蜀漆牡蛎龙骨救逆汤乃误用火劫，心阳被伤，神气浮越，以惊狂、心悸、卧起不安、脉来疾数为主症。方药组成上，桂枝汤去芍药加蜀漆牡蛎龙骨救逆汤是在桂枝加龙骨牡蛎汤基础上去芍药加蜀漆而成，具体组成为桂枝三两、炙甘草二两、生姜三两、大枣十二枚、龙骨四两、牡蛎五两、蜀漆三两（表15-1）。

表15-1 桂枝去芍药加蜀漆牡蛎龙骨救逆汤与桂枝加龙骨牡蛎汤鉴别表

方名	药物用量								功用		症状	病机
	桂枝	芍药	甘草	生姜	大枣	龙骨	牡蛎	蜀漆	共同点	不同点		
桂枝去芍药加蜀漆牡蛎龙骨救逆汤	三两		二两（炙）	三两	十二枚	四两	五两	三两	温阳潜镇固涩	主温通心阳，镇惊安神为	惊狂，心悸，卧起不安，脉来疾数	误用火劫，心阳被伤，神气浮越
桂枝加龙骨牡蛎汤	三两	三两	二两	三两	十二枚	三两	三两			主潜镇涩精，交通阴阳为	夫失精家少腹弦急，阴头寒，目眩，发落，脉得诸芤动微紧，男子失精，女子梦交	虚劳失精，阴损及阳，阴阳两虚

【验案解析】

案例一：彭某，男，58岁。患伤寒证11日，虽经发汗3次，而发热恶寒不解，身体困倦不支，食欲不思，夜不能寐，口燥舌干，脉象浮软。就医服参附和荆防合用后，心中烦躁，惊狂不安，辗转床头，起卧叫喊。脉细数而浮，按之无力，舌质绛而少津。遂与桂枝去芍药加蜀漆龙骨牡蛎救逆汤。处方：桂枝5克，生牡蛎15克，生龙骨15克，蜀漆6克，芍药12克，茯神15克，生姜3克，小枣15枚，甘草10克。嘱其连煎2剂，隔4小时服1次。服药后，精神逐渐安静，略能入睡，惊狂之象不再发作。然胃呆仍不能食，遂以此方加养胃育阴之品，连服4剂，症状好转，食欲渐展，连服20余剂，恢复正常。（邢锡波.伤寒论临床实验录[M].天津：天津科学技术出版社，1984：117.）

按语：本案为过汗损伤津液，而外不解，阳气已伤。治宜扶阳育阴，但误用辛温补阳之法，散邪外出。误治后见心中烦躁，惊狂不安，辗转床头，起卧叫喊，脉细数而浮无力，舌质绛而少津。证属平素阳气不足，病后因汗不如法，津液先伤，阳气耗损。当津气两败之际，病邪仍胶结不解，即不经误治，已感困顿不堪，而医者复以温燥辛散之品，竭阴助热，不但外邪不解，而辛温燥热之药，又复内迫以助病势，故现惊狂不安之症状。若不速挽救，则一阵大汗，将变为虚脱之证矣。遂与桂枝去芍药加蜀漆龙骨牡蛎救逆汤。因患者汗出不禁，为防止大汗淋漓，造成虚脱，故处方时，未去芍药，服药后患者自愈。

案例二：董某，男，28岁。因精神受刺激而成疾。自称睡眠不佳，心中烦躁，并出现幻视、幻想、幻觉，有时胆小害怕，有时悲泣欲哭，胸中烦闷，自不能已。切其脉弦滑，舌苔白腻而厚。辨为痰热内阻，上扰心宫，而肝气复抑所致。处方：蜀漆6克，黄连9克，大黄9克，生姜9克，桂枝6克，龙骨12克，牡蛎12克，竹茹10克，胆南星10克，石菖蒲9克，郁金9

克。服2剂而大便作泻，心胸为之舒畅。后用涤痰汤与温胆汤交叉服用而获愈。（刘渡舟.新编伤寒论类方[M].太原：山西人民出版社，1984：26.）。

按语：本案为痰热内阻，上扰心神，症见心中烦躁，幻视、幻想、有时胆小害怕，有时悲泣欲哭，胸中烦闷，自不能已，切其脉弦滑，舌苔白腻而厚。治宜温通心阳，重镇开窍，方用桂枝汤去芍药加蜀漆牡蛎龙骨救逆汤治疗。

【医家选注】

清·王晋三："火迫心经之阳，非酸收可安，故去芍药而用龙牡镇摄，借桂枝蜀漆辛温趋阳位，以救卒阳散乱之神明，故先煮蜀漆，使其飞腾，劫去阳分之痰，并赖其性急，引领龙牡，从阳镇惊固脱，方寸无主，难缓须臾，故曰救逆。"（《绛雪园古方选注》）

清·尤怡："桂枝汤去芍药之酸，加蜀漆之辛，盖欲使火气与风邪一时平散。而无少有留滞，所谓以外来者，驱而出之于外也，龙骨牡蛎则收敛其浮越之神与气耳。"（《金匮要略心典》）

【临床应用】

辨证要点：凡病机属心阳不足，心神浮越，症见惊狂、心悸、卧起不安、躁动不宁，脉来疾数者，均可采用本方进行辨证治疗。

本方适用于多种疾病，如冠心病、风湿性心脏病、心脏神经官能症、室性心动过速、心律不齐、心肌缺血、室性早搏、精神分裂症、神经性头痛等，证属心阳虚夹痰浊为患。

半夏麻黄丸
（惊悸吐衄下血胸满瘀血病脉证治第十六　13条）

【方证原文】心下悸者，半夏麻黄丸主之。（13）

半夏麻黄丸方：

半夏　麻黄等分

上二味，末之，炼蜜和丸小豆大，饮服三丸，日三服。

【方证释义】本条论述寒饮悸动的治法。心下指胃脘部，因脾阳虚寒，不能温化健运，胃中寒饮内盛停于心下，水气上凌，心阳被遏，影响心脏的功能，即心下动悸。脾胃阳虚，胃中失和，可见呕吐、心下痞。病情进一步发展，寒饮上凌影响到肺，肺气闭郁，可见短气、喘息、头眩。治宜蠲饮通阳，降逆定悸，方用半夏麻黄丸。

【方药解析】方中半夏蠲饮降逆，为治心下停饮之首选药；麻黄宣阳以泄水气，阳气得宣，饮邪得降，则悸动自愈。但若速治快效，往往易造成正气更虚，邪气不去，因此阳气不能充分发散，凌心之水不易速去，故以丸剂小量缓缓图之，以防宣阳太过，又能渗水。

【方证归纳】

主症：心下悸，咳唾清稀涎沫，胸脘痞闷，或喘或呕等。

病机：水逆凌心，心阳被遏。

治法：蠲饮通阳，降逆定悸。

方剂：半夏麻黄丸。

方义：半夏化饮降逆，麻黄宣通阳气，二药相合共奏化饮降逆，宣通阳气之效。

【类证类方】

类证：半夏麻黄丸证与小半夏加茯苓汤证之别：二方均为水饮停聚为患，区别在于：半夏麻黄丸证以心下悸为主症，病位在心肺；病机为水饮内停，上凌心肺，心阳被遏；治疗以宣通阳气，降逆蠲饮为治疗原则。小半夏加茯苓汤证以卒呕吐，心下痞，眩悸为主症，病位在膈间（心下）；病机为膈间饮停，逆泛于上；治疗以散寒祛饮，降逆止呕为治疗原则（表15-2）。

表15-2 半夏麻黄丸证、小半夏加茯苓汤证鉴别表

证名	半夏麻黄丸证	小半夏加茯苓汤证
症状	心下悸	卒呕吐，心下痞，眩悸
病位	饮在心肺	饮在膈间（心下）
病机	水饮内停，上凌心肺，心阳被遏	膈间饮停，逆泛于上
治则	宣通阳气，降逆蠲饮	散寒祛饮，降逆止呕
方剂	半夏麻黄丸	小半夏加茯苓汤
条文	十六篇13条	十二篇30条

类方：半夏麻黄丸与苓桂术甘汤之别：痰饮心悸，其证若有头晕冲逆，常用苓桂术甘汤温阳化饮，使心阳旺阴寒散，脾土强水饮消，则心悸自止。而半夏麻黄丸属饮盛而阳被遏制，故用麻黄通太阳以泄水气，半夏降胃水以抑其冲，饮去冲降，心悸自愈。二方相比较，苓桂术甘汤温阳力强，治疗阳虚为主；半夏麻黄丸化饮力更专，医治饮盛为主。

【验案解析】

案例一：顾某，男，58岁。入冬以来，自觉"心窝部"跳动，曾做心电图检查无异常。平时除有老年性慢性支气管炎及血压略偏低外，无他病。脉滑苔白。予以姜半夏、生麻黄各30克，研末和匀，装入胶囊。每日3次，每次2丸，服后心下悸即痊愈。（何任.《金匮》撷记（六）[J].上海中医药杂志，1984，12：21.）

按语：本案为应用半夏麻黄丸治疗心下悸，可知本证为因寒饮内盛，阳气闭郁于上所致的寒饮内停实证，并非以面色㿠白、倦怠无力、形体消瘦、舌质淡白、脉弱无力为主要症状的气血亏虚，本案亦提示临床亦不都用苓桂术甘汤进行治疗。

案例二：李某某，女，39岁。自述病已半年，自觉心悸怔忡，心累气短，胸部胀闷，甚则呼吸气促。曾先后经某医院治疗无效，并有日渐加重之势。观其所开方药均为"炙甘草汤"加减，或益气养心，重镇安神之类。察其苔白腻。脉结。因思前医屡用"炙甘草汤"无效，故致用益气通阳。宣痹散结之法。药用：栝蒌仁9克，栝蒌壳12克，薤白6克，黄芪24克，党参18克，桂枝12克，大枣15克，炙甘草6克，生姜10克。二诊，服前方2剂，脉证如

前，未见疗效，见其形体不衰，脉无虚象，遂改用半夏麻黄丸加味；麻黄9克，半夏12克，茯苓15克。三诊，服上方2剂，胸闷已除，心悸减轻，继用前法。半夏100克，麻黄100克，炼蜜为丸，早晚各服6克，1个月后诸证悉除。（李文瑞.金匮要略汤证论[M].北京：中国科学技术出版社，1993：525.）

按语： 心悸病因甚多，但不出虚实两端。本例患者形体不衰，且无明显虚证表现。故选进益气养血宁心之药无效。以后从实证论治，诊为饮邪阻滞心下，水饮凌心所致。因其水气凌心，胸阳被抑、故而胸满；肺气不利，呼吸迫促、肺失通调则饮停益甚。脉结为饮邪所致，故以半夏麻黄丸加茯苓蠲除饮邪而愈。

【医家选注】

清·唐容川："《伤寒论》心下悸，用桂枝以宣心阴，用茯苓以利水邪；此用半夏麻黄，非故歧而二之也。盖水气凌心，则心下悸，用桂枝者，助心中之火以敌水也，用麻黄者，通太阳之气以泄水也；彼用茯苓，是从脾利水以渗入膀胱，此用半夏，是胃降水以抑其冲气，冲气则水随而降。方意各别，学者正宜钩考，以尽治法之变。"（《金匮要略浅注补正》）

清·陈修园："此为悸证出其方也。但悸病有心包血虚火旺者，有肾水虚而不交心者，有肾邪凌心者，有心脏身虚者，有痰饮所致者，此则别无虚证，惟饮气之为病与？"（《金匮要略浅注》）

【临床应用】

辨证要点： 因本方药味较少，单独使用之较少见，临证宜与他方合用。

本方适用于治疗室性心动过速、心律不齐、心肌炎、风湿性心脏病、胃炎、支气管炎等见水饮内郁致悸者。

柏叶汤

（惊悸吐衄下血胸满瘀血病脉证治第十六 14条）

【方证原文】 吐血不止者，柏叶汤主之。（14）

柏叶汤方：

柏叶 干姜各三两 艾三把

上三味，以水五升，取马通汁一升，合煮取一升，分温再服。

【方证释义】 本条论述吐血不止的治法。"吐血不止"指吐血时多时少，持久不止之意，吐血日久不止，必为慢性失血。本证属中气虚寒、失去统摄之权，气不摄血，血不归经而错行上溢，即吐血不止，所吐血之颜色多暗淡，不甚鲜艳。兼见脾阳不足的畏寒肢冷，食欲不振，身倦体乏等症状。治宜温经止血，方用柏叶汤。

【方药解析】 侧柏叶苦、涩、寒，其性清降。归肺、肝、脾经。具有凉血止血，化痰止咳之功效。本方应用主要取其清降，折其逆上之势而止血。干姜温中和胃，艾叶温经摄血，干姜配伍艾叶，温阳守中，振奋阳气以温经散寒摄血。马通汁即马粪加水过滤取其汁而成，其性微温，入肠胃，可引血下行以止血，现可用童便代替。本条以柏叶汤为名，并非主治热性吐血，而是主治虚寒吐血。柏叶主要取其清降之性，善收敛止血而冠以君药，但用量不宜太大。干姜、艾叶温经止血用量不可太小。

【方证归纳】

主症：吐血日久不愈，血色淡红或暗红，面色萎黄或苍白，神疲体倦，舌淡苔白，脉虚无力。

病机：中气虚寒，血不归经。

治法：温中止血。

方剂：柏叶汤。

方义：侧柏叶收敛以止血；干姜、艾叶温阳守中，使阳气振奋而能摄血；马通汁引血下行以止血，四味合用，共奏温中止血。

【类证类方】

类证：柏叶汤与泻心汤之别：二方均治疗吐血，然病机截然不同。柏叶汤所治吐血不止，属虚属寒；病因中气虚寒，血不归经所致，症见吐血不止，色暗红，面色苍白或萎黄，舌淡苔白，脉微弱或虚而无力；治宜温中止血。泻心汤所致吐血，衄血，属实属热；病因心火亢盛，迫血外行所致，症见吐血衄血，多鲜红，来势急，面红口渴，神烦便秘，舌红苔黄，脉洪数，治宜苦寒，药用黄连、大黄、黄芩，清泄降火，凉血止血（表15-3）。

表15-3　柏叶汤证、泻心汤证鉴别表

证名	柏叶汤证	泻心汤证
症状	吐血不止	心气不足，吐血，衄血
病性	属虚属寒	属实属热
病机	中气虚寒，血不归经	心火亢盛，迫血外行
治则	温中止血	苦寒清泄降火止血
方剂	柏叶汤	泻心汤
条文	十六篇14条	17条

【验案解析】

案例一：彭某，男，43岁。患支气管扩张，咯血，并有结核病史。一般说来，此类患者多属阴虚血热之体，治宜养阴清肺，但此患者咳痰稀薄，形寒畏冷，舌苔薄白，脉象沉缓。前医用四生丸加白芍、白及、仙鹤草之类，反觉胸闷不适，食纳减少，此肺气虚寒，不能摄血所致。拟温肺摄血，方用柏叶汤：侧柏叶12克，干姜炭5克，艾叶3克，童便一杯兑。服2剂，咯血已止，仍咳稀痰，继用六君子汤加干姜、细辛、五味子。服3剂，咳嗽减轻，食欲好转。（谭日强.金匮要略浅述[M].北京：人民卫生出版社，1981：308.）

按语：本案为柏叶汤治疗咯血。患者咯血，服用凉血止血之方药未能止血，反而胸闷、纳差，结合其咳痰咳痰稀薄、形寒畏冷、舌苔薄白、脉象沉缓等证候表现，辨为肺气虚寒，不能摄血。治以柏叶汤，以温肺摄血。服用后咯血止，但仍咳稀痰，为脾肺气虚、寒饮内停所致，转投六君子汤加干姜、细辛、五味子，健脾补肺，温化寒饮，诸症悉减。

案例二： 姜某，女，31岁。患者于3年前经X线检查发现患有右肺肺结核。间断服抗结核药至今，仍未治愈。近日始于着凉，咳嗽不已。昨日至今咯血6次，多者盈碗。经用多种止血药不能控制。诊见面色苍白，额汗如豆。喘促不安，咯血鲜红，量多，舌淡乏津，苔薄白，脉细数无力。X线检查结果显示；右肺上部呈云雾状，密度增高的浸润性阴影，并有空调性病灶形成。此属肺痨咯血。治以清降止血，益气固脱。方用柏叶汤加减：柏叶炭24克，黄芩炭12克，炮姜6克，红参12克（炖冲），煅龙骨30克（先煎），白及15克，甘草10克，童便50毫升（兑冲）。药服2帖，咯血即止，喘平汗收。（李玉梅.经方治验四则[J].湖北中医杂志，1990，1：34.）

按语： 本案为柏叶汤治疗肺痨咯血。患者肺结核尚未痊愈，又外感风寒、出现咳嗽，咳伤肺络，咯血不止，伴面色苍白、额汗如豆、喘促不安，有气随血脱之征兆，当以止血固脱为先。方用柏叶汤为主清降止血，加红参、煅龙骨益气固脱，炮姜、白及敛肺止血，甘草清润肺金，调和诸药。诸药合用，治疗咯血重症收效甚速。

案例三： 段某某，男，38岁，干部，1960年10月1日初诊。旧有胃溃疡病，并有胃出血史，前二十日大便检查潜血阳性，近因过度疲劳，加之公出逢大雨受冷，饮葡萄酒一杯后，突然发生吐血不止，精神萎靡，急送某医院检查为胃出血，经住院治疗2日，大口吐血仍不止，恐导致胃穿孔，决定立即施行手术，迟则将失去手术机会，而患者家属不同意，半夜后请蒲老处一方止血。蒲老曰：吐血已两昼夜，若未穿孔，尚可以服药止之，询其原因由受寒饮酒致血上溢，未可以凉药止血，宜用《金匮要略》侧柏叶汤，温通胃阳，消瘀止血。处方：侧柏叶9克，炮干姜6克，艾叶6克，浓煎取汁，兑童便60毫升，频频服之。次晨往诊，吐血渐止，脉沉细涩，舌质淡，无苔，原方再进，加西洋参12克益气摄血，三七（研末吞）6克止血消瘀，频频服之。次日复诊，血止，神安欲寐，知饥思食，并转矢气，脉两寸微，关尺沉弱，舌质淡无苔，此乃气弱血虚之象，但在大失血之后，脉证相符为吉，治宜温运脾阳，并养荣血，佐以消瘀，主以理中汤。加归、芍补血，佐以三七消瘀。服后微有头晕耳鸣，脉细数，此为虚热上冲所致，于前方内加入地骨皮6克、藕节9克，浓煎取汁，仍兑童便60毫升续服。再诊：诸证悉平，脉亦缓和，纳谷增加，但转矢气而无大便，继宜益气补血，养阴润燥兼消瘀之剂，处方：白人参9克，柏子仁6克，肉苁蓉12克，火麻仁12克（打），甜当归6克，藕节15克，新会皮3克，山楂肉3克，浓煎取汁，清阿胶12克（烊化）和童便60毫升内入，分四次温服。服后宿粪渐下，食眠俱佳，大便检查潜血阴性，嘱其停药，以饮食调养，逐渐恢复健康。（中国中医研究院.蒲辅周医案[M].北京：人民卫生出版社，1972：43-44.）

按语： 本案为受寒饮酒致吐血，治宜侧柏叶汤，温通胃阳，消瘀止血。服药后吐血止，加西洋参12克增益气摄血之功。而后继以理中汤、柏叶汤辨证加减治疗，疗效良好。

【医家选注】

清·徐彬："此重'不止'二字。是者寒凉止血药皆不应矣。吐血本阳虚，不能导血归经；然血亡而阴亏，故以柏叶之最养阴者为君，艾叶走经为臣，而以干姜温胃为佐，马通导火使下为使。愚意无马通，童便亦得。"（《金匮要略论注》）

清·尤怡："按《仁斋直指》云；血遇热则宣行，故止血多用凉药；然亦有气虚挟寒，阴阳不相为守，营气虚散，血亦错行者，此干姜，艾叶之所以用也。而血既上溢，其浮盛之势，又非温药所能御者，故以柏叶抑之使降，马通引之使下，则妄行之血，顺而能下，下而能守矣。"（《金匮要略心典》）

【临床应用】

辨证要点： 本证吐血当以日久不止、色淡不鲜为主要特点，伴见面色萎黄或苍白、神疲体倦、舌淡苔白、脉虚无力等中焦虚寒表现。

本方适用于治疗多种疾病，并不限于吐血，衄血、咳血或下血等均可使用。如上消化道出血、胃溃疡、十二指肠溃疡、肝硬化、食管静脉曲张出血、肺结核出血、血小板减少性紫癜等，证属中气虚寒、失于统摄者。古人常用马通汁止血，目前常用童便代之，其效亦佳。为了加强本方的止血效果，也可将柏叶、干姜、艾叶三药炒炭应用。

泻心汤

（惊悸吐衄下血胸满瘀血病脉证治第十六　17条）

【方证原文】 心气不足，吐血，衄血，泻心汤主之。（17）

泻心汤方：亦治霍乱。

大黄二两　黄连　黄芩各一两

上三味，以水三升，煮取一升，顿服之。

【方证释义】 本条论述热盛吐衄的证治。"心气不足"《千金要方》作"心气不定"，指心气不安。心藏神主血脉，若心阴不足，心火亢盛，扰乱心神，则迫血妄行上溢，故见吐血、衄血，色鲜势急。伴见心烦不安，面赤，溲赤，口渴，便干，脉数有力等症。治以清热泻火，方用泻心汤。

【方药解析】 泻心汤由三味苦寒之品组成方剂，方中并无止血药物，而是通过清热泻火的作用达到止血的目的，方中黄连长于清心胃之火，黄芩善泻上焦之火，大黄苦寒降泄，以泄代清。三药合用苦寒清泄，直折其热，且引之下行，使火降则血亦自止。本条中火逆之势，挟血上行，病重势急，三味同煮，顿服。强调取效迅速。但不宜多服，中病即止，防止伤正。

【方证归纳】

主症：吐血，衄血，面赤舌红，烦渴便秘，脉数有力。

病机：心火亢盛，迫血妄行。

治法：凉血止血。

方剂：泻心汤。

方义：方中黄连长于泻心火，黄芩泻上焦火，大黄苦寒降泄，三药合用，直折其热，使火降则血亦自止。

【类证类方】

类方：本方与《伤寒论》治疗中上二焦热壅气滞之"心下痞，按之濡，其脉关上浮"的大黄黄连泻心汤组成相同，但煎服法不同，《伤寒论》中热痞证轻，故轻用，"以麻沸汤二升，渍之须臾，绞去滓，分温再服"。实际上是用开水浸泡，不用煎煮，是取其清淡之性味，以泄胃热，消痞满。泻心汤火逆之势，挟血上行，病重势急，故"以水三升，煮取一升，顿服之"，乃取其降火止血之功。

【验案解析】

案例一：张某某，男，35岁。患鼻衄不止，心烦，口渴饮冷，精神不衰，舌质红，苔黄腻，脉滑数。患者平素嗜酒成瘾，四诊合参，证属肺胃火郁，治当清肺火，解郁热，投以仲景大黄黄连泻心汤，方用：大黄9克，黄连6克，黄芩9克，用开水浸泡，取汁分3次服，衄止则停服，服1剂，鼻衄止。（代丽三.鼻衄三例[J].云南中医中药杂志，1980，1：13.）

按语：本案为泻心汤治疗衄血案。酒为湿热之品，患者平素嗜酒，致湿热内蕴，刻下症见衄血不止，伴心烦、口渴饮冷、苔黄腻、脉滑数等肺胃郁热之象。方用泻心汤，清热泻火、凉血止衄。

案例二：曹某，男，30岁，工人。1970年5月10日初诊。患者自述胃脘部胀闷欲呕7天，近3天加重。口渴心烦，口舌生疮，不发热恶寒，小便短赤，大便黄色稀水，热臭灼肛。西医诊断为"急性胃肠炎""口腔炎"服用西药土毒素、复合维生素B无效，来院邀余诊治。诊视其颜面潮红，口唇舌尖可见散在绿豆大涉疡面，被复浓苔，舌质红苔黄，口气热臭，按其腹部稍膨胀。濡软无硬块、无压痛感，脉滑数。证属胃火炽盛。无形邪热壅聚胃肠，痞塞不畅。胃气上逆则呕，邪热下逼肠道则下利。治宜泻火解毒，泄热泄疮。方用大黄黄连泻心汤加味：大黄15克。黄连6克，黄芩6克，竹茹6克，木通6克，炒莱菔子9克，炒枳壳6克。每日1剂。仿仲景法，令将三黄渍臾去渣，余药另煎汁、兑匀，分3次服用。5月13日复诊；患者自述服上药后诸症悉除，仅觉口干欲饮，随与益胃汤少加苓连，清其余热。复其胃津，两剂而愈。（杨培军.对《伤寒论》五泻心汤的认识及临床运用[J].陕西新医药，1979，11：43.）

按语：本案为泻心汤治疗胃胀、口舌生疮。患者胃脘胀闷，为邪热痞结中焦所致。热毒炽盛，上炎于口致口舌生疮，下迫于肠致下利臭秽。治从中焦，泻火解毒，方用大黄黄连泻心汤，加竹茹、莱菔子、枳壳以理气和胃、降逆止呕，木通通利小便、引热下行。

案例三：病妇王某，年30岁。妊娠2个月余，病呕吐甚剧，先呕出清水，继则吐黄绿色黏液，恶闻食臭，仅偶可进少量稀粥，自觉胃脘部堵闷灼热，大便5日未行，小溲黄赤。自昨日晚间，突然吐血约50毫升。舌质红苔黄腻，脉弦滑而数。余以为此系妊娠后胎气上逆，湿热阻滞，胃失和降，热灼血络所致。治宜清热和胃降逆止血之法，方用大黄黄连泻心汤加味。处方：大黄粉1克（分冲），黄连4.5克，黄芩6克，苏叶6克（后下），刀豆子12克，半夏9克，郁金9克。两剂，水煎后少量频服。药后吐血即止，呕吐次数减少，可进少量饮食。原方再进两剂，呕吐止，饮食复常，病告痊愈而出院。后足月顺产一子，母子平安。（路志正.临证经验琐谈[J].中医杂志.1984，8：27.）

按语：本案为妊娠妇人胎气上逆，湿热阻滞，胃失和降，热灼血络所致吐血。症见胃脘部堵闷灼热，大便秘，小溲黄赤，舌质红苔黄腻，脉弦滑而数。治宜清热和胃，降逆止血，方用大黄黄连泻心汤加味。

【医家选注】

金·成无己："《内经》曰；火热受邪，心病生焉。苦入心，寒除热。大黄、黄连之苦寒，以导泻心下之虚热。但以麻沸汤渍服者，取其气薄而泄虚热。"（《注解伤寒论》）

清·徐灵胎："此又法之最奇者，不取煎而取泡，欲其轻扬清淡，以涤上焦之邪。凡治下焦之补剂，当多煎为主，治上焦之泻剂，当不煎以生为主，此亦治至高之热邪，故亦用生药。"（《伤寒约编》）

【临床应用】

辨证要点：本方是治疗三焦热盛的常用方，证属心火亢盛，迫血妄行者均可以辨证治疗。

本方适用于吐血、衄血、便血、尿血等多种出血，对上消化道出血其效尤佳。本方还广泛用于火热所致的急性扁桃体炎、尿毒症、紫癜、黄疸型肝炎、急性胆囊炎、胆石症、口腔炎等多种疾病。

黄土汤
（惊悸吐衄下血胸满瘀血病脉证治第十六　15条）

【方证原文】下血，先便后血，此远血也，黄土汤主之。（15）

黄土汤方：亦主吐血、衄血。

甘草　干地黄　白术　附子（炮）　阿胶　黄芩各三两　灶中黄土半斤

上七味，以水八升，煮取三升，分温二服。

【方证释义】本条论述虚寒便血的证治。下血，指大便出血。先见大便，便后出血，是为远血。远近是距肛门的距离而言。出血部位来自直肠以上，距离肛门较远，故称为远血，多为上消化道出血。本证因中气虚寒，脾阳不足，脾失统摄而血渗于下所致。症见大便在先，便后出血，血色紫暗稀薄（柏油样便），是由于中气虚寒，气血来源不足，腹痛便溏，面色无华，神疲懒言，手足不温，舌淡脉细。治以温中健脾摄血，方用黄土汤。

【方药解析】方中灶心土又名伏龙肝，温中涩肠止血。白术、甘草健脾补中。制附子温阳散寒，虽无明显止血的作用，却有助于中阳恢复从而止血。干地黄、阿胶滋阴养血以止血。黄芩苦寒以防温燥动血。诸药相合，共奏温中止血之功，可使脾胃振奋，摄血循行脉中，便血自止。本条中灶心土药房少备，用时往往需要到农村土炕灶下取得，或用赤石脂代替，亦有用红砖代替者。黄芩也可以烧炭，加强止血之功，但黄芩在此方中，具有明显的反佐功效。也因此本方被称为"反佐第一方"。

【方证归纳】

主症：大便在先，便后出血，血色紫暗稀薄，腹痛便溏，面色无华，神疲懒言，手足不温，舌淡脉细。

病机：脾气虚寒，统摄无权，阴血下渗。

治法：温脾摄血。

方剂：黄土汤。

方义：方中灶心黄土温脾涩肠止血；附子、白术温阳健脾以摄血；地黄、阿胶滋阴养血以止血；黄芩反佐，以防术、附温燥动血；甘草甘缓以和中调药。

【类证类方】

类证：黄土汤证与柏叶汤证同为中气虚寒的出血证，但有轻重的不同。柏叶汤证虚寒较轻，虽出血不止，但未伤正气，故仅用干姜温中阳，其他则温经止血。黄土汤证，虚寒较重，出血已伤正气，故用附子、白术、甘草温中补气，以生地黄、阿胶滋养阴血，加伏龙肝以达到护正而止血的目的。

【验案解析】

案例一：章某，男，54岁。患胃痛多年，经X线吞钡透视，诊断为溃疡病。初起自服苏打片、氢氧化铝之类，可以缓解；以后时愈时发，逐渐加重，曾经中医治疗，亦只暂时见效。近来嗳气泛酸，胃痛背胀之症反而减轻，但觉头晕眼花，神疲无力，大便溏黑如柏油，隐血试验阳性，其人面色萎黄，眼睑、舌质淡白，脉弦芤无力。此中气虚寒，不能摄血，治以温脾摄血为法。方用黄土汤：干地黄15克，白术10克，附片10克，黄芩6克，阿胶10克，甘草3克，灶心土150克烧红淬水煎药，白芍10克，侧柏叶10克，服3剂，大便色变黄软，余症如上，后用归脾汤多剂，调理半月而痊。（谭日强.金匮要略浅述[M].北京：人民卫生出版社，1981：309.）

按语：本案为中气虚寒，不能摄血所致便血，伴有头晕眼花，神疲无力，面色萎黄，舌质淡白，脉弦芤无力。治宜温脾而摄血，方用黄土汤。

案例二：李某，女，46岁，工人，1971年6月4日初诊。素有溃疡病，胃脘刺痛，近半个月来，大便次数多，如柏油，隐血强阳性，四肢不温，面色苍黄，脉细无力，苔白，治拟温健脾土并止血。炙甘草9克，白术12克，伏龙肝30克，干地黄12克，制附子4.5克，炒阿胶12克，黄芩9克，党参9克，白及9克，三七粉3克（分吞）。5剂，药后便次减少，便色转正常。续予调治，隐血转阴。（何任.金匮要略新解[M].杭州：浙江科学技术出版社，1981：141.）

按语：本案为阳虚不能温脾，脾元不足，不能统血，血为之不守。故症见便血如柏油，四肢不温，面色苍黄，舌苔白，脉细无力。实验室检查隐血强阳性，治宜温止血，方用黄土汤加减。

案例三：毛某，男，18岁。胃脱痛已十载，每逢冬春则发作，一周来胃脘疼痛夜间较剧，酸泛恶心，便血色黑，苔白质淡，脉细。脾虚生寒不能摄血，肝虚生热不能藏血，统藏失职，血不归经，下渗大肠则为便血，拟《金匮》黄土汤，刚柔温清和肝脾以止血。党参12克，炒白术9克，熟附片9克（先煎），熟地12克，炒黄芩9克，阿胶9克（烊冲），仙鹤草30克，灶心黄土30克（包），服4剂。大便潜血阴性。（严世芸.张百臾医案[M].上海：上海科学技术出版社，2001：55.）

按语：便血有远近之分，又有寒热之别，患者胃痛七载，夜间较剧，又见便血色黑，脾胃虚寒之症也。平素又见恶心泛酸，乃肝热之象。虚寒挟热，寒重热轻，故用黄土汤，刚柔相济，温中寓清，有温阳而不伤阴，滋阴而不碍阳之特点，辨证确切，药效卓著。

【医家选注】

清·尤怡："下血，先便后血者，由脾虚气寒、失其统御之权，而血为之不守也。脾去肛门远，故曰远血。黄土温燥入脾，合白术、附子以复健行之气，阿胶、生地黄、甘草以益脱竭之血，而又虑辛温之品，转为血病之厉，故又以黄芩之苦寒，防其太过，所谓有制之师也。

下血，先血后便者，由大肠伤于湿热，而血渗于下也。大肠与肛门近，故曰近血。赤小豆能行水湿，解热毒，当归引血归经，且举血中陷下之气也。"（《金匮要略心典》）

清·徐彬："下血较吐血势顺而不逆，此病不在气也，当从腹中求责，故以先便后血，知未便时血分未动。直至便后努责。然后下血，是内塞不能温脾，脾元不足，不能统血。脾居中土，自下焦而言之，则为远矣。故以附子温肾之阳，又恐过燥。阿胶、地黄壮阴为佐，白术健脾之气，脾又喜凉，故以黄芩、甘草清热，而以经火之黄土，与脾为类者，引之入脾，使暖气于脾中，如冬时地中之阳气，而为发生之本，真神方也。脾肾为先后天之本，调则营卫相得，血无妄去，故又主吐衄。愚谓吐血自利者尤宜。

先血后便，则知虽未便，而血已先聚，于肛为近，故曰此近血也。然下焦，乃肾膀胱所主，水府也，使下无留湿与血相泥，则便溺如常，血自归经，何得溢出，故以赤小豆为主，去其阴分之湿，而当归导血归经。其势甚便。不若远血之伤在脾肾，温凉补泻多其委屈也。"（《金匮要略论注》）

【临床应用】

辨证要点：黄土汤用治虚寒便血，症状可见便血，血色紫暗，并伴腹痛，喜温喜按，面色无华，神疲懒言，四肢不温，舌淡脉细虚无力，证属脾气虚寒，统摄无权者。

本方适用于各种血证的治疗，如吐血、衄血、崩漏、尿血等。出血多者，酌加三七、阿胶、白及、艾叶；气虚甚者，加党参、黄芪；虚寒甚者，加炮姜、肉桂、补骨脂，去黄芩或改用黄芩炭。本方还可加赤石脂，以增强温补涩血之效。

赤小豆当归散

（惊悸吐衄下血胸满瘀血病脉证治第十六　16条）

【方证原文】下血，先血后便，此近血也，赤小豆当归散主之。方见狐惑中。（16）

【方证释义】本条论述湿热便血的证治。近血是指出血部位距肛门较近，其特点是便血在先，大便在后，故称近血。症见便血在先，大便在后，血色鲜红，来势急迫，或挟脓液，兼见腹痛，大便不畅，里急后重，滞下不爽，肛门灼热，舌苔黄腻，脉濡数。病由湿热蕴结大肠，灼伤血络，迫血下行所致。治宜清热利湿，化瘀止血，方用赤小豆当归散。

【方药解析】方中赤小豆色红入血，清热利湿，浸令芽出，曝干，借生发之力，利湿清热之功更强；当归苦辛温，苦温行血，甘温养血；配以浆水清凉解毒，清热除湿调中。

【方证归纳】

主症：便血在先，大便在后，血色鲜红，或挟脓液，腹痛，大便不畅，舌苔黄腻，脉象濡数。

病机：湿热蕴结大肠，灼伤肠络，迫血下行。

治法：清热利湿，活血止血。

方剂：赤小豆当归散。

方义：赤小豆清热利湿解毒，当归活血止血，浆水清凉解毒，清热除湿。

【类证类方】

类证：黄土汤证与赤小豆当归散证均属于下血，但有虚实寒热之分。黄土汤主治脾气虚寒，统摄无权的远血，临床见先便后血，血色紫暗稀薄，便溏腹痛，面色无华，神疲懒言，手足不温，舌淡脉细，治宜温阳健脾以摄血。赤小豆当归散主治湿热蕴结大肠，灼伤血络的近血，症见先血后便，血色鲜红或兼脓液，大便不畅，苔黄脉数，治宜清热利湿，活血止血（表15-4）。

表15-4　黄土汤证与赤小豆当归散证鉴别表

证名	黄土汤证	赤小豆当归散证
症状	下血	
鉴别要点	先便后血	先血后便
病机	脾气虚寒，不能摄血	湿热蕴于大肠
病性	属虚寒	属湿热
治则	温阳健脾以摄血	清热利湿以止血
方剂	黄土汤	赤小豆当归散
适应证	远血	近血
条文	十六篇15条	16条

【验案解析】

案例一： 刘某某，男，51岁，工人，1973年8月6日初诊。因饮食不洁，于前月28日突下赤白痢，服呋喃唑酮、土霉素未效，日下10余次，赤多白少，里急后重，前日起，痔血如注（素患外痔），肛门灼热，肿痛难忍，口渴，小便色赤，舌深红、苔黄滑，脉滑数。大便常规：红细胞（++++），白细胞（++），脓细胞（++），证属湿热毒痢，引发痔血。治宜清热祛湿，解毒止血。用赤小豆当归散加味：赤小豆18克，当归12克，黄芩9克，金银花、生地榆、槐花、仙鹤草、马齿苋各15克。服3剂，下痢减轻，每日7~8次，痔血随之减少，里急后重，腹痛，肛热，舌红、苔黄滑，脉滑数。原方加大黄6克，推荡积滞，继进3剂，大便不爽，日行3~4次，带少量红白黏液，痔血已止，腹满纳差，舌红、苔黄，脉滑稍数。拟原方去大黄、槐花、仙鹤草，加山楂、枳壳各12克，化积畅中。继进6剂，诸症消失，大便镜检阴性。（彭述宪.赤小豆当归散临床运用[J].湖南中医杂志，1993（3）：7.）

按语： 本案证属湿热蕴结下焦，引发毒痢痔血。症见肛门灼热，肿痛难忍，口渴，小便色赤，舌深红、苔黄滑，脉滑数。治宜清热祛湿，解毒止血。方用赤小豆当归散加味。

案例二： 向某，女，21岁，工人。1984年6月3日就诊。患者半年前患便后下血，量不多而来治疗。近20天便血增多，经多方面检查病因未明，服补中益气汤加阿胶、地榆炭4剂，便后鲜血直流，每次20~30毫升，便干不利，肛门热胀，口苦干，舌红、苔黄腻，脉滑数。证属湿热蕴肠，络伤血溢。治宜清热利湿，和营解毒，佐以止血。用赤小豆当归散加味：赤小豆20克，当归、薏苡仁、金银花、藕节各15克，柏叶炭9克，大黄炭6克。服7剂，便血已止，1年后随访未复发。（彭述宪.赤豆当归散临床运用[J].湖南：湖南中医杂志，1993（3）：8.）

按语： 本案证属湿热蕴集在肠，血络被伤而出现便后下血。先血后便，血色鲜红，此为近血，病由湿热之邪停聚在肠所致。治宜清热利湿，和营解毒止血。方用赤小豆当归散加味。

【临床应用】

辨证要点： 赤小豆当归散证下血色鲜红或有黏液，并伴有大便不畅为主症，伴有腹痛、舌苔黄腻、脉象濡数等，证属湿热蕴阻大肠者。

本方适用于痔疾、肛裂等病，使用时可酌加槐花、金银花、紫花地丁；便血日久不止者，可酌加炒椿根白皮、侧柏炭；湿热偏重者，可酌加黄柏、苦参、知母等。赤小豆当归散还可用于狐病酿脓、结节性红斑等病证。

[韩诗雨]

第十六章　呕吐哕下利病脉证治方

吴茱萸汤
（呕吐哕下利病脉证治第十七　8、9条）

【方证原文】呕而胸满者，茱萸汤主之。（8）

茱萸汤方：

吴茱萸一升　人参三两　生姜六两　大枣十二枚

上四味，以水五升，煮取三升，温服七合，日三服。

干呕，吐涎沫，头痛者，茱萸汤主之。方见上。（9）

【方证释义】此两条论述肝胃虚寒、饮邪上逆的呕吐证治。呕而胸满，临床较为常见，第8条中所提及呕是由于胃阳气虚，寒饮凝聚，浊阴内阻，胃气失降，逆而为呕；胸满不舒是由于阴寒上乘，胸阳郁阻，闭而不通所致。第9条中所提及的呕是由于脾胃虚寒，饮邪停滞，肝失疏泄，胃气挟饮上逆，循厥阴肝经上达巅顶，故见干呕、吐涎沫、头痛。第8、9条所论述的症状虽有不同，但因其病机相同，故均以吴茱萸汤温中散寒，降逆止呕，属于异病同治的经典应用。吴茱萸汤是温中降逆的代表方，治阳明病"寒呕"，少阴病"吐利"及厥阴病"头痛"等，学习时可结合相关条文理解。

【方药解析】吴茱萸性味辛、苦，热，归肝、脾、胃、肾经，为方中君药，擅长温胃散寒止痛，又可泄厥阴上逆之气；生姜辛、温，归肺、脾、胃经，温胃散寒，与吴茱萸相配，增强散寒降浊之功，为臣药；人参益气健脾，扶正补虚，为佐药；大枣补脾益气，缓和药性，为佐使药。仲景之方生姜常用量为三两，本方增加生姜至六两，其目的是为了增强降逆止呕，温中散寒之力。"阳不治而阴乘之"，肝寒上逆，厥阴肝经与督脉交会于巅顶，所以头痛。胃气虚寒上逆，所以干呕、吐涎沫。吴茱萸汤既能入肝经，亦能入胃经，可奏暖肝散寒，温中下气之功，符合上述证机者均可治疗。

【方证归纳】

主症：呕而胸满或干呕、吐涎沫、巅顶头痛。

病机：胃虚寒凝，胃气上逆或肝寒犯胃，胃中虚寒，挟饮上逆。

治法：散寒降逆，温中补虚或温肝暖胃，降逆止呕。

方剂：吴茱萸汤。

方义：吴茱萸、生姜温胃散寒，降逆止呕，止痛；人参、大枣补中益气。

【类证类方】

类证：吴茱萸汤证与半夏干姜散证，均有干呕、吐涎沫的症状，但二者病机不同，则治法亦异。吴茱萸汤证，是胃寒夹肝气上逆，为肝胃同治；而半夏干姜散证是中阳不足，寒饮上逆，专治于胃，鉴别见表16-1。

表16-1 吴茱萸汤证、半夏干姜散证鉴别表

证名		吴茱萸汤证	半夏干姜散证
症状	相同	干呕，吐涎沫	干呕，吐逆，吐涎沫
	相异	头痛，呕而胸满	
病机	相同	同为虚寒	
	相异	胃寒挟肝气上逆	胃中虚寒，胃气上逆
病位		肝胃同病	病位在胃
治则		温肝和胃，散寒降逆	温中散寒，降逆止呕
方剂		吴茱萸汤	半夏干姜散
条文		十七篇8、9条	20条

【验案解析】

案例一：陈某，男，49岁。症见头痛以巅顶为甚，伴眩晕，口中多涎，寐差，面色黧黑，舌苔水滑，脉弦迟无力。此由厥阴水寒循经上犯清阳所致。吴茱萸15克，生姜15克，党参9克，大枣12枚，服药2剂，头痛止而寐仍不佳。改为归脾汤，3剂安。（刘渡舟.经方临证指南[M].天津：天津科学技术出版社，1993：126.）

按语：本案病机特点为肝寒内盛上犯清阳。巅顶痛，与厥阴肝经循行部位有关，厥阴肝经与督脉交会于巅顶，肝寒上逆而致头痛。吴茱萸药性辛、苦、大热，可直入肝胃，温肝暖胃，为厥阴寒邪上逆之专药。头为诸阳之会，肝寒饮停，失于疏泄，胃气挟饮上逆，故眩晕，多涎。饮盛水停故面色黧黑，舌苔水滑，脉弦迟无力。吴茱萸有小毒，一般用量3~6克为宜，但本方剂量偏大，一是取其温降厥阴寒邪之性，二是方中生姜、大枣能缓解其毒性。

案例二：李某，男，26岁，初诊日期1966年1月5日。头痛两年，盖因中学读书引起。素有胃病，现已渐趋平静，仅偶尔烧心、吞酸，但时有心下停饮，心下振水声。平时整天头昏、晕沉，头脑不清楚，并时头痛，眉间沉紧，下午常有热胀上冲头面之感。有时头痛为刺疼，如电由项部上蹿入脑，或偏左，或在巅顶，或在后脑，发作时，须以手按之一二分钟始能缓解，如此一日发作两三次，长期忍受头痛之苦。影响学习和工作，最使人恐怖者，似脑生异物，曾到各医院诊治，多谓"神经衰弱"，整天吃药而不见效，反而副作用明显，时有恶心或腹痛，睡眠不好。亦曾找中医诊治，以养血息风安神等法，服天麻钩藤饮、镇肝息风汤等加减，效不明显。舌苔白根腻，脉沉细弦。与吴茱萸汤加苓归芎：吴茱萸三钱，党参三钱，生姜三钱，大枣四枚，当归二钱，川芎二钱，茯苓四钱。上药服3剂后，剧疼只发作一次，头晕胀、眉间紧感诸症均减，睡眠已有进步，并感看书记忆力提高，上方增党参为四钱，当归为三钱，川芎为三钱，服6剂诸症已。（冯世纶.中国百年百名中医临床家丛书·胡希恕[M].北京：中国中药出版社，2001：133.）

按语：本案病机特点为里虚寒饮冲逆所致头痛，故宜温中下气，降逆止呕，以吴茱萸汤为基础方。时有头刺痛，为病久入络，血虚血瘀之症，故应加当归，川芎养血活血；心下停饮，有振水音，故加茯苓以利湿化饮，合方治之，使胃安饮去血和。

【医家选注】

清·尤怡："胸中，阳也。呕而胸满，阳不治而阴乘之也。故以吴茱萸散阴降逆，人参、姜、枣补中益阳气。""干呕吐涎沫，上焦有寒也；头者诸阳之会，为阴寒之邪上逆而痛，故亦宜茱萸汤，以散阴气而益阳气。"（《金匮要略心典》）

清·周扬俊："《伤寒》以是方治食谷欲吐阳明证，以中焦反寒也。吴茱萸能治内寒降逆；人参补益阳气；大枣缓脾；生姜发越胃气，且散逆止呕。逆气降，胃之阳行，则腹痛消失矣。此脾脏阴盛逆胃，与夫肾肝下焦之寒上逆于中焦而致者，即用是方治之。若不与中焦，其脏久寒者，则以本脏药化之。如厥阴手足厥冷，脉细欲绝。内有久寒者，于当归四逆加吴茱萸、生姜是也。"（《金匮玉函经二注》）

【临床应用】

辨证要点：呕而胸满，或呕涎沫，脘痞喜温，干呕，巅顶痛；兼症有胸胁胀闷、心下痞满、嘈杂吞酸、四肢不温、脉弦迟、苔白腻等。

本方适用于急慢性胃肠炎、神经性呕吐、妊娠恶阻等疾病见本方证者。

半夏泻心汤
（呕吐哕下利病脉证治第十七　10条）

【方证原文】呕而肠鸣，心下痞者，半夏泻心汤主之。（10）

半夏泻心汤方：

半夏半升（洗）　黄芩　干姜　人参各三两　黄连一两　大枣十二枚　甘草三两（炙）

上七味，以水一斗，煮取六升，去滓，再煮取三升，温服一升，日三服。

【方证释义】本条论述寒热错杂呕吐证治。胃气以和降为顺，胃气上逆则呕；脾主升清，脾虚清阳不升，湿浊停滞，则水气下利而肠鸣、泄泻；因其病变在中焦，气机阻滞，故心下痞，"心下痞"为其主要特征。病由寒热互结中焦，脾胃升降失司，气机阻滞所致。症见上有呕吐，下有肠鸣，中有痞阻，其病枢纽于中焦，而反应于上、中、下三焦，《金匮要略心典》言："不必治其上下，而但治其中"，故方用半夏泻心汤开结消痞，和胃降逆。

【方药解析】方中半夏苦辛温燥，散结消痞，和胃降逆，为君药；干姜辛热，温中散寒，可助半夏温胃消痞；半夏、干姜共奏辛温散寒降逆，温胃止呕之功；黄芩、黄连苦寒清热，散结消痞，均为臣药；人参、炙甘草、大枣补脾益气生津，可防黄芩、黄连苦寒伤阳，又防生姜、半夏辛热伤阴，故均为佐药；炙甘草兼具调和诸药之力，亦为使药。诸药相合，辛开苦降，调和中焦。

【方证归纳】

主症：呕而肠鸣下利，心下痞。

病机：寒热错杂，痞结中焦。

治法：开结除痞，和胃降逆。

方剂：半夏泻心汤。

方义：干姜、半夏辛温，散寒降逆；黄芩、黄连苦寒，清热燥湿，坚阴止利；人参、甘草、大枣补脾胃，益中气；寒温并用，辛开苦降，辛宣苦泄，散结消痞，和胃止呕利。

【类证类方】

类证：与本方证相似之证有黄芩加半夏生姜汤证，二者均有呕而下利之症，鉴别要点是半夏泻心汤以呕而心下痞为主，兼见肠鸣下利，黄芩加半夏生姜汤证以热利腹痛为主，兼见干呕；半夏泻心汤证病机为寒热互结中焦，气机痞塞，升降失调，而黄芩加半夏生姜汤证病机为肠热而胃不和；在治则方面，半夏泻心汤证和胃降逆，散寒除痞，黄芩加半夏生姜汤证清肠止利，降逆止呕。半夏泻心汤证侧重治胃而兼治肠，黄芩加半夏生姜汤证侧重治肠而兼治胃。

类方：与本方相似之方有甘草泻心汤，两方均由半夏、甘草、黄芩、人参、干姜、黄连和大枣组成。此类泻心汤证，皆属里证、寒多热少，升降失司，虚实错杂之证。四个常见临床主症为干呕，心下痞硬满但无疼痛、腹中雷鸣、下利等。或见口苦，舌红润，苔白滑黄腻，脉象濡或弦细。其中本方以脾胃不和，气逆而呕为主症，故治以和中降逆消痞；甘草泻心汤证属胃虚，与前两方相比，程度为甚，症见完谷不化，下利为剧，并有心烦、失眠多梦及焦虑等，故方中重用甘草以补中降逆消痞，鉴别见表16-2。

表16-2　半夏泻心汤、甘草泻心汤鉴别表

方名	药物用量							功用		症状	病机
	半夏	甘草	黄芩	人参	干姜	黄连	大枣	共同点	不同点		
半夏泻心汤	半升	三两（炙）	三两	三两	三两	一两	十二枚	和胃降逆	主辛开苦降　平调寒热为	呕而肠鸣，心下痞	寒热互结中焦，气机痞塞，升降失调
甘草泻心汤	半升	四两	三两	三两	三两	一两	十二枚		主清热解毒　化湿安中为	口咽蚀烂，声音嘶哑（状如伤寒，默默欲眠，目不得闭，卧起不安，不欲饮食，恶闻食臭，面目乍赤、乍黑、乍红）	脾胃湿热，热毒蕴结，随经上蒸

【验案解析】

案例一：辛某，女性，37岁，小学教员。患腹胀，干呕，大便不畅已有3年之久，曾先后用香砂六君、逍遥散、柴胡疏肝散、加味保和、理中、四君子汤等中药百余剂未效。于1979年8月25日来诊。患者自述脘腹胀满，朝缓暮急，干呕肠鸣，大便二日一行，先硬后

溏，不吐酸，不胃痛，曾在当地医院初步诊断为"慢性胃炎"。查肝脾不大，胃脘有胀气，喜按，舌质淡暗，苔白腻，根稍黄，脉沉弦，尺脉较细无力。辨其证为脾虚湿困，寒热中阻为患。处以半夏泻心汤原方：半夏9克，黄芩9克，干姜6克，党参9克，炙甘草6克，黄连3克，大枣4枚。服药3剂后，脘腹胀满明显好转，干呕大减，苔由白腻稍黄转为薄白，但舌质仍暗，宗原方加当归、赤芍各10克，香附、玫瑰花各12克，又服9剂，诸症皆除。（王占玺.《金匮要略》临床研究[M].北京：科学技术文献出版社，1994：514-515.）

按语：该患主诉"腹胀，干呕，大便不畅"长达3年之久，多方求医问药均罔效。以胃脘胀气，干呕肠鸣，大便先硬后溏等中焦气机失调为主要临床表现。脉沉弦，尺脉较细无力，舌质淡暗，苔白腻，为湿困之象；见舌苔根部稍黄，为寒热错杂之典型舌象。综上分析，该患者的基本病机为寒热错杂、痞结中焦，半夏泻心汤为正治，可开结除痞、和胃降逆。3剂脘腹胀满明显好转，干呕大减，苔由白腻稍黄转为薄白；舌质仍暗，遂加当归、赤芍养血凉血以补阴分之不足，加香附、玫瑰花增强理气调痞之力，9剂诸症皆除。

案例二：古某，男，50岁。病者脘腹痞满伴有肠鸣、腹泻已一年余。自述胃脘至脐以上痞满而胀痛，稍嗜寒凉食物则肠鸣下利，或稀薄软便，胸膈烦满，食纳减少，口苦，尿色淡黄。舌质偏红、苔薄黄而根部厚腻，脉缓而带弦。证属脾胃气虚，湿热壅滞，虚中夹实。当应和胃燥湿同治，虚实兼顾。方拟半夏泻心汤加味：制半夏9克，黄连6克，黄芩6克，干姜6克，炙甘草6克，党参12克，枳实9克，广木香6克，嘱服3剂。二诊：痞满胀感消失，肠鸣减利止，胃口好转，食量略增，腻苔退为薄润。嘱原方再进5剂。继则以健脾益胃法善后调理而痊愈。一年后随访，病未复发。（陈瑞春.泻心汤类方的探讨[J].新医药学杂志，1977，（6）：35-38.）

按语：该患主诉"脘痞满伴有肠鸣、腹泻一年余"，症见胸膈烦满，食纳减少，口苦，尿色淡黄。舌质偏红、苔薄黄而根部厚腻，脉缓而带弦，是由于脾胃气虚，湿邪留滞，郁而化热所致，证属脾胃不足，湿热并存，故选用半夏泻心汤为基础方以辛开苦降，消痞散结，加予枳实、木香以理气消痞。

【医家选注】

清·程林："呕而肠鸣，心下痞者，此邪热乘虚而客于心下，故以芩、连清热除痞，姜、夏散逆止呕。《内经》曰：脾胃虚则肠鸣。又曰：中气不足，肠为之苦鸣。人参、甘、枣用以补中而和肠胃也。"（《金匮要略直解》）

清·吴谦等："呕而肠鸣，肠虚而寒也；呕而心下痞，胃实而热也。并见之，乃下寒上热，肠虚胃实之病也。故主以半夏泻心汤。用参、草、大枣以补正虚，半夏以降客逆，而干姜以胜中寒，芩、连以泻结热也。"（《医宗金鉴》）

【临床应用】

辨证要点：心下痞，可兼见恶心、呕吐、纳呆、腹胀等症。本方特征为辛开苦降调升降，寒温并用调阴阳，甘温补益调虚实。

本方适用于急性胃炎、消化性溃疡、慢性肠炎、慢性胰腺炎等病见本方证者。若腹痛，可加芍药甘草汤；大便秘结可加大黄；泛酸可加左金丸。

黄芩加半夏生姜汤
（呕吐哕下利病脉证治第十七　11条）

【方证原文】干呕而利者，黄芩加半夏生姜汤主之。（11）

黄芩加半夏生姜汤方：

黄芩三两　甘草二两（炙）　芍药二两　半夏半升　生姜三两　大枣十二枚

上六味，以水一斗，煮取三升，去滓，温服一升，日再夜一服。

【方证释义】本条论述热犯胃肠的干呕下利并见的证治。下利呕吐并见，从主方是黄芩汤加味可推测，应以下利为主。饮食所伤，湿热内扰，肝胆失和，邪热内犯胃肠，以致气机升降失调，故见干呕；热迫于肠，大肠传导失常则下利；其症以利下热臭垢积、腹痛、黏滞不爽、肛门灼热、干呕腹痛为特征。方用黄芩加半夏生姜汤清热止利，和胃降逆。

【方药解析】黄芩苦寒，归胆、脾、胃、大肠经，可以清热止利，尤善清太阳、少阳二经脉湿热；甘草、大枣，甘柔以和太阴经；白芍酸涩，可以收敛止利。方中以黄芩汤清热止利为主，辅以半夏、生姜和胃降逆止呕。

【方证归纳】

主症：干呕而利，暴注下迫，利下脓血，肛门灼热，腹痛，口渴，心烦，舌苔黄腻，脉弦数。

病机：邪热内陷阳明大肠，胃气上逆。

治法：清热止利，降逆止呕。

方剂：黄芩加半夏生姜汤。

方义：方中以黄芩汤清热止利为主，辅以半夏、生姜和胃降逆止呕。

【类证类方】

类证：黄芩加半夏生姜汤证与半夏泻心汤证鉴别见半夏泻心汤。

【验案解析】

案例一：高某，男，成人，1977年6月因急性肠炎而腹泻，吃西药痢特灵后腹泻次数减少，但仍有头痛、发热、口苦、胸胁苦满、腹胀等症，尤其饭量大减，时有恶心呕吐，舌淡苔微黄，脉弦。应用黄芩加半夏生姜汤加减：黄芩18克，白芍12克，甘草9克，大枣6枚，半夏9克，生姜9克，白头翁30克，水煎服，服3剂诸症消失而愈。（孙溥泉.伤寒论医案集[M].西安：陕西科学技术出版社，1986：156.）

按语：患者以腹泻为主症，服西药后症状有所缓解，但仍伴有头痛、发热、口苦、胸胁苦满、腹胀等症，并见恶心呕吐、舌淡苔微黄、脉弦的少阳证候表现，因此按照条文"干呕而利者，黄芩加半夏生姜汤主之"，投以黄芩加半夏生姜汤加减以清热止利，和胃降逆。黄芩苦寒清热止利，白芍酸涩收敛止利，再加白头翁增强清热止利之功，半夏、生姜、甘草、大枣和中降逆止呕。少阳之热邪退，则中焦气机畅达，故腹泻止而呕吐消。

案例二：吕某，男，52岁。因饮食过度发生吐利之证，初起时腹部剧痛，继发吐利，气势汹涌，吐利无度，家人认为所患霍乱送医院治疗。经过详细检查确诊为急性胃肠炎，服西药效果不明显，及余诊查尚不断作呕，大便隔20~30分钟泄泻一次，口干饮水即吐，脉象弦滑，舌苔黄腻。心中烦热，小便赤，此系时值夏令饮食不节伤及胃肠。而脉象弦滑，心中烦热，为热邪内犯所致，宜黄芩加半夏生姜汤为主以镇呕止泄。黄芩12克，白芍15克，枳壳10克，半夏10克，泽泻10克，生姜6克，藿香10克，佩兰6克，猪苓10克，茯苓10克，厚朴6克，甘草3克。服3剂呕止，而泄泻减轻，心烦宁，小便顺利，后以和胃理肠止泻之剂调理而愈。（邢锡波.伤寒论临床实验录[M].天津：天津科学技术出版社，1984：163.）

按语：本患因饮食不节制，伤及胃肠致腹痛、呕吐、下利，症见心中烦热、小便赤、脉象弦滑、心中烦热，一派热象，予黄芩加半夏生姜汤为基础方以清热和胃，止利降逆，方中枳壳、泽泻、藿香、佩兰、茯苓、猪苓、厚朴共奏理气利湿之功。

【医家选注】

清·尤怡："此伤寒热邪入里作利，而复上行为呕者之法。而杂病肝胃之火冲下注者，亦复有之。半夏、生姜散逆于上，黄芩、白芍除热于里，上下俱病，中气必困，甘草、大枣合芍药、生姜以安中而正气也。"（《金匮要略心典》）

【临床应用】

辨证要点：下利腹痛，身热口苦，恶心呕吐，舌红苔黄，脉沉弦。

本方适用于干呕而暴注下迫的急性胃肠炎、干呕而下利脓血的热痢或湿热痢初起，症兼身热口苦、舌红苔黄者。用治热痢可酌加黄连、白头翁、马齿苋等；治湿热痢可合用芍药汤；用治急性胃肠炎，常与藿朴夏苓汤、平胃散等合用。

小半夏汤
（呕吐哕下利病脉证治第十七　12条）

【方证原文】诸呕吐，谷不得下者，小半夏汤主之。方见痰饮中。（12）

【方证释义】本条论述寒饮呕吐的证治。条文中提及的"诸呕吐"，是指一般呕吐，各种原因所致的呕吐；"谷不得下"强调饮食不向下行，出现上逆之势，是由于胃内停饮，脾胃升降失调，寒饮上逆所致；其病机为胃失和降，胃气上逆。从方药来推测，半夏、生姜均为辛温降逆和胃之品，故本证当属寒饮呕吐。方中半夏开饮结而降逆气，生姜散寒和胃止呕。

【方药解析】治以小半夏汤散寒化饮，降逆止呕。半夏味辛性温燥，归脾、胃经，可降逆止呕，尤擅长治疗胃寒所致胃气上逆的呕吐；生姜辛温，归脾、胃经，温胃止呕，有"呕家圣药"之称。本方为治疗寒饮呕吐的基础方，和胃降逆，适当配伍，可治多种呕吐，如小柴胡汤、黄芩加半夏生姜汤等，有"止呕祖方"之誉。

【方证归纳】

主症：呕吐，谷不得下。

病机：寒饮上逆，胃失和降。

治法：温中散寒，涤饮降逆。

方剂：小半夏汤。

方义：半夏开饮结而降逆气，生姜散寒和胃止呕。

【类证类方】

类证：与本方证相似之证有生姜半夏汤证和半夏干姜散证，三方证均由生姜、半夏组成，主治寒饮内停的病证。小半夏汤证症见诸呕吐，谷不得下；生姜半夏汤证症见胸中似喘不喘，似呕不呕，似哕不哕，彻心中愦愦然无奈；半夏干姜散证症见干呕、吐逆、吐涎沫。在病机方面，小半夏汤证为胃中停饮上逆，生姜半夏汤证为正气与寒饮搏胸胃，半夏干姜散证为胃中虚寒上逆。其中，小半夏汤和生姜半夏汤，共用生姜，意在化饮散寒，前者重用半夏，降逆化饮；后者重用生姜汁，散饮通阳开结。而半夏干姜散组方中，半夏与干姜等分，温中散寒，降逆化饮。

类方：与本方相似之方有大半夏汤、小半夏加茯苓汤、半夏干姜散、生姜半夏汤、干姜半夏人参丸，组方中均有半夏，鉴别见表16-3。

表16-3 半夏汤类方鉴别表

方名	药物用量						功用		症状	病机
	半夏	干姜	生姜	茯苓	人参	白蜜	共同点	不同点		
小半夏汤	一升		半斤					散寒逐饮	呕而不渴 （频频）呕吐，谷不得下	寒多饮少
小半夏茯苓汤	一升		半斤	三两			降逆止呕	祛寒利水	先渴后呕 卒呕吐，心下痞，眩悸	胃失和降 停饮上逆 寒饮俱重
大半夏汤	二升				三两	一升		和胃补虚	胃反呕吐（尚见心下痞鞕，神疲乏力，大便燥结）	肠燥津亏 胃虚气逆
半夏干姜散	等分为散							温中散寒	干呕，吐逆，吐涎沫	寒饮上逆 中阳不足

方名	药物用量					功用		症状	病机
	半夏	干姜	生姜	茯苓	人参	白蜜	共同点	不同点		
生姜半夏汤	半升		汁一升				降逆止呕	舒畅胸阳辛散寒饮	胸中似喘不喘，似呕不呕，似哕不哕，彻心中愦愦然无奈	闭郁胸阳寒饮搏结胸胃
干姜人参半夏丸	二两	一两			一两			蠲饮降逆温胃补虚	妊娠呕吐不止（呕吐清水或涎沫，伴有口淡不渴，头眩心悸，倦怠嗜卧，舌淡苔白滑，脉弦或细滑）	饮，浊阴上逆胃气虚寒兼有停

【验案解析】

案例一：刘某，女性，22岁，1970年8月8日初诊。3个月来上腹经常疼痛，多饮作呕，目微肿，大便正常，食后反酸，恶心，舌苔薄白，脉滑，拟以小半夏加茯苓汤加味。茯苓18克，半夏18克，生姜12克，吴茱萸9克，陈皮9克。于8月15日二诊，服上方四剂后，腹痛痞满，呕吐已愈，唯有时恶心，舌苔白，于前方加白术9克，桂枝9克，泽泻9克，连服4剂而愈。（王占玺.《金匮要略》临床研究[M].北京：科学技术文献出版社，1994：517.）

按语：该患腹痛，饮后作呕，目微肿，舌苔薄白，脉滑，是典型寒饮呕吐的临床表现，故以小半夏汤为基础方，方中云苓、吴茱萸、陈皮能够健脾消肿，调理气机，温中止呕。二诊，腹痛痞满，呕吐已愈，唯有时恶心，舌苔白，于前方加白术9克，桂枝9克，泽泻9克以增强益气健脾，恢复阳气，化饮止逆之功。

案例二：王某，女，53岁，1963年5月10日初诊。眩晕3天，呕吐频繁，呕吐物俱是清水涎沫，量多盈盆，合目卧床，稍转动便感觉天旋地转。自述每年要发数次，每次发作长达月余，痛苦不堪，西医诊断为"内耳眩晕症"。刻诊见形体肥胖，苔薄白而腻，脉沉软滑。此水饮停胃，浊邪僭上，清空不清。法当和胃化饮，饮化浊降则诸症自除。处方：制半夏12克，生姜10克。2剂。5月13日复诊：眩晕、呕吐均止。原方加茯苓12克，续服2剂。并予丸方（二陈汤加白术、姜汁泛丸）常服，以求巩固。追访2年，未发作。（陈嘉栋.眩晕十则[J]，中医杂志，1980（7）：16-19.）

按语：该患素体肥胖，呕吐物为清水涎沫，量多盈盆，眩晕，苔薄白而腻，脉沉软滑，其病机为饮停于胃，浊邪上逆，上扰清窍，故予小半夏汤以温胃散寒，降逆止呕止眩。二诊，眩晕、呕吐均止，考虑到患者素体肥胖，故加茯苓，并予丸方常服，健脾化湿。

【医家选注】

清·尤怡："呕吐谷不得下者，胃中有饮，随气上逆，而阻其谷入之路也。故以半夏消饮，生姜降逆，逆止饮消，谷斯下矣。"（《金匮要略心典》）

【临床应用】

辨证要点：呕吐，谷不得下。本方适用于寒、热、虚、实各种呕吐，临证加减。

猪苓散
（呕吐哕下利病脉证治第十七　13条）

【方证原文】呕吐而病在膈上，后思水者，解，急与之。思水者，猪苓散主之。（13）

猪苓散方：

猪苓　茯苓　白术各等分

上三味，杵为散，饮服方寸匕，日三服。

【方证释义】本条论述饮停呕吐后的调治方法。由于胃中停饮，逆于膈上，故见呕吐；呕吐之后，口渴饮水，是由于饮去阳复，病将向愈，故先呕后渴，为饮邪欲解之象。考虑到旧饮方去，胃阳尚未全面恢复正常，虽渴，但宜少饮，令阳和阴生则病愈。若此时恣意多饮，必伤胃阳，胃虚不能消水，旧饮未尽，而新饮又停，再致呕吐，此为脾阳虚饮停之呕吐，故治以猪苓散健脾化湿，利水行津。

【方药解析】猪苓甘、淡，平，归肾、膀胱经，茯苓甘、淡、平，归心、脾、肾经，猪苓、茯苓淡渗利水，白术甘、苦，温，归脾、胃经，健脾化湿。猪苓散健脾利水。

【方证归纳】

主症：吐后思水。

病机：脾胃虚弱，不能消水。

治法：健脾利水。

方剂：猪苓散。

方义：二苓淡渗利水，白术健脾运湿。

【类证类方】

类方：猪苓散与五苓散、猪苓汤组成均有茯苓和猪苓，有利水渗湿的功效，五苓散症见脉浮，小便不利，微热消渴，渴欲饮水，水入则吐。猪苓汤症见脉浮发热，渴欲饮水，小便不利。猪苓散症见呕吐而病在膈上，后思水。在病机方面，五苓散膀胱气化不利，水气内停，故化气利水，兼以解表；猪苓汤里热阴虚，水气不利，故育阴润燥，清热利水；猪苓散停饮致呕，吐后思水，故健脾利水，鉴别见表16-4。

表16-4　猪苓散与五苓散、猪苓汤鉴别表

方名	药物用量							功用		症状	病机
	泽泻	茯苓	猪苓	白术	桂枝	滑石	阿胶	共同点	不同点		
猪苓散	各等分							利水渗湿	健脾利水	呕吐而病在膈上，后思水	停饮致呕，吐后思水，饮邪已去，预防新饮
五苓散	一两一分	三分	三分	三分	二分				化气利水 兼以解表	脉浮，小便不利，微热消渴；渴欲饮水，水入则吐（小便不黄，多无热感，舌质淡，苔薄白，脉多浮缓）	膀胱气化不利，水气内停（阳气不足）
猪苓汤	一两	一两	一两			一两	一两		育阴润燥 清热利水	脉浮发热，渴欲饮水，小便不利（小便黄热，舌红苔少乏津，脉多浮数）	里热阴虚，水气不利（阴液不足）

【验案解析】

案例一：刘某，男，26岁。忽然患腹痛如刀割，腹胀如鼓，大便不通，大渴，床头用釜盛茶水，每饮一大碗，饮下不久即吐出，呕后再饮，寝室满地是水。据西医诊断是"肠套迭"，须做大手术，延至三日，医皆束手，危在旦夕。余诊其脉沉紧而滑，首用白术、茯苓、猪苓各15克。水煎服1剂，呕渴皆除，大便即通，继用附子粳米汤，腹痛、腹胀等症亦渐痊愈。（湖南中医药研究所整理.湖南中医医案选辑（第一辑）[M].长沙：湖南人民出版社，1960：150.）

按语：本案"先渴却呕"，此为采用猪苓散之依据。患者病急性腹痛如刀割，腹胀如鼓，大便不通，西医诊断是"肠套迭"，为胃肠不通之象；伴大渴，饮下不久即吐出，呕后再饮，为胃肠中有停饮之征。猪苓散能去胃肠停饮，腑气畅则大便通，调摄而愈。

案例二：杨某，女，7个月，1979年9月20日诊。患儿发病已2天，经西医诊断为小儿单纯性消化不良，曾用西药效果不佳。大便稀，呈蚕花状，每天10余次，小便少，伴有轻微呕吐，精神不振，舌质红苔白，脉细数，体温38℃。用猪苓散加半枝莲2剂，诸症痊愈。（杨昔年.猪苓散加半枝莲治疗小儿单纯性消化不良[J].陕西中医，1981（6）：11.）

按语：患儿主症为泄泻、呕吐、尿少，这是脾不运化水湿之故，故予猪苓散健脾利水，正中病机，患儿舌质红苔白，脉细数，体温38℃，加予半枝莲以增加清热利尿之功。

【医家选注】

清·程林："上章言先呕却渴，此为欲解，今呕吐而病在膈上，后思水者解，亦与上证不殊，故急与之以和胃；然思水之人，又有得水而贪饮，则胃中热少，不能消水，更与人作病，故思水者，用猪苓散以散水饮。"（《金匮要略直解》）

【临床应用】

辨证要点：吐后思水。本方适用于急慢性胃炎之呕吐，或神经性呕吐见本方证者。

四逆汤

（呕吐哕下利病脉证治第十七　14条）

【方证原文】呕而脉弱，小便复利，身有微热，见厥者难治，四逆汤主之。（14）

四逆汤方：

附子一枚（生用）　干姜一两半　甘草二两（炙）

上三味，以水三升，煮取一升二合，去滓，分温再服。强人可大附子一枚，干姜三两。

【方证释义】本条论述阴盛格阳呕吐的证治。呕而脉弱是由于脾肾阳气虚弱，阴寒上逆所致；阴盛于下，肾气不固，故小便自利；阴盛格阳于外，阳衰不能温煦四末，故身微热而四肢冷。此为阴盛阳衰之危象，有阳气欲脱之危势，故"难治"。治用四逆汤回阳救逆，散寒消阴。

【方药解析】四逆汤在《伤寒论》中运用颇多，为回阳救逆之代表方剂。附子为大辛大热之品，可温肾暖胃，破阴逐寒，通达十二经脉，回阳救逆，为君药；干姜辛热，守而不走，专注温脾胃，散阴寒，降寒逆，为臣药；炙甘草益气安中，既可解附子之毒，又可缓和干姜、附子之燥烈，为佐药。诸药相合，共奏回阳救逆之功，使厥回吐止，诸症自愈。条文中提及"强人可大附子一枚，干姜三两"说明用药剂量因人制宜，体质壮实者可增大，反之，体质瘦弱者应减少。

【方证归纳】

主症：呕而脉弱，小便复利，身有微，见厥者。

病机：阴盛阳衰。

治法：温中回阳。

方剂：四逆汤。

方义：附子温肾暖胃，干姜温中散寒，炙甘草益气安中。

【类证类方】

类方：四逆汤证类，《伤寒论》存在"四逆辈"之称，共九个汤证，且每个方中均有附子。四逆汤是"四逆辈"的基础方，余方则是根据实际病情的轻重程度，兼夹症状灵活化裁而成。此八方分别为四逆加人参汤，通脉四逆汤，通脉四逆加猪胆汁汤，茯苓四逆汤，白通汤，白通汤加猪胆汁汤，附子汤，真武汤。共同病机均为亡阳、竭阴、寒盛。其中四逆汤主温守，而白通汤及通脉四逆汤主温通；四逆汤偏于温阳，四逆加人参汤温阳同时兼顾补阴，白通汤及通脉四逆加猪胆汁、人尿既为反佐，又能降逆止呕除烦；附子汤温补同时兼壮元阳；真武汤温阳利水。

【验案解析】

案例一：袁某，女，30岁。患急性胃肠炎，烦渴欲饮，食则吐，下泻水样便，日十数次，已2日。诊见：神疲，面色苍白，眼凹，舌干，肤失弹性，四肢厥冷，脉沉细数，血压60/40毫米汞柱。此系阳虚阴盛、应立即回阳救逆。急输生理盐水，同时急煎四逆汤加味：制附子9克，干姜15克，炙甘草30克，枳实30克。服药1剂，血压即正常（100/70毫米汞柱），四肢转温，又2剂而愈。（赵棣华.《伤寒论》四逆汤化裁浅析[J].广西中医药，1982（04）：17-20.）

按语：本案实属阳虚寒厥证，脾阳虚衰，不能腐化水谷则下泻水样便，日十数次；阴寒上逆，食入则吐；阳气衰微，神气失养则神疲；阴寒内盛，阳气衰微，内在脏腑及外在四肢均不得温煦濡养，故四肢厥冷；故应回阳救逆，附子温肾复阳，干姜温中散寒，炙甘草和中益气，三药相合，脾肾兼顾，温补并用，力专效宏。

案例二：陈某，50岁。陡然腹痛，吐泻大作。其子业医，投以藿香正气散，入口即吐，又进丁香、砂仁、柿蒂之属，亦无效。至黄昏时，四肢厥逆，两脚拘急，冷汗淋漓，气息低微，人事昏沉，病势危急，举家怆惶，求治于余。及至，患者面色苍白，两目下陷，皮肤干瘪，气息低弱，观其所泄之物如米泔水，无腐秽气，只带腥气，切其脉，细微欲绝。余曰：此阴寒也。真阳欲脱，阴气霾漫，阳光将熄，势已危笃。宜回阳救急，以挽残阳。投大剂四逆汤，当晚进两剂，冷服。次早复诊，吐利止，厥回，脉细，改用理中加附子而康。（湖南省中医药研究所编.湖南省老中医医案选（第一辑）[M].长沙：湖南科学技术出版社，1980：24-25.）

按语：该患病情危笃，症见吐泻、四肢厥逆，两脚拘急，冷汗淋漓，气息低微，人事昏沉，面色苍白，两目下陷，皮肤干瘪，气息低弱，切其脉，细微欲绝，均属阳微阴寒，虚阳有脱散之势，非用大剂辛热纯阳之品不足以破阴回阳，故用四逆汤回阳救逆，以挽残阳。

【医家选注】

清·尤怡："脉弱便利而厥，为内虚且寒之候。则呕非火邪，而是阴气之上逆；热非实邪，而是阳气之外越矣，故以四逆汤救阳驱阴为主。然阴方上冲，而阳且外走，其离决之势，有未可即为顺接者，故曰难治；或云呕与身热为邪实，厥利脉弱为正虚，虚实互见，故曰难治。四逆汤舍其标而治其本也，亦通。"（《金匮要略心典》）

清·吴谦："方名四逆者，主治少阴中外皆寒，四肢厥逆也。君以甘草之甘温，温养阳气；臣以姜附之辛温，助阳胜寒。甘草得姜附，鼓肾阳温中寒，有水中暖土之功。姜附得甘草，通关节连四肢，有助肾回阳之力。肾阳鼓，寒阴消，则阳气外达而脉自升，手足自温矣。"（《医宗金鉴》）

清·费伯雄："四逆汤为四肢厥冷而设。仲景立此方，以治伤寒之少阴证。若太阴之腹痛下利，完谷不化，厥阴之恶寒不汗，四肢厥冷者亦宜之。盖阴惨之气深入于里，真阳几几欲绝，非此纯阳三品，不足以破阴气而发阳光。又恐姜附之性过于燥烈。反伤上焦，故倍用甘草以缓之……四逆者，必手冷过肘，足冷过膝，脉沉细无力，酸痛下利等象咸备，方可用之，否则不可轻投。"（《医方论》）

【临床应用】

辨证要点：呕而脉弱，小便复利，身有微，见厥者。本方适用于阳气衰微，阴寒内盛之证，此证有虚阳脱散之势，病情危重。

小柴胡汤
（呕吐哕下利病脉证治第十七　15条）

【方证原文】呕而发热者，小柴胡汤主之。（15）

小柴胡汤方：

柴胡半斤　黄芩三两　人参三两　甘草三两　半夏半斤　生姜三两　大枣十二枚

上七味，以水一斗二升，煮取六升，去滓，再煎取三升，温服一升，日三服。

【方证释义】本条论述少阳邪热迫胃致呕的治法。本条叙证极为简单，需以方测证进行反推。呕而发热是由于邪在少阳所致；邪热迫胃，致胃气上逆出现呕吐；用小柴胡汤治呕而发热，可知其热是少阳之热，发热特征为往来寒热，临床尚可伴有胸胁苦满、口苦咽干等症状。治以小柴胡汤和解少阳，降逆止呕。

【方药解析】方中柴胡，苦辛微寒，入肝胆经，能够透达少阳半表之邪外散，为君药；黄芩苦寒，长于解肌退热，清泄少阳半里之热，为臣药；柴胡配以黄芩，和解清热，使邪热外透内清，共解少阳之邪。半夏、生姜降逆止呕，生姜助半夏和胃，并制约半夏之毒；人参、大枣补虚安中，助正祛邪，四药为佐剂。炙甘草甘温补中，助参枣扶正，调和诸药，为佐使药。小柴胡汤为和解剂，其煎煮方法须注意的是"去滓再煎"。

【方证归纳】

主症：呕吐兼少阳证，如胸胁苦满、口苦咽干等。

病机：邪郁少阳，胃气上逆。

治法：和解少阳，和胃止呕。

方剂：小柴胡汤。

方义：方中柴胡为君，配以适量黄芩，和解清热；半夏、生姜、降逆止呕；人参、甘草、大枣补虚安中。诸药合用，枢机得利，热除呕止。

【类证类方】

类方：小柴胡汤与大柴胡汤、黄芩加半夏生姜汤功效均有和解少阳，其中小柴胡汤适用于热郁少阳，邪热迫胃，胃气上逆所致呕而发热者，能够清解少阳，侧重于和胃降逆。大柴胡汤适用于实邪在里而连及少阳所致腹满，按之心下满痛，并旁及两胁者，能够和解少阳，侧重于泻下里实为主。黄芩加半夏生姜汤适用于邪热上扰于胃，下迫于肠所致干呕而利，症兼身热口苦，舌红苔黄者，清热止利，以和胃降逆为主，鉴别见表16-5。

表16-5 小柴胡汤与大柴胡汤、黄芩加半夏生姜汤鉴别表

方名	药物用量										功用		症状	病机
	柴胡	黄芩	半夏	生姜	人参	大枣	甘草	芍药	枳实	大黄	共同点	不同点		
小柴胡汤	半斤	三两	半斤	三两	三两	十二枚	三两				和解少阳	主清解少阳为和胃降逆	呕而发热（伴有口苦、咽干、胸胁苦满等症）	热郁少阳，邪热迫胃，胃气上逆
大柴胡汤	半斤	三两	半升	五两		十二枚		三两	四枚	二两		主和解少阳为泻下里实	腹满，按之心下满痛，并旁及两胁（尚可见郁郁微热，胸胁苦满，寒热往来，舌苔黄，脉弦有力等症）	实邪在里而连及少阳（少阳阳明合病）
黄芩加半夏生姜汤		三两	半升	三两		十二枚	二两炙	二两				主清热止痢为和胃降逆	干呕而利（症兼身热口苦，舌红苔黄者）	邪热上扰于胃，下迫于肠（太阳少阳合病热利兼呕者）

【验案解析】

案例一：李某，女，38岁。长期呕吐，兼见低热，服药已百余剂不效，舌苔白滑，时有进修医生陈君在侧，问曰：此何证也？余曰：呕而发热者，小柴胡汤主之。果服3剂而呕止热退。（刘渡舟. 对《伤寒论》一书几个问题的探讨[J]. 新医学杂志，1978（1）：18-22.）

按语：呕，发热，热度不高，甚至低热不退等表现，常见于小柴胡汤证，尤其是妇女。刘渡舟老先生根据原文"呕而发热者，小柴胡汤主之"，投以原方，3剂而呕止热退，足见刘老对经典原文的掌握和应用非常熟练。

案例二：王某，女，17岁。患者患温病发热十数日，热退后，各种证候也相继消失，唯遗留下心烦不宁，呕逆频频，有声无物，欲吐不得，虽用中西止呕的药品皆无效。凡3日3夜无暂止时。痛苦异常。经诊断为胆气不得下降，引起胃气上逆，治以小柴胡汤加陈皮、竹茹、伏龙肝，以和解少阳，清利胆经，1剂而减轻，3剂痊愈。（李文瑞.金匮要略汤证论治[M].北京：中国科学技术出版社，1993：576.）

按语：此案属《伤寒论》"心烦喜呕"条，邪犯少阳，经气不利，气机不畅，升降失常。胆热犯胃，而致上逆不休，故用小柴胡汤加味，和解少阳，所以理气清降胃气而愈。

【医家选注】

清·陈修园："此为胃反证出其正方也。《千金》治胃反不受食，食入而吐。《外台》治呕，心下痞硬者，可知此方泛应曲当之妙也。俗医但言半夏治痰，则失之远矣。"（《金匮要略浅注》）

清·尤怡："呕而发热，邪在少阳之经，欲止其呕，必解其邪，小柴胡则和解少阳之正

法也。"（《金匮要略心典》）

【临床应用】

辨证要点："寒热往来，胸胁苦满，默默不欲饮食，心烦喜呕，口苦咽干目眩，脉弦"为其主证，但见一证便是，不必悉具。

本方适用于心烦喜呕、寒热往来，但见呕而发热，即可用之。

大半夏汤
（呕吐哕下利病脉证治第十七　16条）

【方证原文】胃反呕吐者，大半夏汤主之。《千金》云：治胃反不受食，食入即吐。《外台》云：治呕，心下痞鞭者。（16）

大半夏汤方：

半夏二升（洗完用）　人参三两　白蜜一升

上三味，以水一斗二升，和蜜扬之二百四十遍，煮药取半升，温服一升，余分再服。

【方证释义】本条论述虚寒性胃反呕吐的治法。此处"胃反呕吐"即本篇第5条所论"朝食暮吐，暮时朝吐，宿谷不化"的胃反病。胃反呕吐的病机为脾胃虚寒，胃虚不降，脾虚不升，食入不能腐熟和运化水谷，阴津亏虚，则反出于胃而为呕吐。由于脾胃健运失职，不能化气生津，滋养大肠，故可见心下痞硬，大便燥结如羊屎。故予大半夏汤，和胃降逆，补虚润燥。

【方药解析】方中重用半夏，可开结降逆，人参益气补虚，白蜜健脾润燥，三药合用，和胃降逆，补虚润燥，应用于虚寒胃反病。本证降逆止呕，实为治标之法，待胃气得降，呕吐渐止，还需配合温养中焦之品。正如李东垣所云："辛药生姜之类治呕吐，但治上焦气壅表实之病，若胃虚谷气不行，胸中闭塞而呕者，惟宜益胃推荡谷气而已。"方中白蜜须"扬之二百四十遍"，这是因蜜与水和，当搅拌以解开，合蜜扬之使缓，使之持续较长时间作用于中焦以润燥。

【方证归纳】

主症：朝食暮吐，暮时朝吐，宿谷不化。

病机：脾胃虚寒。

治法：降逆润燥，和胃补虚。

方剂：大半夏汤。

方义：半夏降逆止呕；人参益气补虚，白蜜甘润和中，且可缓解半夏之燥。

【类证类方】

类证：大半夏汤证与大黄甘草汤证、茯苓泽泻汤证相似，均有呕吐的表现，大半夏汤证症见胃反呕吐，朝食暮吐，暮食朝吐，为虚寒呕吐，胃虚脾伤，磨运失权所致，治以补虚安中；大黄甘草汤证症见食入即吐，为实热呕吐，胃肠实热，腑气不通，胃气上逆所致，治以泄热通便；茯苓泽泻汤证呕渴并见，为停饮呕吐，停饮胃反，治以健脾利水，化饮和胃，鉴别见表16-6。

表16-6　大半夏汤证、大黄甘草汤证、茯苓泽泻汤证鉴别表

证名	大半夏汤证	大黄甘草汤证	茯苓泽泻汤证
症状	胃反呕吐	食已即吐	胃反，吐而渴欲饮水
性质	虚寒	实热	停饮
病机	胃虚脾伤，磨运失权	胃肠实热，腑气不通，胃气上逆	停饮胃反
治则	补虚安中	泄热通便	健脾利水，化饮和胃
方剂	大半夏汤	大黄甘草汤	茯苓泽泻汤
条文	十七篇16条	17条	18条

类方：大半夏汤与小半夏汤应用类似，均重用半夏，小半夏汤适用症状呕吐、呕后反不渴、谷不得下，而大半夏汤适用症状朝食暮吐、暮时朝吐、宿谷不化，小半夏汤证轻偏饮，大半夏汤证重偏虚。

【验案解析】

案例一：赵某，男，62岁，1971年6月12日初诊。胃反呕吐，食不能多，气机不舒，面色不华，脉弱无力，经医院检查，未发现实质性病变，乃予大半夏汤加味：党参15克，姜半夏12克，沉香9克，白蜜2勺（冲），生姜2片，各药浓煎后，再加蜜。5剂。服药后，呕反停止，能得嗳气，调治而瘥。（何任.金匮要略新解[M].杭州：浙江科学技术出版社，1981：149.）

按语：该患者主症"胃反呕吐"为胃气上逆的主要表现，胃气上逆导致食不能多、气机不舒，面色不华、脉弱无力为脾胃虚弱、中气不足的表现，又经医院检查而未发现实质性病变，综合以上见症分析，诊断为呕吐，脾胃虚弱、胃气上逆证。予以大半夏汤加味调治，重用党参补中焦脾胃之气以治本，加姜半夏、沉香、生姜温中和胃以降逆气，再加白蜜辅助补益中气，中气足、胃气降则呕吐止、嗳气息。

案例二：范某，男，38岁。4年来，食后即吐，无恶心，吐物为食物及黏液，经北京、西安、上海、太原等多个医院检查，未发现器质性病变，并反复住院治疗，呕吐不见改善，其间并服中药数剂，亦未见效，大便干，两日一行，舌苔白，脉弦滑，重按无力，脾虚不运，郁生痰饮，聚结散。半夏12克，人参9克，生姜9克，蜂蜜50克。服药2剂后呕吐停止，服4剂后痊愈。（朱进忠.大半夏汤在临床上的应用[J].山西医药杂志，1975（3）：37-38.）

按语：该患者"食后即吐"4年余，呕吐物为食物及黏液，多家西医医院检查未见器质性病变，服中药数剂而呕吐不见改善。舌苔白、脉弦滑而重按无力，为中焦脾胃不足的表现；脾胃虚弱，运化乏力，郁生痰饮，胃气不降反逆而食后即吐、多见黏液，下则通降不利而大便燥结。综上分析，可诊断为呕吐，脾虚胃逆证。予以大半夏汤加减调服，重用半夏温胃化饮而降逆，加生姜和胃散饮而止呕，人参、白蜜补中益气以治本。诸药共奏补脾益气、

和胃降逆之功，故能1剂效、2剂止，而4剂愈。

【医家选注】

清·徐彬："已前皆论呕，即或兼言吐，不过饮食之后，或吐些少出来耳。若食久即尽出，此乃胃虚不能消谷，因而上逆，故使胃反，反后火逆呕吐兼挟燥矣，故以半夏降逆，下痰涎为主，加人参以养其正，白蜜以润其燥，而且扬水二百四十遍，以使速下，《千金》治不受食，《外台》治呕而心下痞硬。要知不受食虚也，痞硬亦虚也。"（《金匮要略论注》）

清·沈明宗："此偏痰多之方也。胃反本于营卫两虚，木气乘脾而不健运，津液化为痰饮，卫气逆而化火，痰火上溢，则胃反呕吐，故用人参甘温滋润，补养脾胃，合蜜润燥而生营卫，半夏涤饮下逆而退其标，水和扬二百四十遍，取其性柔，以养胃阴而燥也。"（《金匮要略编注》）

【临床应用】

辨证要点：朝食暮吐，暮时朝吐，宿谷不化，苔薄白，脉虚缓，尚可见心下痞硬、神疲乏力、形体消瘦、便如羊屎状等。

本方适用于神经性呕吐、急性胃炎、贲门痉挛、幽门狭窄等病，凡符合上述证机者，均可考虑。

大黄甘草汤
（呕吐哕下利病脉证治第十七　17条）

【方证原文】食已即吐者，大黄甘草汤主之。《外台》方，又治吐水。（17）

大黄甘草汤方：

大黄四两　甘草一两

上二味，以水三升，煮取一升，分温再服。

【方证释义】本条论述胃肠实热呕吐的证治。"食已即吐"是食入于胃，旋即尽吐而出，提示呕吐与进食的时间相关，且还含有气涌势急、冲逆而出之意。本病由实热壅滞于胃肠，致使腑气不畅，在下致肠失传导而出现便秘，在上致胃难受纳腐熟水谷，火邪上冲，食已即吐。治用大黄甘草汤泄热通腑。

【方药解析】方中大黄能够荡涤肠胃实热，推陈出新；甘草安中益气，缓急和胃，俾大黄攻下之势，而不伤胃。治用大黄甘草汤泄热去实，大便通，胃气和，则呕吐自止。本条实热阻于胃肠，腑气不通，胃气上逆所致呕吐，故当用攻下。大黄甘草汤实际上是承气汤的轻剂，大、小承气汤中大黄用量均为四两，缺少枳实、厚朴及芒硝，承气汤中承气即承顺胃气之意，本证病机为腑气不通，胃气不降，故予大黄甘草汤以顺降胃气，此为正法。

【方证归纳】

主症：食已即吐，兼阳明腑实证。

病机：实热壅滞胃肠，腑气不通。

治法：泄热去实，和胃止呕。

方剂：大黄甘草汤。

方义：大黄荡涤肠胃实热，推陈出新；甘草缓急和胃，安中益气，使攻下而不伤胃。

【验案解析】

案例一：白某，女，65岁，1979年6月2日诊。1个月前，因家庭纠纷，大怒而病，出现呕吐，食入即吐，有时汤水难下，经线食管钡餐检查报告：钡剂在贲门部通过困难，食管下端有约2厘米长的、对称黏膜纹正常的漏斗形狭窄。印象：贲门痉挛。经口服西药对症治疗无效，且越发严重，直至卧床不起，靠输液维持，曾服旋覆代赭汤、橘皮竹茹汤等，罔效，甚至有时药入即吐。刻诊：形体消瘦，精神萎靡，食入即吐，腹软，口中乏味，苔厚略腻，脉缓。此乃胃失和降，气逆作呕，前医投大方而未能及，故拟仲景大黄甘草汤治之。处方：大黄12克，甘草6克，水煎分两次服。药进1剂，食入而不吐，继进2剂而告痊愈。（陈明.金匮名医验案精选[M].北京：学苑出版社，2000：463.）

按语：该患因情志导致胃失和降而气逆作呕，日趋加重，食入即吐。医生给予旋覆代赭汤、橘皮竹茹汤等而罔效，甚至药入即吐，说明胃气上逆之"食入即吐"症状较重。根据原文"食已即吐者，大黄甘草汤主之"，予以原方通腑泄热、和胃止呕，1剂呕止，2剂而愈。

案例二：张某，女孩，生甫1周。秽浊郁积肠胃，胎粪不下，热邪格拒，3天来腹部胀满，大便不通，不吮乳，呕吐面赤，啼哭，烦躁不安，舌苔微黄浊腻，指纹紫暗，法当清泄肠胃浊腻。大黄5克，甘草3克。每日1剂，3日后，腹胀满消失，便通，好能吮乳。（虞勤冠.大黄甘草汤新生儿疾病的运用[J].浙江中医杂志，1979（12）：446.）

按语：患儿主症为"腹部胀满，大便不通""舌苔微黄浊腻、指纹紫暗"为秽浊热邪郁积肠胃之佐证，腑热而胃失通降则不吮乳、呕吐面赤，伴见啼哭、烦躁不安。法当清泄肠胃之浊腻，给予大黄甘草汤调服，3日热退便痛则腹胀消失、吮乳如故。

【医家选注】

清·徐彬："食已即吐非复顺病矣，亦非胃弱不能消，乃胃不容谷，食已即出者也。明是有物伤胃，荣气闭而不纳，故以大黄通荣分已闭之谷气，面兼以甘草调其胃耳。《外台》治吐水，大黄亦能开脾气之闭，而使散精于肺，通冷水道，下输膀胱也。"（《金匮要略论注》）

清·张璐："胃热上冲，食已即吐，苟非大黄急下，以除上逆之邪，则津液悉随痰涎上涌，变证百出，故毫不以苦寒伤犯中州为虑，而以大黄以下胃热，降逆气，甘草以和胃气致津液也。"（《张氏医通》）

清·尤怡："《经》云：清阳出上窍，浊阴出下窍；本乎天者亲上，本乎地者亲下也。若下既不通，必反上逆，所谓阴阳反作，气逆不从，食虽入胃而气反出之矣。故以大黄通其大便，使浊气下行浊道而呕吐自止，不然，止之降之无益也。"（《金匮要略心典》）

【临床应用】

辨证要点：食入即吐，尚可见胃脘灼热疼痛、口渴口臭、大便不通、小便色黄、舌红苔黄、脉滑有力等症。

本方适用于急性胃炎、急性胆囊炎、急性阑尾炎等病属胃肠实热证。

茯苓泽泻汤
（呕吐哕下利病脉证治第十七　18条）

【方证原文】胃反，吐而渴欲饮水者，茯苓泽泻汤主之。（18）

茯苓泽泻汤方《外台》云：治消渴脉绝，胃反吐食之。有小麦一升。

茯苓半斤　泽泻四两　甘草二两　桂枝二两　白术三两　生姜四两

上六味，以水一斗，煮取三升，内泽泻，再煮取二升半，温服八合，日三服。

【方证释义】本条论述脾虚饮阻气逆而呕渴并见的证治。"胃反呕吐"即本篇第5条所提及的"朝食暮吐，暮食朝吐，宿谷不化"之胃反病，乃反复呕吐之意。上逆而吐是由于胃有停饮，失于和降所致；呕吐伤阴，加之停饮难于运化，津不上承，故口渴欲饮；反复呕吐是由于渴而饮水，水入难化，更助阴邪，升降失常所致。本病病机为脾虚不运，胃有停饮，治以茯苓泽泻汤健脾利水，化气散饮。

【方药解析】方中茯苓甘、淡、平，归脾经，泽泻味甘，归肾、膀胱经，茯苓与泽泻并用，可健脾利水；配以辛温的桂枝，能通阳化气；生姜辛温，归脾、胃经，温胃降逆，白术甘温、甘草甘平，两药共奏健脾化湿，益气补中之功。应注意本方泽泻后下，更加突出本方意不在利水通阳，而在健脾化饮。诸药相合，气化水行，呕渴自止。

【方证归纳】

主症：呕吐，口渴欲饮，兼有头痛，心下悸。

病机：脾虚不运，胃有停饮。

治法：利水化饮止呕。

方剂：茯苓泽泻汤。

方义：苓桂术甘汤健脾利水；生姜，温胃散水止呕；泽泻后下，淡渗利水。

【类证类方】

类方：本方与五苓散颇为相似，但病机不同。然五苓散证重点在于膀胱气化失职，水泛于胃，以小便不利为主症，治以化气行水，通利小便；茯苓泽泻汤证重点在于脾虚不运，胃有停饮，以呕渴并见为主症，治以健脾利水，化气散饮。在方剂的配伍方面，五苓散偏于通利小便，泽泻用量独重，配以二苓、桂枝；茯苓泽泻汤偏于健脾利水化饮，故重用茯苓，辅以泽泻，并用白术、甘草、桂枝、生姜，鉴别见表16-7。

表16-7　茯苓泽泻汤与五苓散鉴别表

方名	药物用量							功用		症状	病机
	茯苓	泽泻	猪苓	白术	桂枝	生姜	甘草	共同点	不同点		
茯苓泽泻汤	半斤	四两		三两	二两	四两	二两	通阳利水化气	止呕偏于温胃化饮	胃反，吐而渴欲饮水	胃有停饮，中阳不运，呕渴并见
五苓散	三分	一两一分	三分	三分	二分				利小便偏于通小便	脉浮，小便不利，微热消渴；渴欲饮水，水入则吐	表邪未解，郁热不泄，膀胱气化不行
										脐下有悸，吐涎沫而癫眩	饮停下焦

【验案解析】

案例一：一妇，年二十四五。患呕吐，三四日或四五日一发，发必心下痛，如此者二三个月，后至每日二三发，甚则振寒昏迷，吐后发热。诸医施呕吐之治，或驱蛔之药，无效。余诊之：渴好汤水甚，因与茯苓泽泻汤，令频服少量，自其夜病势稍缓，二十余日，诸症悉退。（陆渊雷.金匮要略今释[M].北京：中国中医药出版社，2018：292.）

按语：患者呕吐，见喜饮水，此属饮阻气逆而呕渴，故以茯苓泽泻汤利水化饮则呕止。

案例二：洪某，女，75岁，2000年10月11日诊。患糖尿病已30年，平时口服降糖药，病情较稳定。半月前因服西洋参后出现反复性恶心呕吐，呕吐物夹有痰液状，口渴欲饮，食后上腹饱胀频频。1周前经胃镜检查示胃蠕动减弱、排空迟缓。诊为糖尿病性胃轻瘫。经服西沙必利后恶心稍减轻，但出现大便溏薄而停用该药，转中医诊治。症见舌苔白腻，脉滑。胃振水音阳性。辨证为痰饮停胃，中阳不运。治宜温胃化饮，健脾利水。茯苓泽泻汤加味。茯苓20克，泽泻10克，甘草6克，桂枝6克，生姜3片，白术9克，制半夏9克。5剂后恶心呕吐缓解，余症明显减轻，大便转成形，效不更方，续进5剂，诸症消失，复查胃镜正常。随访3个月，病情未复发。（蒋健等.金匮要略汤证新解[M].上海：上海科学技术出版社，2017：349.）

按语：患者反复性恶心呕吐，呕吐物夹有痰液状，口渴欲饮，食后上腹饱胀频频，舌苔白腻，脉滑，此属脾虚不运、胃有停饮。经西药治疗，恶心稍减，但药物伤及脾胃致大便溏薄。当健脾利水、化饮止呕，故予以茯苓泽泻汤加半夏和胃降逆止呕，10剂痊愈。

【医家选注】

清·尤怡："猪苓散，治吐后饮水者，所以崇土气，胜水气也。茯苓泽泻汤治吐未已而渴欲饮水者，以吐未已，知邪未去，则宜桂枝、甘、姜散邪气，苓、术、泽泻消水气也。"（《金匮要略心典》）

清·陈修园："此为胃反之因于水饮者，而出其方治也。此方治水饮，人尽知之，而治胃反到人未必知也，治渴更未必知也。盖胃反病为胃虚挟冲脉而上逆者，取大半夏汤之降逆，更取其柔和以养胃也。今有挟水饮而病胃反，若吐已而渴，则水饮从吐而俱出矣；若吐未已而渴欲饮水者，是旧水不因其得吐而尽，而新水反因其渴饮而增，愈吐愈渴，愈饮愈

吐，非从脾而求输转之法，其吐与渴，将何以宁，以茯苓泽泻汤主之。"（《金匮要略浅注》）

【临床应用】

辨证要点：反复呕吐，口渴欲饮。

本方适用于急性胃炎、胃肠炎、胃神经官能症和其他消化道疾患见本方证者。

文蛤汤
（呕吐哕下利病脉证治第十七　19条）

【方证原文】吐后，渴欲得水而贪饮者，文蛤汤主之；兼主微风，脉紧，头痛。（19）

文蛤汤方：

文蛤五两　麻黄　甘草　生姜各三两　石膏五两　杏仁五十枚　大枣十二枚

上七味，以水六升，煮取二升，温服一升，汗出即愈。

【方证释义】本条论述吐后贪饮兼表证的证治。吐后津伤，渴欲得水，饮水以自救，本属生理现象，但条文中"渴而饮水不止之贪饮"属于病理现象。吐而贪饮，并不复吐，水去热留，热郁于内，有里热之象。这种吐后贪饮引起的饮热互结者，当用文蛤散发散祛邪，清热止渴。从该方组成、功效和方后所提及"汗出即愈"推测，其证可挟有轻微表寒证，即文中所论兼主微风、脉紧、头痛者。

【方药解析】文蛤汤由大青龙汤去桂枝加文蛤组成，方中文蛤咸寒，利水化饮，配大寒石膏以清热止渴；麻黄辛温，配以杏仁宣肺利水，以透发水饮邪热；大枣、生姜、甘草调和营卫，健脾温胃，化饮生津。全方共奏清泄郁热，透表达邪之功。

【方证归纳】

主症：吐后，渴欲得水而贪饮。

病机：水饮停聚，热郁于内。

治法：发散祛邪，清热止渴。

方剂：文蛤汤。

方义：文蛤咸寒，生津止渴，与麻黄、杏仁、甘草、石膏相配，发散热邪；复加生姜、大枣调和营卫。诸药相合，肺得宣降，水道通调，则饮邪消散，内热透解。

【类证类方】

类方：文蛤汤、大青龙汤、麻杏石甘汤、越婢汤属同类方，均有解肌透热，发散肺胃郁热的作用。

【验案解析】

案例一：朱某，男，50岁，工人，1979年2月6日初诊。患者患糖尿病半年余，口渴多饮，咽干舌燥，心烦不安，饥而欲食，但食而不多，全身乏力，两眼视物模糊，舌尖红，苔薄黄而干，脉偏数。血糖测定：空腹血糖210毫克%，尿糖定性（+++），眼底检查：早期白内障。此肺胃热盛，耗伤津液所致，治以清热解渴，宣肺布津。方用文蛤汤加减：文蛤20克，麻黄3克，生姜1片，生石膏60克，杏仁6克，大枣2枚，鲜石斛3克，麦门冬10克。上方共服20剂，上述诸症基本消失。化验检查，空腹血糖80毫克%，尿糖（－）。以上方加用补肾之品，以巩固疗效。处方：文蛤20克，麻黄3克，生姜1片，生石膏60克，杏仁6克，大枣2枚，鲜石斛30克，麦门冬10克，熟地30克，女贞子10克，山萸肉15克，山药20克。又服30剂，体力和精神完全恢复正常，长驱步行十多里不觉疲累。1980年5月复查：血糖100毫克%，尿糖（－）。1981年4月份随访，患者一切均好。（金学仁.文蛤汤加减治疗糖尿病[J].河南中医，1982（2）：34.）

按语： 患者糖尿病半年，见口渴多饮，咽干舌燥，心烦不安，饥而欲食，但食而不多，全身乏力，两眼视物模糊，舌尖红，苔薄黄而干，脉偏数。证属肺胃热盛，耗伤津液，予以文蛤汤加减，20剂诸症基本消失，加补肾之品30剂痊愈。

案例二： 李某某，男，46岁，司机，1980年3月5日就诊，患者患糖尿病3年余，口干欲饮，饥而不欲食，小便频、最多而清长，有时混浊，面色黧黑，耳轮中部干瘪，全身倦懒无力，消瘦，舌红苔少，脉细数……此属肾阴亏虚，肾气不固，治以滋阴固肾，清热生津，方似文蛤汤加减。文蛤20克，生石膏60克，熟地黄20克，山茱萸15克，山药20克，菟丝子10克，龟甲30克，上方连服20剂，多饮多尿证状基本消失，体重增加6.5千克，面色较前明润，耳轮干瘪好转，舌偏红，苔薄白，脉偏弱……以上方加太子参20克，白术20克，黄芪15克，连服30剂，诸证皆消失。（金学仁.文蛤汤加减治疗糖尿病[J].河南中医，1982（2）：34.）

按语： 该患者患糖尿病3年余，病程长，热耗肾阴，故出现面色黧黑，耳轮中部干瘪，消瘦，舌红苔少，脉细数等症。补肾清热兼顾，故以文蛤汤为基础方，后加太子参、黄芪等药物以养后天。

【医家选注】

清·吴谦："'文蛤汤主之'五字，当在'头痛'之下，文义始属，是传写之讹，'兼主'之'主'字，衍文也。吐后而渴，当少少与饮之，胃和吐自止也。若恣意贪饮，则新饮复停，而吐必不已也，当从饮吐治之。若兼感微风，脉必紧，头必痛，主之文蛤汤者，是治渴兼治风水也。故以越婢汤方中加文蛤，越婢散风水也，文蛤治渴不已也。"（《医宗金鉴》）

【临床应用】

辨证要点： 吐后，渴欲得水而贪饮。

本方适用于糖尿病、甲亢等疾患见本方证者。

半夏干姜散
（呕吐哕下利病脉证治第十七　20条）

【方证原文】 干呕，吐逆，吐涎沫，半夏干姜散主之。（20）

半夏干姜散方：

半夏　干姜各等分

上二味，杵为散，取方寸匕，浆水一升半，煎取七合，顿服之。

【方证释义】本条论述中阳不足，寒饮内盛的呕逆证治。干呕、吐逆与吐涎沫并存，也可单独发生，干呕、吐逆是由于中阳不足，胃寒气逆所致；吐涎沫是由于寒饮难化，聚为痰涎，伴随胃气上逆所致，即所谓"上焦有寒，其口多涎"。本病病机属于中阳虚弱，运化无力，胃气不能正常顺降，虚寒之气上逆。治以半夏干姜散温中散寒，化饮降逆。

【方药解析】半夏干姜散，即小半夏汤以生姜易干姜而成，半夏辛燥，化痰开结，降逆止呕；干姜辛热，温中散寒，化饮降逆；两药相配，既可温胃化饮止呕，又可温肺化饮治咳喘。方中半夏、干姜二味为散，浆水煮服，取其甘酸能调中止呕，文中提及"顿服"，其意在集中药力，取效迅速。半夏干姜散其功效为温中散寒，降逆止呕。

【方证归纳】

主症：干呕，吐逆，吐涎沫。

病机：中阳不足，寒饮内盛。

治法：温中散寒，降逆止呕。

方剂：半夏干姜散。

方义：半夏辛燥，化痰开结，善降逆气；干姜辛热，温胃散寒；两味相伍，温胃化饮止呕。

【类证类方】

类证：半夏干姜散证与吴茱萸汤证鉴别见吴茱萸汤证。

类方：半夏干姜散与小半夏汤，半夏干姜散即小半夏汤以生姜易干姜而成，因干姜与生姜功用不同，故其主治有别。半夏干姜散以干姜温阳，守而不走，治疗中阳不足，寒饮呕逆之证；小半夏汤以生姜散寒，走而不守，主治饮盛抑阳之呕吐。

【验案解析】

案例：吴某，女、42岁。患高血压病已3年，血压常波动在13.3~18.67/14.67~13.3千帕，遍服中西药均无效，于1962年夏从南方赴京求治于秦伯未。观其服用的中药处方，大多是生石决明、磁石、生龙骨、生牡蛎、杭菊花、双钩藤、生白芍、桑寄生、怀牛膝等平肝降逆辈……患者形体肥胖，自述常头晕胀痛、眩晕甚如坐舟车，颇欲吐，曾数次呕出大量清涎，饮食欠馨，胸脘部常有胀闷感，心悸，多梦，二便尚可。舌质淡，苔薄白腻，脉象右寸关滑甚……秦老想到我们当时正在学习《金匮要略》，遂令回忆《呕吐哕下利病》篇。他说，该病载有"干呕，吐逆，吐涎沫，半夏干姜散主之"，观此患者之形证，乃中阳不足，寒饮上逆所致，且患者数年所服中药多系寒凉重降之品，更伤中焦，故当温中止呕，以《金匮要略》半夏干姜散加味治之。处方：法半夏9克，淡干姜9克，茯苓9克。水煎服。不料，2天后，亲友兴致而来，言几年来服药后从未如此舒服，因此2天把3剂药痛快服完。嗣后以温中化饮法加减、治疗月余病愈，患者兴奋返里。（吴大真.秦伯未经方验案举隅[J].国医论坛，

1986（2）：20-21.）

按语： 本案患者主症眩晕，然形体肥胖，呕吐，眩晕，心悸，舌淡苔薄白腻，脉来滑象，皆为中阳不足、寒饮上逆之象，故投以半夏干姜散加茯苓治之，效如桴鼓。

【医家选注】

清·尤怡："干呕吐逆，胃中气逆也。吐涎沫者，上焦有寒，其口多涎也。与前干呕吐涎沫头痛不同，彼为厥阴阴气上逆，此是阳明寒涎逆气不下而已。故以半夏上逆消涎，干姜温中和胃，浆水甘酸，调中引气止呕哕也。"（《金匮要略心典》）

清·吴谦："……有声无物而吐涎沫，故曰干呕。吐逆，吐涎沫也。干呕吐酸苦，胃中热也；干呕吐涎沫，胃中寒也。主之半夏干姜散，温中止呕也。"（《医宗金鉴》）

【临床应用】

辨证要点： 干呕，吐逆，吐涎沫。

本方适用于急慢性胃炎见干呕吐逆者。

生姜半夏汤
（呕吐哕下利病脉证治第十七　21条）

【方证原文】病人胸中似喘不喘，似呕不呕，似哕不哕，彻心中愦愦然无奈者，生姜半夏汤主之。（21）

生姜半夏汤方：

半夏半斤　生姜汁一升

上二味，以水三升，煮半夏取二升，内生姜汁，煮取一升半，小冷，分四服，日三夜一服。止，停后服。

【方证释义】本条论述寒饮搏结胸胃的证治。似喘不喘是由于寒饮搏结胸胃，胸阳不振，气机不畅所致；似呕不呕，似哕不哕是由于饮扰于胃，胃失和降所致；"胸中似喘不喘，似呕不呕，似哕不哕"是对"心中愦愦然"难以名状的形容，文中提及"无奈"是言其程度之甚，已至烦闷不堪、痛苦难忍之势，该病势欲出不能，欲降不得，波及于胃。本病病机为寒饮搏结胸胃，阻滞气机。治以生姜半夏汤宣散寒饮，舒展胸阳，调畅气机。

【方药解析】方中重用生姜汁辛散寒饮去结，配伍辛温半夏化饮降逆。具体煎煮方法为以水煮半夏，后纳入生姜汁。小冷服用，其目的是防热药格拒不纳而吐，此为宗《素问·五常政大论篇》"治寒以热，凉而行之"的反佐之法。文中提及分四服，意在量少频服，以发挥药力的持续作用。"停后服"强调中病即止，不可过用。

【方证归纳】

主症：似喘不喘，似呕不呕，似哕不哕，彻心中愦愦然。

病机：寒饮搏结胸胃，阻滞气机。

治法：通阳行气，散寒化饮。

方剂：生姜半夏汤。

方义：生姜取汁量大重用，辛散力强，散饮去结；半夏开结降逆；共奏辛散寒饮，以舒展胸阳，畅达气机。

【类证类方】

类方：生姜半夏汤与小半夏汤、半夏干姜散三方鉴别见小半夏汤。

【医家选注】

清·尤怡："寒邪搏饮，结于胸中而不得出，则气之呼吸往来，出入升降者阻矣。似喘不喘，似呕不呕，似哕不哕，皆寒饮与气相搏互击之证也。且饮，水邪也。心、阳脏也。以水邪而逼心脏，欲却不能，欲受不可，则彻心中愦愦然无奈也。生姜半夏汤，即小半夏汤。而生姜用汁，则降逆之力少而散结之力多，乃正治饮气相搏，欲出不出者之良法也。"（《金匮要略心典》）

清·吴谦："此承上条，详申欲吐之状，以明其治也。喘者呼吸气急也，似喘不喘、谓胸中似喘之不快，而不似喘之气急也。呕者吐物而有声也，似呕不呕，谓似作呕之状，而不以呕之有物也。哕者干呕也，似哕不哕，谓似乎哕之有声，而不以哕之声连也。胸彻心中愦愦然无奈者，总形容似喘不喘，似呕不呕，似哕不哕，心中愦乱无奈，懊憹欲吐之情状也，故以半夏降逆，生姜安胃也。"（《医宗金鉴》）

【临床应用】

辨证要点：似喘不喘，似呕不呕，似哕不哕，彻心中愦愦然。

本方适用于胃寒、胃虚，痰饮上犯所致的呕吐，亦可用于梅尼埃病之眩晕呕吐，慢性消化系统疾病见本方证者。

橘皮汤
（呕吐哕下利病脉证治第十七　22条）

【方证原文】干呕哕，若手足厥者，橘皮汤主之。（22）

橘皮汤方：

橘皮四两　生姜半斤

上二味，以水七升，煮取三升，温服一升，下咽即愈。

【方证释义】本条论述胃寒气逆之干呕、哕的证治。其实干呕与呃逆在病机上基本相同，均为胃气失和，其气上逆所致。呕是由于寒气闭阻于胸膈，胸阳不振，上逆作呕。手足厥冷是由于寒气闭阻于胃，中阳不达四末，温煦不及。这种厥的特征为轻度的寒冷感，暂时性，且无恶寒之象，且呃声沉缓，得热则减，得寒则剧，故治以橘皮汤散寒降逆。

【方药解析】方中橘皮性味辛温，理气和胃，生姜性味亦辛温，散寒通阳，和中止呕。二药相合，通阳合胃。因病情轻微，故云"下咽即愈"。

【方证归纳】

主症：干呕、哕，手足厥。

病机：胃中虚寒，寒气上逆。

治法：散寒降逆，通阳和胃。

方剂：橘皮汤。

方义：橘皮理气和胃，生姜散寒降逆止呕。

【类证类方】

类方：橘皮汤和橘皮竹茹汤组成均包含橘皮合生姜，有和胃降逆之功，橘皮汤适用于中阳阻遏，胃寒气逆所致干呕，哕，手足厥冷者，通阳和胃，以散寒止哕为主。橘皮竹茹汤适用于胃虚有热，气逆不降所致哕逆，伴有虚烦不安，少气口干，手足心热，脉虚数者，补虚清热，以和胃降逆为主，鉴别见表16-8。

表16-8　橘皮汤与橘皮竹茹汤鉴别表

方名	药物用量						功用		症状	病机
	橘皮	竹茹	大枣	人参	生姜	甘草	共同点	不同点		
橘皮汤	四两				半斤		和胃降逆	散寒止哕为主通阳和胃	干呕，哕，手足厥冷	中阳阻遏，胃寒气逆
橘皮竹茹汤	二升	二升	三十枚	一两	半斤	五两	和胃降逆	和胃降逆为主补虚清热	哕逆（伴有虚烦不安，少气口干，手足心热，脉虚数）	胃虚有热，气逆不降

【验案解析】

案例一：方舆輗云："……尝有一男子，暑月霍乱，吐泻虽已止，干呕未止，兼发哕，手足微厥，脉细至欲绝、更医数人，凡附子理中汤、四逆加人参汤、吴茱萸汤、参附、参姜之类，殆尽其术，一不容受。余最后至，诊之，少有所见，即作橘皮汤令煮，斟取澄清，冷热得中，细细啜之，余镇日留连于病家，再四诊视，指令服药之度，移时，药达，稍安静，遂得救治。"（陆渊雷.金匮要略今释[M].北京：人民卫生出版社，1955：42.）

按语：该患症见干呕，手足微厥，脉细至欲绝，诸医家误辨证为阴盛阳衰，诸方不得效。此证脉细至欲绝，是由于霍乱吐泻，邪气已去，但气津未复所致。然仍干呕，气逆于胸膈，阳气不达四末，故见手足微厥，治以橘皮汤以散寒降逆，通阳和胃则愈。

案例二：何某某，女，18岁。母女同来求治。近几天降雨，今晨起床时，突感吸冷气一口，于是呃逆频频不止，呃声高，膈间疼痛，面色正常，精神尚可，舌淡苔白腻，脉弦滑。此寒气动膈之呃逆证，拟以解逆散寒法，方用陈皮12克，姜半夏15克，生姜12克，茯苓12克，甘草3克。嘱服1剂。服药2小时后复诊。当天上午11时许，母女同来，说，女儿服药后20分钟，呃逆止，胸膈舒适而疼痛亦消失，舌苔同上，脉滑。嘱将上方服完，以资巩固。

（王廷富. 金匮要略指难[M]. 成都：四川科学技术出版社，1986：396.）

按语：该患呃逆是由于突然吸到冷气而诱发，故为寒气动膈所致，当以温药止呃。陈皮辛温而行，善疏理气机，调畅中焦是气机升降有序；姜半夏辛温，合胃降逆，尤善治疗胃寒所致的胃气上逆；生姜辛温，散寒通阳，和中止呕；上述诸药与茯苓，甘草相合，共奏散寒止逆之功。

【医家选注】

清·徐彬："呕兼哕言，则以哕为重矣。彼有因元气败而哕者，此肾虚欲绝也；若从干呕来，虽手足厥，明是胃家寒气结，不行于四肢，故以橘皮温胃为主，而生姜以宣散其逆气也。"（《金匮要略论注》）

清·沈明宗："此木邪临胃致哕，即呃而干呕也。内无痰饮相挟。木邪乘胃而胃气不伸，故作干呕；胃邪冲肺则哕；胃气郁逆不布四肢，则手足厥。然脉必沉实有力，是非沉迟虚寒之比，故用橘皮、生姜，味辛气温，宣散胃家逆之气为主，俾胃气布行四肢，则呕哕止而厥自退，经调木郁之是也。"（《金匮要略编注》）

【临床应用】

辨证要点：干呕、哕，手足厥。

本方治疗里虚气逆所致呃逆、呕吐。若呕哕胸满，虚烦不安者，加人参、甘草；里寒甚，四肢厥冷明显者，加吴茱萸、肉桂以温阳散寒而降逆；夹有痰滞，脘闷嗳腐，泛吐痰涎，加厚朴、半夏、枳实、陈皮、麦芽等以行气祛痰导滞；兼气机阻滞，胃脘闷胀，呃逆频作，加木香、旋覆花、代赭石以增其理气降逆，和胃止呃之力；哕逆久作不愈，夹瘀血者，酌加桃仁、红花、当归、川芎、丹参。

橘皮竹茹汤

（呕吐哕下利病脉证治第十七　23条）

【方证原文】哕逆者，橘皮竹茹汤主之。（23）

橘皮竹茹汤方：

橘皮二升　竹茹二升　大枣三十个　生姜半斤　甘草五两　人参一两

上六味，以水一斗，煮取三升，温服一升，日三服。

【方证释义】本条论述胃虚夹热呕逆的治法。原文详于方而略于证。以方测证，可知本条所论之呃逆，为胃中虚热，气逆上冲所致，可伴见虚烦不安，少气、口干，手足心热，脉虚数等症。橘皮竹茹汤能补虚清热，和胃降逆。

【方药解析】方中橘皮辛苦而温，行气和胃止哕；竹茹甘寒，清热和胃，止呃逆；二药相伍，降逆止哕，清热安胃，用量均重，共为君药；生姜辛温，理气和中，助君药降逆止哕；人参与橘皮合用，能行中寓补，同为臣药；甘草、大枣补虚和中，复胃气之虚，为佐药。诸药相合，降逆止哕，益气清热。

【方证归纳】

主症：心烦，哕逆，少气口干，手足心热，脉虚数。

病机：胃中虚热，气逆上冲。

治法：补虚清热，和胃降逆。

方剂：橘皮竹茹汤。

方义：橘皮理气健胃，和中止呕，生姜降逆开胃，竹茹清热安中止呕逆，人参、甘草、大枣补虚和中，六味相合，虚热得除，胃气和降，则哕逆自愈。

【类证类方】

类方：橘皮竹茹汤和橘皮汤鉴别见橘皮汤。

【验案解析】

案例一：孙某，女，60岁，1986年11月20日初诊。主诉上吐下泻1天。3天前因食有不洁食物，腹胀不适，昨天开始先吐后泻10余次，食后即吐，口干喜饮。体检无明显脱水症，皮肤无明显皱纹。舌红干，舌中薄黄苔，两脉弦数，证属胃有虚热，胃气上逆，益气清热、和胃降逆，橘皮竹茹汤加味。处方：橘皮6克，竹茹12克，沙参12克，生姜3片，大枣5枚，生甘草9克，茯苓15克，生麦芽15克，3剂。1986年12月6日二诊，上次服药3剂后，吐泻即止，今因牙龈来诊，两脉弦旺，尤以左上为甚，予以平肝潜阳方3剂，以善其后。（刘俊士.古妙方验案精选[M].北京：人民军医出版社，1992：262.）

按语：女患，因饮食不洁出现吐泻，食后即吐，口干喜饮，舌红干，舌中薄黄苔，两脉弦数，证属胃中虚热，气逆上冲，故以橘皮竹茹汤为基础方以补虚清热，和胃降逆。方中加入沙参可益胃生津，养阴清热，因患者存在腹胀不适、腹泻症状，故加予茯苓以健脾实便，生麦芽行气除胀，遂3剂后吐泻即止。

案例二：周某，男，22岁。因发热头痛15天，于1980年5月31日住院治疗。入院第8天出现哕逆，逐日加重，白天连续发作7~8小时，夜间亦发作，严重时影响睡眠及进食，且出现呕吐，上腹部疼痛不舒。经中医辨证，认为患者1年来患多种疾病，久病必虚，舌质红，脉细弱无力，为胃虚夹热之证，治应益胃气，清胃热，降逆止呕，橘皮竹茹汤加味主之：党参15克，竹茹9克，白术12克，茯苓12克，橘皮9克，生姜3片，大枣4枚，麦芽9克，甘草2克。服1剂后，哕逆减轻，共服3剂，哕逆完全停止，停药后至今无复发。（张万邦.橘皮竹茹汤治愈顽固性呃逆[J].新中医，1981（12）：6.）

按语：男患，哕逆、呕吐，上腹部疼痛不舒，1年来患多种疾病，久病必虚，舌质红，脉细弱无力，此为胃虚夹热上逆之证，故与橘皮竹茹汤加味以益气清热，降逆止呕。

【医家选注】

清·李彣："哕逆有属胃寒者，有属胃热者。此哕逆因胃中虚热气逆所致，故用人参、甘草、大枣补虚、橘皮、生姜散逆，竹茹甘寒疏逆气而清胃热，因以为君。"（《金匮要略广注》）

清·尤怡："胃虚而热乘之，则作哕逆。橘皮、生姜和胃散逆，竹茹除热止呕哕，人

参、甘草、大枣益虚安中也。"（《金匮要略心典》）

【临床应用】

辨证要点：心烦，哕逆，少气口干，手足心热，脉虚数。

本方适用于慢性消化道疾病、妊娠恶阻、幽门不全梗阻及胃炎之呕吐，以及神经性呕吐、腹部手术后呃逆不止等属于胃虚夹热之证者。

四逆汤、桂枝汤
（呕吐哕下利病脉证治第十七　36条）

【方证原文】下利，腹胀满，身体疼痛者，先温其里，乃攻其表。温里宜四逆汤，攻表宜桂枝汤。（36）

四逆汤方：方见上。

桂枝汤方：

桂枝三两（去皮）　芍药三两　甘草二两（炙）　生姜三两　大枣十二枚

上五味，㕮咀，以水七升，微火煮取三升，去滓，适寒温服一升，服已，须臾，啜稀粥一升，以助药力，温覆令一时许，遍身漐漐微似有汗者，益佳，不可令如水淋漓。若一服汗出病差，停后服。

【方证释义】本条论述虚寒下利兼表证的证治。本条文涉及表里同病的治则有先表后里、先里后表及表里同治三种，选取这些法则的原则是急者先治。本条所述下利清谷，腹部胀满，是由于脾肾阳虚，阴寒内盛，运化失常所致；身体疼痛说明外有风寒之邪袭表，故证属表里同病，且里证为急。故予四逆汤以回阳救逆以治其急。若里证已解，下利渐止，但表证仍在，此时再解表寒。用桂枝汤解散表邪，调和营卫。

【方药解析】四逆汤温里回阳，待利止后，再予以桂枝汤解散表邪，调和营卫。

【方证归纳】

主症：下利，腹胀满，身体疼痛。

病机：脾肾阳虚，阴寒内盛，运化失司，又复感风寒。

治法：先温里，后解表。

方剂：四逆汤温里，桂枝汤解表。

方义：四逆汤回阳救逆，桂枝汤解散表邪，调和营卫。

【验案解析】

案例：李某，女，35岁，职员。肠鸣腹泻，下利清谷，每日4~5次，伴有腹痛，形寒肢冷，曾服理中汤、四神丸等药，效果不显。近日病情加重，面色青黑，精神疲惫，舌淡、苔白。六脉沉细。四诊合参，系脾肾俱虚，阳气衰微，阴寒内盛所致。用回阳救逆兼止泻之法。投以四逆汤加味。处方：炮附子30克（另煎），干姜20克，炙甘草10克，赤石脂50克。水煎服。服药后病减，4剂泻止。再服2剂获愈。（吴崇奇.四逆汤证验案[J].吉林中医药，

1983（6）：28-29.）

按语：女患，主症肠鸣腹泻，下利清谷，伴有腹痛，形寒肢冷，面色青黑，精神疲惫，舌淡、苔白，为脾肾阳虚之下利。治以四逆汤回阳救逆，加赤石脂涩肠止泻，4剂痊愈。

【医家选注】

明·赵良仁："盖内有虚寒，故下利腹胀满。表邪未解，故身体疼痛。以下利为重，先治其里，后治其表者。若《伤寒论》，太阳证，以医下之，续得下利清谷，身疼痛者，当先以四逆治其里，清便自调，然后以桂枝汤救其表，即此意。"（《金匮玉函经二注》）

【临床应用】

辨证要点：下利，腹胀满，身体疼痛。

本方临床应用是要灵活变通，不可拘泥于先表后里或先里后表，根据病情，急者先治。

大承气汤

（呕吐哕下利病脉证治第十七 37~40条）

【方证原文】下利三部脉皆平，按之心下坚者，急下之，宜大承气汤。（37）

下利脉迟而滑者，实也，利未欲止，急下之，宜大承气汤。（38）

下利脉反滑者，当有所去，下乃愈，宜大承气汤。（39）

下利已差，至其年月日时复发者，以病不尽故也，当下之，宜大承气汤。（40）

大承气汤方：见痉病中。

【方证释义】37~40条论述实热内结肠道的脉证，第37条论述下利脘腹胀满，按之坚硬，寸关尺脉皆如平人，此为实滞内结所致下利，急用大承气汤攻里泻实。第38条论述下利脘腹胀满不明显者，脉迟而滑实有力，据脉推理，脉迟是由于食积伤胃，阻滞中焦，气机不畅；滑脉见食滞内结，但正气不虚，急用大承气汤通腑去实。第39条论述下利本属里证，脉应沉，属热，脉数，属寒，脉迟，下利日久，伤及气阴，脉细弱，可今下利脉不沉、不数、不迟、亦不细弱，反出现滑而有力的脉象，是内有宿食的缘故。故予大承气汤去邪实。第40条论述下利愈而复发的治疗，虽下利已愈，但复发有定时，多由于治疗不彻底，或用药不当，邪未尽去所致，治疗当求其本，清除余邪，故予大承气汤攻下余邪，促进疾病痊愈。上述四条均属有形实邪内结所致下利，采用"通因通用"法则，以大承气汤攻下热结。

【方药解析】方中大黄苦寒泻下，荡涤肠胃，为君药；芒硝咸寒软坚润燥，助大黄泄热，为臣药，芒硝配大黄，相须为用，峻下之力增强；厚朴苦、辛、温，行气除满，枳实辛行苦降，善破气除痞，消积导滞，助硝、黄导滞下行，共为佐使，诸药相合，共奏峻下热结之功，通腑去实，实去则下利自止。

【方证归纳】

主症：下利三部脉皆平，按之心下坚者/下利脉迟而滑者，实也，利未欲止/下利脉反滑者/下利已差，至其年月日时复发者，以病不尽故也。

病机：实热内结肠道。

治法：峻下实热。

方剂：大承气汤。

方义：大承气汤通腑去实。

【类证类方】

类方：大承气汤和小承气汤鉴别，大承气汤中大黄生用、后下，以增强泄热除实之力，芒硝烊化，软坚润燥，枳实厚朴行气除痞，四药相合，峻下热结，用于痞、满、燥、实之阳明腑实重证，症见下利，按之心下坚，泻而不爽，大便臭秽，腹胀腹痛，苔厚脉实。小承气汤去芒硝，枳实和厚朴用量有所减少，攻里之力减弱，可轻下热结，用于痞、满、实而燥证不明显的阳明腑实轻证，鉴别见表16-9。

表16-9 大承气汤与小承气汤鉴别表

方名	药物用量				功用		症状	病机
	大黄	厚朴	枳实	芒硝	共同点	不同点		
大承气汤	四两	半斤	五枚	三合	苦寒攻下	寒因寒用 泄热存阴	痉为病，胸满口噤，卧不着席，脚挛急，必齘齘齿	外邪传入阳明，阳明热盛耗津，筋脉失养
						通因通用 攻下里实	下利，按之心下坚，泻而不爽，大便臭秽，腹胀腹痛，苔厚脉实	实积下利 实积胃肠
小承气汤	四两	二两	三枚			通腑泄热	下利谵语，潮热汗出，腹满拒按，下利臭秽不畅，舌红苔黄燥，脉滑	胃肠实热，燥屎内结

【验案解析】

案例一：陈姓少年，住无锡路矮屋，年十六幼龄丧父，惟母是依，终年勤劳……饮食失时，饥餐冷饮，更受风寒，遂病腹痛拒按，时时下利，色纯黑，身不热，脉滑大而口渴，家清寒，无力延医，经十余日，始来求诊。察其证状，知为积滞下利，遂疏大承气汤方，怜其贫也，并去厚朴，计大黄四钱、枳实四钱、芒硝三钱，书竟。谓其母曰；倘服后暴下更甚前，厥疾可瘳其母异曰；"不止其利，反速其利，何也？余曰服后自知。果一剂后，大下三次，均黑粪，干湿相杂，利止而愈……"（曹颖甫.经方实验录[M].北京：中国中医药出版社，2012：84.）

按语：该患腹痛拒按，下利色黑，脉滑大而口渴，此为饮食失节，食积伤胃，阻滞中焦所致，故予大承气汤。

案例二：李某某，男，35岁。病下利腹痛，肛门灼热如火烙，大便后重难通。曾自服"十滴水"，腹痛当时得以减缓，下利3日未作。至第4天，腹痛又发，较前更严重，里急后重，下利皆为红白黏液，有排泻不尽之感。以手按其腹，疼痛叫绝。脉沉有力，舌苔黄厚。

其证始于胃肠积热，乃葛根芩连汤证，反服"十滴水"热性之品，使邪热凝结不开，以致气血腐化为红白之利。治当通因通用，荡涤胃肠积滞以推陈致新。大黄10克，玄明粉10克，枳实10克，厚朴10克，滑石10克，青黛3克，甘草3克。服药一剂后，大便泻下黏秽数次，诸症随即而愈。（刘渡舟.经方临证指南[M].天津：天津科学技术出版社，1993：77.）

　　按语：本案属于误治后出现变证，该患下利腹痛，肛门灼热如火烙，大便后重难通，本为胃肠积热，应予葛根芩连汤以清里，"十滴水"误治后，热结更甚，致下利红白黏液，并有排泻不尽之感，故应予大承气汤加味以峻下热结，涤荡肠胃。

　　【临床应用】
　　辨证要点：应掌握以下三点：一是"按之心下坚"，即脘腹硬满，疼痛拒按；二是下利，脉滑实有力；三是下利臭浊粪水。

　　本方适用于急性肠梗阻、急性胆囊炎、急性阑尾炎、急性胃炎、急性痢疾等见本方证者。

小承气汤
（呕吐哕下利病脉证治第十七　41条）

　　【方证原文】下利谵语者，有燥屎也，小承气汤主之。（41）
　　小承气汤方：
　　大黄四两　厚朴二两（炙）　枳实大者三枚（炙）
　　上三味，以水四升，煮取一升二合，去滓，分温二服。得利则止。
　　【方证释义】本条论述实热燥结下利的证治。下利臭秽是由于肠中积热，燥屎难下，浊液夹邪，热结旁流所致；邪热上蒸，扰乱心神，故见谵语；阳明热实，故腹坚满痛，苔黄燥，脉滑等症。治以小承气汤通腑泄热，实热去，燥屎解，谵语止则下利愈。
　　【方药解析】方中大黄苦寒，破结攻下；厚朴辛而苦温，行气消除胀满；枳实苦而微寒，破结除痞，三药相合，涤荡实热，破滞消满。
　　【方证归纳】
　　主症：下利谵语，潮热，汗出，腹胀满，大便硬，舌红苔黄燥，脉滑疾。
　　病机：实热积滞，燥屎难下。
　　治法：宣气除滞，清热通便。
　　方剂：小承气汤。
　　方义：小承气汤通腑泄热。
　　【类证类方】
　　类方：小承气汤和大承气汤、调胃承气汤有"三承气汤"之称，大承气汤中大黄生用、后下，以增强泄热除实之力，芒硝烊化，软坚润燥，枳实厚朴行气除痞，四药相合，峻下热结，用于痞、满、燥、实之阳明腑实重证，症见下利，按之心下坚，泻而不爽，大便臭秽，腹胀腹痛，苔厚脉实。小承气汤去芒硝，枳实和厚朴用量有所减少，攻里之力减弱，可轻下热结，用于痞、满、实而燥证不明显的阳明腑实轻证。调胃承气汤由芒硝、大黄及甘草组成，因甘草具有甘缓之功，故本方攻下之力较前两方缓和，可缓下热结，用于阳明燥实内结而无痞满之证。

【验案解析】

案例一： 梁某，男，28岁。因流行性乙脑住院。病已6日，曾连服中药清热、解毒、养阴之剂，病势有升增无减。会诊时，体温40.3℃，脉象沉数有力，腹满微硬，哕声连续，目赤不闭，无汗，手足妄动，烦躁不宁，有欲狂之势，神昏谵语，四肢微厥，昨日下利纯青黑水。此虽病邪羁踞阳明，热结旁流之象，但未至大实满，而且舌苔秽腻，色不老黄，未可与大承气汤，乃用小承气汤法微和之。服药后，哕止便通，汗出厥回，神清热退，诸症豁然，再以养阴和胃之剂调理而愈。（高辉远.蒲辅周医案[M].北京：人民卫生出版社，1972：94-95.）

按语： 男患，病乙脑6日，发热，脉象沉数有力，腹满微硬，神昏谵语，四肢微厥，下利黑水，为实热积滞、燥屎难下、羁踞阳明、热结旁流之证。然未见大实满，舌苔秽腻等大承气汤证，乃用小承气汤，便通则热退、呕止，诸症悉退。

案例二： 陈某某，男，12岁。过端午节时多吃了几个粽子，第二天胃痛腹胀，啼哭不止。其父前往药铺购买"一粒丹"与服之，不但无效，腹痛反而加剧。询知大便已3日未解，解衣观腹，腹胀如合瓦，以手按其腹则叫哭不已。脉沉滑有力，舌苔黄白杂腻。此因过饱伤中，食填太仓，胃肠阻滞，气机不利所致。大黄9克、枳实9克、厚朴9克、藿香梗6克、生姜6克，1剂。服药后约1个时辰，腹中气动有声，旋即入便作泄，泻下酸臭物甚多，连下2次，腹痛止而思睡。转用保和丸加减善后。（刘渡舟.经方临证指南[M].天津：天津科学技术出版社，1993：75.）

按语： 该患因饮食不节，食积胃肠，气机不利，故出现胃痛腹胀，胀如合瓦，拒按，按之痛甚，舌苔黄白杂腻，考虑到该患年纪小，故予小承气汤加味以轻下热结，腑气通后，再予保和丸加减消食化积，胃气得和以善后。

【医家选注】

清·柯韵伯："诸病皆因于气，秽物之不去，由于气之不顺，故攻积之剂，必用行气之药以主之，'亢则害，承乃制'，此承气之所由名。又病去而元气不伤，此承气之意也。夫有大小，有二义焉，厚朴倍大黄，是气药为君，名大承气；大黄倍厚朴，是气药为臣，名小承气。味多性猛，制大其服，欲令泄下也，因名曰大；味少性缓，制小其服，欲微和胃气也，故名曰小。二方煎法不同，更有妙义，大承气用水一斗，先煮枳朴。煮取五升，内大黄，煮取三升，内硝者，以药之为性，生者锐而先行，熟者气钝而和缓，欲使芒硝先化燥屎，大黄继通地道，而后枳朴除其痞满，缓于制剂者，正以急于攻下也。若小承气则三物同煎，不分次第，而服只四合，此求地道之通，故不用芒硝之峻，且远于大黄之锐矣，故称为微和之剂。"（《伤寒来苏集》）

【临床应用】

辨证要点：下利与谵语并见。

本方适用于阳明热盛，津伤气滞，燥屎邪结，腹部胀满，里虽实而燥坚不甚之腑证者。

桃花汤

（呕吐哕下利病脉证治第十七 42条）

【方证原文】下利便脓血者，桃花汤主之。（42）

桃花汤方：

赤石脂一斤（一半剉，一半筛末） 干姜一两 粳米一升

上三味，以水七升，煮米令熟，去滓，温七合，内赤石脂末方寸匕，日三服；若一服愈，余勿服。

【方证释义】本条论述虚寒下利便脓血的证治。症见脓血混杂，赤白相兼，脓血紫黯，尚可见腹痛喜温喜按、神疲乏力、四肢酸软、口不渴、舌淡苔白、脉细而弱等症，由久利不止，脏气虚寒，气血虚陷，滑脱失禁所致，故用桃花汤温中涩肠固脱。

【方药解析】方中重用赤石脂，其性温味甘涩，长于温中涩肠，固脱止痢，为君药；干姜辛热，温中散寒，与赤石脂配伍温中暖脾，止血止痢，为臣药；粳米养胃和中，为佐药。三药相合，共奏温中散寒，涩肠止痢之功。服药应注意赤石脂要一半入汤，一半筛末冲服，能够增强涩肠固脱的功效。方后注云："若一服愈，余勿服。"强调中病即止，不要收敛太过。

【方证归纳】

主症：下利不止，滑脱不禁，便下脓血，色暗不鲜，伴腹痛隐隐，喜温喜按，精神萎靡，四肢酸软无力，口不渴，舌淡苔白，脉微细而弱。

病机：脏气虚寒，气血不固，滑脱不禁。

治法：温中涩肠固脱。

方剂：桃花汤。

方义：赤石脂为君，其性温味甘涩而质重，功能涩肠固脱。干姜为臣，温中散寒，粳米补虚安中，"内赤石脂末"冲服，增强涩肠固脱的功效。

【类证类方】

类证：桃花汤证和白头翁汤证，均可见下痢便脓血，病机有寒热之别。桃花汤证下利不止，滑脱不禁，脓血色暗不鲜，病机为中焦虚寒，大肠失约，络脉不固，治宜温中补虚，涩肠止利。白头翁汤证里急后重，滞下不爽，脓血色泽鲜明，病机为湿热蕴肠，蒸腐血络，壅滞气机，治宜清热凉血，燥湿止痢，鉴别见表16-10。

表16-10　桃花汤证、白头翁汤证鉴别表

证名	桃花汤证	白头翁汤证
症状	下利便脓血	热利下重
特征	下利不止，滑脱不禁，脓血色暗不鲜	里急后重，滞下不爽，脓血色泽鲜明
病性	虚寒	湿热
病机	中焦虚寒，大肠失约，络脉不固	湿热蕴肠，蒸腐血络，雍滞气机
适应证	久痢	初痢
治则	温中补虚，涩肠止利	清热凉血，燥湿止痢
方剂	桃花汤	白头翁汤
条文	十七篇42条	43条

【验案解析】

案例一：李某，女，40岁，1976年5月，自6个月前患急性痢疾，经服四环素、黄连素等，断断续续便脓血不愈，面黄肌瘦，神萎，苔黄腻，脉弱无力，恶寒偏甚，遂以桃花汤加味。赤石脂25克，干姜9克，粳米10克，太子参10克。服3剂后脓血明显好转，连服10剂而愈。（王占玺.《伤寒论》临床研究[M].北京：科学技术文献出版社，1983：364.）

按语：女患，病痢疾，便脓血。经西药治疗，转为慢性阶段，症见面黄肌瘦、神萎、苔黄腻、脉弱无力、恶寒偏甚。证属虚寒下利便脓血，由脏气虚寒、气血不固、滑脱不禁所致。治以桃花汤温中涩肠固脱，加太子参补足正气，3剂明显好转。

案例二：程某某，男，56岁。患"肠伤寒"住院治疗已40多天，仍大便泻下脓血，血多而脓少，每日三四次。伴腹痛阵发，手足发凉，神疲体倦，饮食减少。其人面色夭然不泽，舌体胖大质淡，脉弦缓。此为脾肾阳虚，寒伤血络，下焦失约，属少阴虚寒下利便脓血无疑。但因久利之后，不仅大肠滑脱不禁，而且气血亦为之虚衰，所以治疗当温涩固脱兼益气生血。赤石脂30克（一半研末冲服、一半入汤剂煎煮），炮姜9克，粳米9克，人参9克，黄芪9克，服3剂后脓血止；再服3剂大便转常，腹中安和，饮食增进。转用归脾汤加减，巩固疗效而收功。（刘渡舟.经方临证指南[M].天津：天津科学技术出版社，1993：108.）

按语：该患下利脓血，腹痛，手足发凉，神疲体倦，饮食减少舌体胖大质淡，脉弦缓。证属脾肾阳虚，气血虚陷，滑脱失禁。故予桃花汤加人参、黄芪以温中涩肠固脱，补气生血。

【医家选注】

清·吴谦："少阴病诸下利，用温者，以其证属虚寒也。此少阴下利便脓血者，是热伤营血也；而不经用苦寒者，盖以日久热随血去，肾受其邪，关门不固也，故用桃花汤主之。"（《医宗金鉴》）

清·陈修园："此为利伤中气及于血分，即《内经》阴络伤则便血之旨也。桃花汤姜、米以安中益气，赤石脂入血分而利湿热，后人以过涩疑之，是未读《本草经》之过也。"

（《金匮要略浅注》）

【临床应用】

辨证要点：下利反复不愈，时轻时重，赤白相兼，或血色紫黯，兼见腹痛隐隐，喜温喜按，精神萎靡，四肢酸软无力，舌淡脉弱。

本方适用于慢性阿米巴痢疾、慢性菌痢及急性菌痢等见本方证者。

白头翁汤
（呕吐哕下利病脉证治第十七　43条）

【方证原文】热利下重者，白头翁汤主之。（43）

白头翁汤方：

白头翁二两　黄连　黄柏　秦皮各三两

上四味，以水七升，煮取二升，去滓，温服一升；不愈，更服。

【方证释义】本条论述湿热下利的证治。症见里急后重，滞下不爽，下利脓血便，臭秽黏腻，这是由于湿热蕴结于肠道，蒸腐肠道脉络，阻滞气机，传导失司，秽浊之物欲出不能所致。湿热为患，大肠传导功能失职，升清降浊失常，故有发热、口渴、溺赤、心烦、肛门灼热、舌红、苔黄腻、脉数等症。治以白头翁汤清热燥湿、凉血解毒止痢。

【方药解析】方中白头翁苦寒专入大肠经，清热解毒，凉血止痢，善于治疗热毒血痢，可清胃肠湿热和血分热毒，为君药；黄连苦寒，泻火解毒，燥湿厚肠，为臣药；黄柏清热燥湿，连柏共助君药清热解毒治痢，亦为臣药；秦皮苦涩而寒，既可助君臣清热燥湿，又可收涩止痢，为佐药。本方集苦寒清热解毒药于一方，共奏清热解毒、凉血止痢之功。

【方证归纳】

主症：下利脓血，臭秽，里急后重，滞下不爽，肛门灼热，伴腹痛、发热口渴、尿赤、舌红苔黄腻，脉数。

病机：湿热蕴结大肠，阻滞气机。

治法：清热燥湿，凉血止痢。

方剂：白头翁汤。

方义：白头翁味苦性寒，擅清肠热而解毒，并能疏达厥阴肝木之气；秦皮苦寒燥湿，清肝胆及大肠湿热，黄连、黄柏清热燥湿，坚阴厚肠以止痢。

【类证类方】

类方：本方与桃花汤均治下利便脓血，但二者有寒热虚实的不同。本方多用于湿热蕴结、气机阻滞之初痢，其症以里急后重、滞下不爽、所下脓血色泽鲜明为特征；桃花汤用于虚寒滑脱、气血下陷之久利，以下利不止、滑脱不禁、所下脓血色暗不鲜为主症。故本方清热凉血，燥湿以止利，桃花汤则温中涩肠以固脱。

【验案解析】

案例一：患者，女，60岁，1965年7月。痢下赤白，日数十遍，里急后重。曾服"呋喃西林"2日，效果不显。发热不高，口干，尚不作渴，舌质淡红，舌呈细小赤点，干而无津，脉象细数。老年津血不足，又患热痢，津血更易耗损，拟白头翁加甘草阿胶汤。处方：白头翁12克，黄连6克、黄柏6克，秦皮9克，阿胶9克（烊），甘草6克。煎至200毫升，分2次服。上午服第1剂，至晚大便已变硬，续服1剂病愈。（汤万春.论白头翁汤证[J].中医杂志，1980（2）：58-59.）

按语：患者，60岁，病痢疾，下利赤白，日数十遍，里急后重，病本属热毒血痢。然舌质淡红，舌呈细小赤点，口干而无津，脉象细数，为年高体衰、津血不足。治当白头翁汤清热凉血止痢，加阿胶补气血而止利、甘草缓中益气，1剂病愈。

案例二：姜某某，男，17岁。入夏以来腹痛下利，每日六七次，下利虽急但排泄不爽，用力努责，仅有少许脓血黏液，伴见口渴思饮，六脉弦滑而数，舌苔厚腻。此属厥阴湿热下利，即唐容川所说"金木相诊，湿热相煎"之证。白头翁12克，黄连9克，黄柏9克，秦皮9枚，滑石18克，白芍12克，枳实6克，桔梗6克。服2剂后，大便次数减少，后重下坠已除。又服2剂，脓血黏液止。但腹中有时作痛，转用芍药汤2剂而愈。（刘渡舟.经方临证指南[M].天津：天津科学技术出版社，1993：127.）

按语：患者腹痛下利，排便不爽，伴有脓血，口渴思饮，六脉弦滑而数，舌苔厚腻，属典型湿热下利，湿热蕴结大肠，热盛肉腐，故予白头翁汤加味以清热燥湿止痢。服药后，便次减少，无后重下坠之感，脓血止，仅有腹痛时作，故予芍药汤缓急止痛。

【医家选注】

清·陈修园："热利下重者，热邪下入于大肠，火性急速，邪热甚，则气滞壅闭，其恶浊之物，急欲出而未得遽出故也，以白头翁汤主之。"（《金匮要略浅注》）

清·吴谦："初病下利便脓血者，大承气汤或芍药汤下之，热盛者白头翁汤清之，若日久滑脱，则当以桃花汤养肠固脱可也。"（《医宗金鉴》）

【临床应用】

辨证要点：下利脓血。

本方为主治热利的专方，临证亦可加减运用。如热利伤及营血，症见壮热口渴、烦躁、舌质红绛者，可加金银花、生地、丹皮、赤芍等以清热解毒，清营凉血；血虚者可加阿胶以养血，腹痛可加木香、延胡索等以理气止痛。本方可用于原虫性痢疾、急性菌痢见本方证者均可。

栀子豉汤

（呕吐哕下利病脉证治第十七　44条）

【方证原文】下利后更烦，按之心下濡者，为虚烦也，栀子豉汤主之。（44）

栀子豉汤方：

栀子十四枚　香豉四合（绵裹）

上二味，以水四升，先煮栀子，得二升半，内豉，煮取一升半，去滓，分二服，温进一服，得吐则止。

【方证释义】本条论述下利后虚烦的证治。本条当承第43条，"热利下重"，白头翁汤治疗之后，余热残留，郁于胸膈，扰乱心神，故出现心中"烦""按之心下濡"之证，此为"虚烦"，提示邪热为无形，非有形实热。治宜栀子豉汤清热除烦，透邪解郁。

【方药解析】方中栀子苦寒质轻，可入心肺经，清心除烦，导心胸邪热下行，为君药；豆豉气味轻，升散解郁，透畅胸中，宣泄胸中郁热，为臣药。二药配伍，寓宣散于清降中，一升一降，使气机流畅，余热得除，虚烦得解。

【方证归纳】

主症：下利，服用白头翁汤后，症状变成以心烦为主，如果按压其心下虚软。

病机：热邪扰心。

治法：清热除烦。

方剂：栀子豉汤。

方义：栀子清热除烦，香豉化浊开郁。

【类证类方】

类方：栀子豉汤和栀子大黄汤鉴别，两方组成均有栀子和豆豉，清热除烦，栀子豉汤症见下利后更烦，按之心下濡，病机为实热下利后，实邪已去，无形余邪郁于胸膈，扰及心神，治宜宣透余热。栀子大黄汤症见酒黄疸，心中懊憹或热痛，病机为酒疸热盛，湿热积于中焦，上蒸于心，治宜泄热除积。

【验案解析】

案例一：袁某，男，24岁。患伤寒恶寒，发热，头痛，无汗。当予麻黄汤1剂，不增减药味，服后汗出即瘥。历大半日许，患者即感心烦，渐渐增剧，自言心中似有万绪纠缠，意难摒弃，有时闷乱不堪，神若无主，辗转床褥，不得安眠，其妻仓惶，恐生恶变，乃复迎余，同往视诊。见其神情急躁，面容怫郁，脉微浮带数，两寸尤显，舌尖红苔白，身无寒热，以手按其胸腹，柔软而无所苦，询其病情，曰：心乱如麻，言难表述。余曰无妨，此余热扰乱心神之候。乃书栀子豉汤1剂：栀子9克，淡豆豉9克。先煎栀子后纳豆豉。一服烦稍安，再服病若失。（李文瑞.金匮要略汤证论治[M].北京：中国科学技术出版社，1993：63.）

按语：患者病伤寒，愈后，觉心烦、闷乱不堪、心乱如麻、言难表述，为余热扰乱心神，遂以栀子豉汤清热除烦，1剂即愈。

案例二：王某某，男，28岁。病证始于外感，数日后，心中烦郁之极，整日坐卧不安，懊憹难眠，辗转反侧。家人走近与其交谈则挥手斥去，喜独居而寡言，全家人为之惶惶不安。询知大便不秘，但小便色黄，脉数而舌苔薄黄。这种情况张仲景称之为"虚烦"，治当清宣郁火。生栀子9克，淡豆豉9克，服药后不久，心胸烦乱反而更加严重，继而气机涌逆而作呕吐，伴随全身汗出。家人惟恐服药有误，派人前来询问。被告知服药后得吐而汗出，乃是气机调畅，郁热得以宣透的好现象，其病将愈，不用惊慌。果如所言。（刘渡舟.经方临证指南[M].天津：天津科学技术出版社，1993：48-49.）

按语： 该患外感后出现心中烦郁之极、整日坐卧不安、懊𢙓难眠、辗转反侧等虚烦症状，是由于无形火热之邪蕴结，阻塞气机所致，火当清之，郁当发之，故予栀子豉汤清宣郁火。

【医家选注】

清·吴谦："未经汗吐下之烦多属热，谓之热烦；已经汗吐下之烦多属虚，谓之虚烦。不得眠者，烦不能卧也。若剧者，较烦尤甚，心反复颠倒，心中懊𢙓也。烦，心烦也；躁，身躁也。身之反复颠倒，则谓之躁无定时，三阴死证也；心之反复颠倒，则谓之懊𢙓，三阳热证也。懊𢙓者，即心中欲吐不吐，烦扰不宁之象也。因汗吐下后，邪热乘虚客于胸中所致，既无可汗之表，又无可下之里，故用栀子豉汤，顺其势以涌其热，自可愈也。"（《医宗金鉴》）

清·徐可忠："虚实皆有烦，在下利已属虚迫，更按之心下濡，则非痞结痛满之比，故以栀豉轻涌之，以彻其热。盖香豉主烦闷，亦能调中下气，而栀子更能清心。肺、胃、大小肠郁火也。"（《金匮要略论注》）

【临床应用】

辨证要点： 下利，服用白头翁汤后，症状变成以心烦为主，按压其心下虚软。

本方适用于外感热病气分轻证者，症见发热、心烦不眠、胸闷不舒，甚至坐卧不安，舌红、苔微黄、脉细数，亦用于神经官能症和自主神经功能紊乱见本方证者。

通脉四逆汤
（呕吐哕下利病脉证治第十七　45条）

【方证原文】下利清谷，里寒外热，汗出而厥者，通脉四逆汤主之。（45）

通脉四逆汤方：

附子（大者）一枚（生用）　干姜三两（强人可四两）　甘草二两（炙）

上三味，以水三升，煮取一升二合，去滓，分温再服。

【方证释义】本条论述寒厥下利，阴盛格阳的证治。下利清谷是由于脾肾阳虚，阴寒内盛，水谷不消所致；阴盛格阳，阴盛于内，格阳于外，则里寒外热，汗出或面赤如妆，里寒为真，外热为假，所谓真寒假热之证。里阳大虚，故下利甚，虚阳外浮则汗出，阳气不达于四末则厥冷。由于下利为甚，阴从下竭，外热汗出，阳从外脱，阴阳之气不相顺接，或有脉微欲绝等症象，证情危笃，当急以通脉四逆汤回阳救逆。

【方药解析】本方即四逆汤倍干姜，增附子的用量，以增强回阳救逆之力。

【方证归纳】

主症：下利清谷而厥，身微热面赤，自汗。

病机：寒厥下利，阴盛格阳。

治法：回阳救逆。

方剂：通脉四逆汤。

方义：本方即四逆汤倍干姜，以增强温经回阳之力。

【类证类方】

类方：通脉四逆汤与四逆汤鉴别，均由附子、干姜及甘草组成，回阳救逆，而通脉四逆汤在四逆汤基础上增加附子和干姜用量，增强温经回阳之力。四逆汤适用于脾肾阳虚，阴寒内盛所致呕而脉弱，小便复利，身有微热，见厥者。通脉四逆汤适用于阴寒极盛，格阳于外所致下利清谷，里寒外热，汗出而厥，鉴别见表16-11。

表16-11 通脉四逆汤与四逆汤鉴别表

方名	药物用量			功用		症状	病机
	附子	干姜	甘草	共同点	不同点		
通脉四逆汤	大者一枚	三两（强人可四两）	二两（炙）	回阳救逆	姜，以增强温经回阳之力 通脉四逆汤为四逆汤倍干	下利清谷，里寒外热，汗出而厥	阴寒极盛 格阳于外
四逆汤	一枚	一两半	二两			呕而脉弱，小便复利，身有微热，见厥者	脾肾阳虚 阴寒内盛

【验案解析】

案例：患儿男性，1岁。于1960年8月28日因发烧7天就诊。其母代诉，7天前发烧，经西医诊断为重感冒，用百尔定、青霉素、链霉素等药治疗，数天后烧终未退。症见眼睛无神，闭目嗜睡、四肢厥逆，脉浮大无根，心脉正常，腹部无异常。体温39.5℃，白细胞19800/立方毫米，中性粒细胞80%，淋巴细胞15%。符合少阴证之"但欲寐"，诊断为少阴格阳证。法宜温中回阳，兼以散寒。方用通脉四逆汤：干姜2.4克，附子1.5克，甘草1.5克。开水煎，冷服。药后患儿熟睡4小时。醒后精神好，四肢不逆冷，眼睛大睁。体温37℃。化验白细胞8400/立方毫米，一切症状消失而痊愈。（许公斋.少阴格阳证辨证治疗的初步经验[J].中医杂志，1962（2）：14.）

按语：男患儿，主症发热7天，伴眼睛无神，闭目嗜睡、四肢厥逆，脉浮大无根等少阴格阳之证，证情危重，故急投通脉四逆汤回阳救逆，药后即愈。

【医家选注】

清·唐容川："仲景文总是错举互见，使人比较而辨其真也。上文四逆桂枝是治洞泻，大小承气即是治痢，又恐人但知痢是实热，而不知亦有虚寒之痢，故即继之日：下利便脓血者，桃花汤温涩之。但桃花汤之便脓血，不里急后重。合观《伤寒论》所论桃花汤，均无后重之文，可知虽是痢症，而实有洞泻之情，故主涩之。其下即继日热利下重者白头翁汤主之，此热利承上文，亦兼有便脓血证在内。因承上文而言，故省文也。下利更烦，亦是痢证，故用栀子豉汤。夫此数节，皆痢证也。又恐人误认洞泻与痢证混淆，故于此节复提申之曰"若非痢证而下利清谷者，是洞泻寒证也，宜通脉四逆汤。此数节以四逆汤、桂枝汤、桃花汤为治寒之方，大承气、小承气、白头翁、栀子豉为治热之方，即是对文，而仲景却不对举，文法错落出之，正欲令人比较，使知有正面，即有反面也。今人不知仲景文法，故多失解。"（《金匮要略浅注补正》）

【临床应用】

辨证要点： 下利清谷而厥，身微热面赤，自汗。

本方适用于急性传染病高热后期，出现少阴寒化证兼身反不恶寒、烦躁、面赤等假热现象者。

紫参汤
（呕吐哕下利病脉证治第十七　46条）

【方证原文】 下利肺（腹）痛，紫参汤主之。（46）

紫参汤方：

紫参半斤　甘草三两

上二味，以水五升，先煮紫参，取二升，内甘草，煮取一升半，分温三服。疑非仲景方。

【方证释义】 本条论述大肠湿热、下利腹痛的证治。因原文叙证较简，以方测证反推，本条病机当属湿热浊邪壅塞大肠，气机不畅，传导失司。其症当见下利不爽，兼有脓血，肛门灼热，里急后重，腹中疼痛，发热口渴，舌红苔黄脉数等实热之证。下利肺痛应为下利腹痛之变证，肺与大肠相表里，邪气上下为患而有斯证。故治用紫参汤清热祛湿，安中止痢。

【方药解析】 方中紫参味苦辛寒，除心腹积聚及胃中热积而通利肠道；甘草和中调气。两药相伍，郁滞消除，气机宣畅，下利肺痛自愈。

【方证归纳】

主症：下利肺痛。

病机：热利肺痛。

治法：清热缓急止痛。

方剂：紫参汤。

方义：紫参味苦辛寒，除心腹积聚及胃中热积而通利肠道；甘草和中调气。两药相伍，郁滞消除，气机宣畅。

【医家选注】

清·黄元御："肺与大肠为表里，肠陷而利作，则肺逆而生，而肺肠之失位，缘中土之不治，脾土不升，而后肠陷；胃土不降，而后肺逆。紫参汤甘草补中而缓急，紫参清金而破瘀，瘀去气调，各复肺肠升降之属，则痛定而利止矣。"（《金匮悬解》）

清·陈修园："肺为华盖，清脏之气皆上熏之，惟肠胃之气下降而不上干于肺，故肺为清肃之脏，而不受浊气者也。夫肺与肠相表里，肠胃相连，下利肺痛者，肠胃之浊气上干于肺也，故主以紫参汤。《本经》云：紫参主治心腹寒热积聚邪气，甘草解百毒，奠中土，使中土有权，肺受益，肠胃通畅，而肺气自安，肺气安则清肃之令行矣，何有肺痛下之病哉。"（《金匮要略浅注》）

【临床应用】

辨证要点：下利肺痛。

本方治热利腹痛，但紫参性味苦凉微寒，故对虚寒性疾患，当与温药相配，不宜单独使用。

诃梨勒散
（呕吐哕下利病脉证治第十七　47条）

【方证原文】气利，诃梨勒散主之。（47）

诃梨勒散方：

诃梨勒十枚（煨）

上一味，为散，粥饮和，顿服。疑非仲景方。

【方证释义】本条论述虚寒性肠滑气利的治法。本条气利是久病泄泻，下利滑脱不禁，大便随矢气而出，其病机为中气虚寒，气虚不固。治以诃梨勒散敛肺涩肠，止利固脱。

【方药解析】诃梨勒即诃子，性温味酸涩，涩肠固脱，并用粥饮和服，取其益肠胃而健中气。

【方证归纳】

主症：下利而矢气。

病机：中气下陷，气虚不固。

治法：敛肺涩肠，止利固脱。

方剂：诃梨勒散。

方义：诃子，性温味苦酸涩，生用理肺止咳，煨用则专以涩肠固脱，并用粥饮和服，取其益肠胃而健中气。

【验案解析】

案例：杨某，男，38岁。1957年秋，患痢疾已3天。小腹疼痛，里急后重，频欲登厕，每次多排出少量粉冻样肠垢，纯白无血，有时则虚坐努责，便之不出，自觉肛门有物嵌顿重坠，昼夜不已。前医曾予芍药汤加减，1剂后病情加剧。邀诊：舌苔白滑，脉沉带紧。询之知发病后未见寒热现象，似属气利。乃试用《金匮要略》诃梨勒散：诃子10枚，煨剥去核，研末，用米粥汤1次送服。约隔1小时许，当肛门窘迫难忍之时，经用力努挣，大便迅即直射外出。从此肛门如去重负，顿觉舒适，后服调理脾胃之方而康复。（杨文辉.《金匮》诃梨勒散治疗气利[J].浙江中医杂志，1980（8）：356.）

按语：男患，下利，小腹疼痛，里急后重，频欲登厕，每次多排出少量粉冻样肠垢，纯白无血，有时则虚坐努责，便之不出，自觉肛门有物嵌顿重坠，舌苔白滑，脉沉带紧，此为典型气利的表现，是由于中气虚寒，气虚不固所致，故予以诃梨勒散以涩肠止利固脱，此为"塞因塞用"之法。前医误当作湿热痢疾来治疗，误伤正气，遂病情加重。

【医家选注】

清·吴谦："气利，所下之气秽臭，所利之物稠黏，则为气滞不宜，或下之，或利之皆可也。若所利之气不臭，所下之物不黏，则谓气陷肠滑，故用诃梨勒散以固物，或用补中益气汤举陷亦可。"（《医宗金鉴》）

清·程林："蔻宗奭曰：诃梨勒能涩便而又宽肠，涩能治利，宽肠能治气。故气利宜之；调以粥饮者，藉谷气以助肠胃也。论曰：仲景治气利用诃梨勒散，详其主治不知其义，及历读壬方，始知诃梨勒用以调气，盖有形之伤则便垢而后重，无形之伤则气坠而后重，便肠垢者得诸实，气下坠者得诸虚，故用诃梨勒温涩之剂也。唐贞观中太宗苦气利，众医不效，金吾长宝藏以牛乳煎草拨进服之主差。（见刘禹锡隋唐嘉话）革拨，温脾药也，刘禹锡传信方治气利，用矾石，矾石亦涩气药也，大都气利得之虚寒气下陷者多，其温涩之药可见矣。"（《金匮要略直解》）

【临床应用】

辨证要点：下利而矢气。

本方适用于虚寒性下利或脾肾阳虚性下利者。

[赵廉栋]

第十七章　疮痈肠痈浸淫病脉证治方

薏苡附子败酱散
（疮痈肠痈浸淫病脉证并治第十八　3条）

【方证原文】肠痈之为病，其身甲错，腹皮急，按之濡，如肿状，腹无积聚，身无热，脉数，此为肠内有痈脓，薏苡附子败酱散主之。（3）

薏苡附子败酱散方：

薏苡仁十分　附子二分　败酱五分

上三味，杵为末，取方寸匕，以水二升，煎减半，顿服。小便当下。

【方证释义】本条论肠痈脓已成的证治。本证见身粗糙如鳞甲交错样，是由于营血内耗，不能滋润濡养肌肤所致；与症瘕积聚不同在于腹皮紧张拘急，按之濡软如肿状，是由于热毒结聚于肠，肉腐化脓，阻遏阳气所致；脉数无力是由于热毒内结，耗伤气血，正不胜邪。薏苡仁排脓消肿，开壅利肠。

【方药解析】方中薏苡仁性味甘淡寒，清热利湿，排脓消痈利肠，为君药；败酱草辛苦微寒，清热解毒，排脓散结，善用治热毒肠痈，能增强薏苡仁排脓消痈之力，为臣药；少量附子辛热，振奋阳气，辛散温通，运转腑气，为佐药；三味相伍，排脓解毒，散结消肿。痈脓已成，多有气血损伤，治疗的过程中应该注意顾护阳气，但又不可过于辛热助邪，所以仲景轻用附子。

【方证归纳】

主症：腹皮急，按之濡，如肿状，腹无积聚，其身甲错，脉数。

病机：肠痈脓已成，气血郁滞，正气渐损。

治法：排脓解毒，振奋阳气。

方剂：薏苡附子败酱散。

方义：方中薏苡仁排脓消肿，开壅利肠；轻用附子振奋阳气，辛热散结；佐以败酱草解毒排脓，三味相伍排脓解毒，散结消肿。

【类证类方】

类证：薏苡附子败酱散证与大黄牡丹汤证鉴别，两者均为肠痈之证，前者为已成脓而未溃，其特征里虚而热不盛，症见肠痈之为病，其身甲错，腹皮急，按之濡，如肿状，腹无积聚，身无热，脉数，此为腹内有痈脓，病机为痈脓内结于肠，气血郁滞于里，治则为排脓消脓，振奋阳气。后者为脓未成，其特征里热实证，症见肠痈者，少腹肿痞，按之即痛，如淋，小便自调，时时发热，自汗出，复恶寒。其脉迟紧者，脓未成，可下之，当有血。病机为热毒内聚，营血瘀结，经脉不通，治则为清热散结，逐瘀攻下，鉴别见表17-1。

表17-1 薏苡附子败酱散证、大黄牡丹汤证鉴别表

证名	薏苡附子败酱散证	大黄牡丹汤证
症状	肠痈之为病，其身甲错，腹皮急，按之濡，如肿状，腹无积聚，身无热，脉数，此为腹内有痈脓	肠痈者，少腹肿痞，按之即痛，如淋，小便自调，时时发热，自汗出，复恶寒。其脉迟紧者，脓未成，可下之，当有血
鉴别要点	已成脓而未溃	脓未成
特征	里虚而热不盛	里热实证
病机	痈脓内结于肠，气血郁滞于里	热毒内聚，营血瘀结，经脉不通
适应证	慢性肠痈	急性肠痈
治则	排脓消痈，振奋阳气	清热散结，逐瘀攻下
方剂	薏苡附子败酱散	大黄牡丹汤
条文	十八篇 3 条	十八篇 4 条

类方：本方与薏苡附子散组成均有薏苡仁和附子，薏苡附子散适用于阴寒之邪壅盛，胸阳被遏所致胸痹缓急，喘息咳唾，胸背疼痛剧烈或心痛彻痛，筋脉拘挛等症状，其功效为散寒除湿，缓急止痛。薏苡附子败酱散适用于痈脓内结于肠，气血郁滞于里所致肠痈之为病，其身甲错，腹皮急，按之濡，如肿状，腹无积聚，身无热，脉数等症状，其功效为排脓消痈，振奋阳气，鉴别见表17-2。

表17-2 薏苡附子败酱散与薏苡附子散鉴别表

方名	药物用量			相同药物不同功效		功用	症状	病机
	薏苡仁	附子	败酱	薏苡仁	附子			
薏苡附子败酱散	十分	二分	五分	清热排脓	振奋阳气	排脓消痈振奋阳气	肠痈之为病，其身甲错，腹皮急，按之濡，如肿状，腹无积聚，身无热，脉数	痈脓内结于肠，气血郁滞于里
薏苡附子散	十五两	大者十枚		除湿宣痹	散寒止痛	散寒除湿缓急止痛	胸痹缓急（喘息咳唾，胸背疼痛剧烈或心痛彻痛，筋脉拘挛）	阴寒之邪壅盛，胸阳被遏

【验案解析】

案例一：刘某，女，72岁。因呕吐、腹痛，住院用西药治疗3天无效，遂请中医会诊。诊时发现右下腹一鸡蛋大包块，用中药薏苡附子败酱散加减：薏苡仁、败酱草、冬葵子、蒲公英、紫花地丁、黄芪各30克，附子9克，桃仁、生大黄（另包后下）各10克，皂角刺、连翘各15克，水煎即服。服药3剂后，右下腹包块消失，但右下腹仍感疼痛，压痛明显，追询病情后，方知患者10年前曾患阑尾炎保守治疗而愈。于是取原方加赤芍30克，穿山甲15克，再服10剂而告痊愈。（夏秋甫.薏苡附子败酱散加减治疗阑尾周围脓肿50例[J].湖北中医杂志，2001，23（2）：30.）

按语： 老年患者，病急性阑尾炎，呕吐，右下腹腹痛、包块，诊断为肠痈，治以薏苡附子败酱散加通腑、解毒之品，3剂包块消失，而右下腹仍感疼痛。上方加活血之剂，消散瘀血而止痛。

案例二： 胡某某，女，60岁。患慢性阑尾炎五六年，右少腹疼痛，每遇饮食不当，或受寒，劳累即加重，反复发作，缠绵不愈。经运用西药青霉素、链霉素等消炎治疗，效果不佳。又建议手术治疗，因患者考虑年老体衰，而要求服中药治疗。初诊时呈慢性病容，精神欠佳，形体瘦弱，恶寒喜热，手足厥冷，右少腹阑尾点压痛明显，舌淡，苔白，脉沉弱。患者平素阳虚寒甚，患阑尾炎后，数年来更久服寒凉之药，使阳愈衰而寒愈甚，致成沉疴痼疾，困于阴寒，治宜温化为主。熟附子15克，薏苡仁30克，鲜败酱全草15根。水煎服，共服6剂，腹痛消失，随访2年，概未复发。（赵明锐.经方发挥[M].太原：山西人民出版社，1982：147.）

按语： 老年女患，慢性病容，精神欠佳，形体瘦弱，恶寒喜热，手足厥冷，右少腹阑尾点压痛明显，此为肠痈脓已成，气血郁滞，正气渐损的表现，故予薏苡附子败酱散排脓解毒，振奋阳气。

【医家选注】

清·徐彬："此论肠痈，乃肠胃之病，肠为阳明，阳明主一身肌肉，故必其身甲错。腹为肠之府，故腹皮急，热毒之气上鼓也，气非有形，故按之濡。然皮之急虽如肿状，而实无积聚也。病不在表，故身无热，热虽无而脉数，痛为血病，脉主血也，故曰此为肠痈。薏苡寒能除热，兼下气除湿，利肠胃，破毒肿，故以为君。败酱善排脓破血，利结热毒气，故以为臣。附子导热行结，故为反佐。"（《金匮要略论注》）

清·尤怡："甲错，皮肤干起，如鳞甲之交错。由营滞于中，故血燥于外也。腹皮急，按之濡，气虽外鼓，而病不在皮间也。积聚为肿胀之根，脉数为身热之候，今腹如肿状而中无积聚，身不热而脉见数，非肠内有痈，营郁成熟而何。薏苡破毒肿，利肠胃为君；败酱一名苦菜，治暴热火疮，排脓破血为臣；附子则假其辛热以行郁滞之气尔。"（《金匮要略心典》）

【临床应用】

辨证要点： 肠内痈脓，按之如肿状，濡软不坚，积聚则按之肿块较硬。

本方适用于急、慢性阑尾炎，胸腔、腹腔各脏器之化脓性疾患见本方证者。

大黄牡丹汤

（疮痈肠痈浸淫病脉证并治第十八　4条）

【方证原文】肠痈者，少腹肿痞，按之即痛如淋，小便自调，时时发热，自汗出，复恶寒。其脉迟紧者，脓未成，可下之，当有血。脉洪数者，脓已成，不可下也。大黄牡丹汤主之。（4）

大黄牡丹汤方：

大黄四两　牡丹一两　桃仁五十个　瓜子半升　芒硝三合

上五味，以水六升，煮取一升，去滓，内芒硝，再煎沸，顿服之，有脓当下，如无脓，当下血。

【方证释义】本条论述急性肠痈未成脓的证治。肠痈之病多发于右下腹阑门处，是由于热毒内结肠腑，营血郁滞，气机失调，经脉不通所致，故见少腹肿痞，拘急拒按，痛引脐中。热毒积聚，正邪相争，故时时发热，自汗出，恶寒。本条脉迟紧，为有力之脉象，说明热积血瘀，经脉不畅。此时虽然热毒积聚，气血腐化，但脓未成，治疗应荡热逐瘀，消肿排脓，攻下通腑，故用大黄牡丹汤治疗。如果药后大便带血，为热毒外泄之象。倘若拖延到后期，脉见洪数，为热毒已聚，脓已形成，气血已伤，忌再行攻下，以防脓毒溃散。

【方药解析】方中大黄苦寒降泄，荡涤肠中热毒，且活血化瘀通滞，为君药；桃仁苦平，善破血散瘀，与大黄相配，共泄瘀热，同为君药；芒硝以泄热通腑，逐瘀破结，助大黄荡涤实邪；牡丹皮凉血化瘀，助君药活血逐瘀，同为臣药；冬瓜仁清湿热，排脓消痈。诸药合用，共奏泄热通腑，化瘀排脓，消肿散结之功。

【方证归纳】

主症：少腹肿痞，按之即痛如淋，时时发热，自汗出，复恶寒，脉迟紧。

病机：瘀热内结。

治法：清热泻下，活血祛瘀。

方剂：大黄牡丹汤。

方义：大黄、芒硝荡涤实热，宣痛壅滞；桃仁、丹皮、大黄凉血逐瘀；冬瓜仁排脓消痈。

【类证类方】

类证：大黄牡丹汤证与薏苡附子败酱散证鉴别见薏苡附子败酱散。

【验案解析】

案例一：齐某，男，28岁。1992年7月9日以粘连性肠梗阻收住院。患者半年前因患急性化脓性阑尾炎而行阑尾切除术，今腹胀腹痛4小时，呕吐2次，为胃内容物，无矢气，大便2天未下，腹部肠型，肠鸣音亢进。舌质红，苔薄黄而燥，脉弦滑。X线腹透：肠腔大量积气。查体温37.5℃，脉搏80次/分，呼吸20次/分，血压16/10.8千帕。红细胞计数4.2×10^{12}/

升，白细胞计数11.3×10⁹/升，中性粒细胞79%。给予腹部热敷、胃肠减压、补液、灌肠等诸法治疗，5小时病情未见明显好转，在严密观察下给予中药治疗。中医辨证为肠腑不通，气血瘀阻，热毒内结。治宜通腑开结，行气化瘀，清热解毒，方以大黄牡丹皮汤加味：大黄20克，牡丹皮15克，桃仁12克，冬瓜仁30克，芒硝（冲）10克，枳实15克，莱菔子30克。水煎250毫升，顿服。40分钟转矢气，稍后大便通，先干，后为臭秽稀便，诸症悉除。上方略有出入，继进2剂，观察6天，痊愈出院。随访2年无复发。（刘传太.大黄牡丹皮汤验案2则[J].甘肃中医，1996，9（2）：10.）

按语： 患者病粘连性肠梗阻，腹胀腹痛，呕吐，舌质红，苔薄黄而燥，脉弦滑，证属肠痈瘀热内结证，故予大黄牡丹皮汤加枳实、莱菔子以通腑开结、行气化瘀、清热解毒，药后随即大便畅通，诸症悉除。

案例二： 辛某某，男，18岁。1982年7月22日诊。患腹痛，大便脓血1年多，某医院诊为"慢性增生性结肠炎"。近日来日泻10余次，呈脓血便，伴见腹痛拒按，里急后重，面色晦暗，形体羸弱，语声低微，呼吸短促，气不接续，口不渴，喜热饮，恶寒怕冷，食欲尚可，脉滑而数。查大便见：脓细胞：++++，红细胞：++++。辨证为湿热瘀滞，肠道壅结。治宜活血化瘀，通腑散结。处方：牡丹皮、桃仁各9克，冬瓜仁30克，大黄、芒硝（冲入）各6克，忌食辛辣油腻食物。服3剂后，大便已减为日泻5~6次，仍有脓血，腹痛下坠已减。原方加枳实、桔梗各9克，赤芍12克。又服3剂，日泻减为3~5次，食欲增加，脉象弦滑，黄苔已去。此热邪瘀滞渐解，寒湿显露。仍用上方赤芍易为白芍，加干姜6克。服3剂后，大便日泻又减为2~3次，仅有少量黏液，腹痛已除，食欲大增，面带红润，舌苔薄微黄，脉沉略数。嘱仍用上方服用，巩固疗效。共服药11剂，大便化验正常，随访2年余未见复发。（李盛甫.大黄牡丹皮汤治愈增生性结肠炎[J].四川中医，1987（6）：20.）

按语： 大黄牡丹汤系治疗肠痈的方剂，该患者虽非肠痈，但病在大肠，其病机与肠痈相同，为湿热壅聚蒸腐肠道、气血成脓成血，故用以治之，通因通用，湿热脓血已去，肠道升清别浊、运化水谷之功能自然得以恢复，是以能奏佳效。

【临床应用】

辨证要点： 治疗肠痈应准确把握攻下时机，成脓者慎用攻下之法。

本方适用于急性阑尾炎、阑尾周围脓肿等见本方证者。

王不留行散
（疮痈肠痈浸淫病脉证并治第十八　6条）

【方证原文】病金疮，王不留行散主之。（6）

王不留行散方：

王不留行十分（八月八日采）　蒴藋细叶十分（七月七日采）　桑东南根（白皮）十分（三月三日采）　甘草十八分　川椒三分（除目及闭口者，去汗）　黄芩二分　干姜二分　芍

药二分　厚朴二分

上九味，桑根皮以上三味，烧灰存性，勿令灰过，各别杵筛，合治之为散，服方寸匕。小疮即粉之，大疮但服之，产后亦可服。如风寒，桑东根勿取之。前三物，皆阴干百日。

【方证释义】 本条论金疮的治疗。金疮是指被刀刃等金属器械所致的外伤。本证是由于肌肤经脉受创，气血不能循经脉运行，故有出血，同时存在出于脉外而停留体内的瘀血，故症见皮肤破损生疮、流血、脉浮微而涩。治予王不留行散以消瘀止血镇痛。

【方药解析】 王不留行味苦，平，主金疮止血，复通经脉，散瘀逐痛，为主药。蒴藋细叶通利血气，活血散瘀。桑东南根白皮补合金疮，续绝通脉之功。三味药阴干烧灰存性，取其黑，能助止血。黄芩、芍药清热和营。川椒、干姜辛散通阳；佐以厚朴利气，甘草调和诸药而解毒。诸药相合，共奏止血通脉，续断敛伤，疏利血气之功。创面小可直接外敷，创面大可作为内服剂使用，产后出血，亦可内服治疗。

【方证归纳】

主症：皮肉筋脉破损，血流不止成肿痛；产后恶露不绝，腹痛绵绵。

病机：肌肤经络受伤，气血瘀滞。

治法：消瘀止血镇痛。

方剂：王不留行散。

方义：王不留行（烧灰）消瘀止血镇痛；芍药养血活血；蒴藋叶（烧灰）活血散瘀消肿；厚朴燥湿行气；桑白皮（烧灰）续绝脉，愈伤口；甘草解毒生肌；黄芩清热解毒；川椒、干姜祛风散寒，温通气血。

【验案解析】

案例： 曹某，25岁，工人，1994年10月29日初诊。患者剖宫产后20天，腹壁伤口溃烂流脓液，疮久不敛，倦怠乏力，知饥不食，头晕汗多，乳汁缺少，恶露量少，色黯，小腹痛，舌苔薄黄而腻，舌质淡嫩，脉细弱。证属：金疮不敛（剖宫产后切口感染）。治法：敛疮化瘀，托毒排脓。方用王不留行散加减。方药：王不留行10克，续断10克，桑白皮10克，赤芍10克，黄芩10克，炮姜5克，甘草3克，川厚朴5克，土鳖虫5克，生黄芪15克，白芷5克，川椒3克，金银花15克。水煎服，日1剂，连续10剂后，阴道出血止，腹部疮口闭合，后用健脾生肌调理痊愈。（戴冬生.王不留行散临床新用[J].河南中医，1997，17（1）：13.）

按语： 患者剖宫产刀口溃烂流脓液，疮久不敛，伴倦怠乏力，知饥不食，头晕汗多，乳汁缺少，恶露量少，色黯，小腹痛，舌苔薄黄而腻，舌质淡嫩，脉细弱。证属肌肤经络受伤，气血瘀滞，故予王不留行散变方消瘀止血镇痛，加黄芪补气托毒。

【医家选注】

清·陈修园："金刃伤处，封固不密，中于风则疮口无汁，中于水则出青黄汁，风则发疼，水则湿烂成疮。王不留行疾行脉络之血灌溉周身，不使其湍激于伤处，桑根皮泄肌肉之风水，蒴州叶释名接骨草，渗筋骨之风水，三者皆烧灰，欲其入血去邪止血也。川椒祛疮口之风，厚朴燥刀痕之湿，黄芩退肌热，芍药散恶血，干姜和阳，甘草和阴，用以为君者，欲

其入血退肿生肌也。风湿去，阴阳和，疮口收，肌肉生，此治金疮之大要。"（《金匮方歌括》）

【临床应用】

辨证要点：对于金疮出血的治疗，应以止血为先，注意散瘀、疏通气血等治法的综合应用。

本方适用于金疮溃烂、久不生肉见中气不足者。

黄连粉
（疮痈肠痈浸淫病脉证并治第十八　8条）

【方证原文】浸淫疮，黄连粉主之。方未见。（8）

【方证释义】本条论述浸淫疮的证治。浸淫疮多由湿热火毒引起。初起病灶形如粟状，范围较小，瘙痒难耐，破流黄水，浸渍皮肤，可逐渐蔓延及全身。治疗当用黄连粉以清热燥湿解毒。

【方药解析】方用黄连粉。黄连性味苦寒，入心胃大肠经，能清心泻火，燥湿解毒，故外敷或内服均可。

【方证归纳】

主症：初起形如粟状，范围较小，瘙痒不止，扑破流黄水，浸渍皮肤，逐渐蔓延及全身。

病机：湿热火毒。

治法：清热燥湿解毒。

方剂：黄连粉。

方义：黄连性味苦寒，入心胃大肠经，能清心泻火，燥湿解毒。

【验案解析】

案例：患者，男，40岁。夏天发作急性湿疹重症。头面、颈项、躯干、四肢泛发水肿性红斑、斑块、丘疹、水疱、渗出、糜烂、结痂，间有脓疱、脓痂、条状抓痕等多型性皮损同时存在，边界弥漫不清，划痕试验阳性，皮损面积占体表总面积的90%，秽气逼人。伴有剧烈瘙痒、精神紧张、心烦不寐、口干不效饮、尿黄便秘等全身症状。苔厚黄腻，舌红绛，脉濡数。良由禀赋薄弱，风湿热毒入于营血，浸淫肌肤，发为"浸淫疮"，治当清热解毒，祛风除湿。遂自拟一方，药用：金银花、连翘、野菊花各10克，栀子、黄连、黄芩、黄柏、龙胆草、苦参各10克，清热解毒；苍术、白鲜皮、蛇床子、地肤子、土茯苓、猪苓、泽泻各15克，除湿解毒；防风10克，蛇蜕10克，蜈蚣（去头足）2条，祛风止痒；虎杖30克，通泄腑热。水煎，每日1剂，内服、外洗。连用13剂后，皮疹全部消退，急性湿疹重症治愈。（李冠贤.湿疹治验[J].铁道医学，1997，25（4）：222.）

按语：男患急性泛发性湿疹，剧烈瘙痒、精神紧张、心烦不寐、口干不效饮、尿黄便秘，苔厚黄腻，舌红绛，脉濡数。诊断为浸淫疮，为风湿热毒入于营血，浸淫肌肤。治当清热解毒、除湿止痒之品，内服、外洗，13剂痊愈。

【医家选注】

隋·巢元方："浸淫疮，是心家有风热，发于肌肤，初生甚小，先痒后痛而成疮，汁出侵溃肌肉，浸淫渐阔乃徧体。其疮若从口出，流散四肢者轻；若从四肢生，然后入口则重。以其渐渐增长，因名浸淫疮也。"（《诸病源候论》）

清·尤怡："浸淫疮，义如《脏腑经络篇》中，黄连粉方未见，大意以此为湿热浸淫之病，故取黄连一味粉粉之，苦以燥湿，寒以除热也。"（《金匮要略心典》）

【临床应用】

辨证要点：黄连为阳证通用之药，偏热毒实火，湿热蕴结者为宜。

本方适用于时行热毒、伤寒、呕逆、痢疾等疾患。

［张彬彬］

第十八章　趺蹶手指臂肿转筋阴狐疝蛔虫病脉证治方

藜芦甘草汤

（趺蹶手指臂肿转筋阴狐疝蛔虫病脉证治第十九　2条）

【方证原文】病人常以手指臂肿动，此人身体瞤瞤者，藜芦甘草汤主之。（2）

藜芦甘草汤方：未见。

【方证释义】本条论述手指臂肿动的证治。本条所述手指臂肿动是指手指臂部关节肿胀，并作振颤，全身肌肉出现抽动的病证。其病机为风痰阻于经脉。藜芦具有涌吐风痰的作用，甘草和胃，涌吐邪去，则诸证痊愈。

【方药解析】藜芦辛寒有毒，涌吐风痰，甘草缓解其毒性。二药相合，使风痰去，其症自解。

【方证归纳】

主症：手指臂部关节肿胀、振颤，全身肌肉抽动。

病机：风痰阻膈，流窜经脉。

治法：涌吐风痰。

方剂：藜芦甘草汤。

方义：藜芦能涌吐胸膈间风痰，甘草和胃，涌吐邪去，则诸症自愈。

【医家选注】

清·徐彬："人身四肢属脾，然肌肉之气统于阳明，但足属足阳明，手属手阳明，若手指臂常肿动，乃手阳明有痰气壅闭。更身体瞤瞤，是肌肉间阳明之气不运，而肌肉肿动也。藜芦能治风痰，甘草能安中气故主之。"（《金匮要略论注》）

清·陈修园："藜芦性毒，以毒攻毒，吐久积风痰，杀虫通肢节，除痫痹也。助用甘草者，取甘润之意，以其能解百毒也。方虽未见，其意不过如是耳。"（《金匮方歌括》）

【临床应用】

辨证要点：风痰在膈，手指臂部关节肿胀，且伴有振颤，全身肌肉牵动。

本方适用于属痰涎为患，一般祛痰药无效，而身体强壮者。

鸡屎白散

（趺蹶手指臂肿转筋阴狐疝蛔虫病脉证治第十九　3条）

【方证原文】转筋之为病，其人臂脚直，脉上下行，微弦。转筋入腹者，鸡屎白散主

之。（3）

鸡屎白散方：

鸡屎白

上一味为散，取方寸匕，以水六合，和，温服。

【方证释义】本条论述转筋的证治。转筋是一种筋脉挛急的病证，多发生在四肢。其病在筋，则患者臂脚强直，脉强直而弦。转筋的部位多出现于下肢，是由于足厥阴肝经，循股阴，抵少腹，转筋严重者，病邪甚可循经入腹，从而出现筋脉挛急从两腿内侧牵引小腹作痛，治用鸡屎白散。

【方药解析】《神农本草经》谓鸡屎白："主转筋，利小便"。鸡屎白散主要用于水湿阻滞，湿浊化热伤阴所致的转筋病。

【方证归纳】

主症：筋脉拘挛作痛。重者可从两腿牵引小腹作痛。

病机：湿浊化热伤阴。

治法：下气祛湿，通利二便。

方剂：鸡屎白散。

方义：鸡屎白微寒泄热，通利小便，导湿邪从下而去。

【医家选注】

清·魏念庭："转筋之为病，风寒外袭，而下部虚热也。其入臂脚直，脉上下行微弦。弦者即紧也，风寒入而隧道空虚也；直上下行，全无和缓之象，风寒入而变热，热耗其营血，而隧直劲也。转筋本在腨中，乃有上连少腹入腹中者，邪热上行，由肢股而入腹里，病之甚者也。主之以鸡屎白散，《本草》谓其利硬破淋，且善走下焦，入至阴之分，以之瘳转筋，大约不出泄热之意耳。然此治其标病，转筋止，而其本病又当别图补虚清热之方矣。"（《金匮要略方论本义》）

【临床应用】

辨证要点：筋脉拘挛作痛，重者可从两腿牵引小腹作痛。

本方适用于水湿阻滞，湿浊化热伤阴所致的转筋病。

蜘蛛散
（跌蹶手指臂肿转筋阴狐疝蛔虫病脉证治第十九　4条）

【方证原文】阴狐疝气者，偏有大小，时时上下，蜘蛛散主之。（4）

蜘蛛散方：

蜘蛛十四枚（熬焦）　桂枝半两

上二味为散，取八分一匕，饮和服，日再服，蜜丸亦可。

【方证释义】本条论述阴狐疝气的证治。阴狐疝气是一种阴囊偏大偏小，时上时下的病证。病患每因起立或走动时自觉有物坠入阴囊，平卧时则缩入腹内，轻者仅有重坠感，重者可因阴囊牵引引发少腹剧痛。其病机为肝之经脉循阴股，环阴器，抵少腹，寒湿之邪凝结于厥阴肝经而成。治以辛温通利，方用蜘蛛散。

【方药解析】蜘蛛其性时上时下，善于破结利气，配桂枝辛温，能散肝经寒气。但蜘蛛有毒，用之宜慎。

【方证归纳】

主症：阴囊一侧偏大，一侧偏小，偏大的一侧时上时下。每因起立或走动时有物坠入阴囊，平卧时则缩入腹内，轻则仅有重坠感，重则由阴囊牵引少腹剧痛。

病机：寒气凝结厥阴肝经。

治法：辛温通利，破结散寒。

方剂：蜘蛛散。

方义：蜘蛛破结利气，桂枝散寒通阳。

【验案解析】

案例：彭某，男，8岁。患阴狐疝已有6年。阴囊肿大如小鸡蛋，其色不红，肿物时而偏左，时而偏右，患儿夜卧时肿物入于少腹，至白昼活动时肿物坠入阴囊，而且肿物时有疼痛感觉，几年来曾服一般疏肝解郁、利气止痛等治疝气之药，但肿物依然出没无定，未见效果。患儿平素健康，饮食二便如常，余无所苦，舌苔不黄，舌质不红，脉象弦缓。诊断：寒气凝结肝经之阴狐疝。治则：辛温通利、破结止痛。方药：蜘蛛散。大黑蜘蛛（宜选用屋檐上牵大蛛网之大黑蜘蛛，每枚约为大拇指头大小，去其头足，若误用花蜘蛛则恐中毒）六枚，置磁瓦上焙黄，干燥为末，桂枝三钱。上两味共为散，每天用水酒一小杯，一次冲服一钱，连服7天。服药3天后疼痛缓解，7天后阴囊肿大及疼痛消失，阴狐病痊愈，观察1年未见复发。（彭履祥，张家理.蜘蛛散治阴狐疝验案1例[J].成都中医学院学报，1981（2）：18.）

按语：男患儿，阴狐疝6年，症见阴囊肿大如小鸡蛋，其色不红，肿物时而偏左，时而偏右，夜卧时肿物入于少腹，至白昼活动时肿物坠入阴囊，而且肿物时有疼痛感觉，此由肝之经脉循阴股，环阴器，抵少腹，寒湿之邪凝结于厥阴肝经所致。治以辛温通利，方用蜘蛛散，黑蜘蛛瓦上焙黄，与桂枝干燥为末，冲服，3天后疼痛缓解，7天后阴囊肿大及疼痛消失，阴狐病痊愈。

【医家选注】

清·尤怡：“阴孤疝气者，寒温袭阴，而睾丸受病，或左或右，大小不同，或上或下，出没无时，故名孤疝。蜘蛛有毒，服之能令人利，合桂枝辛温入阴，而逐其寒湿之气也。”（《金匮要略心典》）

清·高学山：“蜘蛛腹大，为下入少腹之专药，且性主提携束缚，以辛温生气之桂枝为配，则温补关元、气海之阳神，以驱客寒，得升举收煞之功用，以坚弛坠，阴孤病宁有愈者哉。”（《高注金匮要略》）

【临床应用】

辨证要点：阴囊一侧偏大，一侧偏小，偏大的一侧时上时下。每因起立或走动时有物坠入阴囊，平卧时则缩入腹内，轻则仅有重坠感，重则由阴囊牵引少腹剧痛，舌苔不黄，舌质不红，脉象弦缓。

甘草粉蜜汤
（趺蹶手指臂肿转筋阴狐疝蛔虫病脉证治第十九　6条）

【方证原文】蛔虫之为病，令人吐涎，心痛，发作有时，毒药不止，甘草粉蜜汤主之。（6）

甘草粉蜜汤方：

甘草二两　粉一两　蜜四两

上三味，以水三升，先煮甘草，取二升，去滓，内粉蜜，搅令和，煎如薄粥，温服一升，差即止。

【方证释义】本条进一步论蛔虫病的证治。本条中提及吐涎为口吐清水，《灵枢·口问》篇："虫动则胃缓，胃缓则廉泉开，故涎下"。心痛指上腹部疼痛，蛔虫动则痛剧，静则痛止，发作有时，此为蛔虫腹痛的特点。治以甘草粉蜜汤安蛔缓痛。

【方药解析】甘草粉蜜汤的甘草、米粉、蜜，皆是甘平安胃之药，服后可以安蛔缓痛。

【方证归纳】

主症：上腹部疼痛，时作时止，痛时呕吐涎沫。

病机：蛔虫扰动，胃气失和。

治法：安蛔缓痛。

方剂：甘草粉蜜汤。

方义：甘草、粉、蜜安蛔缓痛。

【验案解析】

案例：余曾仿《金匮要略》甘草粉蜜汤之意治愈1例蛔厥患儿。该患儿系3岁女童，因腹痛，其父给服"一粒丹"若干，腹痛转剧，呈阵发性，痛时呼号滚打，甚则气绝肢冷，并吐出蛔虫10余条。住院后一面输液以纠正水与电解质平衡，一面服中药以安蛔。处方：山药30克，甘草60克，共研为极细末，放入白蜜60克中，加水适量稀释之，令频频喂服。初起随服随吐，吐出蛔虫40余条，此后呕吐渐止，并排便数次，所排泄之物，粪便无几，悉为虫团。前后经吐泻排虫达300余条，病好告愈。（郭霭春，刘公望.急重病治验四则[J].广西中医药，1983（4）：6.）

按语：女患儿，腹痛，呈阵发性，痛时呼号滚打，甚则气绝肢冷，并吐出蛔虫10余条，此由蛔虫扰动，胃气失和所致，故予甘草粉蜜汤，甘甜之品可安蛔缓痛，吐泻排虫达300余条，病好告愈。

【临床应用】

辨证要点：蛔虫腹痛剧烈时，宜先安蛔止痛，当用米粉类，"甘以缓之"。虫静时，宜杀蛔、驱蛔。

本方适用于蛔虫证者。

乌梅丸

（趺蹶手指臂肿转筋阴狐疝蛔虫病脉证治第十九　7、8条）

【方证原文】蛔厥者，当吐蛔，令病者静而复时烦，此为脏寒，蛔上入膈，故烦。须臾复止，得食而呕，又烦者，蛔闻食臭出，其人当自吐蛔。（7）

蛔厥者，乌梅丸主之。（8）

乌梅丸方：

乌梅三百个　细辛六两　干姜十两　黄连一斤　当归四两　附子六两（炮）　川椒四两（去汗）　桂枝六两　人参、黄柏各六两

上十味，异捣筛，合治之，以苦酒渍乌梅一宿，去核，蒸之五升米下，饭熟，捣成泥，和药令相得，内臼中，与蜜杵二千下，丸如梧子大，先食饮服十丸。日三服，稍加至二十丸。禁生冷滑臭等食。

【方证释义】蛔厥是指因蛔虫扰动，腹痛剧烈而致四肢厥冷之证。患者心烦吐蛔是由于脏腑寒热错杂，以致蛔虫窜动，上扰胸膈；蛔虫因寒则动，蛔动则痛作，得温则安，静则痛止，故病患静而复时烦。气机被扰，逆乱难续，所以手足逆冷，烦扰不宁。治宜乌梅丸寒温并用，杀虫安蛔。

【方药解析】方中重用乌梅，并用醋渍，是因酸能安蛔止痛，并能敛肝泄热为君药。黄连、黄柏味苦性寒，苦能下蛔，寒能清泄内蕴之郁热，清心肝之热。大辛大热之蜀椒、细辛，温散寒邪，杀虫驱蛔，共为臣药。附子、干姜、桂枝温脏祛寒，脏温则蛔安。人参、当归补气养血，养中安脏，是为祛邪安中之计，为佐药。诸药相合，使"蛔得酸则静，得辛则伏，得苦则下"，阳复寒散而厥回，蛔静不扰而痛止。

【方证归纳】

主症：腹痛，吐蛔，肢厥，烦躁，吐涎。

病机：上热下寒，蛔虫上扰。

治法：清热燥湿，温中杀虫，补气益血。

方剂：乌梅丸。

方义：乌梅（醋渍）安蛔止痛；黄连、黄柏清热安蛔；桂枝、附子、干姜、蜀椒、细辛温脏祛寒，安蛔止痛；人参、当归、蜜补气养血，扶正安脏。

【验案解析】

案例一：吴某，女，32岁。于前一天起病，开始呕吐清涎，继而呕吐苦水，并吐出蛔虫

一条，上腹中部突然阵发剧痛，满头大汗，四末不温，舌苔薄白，脉象沉紧，经某医院诊断为胆道蛔虫病，嘱住院手术治疗。因患者系长沙作客，带钱不多，无法缴费，就诊于我，脉证如上，此为脏寒，蛔上入膈所致，拟温脏安蛔法，用乌梅丸：党参12克，当归10克，乌梅3枚，蜀椒3克，细辛2克，附子10克，桂枝10克，干姜3克，黄连3克，黄柏6克，嘱做汤剂，分小量多次服，一剂呕痛止，后用枸橼酸哌吡嗪驱蛔，以竟全功。（谭日强.金匮要略浅述[M].北京：人民卫生出版社，2006：363.）

按语： 患者蛔虫病，呕吐清涎，吐蛔，腹痛，四末不温，舌苔薄白，脉象沉紧。病为脏寒，蛔虫上扰所致，治予乌梅丸以温中安蛔，1剂呕痛止，后用枸橼酸哌吡嗪驱蛔善后。

案例二： 许某，男，17岁，中学学生。1981年1月24日初诊，自一周前发生右上腹疼痛。呕蛔一次，继之又发生右上腹发作性疼痛数次，痛发难忍，身出冷汗，在床上打滚四肢厥逆，每发可持续数分钟至1~2小时；每天最少发作2~4次，疼后无其他不适，苔黄腻，舌体胖，脉弦滑，心肺及腹部无明显阳性体征，证系蛔厥，遂给予乌梅丸加味。乌梅20克，细辛9克，桂枝6克，党参10克，附子6克，蜀椒6克，干姜6克，黄连9克，黄柏9克，当归10克，川楝子10克，槟榔12克，服完首剂后，发作性腹疼即告消失，连服3剂疼痛始终未作，亦无其他征象，舌质稍红脉转弦细，遂改为养阴杀虫法，用一贯煎加味以善其后。（王占玺.《金匮要略》临床研究[M].北京：科学技术文献出版社，1994：581-582.）

按语： 该患为蛔厥，即蛔虫寄生肠内，久不得去，损伤阳气，日久郁热之证，故予乌梅丸加味以安蛔止痛，温阳散寒，兼清郁热。后用一贯煎加味养阴杀虫。

【医家选注】

清·尤怡："蛔厥，蛔动而厥，心痛吐涎，手足冷也。蛔动而上逆，则当吐蛔，蛔暂安而复动，则病亦静而复时烦。然蛔之所以时安而时上者，何也？虫性喜温，脏寒则虫不安而上膈，虫喜得食，脏虚则蛔复上而求食，故以人参姜附之属，益虚温胃为主，而以乌梅椒连之属，苦酸辛气味，以折其上入之势也。"（《金匮要略心典》）

【临床应用】

辨证要点： 手足厥冷伴有呕吐，甚则吐蛔虫，神情时烦时静。

本方适用于胆道蛔虫、蛔虫性肠梗阻、胆囊鞭毛虫症见本方证者。

［范继东、张曙光、李记泉、刘君、王丽敏、郭书言、于世坤、王子薇、张博、王艺锦、金虹、宋颢、张嘉禾］

第十九章　妇人妊娠病脉证并治方

桂枝汤

（妇人妊娠病脉证并治第二十　1条）

【方证原文】师曰：妇人得平脉，阴脉小弱，其人渴，不能食，无寒热，名妊娠，桂枝汤主之。方见下利中。于法六十日当有此证，设有医治逆者，却一月，加吐下者，则绝之。（1）

【方证释义】本条论述妊娠的诊断及恶阻轻证的调治。本条首先论述妊娠早期表现，后世称为恶阻，是指正值已婚育龄期妇女，停经以后，出现平和无病之脉，尺部脉象较关脉略显小弱，并伴有呕吐、不能食等症状，无外感寒热表现。妊娠2个月左右，本尺脉多滑，而今阴脉小弱，为胎元初结，经血渐蓄，归胞养胎，胎气未盛，阴血相对不足所致。妊娠初期一系列生理变化易引起体内阴阳气血一时性失调，冲脉之气较盛，上逆犯于胃，故不能食，严重者甚至出现呕逆。此妊娠呕吐轻证，故用桂枝汤调阴阳，和脾胃，平冲逆。

【方药解析】方中桂枝辛甘而温，透营达卫，为君药；芍药酸苦而凉，益阴敛营，为臣药；君臣相合，共调营卫，相须为用。生姜辛温，平冲降逆，大枣甘平，益气和中，共为佐药。炙甘草甘温和中，助桂芍调和营卫，兼调和诸药，为佐使之用。桂枝汤具有滋阴和阳，调和营卫之功。

【方证归纳】

主症：育龄妇女停经之后，平脉尺脉小弱，其人呕不能食。

病机：营卫失和。

治法：调阴阳，和脾胃，平冲逆。

方剂：桂枝汤。

方义：用桂枝汤调阴阳，和脾胃，平冲逆。

【验案解析】

案例一：秦某，女，29岁，工人，已婚，妊娠2个月，症见恶心呕吐，择食厌食，恶风，发热，身倦乏力，汗多，舌淡苔白，脉浮缓。10多天来经用中西医治疗（镇吐、止呕、和胃）等未能取效，亦按妊娠恶阻治疗，症状未减，反而呕吐诸证愈加频繁，曾3次因休克住院治疗（输氧、补液），后经会诊，仍从妊娠恶阻，营卫气血失和论治。初诊1979年10月23日。急用方药：桂枝15克，白芍15克，生姜3克，大枣30克，炙甘草12克，竹茹12克，黄芩10克，紫苏梗15克，2剂。2日后复诊：呕吐止，饮食已进1~3两稀粥，舌淡苔白，脉渐有力，仍以桂枝汤加黄芩15克两帖，病逐告愈，后来随访，妊娠足月分娩，顺产一男婴。（晏友君.桂枝汤在妇科的运用[J].光明中医，2007（2）：63-64.

按语：患者妊娠早期，症见恶心呕吐、择食厌食、恶风、发热、身倦乏力、汗多、舌淡苔白、脉浮缓。证属营卫失和，故予桂枝汤加味以调阴阳、和脾胃、平冲逆。服药2剂后，呕吐止，舌淡苔白，脉渐有力，以桂枝汤加黄芩调和阴阳兼安胎。

案例二：王某，女，24岁，社员，1971年6月初诊。妊娠月余，呕吐频频数天，饮食甚少。2周后，神疲体怠，在当地求治于中医数人，服中药10余剂，乏效。继在某地区医院接受西医治疗，住院3天，静脉点滴葡萄糖、维生素C、林格液，以及口服维生素E等药，仍呕吐不止。故邀余诊。患者主诉"呕恶冲心难忍"，近几天来阵阵腹痛。诊其面色不华，精神不安，语声无力，舌质舌苔无明显变化，脉象弦数，小便黄，大便干。细询之，患者言：对冷热饮食均无食欲，强食之则食入即吐，不食亦觉"胎气上攻心口"。余索病家所服之中药方数首视之。为小半夏加茯苓、黄连温胆汤、丁香柿蒂汤等。余思，前医不效，应归咎于冲气上逆，非降逆平冲，不能止呕。遂书方：桂枝、芍药各10克，竹茹、生姜各9克，大枣3枚，炙甘草3克。暂投1剂，以探消息。5天后，患者来告：服1剂后，自觉心中安定，呕吐有所减轻。自照原方连用3剂，现呕吐已止，腹痛除，胎气安。（裴永清.桂枝汤治妊娠恶阻[J].新中医，1984（4）：12-21.）

按语：患者妊娠呕吐，腹痛，面色不华，精神不安，语声无力，舌质舌苔无明显变化，脉象弦数，小便黄，大便干。证属冲气上逆之妊娠恶阻，故予桂枝汤以降逆平冲，加竹茹以清热和胃、降逆止呕，3剂诸症悉除。

【医家选注】

清·尤怡："平脉，脉无病也。即《内经》身有病而无邪脉之意。阴脉小弱者，初时胎气未盛，而阴方受蚀，故阴脉比阳脉小弱，至三四月经血久蓄，阴脉始强，《内经》所谓手少阴脉动者妊子，《千金》所谓三月尺脉数是也。其人渴，妊子者，内多热也，一作呕，亦通。今妊妇二三月，往往恶阻有能食是已。无寒热者，无邪气也。夫脉无故而身有病，而又作寒热邪气，则无可施治，惟宜桂枝汤和调阴阳而已。"（《金匮要略心典》）

【临床应用】

辨证要点：妊娠早期不能食，口渴但饮水不多，或恶心呕吐，神疲体倦，舌淡红、苔薄白，脉象无明显异常。

本方除适用于妊娠恶阻外，还可用于滑胎、妊娠瘾闭等见本方证者。

桂枝茯苓丸
（妇人妊娠病脉证并治第二十　2条）

【方证原文】妇人宿有癥病，经断未及三月，而得漏下不止，胎动在脐上者，为癥痼害。妊娠六月动者，前三月经水利时，胎也。下血者，后断三月，衃也。所以血不止者，其癥不去故也，当下其癥，桂枝茯苓丸主之。（2）

桂枝茯苓丸方：

桂枝　茯苓　牡丹（去心）　桃仁（去皮尖，熬）　芍药各等分

上五味，末之，炼蜜和丸，如兔屎大，每日食前服一丸。不知，加至三丸。

【方证释义】本条论述妊娠与癥病的鉴别及癥病漏下的证治。由"妇人宿有癥病"至"为癥痼害"，主要叙述瘀血内结的癥积为害。妇人素有瘀血内结之癥病，初起并未影响月经，但随着病情的不断发展，逐渐影响正常月经，而致经水不利。倘若妇人停经不到3个月，今又忽然漏下不止，似有胎动在脐上，此并非为真正的妊娠胎动，而是癥病阻碍气机，气行不畅之象，即"为癥痼害"。一般妊娠胎动多在受孕5个月以上出现，而今经断尚未及3个月，不应有胎动之感，更不应有胎动在脐上，其部位应在脐下。从"妊娠六月动者"至"后断三月，衃也"，进一步说明妊娠与癥病区别之处。经停6个月而自觉有胎动者，如果其受孕前3个月月经正常，受孕后胞宫又逐月增大，按之柔软不痛，即为胎孕；若前三个月经水异常，后3个月经停不行，胞宫也未按月增大，按之疼痛，见漏下不止，此属"衃"，为瘀积所致。"所以血不止者，其癥不去故也，当下其癥"，进一步阐释癥病下血的原因及治法。瘀血内结之癥病日久，可影响月经而导致漏下不止，癥不去则漏不止。即使是妊娠，如癥病不去，胎亦不安，故云"当下其癥"。桂枝茯苓丸为消瘀化癥之剂，可祛瘀生新，漏止胎方安。

【方药解析】方中桂枝温通血脉行瘀滞，茯苓健脾渗湿利水，可助瘀血下行，两药相合，共为君药；丹皮、桃仁活血化瘀消癥，为臣药；芍药调通血脉，养血和营，祛瘀不伤新血，为佐药；白蜜为丸，可缓和祛瘀之力，为使药。五药相合，破癥行瘀，调和营卫，瘀去则漏下恶血自除。

【方证归纳】

主症：月经前后无定期，血色紫暗有块，腹部刺痛有包块。

病机：瘀血内阻，血不归经。

治法：化瘀消癥。

方剂：桂枝茯苓丸。

方义：桂枝、芍药通调血脉，牡丹皮、桃仁活血化瘀，茯苓渗湿利水。

【验案解析】

案例一：刘某，女，30岁，已婚，农民，1998年12月16日初诊。右下腹疼痛反复半年余，加重10余天，疼痛拒按，面色晦黯，肌肤乏润，头昏乏力，月经淋漓不净，舌质淡红、边有瘀点，脉沉涩。B超示：右侧输卵管炎性包块8.0厘米×3.3厘米。治拟活血散结，破瘀消癥，佐以益气，予桂枝茯苓丸加味。处方：桂枝10克，茯苓15克，牡丹皮6克，桃仁6克，赤芍10克，大血藤20克，黄芪20克，刘寄奴10克，延胡索6克，穿山甲5克。每日1剂，连服1个月后，自觉右侧下腹疼痛明显减轻，精神较佳，面转红润，于1999年1月25日经净后复查B超，示：右侧附件炎性包块，约4.2厘米×2.8厘米。续守原方服用1个月，右下腹痛完全消失，经期正常，神清气爽。于1999年2月23日经净后复查B超，提示：子宫附件正常。（江

南.桂枝茯苓丸加味治附件炎性包块98例[J].江西中医药，2000（4）：25.）

按语： 患者主症右下腹疼痛反复半年余，加重10余天。现症见：腹痛拒按，面色晦黯，肌肤乏润，月经淋漓不净，舌质淡红、边有瘀点，脉沉涩。且B超显示右侧输卵管炎性包块，诊断为癥瘕，瘀血内阻、血不归经证，治当活血散结、破瘀消癥，因患者病久消耗正气，头昏乏力，应当佐以益气，故予桂枝茯苓丸加大血藤、刘寄奴、延胡索、山甲珠增强活血之力，加黄芪补中益气，连服2个月，右下腹痛、肿块皆完全消失。

案例二： 患者，女，36岁，2007年4月21日初诊。主诉：月经量多、经期延长半年。现病史：半年来月经量多，每次月经提前数天，经行7~9天方才干净，行经前几天颜色黯，有血块。面色萎黄，平时有头晕、心慌、乏力、腰酸等不适，带下不多，大便干，就诊时月经第5天，量已少，有小血块。舌质黯红，舌苔薄白，脉沉涩。超声检查：子宫多发肌瘤，最大者13毫米×11毫米。西医诊断：子宫肌瘤。中医诊断：月经过多、癥瘕，证属瘀阻胞宫，血不归经。治以活血化瘀，软坚散结，兼以补肾固冲。以桂枝茯苓丸加味治疗。处方：桂枝10克，茯苓15克，桃仁10克，赤芍15克，牡丹皮15克，穿山甲10克，皂角刺30克，三棱10克，莪术10克，刘寄奴15克，丹参20克，藕节炭30克，茜草10克，乌贼骨15克，续断30克，杜仲15克，甘草5克。6剂，水煎服，每日1剂。2007年4月28日二诊：述服上药3剂后月经停止，腰酸、乏力等减轻，舌质淡，苔薄白，脉沉细。继上方去藕节炭、茜草、乌贼骨，加党参15克，金银花20克，何首乌15克。10剂，水煎服，每日1剂。2007年5月19日三诊：服药后无明显不适，大便不干，月经较上次提前2天来潮，现在月经第6天，量已不多，偶有腰酸、腹胀，舌质淡，舌苔薄白，脉细。上方加乌药10克，加强消癥之力，20剂，嘱月经干净3天开始服用。2007年6月23日四诊：就诊时月经已过，行经持续7天，量中等，无其他不适，仍以上方为主，稍作调整，连续服用3个月后随访，月经量和行经时间正常，肌瘤消失。（露红.王自平教授运用桂枝茯苓丸加减治疗妇科病症经验[J].中医研究，2015，28（8）：45-48.）

按语： 患者月经提前，量多，血块，面色萎黄，伴头晕、心慌、乏力、腰酸等不适，舌质黯红，舌苔薄白，脉沉涩。超声检查显示子宫多发肌瘤，属中医癥瘕（瘀阻胞宫，血不归经，兼肾气虚），予桂枝茯苓丸加味以化瘀消癥、补肾固冲。服药3剂后，月经停止，腰酸、乏力等减轻，舌质淡，苔薄白，脉沉细。因月经停，故去藕节炭、茜草、乌贼骨止血之品，加党参以补气，金银花、何首乌缓解便干。10剂后大便如常，月经较上次提前2天来潮，量已不多，偶有腰酸、腹胀，舌质淡，舌苔薄白，脉细，上方加乌药加强消癥之力。20剂诸症悉减，效不更方，连服3个月后，肌瘤消失。

【医家选注】

清·徐彬："药用桂枝茯苓丸者，桂枝、芍药一阳一阴，茯苓、丹皮一气一血，调其寒温，扶其正气。桃仁以之破恶血，消癥癖，而不嫌伤胎血者，所谓有病则病当之也。且癥之初必因寒，桂能化气而消其本寒。癥之成必挟湿热为窠囊，苓渗湿气，丹清血热。芍药敛肝血而扶脾，使能统血，则养正，即所以去邪耳。然消癥方甚多，一举两得莫有若此

方之巧矣。每服甚少而频，更巧。要知癥不碍胎，其结原微，故以渐磨之。"（《金匮要略论注》）

【临床应用】

辨证要点：一是素有癥病史，如常见小腹胀满疼痛，或有癥块；二是经行异常，如闭经数月后又出现漏下不止；三是伴下血色暗夹块及舌质紫暗等瘀血症状。病机与瘀血阻滞，兼湿滞或痰瘀互结有关的病证，都可用本方化裁治疗。

附子汤
（妇人妊娠病脉证并治第二十 3条）

【方证原文】妇人怀娠六七月，脉弦发热，其胎愈胀，腹痛恶寒者，少腹如扇，所以然者，子脏开故也，当以附子汤温其脏。方未见。（3）

【方证释义】本条论述妊娠阳虚寒盛腹痛的证治。妇人妊娠六七个月时，忽然出现脉弦发热，自觉胎胀显著加重，腹痛恶寒，少腹作冷，如有风吹之感，其病机为肾阳亏虚，不能温煦胞宫，阴寒内盛，寒凝气滞，故见胎胀。弦脉主寒、主痛，故见腹痛恶寒。其证发热非外感所致，亦非真热，乃为虚阳外浮之假热。故用附子汤温阳散寒，暖宫安胎。

【方药解析】该方有方名而未见方药，后世医家更倾向是《伤寒论》少阴篇的附子汤。方中附子辛热有毒，恐有破坚堕胎之弊，为妊娠忌药，仲景之所以使用，是遵循《黄帝内经》"有故无殒，亦无殒"之意，但临床使用必须斟酌慎重，方能有故无殒。

【方证归纳】

主症：妊娠腹冷痛，形寒怕冷，腹胀，舌淡，苔白润，脉弦无力。

病机：阳虚阴盛，胞胎失于温养。

治法：温阳散寒，暖宫安胎。

方剂：附子汤。

方义：原方未见，但后世医家多主张用《伤寒论》附子汤（炮附子二枚，茯苓、芍药各三两，白术四两，人参二两）。

【验案解析】

案例：王某，女，35岁。经产妇，怀孕7个月，忽感腹部疼痛绵绵不休，经多方治疗，痛反益甚。余诊时已延月余，畏寒，腹部更甚，口中和，喜热饮，泛清涎，脉弦而无力。先以逍遥散加味治之，无效。不得已乃用《伤寒论》附子汤原方：制附子15克，茯苓15克，党参25克，白术25克，白芍15克。连服3剂而愈。至期产1男婴，甚壮。（刘长天.略谈妊娠用附子的体会并兼论妊娠禁忌药[J].辽宁中医杂志，1980（4）：15.）

按语：患者怀孕7个月，腹部疼痛绵绵不休，伴畏寒，腹部更甚，口中和，喜热饮，泛清涎，脉弦而无力。证属腹痛之阳虚阴盛、胎失温养，故予附子汤以温阳散寒，暖宫安胎，3剂而愈。

【医家选注】

清·尤怡："脉弦发热，有似表邪；而乃身不痛而腹反痛，背不恶寒而腹反恶寒、甚至少腹阵阵作冷，若或扇之者然；所以然者，子脏开不能合，而风冷之气乘之也。夫脏开风入，其阴内盛，则其脉弦为阴气，而发热且为格阳矣。胎胀者，胎热则清，寒则胀也。附子汤方未见，然温里散寒之意，概可推矣。"（《金匮要略心典》）

【临床应用】

辨证要点：妊娠六七月后，腹痛，伴少腹阵阵作冷、腹胀、畏寒肢冷，舌淡苔白润，脉弦无力等。

本方适用于妊娠腹痛、子肿、先兆流产等见本方证者。

胶艾汤
（妇人妊娠病脉证并治第二十　4条）

【方证原文】 师曰：妇人有漏下者，有半产后，因续下血都不绝者，有妊娠下血者。假令妊娠腹中痛，为胞阻，胶艾汤主之。（4）

芎归胶艾汤方：

　川芎　阿胶　甘草各二两　艾叶　当归各三两　芍药四两　干地黄六两

上七味，以水五升，清酒三升，合煮，取三升，去滓，内胶，令消尽，温服一升，日三服。不差，更作。

【方证释义】 本条论述妇人三种常见冲任虚寒下血的证治。常见妇人下血之证有三：一为经水淋漓不断之漏下；二为半产后下血不止；三为妊娠胞阻下血。此三种下血虽然病证不同，但其总病机均为冲任亏虚，阴血不能内守。因冲为血海，任主胞胎，冲任亏虚不固，难以制约经血，故出现漏下或小产后下血不止。冲任虚损，胎失所系，则出现妊娠下血，腹中疼痛等症状。上述三种情况均可用胶艾汤治疗，属于异病同治典范，其功效为调补冲任，固经养血。

【方药解析】 方中阿胶补血止血，艾叶温经止血，干地黄、芍药、当归和川芎养血和血，甘草调和诸药，清酒助行药力。诸药合用，共奏养血止血、暖宫调经、安胎、调补冲任之功。

【方证归纳】

主症：妇人下血色淡，腹痛隐隐，喜温喜按，神疲乏力，头晕目眩，舌淡，脉细。

病机：冲任虚寒，阴血不能内守。

治法：调补冲任，固经养血。

方剂：胶艾汤。

方义：阿胶补血止血；艾叶温经止血；干地黄、芍药、当归、川芎养血和血；甘草调和诸药；清酒助行药力。

【验案解析】

案例一：陈某，女，41岁，2008年4月7日初诊。患者劳累后此次月水一月二潮，末次月经2008年3月27日，经水量少，色淡质稀，淋漓不断10余日，伴神疲气短，面色㿠白，腰酸肢倦，纳谷不馨。舌淡胖，脉虚细。诊为崩漏。治宜益气摄血，固冲止血。予胶艾汤加味：阿胶、白芍、熟地黄各12克，当归、杜仲、白术、黄芪各9克，艾叶炭、甘草各6克。3剂后淋漓即净，但纳谷未馨，去艾叶炭、熟地黄，入怀山药、炒扁豆各12克。续服5剂后，面色渐润，食欲转佳。随访1年，经讯如常。（苑淑肖.胶艾汤妇科应用验案举隅[J].浙江中医杂志，2010，45（8）：615.）

按语：患者劳累后导致月经一月二潮，量少，色淡质稀，淋漓不断10余日，病属崩漏；伴神疲气短，面色㿠白，腰酸肢倦，纳谷不馨，舌淡胖，脉虚细，证属冲任亏虚、阴血不能内守。治予胶艾汤加味以益气摄血，固冲止血，3剂后淋漓即净，但纳谷未馨，故去艾叶炭、熟地黄，入怀山药、炒扁豆健脾益气，5剂痊愈。

案例二：刘某，女，24岁，工人，结婚2年，婚后未采取任何避孕措施，分别于1996年2月和1996年9月流产两胎，均为孕80天左右时流产。末次月经1997年3月2日，已停经48天，查尿妊试验为阳性。入院前两天因劳累后出现阴道少许出血，色淡红，腰酸痛，小腹略感坠痛。入院时上述症状仍在，面黄少华，肢软乏力，轻度恶心，纳食一般，小便正常，大便略结，舌质淡红，苔薄黄，脉细滑。证属血虚肾亏，冲任不固。即予胶艾合剂（阿胶、艾叶炭、当归身、白芍、熟地黄、川芎、炙甘草、菟丝子、桑寄生、川续断、黄芩）30毫升口服，每天3次。服药3天，阴道出血即止，腹部坠感消失。继续给予胶艾合剂30毫升，每天2次，口服。服药15天，患者阴道一直无出血，腰腹不痛，早孕反应存。B超检查示：早孕存活。改为胶艾合剂20毫升，每天2次，口服，持续1个月，症状完全消失。出院时已孕3月余，B超示胎儿存活。1年后随访，足月顺产一女婴，生长发育均正常。（王敏等.胶艾合剂治疗先兆流产临床疗效观察[J].时珍国医国药，2000（5）：452.）

按语：患者两次妊娠后自然流产，本次怀孕后出现阴道少许出血，色淡红，腰酸痛，小腹略感坠痛，有流产之象。面黄少华，肢软乏力，轻度恶心，纳食一般，小便正常，大便略结，舌质淡红，苔薄黄，脉细滑。证属血虚肾亏，冲任不固。故予胶艾汤加菟丝子、桑寄生、川续断、黄芩以补肾安胎，15天，阴道一直无出血，腰腹不痛，早孕反应存；继续服用本方1个月，症状完全消失，足月顺产女婴。

【医家选注】

隋·巢元方："漏胞者，谓妊娠数月而经水时下。此由冲脉、任脉虚，不能约制太阳、少阴之经血故也。冲任之脉，为经脉之海，皆起于胞内。手太阳小肠脉也，手少阴心脉也，是二经为表里，上为乳汁，下为月水。有妊娠之人，经水所以断者，壅之以养胎，而蓄之为乳汁。冲任气虚，则胞内泄漏，不能制其经血，故月水时下，亦名胞阻。漏血尽，则人毙也。"（《诸病源候论》）

【临床应用】

辨证要点：下血色浅淡、质稀，或伴腹痛，喜温喜按，头晕目眩，肢冷，舌淡，脉细等。

本方适用于崩漏、产后恶露不绝、胎漏等妇科出血疾病见本方证者。

当归芍药散

（妇人妊娠病脉证并治第二十　5条）

【方证原文】妇人怀妊，腹中疞痛，当归芍药散主之。（5）

当归芍药散方：

当归三两　芍药一斤　茯苓四两　白术四两　泽泻半斤　川芎半斤一作三两。

上六味，杵为散，取方寸匕，酒和，日三服。

【方证释义】本条论述妊娠肝脾失和腹痛的证治。妊娠腹痛原因较多，本条仅单指腹中急痛，需以方测证，反推可知此妊娠腹痛是由于肝脾不和，湿阻气郁血滞所致。妊娠时血聚于胞宫以养胎，若肝血不足，失于条达，则气郁、血行迟滞；若脾气不足，失于运化则生湿。肝脾失和，影响胎儿血供，致腹中拘急、绵绵作痛的症状。治以当归芍药散养血疏肝，健脾利湿。

【方药解析】方中芍药，补养肝血敛阴，缓急止痛，重用为君药；白术甘苦而燥，健脾燥湿，为臣药；君臣相合，养肝扶脾；川芎条达肝气，活血行气，当归养血活血，助芍药调肝养血，助川芎活血调肝；泽泻渗利湿浊，茯苓健脾除湿，共助白术健脾祛湿，共为佐药。诸药合用，肝血足则气条达，脾运健则湿亦除。

【方证归纳】

主症：妊娠腹中痛，兼小便不利，下肢浮肿，心情不畅。

病机：肝脾不和，气滞血瘀湿阻。

治法：调和肝脾，养血渗湿。

方剂：当归芍药散。

方义：芍药重用敛养肝血，缓急止痛，当归助芍药补养肝血，川芎行血中之滞气，泽泻用量亦较重，意在渗利湿浊，白术、茯苓健脾除湿。

【类证类方】

类证：本方与附子汤均治疗妊娠腹痛，但主症、病机与治法均不同。其中附子汤证症见腹痛恶寒，少腹如扇，其胎愈胀，脉弦，发热；当归芍药散证症见腹拘急，绵绵作痛，伴头昏，面唇少华，或肢肿，小便不利；附子汤证病机肾阳不足，阴寒内盛，当归芍药散证肝脾失调，气郁血滞湿阻；附子汤证治法为温阳散寒，暖宫安胎，当归芍药散证治法为养血调肝，健脾渗湿，鉴别见表19-1。

表19-1　附子汤证与当归芍药散证鉴别表

证名	附子汤证	当归芍药散证
症状	妇人怀娠六七月，腹痛恶寒，少腹如扇，其胎愈胀，脉弦发热	妇人怀娠，腹中疞痛
腹痛特征	少腹冷痛	少腹拘急，绵绵作痛
病机	阳虚阴寒之气内盛	血虚兼夹水气内停
治则	温脏回阳	养血利湿
方剂	附子汤	当归芍药散
条文	二十篇3条	5条

【验案解析】

案例一：宋某，女，26岁。怀孕7个月，时感腹中拘急，绵绵作痛，食欲不振，双下肢水肿已月余，按之凹陷不起，舌淡苔白润，脉弦滑。系妊娠肝脾不和的腹痛证，用当归芍药散改散为汤：当归9克，芍药24克，川芎6克，茯苓15克，泽泻15克，白术12克。5剂后腹痛消失，双下肢浮肿渐退，继服3剂，诸症悉除。足月顺产1子。（李翠萍，马文侠.《金匮》方治疗妇科肝病举隅[J].国医论坛，1987（4）：38.）

按语：患者怀孕7个月，见腹中拘急、绵绵作痛，伴食欲不振、双下肢浮肿已月余、按之凹陷不起、舌淡苔白润、脉弦滑。证属肝脾不和、气滞血瘀湿阻，予当归芍药汤调和肝脾、养血渗湿，8剂痊愈，足月顺产男婴。

案例二：王某，女，45岁，工人，1995年11月2日初诊。患者述近半年每经前周身浮肿。现症见周身水肿，胸胁胀满，头晕乏力，舌淡苔白，边有齿痕，脉弦缓。诊为经行浮肿，证属肝郁脾虚，水湿内停，气滞血阻，拟疏肝健脾，理气活血，利水通经。方用当归芍药散加味：当归18克，赤芍12克，川芎10克，茯苓15克，白术12克，泽泻15克，天仙藤15克，益母草15克，泽兰叶12克，川牛膝15克。3剂，水煎服，每日1剂。二诊：患者述服上方第2剂后，月经来潮，诸症减轻，效不更方，继服3剂，嘱其每次月经前服上方3~6剂，连服3个周期，半年后随访，诸症消失，未见复发。（姜云天，龚长根，彭江.当归芍药散临床新用[J].中医药研究，1998，14（3）：44-45.）

按语：患者经前周身水肿半年，伴胸胁胀满，头晕乏力，舌淡苔白，边有齿痕，脉弦缓。证属肝郁脾虚、水湿内停、气滞血阻，治予当归芍药散加天仙藤、泽兰叶、益母草、川牛膝通经利水，服药2剂，恰逢月经来潮，诸症减轻。效不更方，嘱患者每次月经前服3~6剂，连服3个周期痊愈。

【医家选注】

清·尤怡："按《说文》疞音绞，腹中急也，乃血不足而水反侵之也，血不足而水侵，则胎失其所养，而反得其所害矣，腹中能无疞痛乎，芎、归、芍药，益血之虚；苓、术、泽泻，除水之气；赵氏曰，此因脾土为木邪所客，谷气不举，湿气下流，搏于阴血而痛，故用

芍药多他药数倍，以泻肝木，亦通。"（《金匮要略心典》）

【临床应用】

辨证要点：少腹拘急，绵绵作痛，伴头晕、面唇少华、纳少、体倦、小便不利，舌淡苔白润，脉弦细。

本方适用于妇科、内科、五官科等符合上述证机的疾病，如痛经、月经前后诸症、胎水肿满等。

干姜人参半夏丸
（妇人妊娠病脉证并治第二十　6条）

【方证原文】妊娠呕吐不止，干姜人参半夏丸主之。（6）

干姜人参半夏丸方：

干姜　人参各一两　半夏二两

上三味，末之，以生姜汁糊为丸，如梧子大，饮服十丸，日三服。

【方证释义】本条论述恶阻重证的证治。恶阻属于妇女妊娠常见反应，多由妊娠时胃气虚弱，冲气较盛上逆所致，一般持续时间不长，多不需特殊治疗可自然缓解。本证见呕吐不止，持续时间长，当属恶阻之重证。以方测证可以推断其病机为脾胃虚寒，寒饮上逆，胃失和降，致呕吐不止，且应多呕吐清水涎沫，故宗"有故无殒"之意，用干姜人参半夏丸治疗以温中散寒，蠲饮降逆止呕。

【方药解析】方中干姜温中散寒，人参扶正补虚，半夏、生姜汁化饮降逆，和胃止呕。四药合用，共奏温中散寒，化饮降逆之功。

【方证归纳】

主症：妊娠恶阻，恶心，呕吐，吐物清水，口不渴，倦怠嗜睡，舌质淡，苔白滑，脉沉滑无力。

病机：脾胃虚寒、痰饮上逆。

治法：温胃益气，降逆止呕。

方剂：干姜人参半夏丸。

方义：干姜温中散寒；人参大补元气以扶正；半夏、姜汁化饮降逆。

【类证类方】

类证：本方与桂枝汤均可用于恶阻，但有病情轻重之别，干姜人参半夏丸证主要脉症为妊娠呕吐不止，多呕吐清水涎沫，口淡不渴，舌淡苔白滑，属恶阻重证；其病机为寒饮中阻，脾胃虚寒，治法为温中散寒，化饮降逆；桂枝汤证主要脉症为妊娠不能食，无寒热，口渴但饮水不多，或呕逆，阴脉小弱，属恶阻轻证；其病机为胃气虚弱，阴阳失调，治法为调和阴阳，平冲降逆。

类方：干姜人参半夏丸与大建中汤、人参汤组成均有干姜、人参，可温中补虚，但其适用的疾病有别，鉴别见表19-2。

表19-2　干姜人参半夏丸与大建中汤、人参汤鉴别表

方名	药物用量							功用		症状	病机
	干姜	人参	蜀椒	饴糖	半夏	甘草	白术	共同点	不同点		
干姜人参半夏丸	一两	一两			二两			温中补虚	蠲饮止呕	妊娠呕吐不止（呕吐清水或涎沫，伴有口淡不渴，头眩心悸，倦怠嗜卧，舌淡苔白滑，脉弦或细滑）	胃虚寒饮，气机上逆，胃失和降
大建中汤	四两	二两	二合	一升					散寒止痛	心胸中大寒痛，呕不能饮食，腹中寒，上冲皮起，出见有头足，上下痛而不可触近	脾胃阳衰，中焦寒盛，寒气上冲
人参汤	三两	三两				三两	三两		振奋阳气	胸痹心中痞，留气结在胸，胸满，胁下逆抢心（兼见四肢不温，倦怠少气，语声低微，大便溏泄，舌淡，脉迟无力）	中焦阳气衰减，寒凝气滞

【验案解析】

案例：黄某，女、27岁，农民，1992年12月17日诊。停经2月，食欲渐减，头昏，精神疲惫。晨起恶心呕吐，或吐痰涎，或吐宿食。自以为呕吐是妊娠反应，未服药。延时月余，渐至水饮不入，食入即吐，呕吐痰涎清水，故来就诊。诊脉虽细但滑象明显，面色苍白，形瘦肢冷。脘痞不舒，舌淡苔薄白而润。此脾胃虚寒，痰饮内阻，浊气上逆之象。处方：干姜6克，党参10克，半夏6克，3剂，嘱服药时取生姜汁10滴于药中，频服，药后呕吐大减，能进少量稀粥。再投原方3剂，呕吐止，食欲增。后以香砂六君子汤调治，7个月后顺产1男孩。（陈邦芝.运用仲景方治疗呕吐举隅[J].上海中医药杂志，1996（1）：18-19.）

按语：患者妊娠2月，呕吐剧烈，水饮不入，食入即吐，呕吐痰涎清水，脉细但滑象明显，面色苍白，形瘦肢冷，脘痞不舒，舌淡苔薄白而润。此由脾胃虚寒、寒饮上逆所致。治予干姜人参半夏汤，加生姜汁10滴，以温胃益气、降逆止呕，3剂诸症减轻，呕吐止，遂予香砂六君子汤益气健脾安胎善后。

【医家选注】

清·魏念庭："妊娠呕吐不止者，下实上虚，上虚胸胃，必痰饮凝滞而作呕吐，且下实气必逆而上冲，亦能动痰饮而为呕吐，主之以干姜人参半夏丸。方用干姜温益脾胃，半夏升降逆气、人参补中益气，为丸缓以收补益之功、用治虚寒之妊娠家，至善之法也。"（《金匮要略方论本义》）

清·尤怡："此益补虚温胃之法，为妊娠中虚而寒饮者设也。夫阳明之脉，顺而下行者也，有寒则逆，有热亦逆，逆则饮必从之；而妊娠之体，精凝血聚，每多蕴而成热者矣。按

《外台》方：育竹茹、橘皮、半夏各五两，生姜、茯苓各四两，麦门冬、人参各三两。为治胃热气逆呕吐之法，可补仲景之未备也。"（《金匮要略心典》）

【临床应用】

辨证要点：除见呕吐不止，呕吐物多为清水或涎沫外，常伴口淡不渴，或口渴喜热饮，纳少，头晕目眩，倦怠乏力，舌淡苔白滑，脉弦等。

本方适用于脾胃虚寒、痰饮上逆之妊娠恶阻者。

当归贝母苦参丸
（妇人妊娠病脉证并治第二十　7条）

【方证原文】妊娠小便难，饮食如故，当归贝母苦参丸主之。（7）

当归贝母苦参丸方：男子加滑石半两。

当归　贝母　苦参各四两

上三味，末之，炼蜜丸如小豆大，饮服三丸，加至十丸。

【方证释义】本条论述妊娠血虚热郁小便不利的证治。妊娠小便难指妊娠期间妇女出现小便不利、淋沥不爽等症状。但见妊娠妇女仍饮食如常，可知其病在下焦，而非在中焦。故以方测证反推，其病机为妊娠血虚热郁，气郁化燥，通调失职，兼湿热蕴结膀胱，以致小便不利，故治以当归贝母苦参丸养血开郁，清热除湿。

【方药解析】方中当归甘温质润，养血润燥；贝母清热下气解郁，以复肺之通调；苦参苦寒，清热燥湿，通淋涩。诸药合用，使血得濡养，热结解除，湿热得清，水道通调，则小便自能通利。

【方证归纳】

主症：小便不利，见小便短赤或尿急、尿频、淋漓涩痛。

病机：妊娠血虚热郁，膀胱湿热。

治法：养血开郁，清热除湿。

方剂：当归贝母苦参丸。

方义：当归养血润燥；贝母利气解郁，兼清水之上源；苦参利湿除热。

【验案解析】

案例一：张某，女，28岁，农民。孕8个月，因小便滴沥难下，小腹胀急，于1976年6月15日住院。西医诊断为妊娠尿潴留。经用抗生素、导尿等法治疗10余日，不但无效，反而出现发热等症。患者苦于导尿，故邀余会诊。症见口干苦，气短，少腹及尿道热痛，脉弦细滑数。舌质绛，苔黄腻，面赤。体温38.5℃；血常规：白细胞13000/立方毫米；尿常规：脓球（+++）、红细胞（++）、白细胞（++）。诊断为妊娠癃闭。辨证：始由膀胱湿热蕴结，气化失常，分清泌浊失司，小便滞涩难下而为癃；复因反复导尿，尿道感染，终至尿路阻塞，小便点滴不下而为闭。治宜清热解毒、利尿除湿。方选导赤散加味。6剂尽，证无转机，后投以当归贝母苦参丸治之。药用：当归12克，贝母12克，苦参12克。3剂，水煎服。三诊：体温37.5℃，小腹、尿道热痛减轻，脉细滑稍数，口干但不苦，气已不短，舌质红，苔黄腻，原方加金银花15克，败酱草30克。3剂。四诊：拔除导尿管1天，小便道，色微黄，便时微感不适。伴体倦，手足心热，脉滑细稍数，舌质红，苔微黄，余热未尽，气阴两伤。前方加太子参60克，生山药30克，鸡内金10克。3剂。五诊：体温、血象、尿检均正常，诸症悉除，出院调养。（薛璞.当归贝母苦参丸临床运用举隅[J].山西中医，1990（2）：14-16.）

按语：患者妊娠8个月，出现小便滴沥难下，伴小腹胀急，发热，面赤，口干苦，气短，少腹及尿道热痛等，皆是膀胱湿热蕴结之证，脉弦细滑数、舌质绛、苔黄腻均是佐证。然脉象弦滑之中略带细象，结合妇女妊娠期气血下蓄养胎，因此患者以血虚为本，故先方导赤散单纯清热解毒、利尿除湿，而忽视血虚之本，因此罔效。二诊改投当归贝母苦参丸，3剂大效。三诊，体温下降，小腹、尿道热痛减轻，脉细滑稍数，口干但不苦，气已不短，舌质红，苔黄腻，加金银花、败酱草清热解毒，3剂。四诊见体倦，手足心热，脉滑细稍数，舌质红，苔微黄，为余热未尽、气阴两伤之象，方加大剂量太子参、生山药养气阴，加鸡内金以助运化，3剂痊愈。

案例二：于某某，女，26岁。自然闭经2个月，呕吐便秘半月余，恶心呕吐，日呕吐5~10次，吐物黏稠。嗜酸，但不影响进食。大便秘结，五六日不行，勉强入厕偶便出几枚干粪，病者腹中满闷不适。尿少而黄，但无尿道涩痛。舌质红，苔黄略腻，脉濡数。诊断为妊娠呕吐。其证为痰热阻于中焦，胎气上逆，胃失和降而致呕吐，予加味温胆汤2剂，呕吐缓解。唯便秘仍在，腹仍不适，舌质红，黄腻苔已通，脉仍细数。此系妊娠呕吐伤及胃阴，又胎气初结，血去养胎，阴血不足而生虚热，虚热耗津，致大便秘而不解。故用当归贝母苦参丸方，养血清热散结。重用当归40克，苦参15克，贝母10克，每日1剂，分2次服。连服4剂，大便得通，舌红转淡，腹满消失。妊娠至6个月，便秘复作，再投此方3剂，至分娩，便秘未再出现。（高永祥.当归贝母苦参丸的临床应用[J].黑龙江中医药，1991（1）：23-24.）

按语：患者适龄女性，自然闭经2个月，呕吐便秘，诊为妊娠呕吐；伴尿少而黄，但无尿道涩痛，舌质红，苔黄略腻，脉濡数，为痰热阻于中焦之证。痰热阻滞，胎气上逆，胃失和降而呕吐。给予加味温胆汤，其中二陈汤化痰降气，枳实、竹茹、黄芩、黄连等清热降逆，清解中焦痰热，乃为正治，方证契合，2剂而呕吐缓解。然便秘不解，分析乃是妊娠之时，阴血下蓄养胎，肠道津液不足以推动糟粕下行而便秘，脉细数，阴虚已生内热，应当养血润燥以清热通便，因此重用当归30克为君药，当归养肝之阴血以补妊娠阴虚之不足而治本，兼能润燥以通便，苦参清热燥湿以去下注之湿热而通淋，贝母清热开郁下气，清上以通下，三药相合，阴虚足而湿热退，故能痊愈。

【医家选注】

清·尤怡："小便难而饮食如故，则病不由中焦出，而又无腹满、身重等证，则更非水气不行，知其血虚热郁，而津液涩少也。《本草》当归补女子诸不足，苦参入阴、利窍、除伏热，贝母能疗郁结，兼清水液之源也。"（《金匮要略心典》）

【临床应用】

辨证要点：小便短赤不爽，或尿频、尿急、淋沥涩痛，舌红苔黄，脉细滑数。

本方适用于妊娠膀胱炎、妊娠尿潴留、妊娠大便难等疾病见本方证者。

葵子茯苓散
（妇人妊娠病脉证并治第二十　8条）

【方证原文】妊娠有水气，身重，小便不利，洒淅恶寒，起即头眩，葵子茯苓散主之。（8）

葵子茯苓散方：

葵子一斤　茯苓三两

上二味，杵为散，饮服方寸匕，日三服。小便利则愈。

【方证释义】本条论述妊娠水气的证治。妊娠水气即后世所称的"子肿"。此证是由于胎气的影响，膀胱气化受阻，以致水湿停聚，出现子肿。水湿盛潴留则身肿身重，水气阻遏卫阳，卫气不行，肌表失于温煦，则洒淅恶寒。湿阻清阳不升，故起则头眩。本病的关键在于膀胱气化受阻，小便不利，故治以葵子茯苓散利水通阳。

【方药解析】方中葵子滑利通窍，茯苓淡渗利水，两药合用，利水渗湿通阳。注意葵子性滑利窍，有易致堕胎之弊，故用量不宜过大，不宜长期使用。

【方证归纳】

主症：水肿身重，小便不利，头眩。

病机：胎气影响膀胱气化受阻，水湿停聚。

治法：通窍利水。

方剂：葵子茯苓散。

方义：葵子滑利通窍，茯苓淡渗利水。

【类证类方】

类证：本方与当归贝母苦参丸均治疗妊娠小便不利，当归贝母苦参丸证症见以小便难为主症，表现为小便短黄不爽，或尿频尿急，淋漓涩痛，小便灼热，小腹胀痛，葵子茯苓散证以身肿、身重为主症，伴洒淅恶寒头眩，小便不利；当归贝母苦参丸证其病机血虚热郁，虚实夹杂，葵子茯苓散证其病机胎气影响，水气内阻；当归贝母苦参丸证治法为养血开郁清热除湿，葵子茯苓散证利水通阳。

【验案解析】

案例：袁某某，23岁。1996年5月21日诊：产后次日早晨即发现小便点滴而下，渐至闭塞不通，小腹胀急疼痛。西医拟诊为膀胱麻痹，尿路感染，经用青霉素、庆大霉素、新斯的明、乌洛托品等药，治疗5天未效，无奈放置导尿管以缓解小腹胀痛之苦。闻其语音低弱，少气懒言；观其面色少华，舌质淡、苔薄白；察其脉缓弱。处方炒冬葵子（杵碎）、云茯苓、党参各30克，黄芪60克，焦白术12克，桔梗3克。第1剂服后，小便即畅通自如，小腹亦无胀急疼痛感。3剂服完，诸证悉除，一如常人。（周德清，王乃汉.葵子茯苓散在产后病中的活用实例[J].浙江中医杂志，1997（7）：309.）

按语： 女患，症见产后小便难，且语音低弱，少气懒言，面色少华，舌质淡、苔薄白，脉缓弱，是由于生产耗伤气血，膀胱气化受阻，故以葵子茯苓散为基础方，加予党参、黄芪、焦白术和桔梗健脾益气，利水通阳。

【医家选注】

清·徐彬："有水气者，虽未至肿胀，经脉中之水道已不利，而卫气挟水，不能调畅如平人矣。水道不利，则周身之气为水滞，故重；水以通调而顺行，逆则小便不利矣；洒淅恶寒，卫气不行也；起即头眩，内有水气不动，则微阳尚留于目面视明，起则厥阳之火逆阴气而上蒙，则所见皆玄故头眩。药用葵子茯苓者，葵滑其窍，而苓利其水也，下窍利则上目不壅，况蔡子淡滑属阳，亦能通上之经络气脉乎，然葵能滑胎而不忌，有病则病当之也。"（《金匮要略论注》）

清·尤怡："妊娠小便不利，与上条同；而身重、恶寒、头眩，则全是水气为病。视虚热液少者。霄壤悬殊矣。葵子、茯苓滑窍行水，水气既行，不淫机体，身不重矣；不侵卫阳，不恶寒矣；不犯清逆，不头眩矣。经曰：有者求之，无者求之，盛虚之变，不可不审也。"（《金匮要略心典》）

【临床应用】

辨证要点： 身肿身重、小便不利、洒淅恶寒，起即头眩。

本方适用于水湿内盛，气化被阻之妊娠水肿实证者。

当归散
（妇人妊娠病脉证并治第二十　9条）

【方证原文】 妇人妊娠，宜常服当归散主之。（9）

当归散方：

当归　黄芩　芍药　川芎各一斤　白术半斤

上五味，杵为散，酒饮服方寸匕，日再服。妊娠常服即易产，胎无苦疾。产后百病悉主之。

【方证释义】 本条论述血虚湿热胎动不安的治法。对于禀赋薄弱，或曾见半产、漏下之孕妇，需积极治疗以养胎、安胎。妇人妊娠，全赖气血以养胎，最需重视肝脾两脏固护，如肝血不足，脾虚生湿，易致血虚湿热，胎儿失养，从而出现胎动不安。上述诸症，治疗应以当归散调养肝脾，祛湿除热，养胎安胎。

【方药解析】 方中当归、芍药补肝养血，配伍川芎以舒血气之源；白术健脾除湿，黄芩坚阴清热，五药相合，使血虚得补，湿热得除，邪去胎安。

【方证归纳】

主症：胎动不安，时时腹痛，带下黄稠，舌苔黄腻。

病机：肝血不足，脾失健运，血虚湿热。

治法：养血健脾，清化湿热。

方剂：当归散。

方义：当归、芍药补肝养血，川芎补而不滞，白术健脾除湿安胎，黄芩坚阴清热安胎。

【类证类方】

类证：当归散和白术散都为去病安胎之剂，白术散证症状特点及病机为体型肥胖，胎动不安，属脾虚寒湿；当归散证症状特点及病机为体型偏瘦，胎动不安，属湿热血虚；白术散证治法为温中除湿，健脾安胎，重在健脾；当归散证治法为养血健脾，清热除湿，重在补血安胎。

类方：当归散与当归芍药散组方均有当归、芍药、川芎和白术，均可治疗妊娠腹痛，病位在肝脾，但当归芍药散以止痛安胎为主，当归散以清化湿热为主，鉴别见表19-3。

表19-3　当归芍药散与当归散鉴别表

方名	药物用量							功用		症状	病机
	当归	芍药	川芎	白术	茯苓	泽泻	黄芩	共同点	不同点		
当归芍药散	三两	一斤	半斤	四两	四两	半斤		健脾利湿养血疏肝	止痛安胎为主调和肝脾	妇人怀娠，腹中绞痛	肝脾失调，气血郁滞
当归散	一斤	一斤	一斤	半斤			一斤	健脾利湿养血疏肝	清化湿热为主养血健脾	妇人妊娠，宜常服当归散	肝血不足，脾失健运，湿热内阻

【验案解析】

案例一：汪某，女，30岁，工人，1983年9月10日初诊。结婚3年内流产5次，既往流产时间为60~70天，末次流产期1983年2月16日，来诊时已停经42天，尿妊娠试验阳性，因恐惧紧张而来本院要求用中药保胎。症见头昏乏力，心悸口干，纳差，苔薄黄，脉弦滑。予以当归、白术、黄芩、续断、麦门冬各10克，白芍、茯苓、太子参、阿胶各12克，桑寄生、菟丝子各15克，川芎5克。每周服3剂，至3个月时停药。于1984年5月顺产1女婴。（赵荣胜.中药防治习惯性流产11例[J].湖北中医杂志，1985（6）：21.）

按语：患者既往有多次流产，目前妊娠早期前来保胎。现症见：头昏乏力，心悸口干，纳差，苔薄黄，脉弦滑。证属肝血不足、脾失健运、血虚湿热，故予当归散补养肝血、健脾祛湿，加太子参、麦门冬、阿胶、续断、桑寄生、菟丝子，增强补益肝脾安胎之效，嘱咐每周服3剂，至3个月时停药，足月产女。

案例二：某女，30岁。结婚3年，已有2次流产，每次流产均在停经50天左右，现闭经40天，自觉腰酸、腹痛下坠伴恶心、呕吐、阴道流血。妇科诊断为先兆流产。经肌注黄体酮、口服维生素E均无效，来中医求治。查：面色㿠白，舌质淡，苔薄白，脉滑无力，诊为脾肾两虚，阴血不足。以加味当归散加竹茹15克、砂仁10克，水煎服，每日1剂。服药8剂后上述症状消失，巩固治疗1月停药，嘱其适当休息，调情志、忌房事，随访足月顺产1女。（张丽荣.加味当归散治先兆流产27例[J].铁道医学，1998（3）：53.）

按语： 女患，曾流产2次，为脾肾亏虚、胎元不固之象。现闭经40天，出现腰酸、腹痛下坠伴恶心、呕吐、阴道流血等先兆流产症状，面色㿠白，舌质淡，苔薄白，脉滑无力，证属脾肾两虚，阴血不足，故予加味当归散加竹茹、砂仁以健脾安胎，降逆止呕。

【医家选注】

清·尤怡："妊娠之后，最虑湿热伤动胎气，故于、归、芎、芍药养血之中，用白术除湿，黄芩除热。丹溪称黄芩、白术为安胎之圣药。夫芩术非能安胎者，去其湿热而胎自安耳。"（《金匮要略心典》）

清·汪近垣："妊娠血以养胎，血为胎夺，虚而生热，是其常也。'宜常服'，谓不病亦宜常服也。当归、芍药，一动一静以养血，川芎调达肝阳，黄芩清热和阴，白术健脾胜湿，酒服方寸匕，从血分以和其肝脾也。"（《金匮要略阐义》）

【临床应用】

辨证要点： 身体瘦弱，时时腹痛，食少体倦，头晕烦热，舌淡苔黄腻，脉弦滑等。

本方适用于胎漏、带下见本方证者。

白术散

（妇人妊娠病脉证并治第二十　10条）

【方证原文】 妊娠养胎，白术散主之。（10）

白术散方：见《外台》。

白术　川芎　蜀椒各三分（去汗）　牡蛎二分

上四味，杵为散，酒服一钱匕，日三服，夜一服。但苦痛，加芍药；心下毒痛，倍加川芎；心烦吐痛，不能食饮，加细辛一两，半夏大者二十枚。服之后，更以醋浆水服之；若呕，以醋浆水服之；复不解者，小麦汁服之。已后渴者，大麦粥服之。病虽愈，服之勿置。

【方证释义】 本条论述脾虚寒湿所致胎动不安的养胎之法。本条为孕妇素体脾虚，寒湿中阻，气血生化乏源，不能供给胎儿充足的荣养，影响胎儿的发育，从而出现胎动不安的症状。以方测证反推，其可多见脘腹时痛、呕吐清涎、纳差、白带量多、苔白滑、脉滑等症，故治以白术散温中除湿、健脾安胎。

【方药解析】 方中白术健脾除湿，川芎和肝舒气，蜀椒温中散寒，牡蛎收敛固涩安胎。四药合用，共奏温中除湿，健脾安胎之功。

【方证归纳】

主症：胎动不安，兼见气虚乏力，带下清稀色白，四肢不温，食少便溏。

病机：脾气虚寒，寒湿内阻。

治法：补脾除湿，温中安胎。

方剂：白术散。

方义：白术健脾除湿，川芎和肝舒气，蜀椒温中散寒，牡蛎收敛固涩。

【类证类方】

类证：白术散证与当归散证鉴别见当归散。

【验案解析】

案例：乔某，女，25岁。2000年就诊，患者平素体质较弱，患有"慢性胃炎"，现妊娠2个月余。常觉腹中隐痛，腰腹下坠，阴道有少量出血，并时有清稀分泌物流出，伴不思饮食，恶心，面色无华，脉无力。证属脾湿重，胎气不固。治宜健脾利湿。方选白术散加味。药用：白术15克，川芎15克，煅牡蛎10克，山药15克，半夏10克，芡实10克，菟丝子15克，续断15克。服药5剂后，出血已止，余症减轻，为巩固疗效，守方3剂。诸症悉平。（刘慧玲.安胎八法运用举隅[J].甘肃中医，2006（9）：30-31.）

按语：患者平素体质较弱，既往"慢性胃炎"，目前不思饮食，恶心，面色无华，脉无力，均提示中焦脾胃虚弱，脾虚则运化水湿无力而湿浊下注，故时有清稀分泌物。脾虚不愈，日久累及于肾，加上患者妊娠2个月余气血下蓄养胎，令肾气虚甚，故腹中隐痛，腰腹下坠，阴道有少量出血，皆为肾气亏虚不固，无力收摄所致。治疗当以补脾益肾祛湿为主，方选白术散加味。白术、山药、芡实、菟丝子、续断健脾补肾以治本，气足则血摄而出血自止，加煅牡蛎收敛止血，川芎通调气血，半夏燥湿化浊以止带，标本兼顾，故能奏效，3剂痊愈。

【医家选注】

清·程林："白术主安胎为君，川芎主养胎为臣，蜀椒主温胎为佐，牡蛎主固胎为使。按瘦而多火者，宜当归散。肥而有寒者，宜用白术散，不可混施也。芍药能缓中，故若痛者加之。川芎能温中，故毒痛者倍之。痰饮在胸膈，故令心烦吐痛，不能食饮，加细辛破痰下水，半夏消痰去水，更服浆水以调中。若呕者，复用浆水服药以止呕。呕不止，再易小麦汁以和胃。呕止而胃无津液作渴者，食大麦粥以生津液。病愈服之勿置者，以大麦粥能调中补脾，故可常服，非指上药可常服也。"（《金匮要略直解》）

清·徐彬："妊娠篇凡十方，而丸散居七，汤居三。盖汤，荡也。妊娠以安胎为主，则攻补皆不宜骤，故缓以图之耳。若药品无大寒，亦不能泥膈之药，盖安胎以养阴调气为急也。"（《金匮要略论注》）

【临床应用】

辨证要点：胎动不安，兼见气虚乏力，带下清稀色白，四肢不温，食少便溏。

本方适用于脾虚而寒湿中阻见本方证者。

［王诗画］

第二十章　妇人产后病脉证治方

小柴胡汤

（妇人产后病脉证治第二十一　2条）

【方证原文】产妇郁冒，其脉微弱，呕不能食，大便反坚，但头汗出。所以然者，血虚而厥，厥而必冒。冒家欲解，必大汗出。以血虚下厥，孤阳上出，故头汗出。所以产妇喜汗出者，亡阴血虚，阳气独盛，故当汗出，阴阳乃复。大便坚，呕不能食，小柴胡汤主之。方见呕吐中。（2）

【方证释义】本条论述产妇郁冒兼便坚的脉因证治。由于产后亡血伤津，阴不涵阳，阳无以制，加之复感寒邪，邪气闭阻，偏盛阳气上逆，故出现头昏目眩，郁闷不舒，但头汗出等症状。表闭里郁，气机逆上，胃失和降，故见呕不能食的表现。血亏肠燥，则大便难。脉微弱为正虚津血不足的体现。"冒家欲解，必大汗出"，指欲使郁冒病解，应当周身汗出，以恢复阴阳相对平衡的状态。故治用小柴胡汤和解枢机，扶正达邪，以使阴阳调和，郁冒诸症悉去。

【方药解析】方中柴胡苦辛微寒，轻清升散，透达邪气，疏畅气机，重用为君药；黄芩苦寒，清泄热邪，为臣药；半夏和胃降逆止呕，生姜助半夏和胃，且制约半夏之毒，人参、大枣益气健脾，扶正祛邪，共为佐药；炙甘草甘温和中，健脾扶正，调和诸药，为佐药。诸药相合，和解枢机，扶正祛邪。

【方证归纳】

主症：郁闷不舒，头晕目眩，呕不能食，大便坚，头汗出，脉微弱。

病机：阴虚阳亢，外感寒邪，阳郁上冲。

治法：和利枢机，扶正达邪。

方剂：小柴胡汤。

方义：小柴胡汤和利枢机，扶正达邪，使阴阳调和则郁冒诸症可解。

【类证类方】

类方：小柴胡汤与大柴胡汤、黄芩加半夏生姜汤对比，组方中均有黄芩、半夏、生姜、大枣，共同功效为和解少阳；小柴胡汤在此基础上增加柴胡、人参、甘草，清解少阳，以和胃降逆为主，适用于热郁少阳，邪热迫胃，胃气上逆所致呕而发热，伴有口苦、咽干、胸胁苦满等症。大柴胡汤在此基础上增加柴胡、芍药、枳实、大黄，和解少阳，以泻下里实为主，适用于实邪在里而连及少阳所致腹满，按之心下满痛，并旁及两胁，尚可见郁郁微热，胸胁苦满，寒热往来，舌苔黄，脉弦有力等症。黄芩加半夏生姜汤在此基础上增加炙甘草、芍药，清热止利，以和胃降逆为主，适用于邪热上扰于胃，下迫于肠所致干呕而利，兼身热口苦，舌红苔黄者。

【医家选注】

清·程林："白术主安胎为君，川芎主养胎为臣，蜀椒主温胎为佐，牡蛎主固胎为使。按瘦而多火者，宜当归散。肥而有寒者，宜用白术散，不可混施也。芍药能缓中，故苦痛者加之。川芎能温中，故毒痛者倍之。痰饮在胸膈，故令心烦吐痛，不能食饮，加细辛破痰下水，半夏消痰去水，更服浆水以调中。若呕者，复用浆水服药以止呕。呕不止，再易小麦汁以和胃。呕止而胃无津液作渴者，食大麦粥以生津液。病愈服之勿置者，以大麦粥能调中补脾，故可常服。非指上药可常服也。"（《金匮要略直解》）

清·徐彬："妊娠篇凡十方，而丸散居七，汤居三。盖汤，荡也。妊娠以安胎为主，则攻补皆不宜骤，故缓以图之耳。若药品无大寒，亦不能泥膈之药，盖安胎以养阴调气为急也。"（《金匮要略论注》）

【临床应用】

辨证要点：郁闷不舒，头晕目眩，呕不能食，大便坚，头汗出，脉微弱。

本方用于热入血室外，还可治疗妊娠恶阻、经前期紧张综合征等疾病见本方证者。

大承气汤
（妇人产后病脉证治第二十一　3条）

【方证原文】病解能食，七八日更发热者，此为胃实，大承气汤主之。方见痉病中。（3）

【方证释义】本条论述郁冒病解转为胃实的证治。产后郁冒本见呕不能食，本条服小柴胡汤后，表和汗出，郁冒病解，胃气和降之能恢复，转而饮食如常，故有"病解能食"。但如果七八日后，又出现发热，则属于余邪未尽，且与食滞相结，化燥成实所致，转为胃实之证。故治以大承气汤攻下实热，荡涤实邪。

【方药解析】大承气汤急攻实热，急下存阴。产后气血虚之人，不应拘于宜补的基本治则，要精准辨证，因病制宜，灵活应用。

【方证归纳】

主症：腹满痛，大便秘结，脉沉实，舌红苔黄燥。

病机：郁冒已解，阳明胃实。

治法：荡涤实邪。

方剂：大承气汤。

方义：大承气汤攻泄实热，荡涤实邪。

【验案解析】

案例：麦某，女，24岁。产后6日，便秘8日，发热6日，神志不清半日为主诉就诊。诊时见：发热，心烦，胸闷，颧赤，便秘，神昏谵语，舌苔黄厚而干，脉滑实有力。证属邪热内闭，阳明胃实，用大承气汤泄热攻下。处方：枳实12克，厚朴18克，大黄12克，芒硝12克。药后神渐清，谵语止，排便2次，发热、心烦、胸闷均减轻。连服3剂，各症大减，唯尚有口干，继以甘淡微凉之剂收功。（邓鹤芝.医案数则[J].广东中医，1962（7）：31.）

按语：患者产后6日，以便秘为主症，伴见发热、心烦、胸闷、颧赤、神昏谵语、舌苔黄厚而干、脉滑实有力，证属阳明热盛、腑气不通，予大承气汤荡涤实邪，1剂中病，3剂痊愈。

【临床应用】

辨证要点：腹满痛，大便秘结，脉沉实，舌红苔黄厚等。

当归生姜羊肉汤
（妇人产后病脉证治第二十一　4条）

【方证原文】产后腹中疞痛，当归生姜羊肉汤主之；并治腹中寒疝，虚劳不足。（4）

当归生姜羊肉汤方：见寒疝中。

【方证释义】本条论述产后血虚里寒的腹痛证治。产时失血过多，致产后营血不足，冲任亏虚，寒邪乘虚入里，出现血虚夹寒之腹痛。因证属虚寒，故以腹痛绵绵，喜温喜按为主要特征。治以当归生姜羊肉汤养血补虚，温中散寒。

【方药解析】羊肉乃血肉有情之品，其功效为大补气血，温中止痛；方中当归养血补虚，生姜温中散寒。全方共奏补虚养血，散寒止痛之功。

【方证归纳】

主症：腹中疞痛，其痛绵绵，喜温喜按，头晕眼花，四肢不温，恶露量少，色淡。

病机：产后血虚，寒自内生。

治法：补血散寒止痛。

方剂：当归生姜羊肉汤。

方义：羊肉大补气血，散寒止痛；当归养血补虚；生姜温中散寒。

【类证类方】

类证：本证与妇人妊娠病当归芍药散证主症同为"腹中疞痛"，但病机不同。当归芍药散证病机为肝虚血郁、脾虚湿滞，用当归芍药散养血疏肝、健脾除湿；本证病机为血虚内寒，用当归生姜羊肉汤养血补虚、温中散寒，体现了同病异治的精神。

【验案解析】

案例一：周某内人，冬日产后，少腹绞痛，诸医称为儿枕之患，去瘀之药，屡投屡重，乃至手不可触，痛甚则呕，二便紧急，欲解不畅，且更引腰胁俱痛，势颇迫切。急延二医相商，咸议当用峻攻，庶几通则不痛。余曰：形羸气馁，何胜攻击？乃临产胎下，寒入阴中，攻触作痛，故亦拒按，与中寒腹痛无异。然表里俱虚，脉象浮大，法当托里散邪，但气短不续，表药既不可用，而腹痛拒按，补剂亦难遽投。信仲景寒疝例，与当归生姜羊肉汤，因兼呕吐，略加陈皮、葱白，一服微汗而愈。（谢映庐.谢映庐医案[M].上海：上海科学技术出版社，2010：178.）

按语： 患者冬日产后，营血亏虚，寒气侵入阴中，导致少腹绞痛，诊为血虚夹寒之腹痛，故予当归生姜羊肉汤以补血散寒止痛，加陈皮、葱白和胃止呕。

案例二： 张某，23岁，1989年3月6日初诊。患者分娩时产程较长，出血量多。产后第2天，自觉少腹隐隐作痛，喜按，伴头晕，心烦胸闷。查T：36℃，P：100次/分，BP：13/8千帕。语声低怯，面色㿠白，恶露量少色淡，舌质淡、苔薄白，脉虚细。辨证属产后伤血，冲任空虚，血少气虚，血行迟滞而痛。治拟养血益气。处方：炒白芍30克，当归、麦门冬各12克，生姜、党参各15克，羊肉500克。炖服。1剂腹痛大减，2剂后腹痛消失。（史爱国，苏华荣.史怀春治疗产后腹痛验案举隅[J].山西中医，1996，6：2-3.）

按语： 本例少腹隐痛乃因产后失血过多，冲任空虚，胞脉失养所致，治用经方当归生姜羊肉汤加味，方中当归养血活血，合白芍、麦门冬养血滋阴；羊肉为血肉有情之品，既补血又补气；生姜温中，党参益气补中，有"阳生阴长"之意。药证相符，故获捷效。

【医家选注】

清·徐彬："疞痛者，缓缓痛也，概属客寒相阻，故以当归通血分之滞，生姜行气分之寒，然胎前责实，故当归芍药散内加茯苓、泽泻泻其水湿；此之产后大概责虚，故君以羊肉，所谓形不足者，补之以味也。盖羊肉补气，疞痛属气弱，故宜之。此方攻补兼施，故并治寒疝、虚损。"（《金匮要略论注》）

【临床应用】

辨证要点： 产后腹痛绵绵，喜温喜按。

本方适用于血虚寒凝所致的胃脘痛、痛经、贫血、产后身痛等。

枳实芍药散
（妇人产后病脉证治第二十一　5条）

【方证原文】 产后腹痛，烦满不得卧，枳实芍药散主之。（5）

枳实芍药散方：

枳实（烧令黑，勿太过）　芍药等分

上二味，杵为散，服方寸匕，日三服，并主痈脓，以麦粥下之。

【方证释义】 本条论述产后气血郁滞的腹痛证治。产后腹痛有虚实之分，上条病属里虚，其以腹痛绵绵，喜温喜按为特征；本条见腹痛而烦满不得卧，属里实。因腹痛烦满较剧，故见不得安卧的症状。其病机为产后气血郁滞成实，气机痹阻不通。故治以枳实芍药散破气散结，和血止痛。

【方药解析】 产后正虚，破泄不可过于峻猛，方中枳实理气散结，炒黑入血分，可行血中之气；芍药和血止痛；用大麦粥送服，能和胃安中。三药合用，气血宣通，则腹痛烦满诸症悉除。

【方证归纳】

主症：产后腹痛，烦满不得卧，脉沉弦。

病机：产后气血郁滞成实。

治法：行气散结，和血止痛。

方剂：枳实芍药散。

方义：枳实破气散结，炒黑并能行血中之气；芍药和血止痛；大麦粥和胃安中。

【类证类方】

类方：本方与四逆散均有理气止痛之功，枳实芍药散偏于散结和血，适用于产后腹痛者；四逆散偏于疏肝理脾，适用于腹痛伴后重泄利者。

【验案解析】

案例一：吴某，24岁。因产后腹痛，经服去瘀生新药而愈。继因深夜贪凉，致皮肤浮肿，气息喘急。余意腹痛虽愈，究是瘀血未尽，为今病皮肤肿胀之原因。是荣血瘀滞于内，复加外寒滞其卫气，且产后腹痛，病程已久，元气必亏。治应行血而勿伤正，补虚而莫助邪。用《金匮》枳实芍药散，以枳实行气滞，芍药行血滞，大麦粥补养正气，可算面面周到。服完后，肿消喘定，夙疾皆除。（湖南省中医药研究所.湖南省老中医医案选[M].长沙：湖南科学技术出版社，1980：221.）

按语：患者产后腹痛，经服去瘀生新药而愈。然而由于深夜贪凉，致皮肤浮肿，气息喘急。内因仍是瘀血未尽，复感外寒，证属产后气血郁滞，故予枳实芍药散，行气散结、和血止痛，大麦粥补养正气，正气充实则邪气自退，肿消喘定，夙疾皆除。

案例二：万某，女，25岁。产后10日，因孩子出生后4天患"溶血性黄疸"，产妇忧虑焦急而致心胸憋闷，心烦腹满不得卧，纳差食少，舌尖赤苔白，脉弦。此血虚气滞为患，急投枳实芍药散合酸枣仁汤加味。处方：枳实9克，白芍10克，炒酸枣仁15克，川芎9克，茯苓10克，甘草10克，当归12克，石菖蒲6克，郁金9克，合欢花15克，夜交藤15克，栝蒌15克，陈皮9克。服药3剂，诸证消失而愈。（王占玺.金匮要略临床研究[M].北京：科学技术文献出版社，1994：608.）

按语：患者产后焦虑，症见心胸憋闷，心烦腹满不得卧，纳差食少，舌尖赤苔白，脉弦。证属血虚气滞，故予枳实芍药散行气补血，合酸枣仁汤加味除烦安神，3剂而愈。

【医家选注】

清·徐彬："此气滞腹痛也。产后中气必虚，虚则气滞而食亦滞，故腹痛，烦满不得卧，勿疑产后，定属瘀血而痛也，故以枳实破气行滞，芍药收阴而和脾养血。因产后血虚，所以用之。此剂行气和血，故主痛脓，以麦粥下之，乃和肝气而养心脾也。"（《金匮要略论注》）

清·吴谦："产后腹痛，不烦不满，里虚也；今腹痛，烦满不得卧。里实也。气结血凝而痛，故用枳实破气结，芍药调腹痛，枳实炒令黑者，盖因产妇气不实也。并主痈脓，亦因血为气凝，久而腐化者也；佐以麦粥，恐伤产妇之胃也。"（《医宗金鉴》）

【临床应用】

辨证要点：产后腹痛，烦满不得卧，脉沉弦。

本方除适用于产后气血郁滞之腹痛外，凡气血郁滞，气机不畅之腹病均可化裁应用，如痛经、带状疱疹等。

下瘀血汤
（妇人产后病脉证治第二十一　6条）

【方证原文】师曰：产妇腹痛，法当以枳实芍药散，假令不愈者，此为腹中有干血着脐下，宜下瘀血汤主之。亦主经水不利。（6）

下瘀血汤方：

大黄二两　桃仁二十枚　䗪虫二十枚（熬，去足）

上三味，末之，炼蜜合为四丸，以酒一升，煎一丸，取八合，顿服之。新血下如豚肝。

【方证释义】本条论述产后瘀血内结腹痛的证治。产后腹痛，倘若病机属气血郁滞，当治以枳实芍药散行气和血。若服枳实芍药散后未奏效，腹痛仍不愈者，属于病情较重的情况，是由于前方药力轻，难以奏效。若表现为少腹刺痛，痛处固定，拒按，按之有块，舌上有瘀斑瘀点，脉沉涩等症状，证属干血停积脐下之腹痛，当用下瘀血汤破血逐瘀。

【方药解析】方中大黄荡逐瘀血，桃仁活血化瘀润燥，䗪虫破结逐瘀。三药相合，破血之力峻猛，故以蜜为丸，用以缓和药性。酒煎的目的是引入血分，助行药势，增强药效。

【方证归纳】

主症：产后胞衣不下，恶露不尽，量少紫黯夹血块，块下痛减，少腹刺痛，包块拒按，舌质紫暗或有瘀斑，脉沉涩。

病机：干血停积脐下。

治法：破血逐瘀。

方剂：下瘀血汤。

方义：大黄荡逐瘀血；桃仁活血化瘀润燥；䗪虫逐瘀破结；蜜丸缓其性而不使骤发，酒煎目的是为了引入血分。

【类证类方】

类方：本方与抵当汤均由桃核承气汤加减组成，其共同点为破血逐瘀，下瘀血汤适用于干血着于脐下所致产妇腹痛，产后恶露不下，少腹刺痛，痛而拒按，痛处固定不移，舌紫暗有瘀斑者，兼具润燥缓急之功。抵当汤适用于瘀血内结成实所致妇人经水不利下，少腹硬满结痛，或腹不满，患者自觉胀满，小便不利，舌有瘀斑，脉沉涩者。

类证：下瘀血汤证、当归生姜羊肉汤证、枳实芍药散证均为产后腹痛证，但有属气、属血、属虚、属实的不同，鉴别见表20-1。

表20-1 下瘀血汤证与当归生姜羊肉汤证、枳实芍药散证鉴别表

证名	下瘀血汤证	当归生姜羊肉汤证	枳实芍药散证
症状	产妇腹痛，治当以枳实芍药散，假令不愈者	产后腹中疠痛	产后腹痛，烦满不得卧
腹痛鉴别	少腹刺痛，痛而拒按，痛处固定不移	腹中拘急，绵绵作痛，喜温喜按	腹痛胀痛，痛连脘腹，烦满不安
病机	瘀血内结于脐下	产后血虚，寒动于中	产后气血郁滞
治则	攻坚破结，逐瘀活血	补虚养血，散寒止痛	破气散结，宣通气血
方剂	下瘀血汤	当归生姜羊肉汤	枳实芍药散
条文	二十一篇6条	4条	5条

【验案解析】

案例一：杨某，女，32岁。产后4日，恶露行而不畅，时夹血块，少腹胀满，拒按，脘闷恶心，自觉有气上冲。舌质红，舌边缘有紫斑，苔灰白。病乃恶露瘀阻难行，有瘀血上冲之势。治当急下其瘀血。方拟下瘀血汤加味。处方：大黄6克，桃仁10克，䗪虫6克，当归10克，川芎6克，赤芍10克，牛膝10克，甘草5克。连服2剂，恶露渐多，夹有紫血块，腹痛减轻。改原方桃仁6克，大黄4克，加艾叶3克，再服2剂，腹痛解除，胀满消除，病即痊愈。（张谷才.从《金匮》方来谈淤血的证治[J].辽宁中医杂志，1980（7）：1-3.）

按语：患者产后恶露行而不畅，时夹血块，少腹胀满，拒按，脘闷恶心，自觉有气上冲。舌质红，舌边缘有紫斑，苔灰白。证属瘀血停积，难以下行，治予下瘀血汤加味以破血逐瘀。服药2剂后，恶露渐多，夹有紫血块，腹痛减轻，此为败血下行，故腹痛减轻。二诊调方，原方桃仁和大黄减量，加艾叶3克，降低逐瘀之力，同时增加温经止血之功，2剂痊愈。

案例二：杨某，女，27岁，2008年12月10日就诊。产后1天，因情志刺激出现恶露减少，少腹刺痛甚，至产后5天，小腹剧痛，拒按，腹部胀硬，恶露甚少，色紫稠，伴胸闷，乳胀，乳汁不下，口干，不欲食，大便干，小便黄，舌尖红，有瘀点，苔薄黄，脉弦细数而涩。本证属气机失调，瘀血阻滞胞宫不下，故少腹刺痛甚。郁积生热，腑气失畅，则乳汁不下，口干，大便干，小便黄。舌尖红，有瘀点，苔薄黄，脉弦细数而涩为瘀血内热之征。治宜活血祛瘀，疏肝清热，通腑运胃。方用下瘀血汤加减，药用：柴胡15克，当归15克，桃仁12克，大黄9克，香附12克，青皮15克，王不留行20克，延胡索15克，益母草30克，丹参25克，莱菔子25克，陈皮9克。煎服5剂，乳下，腹痛减轻，后又加减应用补血、温通之品，前后调治20天乃愈。（门波，陈建设.《金匮要略》活血化瘀法在妇科的临床应用[J].辽宁中医杂志，2010，37（12）：2439-2440.）

按语：患者产后1天因情志刺激，气机郁滞导致恶露减少，引起少腹刺痛，形成气滞血瘀证；此后渐至腹痛胀硬而拒按，恶露甚少，胸闷，乳胀，乳汁不下，气滞与血瘀俱加重；

而口干，不欲食，大便干，小便黄，舌尖红，有瘀点，苔薄黄，脉弦细数而涩，表明气滞化火伤阴。综上所述，应当采用疏肝解郁、清热泻火、通腑降气、活血化瘀之法以治之，方以下瘀血汤加减。其中柴胡、香附、青皮、陈皮疏肝理气以治本，当归、桃仁、王不留行、延胡索、益母草、丹参活血化瘀以下恶露，莱菔子、大黄通腑降气以泻下通便，大黄苦寒兼以清热泻火，导肝郁、血瘀所化之火热下行。诸药相合，气机调畅，则瘀血得下，郁热能清，便秘可通，故而腹痛减轻，诸症大减。复诊考虑产后血虚，以温通之品善后乃愈。

【医家选注】

清·徐彬："此言产妇腹痛，果是脾虚气阻，枳实芍药散逐恶气，敛正气，决无不愈；有不愈则不可责虚，必是有瘀血，然产后之血，不能瘀于上，故曰脐下，既有瘀血，即当专攻血，不得复狃虚寒二字，掣肘其药力，故宜以大黄桃仁䗪虫峻攻之，谓病去即是补耳。惟专去瘀血，故亦主经水不利，既曰新血，又曰如豚肝，骤结之血也。"（《金匮要略论注》）

清·尤怡："腹痛服枳实芍药散而不愈者，以有瘀血在脐下，着而不去，是非攻坚破积之剂不能除矣。大黄、桃仁、䗪虫下血之力颇猛，用蜜丸者，缓其性不使骤发，恐伤上二焦也；酒煎顿服者，补下、治下制以急，且去疾惟恐不尽也。"（《金匮要略心典》）

【临床应用】

辨证要点： 少腹刺痛不移、拒按，或按之有块，舌暗脉涩等症。

本方适用于产后恶露不下、闭经、盆腔炎、宫外孕等疾病见本方证者。

大承气汤
（妇人产后病脉证治第二十一　7条）

【方证原文】 产后七八日，无太阳证，少腹坚痛，此恶露不尽，不大便，烦躁发热，切脉微实，再倍发热，日晡时烦躁者，不食，食则谵语，至夜即愈，宜大承气汤主之。热在里，结在膀胱也。方见痉病中。（7）

【方证释义】 本条指出产后瘀阻兼阳明里实的证治。产后七八日，出现少腹部坚硬疼痛的症状，此时无太阳表证，应当考虑为产后恶露未尽，瘀血内结，可伴有恶露不下，或恶露色紫黯兼夹有血块，治以下瘀血汤破血逐瘀。倘若腹痛同时兼有大便难，发热烦躁，日晡时加剧，不能饮食，食则谵语，脉微实等症状，此属实热结于阳明胃肠之证。进一步分析，是由于阳明旺于申酉，阳明胃实，故发热烦躁，日晡时更甚，倍感发热；阳明里实，腑气不通，故腹中痛，不欲食。如果勉强进食会助长邪热，热扰神明出现谵语等神志异常。入夜时阳明气衰，邪热当减，所以谵语发热等诸症减轻。"热在里，结在膀胱"说明此属瘀血内阻胞宫而兼实热结于胃肠之证，病情急重而复杂。故治当以大承气汤通腑泄热。

【方药解析】 方中大黄既能荡涤实热，亦可攻逐瘀血。

【方证归纳】

主症：少腹坚痛，大便干结，烦躁发热，日晡增重，不能饮食，食则谵语，至夜即愈，脉微实。

病机：实热瘀结。

治法：攻下瘀热。

方剂：大承气汤。

方义：大承气汤通腑泄热。

【类证类方】

类方：本方与当归生姜羊肉汤、枳实芍药散、下瘀血汤鉴别。四方均治疗产后腹痛，但病机、症状、治法等方面均有差异。当归生姜羊肉汤证病机为血虚内寒，症见腹中绵绵作痛，喜温喜按，治法为养血补虚，温中散寒；枳实芍药散证病机为气血郁滞，症见腹胀痛，心烦胸满不得卧，治法为行气散结，和血止痛；下瘀血汤证病机为瘀血内结，症见腹刺痛拒按，或有硬块，治法为破血逐瘀止痛；大承气汤证病机为瘀血兼胃实，症见少腹坚痛，发热烦躁，日晡剧，便秘，食则谵语，脉微实，治法为攻下瘀热。

【验案解析】

案例一：同乡姻亲高长顺之女嫁王鹿萍长子，住西门路。产后六七日，体健能食，无病，忽觉胃纳反佳，食肉甚多。数日后，日晡所觉身热烦躁，中夜略瘥，次日又如是。延恽医诊，断为阴亏阳越，投药五六剂，不效。改请同乡朱医，谓此乃桂枝证，如何可用养阴药？即于轻剂桂枝汤，内有桂枝五分，白芍一钱，二十日许，病益剧。长顺之弟长利与余善，乃延余诊。知其产后恶露不多，腹胀，予桃核承气汤，次日稍愈。但仍发热，脉大，乃疑《金匮》有产后大承气汤条，得毋指此证乎？即予之，方用：生大黄五钱，枳实三钱，芒硝三钱，厚朴二钱。方成，病家不敢服，请示恽医。恽曰：不可服。病家迟疑，取决于长顺，长顺主与服，并愿负责。服后，当夜不下，次早方下一次，干燥而黑。午时又来请诊、谓热已退，但觉腹中胀，脉仍洪大、嘱仍服原方。实则依余意，当加重大黄，以病家胆小，故从轻。次日大下五六次，得溏薄之黑粪、粪后得水、能起坐，调理而愈。（曹颖甫.经方实验录[M].上海：上海科学技术出版社，1979：126.）

按语：患者产后数日，食肉甚多，难以消化而化为食火，导致腹胀，日晡身热烦躁，夜间略瘥。他医予以养阴之品、桂枝汤等，皆罔效。余结合患者病史，加之患者适逢产后恶露不多，予桃核承气汤，大黄、芒硝通腑泻下以导食火下行，桃仁、桂枝活血化瘀以除恶露，甘草调和诸药。次日稍愈，但仍发热，脉大，表明肉制品所化之火尚未退尽，予大承气汤荡涤积滞。药后次早大便干燥而黑，午时热已退，但觉腹中胀，脉仍洪大、嘱仍服原方。次日大下五六次，得溏薄之黑粪、粪后得水，能起坐，调理而愈。患者产后虚羸，但过食肉类导致胃实不通，热势日增，恐病情危笃，故急则治其标，泻下导滞，中病即止，复以他药调理善后而愈。

案例二：李某，女，25岁。产后8天，发热烦躁2天，于1983年3月某日邀余往诊。患者形体壮实，发热，呻吟不已，烦躁不安，口干引饮，口气臭秽，汗出而热不退，腹痛拒按。8天未解大便，无矢气。T：38.5℃，脐周可扪及条索状物，舌红、苔黄燥，脉弦滑数。断为阳明腑实，邪热内盛之证，予大承气汤急下腑实。大黄10克（后下），玄明粉10克（冲），厚朴10克，枳实10克，莱菔子15克，2剂。第二天家人喜告，连服2剂药后，大便二次，奇臭，是夜热退，安睡。再诊时，患者安静，诉腹部隐胀疼痛，口稍干苦，舌红、苔黄少津，脉细弦。改用四逆散加莱菔子舒肝行气止痛，3剂而愈。（陈仕梅.大承气汤治产后发热一得[J].湖南中医学院学报，1985（3）：23.）

按语：患者产后出现发热烦躁，已8天未解大便，亦无矢气，见患者形体壮实，口干引饮，口气臭秽，汗出而热不退，腹痛拒按，同时扪及脐周条索状物，认为是燥屎阻滞，考虑为阳明腑实，邪热内盛之证。舌红、苔黄燥，脉弦滑数，具为佐证。予以大承气汤加减以通腑泻下，荡涤浊邪，药后大便奇臭，随即热退而安。复诊，发现患者腹部隐胀疼痛，口稍干苦，舌红、苔黄少津，脉细弦，乃为气机不畅所致，遂以四逆散理气止痛，加莱菔子下气消胀，3剂而愈。

【临床应用】

辨证要点：少腹坚痛，大便干结，烦躁发热，日晡增重，不能饮食，食则谵语，至夜即愈，脉微实。产后发热、腹胀、腹痛见本方证者可用之。

阳旦汤
（妇人产后病脉证治第二十一　8条）

【方证原文】产后风，续之数十日不解，头微痛，恶寒，时时有热，心下闷，干呕汗出。虽久，阳旦证续在耳，可与阳旦汤。即桂枝汤，见下利中。（8）

【方证释义】本条论述产后中风营卫不和的证治。产后营卫俱虚，易感外邪，尤以风寒之邪为主。若迁延数十天病仍在表，可见头痛、恶寒、时发热、汗出、兼干呕和胸脘闷等症状，这是由于产后正虚，外感风邪，正气无力驱邪外出，但邪亦不甚，正邪相争所致，由于太阳中风表证尚在，所以仍然用桂枝汤解表祛风，调和营卫。

【方药解析】桂枝汤解表祛风，调和营卫。

【方证归纳】

主症：头微痛，恶寒，发热，汗出，心下闷，干呕。

病机：气血两亏，外感风邪。

治法：解表祛风，调和营卫。

方剂：阳旦汤。

方义：阳旦汤解表祛风，调和营卫。

【验案解析】

案例一：王某，女，22岁。患者从产前10天至产后7天，一直呕吐，进食甚少。本地中西医多方治疗无效。细问患者，知有汗出、恶风等症，视其苔薄白，脉略浮，遂用桂枝汤原方加法半夏10克。因呕吐，嘱其少量多次服用。2剂药后，进食已不呕吐，恶风等症亦除。（舒飞鸿.桂枝汤类方治疗杂病[J].湖北中医杂志，1981（5）：26.）

按语： 患者产前至产后出现呕吐、汗出、恶风，苔薄白，脉略浮，为妊娠气血下蓄养胎，气血亏于肌表，风邪趁虚而入，导致营卫失和。予阳旦汤，即桂枝汤，以调和营卫、祛风解表，加半夏降逆止呕，少量多次频服，2剂痊愈。

案例二： 黄某某，女，29岁，职工。产后4日，寒热交作，经西药对症治疗不效。发热（体温38.9℃）恶寒，头痛且晕，时自汗出，胸脘不舒，饮食不振，时欲呕吐，小便淡黄，大便稍结，乳水尚能正常泌哺，舌质淡红、苔薄黄，脉濡。此为产后外感风寒兼邪热之证，拟解肌和营，清泄邪热为法。投《金匮》阳旦汤：桂枝15克，黄芩、白芍各10克，生姜3克，炙甘草6克，红枣4枚，二剂。复诊：药后寒热已除，惟自汗出，神疲乏力等证不解，改拟桂枝汤合玉屏风散：桂枝、白术各10克，白芍、黄芪各15克，防风8克，生姜2片，大枣3枚，炙甘草6克，三剂诸证渐除而愈。（谢胜臣.经方验案[J].新中医，1984（4）：25.）

按语： 患者产后4天，出现恶寒发热，头痛头晕，自汗出，伴胸脘不舒，饮食不振，时欲呕吐，似营卫不和之桂枝汤证。然小便淡黄，大便稍结，舌质淡红、苔薄黄，脉濡，应为产后气血亏虚，风邪袭表，郁而化热所致。予以桂枝汤解肌和营以治本，药后风邪退则寒热解，但自汗出、神疲乏力，提示肌表气虚，遂以桂枝汤加玉屏风散，以充实肺气，诸症悉除而愈。

【医家选注】

清·尤怡："夫审证用药，不拘日数，表里既分，汗下斯判。上条里热成实，虽产后七八日，与大承气汤而不伤于峻；此条表邪不解，虽数十日之久，与阳旦汤而不虑其散，非通于权变者，未足语此也。"（《金匮要略心典》）

【临床应用】

辨证要点： 头微痛，恶寒，发热，汗出，心下闷，干呕。

本方适用于产后复感风寒、风湿性心脏病等见本方证者。

竹叶汤
（妇人产后病脉证治第二十一　9条）

【**方证原文**】产后中风发热，面正赤，喘而头痛，竹叶汤主之。（9）

竹叶汤方：

竹叶一把　葛根三两　防风　桔梗　桂枝　人参　甘草各一两　附子一枚（炮）　大枣十五枚　生姜五两

上十味，以水一斗，煮取二升半，分温三服，温覆使汗出。颈项强，用大附子一枚，破之如豆大，煎药扬去沫，呕者，加半夏半升洗。

【方证释义】本条指出产后中风兼阳虚的证治。产后气血亏虚，外邪易乘虚而入，尤以风邪为甚，形成正虚邪实之候。发热、头痛是病邪在表，属中风之征，此处提及面赤气喘并非实热，而是由于元阳不固，虚阳上越所致之象。本证尚可见恶寒无汗、身疼无力、四肢不温、舌质淡红、舌苔薄白、脉浮无力等症状。倘若单用解表之法，易致虚阳外脱，若单扶正，又易助邪碍表，如此虚实错杂之证，应虚实兼顾，故以竹叶汤扶正祛邪，兼顾表里。

【方药解析】方中竹叶甘淡轻清为君，配以葛根、防风、桂枝、桔梗疏解外邪；人参、附子温阳益气，扶正固脱；甘草、生姜、大枣调和营卫。诸药合用，共奏扶正祛邪，表里兼顾之功。

【方证归纳】

主症：发热，头痛，面正赤，喘。

病机：产后正虚邪实，标热本寒。

治法：扶正祛邪，表里兼顾。

方剂：竹叶汤。

方义：竹叶、葛根、桂枝、防风、桔梗疏风散邪解表；人参、附子温阳益气固里，甘草、生姜、大枣调和营卫。

【验案解析】

案例一：邓某，女，40岁。产后四五日，恶寒发热，头痛气喘，面赤如妆，大汗淋漓，语言迟钝，脉象虚浮而弦，舌苔淡白而润，饮食二便无异常。此产后中风虚阳上浮之证，用《金匮要略》竹叶汤原方1剂：竹叶9克，葛根9克，桂枝5克，防风5克，桔梗5克，党参9克，附子6克，甘草5克，生姜3片，大枣5枚。翌日复诊，喘汗俱减，热亦渐退，仍以原方再进1剂。三诊病已痊愈。（刘俊士.古妙方验案精选[M].北京：人民军医出版社，1992：310.）

按语：患者产后见恶寒发热，头痛气喘，脉象虚浮而弦，舌苔淡白而润，为产后气血不足、受风之表现。然患者气喘，面赤如妆，大汗淋漓，语言迟钝，为正虚较重，已出现虚阳浮越之象。故予竹叶汤调治，竹叶甘淡轻清透热，桂枝、防风、葛根、桔梗祛风解表，大枣、生姜、甘草、党参补中益气以化源气血，附子温补元阳，扶正祛邪、表里兼顾，气血充、阳气足则能固秘津液，故汗止喘定，诸症皆退。

案例二：解姓妇，27岁。产后第10日，突然寒热，头身疼痛，咳逆兼呕，少自汗出，经服西药治疗，发热未减；尝用小柴胡汤2剂，体温增至39℃，遂转余诊治。症见头痛如劈，身痛，不思饮食，眼神呆滞，口唇四周发青，尿短黄，大便3日未行，神倦思睡，舌淡润多津，苔厚腻，六脉紧而重按无力。审其脉证系产后里虚，风邪内遏，气机郁滞，用竹叶汤减葛根：淡竹叶10克，桔梗6克，防风6克，桂枝10克，附子30克，党参15克，甘草6克，生姜10克，大枣10克。1剂。服后体温退至38℃，余症同前。方虽中病，药力不足，二诊党参加至30克，附子加至60克，余药同上，嘱服1剂以观病情变化，若发热递减可再服。服上方1剂后，热退身凉，大便畅通，尿量增加，厚腻苔已退尽，口干思饮，身热微汗，脉转微细。此乃闭寒渐开，气阴未复，用生脉散加味以益气敛阴：太子参30克，麦门冬20克，五味子10

克，桔梗3克，乌梅10克，冰糖为引。服3剂后，口干、汗出诸症消失。（戴慧芬.竹叶汤的临床应用及体会[J].国医论坛，1987（4）：32-33.）

按语： 患者产后10天，出现恶寒发热，头身疼痛，咳而呕逆，伴自汗出，当为产后体虚受风所致，然经西药治疗以及小柴胡汤内服，未见效果。转诊后，见头身疼痛加重，伴饮食不佳，眼神呆滞，神倦思睡，口唇四周发青等阳虚表现；舌淡润多津，苔厚腻，六脉紧而重按无力，俱为佐证；尿短黄，大便3日未行，邪气化热。给予竹叶汤去阴药葛根，附子、党参、甘草、生姜、大枣等温补阳气，桔梗、桂枝、防风祛风解表以散邪，淡竹叶轻清甘淡引热下行以从小便而解。服药1剂，体温减退，但尚未正常，考虑为产后体虚，正气不足以抗邪，故加重党参、附子的剂量。再服药1剂，诸症大减，体温恢复，小便如常；然口干思饮，身热微汗，脉转微细，提示气阴两虚，余邪未退，以生脉散补气益阴，加乌梅加强养阴之力，桔梗清透余邪，3剂痊愈。

【医家选注】

清·陈修园："此为产后中风，正虚邪盛者，而出其补正散邪之方也。方中以竹叶为君者，以风为阳邪，不解即变为热，热甚则灼筋而成痉，故于温散药中，先以此而折其热，即杜渐防微之道也。"（《金匮要略浅注》）

【临床应用】

辨证要点：发热，头痛，面正赤，喘。

本方适用于产后外感、虚人外感、产后缺乳等疾病见本方证者。

竹皮大丸
（妇人产后病脉证治第二十一　10条）

【方证原文】 妇人乳中虚，烦乱呕逆，安中益气，竹皮大丸主之。（10）

竹皮大丸方：

生竹茹二分　石膏二分　桂枝一分　甘草七分　白薇一分

上五味，末之，枣肉和丸，弹子大，以饮服一丸，日三夜二服。有热者，倍白薇；烦喘者，加柏实一分。

【方证释义】 本条论述产后虚热烦呕的证治。本条"乳中虚"是指新产妇人产后正气亏虚。由于妇人产后，本阴血不足，复因育儿哺乳，乳汁乃精血所化，乳汁去多，故气血更虚。阴血不足，虚热内生，热扰心神，则心烦意乱；热邪犯胃，胃气上逆，则呕逆。"安中益气"有补中益气，和胃安中之意。故治以竹皮大丸清热降逆，安中益气。

【方药解析】 方中重用甘草为君，且以枣肉和丸，以补益脾胃之气，养血，气旺则津血复生。竹茹味甘微寒，清热除烦止呕，石膏辛甘寒，亦可清热除烦；白薇苦咸寒，善清虚热。桂枝辛温，少佐以防清热药伤阳，又能与甘味药相合而辛甘化阳，更能助竹茹降逆止呕。若虚热甚可加大白薇用量以清虚热；兼虚热烦喘者，加柏实以宁心润肺。

【方证归纳】

主症：烦乱呕逆。

病机：虚热内扰心神，上犯于胃。

治法：安中益气，清热降逆。

方剂：竹皮大丸。

方义：甘草、大枣益气养血，调和诸药；桂枝（配甘草）辛甘化气；竹茹、石膏清胃止呕；白薇退虚热。

【验案解析】

案例一：华某，女，31岁。产后3个月，哺乳。身热38.5℃已七八日，偶有寒慄，头昏乏力，心烦恚躁，呕逆不已，但吐不出，脉虚数，舌质红苔薄，治以益气安胃。处方：淡竹茹9克，生石膏9克，桂枝5克，白薇6克，生甘草12克，制半夏9克，红枣5枚。2剂药后热除，寒栗解，烦乱平，呕逆止，惟略头昏，复予调治痊愈。（何任.《金匮》方临床医案[J].北京中医学院学报，1983（3）：19.）

按语：患者产后3个月，哺乳期间出现发热寒栗，伴呕逆不已，但吐不出，心烦乏力。依据脉虚数，舌质红苔薄，判断为产后体虚，风寒趁机侵袭致发热恶寒，风寒化热内扰于胃而呕呃不已。治当以竹皮大丸加味，桂枝驱散肌表之风寒，石膏、白薇清气分热，竹茹、半夏和胃降逆，合而为方，2剂痊愈。

案例二：贾某某，女，35岁。1986年8月5日门诊。产后1周，高热微恶寒，头痛身痛，小腹痛拒按，恶露甚少，伴有紫黑血块，自汗口渴不欲饮，近3日又罹遭外感内伤食滞，腹痛下痢脓血，赤白相杂，日夜下10余次，热势鸱张，口渴喜冷饮，呻吟心烦，胃纳呆，恶心上逆，经当地治疗5日，用青霉素、链霉素、庆大霉素、输液、退热剂等，用后热痛缓解一时，嗣后反复如前，颜面潮红，舌质红，苔薄黄，脉弦细数，体温39.8℃。证属瘀血内阻挟热下痢所致，拟清气滋阴，活血降逆。投以《金匮要略》竹皮大丸加减：石膏50克，竹茹、桂枝、白薇、甘草各10克，生山药、党参各10克，五灵脂、蒲黄、山楂、麦芽各30克，连服2剂热退，3剂诸证大减，后改用八珍汤调理而愈。（马冠英.竹皮大丸治愈产后高热[J].江西中医药，1989（3）：63.）

按语：患者产后7天，出现高热恶寒，头身疼痛，自汗出等风邪袭表证候；腹痛拒按，恶露量少，色紫黑伴血块，为产后瘀血阻滞胞宫；复加内伤食滞，导致腹痛下痢脓血，赤白相杂，次数较多。西医多种抗生素治疗，仅可退一时之热。患者体温39.8℃。颜面潮红，舌质红，苔薄黄，脉弦细数，提示为瘀热互结、湿热内阻，应当活血祛瘀、清热消导。考虑患者下利日久伤阴，故应该加养阴之品。方以竹皮大丸加减，重用石膏为君以清肺胃之热，白薇助石膏清热，桂枝疏风散寒，党参、山药、甘草益气养阴以扶正祛邪，五灵脂、蒲黄活血祛瘀以除恶露之瘀血，竹茹、山楂、麦芽降逆止呕、消食导滞，诸药相合，外散风邪，内清瘀热，恶露得除，胃气调畅，诸症悉除，3剂而愈。善后方，以八珍汤双补气血。

【医家选注】

清·尤怡："妇人乳中虚，烦乱呕逆者，乳子之时，气虚火旺，内乱而上逆也。竹茹、石膏甘寒清里，桂枝、甘草辛甘化气，白薇性寒入阳明，治狂惑邪气，故曰安中益气。"（《金匮要略心典》）

【临床应用】

辨证要点：虚热烦呕。

本方适用于治疗妊娠呕吐、神经性呕吐、更年期综合征，以及男科阳痿、早泄、强中等见本方证者。

白头翁加甘草阿胶汤
（妇人产后病脉证治第二十一　11条）

【方证原文】产后下利虚极，白头翁加甘草阿胶汤主之。（11）

白头翁加甘草阿胶汤方：

白头翁二两　黄连　柏皮　秦皮各三两　甘草　阿胶各二两

上六味，以水七升，煮取二升半，内胶，令消尽，分温三服。

【方证释义】本条指出产后热利伤阴的证治。产后虚极的原因是产后本有阴血不足，而又见下利，更伤其阴。白头翁汤为《伤寒论》治疗热利下重的主方，故以方测证反推，其应尚有发热腹痛、下利脓血、里急后重等湿热壅滞胃肠的症状；其病在产后，正气亏虚，尚有体倦、口干、脉虚数等脉症，证属虚实夹杂，故用白头翁加甘草阿胶汤清热止利，养阴补虚。

【方药解析】本方是治疗产后热利下重或热利伤阴的有效方。方中以白头翁汤为基础方清热止利，阿胶养血益阴，甘草益气和中。

【方证归纳】

主症：利下脓血，里急后重，腹痛发热，头晕乏力，口干脉虚。

病机：产后气血不足，热利伤阴。

治法：清热止利，养阴补虚。

方剂：白头翁加甘草阿胶汤。

方义：白头翁汤清热解毒，凉血止利；阿胶滋阴养血；甘草补中以化生津液。

【验案解析】

案例一：杨某，女，24岁。产后20余日，时值暑夏，不慎寒凉，饮食不节，发生痢疾。始为腹痛便溏，既而痛而欲便，下利脓血，里急后重，脉细数，舌红苔黄，口干苦，体温39.2℃。师仲景治产后下利之法，以白头翁加甘草阿胶汤加味。处方：白头翁12克，黄连、黄柏、秦皮、白芍、滑石各9克、阿胶（烊化）、甘草各6克，水煎分4次温服。次日复诊，服药1剂后，下利减轻，体温下降。守方连服4剂，病趋痊愈。（吕志杰.金匮杂病论治全书

[M].北京：中医古籍出版社，1995：466.)

按语：患者产后不足1个月，适逢盛夏，贪凉感寒，导致痢疾，腹痛下利脓血，里急后重，发热，脉细数，舌红苔黄，为产后气血不足，饮食寒凉，损伤脾胃，寒湿化热，湿热致痢。然口干苦，提示热邪已伤阴。方以白头翁加甘草阿胶汤加味调治，重用白头翁为君以清热燥湿、凉血止痢，黄连、黄柏、秦皮以加强清热燥湿之力，滑石清热利尿可利小便以实大便，阿胶养阴补血以扶下利所伤之阴，甘草调和诸药。患者服药1剂下利减轻，体温下降，效不更方，守方4剂而愈。

案例二：许某，23岁，1991年5月17日初诊。患者产后20天，恶露量少，色紫暗，从昨日起大便里急后重，日4~5次，腹痛，痛则欲泻，泻物不多，但有黏液脓血，口干口苦，舌质红，苔少乏津，脉虚数。此为热盛伤阴之痢疾，故以白头翁加甘草阿胶汤加味治之。处方：白头翁30克，秦皮、黄柏、当归、木香各10克，阿胶15克（烊化），黄连6克，甘草9克。每日1剂，水煎服。服药2剂，病势大减，续服2剂以尽全功。（袁珍琳.《金匮》方在妇科临床的应用[J].国医论坛，1992（3）：15.）

按语：患者产后20天，恶露未尽，出现大便黏液脓血，日4~5次，伴里急后重与腹痛，为痢疾湿热之证。口干口苦，舌质红，苔少乏津，脉虚数，提示热邪伤阴。法当清热燥湿，养阴补虚，方以白头翁加甘草阿胶汤加味治疗。重用白头翁苦寒以清热燥湿而为君，臣以黄连、黄柏强化清热燥湿之力，秦皮收涩止痢，当归、阿胶补益阴血以扶正祛邪，木香顺气调节胃肠气机，甘草调和诸药。方已对症，效如桴鼓，2剂而病势大减，续服2剂而愈。

【医家选注】

清·徐彬："仲景治热利下重，取白头翁汤，盖白头翁纯苦能坚肾，故为驱下焦风热结气君药；臣以黄连清心火也；秦皮清肝热也；柏皮清肾热也，四味皆苦寒，故热利重者宜之。若产后下利，其湿热应与人同，白头翁汤在所宜。假令虚极，不可无补。但非他味参术所宜，恶其壅而燥也；亦非苓术淡渗可治，恐伤液也。唯甘草之甘凉，清中即所以补中，阿胶之滋润，去风即所以和血，以此治病，即以此为大补。方知凡治利者，湿热非苦寒不除，故类聚四味之苦寒不为过；若和血安中，只一味甘草及阿胶而有余。治利好用参术者，正由未悉此理耳。"（《金匮要略论注》）

清·尤怡："伤寒热利下重者；白头翁汤主之；寒以胜热，苦以燥湿也。此亦热利下重，而当产后虚极，则加阿胶救阴，甘草补中生阳，且以缓连、柏之苦寒也。"（《金匮要略心典》）

【临床应用】

辨证要点：湿热利兼血虚。

本方除适用于产后热利下重外，还适用于久利伤阴或阴虚血弱而病热利下重者。

[薛玲]

第二十一章　妇人杂病脉证并治方

小柴胡汤

（妇人杂病脉证并治第二十二　1条）

【方证原文】妇人中风，七八日续来寒热，发作有时，经水适断，此为热入血室，其血必结，故使如疟状，发作有时，小柴胡汤主之。方见呕吐中。（1）

【方证释义】妇人患中风已有七八日，仍存在往来寒热，发作有时等如疟状的表现。这是由于妇人适值经期，经水行而中断，外邪乘虚而侵入血室，导致邪热与血相结。其病机为正虚邪结，枢机不利。治以小柴胡汤清里透外散结，使邪从少阳转枢而出。

【方药解析】方中黄芩与柴胡相配清里透外；黄芩与半夏相配辛开苦降；配人参、甘草、大枣扶正达邪，诸药配伍以达到和解的目的。

【方证归纳】

主症：妇人中风七八日，发热恶寒当去，仍发热恶寒，且发作有时如疟状，若适值经期，经行中断。

病机：外邪乘行经血室空虚内陷，与经血互结。

治法：清里透外散结，扶正达邪。

方剂：小柴胡汤。

方义：小柴胡汤使邪从少阳转枢而出。

【验案解析】

案例一：许学士治一妇病伤寒，发寒热，遇夜则见鬼状，经六七日，忽然昏塞，涎音如引锯，牙关紧急，瞑目不知人，病势危困。许视之曰：得病之初，曾值月经来否？其家云：经水方来，病作而经遂止，得一二日，发寒热，昼虽静，夜则有鬼祟，从昨日不省人事。许曰：此乃热入血室证。仲景云：妇人中风，发热恶寒，经水适来，昼则明了，暮则谵语，如见鬼状，发作有时，此名热血室症……医者不晓，以刚剂与之，遂致胸膈不利，涎潮上脘，喘急肩高，昏冒不知人，当先化其痰，后除其热，乃急以一呷散投之（按：一呷散，即天南星一味），两时顷，涎下得睡，省人事，次授以小柴胡汤加生地，三服而热除，不汗而自解矣。（江瓘.名医类案[M].北京：人民卫生出版社，1957：318.）

按语：患者月经之际而外感风寒，症见恶寒发热，当为热扰血室。他医不晓其理，以峻猛之剂与之，寒热未解，反致痰涎壅盛。六七天后，夜间如见鬼状而惊恐不安，时而昏厥，痰涎壅盛，牙关紧急，昏不知人，病势危困。分析病情，乃是由于风寒邪气趁月经来潮之际，化热而内扰血室，经血闭塞不行。急则治其标，当以天南星豁痰涤涎，痰涎得下则神志如常。再以小柴胡汤内清血室之热，外透肌表之邪，清内透外，复加生地黄凉血养血，3剂而热退痊愈。

　　案例二：李某，女，21岁，未婚，于1997年12月6日就诊。该患者素体健康，3月前因劳作后汗出受风，入夜即周身疼痛，畏寒发热，时下患者月经正行而骤止。当即自服感冒药并覆被取汗，得汗后身痛虽止，热势仍炽，体温38℃。次日当地医院诊为感冒，给予肌肉注射病毒唑、安痛定，服解热镇痛药后体温降至正常。但1周后患者每于午后出现发热恶寒，体温37.8℃，入夜尤甚，月事前后更著，且经行量少有块。伴心烦易怒，夜梦惊恐，头晕身倦，时见入暮谵语。当地医院诊为神经官能症，予谷维素、刺五加片等药无效，之后又多方求治未果，遂来此就诊。刻诊正值经前1周。证见：两胁胀痛，心烦，口苦，口干，神情淡漠，纳呆，时恶心欲吐，舌红苔薄黄，脉弦细而数。诊为热入血室证，处方：柴胡12克，黄芩10克，半夏10克，生姜3片，炙甘草6克，栀子10克，川芎10克，赤芍10克，生地黄10克，生龙骨（先煎）20克。服上药5剂后，月经按期而至，量较前增加，色黑，伴少量血块，发热恶寒止，胁痛消，睡眠安，自觉精神转佳。唯略感乏力，咽干，食欲不振，苔薄白少津，脉略沉。此乃病后气阴两虚，脾失健运所致。上方继服5剂以资巩固，另服益气养阴健脾以善后。治疗半月余即告痊愈。（赵晔.小柴胡汤临证应用举隅[J].临床研究与经验，2007，8（2）：33-34.）

　　按语：患者劳作汗出，腠理开泄而外受风邪，故而周身疼痛，恶寒发热；又适逢经期，血海充满，风邪趁机扰动血室，则经血不行而闭止。患者自行服用西药感冒药，盖被发汗，汗出身痛息止，但发热不减。又以病毒唑、解热镇痛药等西药治之，体温恢复如常。1周后，患者出现午后发热恶寒，入夜加重，每于经前后显著，且月经量减少。分析乃是热扰血室，虽经西医治疗，暂且退热，但余热未退，潜伏体内，逢午后阳气入阴之际以及经前后血盛之时而再次作祟，故而心烦不安，多梦惊恐，甚则谵语。再次就医，诊为神经官能症，服多种药物而罔效。刻下，患者症见胁痛心烦、口苦欲吐、舌红苔薄黄、脉弦细而数等少阳证，遂以小柴胡汤加栀子、川芎、赤芍、生地黄清热凉血活血，生龙骨安神定志，5剂则月经如期而至，诸症息减，基本告愈。唯略感乏力，咽干，食欲不振，考虑为病后正气不足，气阴两虚，再以益气养阴健脾之品善后，不久痊愈。

　　【临床应用】

　　辨证要点：妇人中风七八日，发热恶寒当去，仍发热恶寒，且发作有时如疟状，若适值经期，经行中断。

半夏厚朴汤
（妇人杂病脉证并治第二十二　5条）

　　【方证原文】妇人咽中如有炙脔，半夏厚朴汤主之。（5）

　　半夏厚朴汤方：《千金》作胸满，心下坚，咽中帖帖，如有炙肉，吐之不出，吞之不下。

半夏一升　厚朴三两　茯苓四两　生姜五两　干苏叶二两

上五味，以水七升，煮取四升，分温四服，日三夜一服。

【方证释义】本条论述妇女咽中痰凝气滞梅核气的证治。患者自觉咽中如有异物梗塞，咯之不出，吞之不下，但患者饮食吞咽无阻碍，亦无疼痛感，后世称之为"梅核气"，本证多与情志不畅有关，气机不畅，郁而生痰，痰气交阻于咽喉之间而成，亦可伴胸闷、叹息等症状。此病多见于妇女。治疗用半夏厚朴汤解郁化痰，顺气降逆。

【方药解析】方中半夏、厚朴属苦辛温燥之物，两者相配可行化痰散结，行气开郁之功，共为君药；茯苓淡渗健脾，化痰、利饮、降逆，可增强半夏化痰之力；紫苏叶芳香，宣气解郁，质轻入肺，以达病所，共为臣药；生姜辛开苦降，辛以散结，苦以降逆，故化痰散结；诸药合用，使气顺痰消，则咽中炙脔感可以消除。

【方证归纳】

主症：咽中如有炙脔。

病机：气滞痰凝，结于咽喉。

治法：开结化痰，顺气降逆。

方剂：半夏厚朴汤。

方义：半夏、厚朴、生姜辛以散结，苦以降逆，茯苓下气化痰降逆，紫苏叶芳香宣气解郁。

【验案解析】

案例一：文某，女，27岁，1978年1月14日初诊。数年来，因家事不睦，患者多愁善郁。近年来觉胸脘满闷，气急痰多，叹息不止。8日前，偶谈起邻村某妇被扼死事，患者颇为痛怜。是夜如神鬼所凭大作。始则神情忿郁而迷惘，自称"扼死妇"，仿其语，泣诉其被害经过，继之，做被扼死状而面目青突，伸颈吐舌，喘促声粗，痰声辘辘，顷刻，憋闷昏厥。呼苏后，大叫"胸闷喉紧"。以指探喉，吐出痰涎盏许方安。不发则一如常人，惟胸闷气急痰多而已。如是，入暮骤作，曾诊为脏躁服甘麦大枣汤罔效。诊之，肤胖，面滑多垢，目光呆滞而惶惑，舌质红，苔白浊腻，脉沉滑，诊为气郁痰阻。予半夏厚朴汤加郁金20克，石菖蒲、远志各15克，琥珀6克，并做劝解工作。服3剂，如神鬼所凭之发作得止；继服12剂，愁闷痰多等症亦释。后又予六君子汤以巩固之。随访至1990年10月31日，未再发作，精神状态良好。（陈明.金匮名医验案精选[M].北京：学苑出版社，2000：582.）

按语：女患，平素多愁善郁，近年来觉胸脘满闷，气急痰多，叹息不止，发病时见如神鬼所凭大作，喘促声粗，痰声辘辘，顷刻，憋闷昏厥。呼苏后，大叫"胸闷喉紧"。不发则一如常人，惟胸闷气急痰多而已，面滑多垢，目光呆滞而惶惑，舌质红，苔白浊腻，脉沉滑。证属气滞痰凝，故予半夏厚朴汤加味以开结化痰，顺气降逆，加郁金、石菖蒲、远志、琥珀以开郁祛痰安神。症释后，予六君子汤以健脾益气，燥湿化痰。

案例二：郑某，女，50岁。自觉胸闷不适，咽中梗塞，吞之不下，吐之不出，患者怀疑为心脏病、食道癌，思想包袱很重，常欲痛哭一场才快。经某军医院钡餐照片，心电图检查，食道、心脏均正常，诊断为癔病。据其家属称，患者平时或因劳累，或受刺激则加重，甚或晕倒，舌苔白滑，脉象弦缓。此情志抑郁，痰气阻滞所致，用半夏厚朴汤：半夏10克，厚朴6克，茯苓10克，生姜3克，紫苏叶3克，炒枳壳6克，栝蒌10克，郁金5克，射干10克，枇杷叶10克。嘱服3剂，咽中梗塞见好。后用解肝煎加枳壳、栝蒌、郁金，胸闷亦除。（谭日强.金要略浅述[M].北京：人民卫生出版社，1981：402.）

按语： 患者自觉胸闷不适，咽中梗塞，吞之不下，吐之不出，劳累或受刺激则加重，当为情志抑郁、痰气阻滞之梅核气，舌苔白滑、脉象弦缓为佐证。予半夏厚朴汤加枳壳、瓜蒌、郁金、射干、枇杷叶以理气化痰宽中，3剂奏效。再以解肝煎加枳壳、栝蒌、郁金，调摄善后。

【医家选注】

清·吴谦："咽中如有炙脔，谓咽中有痰涎，如同炙肉，咯之不出，咽之不下者，即今之梅核气病也。此病得于七情郁气，凝涎而生。故用半夏、厚朴、生姜辛以散结，苦以降逆；茯苓佐半夏，以利饮行涎；紫苏芳香，以宣通郁气，俾气舒涎去，病自愈矣。此证男子亦有，不独妇人也。"（《医宗金鉴》）

【临床应用】

辨证要点： 咽中如有异物梗阻不畅，咯之不出，吞之不下。

本方除适用于梅核气外，还治疗精神病、咳喘、脘痛、呕吐及胸痹等疾病见本方证者。

甘草小麦大枣汤
（妇人杂病脉证并治第二十二　6条）

【方证原文】 妇人脏躁，喜悲伤欲哭，象如神灵所作，数欠伸，甘麦大枣汤主之。（6）

甘草小麦大枣汤方：

甘草三两　小麦一升　大枣十枚

上三味，以水六升，煮取三升，温分三服。亦补脾气。

【方证释义】 本条论述脏躁的证治。脏躁其病机关键在于脏阴不足，虚热躁扰，多由于情志不舒，气机不畅，郁而化火，耗伤阴液，以致心失所养，心神不宁，主要临床表现为精神异常，出现无故悲伤欲哭、频作欠伸、神疲乏力等症状，还常伴有心烦失眠、情绪易于波动等症。本病多见于妇女。治疗用甘麦大枣汤补益心脾，宁心安神。

【方药解析】 方中小麦甘凉，可养肝补心，除烦安神，为君药；甘草甘平，补心气，缓诸急，为臣药；大枣甘温质润，益气调中，润燥缓急。诸药相合，共奏养心安神、和中缓急之功。

【方证归纳】

主症：哭笑无常，喜怒不节，语言不能自主，频作伸欠，神疲乏力。

病机：脏阴不足，虚热内扰。

治法：补益心脾，宁心安神。

方剂：甘草小麦大枣汤。

方义：小麦养心安神，甘草、大枣甘润补中而缓急。

【验案解析】

案例一：某女，22岁，未婚。因被继母虐待，生活环境不佳，常有厌世之念。现虽离家在某机械厂学习机工，但因既往刺激过深，郁闷难解，初则自觉胸闷嗳气，头痛健忘，心悸肉瞤，性躁易怒。后渐见日夜不寐，哭笑非常，默默不欲食，言语错乱，首尾不相应，服西药苯巴比妥、氯硫二苯胺、三溴合剂等效果不显。诊见其神情如痴，言语不整，时作太息，时而欢笑，时又流泪，诊脉弦劲，舌红苔薄黄，津少口干，有阴虚液少之象，乃断为"癔症"。即用：生甘草15克，小麦120克，大枣250克，浓煎，去甘草啖食。2剂后，即感精神清爽，5剂恢复正常，10剂痊愈，照常工作。2个月后复诊，因工作紧张，睡眠减少，略感头痛，健忘，心悸肉瞤，仍处原方轻剂量（甘草12克，小麦90克，大枣120克）10剂。服后痊愈，迄今未复发。（吕志杰.张仲景方剂学[M].北京：中国医药科技出版社，2005：358.）

按语：年轻患者，长期精神抑郁，表现为见日夜不寐，哭笑非常，默默不欲食，言语错乱，首尾不相应，诊断为"癔症"。现症见：神情如痴，言语不整，时作太息，时而欢笑，时又流泪，诊脉弦劲，舌红苔薄黄，津少口干，为阴虚液少之证。予以甘麦大枣汤大剂量浓煎，去甘草啖食，10剂痊愈。

案例二：邓某，女，32岁。症状：头昏冒，喜欠伸，精神恍惚，时悲时喜，自哭自笑，默默不欲食，心烦失眠，怔忡惊悸，多梦纷纭，喜居暗室，颜面潮红，舌苔薄白，脉象弦滑。诊断：子脏血虚，受风化热，虚热相搏，扰乱神明。疗法：拟养心缓肝法，宗《金匮》甘麦大枣汤与百合地黄汤加减。粉甘草18克，小麦12克，大枣10枚，炒酸枣仁15克，野百合60克，生牡蛎30克。水煎服，每日服2剂。数剂见效，20剂痊愈。（赖良蒲.蒲园医案[M].南昌：江西人民卫生出版社，1965：246.）

按语：该患者头昏冒，喜欠伸，精神恍惚，时悲时喜，自哭自笑，默默不欲食，喜居暗室，为脏躁之表现；心烦失眠，怔忡惊悸，多梦纷纭，颜面潮红，为阴虚内热、扰乱神志之表现。治当以养心安神、滋阴清热，予以甘麦大枣汤合百合地黄汤治之，数剂见效，20剂痊愈。

【医家选注】

清·尤怡："脏躁，沈氏所谓子宫血虚，受风化热者是也。血虚脏躁，则内火扰而神不宁，悲伤欲哭，有如神灵，而实如虚病。前《五脏风寒积聚篇》所谓邪哭使魂魄不安者，血气少而属于心也。数欠伸者，经云：肾为欠、为嚏；又肾病者，善伸、数欠、颜黑，盖五志生火，动必关心；脏阴既伤，穷必及肾也。"（《金匮要略心典》）

清·吴谦："脏，心脏也，心静则神藏，若为七情所伤，则心不得静，而神躁扰不宁也，故喜悲伤欲哭，是神不能主情也；象如神灵所凭，是心不能主神明也。即今之失志，癫狂病也。数欠伸，喝欠也，喝欠烦闷，肝之病也，母能令子实，故证及也。"（《医宗金鉴》）

【临床应用】

辨证要点：情志不宁，无缘无故地悲伤欲哭。

本方适用于神经精神疾患，如神经衰弱、更年期综合征、精神分裂症等疾病见本方证者。

小青龙汤、泻心汤
（妇人杂病脉证并治第二十二　7条）

【方证原文】妇人吐涎沫，医反下之，心下即痞，当先治其吐涎沫，小青龙汤主之。涎沫止，乃治痞，泻心汤主之。（7）

【方证释义】本条论述上焦寒饮误下成痞的先后治法。"吐涎沫"是上焦寒饮之证，治当温化寒饮，但是反用了攻下之法，伤及中焦阳气，故成心下痞证。虽然经过误下，但仍然口吐涎沫，说明上焦寒饮仍在，可先用小青龙汤温散寒饮，再用泻心汤消痞除满。

【方药解析】小青龙汤温散寒饮，再用泻心汤消痞除满。

【方证归纳】

主症：虽经误下，若仍吐涎沫/寒饮解除，或咳喘、吐涎沫止后，心下痞满。

病机：上焦寒饮。

治法：温化寒饮。

方剂：小青龙汤/泻心汤。

方义：小青龙汤温散寒饮，再用泻心汤消痞除满。

【临床应用】

辨证要点：虽经误下，若仍吐涎沫/寒饮解除，或咳喘、吐涎沫止后，心下痞满。

温经汤
（妇人杂病脉证并治第二十二　9条）

【方证原文】问曰：妇人年五十所，病下利数十日不止，暮即发热，少腹里急，腹满，手掌烦热，唇口干燥，何也？师曰：此病属带下。何以故？曾经半产，瘀血在少腹不去。何以知之？其证唇口干燥，故知之，当以温经汤主之。（9）

温经汤方：

吴茱萸三两　　当归二两　　川芎二两　　芍药二两　　人参二两　　桂枝二两

阿胶二两　　生姜二两　　牡丹皮（去心）二两　　甘草二两　　半夏半升　　麦门冬一升（去心）

上十二味，以水一斗，煮取三升，分温三服。亦主妇人少腹寒，久不受胎，兼取崩中去血，或月水来过多，及至期不来。

【方证释义】本条论述妇人冲任虚寒夹瘀而致崩漏的证治。一般正常情况下，妇人五十岁左右，冲任空虚，天癸应绝，经水当止。本条文提到今反下血数十日不止，此属崩漏。本病可由冲任虚寒，曾经半产，瘀血停留于少腹不去所致。因瘀血停留于少腹未去，故有腹满里急，或伴有少腹刺痛、拒按、结块等症状出现。病患漏血数十日不止，耗损阴血，虚热内生，故见暮即发热、手掌烦热等症状。由于瘀血不去则新血不生，阴津不能上润，故见唇口干燥。证属冲任虚寒，瘀血内停，故治用温经汤以温经行瘀。

【方药解析】方中吴茱萸入肝经，散寒止痛；桂枝温通经脉，二药相配，温经散寒，通利血脉，同为君药；阿胶、当归、麦门冬、芍药养血滋阴，补冲任亏虚，川芎、牡丹皮活血化瘀，除瘀通脉，共为臣药；配以人参、甘草、半夏、生姜补中益气，生血摄血。诸药合用，具有温补冲任，养血祛瘀，扶正祛邪之功，使瘀血去而新血生，虚热消而诸症除。

【方证归纳】

主症：病下血数十日不止；少腹里急，腹满；暮即发热，手掌烦热；唇口干燥。

病机：冲任虚寒夹瘀。

治法：温经散寒，养血行瘀兼以养阴清热。

方剂：温经汤。

方义：吴茱萸、生姜、桂枝温经散寒，通利血脉，阿胶、川芎、当归、芍药、牡丹皮养血和血行瘀，人参、甘草益气补虚，半夏、麦门冬润燥相合，养阴和中。

【验案解析】

案例一：周某，女，51岁，河北滦县人，1960年5月7日初诊。患者已停经3年，于半年前偶见漏下，未予治疗，1个月后，病情加重，经水淋漓不断，经色浅，夹有血块，时见少腹疼痛。经唐山市某医院诊为"功能失调性子宫出血"，经注射止血针，服用止血药，虽止血数日，但少腹胀满时痛，且停药后复漏下不止。又服中药数十剂，亦罔效，身体日渐消瘦，遂来京诊治。诊见面色㿠白，五心烦热，午后潮热，口干咽燥，大便秘结。7年前曾小产一次，舌质淡红，苔薄白，脉细涩。证属冲任虚损，瘀血内停。治以温补冲任，养血祛瘀，投以温经汤：吴茱萸9克，当归9克，川芎6克，白芍12克，党参9克，桂枝6克，阿胶9克（烊化），生姜6克，牡丹皮6克，炙甘草6克，半夏6克，麦门冬9克。服药7剂，漏下及午后潮热减轻，继服上方，随证稍有加减。服20剂后，五心烦热、口干咽燥等症大为减轻，然而漏下忽见加重，夹有黑紫血块，血色深浅不一，腹满时轻时重，脉沉缓。继服原方6剂，隔日1剂。药后连续下血块5日，之后下血渐少，血块已无。腹胀痛基本消失。又服原方5剂，隔日服。药后下血停止，唯尚有便秘，但亦较前好转，以麻仁润肠丸调理2周而愈。追访10年，未见复发。（陈明.金匮名医验案精选[M].北京：学苑出版社，2000：591.）

按语： 更年期妇女，停经3年后逐渐崩漏，经水淋漓不断，经色浅，夹有血块，时见少腹疼痛，经多方治疗，时轻时重。刻下，面色㿠白，五心烦热，午后潮热，口干咽燥，大便秘结，舌质淡红，苔薄白，脉细涩，为冲任虚损、瘀血内停之证。予以温经汤加阿胶、生姜、牡丹皮、炙甘草、半夏、麦门冬，温经养血止血，7剂潮热减轻，继服上方20剂而诸症减轻，继服原方十余剂，麻仁润肠丸善后调治便秘。

案例二： 郭某，女，45岁。近年来，月经愆期，两三个月一次，色黑量多，旬日不净，小腹隐痛，白带清稀，甚以为苦。经某医院妇科检查，诊断为慢性盆腔炎，由友人介绍来我处就诊，患者面色不华，自觉下腹如扇冷风，饮食二便尚可，舌苔薄白，脉象沉细尺弱。此子脏虚寒所致，治以温经摄血为法，用温经汤：党参15克，当归10克，川芎3克，白芍10克，桂枝10克，生姜3片，甘草3克。连服20余剂，月经基本正常，惟白带未净；继用六君子加鹿角霜、煅牡蛎、乌贼骨、炒白芷等味，健脾止带以善其后。（谭日强.金匮要略浅述[M].北京：人民卫生出版社，1981：407.）

按语： 女患，月经愆期，两三个月一次，色黑量多，旬日不净，小腹隐痛，白带清稀，面色不华，自觉下腹如扇冷风，饮食二便尚可，舌苔薄白，脉象沉细尺弱。证属下焦虚寒，治予温经汤温经摄血，20余剂而月经基本正常。白带未净，六君子加收涩之品健脾止带而痊愈。

【医家选注】

清·尤怡："妇人年五十所，天癸已断而病下利，似非因经所致矣，不知少腹旧有积血，欲行而未得遽行，欲止而不能竟止，于是下利窘急，至数十日不止。暮即发热者，血结在阴，阳气至暮不得入于阴，而反浮于外也。少腹里急腹满者，血积不行，亦阴寒在下也。手掌烦热，病在阴，掌亦阴也。唇口干燥，血内瘀者不外荣也，此为瘀血作利，不必治利，但去其瘀而利自止。吴茱萸、桂枝、丹皮入血散寒而行其瘀，川芎、当归、芍药、麦门冬、阿胶以生新血，人参、甘草、生姜、半夏以正脾气，盖瘀久者荣必衰，下多者脾必伤也。"（《金匮要略心典》）

【临床应用】

辨证要点： 瘀血内阻所致腹满痛，崩漏不止，并兼有气血不足之症。

本方适用于痛经、功能性子宫出血、慢性盆腔炎、习惯性流产、不孕症、妇女更年期等疾病见本方证者。

土瓜根散
（妇人杂病脉证并治第二十二　10条）

【方证原文】 带下，经水不利，少腹满痛，经一月再见者，土瓜根散主之。（10）

土瓜根散方：阴颓肿亦主之。

土瓜根　芍药　桂枝　䗪虫各三分

上四味，杵为散，酒服方寸匕，日三服。

【方证释义】本条论述因瘀血所致经水不利的证治。妇人经水不畅，或一月两潮，少腹满痛，多由瘀血内阻所致。常伴有月经量少、色紫有块、舌质紫暗、脉涩等症。治疗当以活血通瘀为主，方用土瓜根散。

【方药解析】方中之土瓜根性苦寒，清热行瘀，合䗪虫以破血逐瘀；芍药和营缓急止痛；桂枝温通血脉。以酒送服可行药势，并助活血化瘀之功。本条所论述的经水不利，是由瘀血所致，故治当祛瘀通经。

【方证归纳】

主症：经水不利或一月二至、少腹满痛；外阴部肿块。

病机：瘀血内阻。

治法：行气通瘀。

方剂：土瓜根散。

方义：土瓜根苦寒清热，行瘀通经，芍药和营止痛，桂枝温经行血，䗪虫破血攻瘀，加酒以行药势。

【类证类方】

类证：本证与抵当汤证均可用于瘀血内阻的月经病，土瓜根散证病机为血瘀内阻，月经不调，症见月经不调，少腹满痛，治法为活血行瘀调经；抵当汤证病机为瘀血结实，经闭不行，症见经闭不行，少腹硬满结痛拒按，治法为攻瘀破血通经，鉴别见表21-1。

表21-1　土瓜根散证、抵当汤证鉴别表

证名		土瓜根散证	抵当汤证
症状		带下经水不利，少腹满痛，经一月再见者	妇人经水不利下
病机	相同	皆由瘀血所致	
	相异	经行不畅	经水闭阻不通
病情		轻	重
治则		活血通瘀	攻瘀破血
方剂		土瓜根散	抵当汤
条文		二十二篇10条	14条

【验案解析】

案例一：某女，54岁。症见每日几乎都有少量的经血，妇科诊为更年期月经过多症，腹满便秘。脉见左关浮，两尺沉取有力，苔白，舌下静脉郁滞。两腹直肌拘挛，左脐及少腹左右有动悸和压痛。后颈、两肩、右背、左腰、小腿后等肌肉发硬。拇指及小指肚有红斑，手掌干燥。血、尿等检查无异常。治疗方法是每日早晚各服土瓜根蜜丸20粒，连续服用14天后便秘缓解，大便一日一行，腹胀未作，经血停止。（渡边武.土瓜根散的临床应用[J].日本东洋医学杂志，1985，35（4）：7.）

按语： 患者更年期，主症月经量多、腹满便秘。左脐及少腹左右有动悸和压痛，为便秘不通之象；两腹直肌拘挛，后颈、两肩、右背、左腰、小腿后等肌肉发硬，手掌干燥，为更年期阴虚，津液不足以濡养经筋之表现；脉见左关浮，为阴虚不敛阳气，阳气向外浮越之象；两尺沉取有力，为病位深痼；苔白，舌下静脉郁滞，为瘀血之象。患者月经过多为瘀血阻滞之出血。合而言之，主要证候是瘀血内阻兼津液不足，以土瓜根散为蜜丸内服。其中，䗪虫活血祛瘀以止血，土瓜根养阴润燥以通便，芍药和营止痛，桂枝温经助䗪虫行血，方已对症，不日即愈。

案例二： 伍某，女，27岁，2005年3月18日就诊。月经一月两潮，量少，色紫黯有血块，少腹刺痛，伴有白带黏稠，口苦，心烦，头晕，尿黄，舌淡红，舌边、尖有瘀斑，苔薄黄，脉沉弦。本证属瘀血内阻，胞宫气机不利，故经行不畅，色紫黯有血块，少腹刺痛，并有郁热内结，致白带黏稠，口苦，心烦，尿黄。舌边、尖有瘀斑，苔薄黄为血瘀有热之征。治宜活血化瘀，清热调经止带。药用：当归15克，生地黄25克，白芍15克，川芎12克，牡丹皮15克，赤芍15克，黄芩15克，泽泻12克，牡蛎25克。上方随证加减治疗20剂月经正常，诸症消失。本患者属瘀血内阻胞宫，郁积生热，迫经血一月两潮，出现带下黏稠，心烦，口苦等内热症状，治疗取土瓜根散之义，用牡丹皮、赤芍代替土瓜根，因有郁热，故不用热性之桂枝，而加黄芩、生地黄以清之。用泽泻、牡蛎利湿止带。血活热清，则月经自调。（门波.《金匮要略》活血化瘀法在妇科的临床应用[J].辽宁中医杂志，2010，37（12）：2439-2440.）

按语： 患者素来一月两潮，量少而色黑伴有血块，少腹刺痛，为瘀血证，舌边、尖有瘀斑为佐证；且白带黏稠，口苦，心烦，头晕，尿黄，苔薄黄，为瘀热证。师土瓜根散方义，白芍、川芎活血化瘀，加黄芩、生地黄清热凉血以代桂枝，牡丹皮、赤芍代土瓜根以加强清热凉血之力，泽泻、牡蛎利湿化浊以治带下。诸药相合，共奏活血化瘀、凉血止带之效。患者服药20剂，诸症悉除。

【医家选注】

清·徐彬："带下即前所谓此皆带下，非专指赤白带也。盖古人列妇人因经致虫、凡三十六种、皆谓之带下病，故此节冠以带下二字，后不重复出耳。不利者，不能如期也。因寒而瘀，故少腹满痛；然既有瘀而不利，则前经行未畅者，不及待后月正期，乃一月而再见也。药主土瓜根散者，上瓜即草部王瓜也，性苦寒，善驱热行瘀；䗪虫兼活血；芍药敛阴中正气；桂枝行经络之滞，而积冷自散。因有瘀滞，故以土瓜为主，必合桂枝，所谓寒因热用也。"（《金匮要略论注》）

清·尤怡："妇人经脉流畅，应期而至，血满则下，血尽复生，如月盈则亏，月晦复月出也。唯其不利，则蓄泄失常，似通非通，欲止不止，经一月而再见矣。少腹满痛，不利之验也。上瓜根主内痹瘀血月闭，䗪虫蠕动逐血，桂枝芍药行营气而正经脉也。"（《金匮要

略心典》）

【临床应用】

辨证要点：经水不利或一月二至、少腹满痛；外阴部肿块。

本方适用于瘀血所致的月经不调，以及睾丸炎、阴囊水肿等见于瘀血证者。

胶姜汤
（妇人杂病脉证并治第二十二 12条）

【方证原文】妇人陷经，漏下，黑不解，胶姜汤主之。（12）

【方证释义】本条论述妇人陷经的证治。妇人漏下不止，有血块，其色黑，当属冲任虚寒，不能摄血，经气下陷所致，故曰"陷经"。治以胶姜汤，温补冲任，养血止血。

【方药解析】胶姜汤药物组成不详，后世多数医家认为系胶艾汤加干姜。陈修园治妇人崩漏，宗此方用阿胶、生姜二味治愈，可作参考。

【方证归纳】

主症：漏下黑血不止。

病机：冲任虚寒，不能摄血。

治法：调补冲任，固经养血。

方剂：胶姜汤。

方义：后世多数医家认为系胶艾汤加干姜或胶艾汤。

【验案解析】

案例：道光四年，闽都间府宋公，其三媳妇产后三月余，夜半腹痛发热，经血暴下鲜红，次下黑块，继有血水，崩下不止，约有三四盆许，不省人事，牙关紧闭，挽余诊之，时至五鼓也。其脉似有似无，身冷面青，气微肢厥。予曰：血脱当益阳气，用四逆汤加赤石脂一两，煎汤灌服，不差。又用阿胶、艾叶各四钱，干姜、附子各三钱，亦不差。沉思良久，方悟前方用干姜守而不走，不能导血归经也。乃用生姜一两，阿胶五钱，大枣四枚，服半时许，腹中微响，四肢头面有微汗，身渐温，须臾苏醒。自道身中疼痛，余令先与米汤一杯，又进前方。血崩立止，脉复厥回。大约胶姜之汤，即生姜、阿胶二味也。盖阿胶养血平肝，祛瘀生新。生姜散寒升气，亦陷者举之，郁者散之，伤者补之育之之义也。（陈修园.金匮方歌括[M].上海：上海科学技术出版社，1963：131.）

按语：患者产后3月，突发崩漏下血，量极大，致阳脱欲绝，四逆汤加赤石脂敛补元阳而罔效，复用阿胶、艾叶、干姜、附子亦罔效。乃以生姜、阿胶、大枣，生姜温散之性可导血归经，阿胶补血止血，大枣补气养血，须臾苏醒。继而予以米汤补养中气，又进前方，血崩立止，脉复厥回。反推"妇人陷经，漏下，黑不解，胶姜汤主之"，其中的姜当为生姜。

【医家选注】

明·赵良仁："气倡而血从，则百脉流动，以候其天癸，苟有邪以阻之，则血不从其气而自陷于血海。血海者，肾主之，肾，寒水也，色黑，是以漏下黑矣，犹《内经》所云结阴下血也。"（《金匮玉函经二注》）

清·李彣："陷经漏下，谓经脉下陷而血漏下不止，乃气不摄血也。黑不解者，瘀血不去，则新血不生，营气腐败也。然气血喜温恶寒，用胶姜汤温养气血，则气盛血充，推陈致新，而经自调矣。"（《金匮要略广注》）

【临床应用】

辨证要点：漏下黑血不止。本方适用于月经不调、崩漏见本方证者。

大黄甘遂汤
（妇人杂病脉证并治第二十二　13条）

【方证原文】妇人少腹满如敦状，小便微难而不渴，生后者，此为水与血并结在血室也，大黄甘遂汤主之。（13）

大黄甘遂汤方：

大黄四两　甘遂二两　阿胶二两

上三味，以水三升，煮取一升，顿服之，其血当下。

【方证释义】本条论述妇人水血并结血室的证治。妇人少腹满，有蓄血、蓄水之分，倘若妇人少腹满而伴口渴、小便不利，则为蓄水；若少腹满，小便利，则为蓄血。本条见少腹满，其形高起如敦状，小便微难而口不渴，病现于产后，故应辨为"水与血并结在血室也"。治当水血兼攻，治以大黄甘遂汤破血逐水。

【方药解析】方中大黄攻瘀，甘遂逐水，药性峻猛，共以攻瘀逐水；因病在产后，气血本亏虚，难抵大黄、甘遂两药之峻猛，故配阿胶养血扶正，使邪去而正不伤。

【方证归纳】

主症：少腹胀满如敦状，兼小便微难而口不渴。

病机：水血结于血室。

治法：破瘀逐水，水血兼攻。

方剂：大黄甘遂汤。

方义：大黄攻瘀，甘遂逐水，阿胶滋阴养血以扶正。

【类证类方】

类证：本证与抵当汤证病机皆存在瘀血内阻，抵当汤证为血热瘀结下焦，症见妇人经水不利下，治则为荡热破瘀；大黄甘遂汤证为水与血并结血室，症见妇人少腹满如敦状，小便微难而不渴，治则为破血逐水。

【验案解析】

案例一：霍某，女，农民。主因产后半个月，情志变异，哭笑无常，就诊于1990年10月1日。患者产后小腹一直发胀，有下坠感，小便微难，无疼痛、出血，偶发情志变异，哭笑无常，舌质胖紫暗，脉弦。素无痼疾，曾服药无效。查《金匮·妇人杂病》篇第13条之："妇人小腹满如敦状，小便微难而不渴，生后者，此为水与血俱结在血室也，大黄甘遂汤主之。"恍然悟之，此证属水血互结血室，遂用：甘遂1.5克，大黄12克，阿胶6克，嘱其分4次服完，每日2次。患者疑药少力微，分4次不足以生效，自作主张顿服之，后半夜小便数次，泻出水样大便，腹胀消失，诸症骤减。随访半年，再无他变。（王若华，任保成，王若中，等.《金匮》方治愈罕见病3例[J].中医药研究，1996（3）：45-46.）

按语：女患产后半月，瘀血内阻致小腹发胀、有下坠感；肝藏血，瘀血阻于血室，扰动肝魂，则情绪失常，哭笑无常；小便不利，伴舌质胖紫暗、脉弦，为下焦蓄水证。合而言之，证属水血互结血室。患者身体尚健，故予大黄甘遂汤以破瘀逐水、水血兼攻，加阿胶补血养血，防大黄甘遂汤峻剂伤正。该方峻下逐水，力专效宏，故嘱患者分4次服完。然而患者疑药少力微，分4次不足以生效，故自作主张而顿服之，结果后半夜小便数次，泻出水样大便，遂腹胀消失，诸症骤减而愈。

案例二：武某，女，56岁，农民，1968年10月28日就诊。其子代诉：平日面红如妆，时言头晕，未以为意，昨日偶因愤郁而致头痛，继而呕吐，神志模糊，约2小时后清醒，发现右侧肢体瘫痪，欲溺不能，情绪躁烦，经多项常规检查确诊为轻度脑出血。按常规治疗，病情稳定，惟少腹胀满憋痛，小便点滴短少，中西通利药物遍投罔效，经常以胶管导尿，患者苦之，护者厌之，投大黄甘遂汤，仍收效甚微。根据《金匮要略·妇人杂病脉证并治》篇第22条"妇人少腹满如敦状……此为水与血俱结在血室"之论，故与桃仁承气汤联合应用。处方：桃仁（打碎）、甘草各10克，芒硝（冲服）、大黄（后入）各7克，甘遂2克（醋制，为末冲服），阿胶10克（烊化兑服），桂枝30克，大枣5枚。水煎服，2剂。后根据患者肠胃之承受能力，减硝、黄，加入车前子、牛膝、仙茅、淫羊藿、鹿角胶等温阳利水之品，冲服金匮肾气丸。5剂后初见成效，又5剂，小便畅利，迄未反复。（李世太.经方运用10法举验[J].国医论坛，1995（6）：15-16.）

按语：患者中风后出现小便不利，点滴而出，经中西药利尿剂罔效，唯导尿暂且缓解，然患者极为痛苦。首诊仅以水结论治，投以大黄甘遂汤，仍收效甚微。后考虑患者中风血脉闭阻，络脉不畅，认为水血互结血室，乃以桃仁承气汤与大黄甘遂汤合治之，先服2剂。患者脾胃不能承受大黄、芒硝之峻下，遂减之，而入牛膝、仙茅、淫羊藿、鹿角胶温阳，车前子利水，降低对脾胃的损伤，并以金匮肾气丸冲服，10剂告愈。

【医家选注】

明·赵良仁："然血室虽与膀胱异道，膀胱是行水之府，水蓄血室，气有相感也，故膀胱之气亦不化，而小便微难矣。若小便自如而少腹如敦者，则不谓之水并，当是他邪血积可知矣。用甘遂取其直达水停之处，大黄荡涤瘀血，阿胶引为血室向导，且补其不足也。"

（《金匮玉函经二注》）

清·尤怡："少腹满如敦状者，言少腹有形而高起，如敦之状，与《内经》胁下大如覆杯之文略同。小便难，病不独在血矣。不渴，知非上焦气热不化。生后即产后，产后得此、乃是水血并结，而病属下焦也。故以大黄下血，甘遂逐水，加阿胶者，所以去瘀浊而兼安养也。"（《金匮要略心典》）

【临床应用】

辨证要点： 少腹胀满如敦状，兼小便微难而口不渴。

本方适用于产后恶露不尽、经水不调、癥闭、臌胀等疾病见本方证者。

抵当汤

（妇人杂病脉证并治第二十二　14条）

【方证原文】 妇人经水不利下，抵当汤主之。亦治男子膀胱满急，有瘀血者。（14）

抵当汤方：

水蛭三十个（熬）　虻虫三十枚（熬，去翅足）　桃仁二十个（去皮尖）　大黄三两（酒浸）

上四味，为末，以水五升，煮取三升，去滓，温服一升。

【方证释义】 本条论述瘀结成实之经水不利的治法。本条所述妇人经闭不畅，是由于瘀血内结成实所致的经闭不行。临床还可见有少腹硬满，结痛拒按，脉沉涩等症状。治疗上，欲使其经行通利，必先去其瘀结，故用抵当汤破血逐瘀。

【方药解析】 方中水蛭、虻虫为虫类药，药性峻猛，善破攻瘀；大黄可入血分，泄热逐瘀；桃仁活血化瘀。四药相合，为攻下瘀血之峻剂。

【方证归纳】

主症：经闭不行，少腹硬满，刺痛拒按，及瘀血舌脉。

病机：瘀血内结，经闭不行。

治法：逐瘀破结通经。

方剂：抵当汤。

方义：水蛭、虻虫破血攻瘀，大黄、桃仁活血祛瘀。

【类证类方】

类证：

（1）抵当汤证与土瓜根散证鉴别见土瓜根散。

（2）本证与大黄甘遂汤证鉴别见大黄甘遂汤。

类方：抵当汤与下瘀血汤、大黄䗪虫丸、大黄牡丹汤都为活血化瘀的方剂，组方中均有大黄和桃仁，但其适用的疾病、病机均有所不同，鉴别见表21-2。

表21-2　大黄牡丹汤、抵当汤、下瘀血汤、大黄䗪虫丸鉴别表

方名	药物用量															功用		症状	病机
	大黄	桃仁	牡丹	芒硝	瓜子	水蛭	虻虫	䗪虫	黄芩	甘草	杏仁	芍药	干地黄	干漆	蛴螬	共同点	不同点		
大黄牡丹汤	四两	五十个	一两	三合	半升											荡热散结	逐瘀活血	肠痈者，少腹肿痞，按之即痛，如淋，小便自调，时时发热，自汗出，复恶寒。其脉迟紧者，脓未成，可下之，当有血	结肠中，经脉不通，热毒内聚，营血瘀
抵当汤	三两	二十个				三十个	三十枚									活血逐瘀	下血逐瘀	妇人经水不利下，少腹硬满结痛，或腹满，患者自觉胀满，小便不利，舌有瘀斑，脉沉涩	结成实瘀血内
下瘀血汤	二两	二十枚						二十枚									攻瘀破血	产妇腹痛，产后恶露不下，少腹刺痛，痛而拒按，痛处固定不移，舌紫暗有瘀斑	于脐下干血着
大黄䗪虫丸	十分	一升				百枚	一升	半升	二两	三两	一升	四两	十两	一两	一升	祛瘀生新	缓中补虚	五劳虚极羸瘦，腹满不能饮食，肌肤甲错，两目黯黑	瘀血内停，久成干血，五劳所致，气血亏虚

【验案解析】

案例：赵某，女，25岁，2007年7月8日就诊，患者闭经已经1年，自诉家庭不和，长期情志失调，自觉小腹时有胀痛，两乳胀痛，心烦多梦，头晕目眩，口干不欲饮，舌质黯，舌有瘀点，脉弦细涩。本证属气机失调，不能调畅血行，致瘀血阻于胞宫，经脉闭塞，故月事不下。气机郁滞，则小腹、乳房胀痛。舌有瘀点，脉弦细涩为气滞血瘀之征。治宜疏肝理气，活血通经。方用抵当汤加减，药用：水蛭15克，虻虫9克，桃仁15克，青皮15克，香附12克，柴胡12克，牛膝15克，丹参25克，益母草30克。用本方服用5剂，月经通下，继续用逍遥丸加活血药物治疗2个月，月经按时来潮，以后月经正常。本患者长期肝气郁结，致气滞血阻，月经不能通下，用抵当汤为主破血逐瘀，并用丹参、益母草通经，加青皮、香附、柴胡、牛膝以疏理肝气，调畅气机，助血下行。经来之后，以疏肝调血为主，助血之行，补血之源以治本。（门波.《金匮要略》活血化瘀法在妇科的临床应用[J]. 辽宁中医杂志，2010，37（12）：2439-2440.）

按语：患者25岁，适龄女性，因情志不畅，气机失调，导致血海不行而闭经1年，少腹痛，乳胀，心烦多梦，俱为气滞证候表现；头晕目眩，口干不欲饮，舌质黯，舌有瘀点，脉弦细涩，为气滞血瘀证，理气活血以通经乃为正治之法。患者年轻，体质尚实，遂以抵当汤加减治之。方以柴胡、香附、青皮疏肝理气，桃仁、丹参、牛膝、益母草活血通经，更以虫药水蛭、虻虫活血通络，药力宏著，5剂基本痊愈。后以逍遥丸加活血之品善后，月经如期

来潮。

【医家选注】

清·尤怡："经水不利下者，经脉闭塞而不下，比前条下而不利者有别矣。故彼兼和利，而此专攻逐也。然必审其脉证并实而后用之。不然，妇人经闭，多有血枯脉绝者矣。虽养冲任，犹恐不至，而可强责之哉。"（《金匮要略心典》）

【临床应用】

辨证要点：经闭不行，少腹硬满，刺痛拒按，及瘀血舌脉。

本方适用于瘀热经闭之实证，又适用于蓄血重而病势较急见本方证者。

矾石丸
（妇人杂病脉证并治第二十二　15条）

【方证原文】妇人经水闭不利，脏坚癖不止，中有干血，下白物，矾石丸主之。（15）

矾石丸方：

矾石三分（烧）　杏仁一分

上二味，末之，炼蜜和丸，枣核大，内脏中，剧者再内之。

【方证释义】本条论述湿热带下的证治。本条带下是由经闭或经行不畅，造成干血内阻胞宫，郁久而化为湿热，久而腐败所致。治疗用矾石丸，纳入阴中，祛除湿热以止白带，这是白带病的外治法。

【方药解析】方中矾石性寒，清热燥湿止带，杀虫解毒，破瘀散结；杏仁、白蜜利气而润燥开瘀，合为丸剂，纳入阴中，具有除湿止带，消瘀散结之功。

【方证归纳】

主症：带下、闭经，带下量多，色黄稠浊，气臭秽。

病机：瘀血内阻，郁滞而为湿热。

治法：除湿热以止带。

方剂：矾石丸。

方义：矾石燥湿清热、敛涩止带，解毒杀虫，杏仁、白蜜滋润以制矾石燥涩之性。

【类证类方】

类证：本方与蛇床子散同治带下阴痒，均有杀虫止痒之功，皆为外用药，但其功用、兼症不同。蛇床子散证病机为下焦寒湿，症见阴中冷，功用为苦温燥湿；矾石丸证病机为下焦湿热，症见中有干血，脏坚癖不止，经水闭不利，功用为清热燥湿。

【验案解析】

案例：高某某之妻，潍坊市人，1961年曾患小产，蓄血胞宫久则经水瘀滞不通，白物时流且腹胀如鼓，少腹重坠冷如冰块，自腰脐以下时觉疼痛，且心胸烦躁不安，怔忡失眠，不时眩晕，求予诊治。诊得六脉俱弱，两尺的脉象更为涩小，左寸、人迎脉微见弦数。审其病因，初因瘀血为患，复因暴怒伤肝，久则木郁克土，脾失健运，湿土下注胞宫而致白物时流，中土失去转运之机，荣卫失调致成下寒上热的虚象。根据金匮"历年血寒积结胞门，寒伤经络凝坚"的理论，先投以散寒去瘀之剂"温经汤"。处方：吴茱萸三钱、麦门冬五钱、半夏二钱五分、生姜三钱、人参二钱、桂枝二钱、阿胶二钱、牡丹皮二钱、当归二钱、川芎二钱、白芍二钱、甘草二钱。两剂后，病情顿感好转。再给以矾石丸六枚下取积血，嘱分三日用尽。至第四日，患者来寓自言"用药后第二日，下皮膜状秽物甚多，第二日晚又用药，约天明时少腹内忽觉有响声似有皮球破气的感觉，顿时排出大量臭秽液状流汁约有1000毫升之多，立即觉着坚僻消失，腹部轻松非常，第三日晚上再用药，第四日晨又排出茄状皮囊一枚，并带有把蒂管状物。余又令其再服归脾汤数剂，不旬日复来寓谈："诸症痊愈，白带停止"。因见其身体尚弱，又配以人参养荣丸常服，现已完全恢复健康。（陈世五.关于金匮"矾石丸"治疗妇科白带病的实验介绍[J].山东医刊，1963（12）：27-28.）

按语：患者小产后，瘀血久踞胞宫，加之暴怒伤肝，令经血滞塞不通，带下不断，少腹寒冷、胀痛伴下坠感，为小产损伤元阳，情志不畅导致气滞血瘀之证，而肝郁克伐脾土，脾失收摄则带下稀白量多，两尺涩小为下焦阳虚、瘀血之象，左寸、人迎脉微中见弦为气滞之象。根据分析，当以温阳散寒、理气活血为治法，方以温经汤原方，2剂诸症大减。再用矾石丸以栓剂形式，燥湿止带，排出秽浊黏液甚多，腹部顿觉舒畅。后以归脾汤调治脾胃，人参养荣丸常服而善后。

【医家选注】

清·尤怡："脏坚癖不止者，子脏干血，坚凝成癖而不去也。干血不去，则新血不荣，而经闭不利矣。由是蓄泄不时，胞宫生湿，湿复生热，所积之血，转为湿热所腐，而成白物。时时自下，是宜先去其脏之湿热，矾石却水除热，合杏仁破结润干血也。"（《金匮要略心典》）

【临床应用】

辨证要点：带下、闭经，带下量多，色黄稠浊，气臭秽。

本方在临床上可应用于宫颈炎、滴虫性阴道炎等湿热下注之带下病。

红蓝花酒
（妇人杂病脉证并治第二十二　16条）

【方证原文】妇人六十二种风，及腹中血气刺痛，红蓝花酒主之。（16）

红蓝花酒方：疑非仲景方。

红蓝花一两

上一味，以酒一大升，煎减半，顿服一半。未止，再服。

【方证释义】本条论述风血相搏，血凝气滞的腹痛治法。本条妇人六十二种风，是泛指一切风邪。风为百病之长，妇女在经期或产后，风邪最易乘虚而入，若不慎感邪，与血气相搏于腹中，能够阻碍气血运行，以致气滞血凝，故腹中刺痛。治疗以红蓝花酒，温通气血，活血行瘀。

【方药解析】方中红蓝花辛温，温通气血，活血行瘀止痛。红蓝花即西红花、藏红花，其花质润多油，汁金黄色。

【方证归纳】

主症：腹中刺痛。

病机：不慎外感风邪，与血气相搏滞于腹中，阻碍气血运行。

治法：行气活血止痛。

方剂：红蓝花酒。

方义：红蓝花辛温活血止痛，酒温通气血。

【验案解析】

案例一：韩某，女，28岁。1981年6月10日就诊。患者产后27天，腹痛当脐左右，窜痛不定，甚则如刺难忍，口渴不喜饮，胃呆纳滞，大便秘结，面色无华。病届半月，经服药未能奏效。诊其脉沉细弦，舌淡苔腻而润。证属产后血虚，风邪侵入，阻滞经脉。因遵仲师明训，用红蓝花10克，以米酒1碗，煎减余半，分2次温服。次日腹痛减半，纳增神振，大便复行，药已中病，效不更方。再予2剂，腹痛痊愈，诸症平息。唯感肢体倦怠，给当归芍药散加减2剂调理，得收全功，经8个月随访，未见复发。（陈振智.红蓝花酒治产后腹痛[J].浙江中医杂志，1986（7）：302.）

按语：女患，产后腹痛当脐左右，窜痛不定，甚则如刺难忍，口渴不喜饮，胃呆纳滞，大便秘结，面色无华，证属产后血虚、风邪侵入、阻滞经脉、瘀血内阻。予以红蓝花酒温通气血，药专力宏，一剂腹痛减半，继续两剂，基本痊愈，再予以当归芍药散加减善后。

案例二：汤某某，女，26岁。1982年1月10日诊。初产恶露未尽之时过食生冷而发生腹痛已3个月。某医处以加味四物汤后，恶露止，腹痛亦减。尔后腹痛时作，缠绵不休。昨晚突然腹中刺痛，时而增剧而昏厥，随后经至排出少量瘀血块，腹痛减轻，手足欠温。刻诊：腹痛连及腰胯部，月经时来忽止，患者形体肥胖，面部色青，舌质紫黯，脉弦涩有力。此为恶血瘀阻。治以活血通经。处方：红蓝花50克，入酒60克煎，分3次服。1剂后，排出大量暗黑色血块之月经，腹痛减轻。改用红蓝花15克，益母草30克，入酒60克煎。连服3剂而愈。随访1年，未见异常。（王明宇.红蓝花酒治疗产后恶露不尽[J].四川中医，1986（11）：35.）

按语：患者病于产后恶露未净而贪凉饮冷，导致腹痛。先以四物汤加味调理，恶露腹痛均减而未愈，以至腹痛缠绵不愈。今腹痛加剧来诊，患者腹部疼痛甚则昏厥，恶露量少而伴瘀血块，血出而痛减，为瘀血阻滞胞宫；舌质紫黯，脉弦涩有力，俱为佐证。遂以红蓝花酒，即大量红蓝花与酒相和入煎剂，1剂则下瘀血甚多，腹痛大减；续以常规剂量红蓝花酒加益母草调治以善后，痊愈而安。

【医家选注】

清·魏念庭："风邪入腹，扰气乱血，腹中必刺痛，主以红蓝花酒，酒以温和气血，红蓝花以行散其瘀，而痛可止。此六十二种之风名，不过言风之致证多端，为百病之长耳，不必拘泥其文而凿求之。"（《金匮要略方论本义》）

清·尤怡："妇人经尽产后，风邪最易袭入腹中，与血气相搏而作刺痛。刺痛，痛如刺也。六十二种未详。红蓝花苦辛温，活血止痛，得酒尤良，不更用风药者，血行而风自去耳。"（《金匮要略心典》）

【临床应用】

辨证要点： 腹中刺痛。

本方适用于妇女腹中气血刺痛，亦可用于男性之气血相搏，造成血滞，以致腹中刺痛者。

当归芍药散
（妇人杂病脉证并治第二十二 17条）

【方证原文】妇人腹中诸疾痛，当归芍药散主之。（17）

当归芍药散方：见前妊娠中。

【方证释义】本条指出妇人因肝脾不调腹痛的治法。妇人腹痛的原因虽多，但以肝脾失调，气血失和为最多见。以药测证反推，本证除腹痛外，应尚有小便不利、腹微胀满、四肢头面微肿等症。故用当归芍药散调肝脾，理气血，利水湿。

【方药解析】当归芍药散调肝养血，健脾利湿。

【方证归纳】

主症：腹中疼痛或诸疾痛。

病机：肝脾不和，气郁血滞湿阻。

治法：调肝脾、和气血、除湿滞。

方剂：当归芍药散。

方义：当归芍药散调肝养血，健脾利湿。

【验案解析】

案例： 某女，35岁，2007年8月9日初诊。该女自姑娘时就痛经，每于经前3~4天就开始腹痛，经期尤甚，痛引腰背及双股内侧。时痛甚则床上打滚，冷汗通身，手足冰冷；经色暗红而血块甚多，白带量大，质黏秽；舌淡红，苔薄白，脉沉细而弦。且其素爱生气，经期易怒。治宜调肝理脾、温经活血，兼补气血。处方：当归20克，白芍30克，赤芍10克，川芎30克，茯苓20克，泽泻10克，白术10克，附子20克，细辛10克，续断30克，黄芪30克，桑寄生30克，党参30克，甘草10克，生姜6克，大枣10克。6剂。二诊：经期服后效佳，疼痛明显减轻。虽血块仍多但通畅舒服，舌脉基本同前。效不更方，略作调整：当归30克，川芎20克，白芍30克，赤芍10克，茯苓20克，泽泻10克，白术20克，附子30克，细辛10克，续断30克，桑寄生30克，黄芪30克，党参30克，肉桂3克，桂枝10克，生姜4克，大枣12克。12剂。经前

5天开始服。三诊：服药当月小腹稍痛，白带亦大减，手足回温，情绪平静温和了很多。舌淡红，苔薄白，脉基本和缓。治当以调和为本。予处方：当归10克，川芎10克，白芍30克，茯苓10克，泽泻10克，生白术10克，肉桂3克，桂枝10克，生姜4克，大枣10克。6剂。经3个月后随访，月经基本正常，经期前后腹痛消失，舌脉如常。（常建文.当归芍药散在妇科的临床应用[J].中医药临床杂志，2010，22（3）：205-206.）

按语： 患者素爱生气，经期多怒，肝气不畅，气滞血瘀，因此月经初潮伊始痛经不断，经前、经期皆痛，腰背及大腿内侧亦痛，痛甚四肢冰冷，月经血块量甚多，白带量亦多；舌淡红，苔薄白，脉沉细而弦，皆为气滞寒冷之脉象。法当理气活血以通经脉，方以当归芍药散加减，其中当归、白芍、川芎、赤芍活血化瘀以通血海之脉，党参、白术、甘草、大枣、生姜与黄芪、续断、桑寄生温补肺脾肾之气，合茯苓、泽泻健脾利湿以治带下，附子、细辛温壮元阳以助血行而止痛，攻补兼施，方已对证，故能6剂诸症大减。稍作调整，再12剂，嘱经前5天开始服用，月经基本如常。遂师前方之法，而减量善后，最终痊愈。

【临床应用】

辨证要点： 腹中疼痛或诸疾痛。

本方在临床上可用于肝脾不调、气滞血瘀湿阻的各种腹痛，如痛经、妊娠腹痛、慢性盆腔炎、肠易激综合征，以及卵巢囊肿、特发性水肿等。

小建中汤
（妇人杂病脉证并治第二十二　18条）

【方证原文】 妇人腹中痛，小建中汤主之。（18）

小建中汤方：见前虚劳中。

【方证释义】 本条指出妇女脾胃虚寒腹痛的治法。以方测证反推，本条所述妇人腹痛，是由于中焦脾胃虚寒所致，症见腹中绵绵作痛、喜温喜按、心悸虚烦、面色无华、神疲纳少、大便溏薄、舌质淡红、脉细涩等。治用小建中汤，意在补气生血，则腹痛自愈。

【方药解析】 小建中汤由桂枝汤倍芍药加饴糖组成，具有温养脾胃，益气生血之功。

【方证归纳】

主症：腹中拘急而痛。

病机：脾虚营弱。

治法：培土和营止痛。

方剂：小建中汤。

方义：小建中汤意在建中培土，补气生血。

【类证类方】

类证：本证与红蓝花酒、当归芍药散均为妇人杂病腹痛的证治，红蓝花酒证病机为风邪入侵，气滞血凝，症见腹中刺痛，治法为活血行气；当归芍药散证病机为肝脾失调，兼有水气，症见腹中诸疾痛，小便不利，四肢头面微肿，治法为养血疏肝，健脾除湿；小建中汤病机为中焦虚寒，症见腹中痛，喜温喜按，面色无华，虚烦心悸，舌淡红，脉细涩，治法为温补脾胃。

【验案解析】

案例：李某，女，26岁，未婚，2002年12月初诊。半年以来，经行愆期，量少色淡质稀，每次经水未到已觉小腹痛如绞扎，腰痛如折，喜温喜按，伴食少便溏，汗多气短，手足厥冷，白带甚多色淡，脉沉迟，舌淡苔薄白，证属脾胃阳虚，气血不足，经行不畅之痛经，治宜暖中补虚，温养气血，方用小建中汤加味。处方：当归9克，黄芪15克，桂枝9克，白芍18克，炒艾叶9克，吴茱萸6克，香附9克，木香9克，炙甘草9克，干姜9克，大枣7枚，饴糖30克，照上方，在经前用药1周，连续调治3个月遂愈。（唐盛举.小建中汤在临床中的运用体会[J].黑龙江中医药，2007（5）：15-16.）

按语：年轻女性，主诉月经愆期，伴经前腹痛，月经量少色淡质稀，腰痛如折，喜温喜按，为肾阳虚证候；食少便溏，汗多气短，手足厥冷，白带甚多色淡，为脾阳虚证候；脉沉迟，舌淡苔薄白，为脾肾阳虚之佐证。脾肾阳虚，气血生化乏源则月经量少而延期，阴寒内生、寒凝血脉而痛经、腰腹四肢寒冷、白带量多色淡。治当温补脾肾，予小建中汤温补中焦，加黄芪、当归补气血，干姜、艾叶、吴茱萸、香附、木香温暖脾肾。因患者诸症多见于经前，故嘱经前1周服用，3个月而愈。

【临床应用】

辨证要点：腹中拘急而痛，喜温喜按。

可用于消化性溃疡、痛经、慢性胃炎、小儿腹痛等证属脾胃虚寒者。

肾气丸
（妇人杂病脉证并治第二十二　19条）

【方证原文】问曰：妇人病，饮食如故，烦热不得卧，而反倚息者，何也？师曰：此名转胞，不得溺也，以胞系了戾，故致此病，但利小便则愈，宜肾气丸主之。（19）

肾气丸方：

干地黄八两　薯蓣四两　山茱萸四两　泽泻三两　茯苓三两　牡丹皮三两

桂枝一两　附子一两（炮）

上八味，末之，炼蜜和丸梧子大，酒下十五丸，加至二十五丸，日再服。

【方证释义】本条论述妇人转胞的证治。妇人转胞以小便不通，脐下急迫为主症。病机为肾气虚弱，膀胱气化失权。因病在下焦，中焦无碍，故饮食如故。膀胱气化失权，故少腹胀满，小便不通。小便不通，浊阴上逆，可致烦热不得卧而反倚息。治疗用肾气丸振奋肾阳，蒸化水气，小便通利，其病自愈。

【方药解析】肾气丸振奋肾阳，蒸化水气，小便通利，其病自愈。

【方证归纳】

主症：小便不通，脐下急迫。

病机：肾气虚，膀胱气化不行。

治法：化气利小便。

方剂：肾气丸。

方义：肾气丸振奋肾阳，蒸化水气，小便通利。

【验案解析】

案例一：周姓妇，年30余，产后已逾2个月，忽心中烦热，气短，不能安枕，欲小便不得，腹胀满，杂治半个月，益剧。幸饮食如常，脉之弦缓。一医欲与五苓散，余曰：当用肾气丸。《金匮要略》云：妇人烦热不得卧，反倚息，此名转胞，不得溺也，肾气丸主之。主人正检前方中有五苓散，即疏肾气丸与之，一服知，二服愈。（谭日强.金匮要略浅述[M].北京：人民卫生出版社，1981：415.）

按语：患者产后，自觉心中烦热，伴气短而不能安枕，小便不利，脉弦缓。依照原文提示，证属产后损伤肾气，肾气虚而膀胱气化不及而小便不利，肾气虚则气不纳于下而反逆于上而心中烦热，故予肾气丸温补肾气，肾气足则膀胱气化如常，故小便通利而诸症皆除。

案例二：陆某，女，26岁。2004年3月16日初诊。患者妊娠6个月以来，小便经常频数不畅，今日上午起突然小便点滴难解，小腹胀满而痛，用温水热敷膀胱及服用西药无效。刻下：心烦，坐卧不宁，头晕恶心，畏寒肢冷，腰酸痛、腿软，腰及下肢有冷感，查其面色少华，舌质淡、苔薄润，脉沉细滑无力。四诊合参，此乃肾气虚弱、肾阳不足、膀胱气化不利。治拟温肾扶阳、化气行水。方选金匮肾气丸加减。处方：地黄15克，山药20克，山茱萸15克，肉桂5克，茯苓15克，菟丝子15克，白术15克，泽泻15克，杜仲15克，续断15克，牡丹皮6克。水煎，每日1剂，分3次服。连服5剂，患者症状逐渐好转，又服5剂痊愈，遂停药休养，后随诊未见复发，至足月顺产一男婴。（王建欣.肾气丸化裁治疗转胞验案1则[J].江苏中医药，2005，26（9）：24.）

按语：患者妊娠6个月以后，小便不利，甚则点滴不出，少腹胀痛，热敷及服西药无效。因见腰酸腿软而寒冷，面色少华，舌质淡、苔薄润，脉沉细滑无力，断为肾阳虚损，膀胱气化不利所致。遂以金匮肾气丸去附子，加杜仲、续断、菟丝子、白术等补益脾肾而安胎。5剂诸症好转，再5剂基本痊愈，自我调养而足月生产一男婴。

【临床应用】

辨证要点：小便不通，脐下急迫。

本方适用于慢性肾衰竭、肾病综合征、神经性膀胱、尿道综合征、前列腺增生等泌尿系统疾病，以及高血压、冠心病、转胞等，凡属肾阳虚、水气不化者，皆可用之。

蛇床子散方
（妇人杂病脉证并治第二十二　20条）

【方证原文】蛇床子散方，温阴中坐药。（20）

蛇床子仁

上一味，末之，以白粉少许，和令相得，如枣大，绵裹内之，自然温。

【方证释义】本条指出寒湿带下的外治法。从条文"温阴中"三字，可推测患者阴中寒冷甚至可连及后阴。蛇床子性味苦温，有暖宫除湿，止痒杀虫的作用，故以药测证反推，本证还应有带下清稀、腰部重坠、阴冷瘙痒等症状。本病由阴寒湿浊之邪凝着下焦所致。治疗以蛇床子散作为坐药，直温病所，以逐阴中寒湿，兼能杀虫止痒。

【方药解析】蛇床子性味苦温，具有暖宫除湿除痒的作用。白粉燥湿除秽杀虫，二药相合，暖宫除湿，杀虫止痒，目前临床此方多作为洗剂外用。

【方证归纳】

主症：带下清稀量多，兼腰部重坠，阴中瘙痒。

病机：寒湿下注。

治法：温涩止带，杀虫止痒。

方剂：蛇床子散方。

方义：用蛇床子散作为坐药，直接温其受邪之处，以逐阴中寒湿，并能杀虫、除痒。

【类证类方】

类证：本证与矾石丸证鉴别见矾石丸。

【医家选注】

清·沈明宗："此会阴掣痛，少腹恶寒之方也。胞门阳虚受寒，现证不一，非惟少腹恶寒之一证也。但寒从阴户所受，不从表出，当温其受邪之处，则病得愈，故以蛇床子一味，大热能补真阳。纳入阴中，俾子宫得暖，邪去而病自愈矣。"（《金匮要略编注》）

清·尤怡："阴寒，阴中寒也。寒则生湿，蛇床子温以去寒，合白粉燥以除湿也。此病在阴中而不关脏腑，故但内药阴中自愈。"（《金匮要略心典》）

【临床应用】

辨证要点：带下多，质稀色白，可伴阴冷瘙痒等。

本方适用于寒湿凝滞下焦的带下病见本方证者，如滴虫性阴道炎、老年性阴道炎、妇女阴痒等，以及多种皮肤疾病证属寒湿者，皆可加减应用。

狼牙汤

（妇人杂病脉证并治第二十二　21条）

【方证原文】少阴脉滑而数者，阴中即生疮，阴中蚀疮烂者，狼牙汤洗之。（21）

狼牙汤方：

狼牙三两

上一味，以水四升，煮取半升，以绵缠筋如茧，浸汤沥阴中，日四遍。

【方证释义】本条论述妇人前阴蚀疮的外治法。少阴脉候肾，肾主下焦，少阴脉滑而数，说明下焦蕴有湿热。若湿热之邪聚于前阴，热盛肉腐，日久必致阴中痒痛糜烂，并伴有浊带淋漓。治用狼牙汤煎水洗涤阴中，旨在清热燥湿、杀虫止痒。

【方药解析】狼牙草味苦辛性寒，有毒，能清热燥湿，以毒攻毒而杀虫。

【方证归纳】

主症：前阴中生疮痒痛，浊带淋漓。

病机：湿热下注。

治法：清热燥湿，杀虫止痒。

方剂：狼牙汤。

方义：狼牙草味苦性寒，清热杀虫。

【验案解析】

案例：王某，36岁，女，农民，1993年10月12日就诊。外阴瘙痒，变白8年余，间断治疗6年多，其效果不佳。现感外阴干痒，入夜加剧，阴中灼热疼痛，头晕、口干、杂色带下。妇检：外阴皮肤粗糙有大量的抓痕，大小阴唇、阴蒂、会阴部变白、阴道分泌物减少。苔少舌红，脉弦细。投以狼牙汤加味10剂，熏洗。患者半个月后复诊，外阴瘙痒干痛明显减轻，其外阴皮色恢复正常、不粗糙，小阴唇两侧白色减少，药已中病，继用上方5剂。1个月后会阴白斑阴痒消失，外阴皮肤光滑而告愈。（高庆超.狼牙汤加味外治女阴硬化苔癣15例[J].中医外治杂志，1996（2）：43.）

按语：患者以外阴瘙痒、变白8年来诊，治疗多年不效。刻下外阴干痒而色白，入夜灼热疼痛加重，分泌物减少，头晕、口干、杂色带下，苔少舌红，脉弦细。此为湿热下注所致，以狼牙草加味，煎水洗涤，10剂而诸症悉减，再以原方5剂而痊愈。

【医家选注】

清·尤怡："脉滑者，湿也；脉数者，热也。湿热相合而系在少阴，故阴中即生疮，甚则蚀烂不已。狼牙味酸苦，除邪热气，疗瘙恶疮，去白虫，故取治是病。"（《金匮要略心典》）

【临床应用】

辨证要点：前阴中生疮痒痛，浊带淋漓。

本方适用于滴虫性阴道炎见湿热下注证者，有效率高、见效快，且无明显毒副作用。

膏发煎
（妇人杂病脉证并治第二十二 22条）

【方证原文】 胃气下泄，阴吹而正喧，此谷气之实也，膏发煎导之。（22）

膏发煎方：见黄疸中。

【方证释义】 本条指出阴吹的病因和证治。本条为浊气从前阴排出，阴中出气有声是由于胃肠燥结，腑气不畅，以致浊气下泄所致。本证还应当有大便燥结、小便短少之症，在病机上除了胃肠燥结外，还兼有瘀血，故治疗用膏发煎润肠化瘀通便，使浊气下泄归于肠道，其病自愈。

【方药解析】 膏发煎润肠化瘀通便，使浊气下泄，归于肠道，其病自愈。

【方证归纳】

主症：阴吹而正喧。

病机：谷气实，胃气下泄，干及前阴。

治法：润肠通便。

方剂：膏发煎。

方义：猪膏滋润填精；乱发活血化瘀。

【验案解析】

案例： 李某，女，39岁，于1996年8月产一女婴，女婴近月夭亡。患者过度忧伤，坐卧不安，饮食难进，精神萎靡不振，时悲时喜，自哭自笑，呵欠频作，涕泪并流。偶尔发现前阴如蚁行感，继而前阴出气作声，如矢气状，经4~5分钟后诸症悉减，反复发作且伴有大便秘结，数日一行，腹部饱胀。1998年4月来诊。自诉每遇发作需行膝胸卧式方可排气，一日数发，经多方治疗无明显效果。余详审病情，细察脉象后邀妇科会诊。查：外阴经产型，阴道松软，宫颈光滑，无着色，无摇举痛，大小正常，附件阴性。余思此病与《金匮·妇人杂病脉证并治第二十二》"胃气下泻，阴吹而正喧，此谷气之实也，膏发煎导之"证相吻合。故遵古方，以猪油一斤，炼油去渣，乱发如鸡卵大小四团，洗净后，放置油内至发溶化，待温度适宜，分三次口服，每日一次，服药后第二日，腹泻如膏脂状，呈白色黏液，自觉上述各症明显减轻，但四肢软弱无力，精神疲乏，服完后，症状完全消失，但觉胸中不畅，善太息。余又以甘麦大枣汤加百合，连服五剂而告痊愈。（王德生.膏发煎治疗阴吹1例[J].湖北中医杂志，1999，21（S1）：90.）

按语： 患者产后忧伤过度，饮食不进，坐卧不安，悲喜不能自主，腹部胀满，大便不通，阴部瘙痒伴阴吹偶作，以上皆为气机严重阻滞之象。遵原文，以膏发煎口服，泻出白色黏液膏脂，诸症遂减，后以甘麦大枣汤加百合养阴润燥以安胞宫，5剂痊愈。

【临床应用】

辨证要点：阴吹而正喧。现代研究认为，中医所指阴吹，主要是指阴道壁及盆底组织松弛，以及因身体消瘦、经绝而皮下组织萎缩，造成外阴及阴道不能紧闭而哆开，形成的阴道出气症状，阴虚肠燥，腑气不通者，可用本方治疗。

［薛玲］

参考书目

[1]范永升. 新世纪全国高等中医药院校规划教材·金匮要略[M]. 北京：中国中医药出版社，2003.

[2]张琦. 金匮要略讲义[M]. 上海：上海科学技术出版社，2008.

[3]李克光. 高等医药院校教材·金匮要略讲义[M]. 上海：上海科学技术出版社，1985.

[4]陈明. 金匮名医验案精选[M]. 北京：学苑出版社，2006.

[5]尤怡. 金匮要略心典[M]. 上海：上海人民出版社，1975.

[6]陈济藩. 中医药学高级丛书·金匮要略[M]. 北京：人民卫生出版社，2000.

[7]王廷富. 金匮要略指难[M]. 成都：四川科学技术出版社，1986.

[8]金寿山. 金匮诠释[M]. 上海：上海中医学院出版社，1986.

[9]杨百茀. 金匮集释[M]. 武汉：湖北科学技术出版社，1984.

[10]何任. 金匮要略新解[M]. 杭州：浙江科学技术出版社，1982.

[11]谭日强. 金匮要略浅述[M]. 北京：人民卫生出版社，1981.

[12]南京中医学院金匮教研组. 金匮要略学习参考资料[M]. 北京：人民卫生出版社，1965.

[13]任应秋. 金匮要略语译[M]. 北京：人民卫生出版社，1958.

[14]黄树曾. 金匮要略释义[M]. 北京：人民卫生出版社，1956.

[15]陆渊雷. 金匮要略今释[M]. 北京：人民卫生出版社，1955.

[16]曹家达. 曹氏伤寒金匮发微合刊[M]. 上海：千倾堂书局，1956.

[17]（日）丹波元坚. 金匮玉函要略述义[M]. 北京：人民卫生出版社，1957.

[18]朱光被. 金匮要略正义[M]. 杭州：浙江科学技术出版社，1991.

[19]吴谦，等. 医宗金鉴·订正仲景全书·金匮注[M]. 北京：人民卫生出版社，1963.

[20]程林. 金匮要略直解[M]. 上海：上海古籍出版社，1996.

[21]陈言. 三因极一病证方论[M]. 北京：人民卫生出版社，2007.

[22]张笑平. 金匮要略临床新解[M]. 合肥：安徽科技出版社，2001.

[23]谢世平. 金匮方应用及研究[M]. 郑州：河南科技出版社，1994.